Pulmões

Tradução:
Idilia Ribeiro Vanzellotti

Consultoria, supervisão e revisão técnica desta edição:
Luiz Carlos Corrêa da Silva
Médico pneumologista da Santa Casa de Misericórdia de Porto Alegre (SCMPA).
Especialista em Pneumologia pelo City Hospital, University of Edinburgh.
Doutor em Pneumologia pela Universidade Federal do Rio Grande do Sul (UFRGS).

L459p Lechner, Andrew J.
         Pulmões : uma abordagem integrada à doença / Andrew J. Lechner, George M. Matuschak, David S. Brink ; [tradução: Idilia Ribeiro Vanzellotti ; revisão técnica: Luiz Carlos Corrêa da Silva]. – Porto Alegre : AMGH, 2013.
         xxiii, 428 p. : il. color. ; 28 cm.

         ISBN 978-85-8055-222-5

         1. Pulmões. 2. Doenças pulmonares. I. Matuschak, George M. II. Brink, David S. III. Título.
                                                                        CDU 616.24

Catalogação na publicação: Ana Paula M. Magnus – CRB 10/2052

Pulmões
Uma abordagem integrada à doença

Andrew J. Lechner, PhD
Professor
Departments of Pharmacological & Physiological Science and Internal Medicine
Founding Director of the Respiratory Module, Year-2 Medical Curriculum
Director, Saint Louis University MD/PhD Physician Scientist Training Program
Saint Louis University School of Medicine
St. Louis, Missouri

George M. Matuschak, MD
Professor
Departments of Internal Medicine and Pharmacological & Physiological Science
Director, Division of Pulmonary, Critical Care, and Sleep Medicine
Saint Louis University School of Medicine
St. Louis, Missouri

David S. Brink, MD
Associate Professor
Departments of Pathology and Pediatrics
Saint Louis University School of Medicine
Director, Saint Louis University Pathology Residency Training Program
St. Louis, Missouri

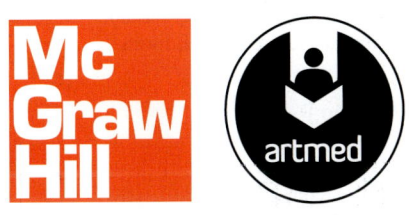

AMGH Editora Ltda.

2013

Obra originalmente publicada sob o título
Respiratory: an integrated approach to disease, 1st Edition
ISBN 0071635017/9780071635011

Original edition copyright © 2012, The McGraw-Hill Companies, Inc.,
New York, New York 10020. All rights reserved.

Portuguese language translation copyright © 2013, AMGH Editora Ltda.,
a Division of Grupo A Educação S.A. All rights reserved.

Gerente editorial:
Letícia Bispo de Lima

Colaboraram nesta edição

Editor:
Alberto Schwanke

Assistente editorial:
Mirela Favaretto

Arte sobre capa original:
VS Digital

Preparação de originais:
Luana Janini Peixoto Neumann

Leitura final:
Ana Rachel Salgado

Editoração eletrônica:
Armazém Digital® Editoração Eletrônica – Roberto Carlos Moreira Vieira

---

Nota

A medicina é uma ciência em constante evolução. À medida que novas pesquisas e a experiência clínica ampliam o nosso conhecimento, são necessárias modificações no tratamento e na farmacoterapia. Os autores e coautores desta obra consultaram as fontes consideradas confiáveis, num esforço para oferecer informações completas e, geralmente, de acordo com os padrões aceitos à época da publicação. Entretanto, tendo em vista a possibilidade de falha humana ou de alterações nas ciências médicas, os leitores devem confirmar estas informações com outras fontes. Por exemplo, e em particular, os leitores são aconselhados a conferir a bula de qualquer medicamento que pretendam administrar, para se certificar de que a informação contida neste livro está correta e de que não houve alteração na dose recomendada nem nas contraindicações para o seu uso. Essa recomendação é particularmente importante em relação a medicamentos novos ou raramente usados.

Reservados todos os direitos de publicação, em língua portuguesa, à
AMGH EDITORA LTDA., uma parceria entre GRUPO A EDUCAÇÃO S.A.
e MCGRAW-HILL EDUCATION
Av. Jerônimo de Ornelas, 670 – Santana
90040-340 – Porto Alegre – RS
Fone: (51) 3027-7000 Fax: (51) 3027-7070

É proibida a duplicação ou reprodução deste volume, no todo ou em parte,
sob quaisquer formas ou por quaisquer meios (eletrônico, mecânico, gravação,
fotocópia, distribuição na Web e outros), sem permissão expressa da Editora.

Unidade São Paulo
Av. Embaixador Macedo Soares, 10.735 – Pavilhão 5 –
Cond. Espace Center – Vila Anastácio
05095-035 – São Paulo – SP
Fone: (11) 3665-1100 Fax: (11) 3667-1333

SAC 0800 703-3444

IMPRESSO NO BRASIL
PRINTED IN BRAZIL

Sobre os autores

Os Drs. Lechner e Matuschak se tornaram colaboradores e amigos na Saint Louis University em 1988. Desde então, têm sido coautores de pelo menos 35 publicações sobre lesão pulmonar aguda, insuficiência de múltiplos órgãos e sistemas, transporte de oxigênio e regulação hipóxica da expressão do gene da citocina. O Dr. Brink se uniu a eles em seus esforços de pesquisa pela primeira vez em 1991, como estudante de medicina, e, subsequentemente, aplicou sua experiência na patologia das doenças pulmonares e renais às pesquisas. Em 1995, eles foram copresidentes do comitê curricular de projetos para identificar tópicos importantes para inclusão no Módulo Respiratório ensinado aos estudantes do segundo ano na School of Medicine da Saint Louis University. Seu compromisso com a educação médica refletiu-se em vários papéis como diretores de residência, de programas *fellowship* e do programa de treinamento de cientista médico da Saint Louis University.

Coautores

Andrew J. Lechner, PhD
Professor
Departments of Pharmacological & Physiological
Science and Internal Medicine
Founding Director of the Respiratory Module, Year-2
Medical Curriculum
Director, Saint Louis University MD/PhD Physician
Scientist Training Program
Saint Louis University School of Medicine
St. Louis, Missouri

Ashutosh Sachdeva, MD
Assistant Professor
Department of Internal Medicine
Director, Pulmonary Hypertension Program
Saint Louis University School of Medicine
St. Louis, Missouri

Blakeslee E. Noyes, MD
Professor
Department of Pediatrics
Saint Louis University School of Medicine
Director, Division of Pulmonary Medicine
Cardinal Glennon Children's Medical Center
St. Louis, Missouri

David A. Stoeckel, MD
Assistant Professor
Department of Internal Medicine
Division of Pulmonary, Critical Care and Sleep
Medicine
Director, Minimally Invasive Lung Cancer Program
Saint Louis University School of Medicine
St. Louis, Missouri

David S. Brink, MD
Associate Professor
Departments of Pathology and Pediatrics
Saint Louis University School of Medicine
Director, Saint Louis University Pathology Residency
Training Program
St. Louis, Missouri

Dayton Dmello, MD, MBA
Adjunct Faculty
Saint Louis University School of Medicine
Critical Care & Pulmonary Associates
Skyridge Medical Center & The Medical Center of
Aurora
Denver, Colorado

Gary M. Albers, MD
Professor
Department of Pediatrics
Division of Pulmonary Medicine
Saint Louis University School of Medicine
St. Louis, Missouri

George M. Matuschak, MD
Professor
Departments of Internal Medicine and
Pharmacological & Physiological Science
Director, Division of Pulmonary, Critical Care,
and Sleep Medicine
Saint Louis University School of Medicine
St. Louis, Missouri

Gerald S. Zavorsky, PhD
Associate Professor
College of Health and Human Services
Director, Human Physiology Laboratory
Marywood University
Adjunct Associate Professor of Physiology
The Commonwealth Medical College
Scranton, Pennsylvania

Joseph R. D. Espiritu, MD
Medical Director
SLUCare Sleep Disorders Center
Assistant Professor of Internal Medicine
Division of Pulmonary, Critical Care, and Sleep
Medicine
Saint Louis University School of Medicine
St. Louis, Missouri

Mary M. Mayo, PhD, DABCC
Associate Professor of Pathology
Saint Louis University School of Medicine
Director, Clinical Chemistry Laboratory
Saint Louis University Hospital
St. Louis, Missouri

Ravi P. Nayak, MD
Assistant Professor
Department of Internal Medicine, Division of Pulmonary, Critical Care, and Sleep Medicine
Saint Louis University School of Medicine
Medical Director of the Adult Cystic Fibrosis Program and the Pulmonary Function Laboratory
Saint Louis University Hospital
St. Louis, Missouri

Robert E. Fleming, MD
Departments of Pediatrics and of Biochemistry & Molecular Biology
Saint Louis University School of Medicine
St. Louis, Missouri

W. Michael Panneton, PhD
Professor
Department of Pharmacological & Physiological Science
Saint Louis University School of Medicine
St. Louis, Missouri

William C. Mootz, MD
Professor
Department of Internal Medicine, Division of General Internal Medicine
Assistant Dean for Medical Curriculum
Saint Louis University School of Medicine
St. Louis, Missouri

*Este livro é dedicado respeitosamente a
nossos professores e a nossos alunos.
AJL, GMM e DSB*

Agradecimentos

Sou grato a muitas pessoas da Saint Louis University (SLU) por ter concluído este projeto. Além dos Drs. George Matuschak e David Brink, meus colegas e amigos de longo tempo, devo agradecimentos especiais ao Dr. Paul Schmitz, por ter tornado realidade este sonho compartilhado de uma "estante de sistemas orgânicos". Meu chefe de departamento, Dr. Tom Westfall, estimulou o compromisso de ensinar aos estudantes de medicina aquilo que precisam saber. Sua determinação proporcionou um ambiente estimulante para os muitos membros da SLU que compartilham sua paixão pelo excelente diálogo que a educação proporciona. Nosso gerente editorial da McGraw-Hill, Michael Weitz, deu conselhos sábios e teve a energia necessária para nos fazer cumprir o prazo. Suas colegas Regina Y. Brown e Nidhi Chopra nos apoiaram durante a complexa preparação dos originais, para produzir o que podemos ver agora como um livro interessante editado com cuidado; os erros factuais ficam por nossa conta. Por fim, serei sempre grato a minha esposa e melhor amiga, Victoria Salvato-Lechner, que, com nossos filhos, Melissa e Andrew, me apoiou pelas trilhas e dificuldades dos últimos dois anos com muito bom humor e sem queixas.

Dr. Andrew J. Lechner

Prefácio

No outono de 1994, a Saint Louis University (SLU) School of Medicine recebeu a visita do Liaison Committee for Medical Education (LCME), para a certificação rotineira do currículo médico. De maneira notável, toda a turma do segundo ano de medicina da SLU recentemente havia passado na primeira etapa do Exame para Licenciatura Médica dos Estados Unidos (USMLE, de United States Medical Licensure Exam), em sua primeira tentativa, no verão anterior. Apesar daquela boa demonstração, nos defrontamos com a crítica do LCME de que nosso currículo tradicional baseado nas disciplinas precisava ser reformulado, de modo que isso seria estabelecido por um comitê interdisciplinar de médicos praticantes. A hipótese operacional do LCME pareceu ser a de que tal conduta iria liberar o conteúdo curricular das restrições pedagógicas impostas por departamentos acadêmicos poderosos responsáveis por vários cursos, como os de bioquímica, fisiologia, patologia e medicina. Soubemos logo que outras escolas de medicina estavam recebendo a mesma mensagem.

Para crédito desta instituição, a faculdade reformulou todos os quatro anos de formação em medicina nos 18 meses seguintes. Quando nosso novo ano acabou, no outono de 1997, apenas lembrava o antigo pelo início, com Anatomia Macroscópica (agora uma introdução de dois meses), seguida por sete meses do que chamo de biologia de "uma célula e menos", com cursos curtos sobre metabolismo intermediário, biologia e patologia celulares e introduções à imunologia, à microbiologia e à farmacologia. Nosso segundo ano passou a ser todo sobre a biologia de "duas e mais células", no que emergiu como um paradigma comum: módulos de sistema orgânico que, na SLU, seguiram a sequência de nervoso, cardiovascular, respiratório, renal, gastrintestinal, endócrino/reprodução e pele/osso/articulação.

Durante a elaboração deste livro, o Módulo Respiratório da SLU cresceu ao longo de 13 anos na base da tentativa e erro, com testes de campo anuais a cada novembro e dezembro, com um corpo estudantil cada vez mais sofisticado. O módulo programático aumentou de menos de 400 páginas, em sua maioria apenas esboços, para o dobro disso, agora em texto completo. Como abarcamos toda a biologia eritrocitária, o Módulo Respiratório inclui 50 horas de palestras e nove atividades em laboratórios e/ou grupos pequenos, com toda a equipe de ensino utilizando a prática e a experiência de mais de 20 anos como membros dedicados da faculdade. Este livro representa nossa posição atual com relação ao conteúdo formal sobre o pulmão, e inclui atividades auxiliares. Cada capítulo representa o conteúdo que abordamos em uma palestra de 50 minutos. Os organizadores associados do livro, Drs. George Matuschak e David Brink, meus colaboradores e amigos por mais de 20 anos, orientaram com muita competência o projeto do módulo e a implementação de suas apresentações clínicas e patologia.

Durante a evolução do módulo, tive o privilégio de participar duas vezes do comitê para o Teste de Fisiologia da Banca Nacional de Examinadores Médicos, que elabora as questões para a primeira etapa do USMLE. Tal experiência reforçou a importância de escrever com clareza os itens do teste, com folhas paralelas para resposta, e avaliar as habilidades de aprendizado além da memorização rotineira. Cada capítulo aqui inclui amostras de questões que consideramos da profundidade correta para os estudantes de medicina nesse nível de treinamento. Esperamos que os estudantes que formam nosso público-alvo usem esses itens para autotestes estruturados e tragam ao nosso conhecimento itens que necessitem de correções, por serem ambíguos ou incorretos.

O livro está organizado em subseções que refletem o fluxo geral usado com nossos estudantes, porém a maioria dos capítulos pode ser lida fora da sequência sem dificuldade, uma vez concluída a leitura da seção de introdução. Embora não haja concordância universal quanto a frases, termos, abreviaturas e acrônimos comuns, adotamos os que consideramos os mais aceitos no campo da fisiologia respiratória e da medicina pulmonar. A **Lista de abreviaturas** deve ajudar os iniciantes a decifrarem esse aspecto às vezes confuso da terminologia. Do mesmo modo, nos comprometemos a fazer um **Índice**, de maneira que os leitores pudessem identificar rapidamente a extensão da cobertura dos tópicos de importância particular para eles; **frases em negrito** estão indexadas e, em geral, representam a primeira vez que aparecem no livro ou na seção. Em nossa instituição, o Módulo Respiratório assumiu "propriedade" de doenças multissistêmicas específicas, como a fibrose cística, a síndrome da resposta inflamatória sistêmica e as massas do pescoço. Em consequência, tais tópicos têm uma cobertura aqui que outros profissionais poderiam considerar mais extensa do que o estritamente necessário. Em termos pedagógicos, também preferimos proporcionar aos estudantes de medicina uma introdução sobre os métodos diagnósticos contemporâneos na medicina pulmonar, à beira do leito do paciente e no laboratório clínico. Assim, os capítulos específicos sobre exame torácico básico, provas de função pulmonar, imagens dos pulmões, interpretação da gasometria e broncoscopia diagnóstica podem exceder o desejado por algum diretor de curso. Asseguramos que esse material está perfeitamente adequado à capacidade de aprendizado, integração e aprimoramento dos estudantes de medicina.

Entre todos os diagramas, quadros, equações e imagens neste livro, esperamos que os estudantes possam perceber ainda o apreço pelo assunto e o intuito de ensinar bem que caracterizam nossa missão. Os pulmões estão entre os órgãos mais belos e complexos do corpo humano, mas beleza e complexidade não devem impedir os médicos de entenderem suas muitas funções e tratar seus inúmeros distúrbios. Embora os principais e prováveis leitores deste livro sejam os estudantes de medicina do segundo ano, acreditamos que internistas, residentes, aqueles que estejam fazendo seus primeiros atendimentos e até mesmo profissionais experientes considerem o texto útil para lembrar a histologia, a fisiologia, a patologia e a farmacologia dos pulmões. Admiramos e queremos estimular a vontade de nossos estudantes de aprenderem mais sobre um assunto sobre o qual nos aprofundamos bastante. Amem seus pulmões.

Quanto a nossos colegas de faculdade, esqueçam nossos erros, e nos digam o que pensam sobre como poderíamos melhorar no futuro. Também queremos estender um convite àqueles cujas próprias instituições estejam lutando com inovações curriculares semelhantes. Meus colegas e eu ficaríamos felizes de compartilhar detalhes específicos sobre a implementação bem-sucedida, inclusive calendários de cursos sugeridos, instalações de laboratórios e clínicas, bem como a experiência e o tamanho da equipe necessários para atingir suas metas.

Dr. Andrew J. Lechner

Sumário

SEÇÃO I | ANATOMIA E FISIOLOGIA DO SISTEMA RESPIRATÓRIO

1. Nomenclatura do sistema respiratório e condições ambientais 3
   ANDREW J. LECHNER, PhD

2. Anatomia funcional e desenvolvimento dos pulmões e das vias aéreas 11
   DAVID S. BRINK, MD
   ANDREW J. LECHNER, PhD

3. Mecanismos de transporte de O_2 e CO_2 pelos eritrócitos 25
   ANDREW J. LECHNER, PhD

4. Princípios da ventilação pulmonar e espirometria 33
   ANDREW J. LECHNER, PhD

5. Biologia do surfactante e complacência pulmonar 41
   ANDREW J. LECHNER, PhD
   MARY M. MAYO, PhD

6. Complacência integrada do sistema respiratório e o trabalho respiratório 49
   ANDREW J. LECHNER, PhD

7. Dinâmica da circulação pulmonar e dos líquidos capilares 57
   ANDREW J. LECHNER, PhD

8. Relação ventilação/perfusão e estimativa da ventilação alveolar 65
   ANDREW J. LECHNER, PhD

9. Troca alveolar de O_2 e CO_2, *shunt* fisiológico e equilíbrio acidobásico 73
   ANDREW J. LECHNER, PhD

10. Mecanismos de defesa das vias aéreas e do parênquima pulmonar 83
    ANDREW J. LECHNER, PhD
    GEORGE M. MATUSCHAK, MD

11. Controles neurais centrais e periféricos da respiração 95
    W. MICHAEL PANNETON, PhD
    ANDREW J. LECHNER, PhD

12. Importância e derivação da capacidade aeróbica 105
    GERALD S. ZAVORSKY, PhD
    ANDREW J. LECHNER, PhD

13. Respostas respiratórias a ambientes extremos 115
    GERALD S. ZAVORSKY, PhD
    ANDREW J. LECHNER, PhD

SEÇÃO II | AVALIAÇÃO DE PACIENTES COM DOENÇAS RESPIRATÓRIAS

14. Condução e interpretação do exame básico do tórax 127
    WILLIAM C. MOOTZ, MD
    GEORGE M. MATUSCHAK, MD

15. Interpretação de radiografias do tórax, tomografias computadorizadas e imagens por ressonância magnética 137
    ASHUTOSH SACHDEVA, MD
    GEORGE M. MATUSHAK, MD

16. Provas de função pulmonar, pletismografia e capacidade de difusão pulmonar 149
    GERALD S. ZAVORSKY, PhD
    ANDREW J. LECHNER, PhD

17. Gasometria arterial e sua interpretação 157
    MARY M. MAYO, PhD
    ANDREW J. LECHNER, PhD

18. Broncoscopia flexível diagnóstica 165
    DAVID A. STOECKEL, MD
    GEORGE M. MATUSCHAK, MD

19. Avaliação do escarro e dos derrames pleurais 175
    MARY M. MAYO, PhD
    ANDREW J. LECHNER, PhD

SEÇÃO III | DOENÇAS PULMONARES OBSTRUTIVAS E RESTRITIVAS

20. Patologia das doenças pulmonares obstrutivas 185
    DAVID S. BRINK, MD
    ANDREW J. LECHNER, PhD

21. Diagnóstico e tratamento da asma 193
    JOSEPH R. D. ESPIRITU, MD
    GEORGE M. MATUSCHAK, MD

22. Tratamento da doença
    pulmonar obstrutiva crônica 203
    JOSEPH R. D. ESPIRITU, MD
    GEORGE M. MATUSCHAK, MD

23. Patologia das doenças
    pulmonares restritivas 211
    DAVID S. BRINK, MD

24. Tratamento das doenças
    pulmonares restritivas 225
    RAVI P. NAYAK, MD
    GEORGE M. MATUSCHAK, MD

25. Tratamento dos distúrbios respiratórios
    relacionados com o sono 235
    JOSEPH R. D. ESPIRITU, MD
    GEORGE M. MATUSCHAK, MD

SEÇÃO IV | DOENÇAS INFLAMATÓRIAS, VASCULARES E PLEURAIS

26. Patologia das doenças atelectásicas,
    vasculares e iatrogênicas dos pulmões
    e do espaço pleural 249
    DAVID S. BRINK, MD

27. Embolia pulmonar 259
    ASHUTOSH SACHDEVA, MD
    GEORGE M. MATUSCHAK, MD

28. Lesão pulmonar aguda e a síndrome
    da distrição respiratória aguda:
    fisiopatologia e tratamento 271
    GEORGE M. MATUSCHAK, MD
    ANDREW J. LECHNER, PhD

29. Fisiopatologia e doenças
    do espaço pleural 279
    GEORGE M. MATUSCHAK, MD
    ANDREW J. LECHNER, PhD

30. Princípios e objetivos
    da ventilação mecânica 287
    DAYTON DMELLO, MD
    GEORGE M. MATUSCHAK, MD

SEÇÃO V | CÂNCER E MASSAS PULMONARES RELACIONADAS

31. Patologia dos tumores pulmonares 299
    DAVID S. BRINK, MD

32. Carcinoma brônquico 311
    DAVID A. STOECKEL, MD
    GEORGE M. MATUSCHAK, MD

33. Doenças das vias aéreas superiores
    e dos seios paranasais 323
    DAVID S. BRINK, MD
    ANDREW J. LECHNER, PhD

SEÇÃO VI | INFECÇÕES DO PULMÃO

34. Patologia das infecções pulmonares 335
    DAVID S. BRINK, MD

35. Tratamento das pneumonias 349
    DAVID A. STOECKEL, MD
    GEORGE M. MATUSCHAK, MD

36. Doenças micobacterianas no pulmão 357
    ASHUTOSH SACHDEVA, MD
    GEORGE M. MATUSCHAK, MD

SEÇÃO VII | DOENÇAS PULMONARES PEDIÁTRICAS

37. Anomalias congênitas
    do sistema respiratório 369
    GARY M. ALBERS, MD
    ANDREW J. LECHNER, PhD

38. Apresentação e tratamento
    da fibrose cística 379
    BLAKESLEE E. NOYES, MD
    ANDREW J. LECHNER, PhD

39. Síndrome da distrição respiratória neonatal
    e síndrome da morte súbita infantil 389
    ROBERT E. FLEMING, MD
    W. MICHAEL PANNETON, PhD
    ANDREW J. LECHNER, PhD

40. Infecções do trato respiratório
    inferior em crianças 401
    BLAKESLEE E. NOYES, MD
    GEORGE M. MATUSCHAK, MD

Índice 411

Lista de abreviaturas

Siglas (e unidades) preferidas — **Termos ou frases preferidos**

Sigla	Termo
$(A - a)P_{O_2}$	pressão de oxigênio, gradiente ou diferença alveolar-arterial
AA	arco aórtico
ABCA3 (de *ATP-binding cassette protein member A3 gene*)	gene para o membro A3 do cassete de proteína ligadora de ATP
ABPA	aspergilose broncopulmonar alérgica
AC	anidrase carbônica
ACF	ângulo costofrênico
ACFP	ângulo costofrênico posterior (em radiografias laterais)
ACS	apneia central do sono
ACSM	American College of Sports Medicine
AD	átrio direito
AE	átrio esquerdo
AGA(s)	amostra(s) para gasometria arterial
AGMSH	avanço do genioglosso mais miotomia e suspensão do hioide
AINE(s)	anti-inflamatório(s) não esteroide(s)
ANCA (de *anti-neutrophil cytoplasmic antibody*)	anticorpo citoplasmático antineutrófilo (estudo)
AO	asma ocupacional
AoD	aorta descendente (ou dorsal)
AOS	apneia obstrutiva do sono
AP	eixo ou direção anteroposterior (como em uma radiografia)
APD	artéria pulmonar direita
APE	artéria pulmonar esquerda
APEP	artéria pulmonar esquerda proximal
APID	artéria pulmonar interlobar direita
APIE	artéria pulmonar interlobar esquerda
Ar	argônio (gás inerte)
atm	pressão atmosférica (unidade de pressão)
ATS	American Thoracic Society (diretrizes, etc.)
BAAR, coloração para	bacilo acidorresistente (organismo), coloração para
BHE	barreira hematoencefálica
BiPAP (de *bilevel positive airway pressure*)	ventilação com pressão positiva de nível duplo nas vias aéreas
BMPR2 (de *bone morphogenetic protein receptor type 2*)	receptor do tipo 2 da proteína óssea morfogenética
BNP	peptídeo natriurético cerebral
BP	broncopleural
BPE	brônquio principal esquerdo
BR-DPI	bronquiolite respiratória-doença pulmonar intersticial
BTPS (de *body temperature and pressure, saturated*)	temperatura e pressão corporais, saturadas (37 ºC, P_A, FC de 100%)
CAP	cateter arterial pulmonar (Swan-Ganz)
CCMH (%)	concentração média de hemoglobina nos eritrócitos (ou concentração corpuscular média de hemoglobina)

Lista de abreviaturas

CDC	Centers for Disease Control and Prevention
CDO	curva de dissociação de oxigênio
CEC	carcinoma epidermoide
^{133}Xe (um dos radioisótopos mais comuns)	xenônio, gás inerte, com marcação radioativa
cintilografia V/Q	cintilografia pulmonar com ventilação/perfusão
CIS	carcinoma *in situ*
CIVD	coagulação intravascular disseminada
Cl$^-$	ânion cloreto
CL	corpúsculo lamelar (de surfactante)
CMA	complexo *Mycobacterium avium*
CO	monóxido de carbono
CO$_2$	dióxido de carbono
CPA	camada periciliar de aquoso ou "sol"
CPAP (de *continuous positive airway pressure*)	ventilação com pressão positiva contínua nas vias aéreas
CPT (L)	capacidade pulmonar total
CRF (L)	capacidade residual funcional
CV (L)	capacidade vital do pulmão
CVF (L)	capacidade vital forçada
CVL (L)	capacidade vital lenta
DAD	dano alveolar difuso (um diagnóstico patológico)
DAM	doença aguda das montanhas
DAP	ducto arterioso patente
DBP	displasia broncopulmonar
DC (b/min)	frequência cardíaca ou pulso
DD	diafragma direito
DE	diafragma esquerdo
DL$_{CO}$	capacidade de difusão pulmonar do CO
DM$_{CO}$	capacidade de difusão de CO da membrana
DMRFC	diabetes melito relacionado com fibrose cística
2,3-DPG (de *diphosphoglycerate*)	2,3-difosfoglicerato
DPI(s)	doença(s) pulmonar(es) intersticial(is)
DPIT	*shunt* portossistêmico intra-hepático transjugular
DPOC	doença pulmonar obstrutiva crônica
DPPC (de *dipalmitoyl phosphatidylcholine*)	dipalmitoil fosfatidilcolina, no surfactante
DRC(s)	domínio(s) de reconhecimento de carboidrato
DRRE(s)	despertar(es) respiratório(s) relacionado(s) com esforço
D$_X$	coeficiente de Krogh para a difusividade do gás x
EBV (de *Epstein-Barr virus*)	vírus Epstein-Barr
ECA	enzima conversora da angiotensina
ECG	eletrocardiograma
EEN	enolase específica do neurônio
EGF (de *epidermal growth factor*)	fator de crescimento epidérmico
Ensaio PIOPED	Prospective Investigation of Pulmonary Embolism Diagnosis Trial (Ensaio Investigatório Prospectivo para o Diagnóstico de Embolia Pulmonar)
EP(s)	embolia, êmbolo(s) pulmonar(es)
EPA	Environmental Protection Agency
EPAE	edema pulmonar das altitudes elevadas
EPAP (de *expiratory positive airway pressure*)	ventilação com pressão positiva expiratória nas vias aéreas
EPBA	derrame pleural benigno por asbesto
EPO	eritropoietina
ERE	ensaio de respiração espontânea
ERN	espécie reativa ao nitrogênio
ERO	espécie reativa ao oxigênio
ERS	European Respiratory Society (diretrizes, etc.)
f (respirações/min) (notar o *itálico*)	frequência respiratória
Fator Va	Fator V da coagulação ativado

FC	fibrose cística
Fe^{2+}	ferro ferroso, como na hemoglobina
Fe^{3+}	ferro férrico, como na meta-hemoglobina
FeNO	excreção fracionada de óxido nítrico
FLTE	fenda laringotraqueoesofágica
FMP	fibrose maciça progressiva
FO (FOP)	forame oval (patente)
FPD	faixa paratraqueal direita (em uma radiografia AP)
FPI	fibrose pulmonar idiopática
FTE(s)	fístula(s) traqueoesofágica(s)
F_{Xy} (um décimo de 0 a 1)	composição fracionada do gás "Xy"
G-CSF (de *granulocyte colony-stimulating factor*)	fator estimulante de colônia de granulócitos
GM-CSF (de *granulocyte macrophage colony-stimulating factor*)	fator estimulante de colônia de granulócitos e macrófagos
GOLD	Global Initiative for Obstructive Lung Disease (Iniciativa Global para a Doença Pulmonar Obstrutiva)
GRD	grupo respiratório dorsal de neurônios
GRVc	grupo respiratório ventral caudal de neurônios
GRVr	grupo respiratório ventral rostral de neurônios
H^+ ou $[H^+]$	próton livre, como em solução ácida
H_2CO_3	ácido carbônico
HAD	hemorragia alveolar difusa (um diagnóstico clínico)
HAIE	hipoxemia arterial induzida pelo exercício
HAP	hipertensão arterial pulmonar
[Hb] (g/dL ou g%)	concentração de hemoglobina no sangue
Hb-A, Hb-F, Hb-S	hemoglobina A, F, S, etc.
HbCO	carboxi-hemoglobina
$HbCO_2$	carbamino-hemoglobina
HBPM	heparina de baixo peso molecular
HC	hemograma completo
HCM (pg/célula)	conteúdo médio de hemoglobina nos eritrócitos (hemoglobina corpuscular média)
HCO_3^-	ânion bicarbonato
hct (%)	hematócrito (volume eritrocitário compactado)
He	hélio (gás inerte)
Heliox	mistura de hélio e oxigênio
HIV (de *human immunodeficiency virus*)	vírus da imunodeficiência humana
HNF ou heparina NF	heparina não fracionada
HPV (de *human papilloma virus*)	papilomavírus humano
IAH (eventos passíveis de pontuação/h)	índice de apneia-hipopneia
ICC	insuficiência cardíaca congestiva
IDR (eventos passíveis de pontuação/h)	índice de distúrbio respiratório
IEE	índice de estabilidade da espuma (de surfactante)
IFD, IFP, MCF	articulações falangianas: interfalangiana distal, interfalangiana proximal, metacarpofalangiana
IgA, IgE, IgG, IgM	imunoglobulinas A, E, G, M
IGF-1 (de *insulin-like growth factor-1*)	fator de crescimento 1 semelhante à insulina
IL-1β, IL-6, IL-8, IL-10	interleucina 1β, 6, 8, 10
IMC (em unidades do SI, kg/m^2)	índice de massa corporal, igual a peso/(altura)^2
INR (de *international normalized ratio*)	índice normalizado internacional (para ensaios de coagulação)
IPAP (de *inspiratory positive airway pressure*)	ventilação com pressão positiva inspiratória nas vias aéreas
IRSR	índice de respiração superficial rápida
JIH	janela infra-hilar (em uma radiografia do tórax lateral)
K	coeficiente de filtração da permeabilidade
KDa	quilodaltons (unidade de peso molecular)
l (notar o *itálico*)	comprimento de uma estrutura, como uma via aérea
L/E	proporção lecitina/esfingomielina (amniótica)

LABA(s) (de *long-acting β₂-adrenergic receptor agonist[s]*)	agonista(s) do receptor β₂ adrenérgico de ação prolongada
LAM	linfangioleiomiomatose
LBA (LLBA)	lavado broncoalveolar (líquido)
LC	liberação contínua (de medicação)
LCS	líquido cerebrospinal
LEC	líquido extracelular
LES	lúpus eritematoso sistêmico
LIVN(s)	limite(s) inferior(es) da variação normal
LJA	linha de junção anterior (aos raios X)
LPA	lesão pulmonar aguda
LPAV	lesão pulmonar associada ao ventilador
LSD	lobo superior direito
LSE	lobo superior esquerdo
M_3	muscarínicos do tipo 3 (receptores)
MACC	malformação adenomatoide cística congênita
Mb	mioglobina
metHb	meta-hemoglobina
MSD (de *membrane spanning domain*)	domínio de distribuição na membrana
MTB	*Mycobacterium tuberculosis*
MW (de *molecular weight*)	peso (ou massa) molecular
NAEPP	National Asthma Education & Prevention Program
NBD (de *nucleotide binding domain*)	domínio de ligação de nucleotídeo
NC-IX, NC-X	nervos cranianos IX, X, etc.
NHANES-III	National Health & Nutrition Examination Survey III
NIPPV (de *non-invasive positive pressure ventilation*)	ventilação com pressão positiva não invasiva
NO (de *nitric oxide*)	óxido nítrico
^{99}Tc (um dos radioisótopos mais comuns)	tecnécio com marcação radioativa
NREM (de *non rapid eyes movement*)	sono de movimento não rápido dos olhos
NTS	núcleo do trato solitário
número de eritrócitos/μL	contagem de eritrócitos no sangue total
O_2	oxigênio molecular
$\cdot O_2^-$	ânion superóxido
OCl^-	íon hipoclorito
$\cdot OH$	radical hidroxila
OMEC	oxigenação por membrana extracorpórea
OMS	Organização Mundial da Saúde
$ONOO^-$	peroxinitrito
ORMF ou organismo RMF	organismo resistente a múltiplos fármacos
P_{50}	pressão de oxigênio na Hb semioxigenada
P_A	pressão alveolar (total)
PA	posteroanterior (como em uma incidência)
PAC	pneumonia adquirida na comunidade
P_ACO_2	pressão de dióxido de carbono alveolar parcial
P_aCO_2	pressão de dióxido de carbono arterial parcial
PAF (de *platelet activating factor*)	fator ativador de plaquetas
PAM	pressão sistêmica (arterial) média
P_AO_2	pressão de oxigênio, alveolar parcial
P_aO_2	pressão de oxigênio, arterial parcial
P_{AP}	pressão arterial pulmonar
PAP	proteinose alveolar pulmonar
PAS (de *periodic acid-Schiff*)	ácido periódico de Schiff (corante reagente)
PAV	pneumonia associada ao ventilador
P_{AW}	pressão das vias aéreas, interna normal
P_B	pressão barométrica, do ambiente
$P_{C'O_2}$	pressão de oxigênio, alveolar capilar final

PC_{20}	concentração provocativa de um declínio de 20% no VEF_1 (teste da [metacolina])
PCA	persistência do canal arterial
P_{CO}	pressão crítica de abertura, das vias aéreas
P_{CO_2}	pressão de dióxido de carbono
P_{CO2}	pressão de oxigênio, alveolar capilar
PCP (kg)	peso corporal previsto, geralmente "ideal"
PD	pressão sistêmica diastólica
PDGF (de *platelet-derived growth factor*)	fator de crescimento derivado de plaquetas
P_{ECO_2}	pressão de dióxido de carbono expirado
$P_{ÉCO_2}$	pressão de dióxido de carbono expiratória final parcial
$P_{\bar{E}CO_2}$	pressão de dióxido de carbono expiratória média
PEEP (de *positive end-expiratory pressure*)	pressão expiratória final positiva
PEt (de *phosphatidylethanolamine*)	fosfatidiletanolamina no surfactante
PET (de *positron emission tomography*)	tomografia por emissão de pósitrons
PF	polarização por fluorescência
PFE (mL ou L/s)	pico de fluxo expiratório
PFO (ou forame oval patente, FOP)	persistência do forame oval
PFP(s)	prova(s) de função pulmonar
PG (de *phosphatidylglycerol*)	fosfatidilglicerol no surfactante
pH_a, $pH_{\bar{v}}$	pH, arterial ou venoso misto
PI (de *phosphatidylinositol*)	fosfatidilinositol no surfactante
PIA	pneumonia intersticial aguda
P_{ICO_2}	pressão de dióxido de carbono inspirado
PID	pneumonia intersticial descamativa
PIL	pneumonia intersticial linfoide
PINE	pneumonia intersticial inespecífica (ou não específica)
P_{IO_2}	pressão de oxigênio inspirado
P_{IP}	pressão intrapleural
P_{IT}	pressão intratecal (das vias aéreas)
PIU	pneumonia intersticial usual
$P_{MÁX}$	pressão das vias aéreas, máxima, como durante ventilação mecânica
PMN(s)	neutrófilo(s) polimorfonuclear(es)
P_{MV}	pressão pulmonar capilar ou microvascular
P_{N_2}	pressão de nitrogênio
P_{O_2}	pressão de oxigênio
P_{OC}	pneumonia organizante criptogênica
PP+, PP-	proporção (ou índice) de probabilidade, positiva(o) ou negativa(o)
ppb	partes por bilhão (como para um tipo raro de gás)
P_{PC}	pressão arterial pulmonar em cunha (por PAC)
PPD (de *purified protein derivative*)	derivado proteico purificado (para o teste cutâneo para tuberculose)
P_{PLAT}	das vias aéreas, platô de pressão, como durante ventilação mecânica
P_{PMV}	pressão hidrostática do espaço perimicrovascular ou intersticial
PS	pressão sistêmica sistólica
PSG	polissonografia
PTC	pneumoconiose do trabalhador com carvão
PTT	púrpura trombocitopênica trombótica
$P_{\bar{V}CO_2}$	pressão de dióxido de carbono do sangue venoso misto
$P_{\bar{V}O_2}$	pressão venosa mista parcial de oxigênio
P_{VP}	pressão venosa pulmonar
$\dot{Q}$(L/min)	débito cardíaco
$\dot{Q}_S/\dot{Q}_T$ (%)	fração de desvio do débito cardíaco
r (notar o *itálico*)	raio de curvatura, como de um alvéolo
R	quociente respiratório
RALE(s)	receptor(es) de adaptação lenta ao estiramento

RAR(s)	receptor(es) de adaptação rápida
RCS	respiração de Cheyne-Stokes
REM (de *rapid eyes movement*)	sono de movimento rápido dos olhos
RM, IRMf	imagem por ressonância magnética, funcional
RPHA	resposta pressórica hipóxica aguda
RSV (de *respiratory syncytial virus*)	vírus sincicial respiratório
rt-PA (de *recombinant tissue plasminogen activator*)	ativador do plasminogênio tecidual recombinante
RVP (mmHg/L/min)	resistência vascular pulmonar
RVS (mmHg/L/min)	resistência vascular sistêmica
S_A (em cm^2 ou m^2)	área de superfície epitelial alveolar
SACompS	síndrome de apneia complexa do sono
S_aO_2 (%)	saturação arterial de oxigênio por oximetria
SARM	*Staphylococcus aureus* resistente à meticilina
S_C (em cm^2 ou m^2)	área de superfície endotelial capilar alveolar
SDMO	síndrome de disfunção de múltiplos órgãos
SDR neonatal	síndrome da distrição respiratória neonatal
SDRA	síndrome da distrição respiratória aguda
6-MWT (de *six-minute walk test*)	teste da caminhada de seis minutos
SF	solução fisiológica normal (NaCl a 0,9%)
SHACC	síndrome de hipoventilação alveolar central congênita
SHBG-1 (de *sex hormone binding globulin-1*)	globulina 1 de ligação do hormônio sexual
SHHRS	síndrome de hipoventilação/hipoxêmica relacionada com o sono
SIADH (de *syndrome of inappropriate antidiuretic hormone hypersecretion*)	síndrome de hipersecreção inadequada de hormônio antidiurético
SMLE	síndrome miastênica de Lambert-Eaton
SNO (SNOi)	sintase do óxido nítrico (induzível)
SOH	síndrome da obesidade-hipoventilação
SOID	síndrome de obstrução intestinal distal
SP-A, SP-B, SP-C, SP-D (SP de *surfactant associated protein*)	proteínas A, B, C, D associadas ao surfactante
SRIS	síndrome da resposta inflamatória sistêmica
STPD (de *standard temperature and pressure, dry*)	padrão de temperatura e pressão, seco (0 °C, 1 atm, seco)
SVAS	servoventilação adaptativa de suporte
$S_{\bar{v}}O_2$ (%)	saturação venosa mista de oxigênio por oximetria
SVPVA	suporte ventilatório com pressão e volume médios assegurados
T	tensão superficial, como no alvéolo
T_A (°C)	temperatura ambiente em graus centígrados
TA	tabagismo ambiental
T_B (°C)	temperatura corporal ou retal em graus centígrados
TB	tuberculose
TC	tomografia computadorizada
TCAR	tomografia computadorizada de alta resolução
TEV	tromboembolismo venoso
TGF-β (de *transforming growth factor-b*)	fator transformador do crescimento beta
TIH	trombocitopenia induzida pela heparina
TIR	tripsinogênio imunorreativo
TNF-α (de *tumor necrosis factor-a*)	fator de necrose tumoral alfa
TOD	terapia observada diretamente (como no tratamento da tuberculose)
TP (em segundos, s)	tempo de protrombina
TRA (em uma radiografia)	traqueia
TRI	trato respiratório inferior
TRS	trato respiratório superior
TTPa (em segundos, s)	tempo de tromboplastina parcial ativado
TVP	trombose venosa profunda
UFC(s)	unidade(s) formadora(s) de colônias, como em bactérias

UPAL	uvulopalatoplastia assistida a *laser*
UPFP	uvulopalatofaringoplastia
UR (%)	umidade relativa
UTI	unidade de tratamento intensivo
$\dot{V}_A$ (L/min)	taxa de ventilação alveolar
$\dot{V}_A/\dot{Q}$ (não dimensional)	relação ventilação/perfusão alveolar
$\dot{V}_{ACO_2}$ (mL/min ou L/h)	taxa de produção de dióxido de carbono
$\dot{V}_D$ (L/min)	taxa de ventilação do espaço morto
$\dot{V}_E$ (L/min)	taxa de ventilação total, também "ventilação por minuto"
$\dot{V}_{O_2}$ (mL/min ou L/h)	taxa de consumo de oxigênio
$\dot{V}_{O_2máx}$ (mL/min ou L/h)	taxa de consumo máximo de oxigênio
V_A (mL ou L)	volume do gás alveolar
VA	veia ázigo
VATS (de *video-assisted thoracoscopic surgery*)	cirurgia toracoscópica videoassistida
V_C (mL)	volume do sangue capilar alveolar
VCI	veia cava inferior
VCM (fL ou mm^3)	volume eritrocitário (ou corpuscular) médio
VCS	veia cava superior
V_D (de *dead space volume*; mL ou L)	volume do espaço morto
VD	ventrículo direito
V_D/V_T (não dimensional)	volume do espaço morto/volume corrente, proporção
VE	ventrículo esquerdo
VEF$_x$, como no VEF$_1$ (L)	volume expiratório forçado em "x" segundos
VM	ventilação mecânica
V_{MIN} (L)	volume mínimo de tecido pulmonar, colapsado e sem ar
VP	veia pulmonar
VR (L)	volume residual
VRE (mL ou L)	volume de reserva expiratório
VRI (L)	volume de reserva inspiratório
V_T (de *tidal volume*; mL ou L)	volume corrente
[Xy] (unidades entre colchetes)	concentração da substância "Xy"
$\Delta V/\Delta P$ (mL ou L/mmHg ou cm de H$_2$O)	complacência, como do tecido pulmonar ou da vasculatura
π_{MV}	pressão coloidosmótica, de proteínas na circulação (sanguíneas)
π_{PMV}	pressão coloidosmótica, de proteínas no espaço perimicrovascular (intersticiais)
Θ_{CO}	coeficiente de condutância da transferência sanguínea de CO
α_1-PI (de α_1 *proteinase inhibitor*)	inibidor da proteinase alfa$_1$
η	viscosidade, como de um gás na equação de Poiseuille
σ (variação = 0 - 1)	coeficiente de reflexão de proteína (equação de Starling)
τ_S (em μm)	espessura da barreira septal alveolar, média harmônica

SEÇÃO I

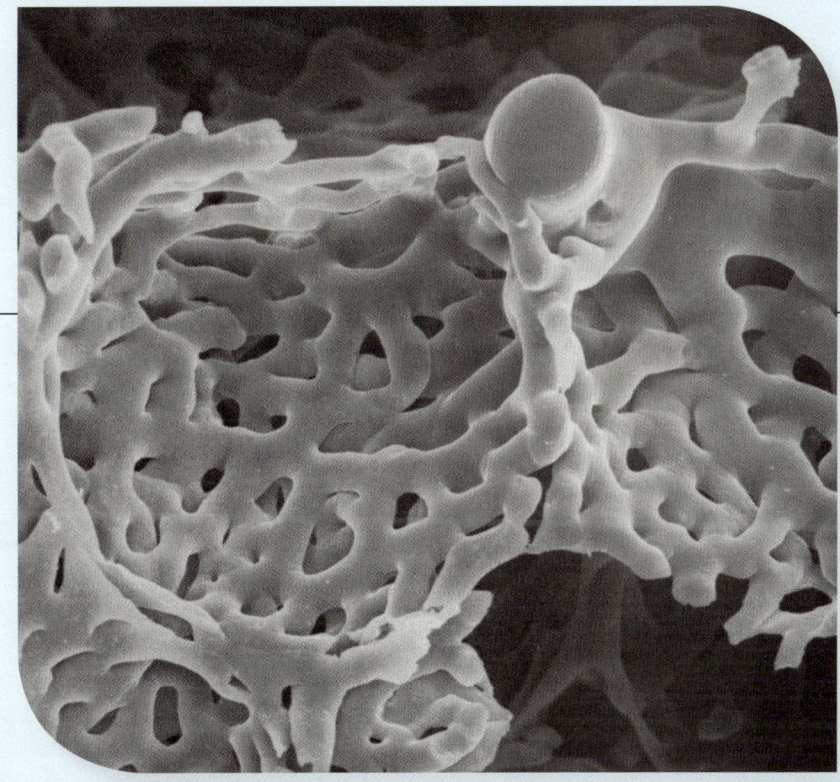

ANATOMIA E FISIOLOGIA DO SISTEMA RESPIRATÓRIO

Capítulo 1

Nomenclatura do sistema respiratório e condições ambientais

ANDREW J. LECHNER, PhD

Objetivos de aprendizagem

O leitor deverá:

- Descrever o processo geral de transporte de oxigênio e identificar as etapas dessa cascata que dependem do pulmão para se realizarem.
- Entender as abreviaturas e os acrônimos reconhecidos, inclusive internacionalmente em alguns casos, das principais palavras e frases usadas na medicina respiratória.
- Calcular as pressões parciais dos gases constituintes do ar seco normal, usando a lei de Dalton, e explicar os efeitos da altitude sobre elas.
- Usar as leis de Boyle e Charles para converter os volumes de gás nas condições consideradas padrão (Padrão de Temperatura e Pressão, Seco [STPD, de *Standard Temperature and Pressure, Dry*]) e nas do ambiente (Temperatura e Pressão Corporais, Saturadas [BTPS, de *Body Temperature and Pressure, Saturated*]).
- Computar o conteúdo de gases equilibrado com meios aquosos, usando a lei de Henry e seus coeficientes de solubilidade estabelecidos.

Introdução e visão geral conceitual do transporte de oxigênio

Não há dúvidas de que a urgência de respirar seja o impulso mais obrigatório enfrentado pelos seres humanos, uma vez que precisam satisfazer essa necessidade a cada minuto. A dependência do metabolismo aeróbico para executar as complexas funções vitais requer a interação coordenada entre múltiplos sistemas orgânicos para a liberação de O_2 suficiente para tal demanda (Figura 1.1). Embora apenas os elementos superiores dessa **cascata de transporte de O_2** sejam o principal tema deste livro, é necessário considerar cada aspecto, pois a falha em qualquer etapa pode representar um afunilamento no transporte de O_2, com consequências catastróficas para os pacientes.

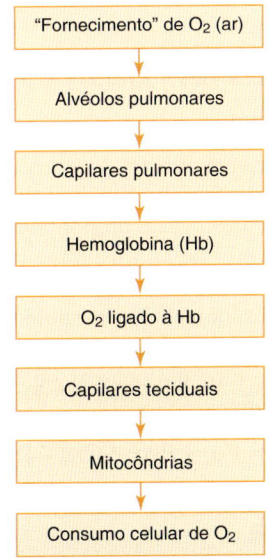

FIGURA 1.1 A cascata do transporte de oxigênio. Ver detalhes no texto.

Vista desta perspectiva, a respiração realmente consiste em dois processos sequenciais dentro do pulmão, a **ventilação** e a **difusão**, cada um requerendo vários capítulos para a descrição de suas partes constituintes e condições limítrofes. Como um exemplo óbvio, a ventilação é o produto algébrico da **frequência respiratória**, *f*, multiplicada pela quantidade de ar movimentado por respiração, denominando-se **volume corrente (*tidal*) (V_T)**. Menos óbvio é o fato de que apenas uma parte de cada V_T entra no **volume alveolar (V_A)**, em que pode ocorrer a difusão, enquanto a parte restante do V_T fica confinada a regiões anatômicas inadequadas para a difusão, denominadas coletivamente **volume do espaço morto (*dead*) (V_D)**. Assim, um dos objetivos deste texto é proporcionar as ferramentas intelectuais para determinar a fração de V_A em cada V_T e identificar os tratamentos possíveis para pacientes cuja proporção entre V_A e V_T não seja a ideal. Como será visto, o **trabalho respiratório** e as calorias necessários são substanciais para inalar os 8.000 a 12.000 L de ar por dia que sustentam o consumo basal de oxigênio. Os clínicos precisam saber distinguir se o trabalho respiratório de um paciente é excessivo e, se for, se isso deve-se a propriedades elásticas inadequadas dos pulmões e da parede torácica ou ao diâmetro reduzido das vias aéreas, o que aumenta a resistência dinâmica. Tais distinções funcionais, bem como as alterações subjacentes a elas, formam a estrutura central de uma variedade de distúrbios pulmonares incluídos nas chamadas **doenças pulmonares restritivas** e nas **doenças obstrutivas das vias aéreas**. As subseções subsequentes deste livro fornecem uma introdução detalhada de ambas as categorias de doença.

Mesmo quando as forças físicas que regulam a ventilação são ideais, o O_2 inalado ainda precisa difundir-se pela delicada membrana que separa o espaço aéreo alveolar do sangue dentro dos capilares pulmonares subjacentes (Figura 1.2). A resistência que a barreira septal apresenta à difusão está relacionada com sua espessura e sua área superficial total, modificadas em doenças como a **fibrose intersticial** e o **enfisema**, respectivamente. A difusão alveolar pode ser melhorada por intervenções como aumentar a fração de O_2 inspirado no ar ambiente, aumentando assim o gradiente de pressão do oxigênio entre o espaço aéreo e o sangue, gradiente esse que é a força que direciona a difusão. Nos capítulos seguintes, será dada muita importância ao treinamento do clínico para determinar quando o O_2 suplementar provavelmente irá melhorar a oxigenação tecidual *versus* quando tal tática isolada irá falhar.

Nomenclatura do sistema respiratório

Neste livro, serão mencionados inúmeros termos e expressões pertinentes à biologia respiratória e à medicina pulmonar. Entre os fundamentais, estão abreviaturas e acrônimos que descrevem de maneira sucinta a origem e o conteúdo de uma amostra de gás ou líquido. Com tais recursos, a expressão **pressão parcial do gás alveolar dióxido de carbono** resume-se a P_ACO_2, com suas unidades mais comuns de mmHg implicadas. Do mesmo modo, a expressão **concentração fracionada de oxigênio na mistura de gás inspirada** fica reduzida a F_IO_2. A rotulagem adequada dos gases respiratórios começa com **F** (concentração fracionada, como um décimo de 0,01) ou **P** (de pressão em mmHg, torr, quilopascal, etc.). A segunda letra (em geral subscrita) estabelece a fonte ou localização do gás, se conhecida, incluindo: **A** = alveolar; **AW** (de *airway*) = via aérea; **a** = arterial; **B** = barométrica ambiental; **c** = capilar; **ć** = capilar final; **E** = expirada ou expiratória; **Ē** = expiratória média; **É** = expiratória final (às vezes chamada de corrente/*tidal* final); **I** = inspirada; **IP** = intrapleural; **IT** = intratecal; **v** = venosa; e **V̄** = sangue misto ou venoso. Notar que o uso convencional pode especificar as localizações distinguindo-as com letras maiúsculas ou minúsculas. Assim, as expressões **$F_{ĒCO_2}$ = 0,08** e **$P_{ćO_2}$ = 105 mmHg** indicam, respectivamente, que a concentração média fracionada de CO_2 em uma amostra de ar expirado é de 8% e a pressão parcial de O_2 no sangue que sai de um capilar alveolar para entrar em uma vênula pulmonar é de 105 mmHg.

Exemplos comparáveis de abreviaturas e acrônimos bastante utilizados com referência aos volumes de gás nos pulmões, como V_T para volume corrente, serão incluídos conforme necessário. Esses e outros termos que designam funções mais complexas são acompanhados por unidades de medida que servem como lembretes úteis de sua derivação para os estudantes. Por exemplo, a **resistência vascular pulmonar (RVP)** é uma medida fundamental do tônus vascular pelos pulmões, em geral expressa em **mmHg/L/min**. A RVP é derivada da reafirmação fisiológica da lei de Ohm (I = ΔV/R e, portanto, R = ΔV/I), de modo que corresponde à diferença entre as pressões arterial e venosa pulmonares, divididas pelo **débito cardíaco ($\dot{Q}$, em L/min)**. *Nota: um ponto sobre o símbolo como em $\dot{Q}$ significa a taxa de uma função, no caso litros de sangue bombeados por minuto pelo ventrículo direito.*

Revisão das leis básicas dos gases

Lei de Dalton

A pressão total de uma mistura de gases é igual à soma das pressões parciais dos gases individuais naquela mistura. A pressão parcial de cada gás é proporcional à sua composição fracionada dentro de tal mistura e, portanto, é a pressão que cada gás exerceria se apenas um deles ocupasse o volume total disponível. No ar ambiente, vários gases compreendem a **pressão barométrica total (P_B)** (registrada em mmHg, torr, quilopascal ou atmosferas [atm], dependendo da convenção local):

$$P_B = P_{O_2} + P_{CO_2} + P_{N_2} + P_{H_2O}$$

Lei de Boyle

A pressão de um gás varia inversamente com seu volume. Tal relação torna-se crítica quando se tenta otimizar a ven-

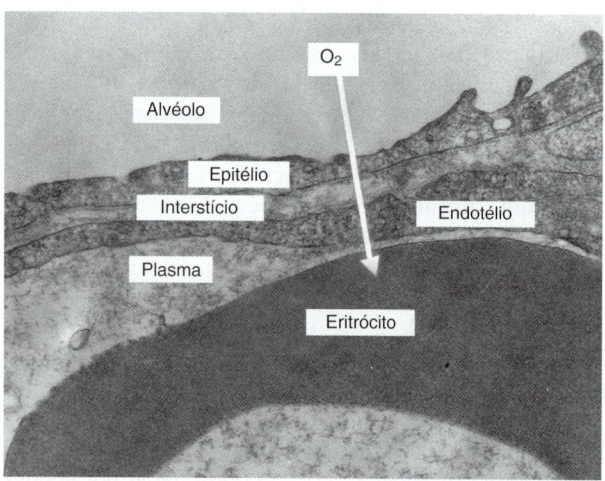

FIGURA 1.2 Micrografia eletrônica representativa da barreira entre o ar e os tecidos a ser atravessada pela difusão se a oxigenação for bem-sucedida. Além das três camadas de tecido dos septos alveolares, há uma fina camada de líquido acima do epitélio, mas que foi removida durante a fixação intratraqueal.

tilação mecânica para oxigenar pacientes cujos tecidos torácicos e abdominais resistem naturalmente à expansão pulmonar.

Lei de Charles

O volume de um gás varia diretamente com sua temperatura, em decorrência das alterações na energia molecular à medida que um sistema de gás fechado é aquecido ou resfriado. Tal princípio tem muitas ramificações na medicina, em particular quando vapor d'água está presente, pois ele desloca outros gases (pela lei de Dalton), dependendo da temperatura. Também se aplica à **pletismografia corporal total**, uma forma avançada de **prova de função pulmonar (PFP)** que será descrita no Capítulo 16. A técnica utiliza a expansão do gás causada pelo pequeno diferencial entre a **temperatura ambiente (T_A)** e a **temperatura corporal (T_C)** para estimar os volumes inalados e as pressões intrapleurais (Capítulo 6.)

Em termos históricos, certos volumes de gás na medicina, como o consumo de oxigênio, são registrados em condições **STPD** de 0 °C, 760 mmHg (1 atm) de pressão e P_{H_2O} = 0 mmHg a uma **umidade relativa (UR)** de 0%. Muitos outros volumes de gás são expressos de maneira consistente como condições **BTPS** da T_C (em geral tida como de 37 °C) e da P_B do ambiente reais e completamente saturadas com vapor d'água (UR de 100%), de modo que P_{H_2O} = 47 mmHg, como em todo o sistema respiratório normal. Essa discordância entre os dados de STPD e BTPS ocasionalmente requer que clínicos e estudantes consigam converter as unidades para outro sistema. Lembrar a lei **geral dos gases**, que estabelece que:

$$P \cdot V = n \cdot R \cdot T$$

Quando a mesma quantidade molar ($= n$) de gás em um sistema fechado na condição número 1 (STPD ou ambiente) é aquecida, resfriada, comprimida ou descomprimida para uma nova condição número 2, segue-se que:

$$(P_1 \cdot V_1)/T_1 = (P_2 \cdot V_2)/T_2$$

Assim, para converter um volume inicial em unidades STPD em um volume final em unidades BTPS:

1. Assinalar os dados de STPD com o subscrito 1 e os de BTPS com o subscrito 2.
2. Rearranjar os termos: $V_2 = (P_1 \cdot V_1 \cdot T_2)/(P_2 \cdot T_1)$.
3. Substituir termos conhecidos: $V_{BTPS} = (760 \cdot V_{STPD} \cdot T_B)/([P_B - 47] \cdot 273)$.
4. Resolver para o volume desejado. *Nota: a falha em fazer essa correção resultará em um erro médio de 22 a 28%, uma consequência discutível de omissão.*

Lei de Henry

O conteúdo ou a concentração de um gás dissolvido em um líquido é proporcional à sua pressão parcial, de maneira que está em equilíbrio acima do líquido. Na prática, isso torna-se:

$$[C_{Xy}] \text{ (em g ou mL/L)} = K_{Xy} \cdot P_{Xy} \text{ (em mmHg)}$$

onde K_{Xy} = coeficiente de solubilidade dependente da temperatura de um gás Xy (em g ou mL/L/mmHg) e P_{Xy} = sua pressão parcial em equilíbrio pela lei de Dalton.

Por essa relação, fica claro que duas vezes mais O_2 estaria dissolvido em água em equilíbrio com duas atmosferas de oxigênio puro do que em água em equilíbrio com uma atmosfera de 100%. É importante lembrar que o coeficiente de solubilidade em meios aquosos para o CO_2 é 20 a 30 vezes maior do que para o O_2. Na verdade, pigmentos que contêm metal como a hemoglobina (Hb) e a mioglobina (Mb) provavelmente tenham evoluído de modo específico para aumentar algumas ordens de magnitude o O_2 transportado em solução sobre a quantidade dissolvida apenas. A maior solubilidade do CO_2, decorrente de sua pronta combinação com a água para formar ácido carbônico, H_2CO_3, evidencia a necessidade de um sistema de pigmento análogo simplesmente para excretar esse resíduo de gás. A lei de Henry encontra várias aplicações práticas na medicina respiratória, notavelmente durante o cálculo do **conteúdo total de oxigênio no sangue arterial (C_aO_2)** (Capítulo 3) e o uso desse valor para estimar o **desvio fisiológico (Qs)** (Capítulo 9).

Condições atmosféricas do ambiente

A atmosfera terrestre é detectável a uma altura de pelo menos 80 km acima do nível do mar, tendo composição constante pelo menos 50 km mais perto da terra: 79,02% de N_2, 20,93% de O_2, 0,03% de CO_2 mais quantidades mínimas de gases inertes e raros (hélio, argônio, ozônio, etc.), que coletivamente compreendem menos de 0,02%. Quando a massa total dessa atmosfera de 80 km de profundidade é multiplicada pela aceleração da gravidade, sua pressão barométrica, P_B (força ou peso por unidade de área), é suficiente para deslocar uma coluna de mercúrio (Hg) até a altura de 760 mm (Figura 1.3). Nas unidades de medida inglesas (não métricas) de uso comum nos Estados Unidos, a atmosfera terrestre pesa cerca de 14,2 libras (lb)/polegada (in)^2 ao nível do mar.[*]

Embora a composição atmosférica seja invariável, a gravidade comprime o ar para baixo, o que aumenta sua densidade mais perto da terra. Os dados mostram que a densidade atmosférica diminui pela metade a cada ~5.500 m (~18.000 pés) de elevação alcançados acima do nível do mar. Isso significa que uma pessoa que chega ao topo do Monte Denali[**] (com altitude de 6.194 m) no Alasca tem mais de metade das moléculas da atmosfera que nos 5,5 km mais próximos da superfície e menos de metade de todo o gás

---

[*] N. de T. Essa medida corresponde a cerca de 1 kg/1 cm^2 no sistema métrico usado na maioria dos demais países.

[**] N. de T. Mais conhecido como Monte McKinley. Denali é termo indígena (atabasca) daquela região e significa "o maior", *The Big One*, para a população local ou *The High One*.

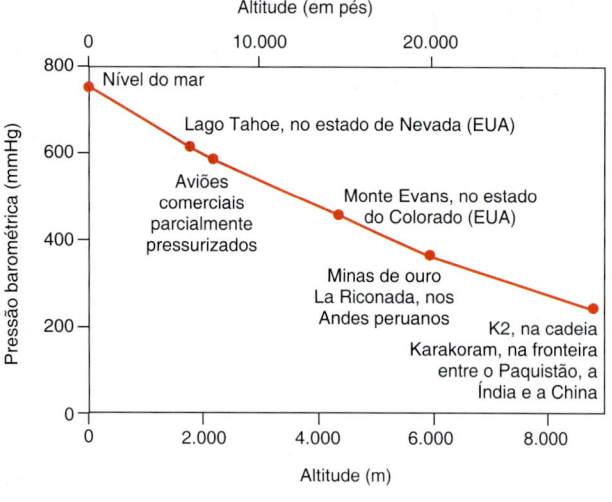

FIGURA 1.3 A pressão barométrica, P_B, fica reduzida pela metade a cada 5.500 m acima do nível do mar. *De West* et al.: *High Altitude Medicine and Physiology. 4ª ed. Londres, Reino Unido: Hodder-Arnold, 2007.*

atmosférico entre sua cabeça e o espaço profundo, uma distância de pelo menos 50 km. Em uma altitude de 5.500 m, a P_B é de ~380 mmHg, ou ~7,1 lb/in² em unidades inglesas. De maneira semelhante, a uma altitude de 11.000 m (~36.000 pés), onde trafegam os aviões a jato comerciais, a P_B ambiente fora do avião é de ~190 mmHg, o que corresponde a apenas um quarto (25%) da P_B no Aeroporto Internacional de Los Angeles (Figura 1.4). Portanto, quem respira o ar ambiente no alto do Denali e animais em um compartimento de bagagem não pressurizado de um avião a jato têm a respiração "entrecortada", "mais curta". Isso acontece não porque sua F_{IO_2} seja menor do que ao nível do mar, mas sim porque sua P_{IO_2} é que é menor. Será visto no Capítulo 9 que é essa P_{IO_2} e, por fim, a **pressão parcial alveolar de oxigênio, P_{AO_2}**, que direcionam o processo de captação de O_2 nos alvéolos.

O conteúdo atmosférico de água varia de acordo com o tempo e o espaço, em geral sendo muito baixo e nunca aproximando-se da UR de 100% globalmente. Além disso, a atmosfera costuma ser muito mais fria que o corpo huma-

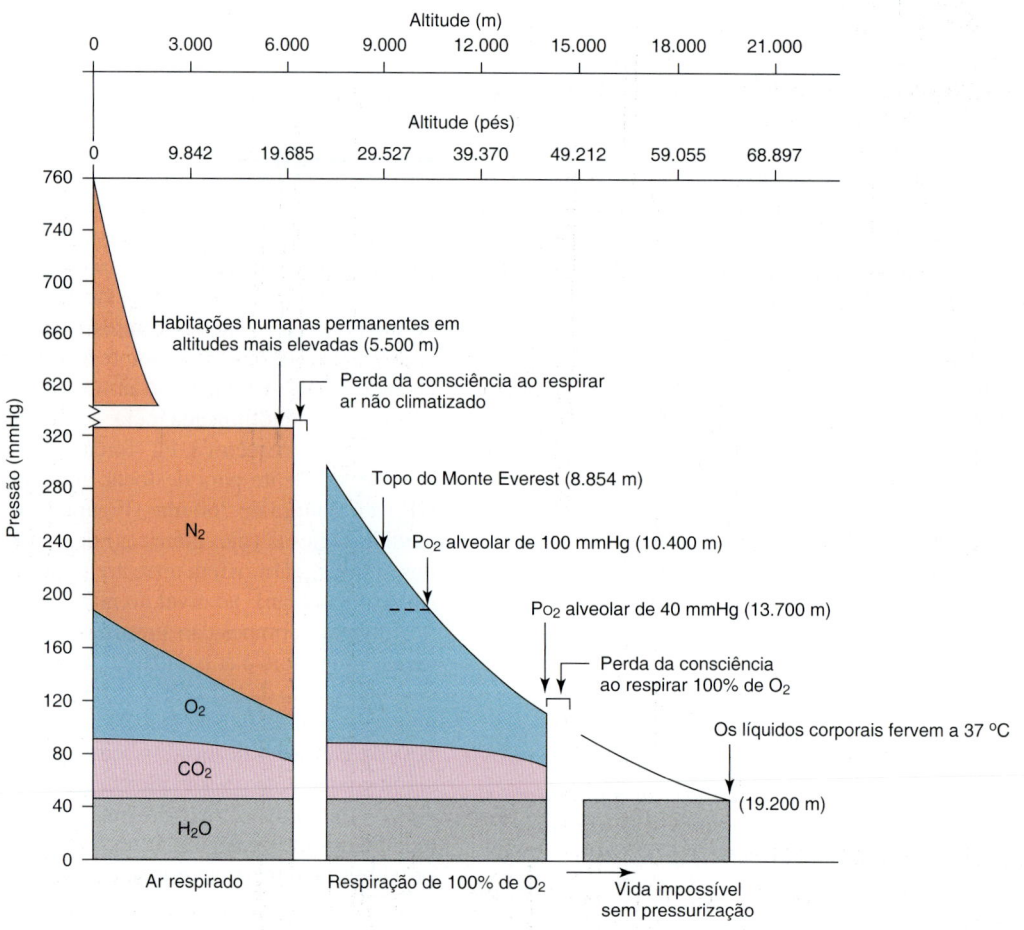

FIGURA 1.4 A P_B que cai com a altitude acaba diminuindo os níveis de P_aO_2 para valores incompatíveis com a vida humana (ver Capítulo 8). As populações nativas nos Andes da América do Sul e no Himalaia do Tibete que vivem a 5.500 m apresentam adaptações fisiológicas à altitude, tanto genéticas quanto do desenvolvimento. Em geral, quem vive ao nível do mar só pode praticar montanhismo acima dessas altitudes por curtos períodos e com risco considerável.

▶▶ CORRELAÇÃO CLÍNICA 1.1

Tal situação pode ser visualizada como um experimento imaginário em que 100 pessoas são amontoadas em pronação. Cada uma tem praticamente a mesma constituição corporal da pessoa na posição mais alta, mas quem tem maior probabilidade de ser esmagado? Em um sentido relativo, como a distorção corporal da 75ª pessoa na parte alta irá comparar-se com a da 25ª? Como um corpo cheio de líquido, a atmosfera tem massa real. No entanto, ao contrário de outros líquidos, a atmosfera é compressível e se adapta ao terreno à sua volta, seja uma montanha ou uma cavidade.

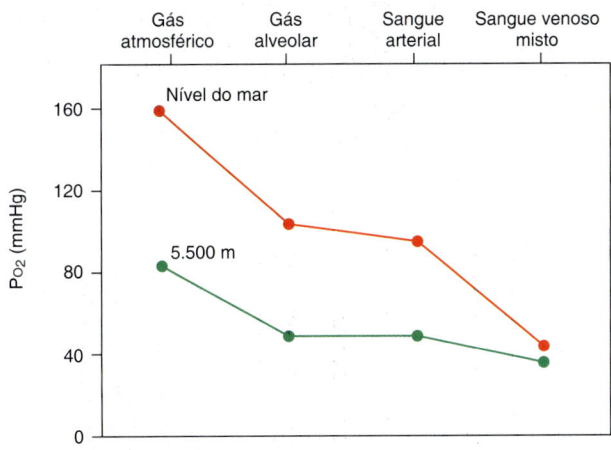

FIGURA 1.5 As reduções inevitáveis na P_{O_2} do ambiente em altitudes resultam também de maneira inevitável em menores P_{AO_2}, P_{aO_2} e conteúdo reduzido de oxigênio nos capilares sistêmicos. A uma altitude de 5.500 m, a P_{aO_2} é de cerca de 45 mmHg, com a oxigenação da hemoglobina humana normal ainda > 80%. Aumentos compensatórios na massa eritrocitária e de outros elementos da cascata de transporte de O_2 (Figura 1.1) resultam em uma $P_{\bar{v}O_2}$ venosa mista apenas 7 a 10 mmHg abaixo daquela ao nível do mar.

no a uma T_C de 37 °C. Assim, a P_{H_2O} atmosférica raramente ultrapassa a P_{AH_2O} de 37 mmHg encontrada dentro dos alvéolos mais aquecidos e completamente umidificados. Na verdade, a ventilação invariavelmente apresenta uma perda líquida de água para o corpo como um todo (Capítulo 13). Juntando toda essa informação à lei de Dalton, podem-se calcular as pressões parciais dos gases atmosféricos ambientais no ar seco ao nível do mar como: P_{O_2} = 159 mmHg, P_{N_2} = 600 mmHg, P_{CO_2} = 0,23 mmHg e P_{H_2O} = 0 mmHg. Como será concluído no Capítulo 8, a diluição desse ar ambiente durante a inspiração com o vapor d'água e o CO_2 do corpo resulta em uma P_{AO_2} alveolar que não pode ultrapassar cerca de 110 mmHg ao nível do mar, com P_{AN_2} igual a ~560 mmHg e P_{ACO_2} de ~40 mmHg. Todos os valores atmosféricos são reduzidos proporcionalmente pela altitude, de modo que a P_{O_2} ambiente é de ~80 mmHg a 5.500 m e a P_{AO_2} não pode ultrapassar cerca de 55 mmHg naquela elevação (Figura 1.5). As consequências de tal **hipoxia hipóxica** (P_{AO_2} reduzida) ficarão evidentes quando se considerar de maneira formal a P_{O_2} necessária para oxigenar completamente a hemoglobina (Capítulo 3).

▶▶ CORRELAÇÃO CLÍNICA 1.2

Conforme a Figura 1.5, a $P_{\bar{v}O_2}$ do sangue venoso misto raramente cai abaixo de 35 a 40 mmHg em indivíduos normais ao nível do mar. A P_{O_2} necessária para oxigenar 50% dos locais de ligação da hemoglobina é de apenas 26 a 27 mmHg (Capítulo 3). Tais observações indicam que o sangue venoso sistêmico normalmente volta para os pulmões para ser reoxigenado, apesar de ainda ter ~75% de sua capacidade de ligação. Entre outras causas, tanto a anemia quanto o exercício diminuem ligeiramente a $P_{\bar{v}O_2}$ (Capítulo 13) em indivíduos sadios nos demais aspectos. Contudo, parece haver outras restrições fisiológicas que impedem a $P_{\bar{v}O_2}$ de cair proporcionalmente às reduções na P_{AO_2} e na P_{aO_2} que são inevitáveis quando se respira ar em altitude. É possível que tais restrições incluam níveis teciduais de P_{O_2} em órgãos importantes, como o coração e o cérebro, que não podem diminuir sem causar lesão irreversível pela **hipoxia hipoxêmica** originária do sangue.

Bibliografia comentada

1. West JB, Schoene RB, Milledge JS. *High Altitude Medicine and Physiology*. 4th ed. London, UK: Hodder-Arnold; 2007.
   Cada nova edição desse texto altamente conceituado integra o melhor da literatura clássica. Com os achados mais recentes no campo, além de fazer uma excelente introdução sobre as condições atmosféricas.

2. Weinberger SE. *Principles of Pulmonary Medicine*. 2nd ed. Philadelphia, PA: WB Saunders; 1992.
   Uma das primeiras tentativas de combinar em um só texto os fundamentos da fisiologia respiratória e as particularidades das muitas subcategorias da pneumologia.

ESTUDO DE CASOS E PROBLEMAS PRÁTICOS

CASO 1.1 Qual das seguintes afirmações é verdadeira ou falsa, e por quê?

a) A F_{IO_2} ambiente diminui do nível do mar até o topo do Monte Everest.
b) A P_B é maior no fundo de uma mina a 2.000 m de profundidade do que em sua superfície.
c) A P_B na cabine de passageiros de aviões comerciais é pressurizada de acordo com a pressão ao nível do mar.
d) A P_{IO_2} de um mergulhador que esteja respirando ar comprimido debaixo d'água a uma profundidade de 30 m é maior do que ao nível do mar.

CASO 1.2 Dez estudantes da New York University (NYU) estão manipulando, cada um, um copo de vidro com água a 25 °C aberto, em contato com o ar, e são instruídos a movimentar continuamente a água com um bastão de vidro por 30 minutos, após o que se retira uma amostra de água de cada copo para se verificar a P_{O_2} e comparar a própria P_aO_2 de cada estudante, medida em uma amostra de sangue retirada da artéria radial no momento da pulsação (esses estudantes são valentes). Em um dia comum, qual a porcentagem desses 10 estudantes que terá uma P_aO_2 mais alta em seu sangue que a P_{O_2} da água do copo que esteja segurando?

Acréscimo à primeira pergunta: a água e o sangue arterial do indivíduo têm quantidades iguais de O_2 dissolvido por mL?

Acréscimo à segunda pergunta: que líquido tem a maior quantidade total de O_2 por mL de cada?

CASO 1.3 Qual o significado clínico esperado das seguintes abreviaturas, quais suas unidades de medida prováveis e em que lugar do corpo tais parâmetros poderiam ser avaliados?

a) $P_{\bar{E}CO_2}$
b) $P_{\bar{v}O_2}$
c) $F_{IT}N_2$
d) $\dot{V}_{CO_2}$

Soluções para o estudo de casos e problemas práticos

CASO 1.1 As respostas mais apropriadas às afirmações a-d são mostradas a seguir, com uma explicação pelo menos parcial:

a) **Falsa.** As concentrações de gases atmosféricos não se modificam de maneira considerável com a altitude, embora suas pressões parciais diminuam proporcionalmente com a P_B.
b) **Verdadeira.** A massa atmosférica total e, portanto, sua força (ou peso e P_B) aumentam com a espessura total ou a profundidade. O efeito sobre a P_B desse aumento provocado pelos seres humanos na profundidade atmosférica (o poço da mina) deveria ser mais notável na superfície da terra ou próximo dela, onde a densidade atmosférica é mais alta.
c) **Falsa.** É difícil tornar uma aeronave tão hermética quanto uma lata de refrigerante. Seu vazamento inerente permite uma pressurização máxima para uma P_B efetiva de 2.000 a 2.500 m quando em uma altitude mais próxima de 11.000 m. A maioria dos passageiros não percebe esse grau modesto de **hipoxia hipóxica** na aeronave por estar em repouso, não fazendo exercícios vigorosos.
d) **Verdadeira.** A densidade da água é suficiente para que seu peso se iguale ao de uma atmosfera de ar para cada 10 m de profundidade na água. Assim, a 30 m, o peito cheio de ar de um mergulhador precisa ser capaz de resistir a pelo menos quatro atmosferas da pressão total (1 atm para o ar + 3 atm para a água), ou as vias aéreas e os pulmões colapsam devido à força externa. Relembrando a lei de Dalton, a P_{IO_2} efetiva para esse mergulhador seria quatro vezes a da superfície da água.

CASO 1.2 0% (nenhum).

A P_{O_2} em um copo com água é sempre mais alta por várias razões. Primeiro, não há barreira inerente à difusão de O_2 na água, como ocorre com o O_2 alveolar que se difunde pela barreira septal para chegar ao sangue. Dessa maneira, a P_{O_2} no copo ao nível do mar irá equilibrar-se com a da atmosfera, cerca de 160 mmHg ao nível do mar, onde a NYU está localizada. Em segundo lugar, há muito pouco CO_2 difundindo-se para a água e para fora dela no copo, o que, pela lei de Dalton, reduziria a P_{O_2} efetiva, como ocorre universalmente nas pessoas. Terceiro, não há zonas de "desequilíbrio $\dot{V}_A/\dot{Q}$" no copo à medida que cada estudante mexe o conteúdo conforme instruído, embora mesmo pessoas saudáveis tenham uma pequena diferença entre sua P_{AO_2} e a P_{aO_2} por essa razão (Capítulo 8). Em quarto lugar, a P_{H_2O} efetiva na superfície do copo com água a 25 °C é de cerca de 31 mmHg, consideravelmente menor do que os 47 mmHg em um ser humano a 37 °C, o que, novamente de acordo com a lei de Dalton, reduziria a P_{O_2} efetiva. Portanto, as pessoas que respiram ar ao nível do mar teriam uma P_aO_2 de ~100 mmHg, *versus* uma P_{O_2} de ~160 mmHg no copo com água que estão segurando.

Acréscimo à primeira pergunta: devido à lei de Henry, a água irá conter mais oxigênio dissolvido, em decorrência de sua P_{O_2} mais alta.

Acréscimo à segunda pergunta: o conteúdo total de oxigênio por mL sempre será maior no sangue do que na água (ou plasma), pela presença de hemoglobina. Como será discutido no Capítulo 3, a quantidade de oxigênio transportada no sangue arterial como oxi-hemoglobina será várias ordens de magnitude maior do que a fração dissolvida, a menos que a P_B seja muito alta.

CASO 1.3 As respostas apropriadas às quatro abreviações são as seguintes:

a) $P_{\bar{E}CO_2}$ = pressão expiratória média parcial de CO_2 em mmHg, geralmente obtida na peça bucal durante um volume corrente normal, V_T.

b) $P_{\bar{v}O_2}$ = pressão parcial de oxigênio do sangue venoso misto em mmHg, obtida com maior frequência de uma linha venosa central ou um cateter na artéria pulmonar, pelos quais se retira uma amostra do ventrículo direito ou da artéria pulmonar principal.

c) F_{ITN_2} = fração decimal do gás nitrogênio dentro da traqueia, nominalmente um valor de 0,0 a 1, mas provável de se aproximar da FN_2 no ar ambiente de 0,72 a 0,78, dependendo de sua diluição pela lei de Dalton com CO_2 e vapor d'água nas vias aéreas.

d) $\dot{V}_{CO_2}$ = taxa de produção de CO_2 em todo o corpo, geralmente em mL/min (STPD) e corrigida de acordo com o peso do indivíduo, ou seja, mL/min/kg. Na prática, todo gás inspirado acumula-se por vários minutos, com seu volume total sendo calculado pelo anemômetro e sua média (CO_2) medida pela absorção de infravermelho.

Capítulo 2

Anatomia funcional e desenvolvimento dos pulmões e das vias aéreas

DAVID S. BRINK, MD
ANDREW J. LECHNER, PhD

Objetivos de aprendizagem

O leitor deverá:
- Descrever as camadas arquiteturais, os componentes e as relações com o tecido adjacente de todos os principais elementos do sistema respiratório normal, incluindo as cavidades e os seios paranasais, a orofaringe, a laringe, os brônquios e os pulmões.
- Reconhecer o aspecto histológico de todos os principais elementos do sistema respiratório normal.
- Descrever os principais estágios do desenvolvimento pulmonar e as idades gestacionais em que esses acontecimentos importantes normalmente ocorrem.

Introdução à estrutura pulmonar

O sistema respiratório é dividido classicamente em duas partes, com base em suas estruturas e funções. A primeira é a **zona de condução**, organizada em um arranjo de vias aéreas progressivamente menores pelas quais o ar se move para dentro e para fora dos pulmões durante a **ventilação corrente (*tidal*)**. A zona de condução começa nas narinas (e/ou na boca) e inclui **cavidades nasais**, **faringe**, **laringe**, **traqueia**, **brônquios** e **bronquíolos**. A segunda parte é o **parênquima pulmonar**, uma coleção de paredes membranosas densamente compactadas, finas o bastante para suportar a **difusão molecular** entre o ar inspirado e o sangue que circula pela microvasculatura pulmonar (Figura 2.1). Os constituintes do parênquima pulmonar começam onde a zona de condução termina e incluem **bronquíolos respiratórios**, **ductos alveolares**, **sacos alveolares** e **alvéolos**. Os aspectos macro e microscópico de cada componente são o foco primário deste capítulo, e as principais funções de cada um são apresentadas com mais detalhes em capítulos subsequentes.

Os principais aspectos histológicos de cada constituinte do trato respiratório estão bem resumidos na Tabela 2.1. Dentro dos pulmões há sangue, vasos linfáticos e nervos. As **artérias pulmonares** e seus ramos seguem ao lado das vias aéreas de tamanho semelhante, enquanto as **veias pulmonares** e os **linfáticos** seguem nos septos de tecido conectivo que formam os limites de cada **lóbulo pulmonar**. As **artérias brônquicas** têm diâmetro mais estreito e paredes mais espessas que as artérias pulmonares, refletindo a menor quantidade de sangue que levam (mas sob pressão mais alta). Elas também seguem com as vias aéreas, mas são imperceptíveis por causa de seu pequeno tamanho. Dentro do tecido conectivo que circunda as vias aéreas maiores estão fibras nervosas aferentes e eferentes. A superfície externa do pulmão é coberta por **mesotélio**, um epitélio descamativo simples que normalmente está em contato com o revestimento mesotelial dos hemitóraces. A camada mesotelial que cobre toda a superfície externa dos pulmões denomina-se **pleura visceral**, enquanto o mesotélio que reveste os hemitóraces chama-se **pleura parietal**.

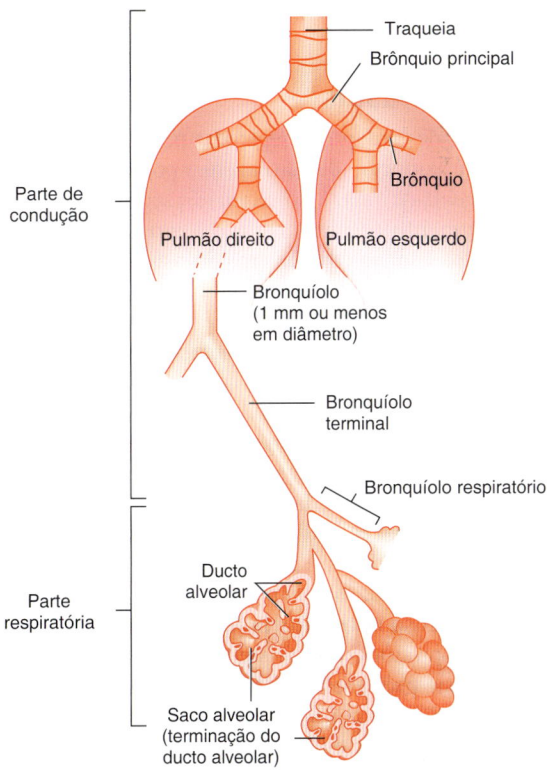

FIGURA 2.1 As principais divisões do trato respiratório. As estruturas ilustradas não foram desenhadas em escala. *De Junqueira* et al. Basic Histology, *6th* ed. Norwalk, CT: Appleton & Lange; 1989.

Tabela 2.1 Alterações estruturais no trato respiratório

	Cavidade nasal	Naso-faringe	Laringe	Traqueia	Brônquios		Bronquíolos		
					Grandes	Pequenos	Regulares	Terminais	Respiratórios
epitélio	colunar pseudoestratificado ciliado[a]						de transição		
							pseudo estratificado ciliado colunar →	simples ciliado colunar →	simples ciliado cuboide
células caliciformes	abundantes				presentes	poucas	dispersas	nenhuma	
glândulas	abundantes			presentes		poucas	nenhuma		
cartilagem			complexa	anéis em forma de C	anéis irregulares	placas e ilhotas	nenhuma		
músculo liso	nenhum			posterior nas extremidades abertas dos anéis em forma de C	cruzando os feixes espirais				
fibras elásticas	nenhuma		presentes		abundantes				

[a] O epitélio do **vestíbulo** da cavidade nasal sofre transição de **escamoso estratificado ceratinizado** para **escamoso estratificado não ceratinizado**. Grande parte da epiglote e das pregas vocais verdadeiras é revestida por epitélio escamoso estratificado não ceratinizado. *De Basic Histology, 6th ed. Norwalk, CT: Appleton & Lange; 1989.*

Partes principais do trato respiratório

Cavidades nasais

As duas cavidades nasais são separadas por um septo nasal composto anteriormente de cartilagem e posteriormente de osso. Cada cavidade é subdividida em três segmentos: o **vestíbulo**, o **segmento respiratório** e o **segmento olfatório**. O vestíbulo é a câmara curta interna do nariz, sendo revestido por epitélio descamativo estratificado. Externamente, esse epitélio é ceratinizado como a pele, antes de sofrer uma transição gradual para uma forma não ceratinizada, como na orofaringe. Os pelos vestibulares, denominados **vibrissas**, filtram material particulado grande. Dentro da **lâmina própria** do vestíbulo, como na derme, estão os folículos pilosos e as glândulas écrinas e sebáceas (Figura 2.2).

Na parte interna de cada vestíbulo estão os segmentos respiratórios das cavidades nasais. Embora eles sejam parte da zona de condução e não do parênquima pulmonar onde ocorre a difusão, sua denominação reflete seu revestimento de **mucosa respiratória**, a qual é comum dentro do sistema respiratório e consiste em um **epitélio respiratório** colunar pseudoestratificado ciliado sobrejacente a camadas de tecido conectivo irregular denso, o **pericôndrio** de cartilagem e o **periósteo** de osso. Mais profundamente dentro do sistema respiratório, essa camada de tecido conectivo consiste no tecido conectivo irregular frouxo característico da **lâmina própria**. A distribuição vertical vacilante dos núcleos dentro do epitélio respira-

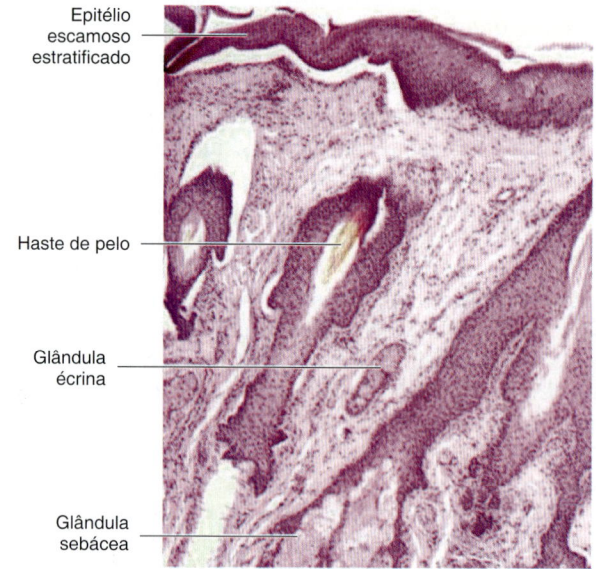

FIGURA 2.2 No aspecto histológico, o vestíbulo nasal é muito semelhante à pele, sendo revestido por epitélio escamoso estratificado com glândulas sudoríparas écrinas e sebáceas, associadas a folículos pilosos. O vestíbulo é ceratinizado na sua parte distal, mas não na proximal.

tório sugere que ele é estratificado em múltiplas camadas e contém três tipos principais de células: **ciliadas, caliciformes** e **basais**. As células ciliadas têm cílios apicais com motilidade coordenada para a propulsão de uma camada de muco em direção retrógrada sobre a superfície do epitélio, bem como de qualquer material particulado embebido no muco. As células caliciformes são glândulas unicelulares que produzem quantidades abundantes de muco. As células basais servem como progenitoras, voltando a repopular o epitélio conforme necessário mediante mitose e diferenciação subsequente. Outros tipos de células observadas menos comumente no epitélio respiratório incluem as **células em escova**, de aspecto colunar e com microvilosidades apicais, em vez de cílios verdadeiros. Há também pequenas **células neuroendócrinas** granulares que ficam sobre a membrana basal (Figura 2.3).

Três projeções ósseas, denominadas **conchas** superior, média e inferior, estendem-se das paredes laterais da cavidade nasal, as duas últimas sendo parte do vestíbulo e revestidas por mucosa respiratória; o teto e a concha superior compreendem os segmentos olfatórios da cavidade nasal. Um segmento olfatório consiste em um **epitélio olfatório** sobrejacente à lâmina própria, que contém as **glândulas de Bowman**, serosas. Os principais constituintes do epitélio olfatório são as **células olfatórias** (ou **células neurossensoriais bipolares**), que consistem em neurônios modificados com cílios apicais imóveis que funcionam como quimiorreceptores, mais axônios basais aferentes que se unem para formar os nervos olfatórios. Além disso, o epitélio olfatório contém **células de sustentação**, com microvilosidades apicais que lembram as células em escova do epitélio respiratório, e **células basais** regenerativas, também semelhantes às encontradas no epitélio respiratório. Em termos histológicos, o epitélio olfatório também se denomina pseudoestratificado: os núcleos situados mais perto de seu lúmen pertencem às células de sustentação, enquanto aqueles mais próximos do epitélio da membrana basal são de células basais e os localizados entre essas duas camadas celulares são das células olfatórias quimiorreceptoras (Figura 2.4).

Seios paranasais

Os seios paranasais são cavidades de terminação cega dentro dos ossos frontal, maxilar, etmoide e esfenoide. Tais seios abrem-se nas cavidades nasais maiores e de localização mais central. Como mencionado com relação aos segmentos respiratórios das cavidades nasais, os seios paranasais são revestidos por mucosa respiratória, tendo abundantes glândulas seromucinosas. Os cílios móveis em sua superfície epitelial movimentam o muco e qualquer material particulado embebido na cavidade nasal para expulsão subsequente.

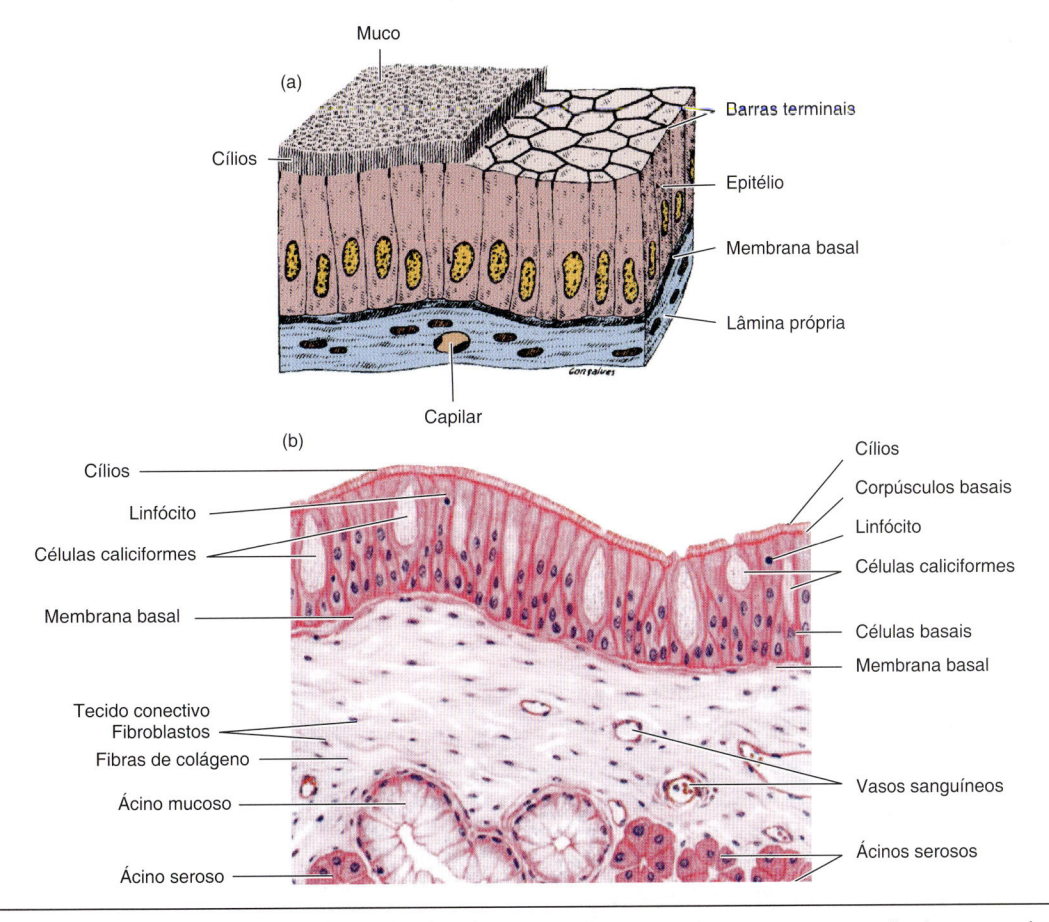

FIGURA 2.3 (a) Desenho esquemático do epitélio respiratório pseudoestratificado. Os núcleos parecem estratificados, mas todas as células repousam sobre a membrana basal. *De Junqueira's Basic Histology. New York, NY. McGraw-Hill; 2009.* (b) Aspecto do epitélio respiratório corado com H&E. *De diFiore's Atlas of Histology with Functional Correlations, 10th ed. Lippincott; 2005.*

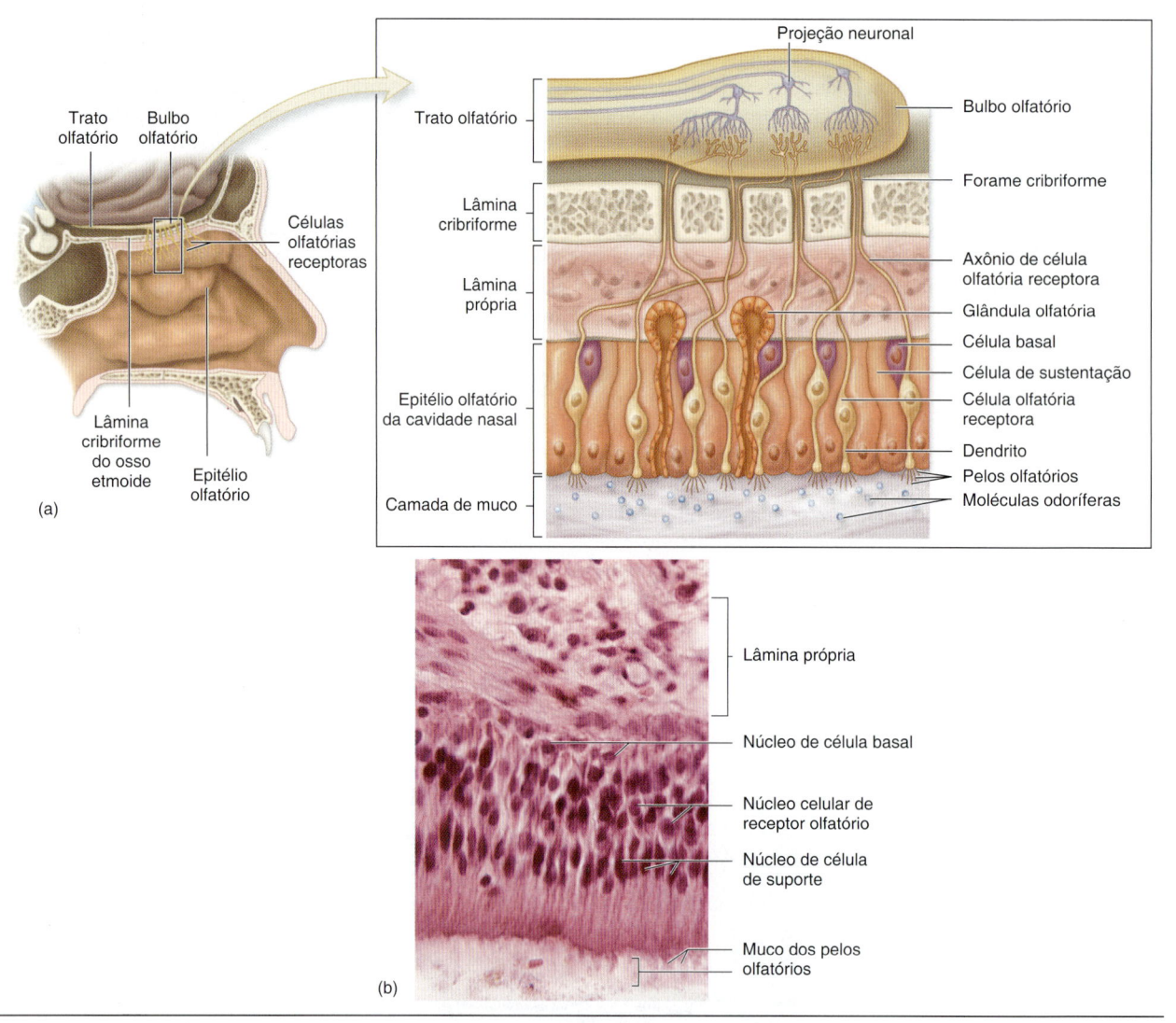

FIGURA 2.4 (a) e (b) O epitélio olfatório que cobre todo o teto da cavidade nasal e a concha superior. Os pelos olfatórios são cílios não móveis que funcionam como quimiorreceptores. As glândulas olfatórias de Bowman secretam líquido seroso. *De* Junqueira's Basic Histology. *New York, NY.* McGraw-Hill; 2009.

Faringe

A faringe é dividida em partes nasal e oral, de acordo com sua posição. A **nasofaringe** é revestida pelo mesmo tipo de mucosa respiratória encontrado nos segmentos respiratórios das cavidades nasais. Em contraste, a **orofaringe** é coberta por um epitélio escamoso estratificado não ceratinizado, de aparência e função similares às do epitélio que reveste o vestíbulo nasal interno e grande parte da cavidade oral (Figura 2.5).

Laringe

A laringe conecta a faringe com a traqueia. Seu aspecto mais notável é a **epiglote**, um limite móvel que separa o trato respiratório do sistema digestivo. Durante a deglutição, a epiglote cobre o lúmen laríngeo para evitar a aspiração de materiais da orofaringe e direcioná-los para o esôfago. Ao respirar e/ou falar, a epiglote fica retraída anteriormente, permitindo que grandes volumes de ar passem para dentro e para fora da traqueia. A parte central interna da epiglote é constituída por cartilagem elástica, o que lhe confere flexibilidade e força. A superfície da epiglote é coberta por epitélio escamoso estratificado em sua parte anterossuperior/lingual, bem como o segmento superior de sua parte inferior/laríngea. No lado laríngeo da epiglote, o epitélio escamoso estratificado encontrado na parte apical faz uma transição suave para epitélio respiratório escamoso pseudoestratificado ciliar na direção da base.

A laringe (Figura 2.6) em geral está disposta como um epitélio sobrejacente a lâminas de tecido conectivo fibroso contendo muitas glândulas seromucinosas e cartilagem, tudo circundado por músculos esqueléticos. Inferiores à epiglote estão as **pregas vocais falsas** e, inferiores a es-

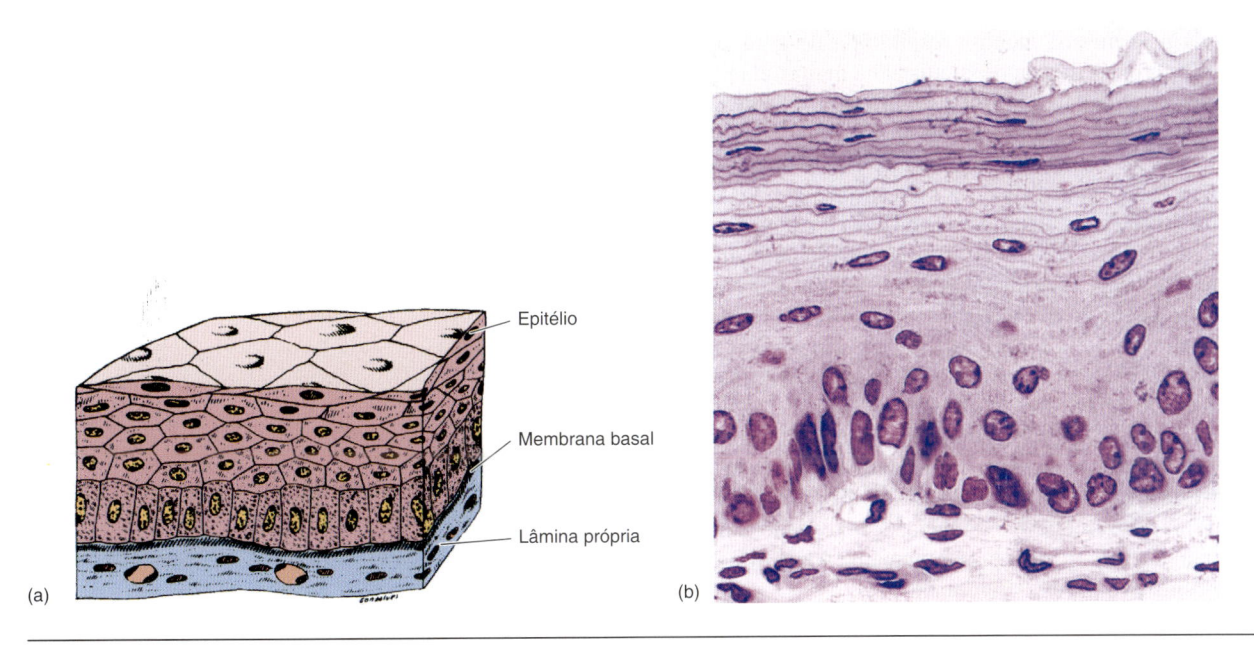

FIGURA 2.5 (a) Desenho esquemático do epitélio escamoso estratificado que reveste a orofaringe e grande parte da cavidade oral. (b) Corte histológico (coloração com H&E) de epitélio escamoso estratificado não ceratinizado. *De* Junqueira's Basic Histology. *New York, NY. McGraw-Hill; 2009.*

sas, os **ventrículos laríngeos**, sacos de terminação cega que se estendem em sentido superolateral a partir do lúmen laríngeo. Sob esses ventrículos estão as **pregas vocais verdadeiras**, um ponto de referência comum, usado para descrever a posição de massas e outros objetos dentro da laringe. Nesse sentido, **supraglótico** refere-se a localizações laríngeas superiores às pregas vocais, e **infraglótico** refere-se a localizações laríngeas inferiores às pregas vocais verdadeiras.

Exceto no caso das pregas vocais verdadeiras e parte da epiglote, a laringe é revestida por epitélio respiratório verdadeiro sobrejacente ao pericôndrio de qualquer cartilagem regional e lâmina própria nas áreas onde não há cartilagem (Figura 2.6). A lâmina própria dos ventrículos laríngeos contém tecidos linfoides que formam um componente de via aérea dos **tecidos linfoides associados à mucosa (MALTs,** de *mucosa-associated lymphoid tissues*). Ao contrário da maior parte da laringe, as cordas vocais verdadeiras são cobertas pelo epitélio escamoso estratificado não ceratinizado que reveste a lâmina própria e contém o **músculo vocal**, um músculo esquelético importante na fonação. A **cartilagem tireóidea** em forma de escudo e a **cartilagem cricoide** em forma de anel de sinete são compostas por cartilagem hialina, enquanto a epiglote, as **cartilagens corniculadas** e as **cartilagens cuneiformes** são compostas pela forma elástica. As **cartilagens aritenoides**, que servem como inserções para os músculos vocais, contêm tanto cartilagem elástica como hialina. Embora essas estruturas sejam conhecidas coletivamente como cartilagens laríngeas, com a idade podem sofrer ossificação e tornar-se compostas por cartilagem e osso.

Traqueia e brônquios

A traqueia estende-se da cartilagem mais inferior da laringe (a cricoide) até os brônquios principais, sendo

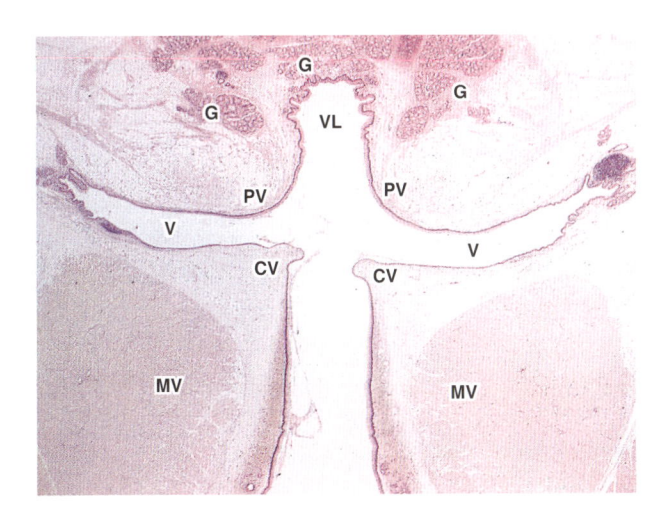

FIGURA 2.6 (a) Corte coronal da laringe. Pregas vestibulares (PVs) ou pregas falsas são superiores e separadas das pregas vocais (CVs) verdadeiras pelos ventrículos (Vs) laríngeos, cujos aspectos laterais estão associados a tecido linfoide (L). O músculo vocal (MV) é um músculo esquelético nas CVs sob controle voluntário e importante para a fonação. Glândulas (Gs) seromucinosas circundam o vestíbulo laríngeo (VL) superiormente. As CVs são revestidas por epitélio escamoso estratificado não ceratinizado, e as estruturas restantes são revestidas por epitélio respiratório. *De* Junqueira's Basic Histology. *New York, NY. McGraw-Hill; 2009.*

revestida pela mesma mucosa respiratória descrita antes. Na lâmina própria da mucosa traqueal há muitas glândulas seromucinosas, sob as quais se encontra uma série de anéis de cartilagem hialina em forma de C (Figura 2.7). A abertura de cada anel traqueal em forma de C está direcionada posteriormente, onde a mucosa traqueal fica sobrejacente ao músculo que completa a parede de cada anel. Na carina, a traqueia bifurca-se nos **brônquios principais** direito e esquerdo, cada um subdividindo-se em ramos 9 a 12 vezes. Cada geração desses ramos mais profundos torna-se sucessivamente mais curta e estreita. De dentro para fora, as paredes brônquicas consistem em epitélio respiratório, com menos células caliciformes que na traqueia, sobrejacentes a uma lâmina própria que fica sobre faixas cruzadas de músculo liso, abrangendo a **muscular da mucosa**, sob a qual está uma camada submucosa com menos glândulas seromucinosas que na traqueia, e revestindo cartilagem hialina, esta circundada por uma adventícia difusa de tecido conectivo fibroso (Figura 2.8).

Proximalmente, a cartilagem brônquica forma uma série de anéis; distalmente, consiste em ilhotas e placas. Dos brônquios proximais para os distais, a densidade relativa tanto das células caliciformes quanto das glândulas seromucinosas diminui (Figura 2.8).

Bronquíolos

À medida que essas ramificações dicotômicas das vias aéreas tornam-se menores, contêm menos cartilagem e glândulas submucosas. Na verdade, define-se um **bron-**

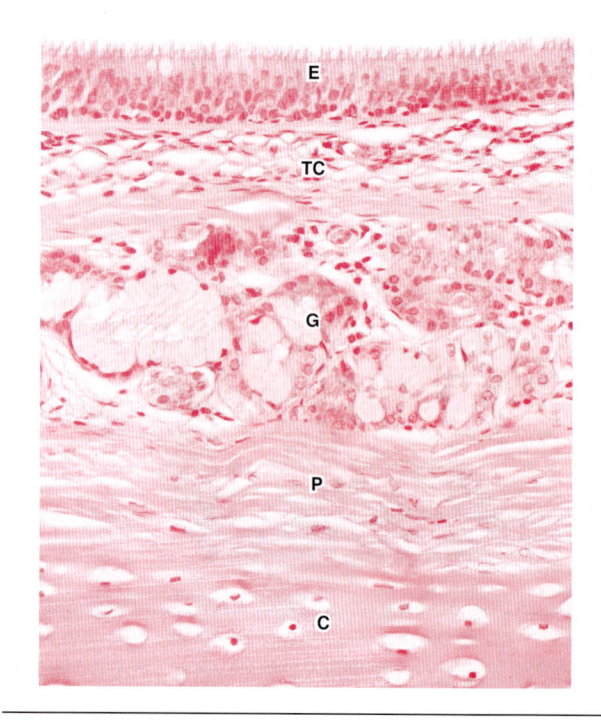

FIGURA 2.7 Da superfície luminal para fora, a parede traqueal consiste em epitélio (E) respiratório, uma lâmina própria de tecido conectivo (TC) que contém glândulas (Gs) seromucinosas e pericôndrio (P) sobrejacente à cartilagem (C) hialina. A camada de músculo liso não é mostrada na ilustração, mas limita-se à parede traqueal posterior e encontra-se profundamente à lâmina própria. De Junqueira's Basic Histology. New York, NY. McGraw-Hill; 2009.

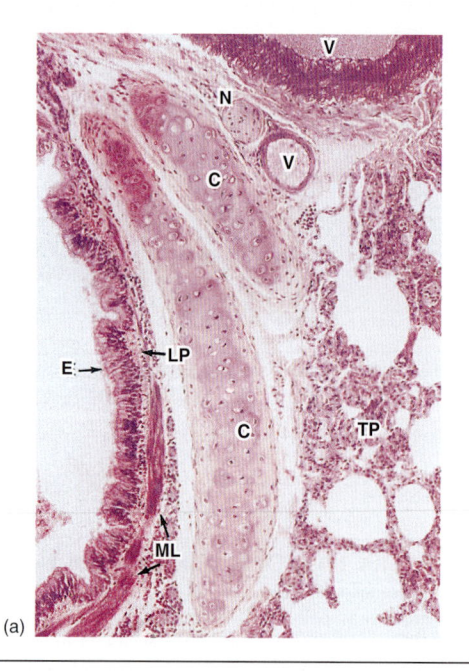

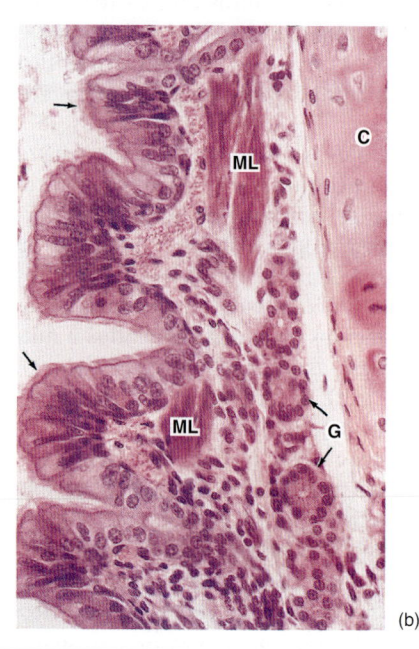

FIGURA 2.8 Cortes histológicos de um brônquio grande (a) e de um menor (b), ambos corados por H&E. Os brônquios são revestidos por epitélio (E) respiratório sobrejacente à lâmina própria (LP), com faixas cruzadas de músculo liso (ML), glândulas (Gs) seromucinosas e cartilagem (C) hialina. Nos brônquios principais, tal cartilagem forma anéis completos; mais distalmente, a cartilagem não é mais anular, e sim insular ou em forma de placa. A presença de ML entre o epitélio e as camadas de cartilagem é um aspecto útil para se distinguir o brônquio da traqueia. No sentido distal, os brônquios têm menos células caliciformes e glândulas. Também estão mostrados um nervo (N) e vários vasos (Vs) sanguíneos, além de tecido pulmonar (TP) alveolar adjacente. De Junqueira's Basic Histology. New York, NY. McGraw-Hill; 2009.

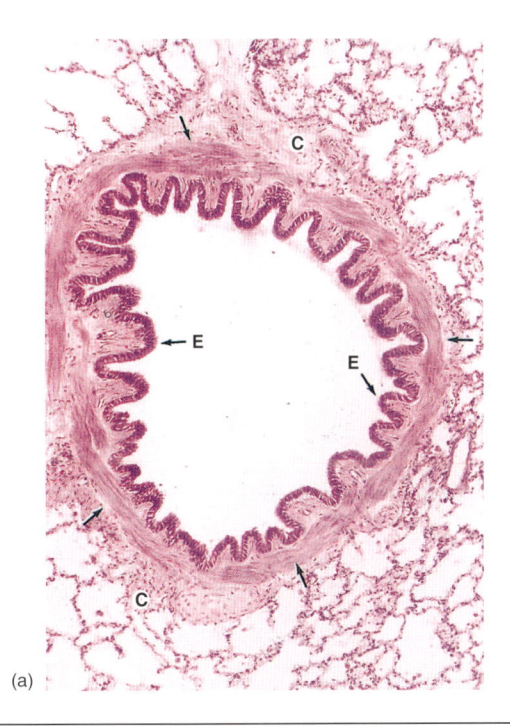

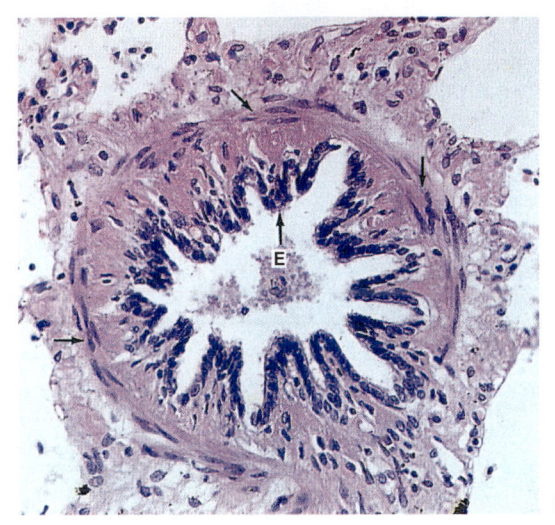

FIGURA 2.9 Dos bronquíolos proximais grandes (a) para os bronquíolos distais menores (b), o epitélio sofre uma transição de colunar pseudoestratificado ciliado para cuboide simples ciliado. Profundamente a esses epitélios está a lâmina própria, circundada por finas camadas de músculo liso (setas). Em contraste com os brônquios, os bronquíolos não têm glândulas seromucinosas nem cartilagem. Ambos os cortes foram corados por H&E. De Junqueira's Basic Histology. New York, NY. McGraw-Hill; 2009.

quíolo como uma via aérea distal desprovida de cartilagem e glândulas submucosas. Um bronquíolo que contém um ácino pulmonar é conhecido como **bronquíolo terminal**. Quando se observam alvéolos projetando-se para fora do lúmen de um bronquíolo em cortes histológicos, diz-se que essa via aérea é um **bronquíolo respiratório**. Em termos funcionais, tal distinção é importante porque esse bronquíolo respiratório representa o início do parênquima pulmonar, onde ocorre pelo menos uma troca limitada de gás por difusão (Capítulos 4 e 9). A espessura do epitélio bronquiolar muda de proximal para distal, passando de um epitélio colunar pseudoestratificado ciliado (onde a via aérea é mais larga) para um **epitélio colunar simples ciliado** e então para um **epitélio cuboide simples ciliado** (onde a via aérea é mais estreita). Embora os bronquíolos proximais contenham células caliciformes dispersas, os bronquíolos terminais e respiratórios normalmente não as contêm. As camadas de músculo liso entrecruzadas da muscular da mucosa, que constituem aspectos proeminentes dos brônquios superiores, também diminuem distalmente, tornando-se quase ausentes nos bronquíolos respiratórios (Figura 2.9).

Ductos alveolares, sacos alveolares e alvéolos

Os ductos alveolares surgem dos bronquíolos respiratórios distais, mas é difícil reconhecê-los ao exame histológico, porque seus lumens são estreitos e por causa da orientação aleatória em um plano tecidual. Os estudantes devem lembrar de interpretar as imagens planas do pulmão que veem em diapositivos (*slides*), porque tais cortes precisam ser vistos em três dimensões (Figura 2.10). Assim, a parede de um ducto alveolar geralmente parece ser constituída por duas a três fileiras de aberturas nos alvéolos adjacentes, separadas por pilares de músculo liso e elastina, que funcionam como delgados esfincteres e mantêm a integridade estrutural.

Os ductos alveolares e os alvéolos que os circundam são revestidos por um epitélio escamoso simples, composto de **pneumócitos do tipo 1**, responsáveis por ~95% da área total da superfície alveolar. Dispersos entre as células do tipo 1 e, em geral, situados nos cantos alveolares, estão os **pneumócitos do tipo 2**, que cobrem ~5% das superfícies alveolares. Conforme apresentado no Capítulo 9, a troca de gás mais difusiva ocorre dos espaços alveolares de ar através dos pneumócitos do tipo 1, cujas membranas basais estão fundidas à membrana basal das células endoteliais dos capilares (Figura 2.11). Os pneumócitos do tipo 2 secretam **surfactante**, uma mistura de fosfolipídeos e proteínas que reduz a tensão da superfície e promove estabilidade alveolar com baixos volumes pulmonares (Capítulo 5). Embora os alvéolos em geral sejam visualizados como sacos de terminação cega, suas paredes contêm **poros de Kohn** para facilitar o equilíbrio de pressão e a comunicação celular entre alvéolos adjacentes (Capítulo 10).

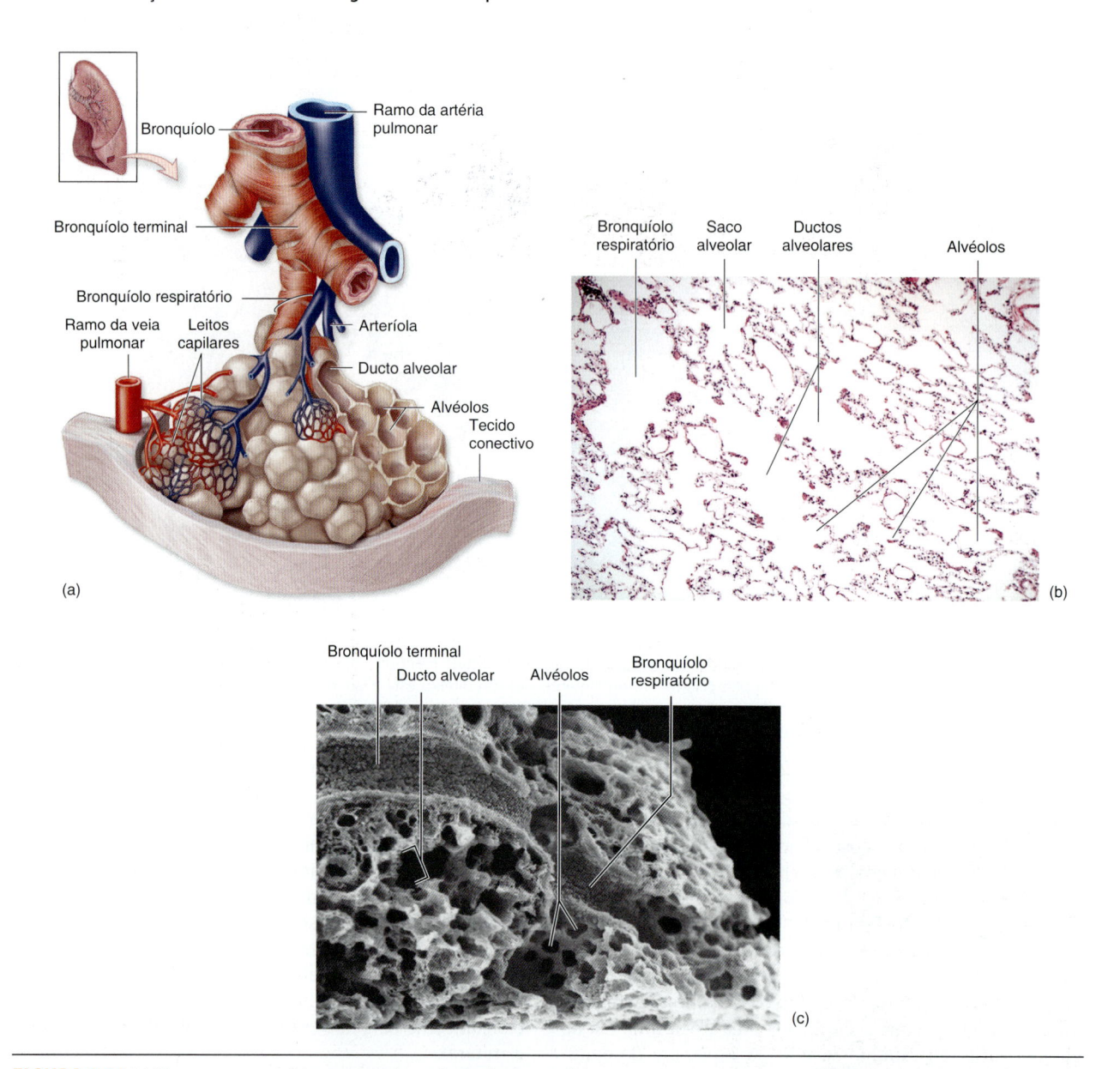

FIGURA 2.10 (a) Diagrama esquemático mostrando a relação dos bronquíolos com os componentes mais distais do parênquima pulmonar. (b) Um bronquíolo respiratório lembra um bronquíolo terminal, exceto pelo fato de sua parede ser interrompida por alvéolos ocasionais. Pode ser difícil distinguir os ductos alveolares, devido à pequena quantidade de músculo liso em suas paredes. (c) A microscopia eletrônica de varredura é útil para mostrar a estrutura tridimensional dos bronquíolos respiratórios, ductos alveolares e alvéolos distais a eles. *De Junqueira's Basic Histology. New York, NY. McGraw-Hill; 2009.*

Organização do pulmão

Define-se um **lóbulo pulmonar** como a menor subunidade do parênquima pulmonar ligada pela bainha de tecido conectivo de um **septo interlobular** (Figura 2.12). Um lóbulo pulmonar típico tem cerca de 2 cm de diâmetro e sua camada limitante de tecido conectivo normalmente é muito fina e difícil de visualizar à observação macroscópica. Em certas condições patológicas, esses septos interlobulares são espessos e vistos com mais facilidade.

Nesse contexto, um lóbulo pulmonar é a menor unidade *anatômica* do pulmão que tem suas próprias vias aéreas e inervação, e recebe sangue de ambos os ventrículos. Em contraste, o **ácino pulmonar** é a menor unidade *funcional* do pulmão, consistindo em todo o parênquima pulmonar distal a um bronquíolo terminal. Cada lóbulo pulmonar contém 3 a 10 ácinos.

As artérias pulmonares seguem ao lado das vias aéreas da zona condutora, em geral tendo diâmetros bastante semelhantes. Essas artérias pulmonares transportam sangue

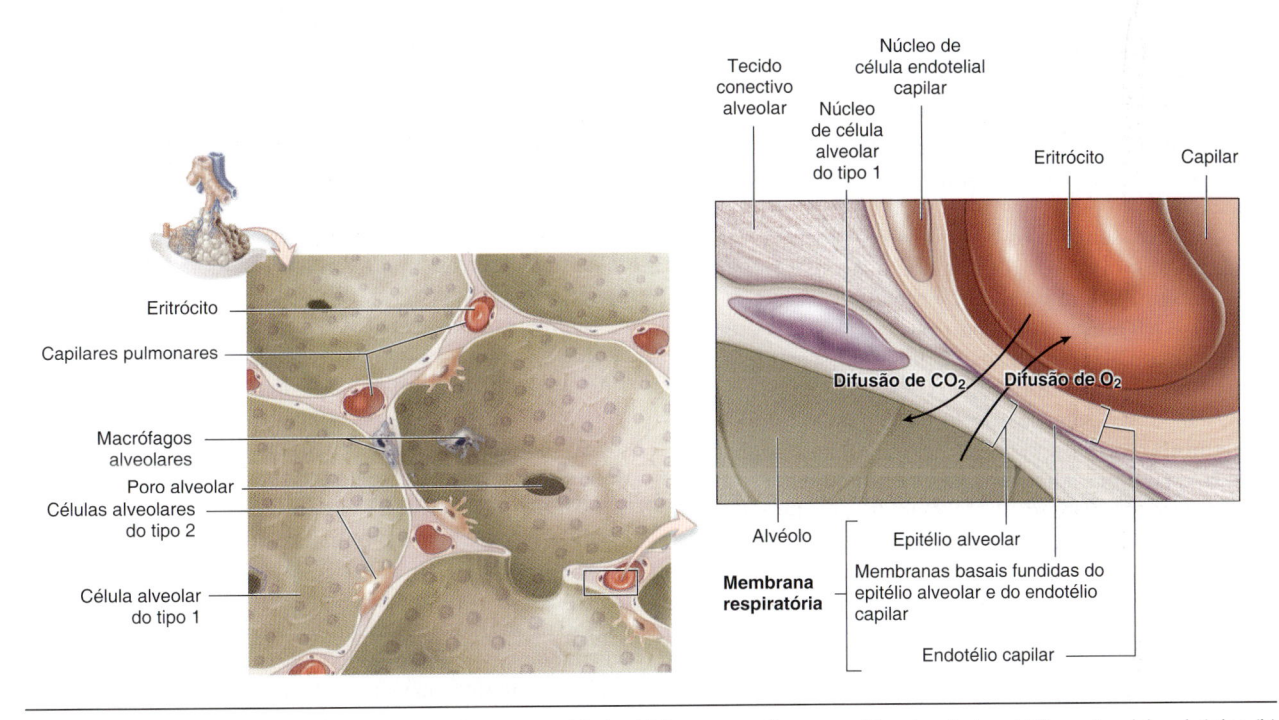

FIGURA 2.11 Os alvéolos são os locais de troca de gases por difusão. (a) Representação esquemática da estrutura tridimensional dos alvéolos. (b) Diagrama da relação íntima entre um pneumócito do tipo 1 e a célula endotelial adjacente. *De* Junqueira's Basic Histology. *New York, NY. McGraw-Hill; 2009.*

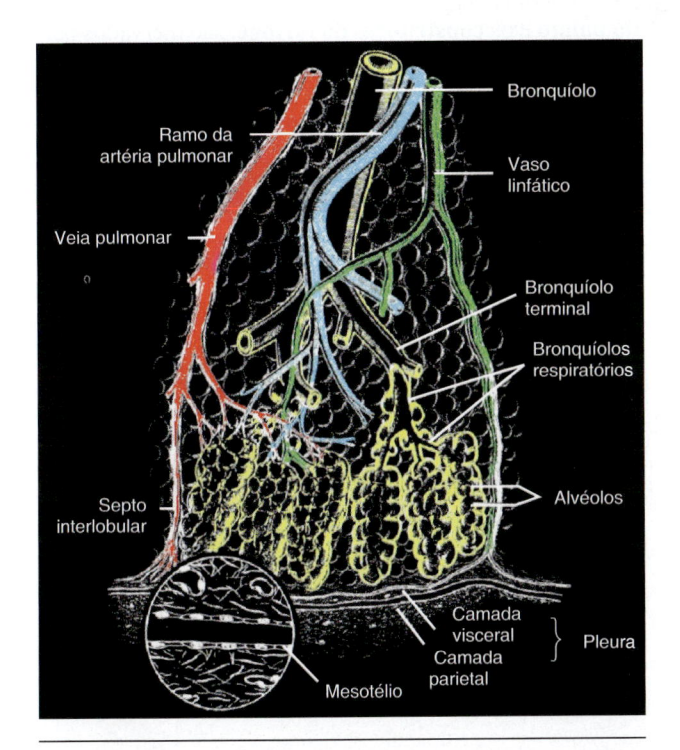

FIGURA 2.12 Organização do pulmão em lóbulos. Os lóbulos são limitados por septos de tecido conectivo através dos quais passam veias pulmonares e vasos linfáticos. Entre os septos que delimitam um lóbulo, há 3 a 10 ácinos. Notar que as artérias pulmonares acompanham as vias respiratórias, e não as veias pulmonares. As artérias brônquicas (não mostradas na ilustração) são muito menores e também acompanham as vias respiratórias. *De* Junqueira's Basic Histology. *New York, NY. McGraw-Hill; 2009.*

desoxigenado do ventrículo direito para os capilares pulmonares via arteríolas pulmonares (Capítulos 7 e 9). Por sua vez, os capilares alveolares drenam sangue reoxigenado para as vênulas pulmonares, que emergem nas veias pulmonares e então enchem o átrio direito. Embora em sua maioria as artérias vistas em cortes de tecido pulmonar sejam artérias pulmonares vindas do lado direito do coração, às vezes é possível distinguir **artérias brônquicas** menores, que representam ramos aórticos e levam sangue oxigenado e outros nutrientes para o parênquima pulmonar. Esse sangue das artérias brônquicas é liberado mediante pressões de perfusão mais altas que as observadas nas artérias pulmonares (Capítulo 7). É interessante o fato de que o sangue arterial brônquico também drena nas veias pulmonares, porque não há veias brônquicas distintas. Essa mistura de sangues venosos com conteúdo de oxigênio potencialmente muito diferente contribui para o *shunt* **fisiológico** (Capítulo 9).

Os vasos linfáticos dos pulmões e as veias pulmonares principais não acompanham as principais vias aéreas, sendo encontrados nos septos interlobulares que definem os lóbulos pulmonares. Na adventícia de tecido conectivo que circunda as vias aéreas maiores estão fibras parassimpáticas eferentes (do nervo vago), que causam constrição brônquica, bem como fibras simpáticas eferentes, que causam broncodilatação. Também dentro dessa zona de tecido conectivo estão os menores nervos viscerais aferentes que transmitem sensações associadas ao calibre das vias aéreas e à dor (Capítulo 11).

Desenvolvimento do sistema respiratório

Durante a terceira semana de gestação, origina-se um sulco no intestino anterior primitivo e, por volta da quarta semana, o broto pulmonar primordial único se bifurca. Da quinta à sexta semana, os brônquios principais continuam a alongar-se e dividir-se, de maneira que, em torno do fim da sexta semana, em geral há 10 brônquios segmentares à direita e 8 a 9 à esquerda. Todo esse período de desenvolvimento pulmonar dos 26 aos 42 dias de gestação é conhecido como **estágio embrionário** (Figura 2.13).

Da 6ª à 16ª semanas de gestação, no **estágio pseudoglandular** do desenvolvimento pulmonar, formam-se muitas vias aéreas adicionais, em geral no nível dos bronquíolos terminais (Figura 2.14). Durante essa fase, surgem as primeiras células ciliadas nas vias aéreas (10ª semana), seguidas pelas primeiras células caliciformes (13ª à 14ª semanas) e, então, pelo desenvolvimento das glândulas seromucinosas mais convolutas da camada submucosa (15ª à 16ª semanas).

Da 17ª à 28ª semanas de gestação, ocorre o **estágio canalicular** (ou acinar) do desenvolvimento pulmonar, durante o qual se forma a arquitetura fundamental dos ácinos pulmonares para a troca de gases (Figura 2.15). Durante essa fase, surgem os pneumócitos dos tipos 1 e 2 (na 20ª semana) e, por volta da 24ª semana, a cartilagem estende-se para os brônquios mais distais.

Da 28ª à 34ª semanas de gestação, ocorre o desenvolvimento do **estágio sacular**, em que se formam sáculos alveolares, pela subdivisão dos compartimentos acinares existentes nos espaços menores e pela elaboração de suas redes capilares associadas. Por volta da 35ª semana de gestação e prosseguindo até o nascimento, tem início o **estágio alveolar** de desenvolvimento mais importante, em geral evidente como um aumento explosivo da área de superfície epitelial e um adelgaçamento correspondente das membranas septais alveolares até as dimensões observadas nos pulmões adultos.

Durante toda a gestação, a formação da vasculatura pulmonar é simultânea ao desenvolvimento das vias aéreas e fundamentalmente um processo intrauterino. As principais vias aéreas e seus vasos associados formam-se por volta da 16ª semana, embora seu comprimento e seu diâmetro continuem a expandir-se com o crescimento subsequente. Ainda que o desenvolvimento alveolar comece *in utero*, a maioria dos alvéolos no pulmão adulto forma-se no período pós-natal.

Todos os componentes epiteliais do sistema respiratório são de origem **endodérmica**, enquanto os componentes cartilaginosos e musculares são derivados do **mesoderma esplâncnico** que circunda o intestino anterior fetal. Os músculos laríngeos originam-se do quarto e do sexto **arcos branquiais** e são inervados pelos ramos do nervo vago (X nervo craniano). Os músculos derivados do quarto arco branquial, inclusive o **cricotireóideo**, o **levantador do palato** e os **constritores da faringe**, são inervados pelo **nervo laríngeo superior**. Os músculos derivados do sexto arco branquial, notavelmente os **músculos intrínsecos da laringe**, são inervados pelo **nervo laríngeo recorrente**.

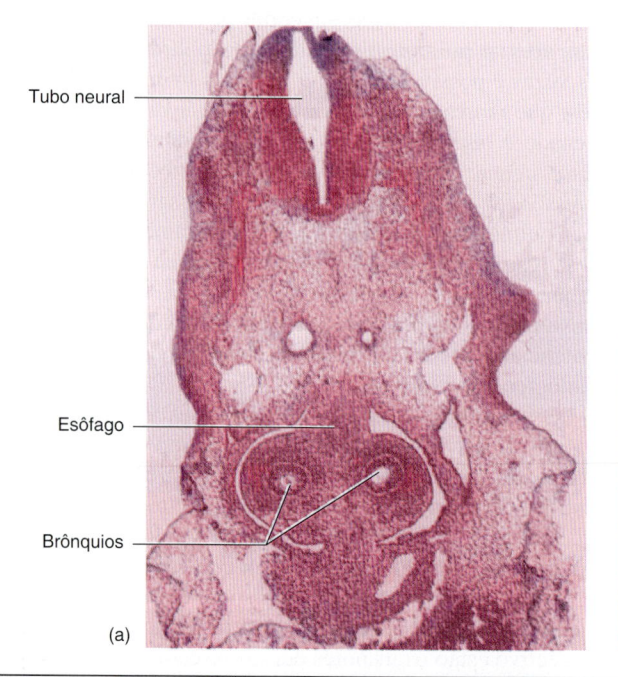

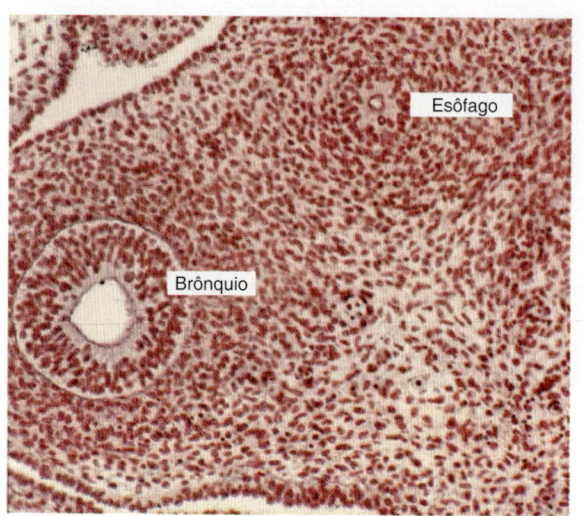

FIGURA 2.13 (a) Estágio embrionário do desenvolvimento pulmonar inicial em um feto de 32 dias. (b) Os brônquios em desenvolvimento sob maior aumento. *De deMello e Reid. Pediat Develop Path. 2000;3:439-449.*

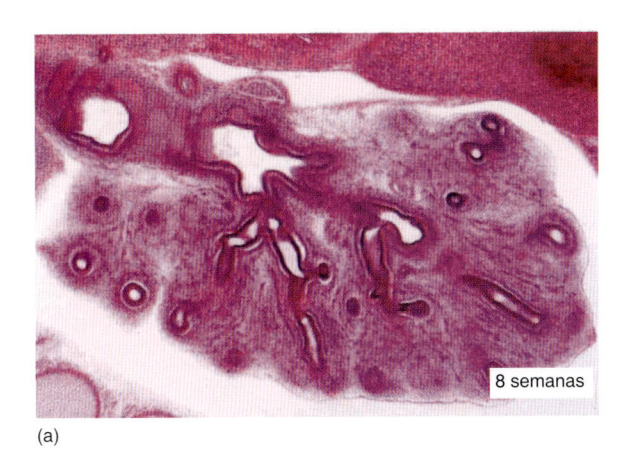

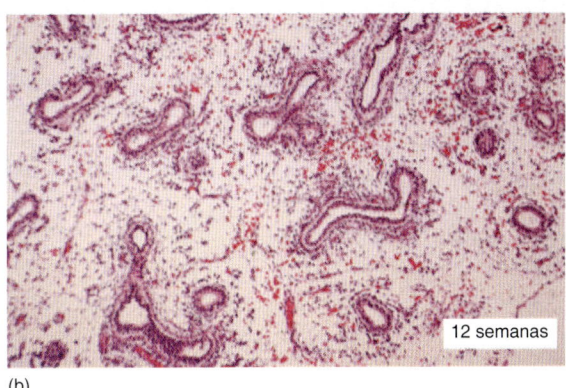

FIGURA 2.14 Estágio pseudoglandular do desenvolvimento inicial do pulmão nesses fetos a meio termo às 8 (a) e 12 semanas de gestação (b). *De deMello e Reid. Pediat Develop Path. 2000;3:439-449.*

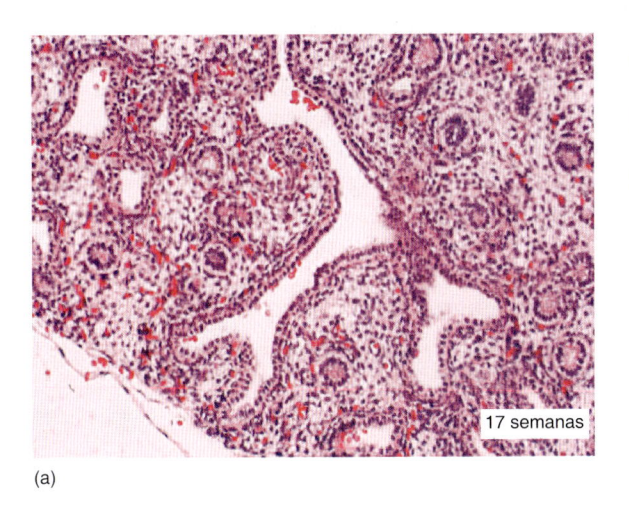

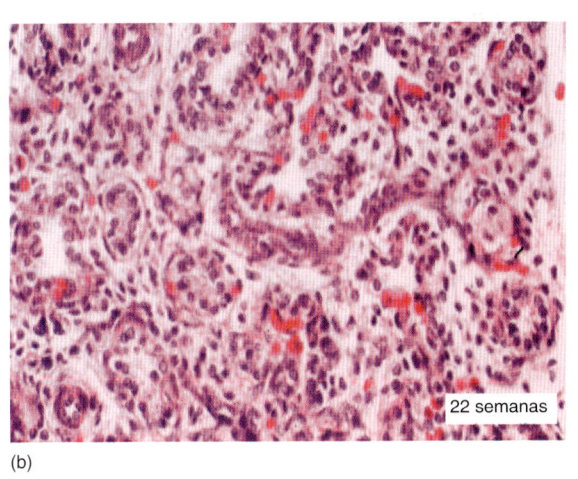

FIGURA 2.15 Durante o estágio canalicular do desenvolvimento pulmonar, as vias aéreas continuam a amadurecer e surgem os primeiros ácinos, incluindo os primórdios das redes capilares. *De deMello e Reid. Pediat Develop Path. 2000;3:439-449.*

Bibliografia comentada

1. Weibel ER. *Morphometry of the Human Lung.* New York, NY: Academic Press; 1965.
   Introdução excelente ao projeto e às dimensões do compartimento alveolar. O Prof. Weibel divulga o Instituto de Anatomia em Berna.
2. Reid L. The embryology of the lung. In: DeReuck AVS and Porter R, eds. *Development of the Lung.* London, UK: Churchill; 1967:109-124.
   Muitos consideram a Dra. Reid a mãe da fisiologia pulmonar neonatal, tendo ensinado a duas gerações de estudantes o desenvolvimento do intercâmbio de gases nos seres humanos.
3. Thurlbeck WM. Postnatal growth and development of the lung. *Am Rev Respir Dis.* 1975;111:803-844.
   Artigo importante sobre o tema, em que, pela primeira vez, admitiu-se a ideia de que nem todos os mamíferos nascem com pulmões no mesmo nível de maturidade, que a alveolarização começa ainda *in utero.*

ESTUDO DE CASOS E PROBLEMAS PRÁTICOS

CASO 2.1 O tecido corado por H&E mostrado adiante foi obtido por biópsia lobar e fixado no estado insuflado por sua principal via aérea. O asterisco (*) está em que tipo de estrutura?

a) Bronquíolo respiratório
b) Ducto alveolar
c) Bronquíolo terminal
d) Alvéolo
e) Vaso linfático

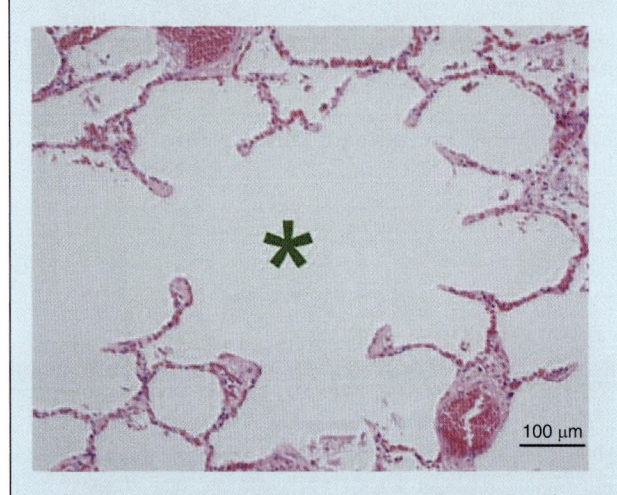

CASO 2.2 Qual das seguintes estruturas segue dentro dos septos de tecido fibroso entre os lóbulos pulmonares?

a) Veias e artérias pulmonares
b) Veias pulmonares e artérias brônquicas
c) Veias e artérias brônquicas
d) Veias e linfáticos pulmonares
e) Artérias e linfáticos pulmonares

CASO 2.3 O tecido corado por H&E mostrado a seguir foi obtido por biópsia pulmonar de um doador saudável. O asterisco (*) está no lúmen de qual estrutura?

a) Artéria pulmonar
b) Veia pulmonar
c) Artéria brônquica
d) Veia brônquica
e) Um grande vaso linfático

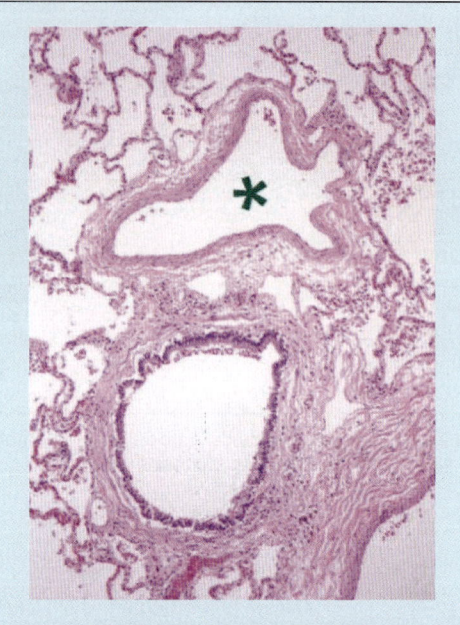

CASO 2.4 A seguir, há uma microfotografia de um corte de tecido pulmonar normal de adulto corado por H&E. O asterisco (*) está no lúmen de qual estrutura?

a) Laringe acima do ventrículo
b) Laringe abaixo do ventrículo
c) Brônquio
d) Traqueia
e) Bronquíolo

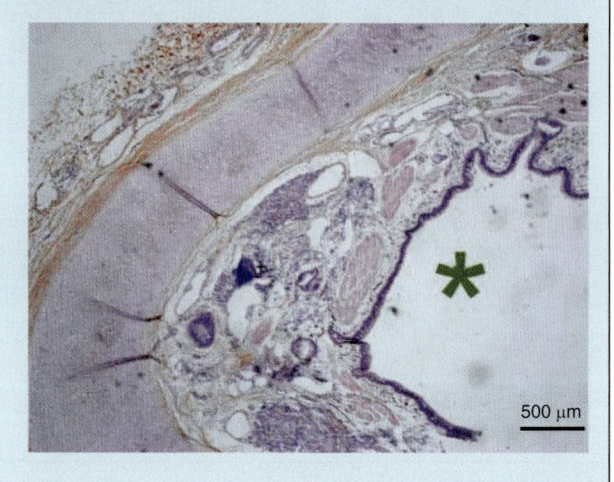

Soluções para o estudo de casos e problemas práticos

CASO 2.1 A resposta mais correta é b, ducto alveolar.

Notar na imagem a orientação circunferencial de muitas aberturas alveolares em torno do conduto central ou abertura no centro, com paredes pouco definidas e interrompidas pelos postes em forma de pilar nas extremidades proximais de cada uma.

CASO 2.2 A resposta mais correta é d, veias e linfáticos pulmonares.

As artérias pulmonares e brônquicas seguem juntas, adjacentes às vias aéreas, embora as artérias pulmonares sejam vistas muito mais comumente. Veias brônquicas nunca foram demonstradas de forma convincente no pulmão humano.

CASO 2.3 A resposta mais correta é a, artéria pulmonar.

Ao se notar a via aérea proeminente abaixo da estrutura em questão com seu epitélio colunar pseudoestratificado, apenas uma outra estrutura mencionada entre as respostas possíveis estaria correta (*c*), mas seria uma artéria brônquica muito grande. Todas as demais opções seguem ao longo dos septos interlobulares (*b* e *e*) ou não existem (*d*).

CASO 2.4 A resposta mais correta é c, brônquio.

A presença de uma camada de músculo liso profunda ao epitélio exclui as *opções a*, *b* e *d*. Os músculos externos da laringe e o músculo vocal são esqueléticos. Notar que a estrutura em questão tem cartilagem (lado esquerdo da imagem) e algumas glândulas seromucinosas, ambos detalhes que excluem a *opção e*.

Capítulo 3

Mecanismos de transporte de O_2 e CO_2 pelos eritrócitos

ANDREW J. LECHNER, PhD

Objetivos de aprendizagem

O leitor deverá:

- Definir e concluir os seis índices eritrocitários considerados padrão, conforme avaliados em um hemograma completo.
- Calcular o conteúdo de O_2 dissolvido e ligado no sangue, quando forem fornecidos os dados sobre a P_{O_2}, o percentual de oxigenação e a concentração de hemoglobina ([Hb]).
- Identificar os aspectos básicos da curva de dissociação de HbO_2, incluindo a P_{50}, e os efeitos do pH, da P_{CO_2}, da [2,3-DPG], da temperatura, do monóxido de carbono e das alterações genéticas comuns sobre a P_{50}.
- Descrever os principais mecanismos pelos quais os eritrócitos promovem o transporte de CO_2, bem como estimar o tamanho dos compartimentos do CO_2 levado nos estados dissolvido, ligado à Hb ou dissociado.

Introdução

A principal função dos **eritrócitos** é transportar o pigmento respiratório **hemoglobina (Hb)**. Os eritrócitos maduros são discos bicôncavos de 7 a 8 μm de diâmetro, com espessura de 0,5 a 2 μm e um volume médio de 80 a 90 μm³ ou fL. O sangue total contém grande número de eritrócitos, em geral 4,5 a 6 × 10^6/μL. Embora sejam células vivas, os eritrócitos maduros são anucleados e contêm poucas organelas. Durante um período de vida funcional típico de 120 dias, cada eritrócito pode percorrer 1.000 km desde sua síntese na medula óssea até sua destruição no fígado, no baço ou em outro local. Os fatores que regulam sua produção e sua longevidade estão além do âmbito deste livro, exceto no que se refere à sua influência sobre os movimentos do O_2 e do CO_2 através dos septos alveolares e nos vasos sanguíneos que se originam no ventrículo direito e atravessam os pulmões antes de retornarem ao ventrículo esquerdo.

Os seis índices eritrocitários tidos como padrão

Como parte de um **hemograma completo** feito em qualquer paciente que dê entrada em um hospital, faz parte da rotina medir os seguintes três índices nos eritrócitos do indivíduo:

Hematócrito – fração do sangue total composta por eritrócitos, expressa mais comumente em porcentagem. Antigamente, o sangue era colocado em tubos capilares de vidro e centrifugado até que os eritrócitos formassem um sedimento no fundo, com uma camada sobrenadante de leucócitos e plaquetas acima deles e plasma cor de âmbar na parte superior. Os valores normais do hematócrito (Hct) variam com a idade e o sexo do indivíduo, de acordo com parâmetros previsíveis (Figura 3.1).

Concentração de Hemoglobina – quantidade de Hb por unidade de sangue, em geral expressa como g/dL ou simplesmente g%. Antigamente, a concentração de hemoglobina ([Hb]) era determinada diluindo-se sangue total com ferrocianeto de potássio, para induzir a lise de eritrócitos e oxidar íons ferrosos (Fe^{2+}) e férricos (Fe^{3+}), convertendo assim a Hb normal em **meta-hemoglobina (metHb)**, que não pode ligar-se ao O_2. A metHb combina-se com os íons de cianeto para formar um produto colorido quantificável, a **cianometa-hemoglobina**. A [Hb] também varia com a idade e o sexo (Figura 3.1).

Contagem de Eritrócitos – densidade de eritrócitos no sangue total, registrada como × 10^6/μL. Devido a seu grande número e seu pequeno tamanho, primeiro dilui-se o sangue total com NaCl (**solução fisiológica normal**). Antes, os eritrócitos eram contados manualmente à microscopia em uma lâmina de vidro calibrada (**hemocitômetro**). Os contadores de canal automatizados contemporâneos recolhem suspensões de eritrócitos diluídas por um pequeno orifício, registrando as alterações na condutividade entre eletrodos, causada pela passagem dos eritrócitos, que são então contados e têm seu tamanho medido, o que gera um histograma de diâmetros que também faz parte do hemograma completo (Figura 3.1).

Esses resultados medidos do Hct, da [Hb] e do número de eritrócitos no hemograma de um paciente são então usados para calcular três outros índices derivados, que descrevem vários aspectos de um eritrócito médio e estabelecem parâmetros úteis normais para cada:

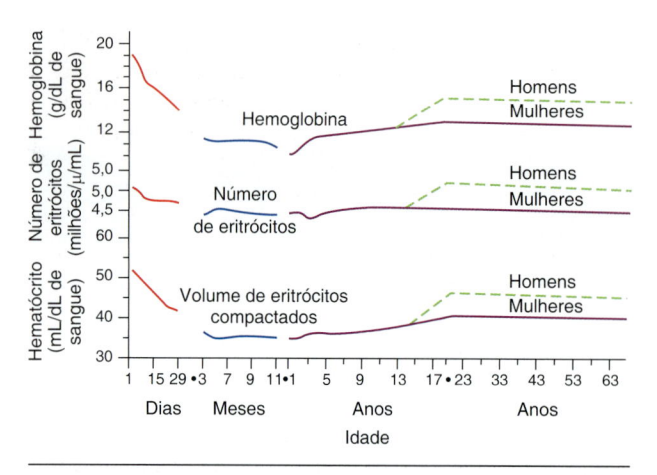

FIGURA 3.1 Relação da idade e do sexo com a [Hb], o número de eritrócitos e o Hct do sangue periférico. *De Guyton.* Textbook of Medical Physiology; 1986.

Volume Celular (ou Corpuscular) Médio – volume médio de um eritrócito, registrado em fL (10^{-15} L) ou μm^3 por eritrócito. O volume celular médio (ou volume corpuscular médio, VCM, ou MCV, de *mean cell volume*) é computado dividindo-se o Hct do sangue total pelo número de eritrócitos naquela amostra, com correções apropriadas feitas para diferenças em unidades. Para adultos saudáveis, o **Parâmetro Normal do VCM = 80 a 90 fL**.

Conteúdo Celular (ou Corpuscular) Médio de Hemoglobina – massa média de Hb em um eritrócito, registrada em pg. O conteúdo celular médio de hemoglobina (MCH, de *mean cell hemoglobin*, ou hemoglobina corpuscular média, HCM) é computado dividindo-se a [Hb] do sangue total pelo número de eritrócitos na amostra, novamente corrigindo para diferenças em unidades. Para adultos saudáveis, o **Parâmetro Normal de HCM = 25 a 30 pg**.

Concentração Celular (ou Corpuscular) Média de Hemoglobina – [Hb] média dentro dos eritrócitos, registrada adequadamente como g de Hb/100 mL de eritrócitos, ou de maneira mais convencional como porcentagem. A concentração celular média de hemoglobina (CCMH ou MCHC, de *mean cell hemoglobin concentration*) é computada dividindo-se a [Hb] de uma amostra de sangue por seu Hct, também corrigida conforme necessário para diferenças em unidades. Para adultos saudáveis, o **Parâmetro Normal da CCMH = 32 a 35%**.

Com base nos resultados do hemograma completo de milhões de adultos presumivelmente saudáveis, as dimensões eritrocitárias supracitadas e o conteúdo de Hb das populações típicas de eritrócitos maduros variam pouco com a idade pós-natal. Em outras palavras, esses três últimos índices calculados são notavelmente constantes na maioria da população. Assim, as alterações mais observadas no Hct ou na [Hb] de uma pessoa representam variações paralelas simples no seu número de eritrócitos/μL, a menos que se encontre uma explicação genética, bioquímica ou fisiológica específica.

Papel dos eritrócitos no transporte de oxigênio

A Hb tetramérica contém átomos de ferro ferroso (Fe^{2+}), cada um com capacidade de se combinar de maneira reversível com uma molécula de O_2 (Figura 3.2). Em condições ideais, um mol (M) de Hb pode combinar-se com 4 M de O_2. Com um peso molecular de 64,458 g, a Hb pode ligar-se de modo reversível a aproximadamente 1,39 mL de O_2/g de Hb [derivada de = (4) • (22,4 L de O_2/M de O_2)/(64,458 g/M de Hb)]. Usa-se o fator de 1,39 para computar a máxima **capacidade de transporte de O_2** de uma amostra, quando sua [Hb] é conhecida, supondo oxigenação de 100%.

Qual o significado fisiológico de 1,39 mL de O_2/g de Hb? Considerar que, a 37 °C, a quantidade máxima de O_2 dissolvido = 2,33 mL de O_2/dL de sangue/atm de O_2 puro (**1 atm = 760 mmHg**). Ao nível do mar e pela **lei da pressão parcial de Dalton** (Capítulo 1), sabe-se que a P_{O_2} do ambiente no ar seco = F_{IO_2} • (pressão barométrica, P_B)

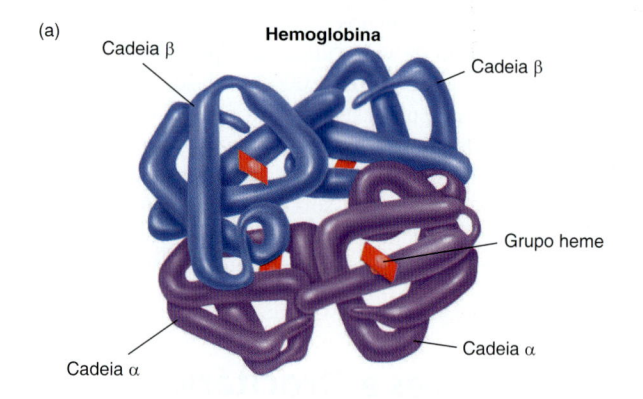

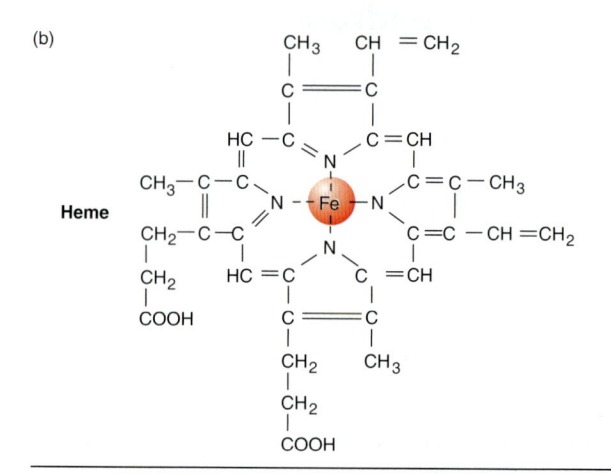

FIGURA 3.2 (a) Modelo molecular de hemoglobina A humana. Cada uma das duas cadeias de globina, α e β, tem uma molécula de heme associada. (b) Estrutura de uma molécula de heme com um átomo de ferro Fe^{2+} central ligado. *De Fox. Human Physiology, 10th ed.; 2008.*

= (0,209) • (760) = 160 mmHg. Portanto, um decilitro de sangue contendo 15 g de Hb/dL e equilibrado com o ar ao nível do mar conteria **0,5 mL de O_2 dissolvido** [= (2,33 mL de O_2/dL de sangue/atm de P_{O_2}) • (160/760)], mais **20,8 mL de O_2 ligado de forma reversível à Hb**.

O conteúdo total de O_2 de qualquer solução (inclusive o sangue) depende da P_{O_2} do ambiente, que age como a pressão direcionadora. No caso de solução fisiológica e plasma, o O_2 dissolvido é proporcional à P_{O_2} do ambiente: o plasma equilibrado com 2 atm de O_2 contém o dobro do O_2 dissolvido presente no plasma equilibrado com 1 atm de O_2 à mesma temperatura. Pigmentos respiratórios como a Hb são diferentes de duas maneiras importantes. Primeira, a Hb liga-se ao O_2 e o libera de modo não linear. Segunda, a oxigenação da Hb é saturável, de maneira que, uma vez maximizada, quaisquer elevações a mais na P_{O_2} do ambiente aumentam apenas a fração de O_2 dissolvido, que é linear e insaturável nas condições clínicas normais encontradas.

Tais fenômenos são mais bem estudados, em primeiro lugar, equilibrando-se uma amostra de sangue em um ambiente gasoso que não contenha O_2, o que torna sua Hb completamente **desoxigenada** (denominada de maneira menos correta de "dessaturada" ou "insaturada"). Um gás adequado para isso é N_2 a 95%/CO_2 a 5%, que, pela lei de Dalton, produz uma **pressão parcial de CO_2 (P_{CO_2})** = 40 mmHg, o que tem significado clínico. À medida que aumenta-se a P_{O_2} em que o sangue está equilibrado (mantendo-se a P_{CO_2} em 40 mmHg), seu conteúdo de O_2 aumenta em termos absolutos (mL de O_2/dL de sangue) e como um percentual da oxigenação máxima da Hb. A **curva de dissociação de O_2 (CDO)** resultante para o sangue total é sigmoide (Figura 3.3). Ao se comparar a CDO de vários indivíduos da mesma espécie ou entre espécies, a P_{O_2} necessária para oxigenar metade do sangue é sua P_{50}, abreviatura que teve ampla aceitação.

A natureza sigmoide da CDO deve-se a alterações na forma das moléculas de Hb, que ocorrem com a ligação de moléculas sequenciais de O_2. A ligação do primeiro O_2 (i.e., 25% de oxigenação) induz alterações na conformação das subunidades heme e globina, que facilitam a **ligação cooperativa** da segunda e da terceira molécula de O_2 (i.e., oxigenação de 50 e 75%). O arranjo simétrico dos quatro locais de heme não sugere uma sequência de ligação preferencial, embora a ligação do quarto O_2 exiba uma abordagem mais gradual à oxigenação completa da Hb. Essa cooperação na ligação torna a parte central de uma CDO bastante inclinada, daí a possibilidade de ocorrerem grandes flutuações na porcentagem de oxigenação, e o conteúdo total de O_2 no sangue pode ficar em torno da P_{50} com apenas pequenas alterações na P_{O_2} do ambiente. A **mioglobina (Mb)**, um pigmento intracelular com um Fe^{2+} e a massa de um quarto (25%) de uma molécula de Hb, exibe uma abordagem saturável simples ante 100% de oxigenação, porém maior afinidade e, portanto, uma P_{50} mais baixa (Figura 3.4). A maior afinidade da Mb pelo oxigênio ilustra um evento fisiológico importante: pigmentos oxigenados com baixa afinidade (alta P_{50}) irão entregar O_2 a quaisquer pigmentos de maior afinidade que não estejam completamente oxigenados, caso em que a Hb oxigenada irá perder O_2 ligado para a Mb desoxigenada.

Moduladores endógenos da afinidade da HbO_2

A forma, a inclinação e a P_{50} de uma CDO são influenciadas por vários parâmetros importantes em termos fisiológicos, dos quais os mais significativos são o pH e a P_{CO_2}, cujos efeitos estão relacionados, se não forem idênticos (Figura 3.5). A acidificação do sangue com prótons (íon hidrogênio, H^+) a partir de fontes metabólicas reduz a afinidade da HbO_2 e aumenta a P_{50} medida, o que consiste no sistema chamado **efeito ácido Bohr**. Na verdade, flutuações na P_{50} decorrentes da P_{CO_2} são mediadas primariamente por alterações no pH, causadas quando o CO_2 dissolvido interage com H_2O para formar **ácido carbônico, H_2CO_3**, fracamente dissociativo. Tais efeitos Bohr são críticos em termos fisiológicos, pois a alta concentração de hidrogênio ([H^+]) e os níveis de CO_2 nos tecidos acidificam o sangue arterial que chega, aumentando sua P_{50} e facilitando a dissociação da Hb ligada ao O_2. Essa transferência de O_2 ocorreria mesmo que a P_{O_2} tecidual se igualasse à P_{O_2} arterial, quando de fato é muito menor. Ocorre a situação inversa à medida que o sangue retorna para os pulmões, onde o alto CO_2 tecidual que causou a acidificação do sangue venoso é excretado, aumentando o pH. Em decorrência disso, a P_{50} diminui, significando uma afinidade maior pela HbO_2 (**efeito Bohr alcalino**) e maior capacidade da Hb de ligar-se ao O_2 alveolar.

É interessante o fato de que as flutuações nos níveis de CO_2 também afetam a P_{50}, mesmo que o pH do sangue se mantenha constante, o que levou alguns autores a deno-

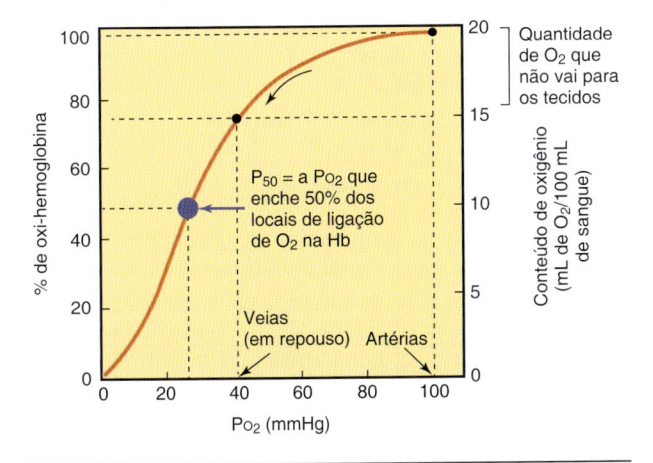

FIGURA 3.3 Aspectos técnicos da ligação da hemoglobina ao oxigênio, a curva de dissociação de oxigênio. Notar a grande diferença nas quantidades de oxigênio transportado ligado à Hb *versus* aquele transportado apenas como gás dissolvido. *De* Fox. Human Physiology, 10th ed.; 2008.

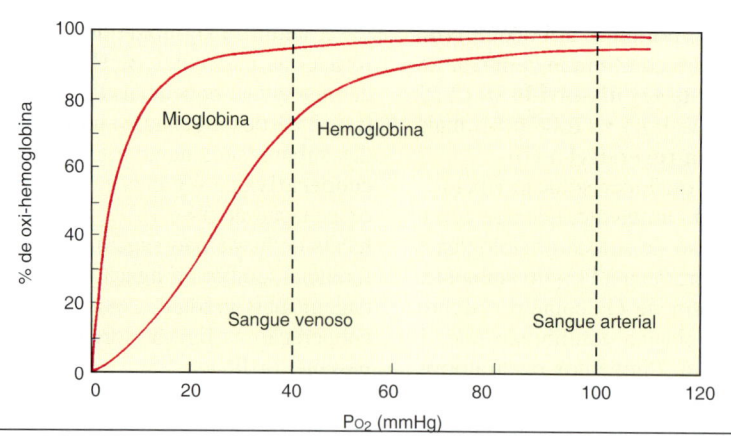

FIGURA 3.4 O O_2 ligado à Hb é facilmente transferido para a mioglobina (Mb) intracelular, devido à sua maior afinidade pelo oxigênio (P_{50} mais baixa). *De Fox.* Human Physiology, *10th ed.; 2008.*

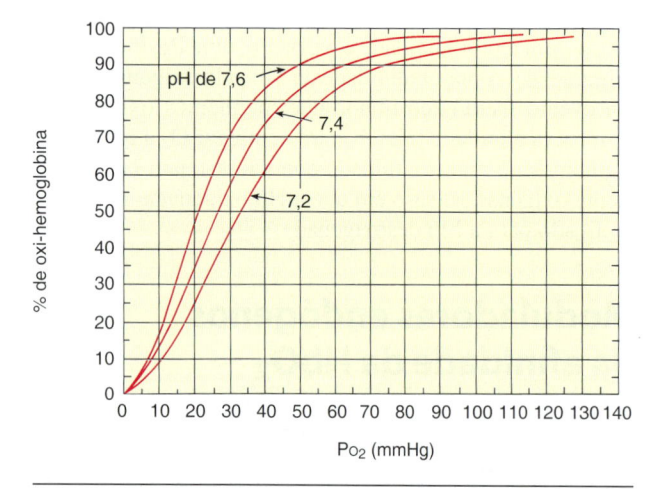

FIGURA 3.5 A afinidade da HbO_2 é afetada de maneira reversível pelos moduladores alostéricos do CO_2 e do H^+ (de qualquer fonte), o que é conhecido como efeito Bohr. *De Fox.* Human Physiology, *10th ed.; 2008.*

Outro regulador importante da afinidade de HbO_2 *in vivo* é a concentração intracelular eritrocitária do intermediário glicolítico, o 2,3-difosfoglicerato ([2,3-DPG]). No caso de uma concentração normal nos eritrócitos, de cerca de 0,8 mol de 2,3-DPG/mol de Hb, ele se liga de maneira reversível com grupos amino das cadeias de globulina α e β, tendo um efeito alostérico análogo ao do CO_2 e da [H^+], ao reduzir a afinidade da HbO_2 e aumentar a P_{50} (Figura 3.6). No entanto, níveis intracelulares elevados de [2,3-DPG] também dificultam a captação de O_2 nos pulmões, pois os níveis de [2,3-DPG] persistem a cada respiração, ao contrário do CO_2 e da [H^+]. Assim, quando a [2,3-DPG] aumenta à medida que os habitantes que vivem ao nível do mar atingem altitude rapidamente, ela não facilita a captação de O_2 ao ponto postulado quando isso foi descrito pela primeira vez em 1968. O mais provável é que a ascensão rápida a uma altitude possivelmente evoque a resposta minarem isso de **efeito Bohr puro do CO_2**. Qualquer que seja o caso, a base dos efeitos Bohr tanto do CO_2 molecular como dos prótons é a **competição alostérica**: [H^+] e CO_2 podem ligar-se de modo reversível a resíduos específicos nas proteínas Hb, que são resquícios dos locais de ligação do Fe^{2+} ao O_2, coordenados pelo heme. A associação de [H^+] ou CO_2 molecular àqueles locais induz alterações na conformação da Hb, que diminuem sua afinidade pelo O_2 nos locais de Fe^{2+}. Como seria de esperar, o inverso dessa competição alostérica também é verdadeiro: a oxigenação da Hb induz desvios na conformação das subunidades proteicas, que diminuem sua afinidade pela [H^+]. Em consequência, a Hb torna-se um ácido mais forte à medida que é oxigenada, uma proteína que se dissocia mais rapidamente de seu H^+ ligado. Esse **efeito Haldane** é importante nos pulmões, onde a oxigenação da Hb provoca a liberação localizada de [H^+], que fica então disponível para combinar-se com o HCO_3^- plasmático e eritrocitário, para voltar a formar H_2CO_3 e então CO_2 gasoso.

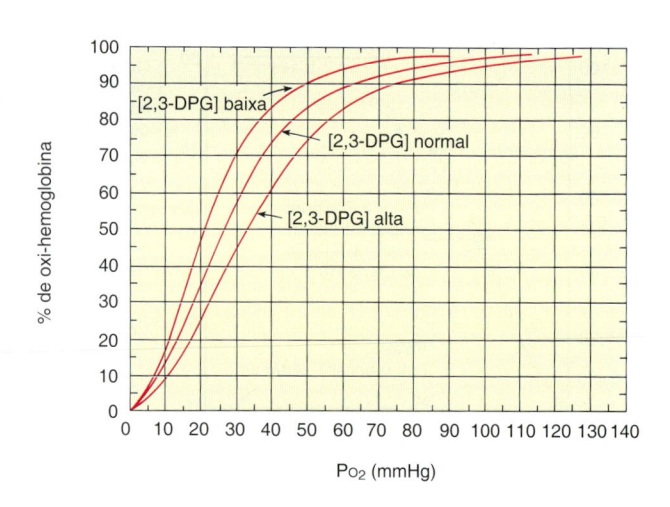

FIGURA 3.6 A afinidade da HbO_2 é afetada pela concentração do modulador intracelular 2,3-difosfoglicerato ([2,3-DPG]), um produto do metabolismo eritrocitário. *Modificada por Lechner, de Fox.* Human Physiology, *10th ed.; 2008.*

normal à hipoxia tecidual evidente ao nível do mar, para aumentar a [2,3-DPG] eritrocitária e melhorar a liberação de O_2 para os tecidos, sem pressupor um declínio na PO_2 inspirada, como ocorre em altitudes. Em alguns mamíferos que não têm uma Hb fetal distinta, a P_{50} do sangue fetal é mantida abaixo daquela do sangue materno, mediante a manutenção de uma baixa [2,3-DPG] nos eritrócitos fetais. Desse modo, o O_2 move-se imediatamente para a circulação fetal, com seu sangue de maior afinidade proveniente da circulação materna de menor afinidade.

A temperatura central do corpo é uma variável final que influencia a afinidade da HbO_2. À medida que a temperatura do sangue aumenta, sua P_{50} também aumenta, efeito análogo ao da energia térmica sobre outros processos químicos, como a dissociação de ácidos fracos. Embora haja gradientes de temperatura no corpo humano em repouso e durante exercício, pode ser um engano dar muito significado adaptativo a esse efeito. Entretanto, nos vertebrados pecilotérmicos (de sangue frio) verdadeiros, tais efeitos da temperatura têm implicações importantes nos padrões sazonais de ventilação e regulação acidobásica.

Efeitos genéticos da afinidade da HbO_2

Foram descobertas várias alterações permanentes na P_{50} que se devem a alterações mínimas nas cadeias de globina da Hb. A mais notável é aquela entre as hemoglobinas fetal e materna. Nos seres humanos, a P_{50} do sangue total composto de Hb-A é de 26 a 27 mmHg, enquanto a P_{50} da Hb-F no feto é de cerca de 20 mmHg. Evidência recente sugere que a maior parte dessa diferença de 6 a 7 mmHg ocorre porque a Hb-F não é modulada alostericamente pela [2,3-DPG]. Além de tais desvios fisiológicos normais na P_{50}, foram descritas pontuações de variantes da Hb em seres humanos com P_{50} alterada, atribuível a substituições de aminoácidos nas cadeias de globina. Certas variantes, incluindo a **hemoglobina falciforme (Hb-S)** e a **hemoglobina Kansas**, têm afinidade anormalmente baixa pelo O_2 e P_{50} alta. Outras mutações, como as que originam a **hemoglobina Rainier** e a **hemoglobina Capetown**, exibem afinidade excepcionalmente alta pelo oxigênio e P_{50} baixa. Exceto onde uma substituição de aminoácido provoca uma anormalidade específica no tetrâmero, por exemplo, a tendência à precipitação do homozigoto Hb-S em baixa PO_2, continua incerto o impacto de tal P_{50} alterada sobre a liberação sistêmica de oxigênio.

Variáveis da afinidade da HbO_2 e do conteúdo de O_2 que causam confusão

É preciso fazer vários comentários finais sobre a Hb e sua capacidade de transporte de O_2. Embora teoricamente 1 g de Hb possa combinar-se com 1,39 mL de O_2, o conteúdo observado de O_2 no sangue oxigenado raras vezes excede 97% do previsto de acordo com a [Hb], pela ocorrência de Hb circulante que não pode ligar-se ao O_2 devido à presença de uma molécula competitiva no local de ligação do O_2, ou uma modificação no próprio local. Um exemplo da primeira situação é o monóxido de carbono (CO), que se liga de modo reversível ao local normal de HbO_2 como **carboxi-hemoglobina (HbCO)**, mas com afinidade muito alta (P_{50} de ~1 mmHg). Mesmo baixas concentrações de CO podem bloquear efetivamente o transporte de O_2 pela Hb. Um tipo de interferência diferente na função da Hb é causado por oxidantes fortes como o cianeto, que converte Fe^{2+} em Fe^{3+} (ver discussão prévia sobre a [Hb]). O produto oxidado, **meta-hemoglobina (metHb)**, permanece no interior dos eritrócitos, mas não pode ligar-se de modo reversível ao O_2. Na verdade, a conversão de Hb em metHb por oxidantes ambientais comuns como o ozônio normalmente é mantida em menos de 2% da [Hb] total pela enzima eritrocitária **redutase da meta-hemoglobina**. Nos casos de envenenamento, é óbvio que a taxa de produção de metHb excede a capacidade dessa enzima redutora de reverter um processo oxidativo em andamento.

> **▶▶ CORRELAÇÃO CLÍNICA 3.1**
>
> A cor brilhante da HbCO é responsável pelo tom de rubi dos lábios e pelo aspecto corado de vítimas intoxicadas pelo CO, que costumam exibir 40 a 60% de sua Hb como HbCO. Moradores urbanos normalmente têm 1 a 2% de HbCO, que podem aumentar para 8 a 10% em trabalhadores da indústria automotiva e motoristas, tabagistas e mineradores. Níveis clinicamente elevados de HbCO também são comuns nos países em desenvolvimento, onde populações indigentes ficam expostas ao CO da poluição e a fumaças tóxicas porque usam sucata de madeira, esterco ou carvão para cozinhar, aquecer-se e derreter metais em seus abrigos. As opções de tratamento para o envenenamento por CO são limitadas, mas incluem câmaras hiperbáricas em que os pacientes podem ser expostos a 2 a 3 atm de oxigênio puro.

Papel dos eritrócitos no transporte de dióxido de carbono

O CO_2 produzido por células metabolicamente ativas precisa penetrar no espaço vascular como gás dissolvido, com a maior parte entrando nos eritrócitos (Figura 3.7). Uma vez no interior dos eritrócitos, o CO_2 pode: (1) permanecer dissolvido como um gás, para ser transportado para os pulmões, (2) combinar-se com a água intracelular para formar **ácido carbônico**, H_2CO_3, que se dissocia de maneira reversível em **ânion bicarbonato**, HCO_3^-, e **prótons** livres, H^+, ou (3) combinar-se de modo reversível com a Hb para formar **carbamino-hemoglobina**, $HbCO_2$. Durante essas vias de excreção potencial para o CO_2 criadas nos tecidos ativos, o eritrócito fornece: (1) a enzima **anidrase carbô-**

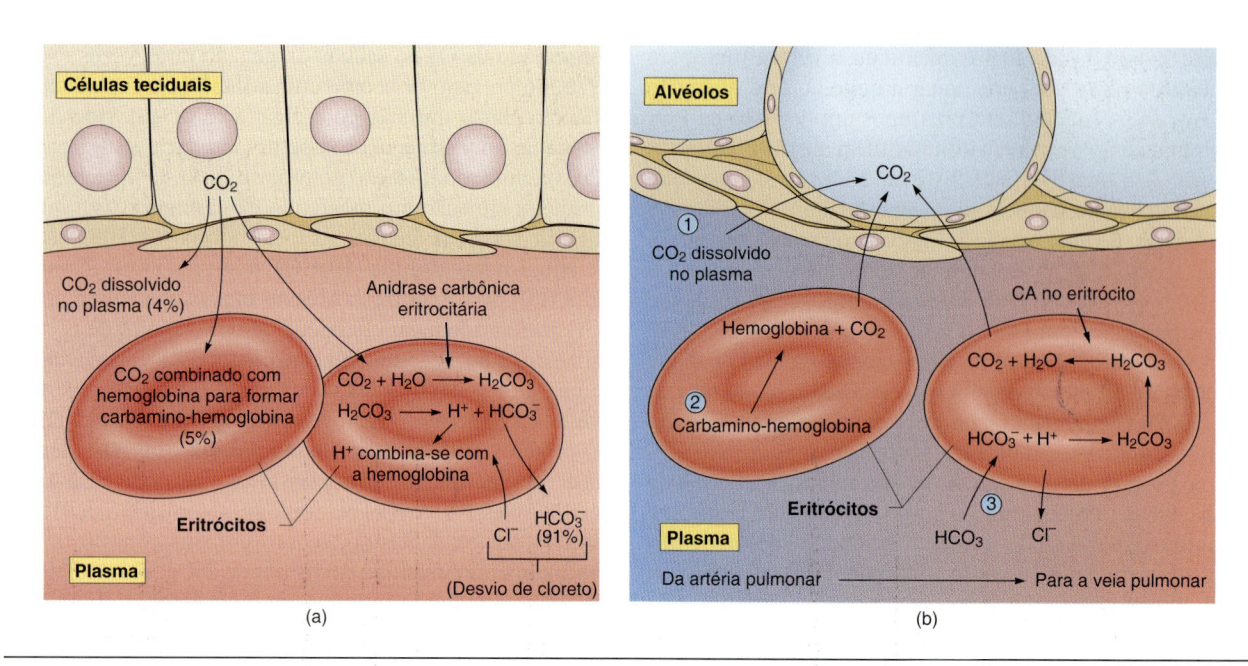

FIGURA 3.7 (a) Mecanismos para a captação e o transporte de CO_2 metabólico no sangue venoso, com ênfase nos múltiplos papéis dos eritrócitos, que maximizam o conteúdo total de CO_2. (b) Os mesmos processos bioquímicos para absorção de CO_2 nos tecidos ativos são revertidos nos capilares pulmonares durante a excreção de CO_2 do sangue venoso e sua oxigenação. *De Fox*. Human Physiology, *10th ed.; 2008.*

nica (**CA**), para acelerar a formação de H_2CO_3; (2) um meio de troca, pelo qual o HCO_3^- é transportado no plasma após a troca do HCO_3^- intracelular pelo Cl^- extracelular, o que se conhece como **desvio do cloreto**, favorecendo a formação intracelular contínua de HCO_3^-, enquanto mantém a neutralidade eletroquímica; (3) Hb como um **aceptor de prótons**, para tamponar o H^+ produzido com HCO_3^-; e (4) Hb para agir como um reservatório reversível para o CO_2 molecular ligado como $HbCO_2$. A última reação diminui simultaneamente a afinidade da HbO_2 pelo CO_2, devido ao efeito Bohr. Esses vários processos são revertidos nos pulmões à medida que o CO_2 é expirado.

Em termos absolutos, cerca de 91% do CO_2 no sangue venoso misto existem como HCO_3^-, com um adicional de 55 como $HbCO_2$ e 45 como CO_2 gasoso dissolvido (Tabela 3.1). Para determinar como cada um desses compartimentos contribui para o CO_2 excretado dos pulmões, considerar os dados sobre as diferenças no conteúdo de CO_2 entre o sangue arterial e o venoso apresentados na tabela. Um aspecto crítico fica logo evidente: embora o conteúdo de CO_2 total do sangue venoso seja grande, a quantidade realmente excretada durante uma única passagem pelos pulmões é pequena, de 1,83 mM, ou cerca de 7% do total. Como será visto nos Capítulos 9 e 17, os 93% residuais de CO_2 do sangue total constituem uma fonte importante de tampão sanguíneo lábil (volátil). A perda plasmática de HCO_3^- à medida que o sangue venoso atravessa os capilares pulmonares para tornar-se sangue arterial oxigenado é de 0,97 mM, com a perda de HCO_3^- dos eritrócitos igual a um adicional de 0,49 mM.

Assim, a quantidade total de CO_2 excretado como HCO_3^- dos eritrócitos e do plasma durante a perfusão alveolar é de 1,46 mM, ou aproximadamente 80% de todo o CO_2 trocado durante a ventilação. O restante do CO_2 excretado é de cerca de 11% como $HbCO_2$ e 9% via CO_2

Tabela **3.1** Conteúdo de O_2 e CO_2 no sangue arterial e no venoso misto, estimado a 37 °C com Hct = 42% e [Hb] = 14 g/dL

Parâmetro	Arterial	Venoso misto	Diferença A – V
Sangue total, 1 L			
P_{O_2}, mmHg (% de Oxi-Hb)	100 (100%)	40 (75%)	– 60 (25%)
P_{CO_2}, mmHg	39	45	+ 6
O_2 total, mM	8,82	6,62	– 2,20
CO_2 total, mM	22,40	24,23	+ 1,83
Eritrócitos, 0,420 L			
CO_2 total, mM	6,54	7,30	+ 0,76
Bicarbonato, mM	5,39	5,88	+ 0,49
CO_2 dissolvido, mM	0,41	0,47	+ 0,06
Carbamino CO_2, mM	0,74	0,95	+ 0,21
Plasma, 0,580 L			
CO_2 total, mM	15,86	16,93	+ 1,07
Bicarbonato, mM	15,16	16,13	+ 0,97
CO_2 dissolvido, mM	0,70	0,80	+ 0,10

dissolvido dos eritrócitos e do plasma. Como os íons Cl⁻ movem-se entre o interior dos eritrócitos e o plasma nas direções opostas desses desvios no HCO_3^- (Figura 3.7), a contribuição fundamental dos eritrócitos para o transporte de CO_2 é acelerar a produção de HCO_3^- via anidrase carbônica intraeritrocitária, com as moléculas de Hb agindo como doadores ou aceptores de prótons. A contribuição da formação de $HbCO_2$ para a excreção total de CO_2 é menor, mas tal benefício é ampliado devido ao desvio vantajoso na P_{50} que ocorre simultaneamente se houver formação ou dissociação de $HbCO_2$ (efeito Haldane).

É preciso enfatizar dois outros aspectos a partir dos dados da Tabela 3.1. Primeiro, a quantidade de O_2 extraída de um litro de sangue arterial, 2,20 mM, é de igual magnitude à quantidade de CO_2 acrescentada a um litro de sangue venoso, 1,83 mM. De fato, esses dois números refletem as taxas corporais totais de **consumo de O_2, $\dot{V}_{O_2}$, e produção de CO_2, $\dot{V}_{CO_2}$,** respectivamente. (Como mencionado no Capítulo 1, um ponto sobre uma letra como V indica um valor funcional, como mL de O_2 consumido por minuto nesse caso.) A proporção $\dot{V}_{CO_2}/\dot{V}_{O_2}$ é o **quociente respiratório (R)**, aqui igual a $(1,83/2,20) = 0,83$. Isso será discutido também no Capítulo 9. Em segundo lugar, o gradiente de pressão parcial entre o sangue arterial e o venoso que direciona esse volume de O_2 para o corpo por difusão é de 60 mmHg, ou 10 vezes mais alto que o gradiente de pressão parcial necessário para uma quantidade quase equivalente de CO_2 difundir-se para fora do corpo, nesse caso 6 mmHg. Essa diferença impressionante nos gradientes de difusão deve-se à solubilidade 20 a 30 vezes maior do CO_2 nos líquidos e tecidos, em comparação com a observada no O_2. Tal solubilidade maior deriva da reação $CO_2 + H_2O \leftrightarrow H_2CO_3$, que prossegue conforme o H_2CO_3 continua a dissociar-se em H^+ e HCO_3^-.

Bibliografia comentada

1. Burton AC. *Physiology and Biophysics of the Circulation*, 2nd ed. Chicago, IL: Year Book Medical; 1972.
   Introdução clássica à biologia eritrocitária e ao primeiro esforço verdadeiro para definir as relações entre as dimensões do eritrócito e as restrições microcirculatórias ao fluxo, impostas pelos capilares.

2. Kaushansky K, Lichtman MA, Beutler E, Kipps TJ, Prchal J, Seligsohn U. *Williams Hematology*, 8th ed. New York, NY: McGraw-Hill; 2010.
   Amplamente considerada a fonte definitiva sobre tudo que se refere a sangue; o leitor interessado pode encontrar capítulos excelentes dedicados à produção e à degradação dos eritrócitos, ao metabolismo do ferro, às porfirias e hemoglobinopatias.

ESTUDO DE CASOS E PROBLEMAS PRÁTICOS

CASO 3.1 Amostras pareadas de sangue das artérias e veias radiais esquerdas são retiradas de indivíduos sadios com 23 a 61 anos de idade. Cada indivíduo respira ar ambiente enquanto repousa tranquilo à medida que as amostras são retiradas. Os resultados laboratoriais indicam conteúdo total de CO_2 de 21,5 mM em média nas amostras arteriais e 24,3 mM nas venosas. Qual das seguintes opções fornece a maior quantidade isolada de CO_2 excretado do sangue venoso desses indivíduos?

a) CO_2 ligado como carbamino-hemoglobina.
b) CO_2 dissolvido no plasma.
c) CO_2 dissolvido dentro de eritrócitos.
d) HCO_3^- transportado no plasma.
e) HCO_3^- transportado dentro de eritrócitos.

CASO 3.2 Verifica-se que a P_{50} do sangue total de uma mulher saudável com 25 anos de idade é de 27 mmHg a um pH = 7,4 quando completamente equilibrado com uma série de misturas de gases de 0% de O_2/5% de CO_2/95% de N_2 a 16% de O_2/5% de CO_2/79% de N_2. Qual das seguintes manipulações causaria diminuição da P_{50} dessa amostra de sangue?

a) Aquecimento do sangue de 20 °C para 37 °C antes da estimativa.
b) Redução de 0,3 unidade no pH da amostra usando-se ácido láctico.
c) Aumento da concentração de 2,3-DPG nesses eritrócitos.
d) Equilíbrio dessa amostra de sangue com 16% de O_2/12% de CO_2/72% de N_2.
e) Mistura da amostra 1:1 com sangue de cordão umbilical de um neonato normal.

CASO 3.3 Um paciente é admitido na unidade de tratamento intensivo de um hospital em Los Angeles. Enquanto uma amostra de 3,0 mL de sangue é retirada com uma seringa de vidro, ocorre a introdução acidental de 0,8 mL de ar, só descoberta 30 minutos mais tarde, à medida que a amostra é preparada para análise. Que efeito essa bolha terá sobre os resultados da gasometria arterial relatados?

a) Nenhum, se a amostra for guardada refrigerada até ser analisada.
b) Aumento da P_{aCO_2}, diminuição da P_{aO_2} e do pH.
c) Diminuição da P_{aCO_2}, aumento da P_{aO_2} e do pH.
d) Diminuição da P_{aCO_2}, aumento da P_{aO_2} e nenhuma alteração do pH.
e) Aumento da P_{aCO_2} e da P_{aO_2}, com diminuição do pH.

Soluções para o estudo de casos e problemas práticos

CASO 3.1 A resposta mais correta é d.

Embora todas as opções contribuam para a excreção de O_2 a partir dos capilares alveolares, a maior fração isolada é HCO_3^- plasmático no instante antes de ser inalado (Tabela 3.1). Tais dados confirmam um papel proeminente para uma isoforma de anidrase carbônica expressa pelo endotélio capilar, que pode facilitar a formação direta de H_2CO_3 a partir de H^+ e HCO_3^- plasmáticos, ocasionando uma elevação rápida no CO_2 plasmático dissolvido, que então difunde-se para os espaços aéreos alveolares.

CASO 3.2 A resposta mais correta é e.

Uma diminuição na P_{50} é equivalente a um desvio para a esquerda na CDO e aumento da afinidade da HbO_2. Das opções oferecidas, apenas misturas de sangue contendo Hb-A e Hb-F normais conseguem isso, enquanto as restantes diminuiriam a afinidade da HbO_2, seja pela temperatura (resposta a), pelo efeito Bohr (resposta b), pelo aumento da [2,3-DPG] (resposta c) ou pelo efeito Bohr sobre o CO_2 (resposta d).

CASO 3.3 A resposta mais correta é c.

O sangue arterial retirado para gasometria precisa ser mantido livre de contaminantes do ar ambiente, que contém altos níveis de O_2 e quase nenhum CO_2. A falha em excluir a grande bolha de ar permite que ambos os gases difundam-se para baixo de seus gradientes de pressão parcial, para aumentar a P_aO_2 da amostra e diminuir a P_aCO_2, causando uma alcalose correspondente (↑ pH). Embora a boa prática laboratorial seja sempre guardar tais amostras refrigeradas até serem analisadas, mesmo tal precaução (contra o metabolismo aeróbico contínuo por quaisquer leucócitos e plaquetas, e a acidificação anaeróbica pelos eritrócitos) não impedirá essas alterações artefatuais na P_aO_2 e na P_aCO_2 causadas por bolhas de ar.

Capítulo 4

Princípios da ventilação pulmonar e espirometria

ANDREW J. LECHNER, PhD

Objetivos de aprendizagem

O leitor deverá:

- Distinguir entre a zona de condução, onde ocorre a ventilação, e o parênquima respiratório, onde ocorre a difusão.
- Definir termos relativos aos volumes pulmonares normais, inclusive o volume corrente, o volume do espaço morto, a capacidade pulmonar total, a capacidade vital, a capacidade residual funcional, os volumes de reserva inspiratório e expiratório e o volume residual.
- Descrever os procedimentos básicos usados nas provas de função pulmonar de rotina, em particular do nível da espirometria.
- Explicar a origem e a manutenção de pressões intrapleurais negativas causadas pelas forças elásticas de recuo dentro dos tecidos pulmonares normais e do complexo formado pela parede torácica e o diafragma.

Introdução

A respiração consiste em dois processos críticos e que não se superpõem, a **ventilação** e a **difusão**. Ventilação é o movimento dos gases para dentro e para fora dos pulmões pelas vias aéreas grandes e intermediárias, denominadas coletivamente **zona de condução**, onde o gás inspirado é aquecido a 37 °C, umidificado até atingir 100% de umidade relativa (UR) e passa por uma limpeza que elimina a maioria do material particulado contido no ar, mas sua composição molecular se modifica apenas pelo acréscimo de vapor d'água, porque as vias aéreas da zona de condução são muito largas e suas paredes muito espessas para que haja uma difusão molecular significativa de O_2 e CO_2 entre o ar inspirado e o sangue arterial pulmonar que segue pelos capilares alveolares. Já as delicadas membranas alveolares do **parênquima pulmonar** são delgadas e têm uma área superficial agregada enorme. Como será visto na introdução do Capítulo 9, a difusão molecular requer tais superfícies largas e delgadas para maximizar a troca de O_2 e CO_2. O restante deste capítulo terá como foco a ventilação, bem como as forças e limitações que tornam isso mais ou menos efetivo. É importante assinalar agora que o volume da zona de condução é quase constante durante a respiração normal, embora o volume respiratório no parênquima apresente alterações bastante acentuadas à medida que a profundidade da respiração é ajustada.

Volumes pulmonares normais e espirometria

Apesar da complexidade histológica do tecido pulmonar (Capítulo 2), seus principais elementos podem ser representados por um desenho simples (Figura 4.1). As muitas ramificações das vias aéreas da zona de condução que sustentam a ventilação estão ilustradas como um único tubo que compreende o **espaço morto anatômico** (V_D) (Figura 4.2). O V_D normalmente é de ~2 mL/kg de peso corporal ideal, ou cerca de 160 mL em um adulto normal. Na Figura 4.1, o parênquima pulmonar onde ocorre a difusão é mostrado como um compartimento contíguo, o **volume de gás alveolar** (V_A), nesse caso de 3 L. O **volume corrente** (*tidal*, V_T) é definido como o volume total de uma inspiração típica, mas é evidente que apenas uma parte de cada respiração alcança o parênquima, enquanto o restante ocupa o V_D. Assim, no exemplo em que V_D = 160 mL, apenas 440 mL de um V_T de 600 mL chegam aos alvéolos do parênquima pulmonar, ou 740 mL de um V_T de 900 mL. Além disso, **ventilação total**, $\dot{V}_E$ (L/min), é definida como o produto de V_T pela **frequência respiratória**, f (respirações/min). Usando-se os dados da Figura 4.1, $\dot{V}_E$ = 9 L/min (= 0,60 L/respiração · 15 respirações/min). Em consequência, a **ventilação alveolar**, $\dot{V}_A$ (L/min), iguala-se a (V_T – V_D) · f. Usando-se os volumes da Figura 4.1, pode-se deduzir que, com uma f = 15 respirações/min e um V_T = 0,60 L em repouso, a $\dot{V}_A$ resultante de 6,6 L/min irá trocar um V_A de 3 L cerca de duas vezes a cada minuto.

>> CORRELAÇÃO CLÍNICA 4.1

Praticamente todos os pacientes que precisam de **ventilação mecânica** terão um aumento no espaço morto, devido ao volume acrescentado de tubos endotraqueais, valvas e equipamentos necessários para se usar o ventilador com eficiência.

Com base na morfometria do tecido pulmonar, o **volume alveolar capilar** (V_C) talvez contenha 70 a 100 mL de sangue a qualquer momento. Como o débito cardíaco basal

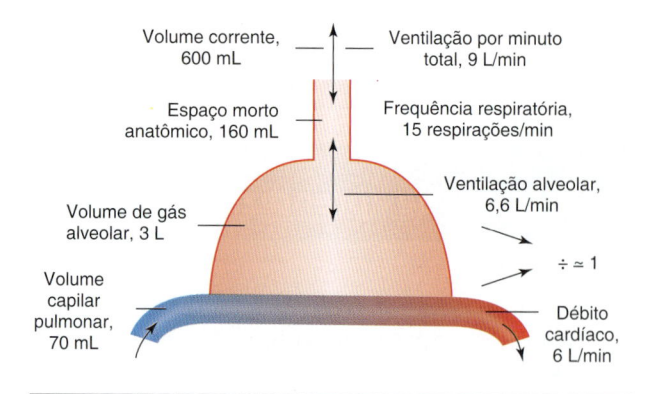

FIGURA 4.1 Diagrama dos volumes e fluxos sanguíneos pulmonares típicos. Ocorre variação considerável em torno desses valores devido à idade, ao sexo e ao tamanho do corpo do indivíduo. *Modificada de West.* Respiratory Physiology – the Essentials. 6th ed. Williams & Wilkins; 2005.

($\dot{Q}$) é de ~6 L/min, o V_C do indivíduo costuma ser substituído por sangue venoso misto via arteríolas pulmonares, pelo menos uma vez por segundo em repouso [(6.000 mL/min)/70 mL] e mais frequentemente durante exercício. Portanto, os eritrócitos gastam menos de um segundo atravessando um capilar pulmonar que esteja fechado o suficiente para o ar alveolar, de modo que possa ocorrer a troca de gás por difusão. Pode-se estimar também que, no caso de um pulmão em condições ótimas, com arquitetura homogênea do ápice até a base, a **proporção entre ventilação e perfusão**, $\dot{V}_A/\dot{Q}$, é de ~1 (i.e., 6,6 L/6 L). Será visto no Capítulo 8 se realmente ocorre uma proporção ideal de $\dot{V}_A/\dot{Q}$ de 1 no pulmão normal.

A maioria dos volumes pulmonares é medida diretamente pela **espirometria**, aparelho que originalmente consiste em uma cúpula invertida vedada e à prova d'água com 100% de O_2, a partir da qual o indivíduo respira por uma peça bucal (máscara), prendendo o nariz (Figura 4.3). À medida que o ar se move para dentro e para fora da cúpula, traçados de uma caneta registram as alterações de volume, mesmo que o CO_2 expirado seja aprisionado quimicamente em um recipiente interno contendo cal. Assim, o declínio eventual na altura da cúpula (superposto ao movimento respiratório da caneta) reflete o $\dot{V}O_2$. A espirometria rotineira fornece vários volumes pulmonares, mais a taxa funcional de $\dot{V}_E$ e $\dot{V}O_2$.

A maioria dos volumes espirométricos é autoexplicativa. **Capacidade** é a soma de dois ou mais volumes. Após uma expiração normal, a quantidade de gás que permanece nos pulmões é denominada **capacidade residual funcional (CRF)**, um valor de referência importante e ponto de partida padrão para outras estimativas da função pulmonar. À exalação forçada da maior quantidade possível de gás além de um V_T normal, observa-se que a CRF na verdade é a soma do **volume de reserva expiratório (VRE)** mais o **volume residual, VR**. Portanto, o VR é um gás que não pode ser expirado dos pulmões, desde que a parede torácica e o diafragma estejam intactos. Então, à inspiração máxima após o término de uma inspiração normal, utiliza-se o **volume de reserva inspiratório (VRI)** para alcançar a **capacidade pulmonar total (CPT)**. Começando nela e exalando

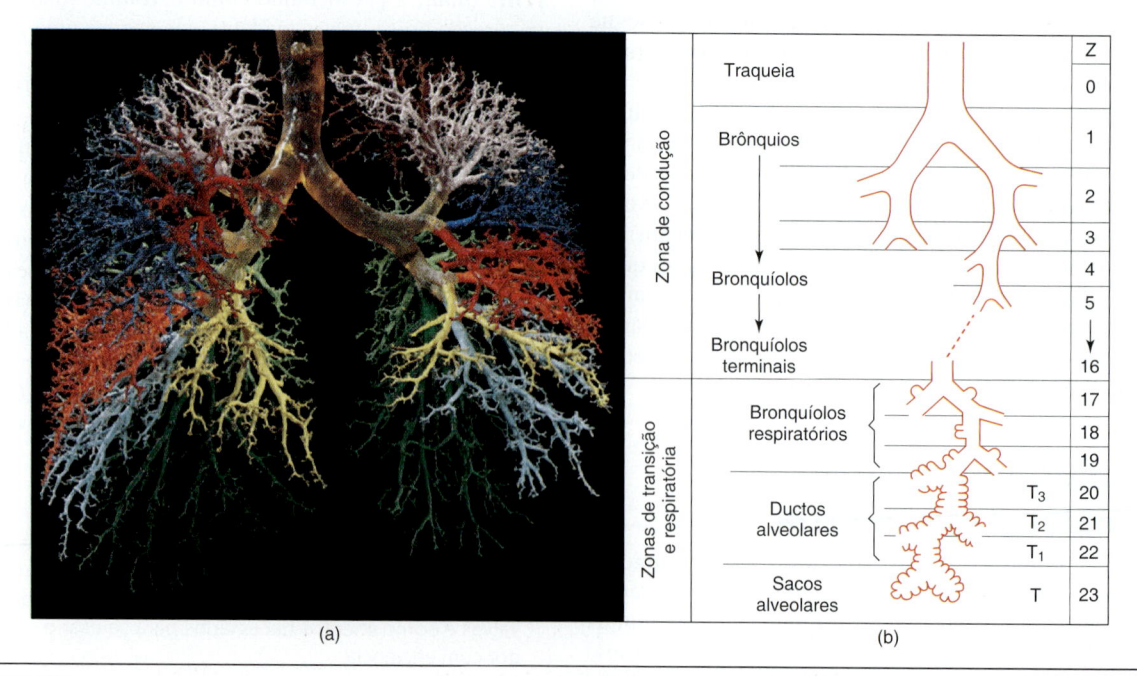

FIGURA 4.2 Vista real e esquemática do V_D do espaço morto anatômico. (a) Modelo de corrosão preservando as primeiras 10 a 12 gerações de ramificações dicotômicas das vias aéreas humanas. O tecido pulmonar circundante foi dissolvido com álcali após o plástico líquido instilado nas vias aéreas ter enrijecido. (b) Diagrama das vias aéreas que terminam nos alvéolos verdadeiros; a estimativa de 22 a 23 ramificações foi feita pela primeira vez por Ewald Weibel, em 1962. (a): *De Fox.* Human Physiology, 10th ed.; 2008. (b): *De West.* Respiratory Physiology – the Essentials. 6th ed. Williams & Wilkins; 2005.

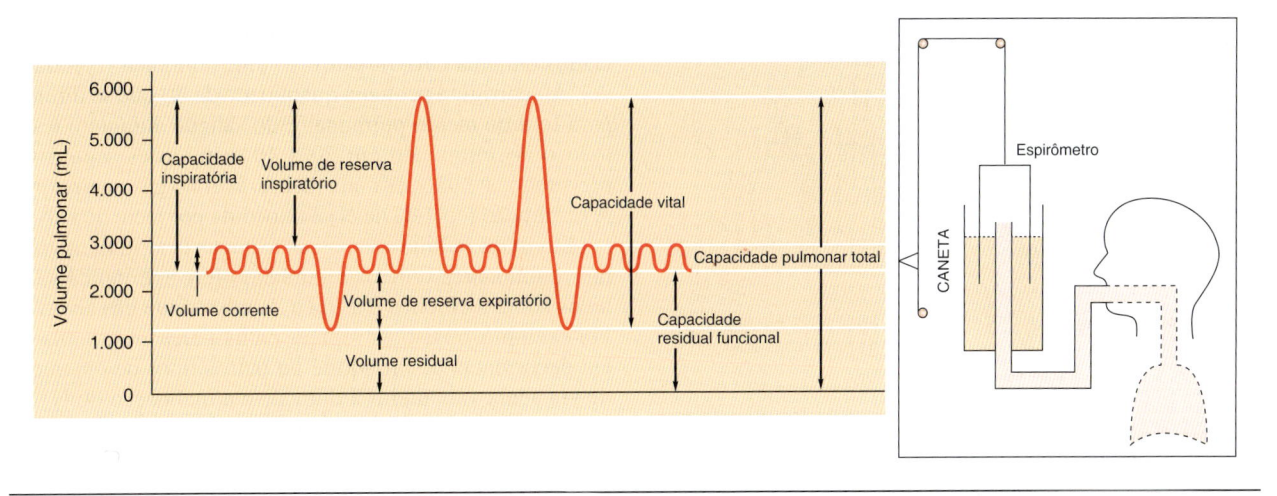

FIGURA 4.3 Volumes pulmonares registrados por espirometria. Notar que a capacidade residual funcional, **CRF**, e o volume residual, **VR**, não podem ser medidos diretamente apenas com esse aparelho. **VRI** e **VRE** são os volumes de reserva inspiratório e expiratório, respectivamente. À esquerda: de Fox. Human Physiology, 11th ed.;2009.

o máximo até o VR, é alcançada a **capacidade vital (CV)** normal. É comum pedir às pessoas para fazer esse esforço expiratório máximo o mais rapidamente possível (CPT → VR), para medir-se o tempo em segundos necessário para expelir sua **capacidade vital forçada (CVF)** ou **volume expiratório forçado (VEF)**. Como será visto no Capítulo 6, a medida cuidadosa do tempo necessário para completar uma manobra de VEF pode dar uma estimativa objetiva da gravidade de muitos distúrbios pulmonares. Todos os termos e abreviaturas apresentados nesta seção são usados na prática clínica e devem ser relembrados (Tabela 4.1).

Como o volume residual não pode ser exalado, o VR e as capacidades críticas como a CRF e a CPT, que o incluem, não podem ser medidos apenas por espirometria. No entanto, vários procedimentos não invasivos estimam o VR ou, mais corretamente, medem a CRF, de modo que o VR seja obtido subtraindo-se o VRE da CRF. A técnica de **diluição com hélio** funciona porque gases inertes têm baixa solubilidade aquosa e não são absorvidos com rapidez a partir dos espaços aéreos alveolares nos líquidos e tecidos circundantes. Uma F_{He} baixa misturada com O_2 (p. ex., 0,8%/99,2%) é inspirada a partir de um espirômetro pelo indivíduo que estava respirando ar ambiente até o teste começar, por uma valva lateral (Figura 4.4). À medida que o indivíduo faz uma pausa na CRF, a valva é virada e a mistura de He/O_2 entra em seus pulmões. Depois de 2 a 3 minutos de uma nova respiração, resulta uma F_{He} mais baixa dentro de todo o sistema (V_1, o espirômetro, + V_2, a CRF do paciente). Usando-se essa F_{He} de equilíbrio, o volume total do sistema é computado por aplicação algébrica simples e presumindo a conservação de massa [$F_1 \cdot V_1 = F_2 (V_1 + V_2)$]. A acurácia dessa medida do VR depende de se iniciar o teste com uma CRF reproduzível, tendo-se também uma medida acurada do VRE.

Tabela **4.1** Termos usados para descrever os volumes e as capacidades pulmonares

Termo	Definição
Volumes Pulmonares	Os quatro componentes da capacidade pulmonar total que não se superpõem
Volume corrente	Volume de gás inspirado ou expirado em um ciclo respiratório não forçado
Volume de reserva inspiratório	Volume máximo de gás que pode ser inspirado durante a respiração forçada, além do volume corrente
Volume de reserva expiratório	Volume máximo de gás que pode ser expirado durante a respiração forçada, além do volume corrente
Volume residual	Volume de gás que fica nos pulmões após uma expiração máxima
Capacidades Pulmonares	Medidas que são a soma de dois ou mais volumes pulmonares
Capacidade pulmonar total	Quantidade total de gás nos pulmões após uma inspiração máxima
Capacidade vital	Quantidade máxima de gás que pode ser expirada após uma inspiração máxima
Capacidade inspiratória	Quantidade máxima de gás que pode ser inspirada após uma expiração corrente normal
Capacidade residual funcional	Quantidade de gás que fica nos pulmões após uma expiração corrente normal

De Fox. Human Physiology, 10th ed. 2008.

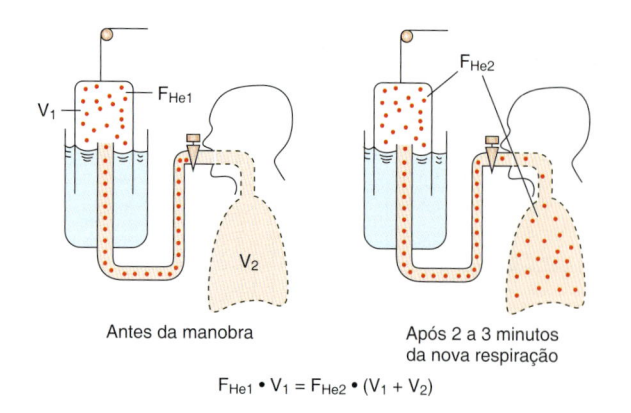

FIGURA 4.4 Como outros gases inertes, o He difunde-se lentamente dos espaços aéreos alveolares para o sangue capilar pulmonar. Sua diluição nos 2 a 3 primeiros minutos de uma nova respiração será uma estimativa de um volume recebido desconhecido, V_2, aqui igual à CRF de um indivíduo.

$$F_{He1} \cdot V_1 = F_{He2} \cdot (V_1 + V_2)$$

▶▶ CORRELAÇÃO CLÍNICA 4.2

A baixa solubilidade tecidual de um gás inerte como o He torna-o um candidato atraente para substituir o N_2 nos tanques de mergulhadores. As **misturas Heliox** eliminam o risco de narcose pelo nitrogênio durante mergulhos prolongados e reduzem a necessidade de ascensão lenta para evitar a doença da descompressão. Entretanto, a raridade e o alto custo do He colocam essa possibilidade fora do alcance da maioria dos mergulhadores amadores. Ver no Capítulo 13 mais detalhes sobre a respiração em aparelhos de mergulho.

Outra técnica para medir a CRF e, portanto, o VR consiste em fazer um indivíduo que esteja respirando ar usar um espirômetro com 100% de O_2. À medida que se assegura a respiração com O_2, o N_2 no V_D e no V_A do indivíduo é "lavado" e quantificado pelo espectrômetro de massa (Figura 4.5). O teste de lavagem do nitrogênio também é iniciado com uma CRF ou outro volume pulmonar reproduzível. Ao corrigir a pequena quantidade de N_2 que se difunde para fora do tecido pulmonar e do sangue durante o teste, todo o N_2 eliminado em 20 a 40 respirações seguidas é registrado, até não ser mais mensurável no gás expiratório. A respiração repetida de N_2 é impedida por meio de valvas.

Em mãos habilidosas, essas técnicas determinam volumes pulmonares críticos e também oferecem indícios clínicos sobre a cinética e a troca da mistura de gás alveolar. Por exemplo, quaisquer regiões pulmonares mal ventiladas em decorrência de bronquite ou outros tipos de obstrução de via aérea vão alterar a duração e a inclinação do N_2 lavado de maneiras que se correlacionam com a gravidade da doença. Os procedimentos também proporcionam dados objetivos para avaliar a utilidade clínica dos esquemas terapêuticos, a adequação das doses de medicamentos, a obediência do paciente às prescrições, entre outros. A maioria das técnicas sofisticadas para medir a CRF e o VR, como a pletismografia, é mais acurada ou fácil e será discutida no Capítulo 16.

▶▶ CORRELAÇÃO CLÍNICA 4.3

A espirometria contemporânea feita em consultório utiliza um fluxômetro bem calibrado e máscara descartável conectada por tubo flexível a um computador portátil (*laptop*) que contém arquivados os algoritmos que preveem os volumes pulmonares com base na massa, no sexo do indivíduo, em sua idade e até na etnia. Tais dispositivos são fáceis de usar e confortáveis para o paciente, mas precisam ser calibrados pelos fabricantes, ao contrário dos dispositivos clássicos em forma de cúpula invertida, que ainda representam o "padrão-ouro" entre os profissionais especializados. Em geral, **provas da função pulmonar** (PFPs) mais extensas, inclusive o procedimento de diluição com He para avaliar o VR, só estão disponíveis nos laboratórios específicos de PFP de grandes hospitais.

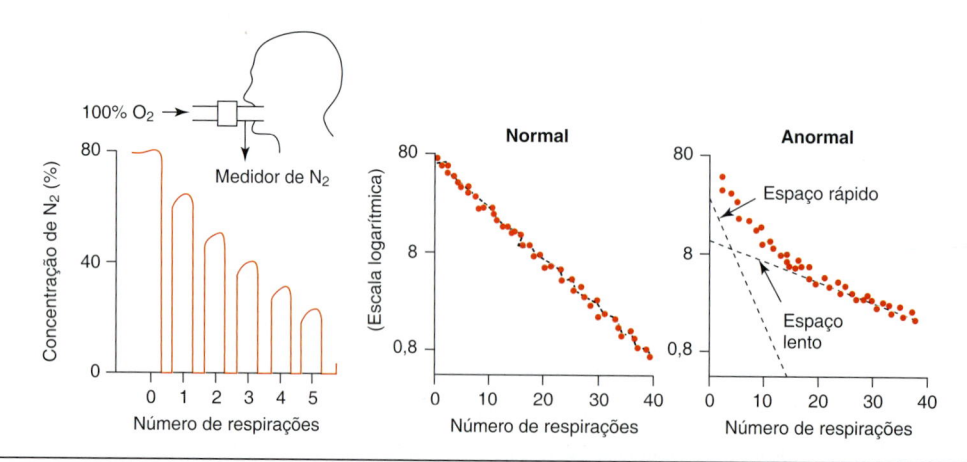

FIGURA 4.5 A lavagem do N_2 quando indivíduos que estejam respirando ar começam a inspirar 100% de O_2 normalmente é linear pelo número de respirações em um gráfico semilogarítmico. A lavagem começa não linear se ocorrer ventilação desigual em algumas regiões pulmonares. *De West. Respiratory Physiology – the Essentials.* 6th *ed. Williams & Wilkins; 2005.*

Gradientes de pressão, movimento do ar e o trabalho respiratório

Como outros fluidos, o ar move-se dentro das vias aéreas e dos alvéolos do sistema respiratório a partir de regiões de alta pressão para as de pressões mais baixas ou negativas. As pressões típicas nas vias aéreas durante um ciclo respiratório normal estão na Figura 4.6, bem como os volumes e as taxas de fluxo resultantes. Na CRF com a glote aberta e nenhum esforço ventilatório, **pressão intratecal (P_{IT}) = pressão alveolar (P_A)**, e ambas igualam-se à pressão atmosférica, P_B. Assim, nenhum movimento de ar ocorre. No entanto, na mesma CRF, a **pressão intrapleural (P_{IP})** normal entre a pleura parietal e o lado interno na caixa torácica e a pleura visceral que cobre a parte externa das superfícies pulmonares é ligeiramente negativa com relação à atmosférica, cerca de –5 cm de H_2O. Essa P_{IP} negativa reflete o vácuo parcial gerado na interface pleural cheia de líquido pelos pulmões tentando recolher-se para dentro e para fora da parede torácica mais rígida e do diafragma. No diagrama da referida figura, notar que a P_{IP} aproximada é determinada por um cateter com balão avançado para baixo do esôfago colapsado, até que o balão fique adjacente ao coração e aos principais vasos torácicos. O esôfago vazio experimenta as mesmas forças de distensão e compressão exercidas pelos pulmões, pela parede torácica e pelo diafragma que o parênquima pulmonar circundante e as vias aéreas. A capacidade dos pulmões sadios amadurecidos de colapsar espontaneamente na direção da traqueia deve-se às forças de **recuo do tecido elástico** geradas pelo colágeno do parênquima, pela elastina e por elementos musculares lisos, mais o **recuo da tensão superficial** dentro dos espaços alveolares na interface do ar com líquido. Ambas as forças de recuo são propriedades inerentes de pulmões normais com ventilação corrente dentro da parede torácica fechada (Capítulo 5). Como tal, não se modificam com a velocidade da ventilação e são consideradas de maneira coletiva os **elementos estáticos da resistência e da complacência pulmonar**. Esse assunto será retomado várias vezes, em particular quando forem abordados o surfactante pulmonar e as doenças pulmonares intersticiais (Capítulos 5 e 24).

Como a inspiração começa a partir da CRF (Figura 4.7, ponto A), o aumento torácico amplia a abertura do parênquima pulmonar, que resiste a tal insuflação por causa de seu tecido elástico e das forças de recuo da tensão superficial. Em consequência, ante qualquer insuflação que ocorra, a P_{IP} precisa tornar-se mais negativa que a CRF para superar essas forças de recuo que se contrapõem à distensão. Se a P_{IP} ficar mais negativa, então haverá uma queda transitória na P_{IT} e na P_A abaixo da P_B, e o ar inspirado irá rapidamente para os pulmões, para

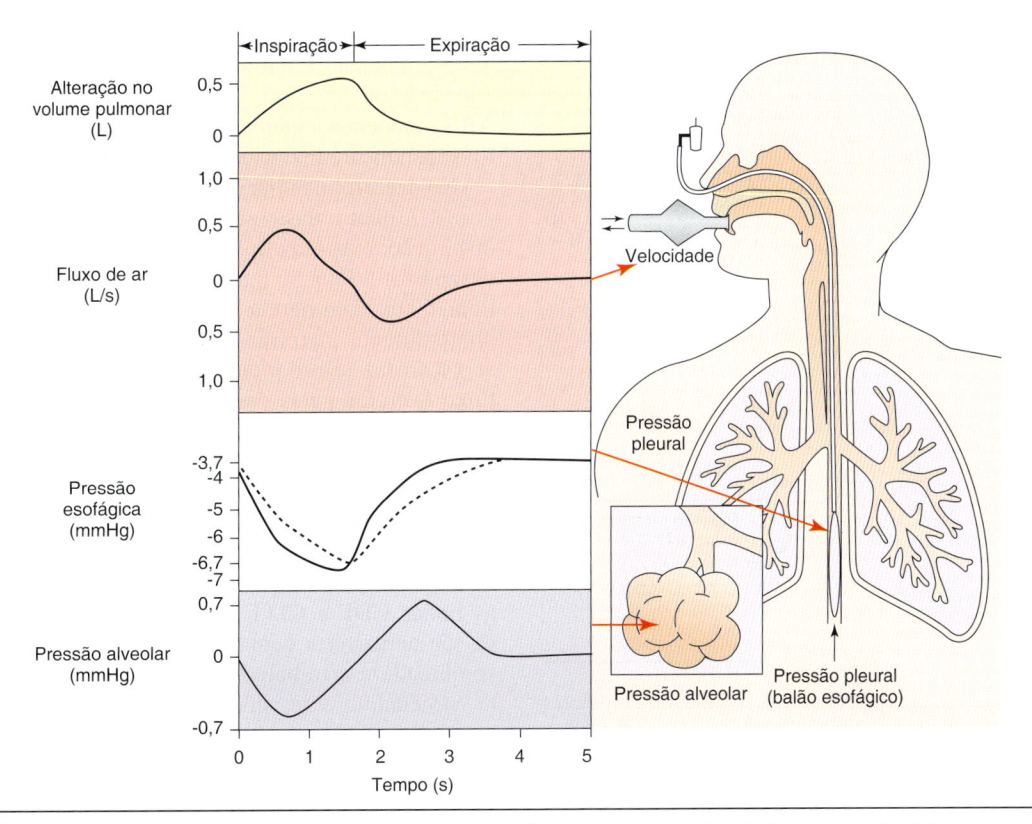

FIGURA 4.6 O ar inspirado entra nos pulmões graças aos pequenos gradientes negativos da P_{IT} e da P_A, criados pelo diafragma e pelos músculos respiratórios associados. Aí, usa-se a pressão esofágica para estimar a P_{IP} entre a parede torácica interna e a superfície pulmonar externa, causada pela contração desses músculos. *De Berne and Levy.* Principles of Physiology; *2000.*

compensar essas pressões subatmosféricas nas vias aéreas e alveolares.

Agora imaginando que, em condições ideais, um indivíduo tem o tempo desejado para fazer uma inspiração, em tal circunstância os pulmões se encheriam tão devagar que sua **resistência dinâmica de via aérea** ao movimento do gás através deles seria desprezível. Nesse caso ideal, a P_{IP} fica mais negativa, o suficiente para estirar os pulmões contra as forças estáticas de recuo, e segue a linha ideal ABC da Figura 4.7. Portanto, essa linha descreve a força que precisa ser aplicada e o **trabalho respiratório** necessário para superar as resistências estáticas do recuo do tecido e da superfície elástica.

Como é preciso que ocorram inspirações com alguma velocidade, a resistência dinâmica da via aérea nunca é desprezível e, inevitavelmente, acrescenta-se ao trabalho da respiração (Capítulo 6). Para superar a resistência dinâmica da via aérea, a P_{IP} precisa tornar-se ainda mais negativa, enquanto o gás na verdade está se movimentando através das vias aéreas, seguindo a linha AB'C. Assim, a região sombreada entre ABC e AB'C representa a P_{IP} negativa adicional aplicada e o trabalho extra da respiração necessários para movimentar o gás através das vias aéreas que resistem à entrada do gás inspirado, mas felizmente não a impedem. Em pulmões sadios com vias aéreas sem obstrução e níveis baixos de $\dot{V}_E$, essa área sombreada pode ser muito pequena e o trabalho total da respiração é modesto, talvez 10% do $\dot{V}_{O_2}$ de um indivíduo em repouso. Quando o diâmetro de uma via aérea está comprometido (p. ex., por asma) ou a demanda ventilatória é grande (p. ex., durante exercício), contudo, a área sombreada irá aumentar e refletir um aumento desproporcional no trabalho da respiração. Na verdade, o trabalho ventilatório em tais circunstâncias pode tornar-se uma fração anormalmente grande do $\dot{V}_{O_2}$ total e contribuir para a sensação de respiração forçada (**dispneia**) e até mesmo ocasionar **fadiga do músculo respiratório**. Também se pode observar que, com qualquer V_T, a linha AB'C será mais negativa e irá mostrar concavidade para cima, de modo a atingir taxas iguais de fluxo à medida que a resistência nas vias aéreas aumenta.

Antes da discussão sobre as curvas de P_{IT} e P_{IP} durante a expiração, notar a situação na pausa após a inspiração, quando o volume pulmonar = CRF + V_T. Esse instante de fluxo zero irá ocorrer se não houver gradiente entre a P_{IT} e a P_{IP} e a glote permanecer aberta. Apesar da ausência momentânea de fluxo de ar, a P_{IP} continua mais negativa, pois o trabalho inspiratório do indivíduo precisa manter o volume torácico contra as forças de recuo contínuas da elasticidade tecidual e da tensão superficial. Notar também que, com todas as inspirações terminando no mesmo volume pulmonar, a P_{IP} medida na pausa inspiratória será a mesma, qualquer que seja a forma da linha inspiratória AB'C e independentemente da resistência na via aérea que foi superada durante a inspiração precedente.

No decorrer de uma expiração normal mostrada na Figura 4.7, quatro das cinco curvas espelham aquela para a inspiração, exceto pelo fato de que a P_A e a P_{IT} precisam ultrapassar a P_B para que ocorra a expiração. Notar que a linha CDE ideal para a P_{IP} é mais negativa em qualquer ponto durante a expiração que a linha CD'E real. Tal observação faz sentido, devido à resistência não trivial ao fluxo exercida pelas vias aéreas durante a expiração: ao exalar, o indivíduo precisa exercer força adicional para superar a resistência dinâmica, a menos que a expiração possa durar muito tempo. Esse esforço expiratório adicional é evidente à medida que o aumento de pressão está sendo aplicado pela caixa torácica sobre os pulmões. Por analogia com a situação durante a inspiração, a área entre as linhas CDE e CD'E é pequena quando a resistência da via aérea ou a demanda ventilatória é baixa. A área sombreada e o trabalho da respiração que ela representa aumentarão a resistência da via aérea ou a demanda metabólica aumenta. Além disso, a forma da linha CD'E real torna-se mais convexa, à medida que a resistência dinâmica da via aérea aumenta. Esse fenômeno pode ocasionar um aprisionamento de gás periférico que aumenta a CRF em pacientes com doenças pulmonares obstrutivas (Capítulos 21 e 22).

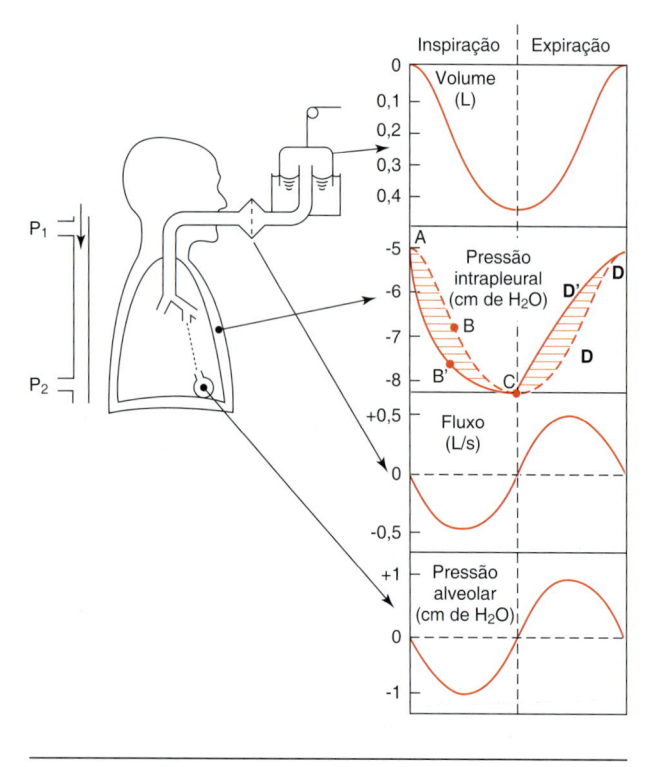

FIGURA 4.7 Alterações da pressão durante um único ciclo respiratório. Se a resistência da via aérea for 0, então a P_{IP} segue a linha ABC, para superar as propriedades elásticas estáticas de recuo do pulmão. A resistência dinâmica da via aérea é responsável pelo tamanho da área mostrada e reflete trabalho adicional da respiração entre as linhas ABC e AB'C. De West. Respiratory Physiology – the Essentials. 6th ed. Williams & Wilkins; 2005.

Em termos estritos, as diferenças entre a P_{IP} ideal e a real (Figura 4.7) não são atribuíveis apenas à resistência dinâmica da via aérea. Uma fração da resistência à respiração (talvez 5 a 10%) deve-se à **dragagem de tecido viscoso**, o movimento de atrito insuficiente dos lobos pulmonares entre si e as paredes torácicas. Todavia, esse ponto de acurácia não deve afastar da mensagem básica de que o aumento das áreas sombreadas nos estados mórbidos deve-se quase totalmente ao aumento da resistência dinâmica da via aérea.

> ▶▶ CORRELAÇÃO CLÍNICA 4.4
>
> Pacientes que se queixam de **dor torácica pleurítica** durante a respiração podem ter um aumento da dragagem de tecido viscoso e do atrito pulmonar, por causa de vários processos patológicos, como derrames intratorácicos, massas neoplásicas envolvendo a parede torácica e aderências inflamatórias focais.

Efeitos cardiovasculares do trabalho ventilatório

As forças expansivas e compressivas da ventilação normal também exercem efeitos importantes sobre o fluxo sanguíneo pulmonar. As forças inspiratórias promovem o enchimento dos capilares pulmonares, tanto pelo aumento no volume pulmonar como pela redução transitória na P_A que circunda tais capilares. Em geral, esses efeitos são revertidos durante a expiração normal, sendo revistos quando for abordada a circulação pulmonar (Capítulo 7). Agora, é importante ressaltar que esses efeitos dinâmicos da respiração podem ser radicalmente alterados pela ventilação com pressão positiva. A mesma P_{IT} positiva que precisa ser aplicada para abrir e ventilar os alvéolos reduz o volume sanguíneo capilar pulmonar e a perfusão pela compressão vascular. Portanto, tais manobras ventilatórias tanto implicam risco como benefício, como será comentado no contexto do tratamento de pacientes com **lesão pulmonar aguda (LPA)** e a **síndrome da distrição respiratória aguda (SDRA)** (Capítulos 28 e 30).

Bibliografia comentada

1. Weibel ER. Design and morphometry of the pulmonary gas exchanger. In: Crystal RG & West JB, eds. *The Lung: Scientific Foundations*. Raven Press; 1991. *Resumo excelente do campo da morfometria feito por seu criador, refletindo mais de 30 anos de sua percepção e perspectiva.*

2. West JB. *Respiratory Physiology – the Essentials*. 6th ed. Williams & Wilkins; 2005. Trabalho mais sucinto e de fácil leitura sobre os fundamentos da fisiologia pulmonar.

ESTUDO DE CASOS E PROBLEMAS PRÁTICOS

CASO 4.1 Um rapaz não fumante com 15 anos faz uma espirometria de rotina, exigida pelo time de basquete de sua escola. Ele tem 1,90 m de altura e pesa 82 kg. A prova de função pulmonar (PFP) em um laboratório da clínica forneceu os seguintes resultados: capacidade vital forçada (CVF) = 4,40 L; capacidade residual funcional (CRF) = 3,12 L; volume corrente (V_T) = 0,76 L; volume de reserva expiratório (VRE) = 1,77 L. Quais são o volume residual (VR) e a capacidade pulmonar total (CPT) esperados?

CASO 4.2 Um homem com 81 anos e respiração forçada rápida foi avaliado no laboratório de PFP, encontrando-se o seguinte: CVF = 3,70 L; VR = 2,95 L; VRE = 0,50 L; VRI = 2,70 L. Quais são a capacidade pulmonar total, CPT, e a capacidade residual funcional, CRF (em L)?

CASO 4.3 Uma mulher não fumante com 26 anos tem 1,65 m de altura e pesa 53 kg. Ela obtém sua espirometria de rotina para seu exame médico anual exigido pela empresa em que trabalha, uma serraria. Iniciando com sua CRF, ela começa respirando 9 L de um espirômetro que contém uma concentração fracionada inicial de He (F_{He}) = 0,0087 (O_2 em equilíbrio). A F_{He} em equilíbrio no espirômetro dois minutos depois é de 0,0065. Qual sua CRF estimada?

CASO 4.4 Uma menina com 11 anos e asma contínua sente dor ao respirar, em particular quando corre fora de casa. Antes de decidir ajustar as medicações da menina, seu médico obtém os seguintes dados da PFP feita em um laboratório pediátrico usando um espirômetro de 6 L: [He] inicial = 0,0519 (O_2 em equilíbrio) com a paciente em CRF; [He] estática após três minutos = 0,0112. Supondo um VRE = 0,55 L, qual o VR (em L)?

CASO 4.5 Uma mulher não fumante com 38 anos queixa-se de dificuldade respiratória há duas semanas e é avaliada em um laboratório que faz PFP. Ela tem 1,50 m de altura e pesa 85 kg. Ao ar ambiente (20,9% de O_2/79% de N_2), seus dados espirométricos são: CVF = 2,83 L; VRI = 1,60 L; V_T = 0,60 L; f = 19/min. Enquanto na CRF, ela é colocada para respirar 100% de O_2, resultando em uma lavagem cumulativa de N_2 nos três minutos seguintes = 1,91 L. Quais sua CPT e seu VR?

CASO 4.6 Um homem não fumante, com 46 anos, é encaminhado diretamente do trabalho para uma clínica local após sibilâncias repetidas e dor torácica sempre que estaciona perto da fábrica de tinta epóxi em que trabalha. Seus dados espirométricos de rotina incluem: CVF = 3,13 L; VRI = 1,62

L; VRE = 0,74 L; V_T = 0,77 L; f = 15/min. Enquanto em CRF, é colocado para respirar ar ambiente com 100% de O_2, resultando em uma recuperação cumulativa de N_2 = 2,66 L em 4,5 minutos. Qual seu VR (em L)?

CASO 4.7 Uma mulher com 31 anos sem antecedentes de doença pulmonar obtém a espirometria de rotina antes de começar a trabalhar em uma indústria têxtil. O laboratório de PFP utiliza um pletismógrafo corporal total e um cateter com balão esofágico para estimar os volumes pulmonares, a P_{IT}, a P_A e a P_{IP} durante várias manobras ventilatórias. Com que volume pulmonar sua P_{IP} seria mais positiva?

a) Próxima de sua capacidade pulmonar total (CPT).
b) Em repouso com sua capacidade residual funcional (CRF).
c) À medida que seu volume de reserva expiratório (VRE) fosse alcançado.
d) Com volume pulmonar igual a CRF – VR.
e) Próxima de seu volume residual (VR).

Soluções para o estudo de casos e problemas práticos

CASO 4.1 Lembrar as duas equações relevantes necessárias:

CRF = VRE + VR e CPT = CVF + VR

Rearranjar os termos e resolver para o VR:

VR = CRF – VRE = 3,12 L – 1,77 L = 1,35 L

Usar o VR calculado para resolver a CPT:

CPT = 4,40 L + 1,35 L = 5,75 L

Tanto o VR como a CPT estão dentro dos parâmetros normais para rapazes dessa idade e do tamanho dele.

CASO 4.2 Lembrar que:

CPT = CVF + VR e, portanto, CPT = 3,70 L + 2,95 L = 6,65 L

E lembrar também que:

CRF = VRE + VR e, portanto, CRF = 0,50 L + 2,95 L = 3,45 L

CASO 4.3 Lembrar a equação relevante para a diluição do He:

$F_1 \cdot V_1 = F_2 \cdot (V_1 + V_2)$, onde V_2 é a CRF do indivíduo

Rearranjar os termos e substituir:

$V_2 = [(F_1 \cdot F_1)/C_2] - V_1$

$V_2 = [(0,0087 \cdot 9)/0,0065] - 9 = 12,05\ L - 9\ L = 3,05\ L$

Uma análise dos volumes pulmonares previstos indicaria que uma CRF = 3,05 L é grande para uma mulher desse tamanho, sugerindo que ela tem um VR elevado.

CASO 4.4 Lembrar a equação necessária para o procedimento de diluição do He:

$C_1 \cdot V_1 = C_2 \cdot (V_1 + V_2)$, onde V_2 = CRF

$V_2 = [(C_1 \cdot V_1)/C_2] - V_1 = [(0,0159 \cdot 6\ L)/0,0112] - 6\ L$

CRF = 8,52 – 6 = 2,52 L

Lembrar que:

CRF = VRE + VR e, portanto, VR = CRF – VRE

VR = 2,52 L – 0,55 L = 1,97 L

O VR sugere aprisionamento significativo de gás devido a broncoconstrição.

CASO 4.5 Computar a CRF da paciente a partir dos dados de seu N_2 lavado:

CRF = 1,91 L/0,79 (lembrar: todo N_2 originado de sua CRF)

CRF = 2,42 L

Computar a CPT lembrando que:

CPT = CRF + V_T + VRI = 2,42 L + 0,60 L + 1,60 L = 4,62 L

Rearranjar outra equação para encontrar o VR:

VR = CPT – CVF = 4,62 L – 2,83 L = 1,79 L

A CPT pequena calculada e o VR grande nessa paciente sugerem aprisionamento de gás periférico; o VRE é de apenas 0,63 L.

CASO 4.6 Computar a CRF do homem a partir dos dados da lavagem de N_2:

CRF = 2,66 L do N_2 recuperado/0,79 = 3,37 L

Resolver para o VR usando esse valor para a CRF:

VR = CRF – VRE = 3,37 L – 0,74 L = 2,63 L

O VR grande e o VRE pequeno sugerem broncoconstrição, talvez em decorrência da exposição a fumaça ou material particulado relacionada com o trabalho.

CASO 4.7 A resposta mais correta é e.

As pessoas que tentam esvaziar os pulmões completamente até o VR exercem força considerável para dentro pela parede torácica e pelo diafragma. Isso é percebido como uma pressão fortemente positiva tanto no espaço intrapleural quanto no esôfago, sendo monitorado no indivíduo como um substituto para a P_{IP} da paciente.

Capítulo 5

Biologia do surfactante e complacência pulmonar

ANDREW J. LECHNER, PhD
MARY M. MAYO, PhD

Objetivos de aprendizagem

O leitor deverá:
- Definir a complacência pulmonar estática, conforme determinada usando-se pulmões excisados insuflados por pressão negativa.
- Distinguir entre as forças de recuo do tecido elástico e as da tensão superficial, bem como interpretar as curvas de histerese obtidas durante insuflações pulmonares com ar, solução fisiológica ou ar após lavagem com solução fisiológica.
- Resumir a origem, a localização celular e os constituintes primários do surfactante pulmonar.
- Descrever os principais métodos laboratoriais para análise do líquido amniótico quanto ao surfactante pulmonar, inclusive os valores para o índice de estabilidade da espuma, o ensaio por polarização fluorescente e a proporção entre lecitina e esfingomielina.

Introdução

Os pulmões normalmente resistem à sua própria expansão durante a inspiração mediante as forças de recuo direcionadas para dentro, que os colapsaria se deixadas sem oposição pela parede torácica e pelo diafragma, que determinam o recuo para fora. Assim, o volume pulmonar no final da expiração e com a glote aberta à pressão atmosférica representa o ponto de equilíbrio dessas forças de direção oposta, tendo sido definido previamente como capacidade residual funcional (CRF). A discussão a seguir resumirá os aspectos do tecido pulmonar sadio que proporcionam seu recuo elástico inerente e o papel que o surfactante pulmonar desempenha na modulação de tal elasticidade, de modo que a respiração possa ser efetiva e viável em termos energéticos.

Propriedades elásticas do tecido pulmonar

A descrição no Capítulo 4 do movimento de gás durante a ventilação introduziu o conceito de forças de recuo elásticas estáticas e da tensão superficial. Tais forças são visualmente evidentes em pulmões sadios excisados, que colapsam rapidamente até seu **volume mínimo**, se a parede torácica estiver aberta em contato com o ar externo, criando um **pneumotórax**. Tais pulmões normalmente retêm o ar apenas nas grandes vias aéreas e em poucos aglomerados nos alvéolos, tendo sofrido **atelectasia**. Os pulmões colapsados ficam suspensos pela traqueia dentro de um recipiente com vácuo, que pode ser evacuado para simular pressão intrapleural (P_{IP}) negativa *in vivo* (Figura 5.1). À medida que a pressão no recipiente fica mais negativa em pequenos incrementos estáveis, os pulmões "inspiram" ar e equilibram-se em um novo volume, até que a pressão no recipiente se altere outra vez. Dessa maneira em etapas, as alterações estáveis no volume pulmonar total por unidade de modificação na pressão são registradas quando não há resistência dinâmica da via aérea, sendo usadas para se calcular sua **complacência estática** ($\Delta V/\Delta P$).

Quando se aplica pressão negativa pela primeira vez aos pulmões colapsados, seus volumes não mudam, ou seja, sua complacência é zero. Então, à medida que os pulmões alcançam uma **pressão crítica de abertura (P_{CO})**, sua complacência aumenta rapidamente e eles enchem-se com facilidade. Portanto, a P_{CO} é a pressão mínima necessária para abrir ou recrutar alvéolos e pequenas vias aéreas que antes estavam atelectásicos. À medida que a pressão dentro do recipiente fica cada vez mais negativa (–20 a –30 cm de H_2O), o volume pulmonar aproxima-se do máximo, equivalente à capacidade pulmonar total (CPT) *in vivo*. Então, à medida que o vácuo é liberado lentamente em etapas até 0 cm de H_2O, ocorre a desinsuflação dos pulmões normais até o volume residual, VR. Um ciclo completo de enchimento e esvaziamento dos pulmões mostra que sua complacência estática ($\Delta V/\Delta P$) é máxima quando o volume pulmonar = 50 a 70% da CPT durante a insuflação *versus* 20 a 30% da CPT durante a desinsuflação. Além disso, é necessária uma pressão mais negativa para insuflar os pulmões até um volume que mantenha aquele durante a próxima desinsuflação. Essa discrepância entre a insuflação e a desinsuflação chama-se **histerese**, abrangendo uma área proporcional ao trabalho irrecuperável necessário durante a insuflação para superar as propriedades de recuo dos pulmões cheios de ar.

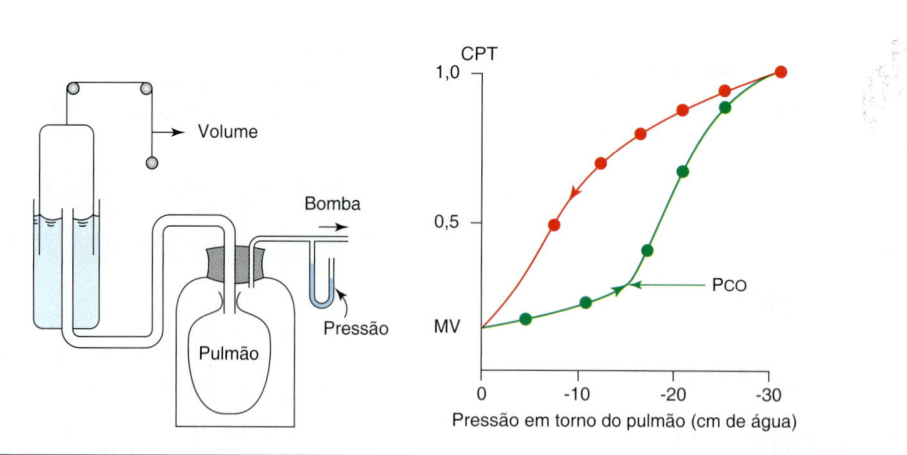

FIGURA 5.1 Curvas estáticas de pressão e volume de pulmões excisados, sendo mantida cada pressão "intrapleural" por alguns segundos antes de se medir o volume. As curvas não são lineares e aproximam-se da capacidade pulmonar total em pressões mais negativas. Ver mais detalhes no texto.

Que componente do recuo pulmonar estático causa histerese? A resposta pode ser encontrada repetindo-se a insuflação e a desinsuflação em etapas de pulmões excisados com **solução fisiológica normal** (**SFN**; NaCl a 0,9%) em vez de ar para encher as vias aéreas (Figura 5.2). Com isso obtém-se um par de curvas semelhante, mas não idêntico, ao da Figura 5.1. A primeira e mais óbvia diferença na complacência ΔV/ΔP entre pulmões preenchidos com solução fisiológica e o órgão cheio de ar é a necessidade de uma pressão menos negativa para alcançar a P_{CO} e em seguida a CPT, nesse exemplo sendo apenas –8 cm de H_2O da CPT com solução fisiológica, *versus* –20 cm de H_2O com ar. Na verdade, a P_{CO} não pode ser demonstrada realmente em pulmões preenchidos com solução fisiológica. A segunda diferença, qualquer que seja o local onde a complacência for medida, durante a insuflação e a desinsuflação, será sempre maior em pulmões preenchidos com solução fisiológica do que naqueles cheios de ar, ou seja, as curvas ΔV/ΔP são ascendentes. Uma terceira diferença é a histerese desprezível em pulmões preenchidos com solução fisiológica. Em termos energéticos, isso significa que praticamente todo o trabalho respiratório feito para insuflá-los é recuperado durante a desinsuflação, pois os pulmões preenchidos com solução fisiológica comportam-se mais como o modelo elástico ideal.

Quando esses pulmões lavados com solução fisiológica são reinsuflados para simulação das curvas de ΔV/ΔP originais de pulmões cheios de ar (Figura 5.2), ficam muito menos complacentes antes da lavagem, ou **"mais rígidos"**, no jargão da pneumologia. Como resultado, é preciso aplicar uma P_{IP} mais negativa para conseguir a P_{CO} e a CPT, o que vai requerer mais trabalho ventilatório. Igualmente significativo, pulmões lavados mostram mais histerese, refletindo o trabalho irrecuperável da respiração. A ventilação desses pulmões aumenta os riscos de ruptura pleural e fadiga de músculo respiratório, devido às altas pressões de insuflação necessárias para alcançar a CPT.

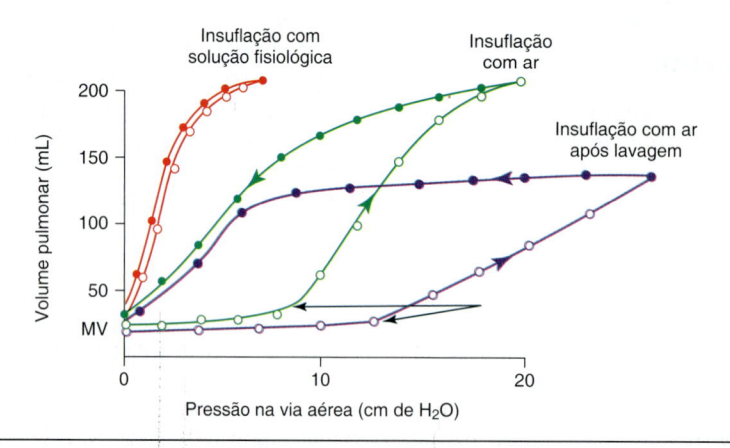

FIGURA 5.2 Curvas estáticas V/P de pulmões de um coelho preenchidos com solução fisiológica e nos mesmos pulmões lavados com solução fisiológica para remover-se o surfactante antes da reinsuflação com ar. Os círculos abertos correspondem à insuflação. Os pulmões preenchidos com solução fisiológica são mais complacentes (i.e., a ΔV/ΔP é maior) que aqueles cheios de ar e não mostram pressão de abertura crítica ou histerese; tanto pulmões preenchidos com solução fisiológica quanto pulmões preenchidos com ar são mais complacentes com menos histerese que aqueles lavados e então reinsuflados.

CORRELAÇÃO CLÍNICA 5.1

Os termos complacência, distensão e distensibilidade podem parecer sinônimos, mas clinicamente seus significados podem ser bastante diferentes. Uma analogia fácil pode ajudar. Um balão de borracha novo é distensível (expansível com ar ou líquido) e também complacente (suas paredes de borracha resistem à insuflação e ajudam na desinsuflação). Um saco de plástico de supermercado é distensível, mas não complacente. Um balão de borracha cheio e depois esquecido permanecerá distensível, porém ficará menos complacente à medida que suas paredes perderem a elasticidade. Certas doenças afetam os pulmões dessa maneira, notavelmente o **enfisema**, em que a elasticidade pulmonar é reduzida pelas proteases liberadas no parênquima alveolar pelos macrófagos residentes e neutrófilos recrutados (Capítulo 20). Os pulmões de pacientes com enfisema grave podem ser insuflados, mas não retêm o gás, mesmo durante um pneumotórax.

O que pode ser concluído a partir desses dados de $\Delta V/\Delta P$? Em primeiro lugar, a pressão trivial negativa e a pequena quantidade de energia necessária para insuflar o pulmão preenchido com solução fisiológica representam o esforço para superar apenas as **forças de retração do tecido elástico** do pulmão saudável, que contém colágeno abundante, elastina e fibras de músculo liso dentro das vias aéreas da zona de condução e do parênquima pulmonar. Em pulmões normais, a maior parte da energia aplicada para superar o recuo elástico tecidual durante a inspiração é recuperada durante a expiração. Em segundo lugar, a pressão maior e a energia necessárias para insuflar pulmões cheios de ar representam o trabalho adicional para superar as **forças de retração da tensão superficial** que existem na interface entre o ar alveolar e a fina camada de líquido que cobre as superfícies epiteliais úmidas e que tentam fazer pequenas bolhas de ar como os alvéolos cada vez menores. As forças de recuo da tensão superficial podem ser descritas pela **lei de Laplace** (Figura 5.3), que estabelece que:

$$\text{Pressão de insuflação} = (2 \cdot T)/r$$

onde T = tensão superficial do líquido e r = raio de uma curvatura da bolha.

Essa relação matemática prediz que, quando dois alvéolos adjacentes com raios idênticos estão conectados por uma via aérea comum, qualquer perturbação que torne o alvéolo um pouco menor do que seu vizinho irá iniciar o colapso espontâneo do alvéolo um pouco menor naquele ligeiramente maior. O alvéolo maior resultante fica então mais estável que antes, pois é necessária uma pressão mais baixa para mantê-lo aberto do que era antes para os menores.

O papel do **surfactante pulmonar** é evidente quando comparam-se as curvas de complacência de pulmões cheios de ar frescos e lavados (Figura 5.2). Esse produto secretado pelas células epiteliais do tipo 2 contém vários fosfolipídeos com esqueleto de glicerol, primariamente **DPPC** ou **lecitina**, e quatro apoproteínas associadas (Tabela 5.1; Figura 5.4). Graças às propriedades anfipáticas dos fosfolipídeos em um meio aquoso como o líquido do revestimento alveolar, eles orientam-se preferencialmente na interface ar-líquido alveolar e suprimem a tensão su-

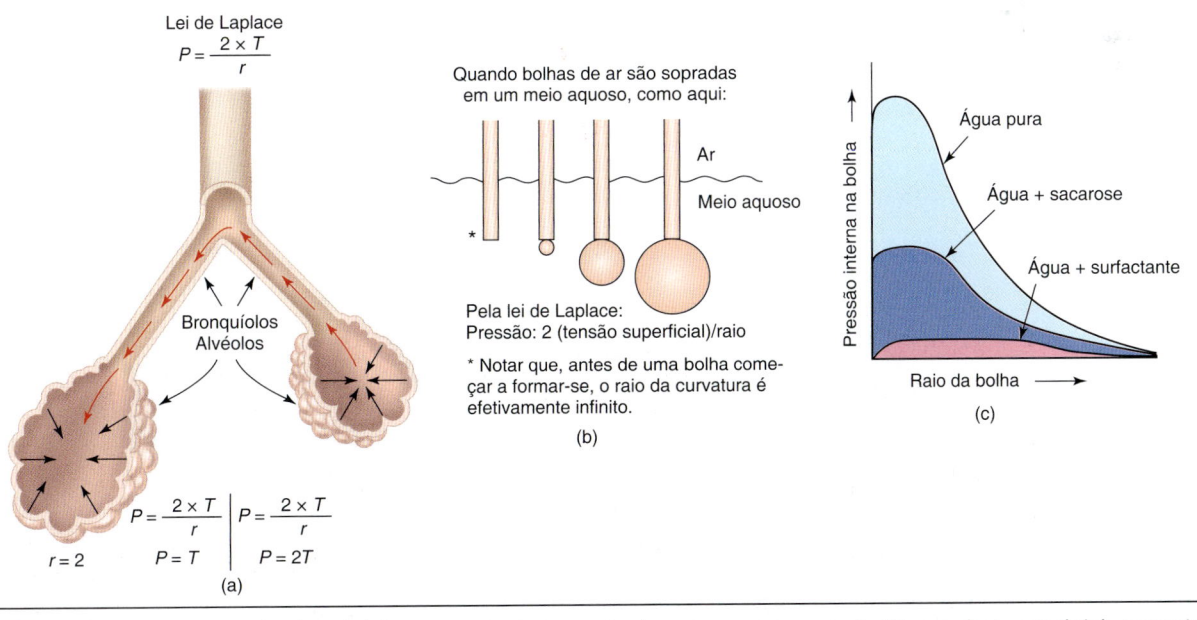

FIGURA 5.3 (a) Lei de Laplace aplicada a alvéolos conectados por uma via aérea comum e com pressão (P) equivalente; um alvéolo menor irá colapsar espontaneamente no maior. (b) Bolhas sopradas no líquido simulam a tensão superficial na interface ar/líquido durante ciclos de insuflação e desinsuflação alveolar. (c) Traçados de pressão que podem ser registrados a partir de pipetas quando o líquido é água, água mais um agente osmótico como a sacarose ou água contendo dipalmitoil fosfatidilcolina (DPPC), o principal fosfolipídeo no surfactante humano. (a) *De Fox.* Human Physiology, *10th ed., 2008.*

Tabela 5.1 Composição por porcentagem de peso do surfactante humano

Dipalmitoil fosfatidilcolina (DPPC)	69%
Fosfatidilglicerol (PG)	6%
Fosfatidiletanolamina (PE)	2-3%
Fosfatidilinositol (PI)	2-3%
Fosfatidilserina	1-2%
Proteínas associadas ao surfactante	7-8%
Outros constituintes menores	9-10%

perficial de maneira dependente da concentração (Figura 5.3). A densidade superficial dos fosfolipídeos e, portanto, sua capacidade de reduzir a tensão superficial são maiores em volumes alveolares baixos perto do fim da expiração, quando os alvéolos são mais instáveis em decorrência de seus raios menores (Figura 5.3). Em contrapartida, a densidade superficial das moléculas de DPPC e, portanto, sua capacidade de reduzir a tensão superficial são mais baixas quando os alvéolos estão expandidos ao máximo durante a inspiração, tornando-se assim mais estáveis. Dessa maneira, a DPPC permite grandes alterações no volume alveolar, com pequenas alterações na pressão de distensão, e estabiliza alvéolos adjacentes de raios potencialmente diferentes. Um benefício adicional do surfactante é que a tensão superficial reduzida na interface ar-líquido retarda o movimento do ultrafiltrado capilar através do interstício septal e nos espaços aéreos alveolares. Com surfactante insuficiente, a tensão superficial na interface alveolar ar-líquido acentua o gradiente de pressão hidrostática entre o lúmen capilar e o interstício. Com surfactante funcional presente, os alvéolos ficam secos.

Considerar novamente as curvas V/P do ar para pulmões após lavagem (Figura 5.2), onde a P_{CO} e a histerese são maiores porque o surfactante pulmonar secretado está ausente ou inativado. Uma vez abertos, os alvéolos deficientes em surfactante são menos complacentes e podem não se insuflar até a CPT. Durante a desinsuflação, os alvéolos com deficiência de surfactante também são menos estáveis com baixos volumes pulmonares. A **deficiência primária de surfactante** decorrente de imaturidade pulmonar é a patologia essencial da **síndrome da distrição respiratória neonatal** (**SDR neonatal**), uma causa de mortalidade perinatal em países desenvolvidos. A SDR neonatal será discutida em mais detalhes no Capítulo 39. A **deficiência secundária de surfactante** ocorre quando pulmões previamente sadios enchem-se com líquido de edema, que inativa ou interfere na função do surfactante já nos alvéolos. Tal **lesão pulmonar aguda** (**LPA**) é um aspecto importante da **síndrome da distrição respiratória aguda** (**SDRA**), tema do Capítulo 28.

> ▶▶ CORRELAÇÃO CLÍNICA 5.2
>
> A princípio, supunha-se que as **proteínas do surfactante** (PSu) **A, B, C** e **D** serviam principalmente como chaperonas para facilitar o processamento, o armazenamento intracelular e/ou a secreção de fosfolipídeos do surfactante. Agora consideradas membros da superfamília **Colectina** de proteínas, a **PSu-A** e a **PSu-B** em particular têm propriedades antimicrobianas importantes dentro dos alvéolos e das vias aéreas distais, onde agregam classes específicas de bactérias e suas endotoxinas ou exotoxinas (Capítulo 10). Assim, deficiências hereditárias ou adquiridas de proteínas do surfactante podem causar defeitos secretores do surfactante e/ou aumentar a suscetibilidade a patógenos inalados ou aos seus produtos.

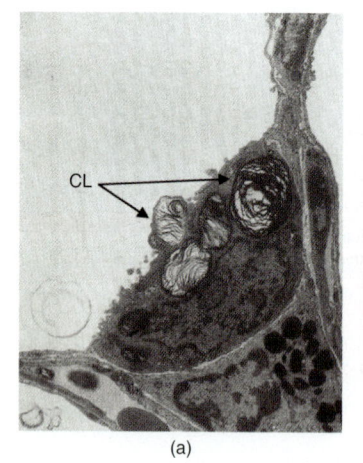

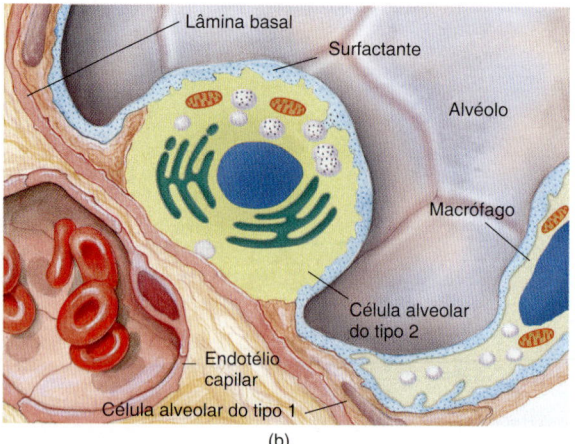

FIGURA 5.4 Os fosfolipídeos do surfactante e as apoproteínas associadas denominadas colectinas são sintetizados por células epiteliais do tipo 2 (a) e estocados em seus **corpúsculos lamelares** (**CLs**) até serem secretados nos alvéolos para melhorar a ventilação e eliminar patógenos inalados. Vista esquemática da biossíntese e da secreção de surfactante (b). O fosfolipídeo dipalmitoil fosfatidilcolina secretado assume uma orientação perpendicular à interface alveolar ar/líquido; a extremidade polar de cada molécula fica ancorada no líquido alveolar, enquanto a extremidade não polar está na fase gasosa. (a) *De Lin e Lechner. Am J Physiol. 1990;259:L359-364.* (b) *De Fox. Human Physiology, 10th ed., 2008.*

Biologia do desenvolvimento do surfactante pulmonar

Como descrito no Capítulo 2, os pulmões em geral são os últimos órgãos fetais a amadurecer o suficiente para suportar a vida extrauterina. Durante uma gravidez normal, a síntese de surfactante pulmonar começa nas células alveolares epiteliais do tipo 2 em maturação, por volta das 32 a 34 semanas de gestação (Figura 5.5). Sua síntese está associada à expressão facilitada do gene da colectina, sendo evidente à microscopia eletrônica como uma densidade de volume maior de **corpúsculos lamelares** (**CLs**) contendo surfactante nas células do tipo 2. Como esses CLs são liberados por exocitose, seus fosfolipídeos tornam-se mensuráveis no líquido amniótico à medida que se movem ritmicamente para dentro e para fora da orofaringe e dos pulmões imaturos do feto.

Não surpreende o fato de que a SDR neonatal esteja entre as doenças mais comuns de lactentes prematuros, em que a produção inadequada de surfactante pulmonar resultará em tensão superficial excessiva de recuo, pulmões não complacentes e valores excepcionalmente altos de P_{CO}. Portanto, quando se prevê um parto pré-termo ou ele é inevitável, é importante avaliar a qualidade e a quantidade do surfactante pulmonar fetal, para orientar a conduta obstétrica apropriada. Ante a exposição do líquido amniótico às secreções do pulmão fetal, deve-se obter e enviar a um laboratório uma amostra desse líquido, para avaliação da produção intrauterina de surfactante pulmonar.

O índice laboratorial mais comum de surfactante no líquido amniótico é sua abundância de DPPC ou lecitina *versus* a de esfingomielina, a histórica **proporção L/E**, pois os níveis amnióticos de esfingomielina permanecem razoavelmente constantes por toda a gestação. Cada vez mais, os neonatologistas também podem avaliar a proporção de fosfatidilglicerol e esfingomielina no líquido amniótico, pois o fosfatidilglicerol tende a apresentar um pico após o aumento da L/E.

Avaliação laboratorial do surfactante e maturidade fetal

Nas avaliações do líquido amniótico, utilizam-se métodos físicos ou químicos para verificar a quantidade ou a qualidade de surfactante presente. Os métodos físicos baseiam-se nas propriedades detergentes do surfactante, enquanto os métodos químicos quantificam os próprios constituintes fosfolipídicos.

Métodos físicos

Quando o surfactante está presente em concentração suficiente, o líquido amniótico forma uma película superficial altamente estável, que sustenta uma espuma durável composta de bolhas. Por acréscimo de quantidades crescentes de um solvente orgânico como etanol a um volume predeterminado de líquido amniótico, diminui-se a estabilidade dessa espuma formada de bolhas. Assim, o maior volume fracionado de etanol que ainda mantém as bolhas em uma amostra é seu **índice de estabilidade da espuma** (**IEE**), com um **IEE > 0,47** sendo interpretado como amadurecido. Embora trabalhoso, o teste é sensível e específico.

Os CLs de células do tipo 2 são agregados tridimensionais que dispersam a luz e produzem uma nebulosidade ou turbidez quando suspensos no líquido amniótico. Tais partículas podem ser contadas diretamente em uma amostra de líquido amniótico usando-se o canal plaquetário da maioria dos analisadores hematológicos automatizados. Uma **contagem de corpúsculos lamelares > 35.000/μL** em geral é considerada indicativa de maturidade pulmonar adequada, mas é afetada pelo tipo de instrumento usado. Portanto, o teste é considerado rápido e sensível, porém não muito específico.

Vários corantes fluorescentes fazem a partição entre a albumina na fase aquosa do líquido amniótico e os agregados de surfactante no líquido. Em tais ensaios, o grau de polarização luminosa é alto na fase aquosa e baixo na fase do surfactante, devido à curta meia-vida da fluorescência na fase aquosa, com relação à difusão rotacional. A quantidade de **polarização por fluorescência** (**PF**) em um líquido amniótico é comparada com curvas-padrão elaboradas usando-se albumina purificada e surfactante. Os resultados são registrados como mg de surfactante/g de albumina, com um valor de **PF > 55 mg/g de albumina** sendo considerado imaturo.

Métodos químicos

Para obter-se a **proporção L/E** supracitada, utiliza-se a observação de que a esfingomielina é excretada no líquido

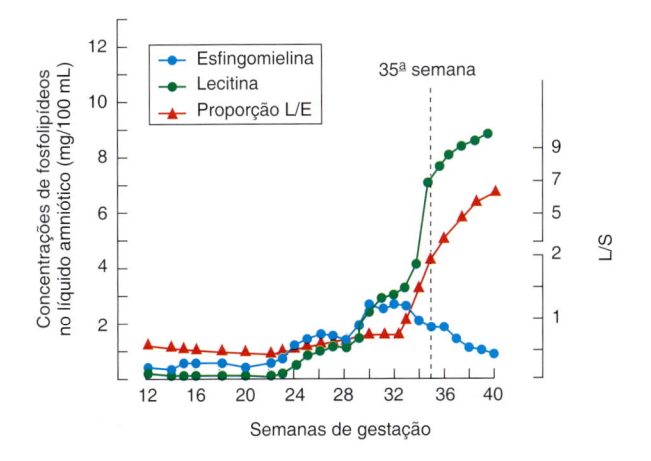

FIGURA 5.5 Tempo decorrido para o aparecimento de fosfolipídeos do surfactante no líquido amniótico de fetos presumivelmente sadios. A esfingomielina é um constituinte normal de todas as membranas celulares; sua concentração varia durante a gestação.

amniótico a uma taxa quase constante durante todo o desenvolvimento fetal, enquanto a DPPC única das células do tipo 2 apresenta um aumento notável após ~34 semanas de gestação. A porcentagem de fosfatidilglicerol (%PG) também aumenta perto do término da gestação, atrasada com relação à proporção L/E cerca de 14 dias. Pode-se medir a proporção L/E usando-se *kits* comerciais que separam os constituintes do surfactante por cromatografia em camada fina, precedida por extração orgânica. As placas de cromatografia em camada fina são submetidas a uma varredura densitométrica, calculando-se a proporção L/E mediante comparação com controles conhecidos. Uma **proporção L/E < 1,5 indica imaturidade**, enquanto uma proporção de 1,5 a 1,9 indica uma condição transitória. Uma L/E de 2 a 2,5 em geral indica maturidade suficiente, e valores mais altos são considerados definitivos. Devido à complexidade da técnica, atualmente poucos laboratórios empregam esse método para testes rotineiros.

Os contextos clínicos que oferecem estimativas do fosfatidilglicerol (PG) usam mais frequentemente um teste qualitativo de aglutinação rápida em lâmina. O PG resultante é registrado como negativo, positivo baixo ou positivo alto *versus* múltiplos controles. Um **PG positivo alto é altamente preditivo de maturidade**, mas resultados negativos são imprevisíveis. O ensaio para PG é mais útil em líquidos amnióticos contaminados com sangue ou mecônio.

Efeito da qualidade da amostra sobre os resultados

A qualidade da amostra é crítica para um teste confiável com líquido amniótico. Contaminações por sangue ou mecônio interferem na maioria das avaliações. Na verdade, plaquetas em um líquido amniótico sanguinolento aumentam a contagem de CLs, mas em seguida fazem com que a contagem diminua à medida que eles ficam aprisionados em microtrombos. A proporção L/E do soro normal é de 1,5 a 2 e, portanto, uma proporção L/E limítrofe de uma amostra sanguinolenta não pode ser interpretada.

> ▶▶ **CORRELAÇÃO CLÍNICA 5.3**
>
> A conduta em gestações problemáticas perto do termo para maximizar a sobrevivência do neonato em geral segue um de dois caminhos, dependendo da integridade das barreiras placentárias à perda de líquido amniótico. Se as membranas placentárias estiverem intactas e os sinais de desconforto fetal não forem extremos, as intervenções têm como foco reduzir as contrações uterinas por tempo suficiente para administrar glicocorticoides à mãe. Tais agentes, inclusive a dexametasona, atravessam a barreira placentária e aceleram a maturação das células fetais do tipo 2 em 24 a 48 horas. Neonatos prematuros com problemas respiratórios são intubados para que se possa instituir a ventilação mecânica com níveis moderados de oxigênio suplementar e pressões máximas nas vias aéreas. Sempre que for viável, administra-se a esses lactentes surfactante exógeno (sintético ou de uma fonte animal) em doses gradativas, diretamente via tubo endotraqueal. Esses tópicos serão abordados no Capítulo 39.

Bibliografia comentada

1. Battaglia FC, Meschia G. *An Introduction to Fetal Physiology.* New York, NY: Academic Press; 1986. *Referência que fornece uma introdução excepcionalmente abrangente a muitos dos tópicos médicos relacionados com o desenvolvimento fetal, incluindo o sistema cardiovascular e os pulmões.*

2. Goerke J, Schurch S. Mechanical properties of the alveolar surface. In: Crystal RG & West JB, eds. *The Lung: Scientific Foundations.* Raven Press; 1991. *Introdução excelente aos efeitos em geral inesperados da tensão superficial em pequenas bolhas e às forças necessárias para sobrepujá-los.*

ESTUDO DE CASOS E PROBLEMAS PRÁTICOS

CASO 5.1 Um neonato do sexo masculino nasce por cesariana com 2.100 g às 31 semanas de gestação, após a mãe ter sofrido traumatismo abdominal, que causou perda quase total de líquido amniótico. O exame físico do neonato mostra cianose. A intubação intervencionista e a ventilação mecânica são iniciadas, mas o neonato morre 15 minutos depois. Quais dos seguintes achados são mais prováveis à necropsia?

a) Atelectasia e edema induzidos pelo ventilador.
b) Capilares sem septos alveolares.
c) Células epiteliais cuboides com poucas inclusões lamelares.
d) Ausência de brônquios secundários.
e) Espaços intersticiais sem fibroblastos.

CASO 5.2 São excisados pulmões de um doador saudável adulto, e a traqueia é adaptada a um tubo endotraqueal com manguito. Pelo deslocamento de líquido, seu volume inicial é de 0,9 L a uma pressão intratraqueal (P_{IT}) de 0 cm de H_2O ($= P_B$ do ambiente). Quando insuflados com ar do ambiente, os pulmões expandem-se ao máximo para 5,4 L, à medida que a P_{IT} aumenta para 23 cm de H_2O. Quando os pulmões são insuflados com NaCl a 0,9% estéril, alcançam os mesmos 5,4 L a uma P_{IT} de 8 cm de H_2O. Que fator isolado explica melhor a maior P_{IT} necessária para o enchimento até 5,4 L com ar?

a) Atelectasia de lobo periférico.
b) Forças de recuo da tensão superficial.
c) Inativação do surfactante pela solução fisiológica.
d) Forças de recuo do tecido elástico.
e) Histerese exacerbada pelo surfactante.

CASO 5.3 Uma mulher na 32ª semana de gravidez exibe agravamento dos sinais de pré-eclampsia. Seu obstetra acredita que será necessário o parto precoce do feto e faz uma amniocentese para avaliar a maturidade dos pulmões fetais. O líquido amniótico está contaminado com sangue, mas a obtenção de outra amostra é considerada arriscada para a mãe. Ante a qualidade da amostra existente, qual dos seguintes testes forneceria a avaliação mais acurada da maturidade pulmonar do feto?

a) A proporção L/E por cromatografia em camada fina.
b) A polarização por fluorescência.
c) A contagem de corpúsculos lamelares.
d) O ensaio por aglutinação para fosfatidilglicerol.
e) O índice de estabilidade da espuma.

Soluções para o estudo de casos e problemas práticos

CASO 5.1 A resposta mais correta é c.

Os pulmões nessa idade gestacional presumível contêm poucas células diferenciadas do tipo 2, se alguma, enquanto o desenvolvimento de brônquios secundários (*resposta d*) e septal (*resposta b*) já é evidente (ver Capítulo 2). A septação requer fibroblastos que direcionam o processo de remodelamento (*resposta e*). A lesão associada ao ventilador provavelmente não surgiria após menos 15 minutos de intervenção (*resposta a*).

CASO 5.2 A resposta mais correta é b.

Sobrepujar o recuo causado pela tensão superficial é o maior determinante isolado do esforço exigido para insuflar os pulmões com ar. A atelectasia de pulmões sadios recém-colhidos (*resposta a*) é comum e poderia aumentar a pressão de abertura crítica, mas não afetar a P_{IT} necessária para alcançar a CPT. O enchimento dos pulmões com solução fisiológica pode inativar o surfactante em suas superfícies alveolares (*resposta c*). No entanto, a insuflação de tais pulmões é mais fácil, tendo de superar apenas o recuo do tecido elástico (*resposta d*). O surfactante reduz a histerese, em vez de aumentá-la (*resposta e*).

CASO 5.3 A resposta mais correta é d.

Entre os vários métodos físicos e químicos disponíveis de rotina para avaliar a maturidade pulmonar (incluindo as *respostas a*, *b*, *c* e *e*), o ensaio por aglutinação do fosfatidilglicerol é quase único, pois fornece informação razoavelmente acurada sobre o líquido amniótico tinto de sangue. Considerando-se a frequência de tal contaminação, é preciso que os neonatologistas saibam se o laboratório do hospital em que trabalham oferece o teste ou não, para não perderem tempo.

Capítulo 6

Complacência integrada do sistema respiratório e o trabalho respiratório

ANDREW J. LECHNER, PhD

Objetivos de aprendizagem

O leitor deverá:
- Estabelecer as pressões intrapleurais normais do ápice pulmonar para a base no tórax de indivíduos na posição ortostática e em decúbito dorsal, inclusive os efeitos da gravidade.
- Enumerar os fatores físicos que afetam a resistência das vias aéreas e a complacência pulmonar dinâmica *in vivo*.
- Distinguir padrões de fluxo normais, restritivos e obstrutivos, bem como explicar o aprisionamento do gás periférico pelo conceito das taxas de fluxo máximas independentes do esforço e dependentes do volume.
- Explicar como a distensão alveolar é afetada de maneira diferencial pela posição do corpo, pelo volume residual (VR) e pela ventilação com pressão expiratória final positiva (PEEP, de *positive end-expiratory pressure*).

Introdução

As forças de recuo do **tecido elástico** e da **tensão superficial** que proporcionam a complacência inerente do tecido pulmonar normal foram revisadas nos Capítulos 4 e 5. No caso de pulmões excisados, essas forças podem ser examinadas como se operassem de maneira independente das restrições impostas sobre a expansão pulmonar pelos ossos e músculos do tórax. No entanto, a **parede torácica** e as **vias aéreas** exercem forte influência sobre a distensão pulmonar e o trabalho respiratório (Figura 6.1). A incorporação desses fatores a um modelo amplo de ventilação facilitará o entendimento das principais categorias de distúrbios pulmonares, as **doenças obstrutivas** e as **doenças restritivas**.

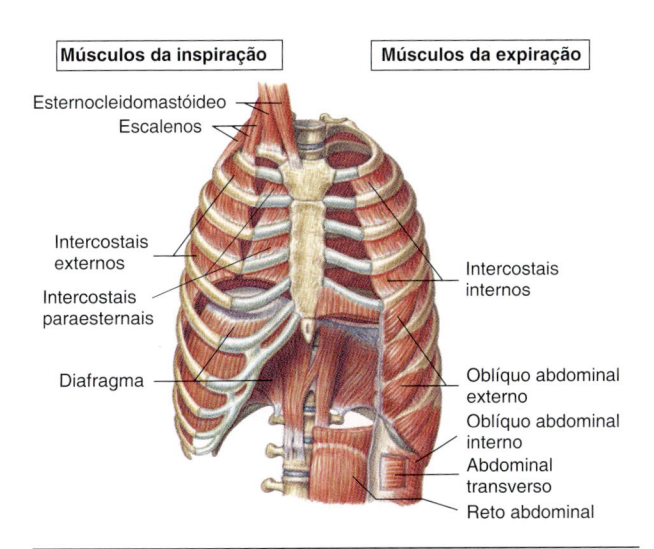

FIGURA 6.1 Normalmente, o diafragma é o principal motor inspiratório durante a respiração; suas excursões caudais criam pressões negativas que expandem os pulmões. Os músculos intercostais e outros acessórios aumentam os diâmetros anteroposterior e lateral do tórax. De Fox. Human Physiology, *10th* ed.; 2008.

Propriedades elásticas do tórax intacto

A parede torácica e o diafragma normalmente opõem-se às forças de recuo da elasticidade do tecido pulmonar e da tensão superficial. Assim, a pressão intrapleural (P_{IP}) negativa na capacidade residual funcional (CRF) (ver Figura 4.6) representa o equilíbrio quando esses elementos musculoesqueléticos estão curvados para dentro por causa do recuo pulmonar. Como esse equilíbrio não é intuitivo, deve-se considerar um pneumotórax quando $P_{IP} = P_B$ (pressão barométrica) (Figura 6.2). Quando a P_{IP} aumenta de –5 para 0 cm de H_2O, os pulmões sadios recuam até atingirem seu volume mínimo, enquanto as paredes torácicas arqueiam-se para fora e o diafragma cai na direção das vísceras abdominais. Na verdade, o volume do tórax aberto quando $P_{IP} = P_B$ é de cerca de 80% da capacidade pulmonar total (CPT) normal do indivíduo, indicando que os elementos musculoesqueléticos irão opor todas as forças, tentando tornar o tórax mais largo ou menor do que cerca de 80% da CPT.

Assim, uma curva da complacência *in situ* para todo o sistema toracopulmonar é a soma algébrica das curvas de complacência para cada componente. Pode-se obter tal curva de complacência composta fazendo-se um indivíduo realizar a **manobra de relaxamento de pressão e volume** (Figura 6.3) e usando-se um aparelho especializado para a **pletismografia corporal total** (Capítulo 16). Enquanto se faz a monitoração simultânea da pressão intratecal (P_{IT}) na

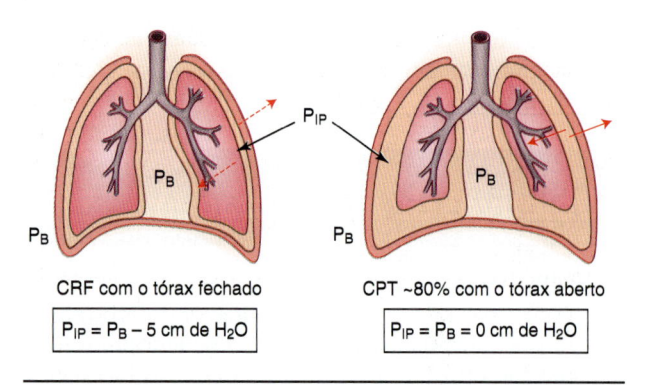

FIGURA 6.2 Na CRF, as forças pulmonares de recuo sofrem a oposição dos elementos torácicos e a P_{IP} = -5 a -10 cm de H_2O. Um pneumotórax permite que o pulmão colapse e o volume torácico aproxime-se da CPT à medida que as costelas ergam-se e o diafragma mova-se em direção caudal.

via aérea e da pressão intraesofágica para aproximar-se da P_{IP}, o indivíduo inspira e expira uma série de volumes pulmonares entre o VR e a CPT, e então uma válvula se fecha momentaneamente naquele volume, de modo que ele pode relaxar por completo a parede torácica. Em tais condições, a manobra começa e a CRF é definida de maneira empírica como aquele volume quando $P_{IT} = P_B = 0$ na peça bucal. Essa CRF também é o volume em que as forças pulmonares de recuo direcionadas para dentro são iguais e opostas às direcionadas para fora, exercidas pela parede torácica mais o diafragma.

Quando os indivíduos que estão na CRF expiram na direção do VR, sua P_{IT} é inferior à P_B e uma sensação de sucção é sentida à medida que as estruturas torácicas estão sendo cada vez mais desviadas para dentro a partir de suas posições de repouso vistas com um pneumotórax. Já quando o indivíduo inspira a volumes pulmonares acima da CRF e na direção da CPT, a P_{IT} excede a P_B e uma sensação de compressão torácica desenvolve-se à medida que as forças pulmonares elásticas de recuo e de tensão aumentam. Na verdade, a sensação de aperto torácico do indivíduo irá maximizar com volumes pulmonares > 80% da CPT (i.e., o tamanho do espaço torácico após um pneumotórax), pois a parede torácica e o diafragma também irão exercer pressões positivas direcionadas para dentro, que aumentam a pressão positiva criada pelo recuo pulmonar.

A partir dessa explicação, fica evidente que, se um indivíduo respira a volumes pulmonares entre a CRF e cerca de 80% da CPT, cada inalação para insuflar os pulmões é conseguida em parte pela utilização da energia potencial armazenada na parede torácica e no diafragma, conforme são puxados para dentro durante a exalação precedente. De acordo com o mesmo argumento, cada exalação usa a energia potencial armazenada nos pulmões insuflados para expelir a respiração corrente, armazenando simultaneamente energia potencial nos elementos musculoesqueléticos que estão sendo encurvados para dentro. Assim, não é correto considerar a inalação normal como inteiramente "ativa" ou a exalação normal como inteiramente "passiva". Em vez disso, a respiração normal é cuidadosamente controlada para oscilar em torno da variação média de volumes pulmonares disponíveis; desse modo, a inalação consome menos energia que se pensa, mas a exalação também custa energia.

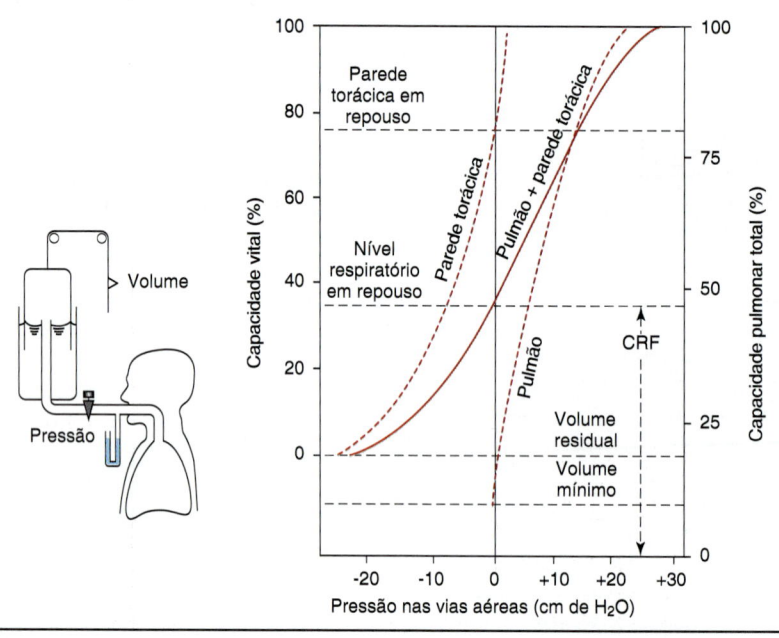

FIGURA 6.3 Curvas de pressão e volume obtidas por espirometria combinada com pletismografia total do corpo. A linha contínua "pulmão = parede torácica" registrada nas vias aéreas do indivíduo tem de ser igual à soma algébrica das curvas de complacência para pulmões excisados (à direita) e o tórax vazio (à esquerda). Volume mínimo = volume pulmonar sem ar alveolar. *De West*. Respiratory Physiology; 2005.

▶▶ CORRELAÇÃO CLÍNICA 6.1

Em contraste com esse padrão normal, muitos pacientes com doenças pulmonares obstrutivas (p. ex., enfisema, asma) esforçam-se para exalar completamente entre as respirações. Eles podem ficar hiperinsuflados, respirando ainda o volume corrente, mas muito mais perto de sua CPT. Seu trabalho respiratório é muito maior, pois cada inalação requer a distensão tanto dos tecidos pulmonares como dos elementos torácicos em torno desses órgãos. Pode-se experimentar esse fenômeno fazendo primeiro uma respiração profunda e então voltar a respirar um pequeno volume corrente, mas sem exalar até a CRF o tempo todo.

Resistência das vias aéreas e complacência pulmonar dinâmica

Até o momento, os modelos de **complacência pulmonar estática e da parede torácica** têm sido usados para estimar as resistências à ventilação, geradas pelo recuo da superfície e do tecido pulmonar, bem como pelos elementos torácicos musculoesqueléticos. No entanto, também ocorre resistência adicional à ventilação nas vias aéreas durante o fluxo, que desaparece em condições sem fluxo, como na CRF. Não obstante, tal **resistência dinâmica das vias aéreas** é um determinante poderoso do padrão, do gasto energético e da eficiência global da ventilação. Portanto, as medidas da **complacência dinâmica das vias aéreas** são obtidas para a determinação direta das resistências devidas às vias aéreas. Tais medidas mostraram que a maior parte da resistência das vias aéreas ocorre nas vias aéreas superiores (gerações 1 a 7), pois suas taxas de fluxo tendem a ser altas, suas alterações de pressão final a final são maiores e suas áreas transversais agregadas são pequenas. De acordo com o mesmo argumento, as vias aéreas periféricas menores em geral contribuem com menos resistência, apesar de terem diâmetros individuais menores, devido ao seu comprimento mais curto e a suas áreas transversais exponencialmente maiores (Figura 6.4).

Para apreciar o papel que as dimensões das vias aéreas desempenham na criação de resistência à ventilação e, portanto, o acréscimo ao trabalho respiratório, lembrar a **lei de Ohm**:

$$I = \Delta V/R$$

onde I = corrente, ΔV = voltagem potencial e R = resistência.

Nas vias aéreas e em outros tubos, isso torna-se uma **equação de fluxo** generalizada:

$$\text{Fluxo de ar} = \Delta P/R$$

onde ΔP = pressão diferencial, do final para o final ou do final para o lado, e

R = resistência devida às dimensões das vias aéreas e à viscosidade do gás, e assim:

$$R = (8 \cdot \eta \cdot l)/(\pi \cdot r^4)$$

onde r = raio da via aérea, η = viscosidade e l = comprimento do segmento da via aérea.

Substituindo os termos, tem-se a conhecida **equação de Poiseuille**:

$$\text{Fluxo de ar} = (\Delta P \cdot \pi \cdot r^4)/(8 \cdot \eta \cdot l)$$

Considerando a dependência que a resistência tem do raio elevado à quarta potência, a importância de uma al-

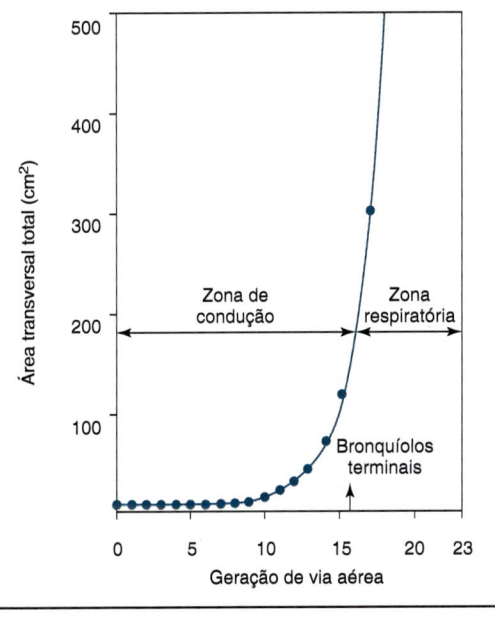

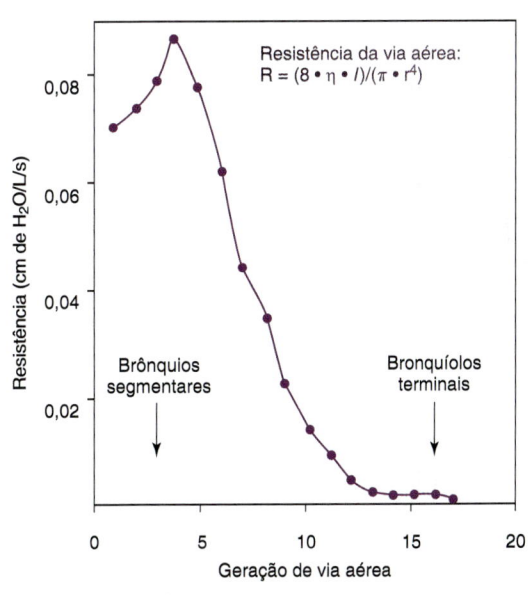

FIGURA 6.4 A área transversal total das vias aéreas aumenta exponencialmente no gráfico *versus* o número de geração da via aérea. Embora as gerações distais sejam mais estreitas e curtas, a resistência global das vias aéreas é mais alta nas intermediárias.

teração mesmo pequena no raio da via aérea é evidente. Em capítulos subsequentes, será mostrado que muitas doenças respiratórias giram em torno desse aspecto da resistência das vias aéreas *versus* uma dependência menor do comprimento da via aérea ou da viscosidade do gás.

Ao aplicar-se a equação de Poiseuille às pressões da ventilação humana, pressupõe-se um padrão de fluxo laminar idealizado, mas a evidência não é tão persuasiva quanto com que frequência e o quão distalmente tal fluxo existe nas vias aéreas (Figura 6.5). A maioria das vias aéreas brônquicas é muito larga, frequentemente bifurcada ou muito curta antes da ramificação para promover um fluxo laminar resistente. Em vez disso, parece provável que padrões de fluxo de transição predominam em repouso, o que deteriora para padrões turbulentos durante exercício e outros eventos associados a hiperventilação.

Em termos clínicos, calcula-se a resistência das vias aéreas usando o gradiente de pressão da traqueia para o alvéolo, dividido pela taxa de fluxo; a pressão traqueal e a taxa de fluxo do indivíduo são estimadas na boca pelo anemômetro, e a pressão alveolar pelo transdutor esofágico ou por pletismografia (Capítulo 16). Quando as alterações de volume e pressão *in vivo* são colocadas em um gráfico para tal **manobra de complacência dinâmica**, a área entre as curvas de insuflação e desinsuflação representando histerese é maior do que em pulmões excisados do mesmo tamanho (ver Figura 5.2). O mais importante é que essa área aumentada representa um esforço adicional irrecuperável tanto durante a insuflação quanto durante a desinsuflação para superar a resistência das vias aéreas.

Em suma, o **trabalho respiratório total** em um adulto saudável pode ser dividido na energia que precisa ser aplicada para superar:

- A *resistência pulmonar estática* causada pelas forças da elasticidade tecidual e da tensão da superfície, que precisam ser superadas qualquer que seja a resistência dinâmica, normalmente de **65 a 70%**, porém maior quando há patologias que envolvem o surfactante ou o parênquima pulmonar.

- A *resistência dinâmica das vias aéreas* que existe apenas quando o gás se movimenta, normalmente de **25 a 30%** e principalmente nas 10 gerações superiores, porém muito maior em pacientes com distúrbios obstrutivos.

- O *arrastamento do tecido viscoso* devido à abrasão e ao atrito entre as superfícies pleurais do pulmão e do tórax, normalmente de **5%**, mas que pode ficar fatalmente alto se houver aderências, anomalias congênitas ou derrames.

Doenças pulmonares obstrutivas *versus* restritivas

A justificativa para dedicar tanta atenção ao trabalho respiratório e à determinação da complacência pulmonar é que a maioria das doenças respiratórias ocorre em pacientes com comprometimento da ventilação, caracterizando-se como uma **doença pulmonar obstrutiva** ou uma **doença pulmonar restritiva**. Em geral, uma doença é obstrutiva se houver aumento da resistência ao fluxo de ar, mais evidente durante a expiração, mas também detectável à inspiração. Exemplos específicos incluem asma, bronquite e enfisema. Os pacientes com doenças pulmonares restritivas não necessariamente mostram obstrução ao fluxo de ar, mas sua ventilação está comprometida por causa das restrições no tamanho ou no movimento máximos dos pulmões ou da parede torácica (ou de ambos). As **doenças restritivas da parede torácica** incluem cifoescoliose, distúrbios neuromusculares e traumatismo da coluna vertebral. As **doenças pulmonares restritivas** incluem fibrose intersticial, cicatrização após pneumonia ou tuberculose, displasia broncopulmonar e edema alveolar devido a insuficiência cardíaca congestiva. Os pacientes podem exibir aspectos de doenças pulmonares tanto obstrutivas como restritivas.

No Capítulo 4, foi feita uma introdução aos procedimentos para medir a capacidade vital forçada (CVF) e o volume expiratório forçado (VEF), em que os pacientes com um espirômetro ou fluxômetro inalam até a CPT e em

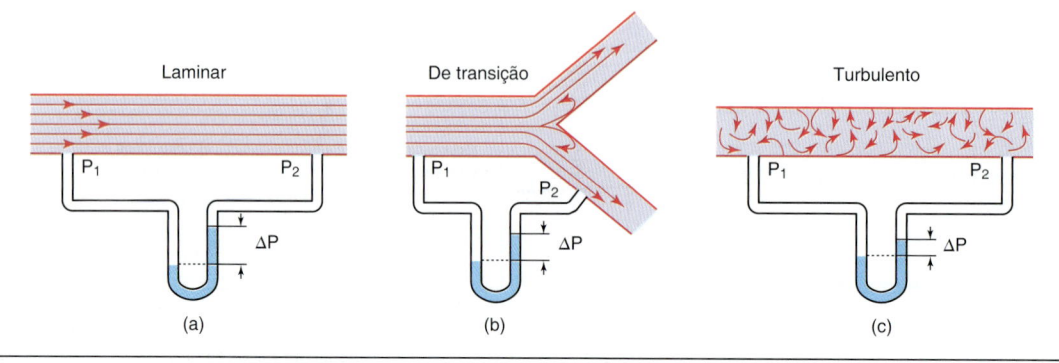

FIGURA 6.5 Padrões de fluxo através de tubos. No fluxo laminar (a), os cilindros de líquido movem-se com rapidez perto do centro do vaso. O fluxo de transição (b) tem elementos laminares, mas formam-se redemoinhos nos pontos de ramos menores. O fluxo turbulento (c) é menos eficiente, com gasto de energia lateral. Pela lei de Ohm, Resistência = $(P_1 - P_2)$/taxa de fluxo.

seguida exalam o mais rapidamente possível enquanto o volume e a taxa de fluxo são registrados (Figura 6.6). Os volumes exalados são então registrados como CVF (= CPT − VR), em litros, e como porcentagens da CVF real que são expiradas no primeiro segundo (VEF_1), nos dois primeiros segundos (VEF_2) e nos três primeiros segundos (VEF_3) da manobra. Em um adulto sadio com CVF = 6 L, um VEF_1 = 5 L ou 83% da CVF seria normal; um VEF_2 de ~95% e um VEF_3 de ~99% também seriam esperados.

Em pacientes com doenças obstrutivas das vias aéreas (Figura 6.6), tanto a CVF como o VEF_1 estão mais baixos que o previsto com base na idade, no sexo e no tamanho do indivíduo. Entretanto, a CPT do paciente em geral é maior do que a prevista, porque as baixas taxas de fluxo expiratório levam ao **aprisionamento de gás periférico**, que aumenta o VR. À medida que o VR se expande com a gravidade da doença, tais pacientes serão obrigados a usar seus principais músculos respiratórios com nítidas desvantagens mecânicas. Na verdade, a hiperinsuflação resultante do tórax à medida que o VR e a CRF aumentam acaba por achatar o diafragma, de modo que sua contração não aumenta o volume intratorácico. Em contraste, um paciente com doença pulmonar restritiva exibe CVF e CPT mais baixas que as previstas para a idade, o sexo e o tamanho, devido às limitações físicas impostas aos pulmões e/ou aos volumes torácicos (Figura 6.6). É digno de nota o fato de que, devido aos menores pulmões ou volumes torácicos em tais pacientes, o VEF_1 pode estar normal ou mesmo aumentado como uma porcentagem da CVF, a menos que também haja obstrução de via aérea.

A taxa de fluxo (em L/s) é medida na boca continuamente durante um teste de CVF para se obter uma alça expiratória de fluxo e volume, com o fluxo de ar *versus* o volume pulmonar no gráfico, a partir da CPT para o VR na abscissa (Figura 6.7). A taxa de fluxo expiratório em indivíduos sadios alcança rapidamente um máximo que cor-

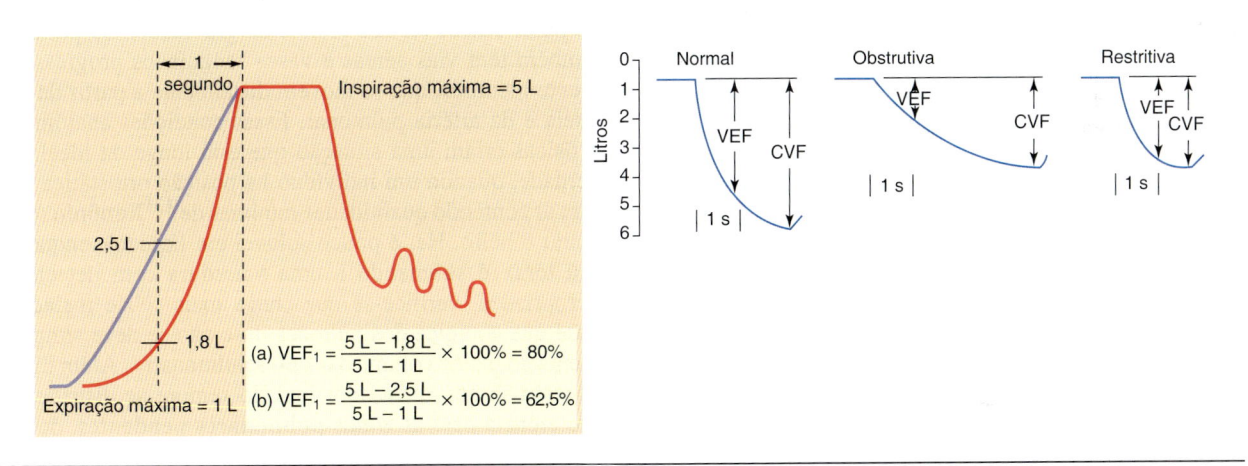

(a) $VEF_1 = \dfrac{5\,L - 1{,}8\,L}{5\,L - 1\,L} \times 100\% = 80\%$

(b) $VEF_1 = \dfrac{5\,L - 2{,}5\,L}{5\,L - 1\,L} \times 100\% = 62{,}5\%$

FIGURA 6.6 Padrões de fluxo normal, obstrutivo e restritivo durante manobra de capacidade vital forçada (CVF). Nesse caso, o VEF_1 é a quantidade de gás expelida em um segundo, expressa em volume absoluto (L) e como porcentagem da CVF. Notar as diferenças tanto na CVF como no VEF_1 em vários tipos de doenças. À esquerda: de Fox. Human Physiology, 10th ed.; 2008.

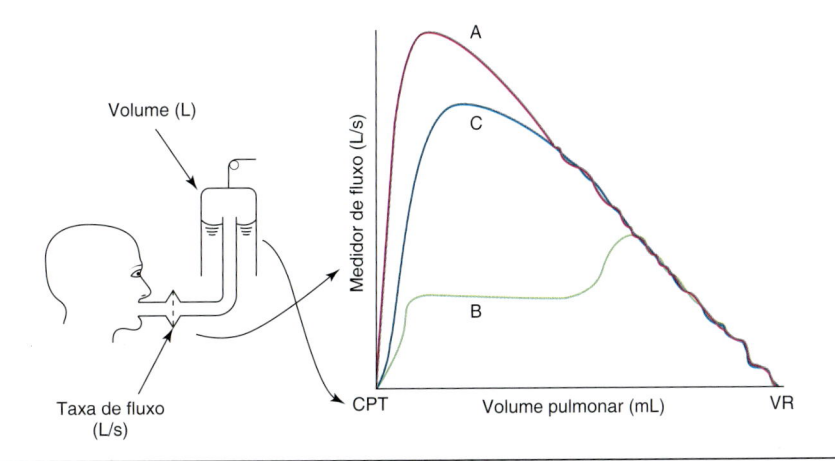

FIGURA 6.7 Expirações máximas durante manobra de CVF, com fluxo registrado na boca. Se um indivíduo normal expira com força máxima (A), ou começa lentamente e em seguida maximiza o esforço (B), ou nunca faz o esforço máximo (C), todas as três curvas convergem perto do VR, devido a restrições dependentes do volume sobre os raios das vias aéreas e das pressões transmurais.

responde à parte mais alta de um traçado convencional do espirômetro (Figura 6.6). Apesar do esforço contínuo máximo do indivíduo, as vias aéreas com altas taxas de fluxo começam a colapsar, pois as pressões no parênquima que circunda as vias aéreas logo excedem as pressões nestas. Tal efeito pode ser explicado por princípios desenvolvidos pelo matemático e físico Bernoulli. O declínio eventual na taxa de fluxo à medida que a exalação forçada prossegue denomina-se **independente de esforço**, ou seja, não importa o quanto o indivíduo tente forçar a exalação, sua **compressão da via aérea dependente do volume** durante condições dinâmicas limita a taxa de fluxo máximo. De fato, mesmo se os indivíduos fizerem um esforço submáximo inicialmente e então um esforço máximo mais tarde, a parte independente do esforço de sua alça de fluxo e volume não é mostrada para cima ou à direita.

Comparados com indivíduos sadios, aqueles com padrões de doença obstrutiva ou restritiva mostram formas distintas de suas alças de fluxo e volume (Figura 6.8). Os pacientes com **doença pulmonar obstrutiva** em geral começam com uma manobra de VEF na CPT anormalmente mais alta devido à hiperinsuflação e terminam a manobra com um VR substancialmente aumentado. Tais pacientes também levam mais tempo para atingir taxas de fluxo máximo, que são mais baixas que as esperadas, e sua região independente do esforço pode ser distintamente côncava à medida que se aproximam do VR. Os pacientes com **doença pulmonar ou torácica restritiva** têm um VR baixo ou normal, dependendo da natureza de seu distúrbio. Por definição, tais pacientes têm CPTs anormalmente baixas. Contudo, suas taxas de fluxo máximo em geral lembram a parte independente do esforço de indivíduos normais, se o calibre da via aérea não for um aspecto proeminente de sua doença.

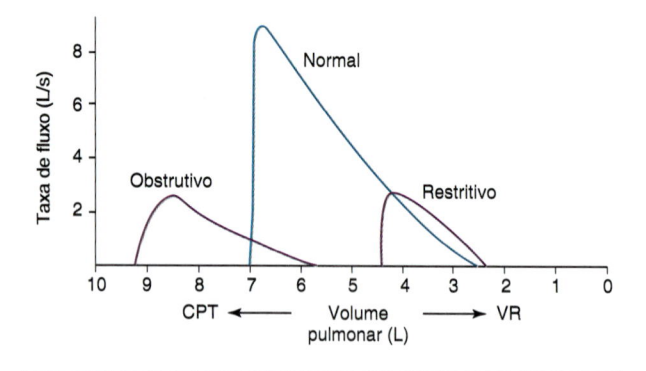

FIGURA 6.8 Padrões normal e de doenças obstrutivas e restritivas detectados pela análise das taxas de fluxo expiratório em uma manobra da CVF. Conforme o colapso das vias aéreas começa, a taxa de fluxo máximo é ditada mais pelas dimensões das vias aéreas e pela pressão do parênquima circundante que pelo esforço do indivíduo. As taxas de fluxo são colocadas no gráfico *versus* a CPT, mas a CPT não pode ser medida por uma única expiração. Notar a grande CPT com doença obstrutiva, apesar de uma capacidade vital (CV) menor.

Quando os pacientes estão recebendo ventilação mecânica, é comum monitorar suas alças de fluxo e volume inspiratório e expiratório à beira do leito. Esses dados permitem que a equipe clínica avalie as alterações em andamento na resistência dinâmica das vias aéreas e nos pulmões, bem como a complacência da parede torácica, à medida que se modificam pela evolução da doença ou pelas intervenções durante a hospitalização. Esse assunto é discutido em detalhes nos Capítulos 28 e 30.

Diferenças regionais na ventilação e complacência pulmonares

Supunha-se, até então, que os pulmões são ventilados de maneira uniforme e sua complacência não apresenta heterogeneidade regional. No entanto, são órgãos cheios de ar, suspensos em um vácuo parcial dentro de uma cavidade corporal suscetível aos efeitos da gravidade. Os pulmões também têm vias aéreas e vasos sanguíneos progressivamente menores, que se movem distalmente a partir da traqueia e da artéria pulmonar. Essas condições anatômicas e físicas criam uma situação que está longe da ideal. Na verdade, quando um indivíduo na posição ortostática respira ar contendo quantidades mínimas de ^{133}Xenônio (que, como o hélio, He, é pouco solúvel em líquido), enquanto seu tórax é submetido a uma varredura com detectores apropriados, verifica-se que chega mais ^{133}Xe inalado à base que ao ápice dos pulmões. Isso não se deve simplesmente ao maior volume das bases pulmonares. Além disso, observa-se que o traçador inalado sempre se distribui de preferência para as **zonas pulmonares pendentes**, definidas como aquelas regiões mais inferiores no campo gravitacional. Assim, quando os indivíduos inalam ^{133}Xe de cabeça para baixo ou em decúbito dorsal, o traçador entra preferencialmente nos alvéolos apicais ou naqueles mais próximos da coluna vertebral, respectivamente.

Esses resultados não intuitivos ocorrem porque, em dado instante, a P_{IP} não é uniforme em todo o pulmão, mas varia da parte gravitacional pulmonar mais alta para seu fundo dentro do espaço torácico. No indivíduo de pé, a P_{IP} é mais negativa no ápice torácico, devido ao peso dos pulmões pendentes conforme ficam em contato com as superfícies pleurais apicais adjacentes. Na mesma posição de pé, a P_{IP} na base pulmonar é menos negativa ou pode até ser positiva, porque então os pulmões puxam menos as membranas basais pleurais ou podem mesmo empurrá-las. Tais gradientes na P_{IP} existem em um indivíduo em qualquer posição corporal e persistem por todo o ciclo da ventilação. Portanto, os alvéolos nas regiões mais pendentes são menores com qualquer volume pulmonar, devido à P_{IP} menos negativa que experimentam, *versus* os alvéolos acima deles, que estão distendidos em decorrência da P_{IP} mais negativa adjacente a eles no mesmo campo gravitacional.

Ao mesmo tempo, os alvéolos pulmonares ainda experimentam níveis quase idênticos de P_{IT} e pressão alveolar (P_A) durante um ciclo de ventilação, pois estão conectados a vias aéreas em comum desde os brônquios principais aos espaços de ar mais distais (Figura 6.9). Em consequência, todos os alvéolos experimentam as mesmas ΔP_{IT} e ΔP_A durante a inalação, mas aqueles nas zonas mais pendentes insuflam-se com maior facilidade, porque estão mais próximos de seu próprio VR e, portanto, mais complacentes (ver Figura 4.6). No mesmo instante, os alvéolos nas regiões gravitacionalmente mais altas insuflam-se menos, pois já estão mais perto de sua própria CPT e, portanto, menos complacentes. Os efeitos gravitacionais análogos que agem sobre as artérias pulmonares e a patência de capilares alveolares serão discutidos no Capítulo 7.

Há consequências clínicas significativas dessas diferenças regionais na ventilação. Em um indivíduo na CRF (Figura 6.9), os alvéolos basais são ventilados com maior facilidade porque estão na parte mais alta de sua curva de complacência individual. No entanto, se os mesmos pulmões forem estudados a um baixo volume pulmonar como o VR, talvez em um paciente em coma, a P_{IP} na base pulmonar será positiva e ocorrerá pouca ou nenhuma expansão alveolar durante uma respiração típica corrente de apenas 0,5 a 0,7 L. Tais situações também surgem mais comumente em pacientes sedados cuja ventilação espontânea pode não impedir o colapso de seus alvéolos pendentes, em particular quando um aumento de outra maneira desejável na F_IO_2 acelera esse efeito por **atelectasia por absorção** (Capítulo 30). No indivíduo desperto e sadio, o colapso alveolar é impedido ou revertido por **suspiros** periódicos, com um suspiro operacionalmente definido como três vezes o volume corrente (V_T) normal do indivíduo.

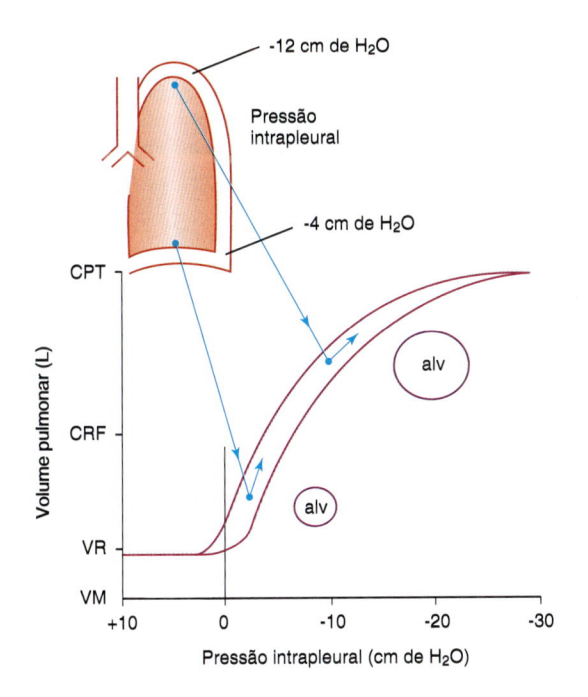

FIGURA 6.9 Os gradientes zonais na distribuição de gás inalado durante a ventilação refletem os efeitos gravitacionais sobre os volumes alveolares (alv) iniciais. Quando de pé e a uma CRF como mostrada aqui, P_{IP} = –12 cm de H_2O no ápice *versus* –4 cm de H_2O na base, porque o peso de todo o pulmão puxa para baixo. Portanto, os alvéolos apicais estão menos distendidos na CRF, enquanto os alvéolos basais na chamada **zona pendente** são menores devido à compressão que sofrem vinda de cima. Tais alvéolos na zona pendente vão exibir um aumento muito maior no volume durante a inspiração.

>> **CORRELAÇÃO CLÍNICA 6.2**

Durante a ventilação mecânica, a complacência *in vivo* é otimizada pela aplicação criteriosa de **pressão expiratória final positiva (PEEP)** para aumentar o VR efetivo do paciente. A PEEP pode permitir que um médico compense uma P_{IP} indesejavelmente baixa do paciente, recrute alvéolos previamente colapsados e providencie uma "passagem de ar" para retardar a atelectasia de outros alvéolos pendentes. Uma PEEP de 5 a 10 cm de H_2O pode ser suficiente para conseguir tais objetivos, sem aumentar a pressão intratorácica para níveis que diminuem o retorno venoso. Mais sobre esses assuntos será abordado nos Capítulos 28 e 30.

Bibliografia comentada

1. Milic-Emili J, Henderson JA, Dolovich MB, Trop D, Kaneko K. Regional distribution of inspired gas in the lung. *J Appl Physiol.* 1966;21:749-759. *As descobertas desses autores sobre o uso do ^{133}Xe são animadoras e estimulantes até hoje.*
2. Hankinson J, Odencrantz J, Fedan K. Spirometric reference values from a sample of the general US population. *Am J Respir Crit Care Med.*1999; 159:179-187; *and* Enright P, Beck K, Sherrill D. Repeatability in spirometry in 18,000 adult patients. *Am J Respir Crit Care Med.* 2004; 169:235-238. *A noção de que os dados da espirometria podem ser previstos de maneira confiável por algoritmos utilizando a idade, o sexo, a altura e o peso do paciente exigiu o acúmulo abrangente de dados reais que estudos como este representam.*

ESTUDO DE CASOS E PROBLEMAS PRÁTICOS

CASO 6.1 Um homem não fumante com 24 anos sem história médica passada significativa apresenta-se com uma queixa principal de tosse produtiva nas últimas 48 horas. O exame físico revela um sibilo expiratório e sua radiografia de tórax é consistente com uma infecção no lobo médio direito; os resultados laboratoriais de uma amostra de escarro amarelo-esverdeada obtida para cultura ainda são aguardados. Em comparação com a função pulmonar normal desse paciente, qual das seguintes situações é mais provável durante essa fase da doença?

a) Hiperinsuflação e aprisionamento de gás periférico.
b) Diminuição da CRF.
c) Frequência respiratória reduzida (respirações/min).
d) VEF_1 elevado durante manobra de CVF.
e) Aumento do volume de reserva expiratório (VRE).

CASO 6.2 Uma mulher com 27 anos submete-se a uma espirometria e um procedimento de CVF no consultório de seu médico, obtendo os seguintes resultados: VR = 600 mL; V_T = 700 mL; capacidade vital = 5 L; f = 12 respirações/min; VEF_1 = 75%; VEF_2 = 90%; VEF_3 = 99%. Que volume ela expira durante os dois primeiros segundos da manobra de CVF?

a) 3,5 L
b) 3,8 L
c) 4 L
d) 4,5 L
e) 5 L

CASO 6.3 Um menino com 12 anos previamente sadio fica preso horizontalmente em um cabo de ventilação enquanto explora um prédio em construção. As primeiras pessoas que o socorrem dizem que ele não tem lesões corporais óbvias, pode dizer o próprio nome e sua idade, e ri em resposta a brincadeiras, mas sua respiração está entrecortada e ele tem ambos os braços pressionados firmemente aos lados do corpo. Até que possa ser retirado dali, qual a explicação mais provável para sua dificuldade respiratória?

a) Aumento da resistência de via aérea devido à ansiedade.
b) Redução aguda no volume de reserva inspiratório.
c) VR elevado devido ao aprisionamento de gás periférico.
d) Compressão de brônquios principais e secundários.
e) Pneumotórax oculto (não detectado).

Soluções para o estudo de casos e problemas práticos

CASO 6.1 A resposta mais correta é a.

Quando indivíduos sadios nos demais aspectos desenvolvem uma infecção respiratória aguda como aparentemente ocorreu com esse homem, a maioria dos sintomas de dificuldade respiratória, incluindo dispneia (*resposta c*), é atribuível a secreções que obstruem as vias aéreas intermediárias. Até serem eliminadas, essas secreções irão promover aprisionamento de gás periférico, o que reduz o VRE do homem (*resposta e*), expande sua CRF (*resposta b*) e limita suas taxas máximas de fluxo (*resposta d*).

CASO 6.2 A resposta mais correta é d.

O VEF_2 = 90% da mulher, multiplicado por sua capacidade vital de 5 L, resulta em 4,5 L de gás exalado nos dois primeiros segundos de seu teste de CVF.

CASO 6.3 A resposta mais correta é b.

É provável que a respiração entrecortada do menino deva-se a um distúrbio torácico restritivo agudo que limita a expansão torácica e, portanto, sua capacidade vital. Embora precise de um exame completo após ser retirado do local para se excluir contusão ou penetração torácica (*resposta e*), a cartilagem brônquica em geral preveniria o colapso (*resposta d*). Ele pode vocalizar sem sibilo aparente (*resposta a*) e, portanto, não é provável que tenha obstrução de via aérea, que expandiria seu VR (*resposta c*).

Capítulo 7

Dinâmica da circulação pulmonar e dos líquidos capilares

ANDREW J. LECHNER, PhD

Objetivos de aprendizagem

O leitor deverá:
- Quantificar e contrastar as circulações pulmonar e sistêmica quanto às pressões, taxas de látex e resistências vasculares.
- Descrever as várias zonas de perfusão vascular dos pulmões e as forças que afetam o fluxo em cada uma delas.
- Usar a lei de Starling do capilar para explicar como ocorrem os edemas intersticial e alveolar.
- Distinguir aspectos e mecanismos subjacentes às formas de edema pulmonar cardiogênico, não cardiogênico e de altitudes elevadas.

Introdução

A taxa em que o ventrículo direito bombeia sangue, seu **débito cardíaco** ($\dot{Q}$) (L/min), tem de igualar-se àquela do ventrículo esquerdo, para evitar uma distribuição desequilibrada do volume sanguíneo dentro das circulações sistêmica e pulmonar. No entanto, a **pressão sanguínea arterial pulmonar (P_{AP})** média normal é de 12 a 16 mmHg, ou cerca de um oitavo da pressão sanguínea média na aorta dorsal. Como a lei de Ohm estabelece que o fluxo = ΔP/R (Capítulo 6), a **resistência vascular pulmonar (RVP)** normalmente também é uma pequena fração da resistência vascular na circulação sistêmica muito maior. (As doenças em que a RVP apresenta um aumento significativo serão comentadas em outra parte deste livro.) Neste capítulo, o foco será nos fatores que afetam a RVP e, portanto, a P_{AP}, vendo que os aumentos na P_{AP} aumentam o esforço necessário do ventrículo direito e o gradiente para os constituintes líquidos do sangue extravasarem dos capilares alveolares para o interstício e os espaços de ar circundantes.

Pressões e resistências ao fluxo na vasculatura pulmonar

Os aspectos básicos da circulação pulmonar de adultos são mostrados na Figura 7.1, que enfatiza sua natureza paralela aos padrões de fluxo sistêmico. A P_{AP} média de um indivíduo geralmente é igualada a sua **pressão diastólica (PD)** mais um terço da diferença entre a **pressão sistólica (PS)** e a PD:

$$P_{AP} \text{ média} = PD + [(PS - PD)/3]$$

O fluxo sanguíneo arterial pulmonar passa através da microvasculatura alveolar para drenar o sangue venoso pulmonar para o coração esquerdo a uma pressão de enchimento atrial esquerdo = 4 a 6 mmHg. Pressupondo-se um valor de repouso para $\dot{Q}$ = 6 L/min e aplicando-se a lei de Ohm ($\dot{Q} = \Delta P/R$), a RVP em repouso = (16 mmHg − 4 mmHg)/6 L, ou cerca de 2 mmHg/L de fluxo sanguíneo. Contrastar esse valor para a RVP de 2 mmHg/L na circulação pulmonar de baixa resistência com um valor de repouso para a **resistência vascular sistêmica (RVS)**. Essa RVS é calculada usando-se o mesmo $\dot{Q}$ em repouso e reaplicando a lei de Ohm enquanto se estimam as pressões médias arterial e venosa para 100 e 4 mmHg, respectivamente: RVS = (100 mmHg − 4 mmHg)/6 L, ou cerca de 16 mmHg/L de fluxo sanguíneo.

O desenvolvimento do **cateter arterial pulmonar (CAP)** proporcionou a primeira medida direta das pressões vasculares pulmonares. O CAP padrão é de 110 cm de comprimento e, quando usado para um paciente adulto, tem cerca de 2 mm de diâmetro externo. Assim que o CAP preenchido com solução salina normal é colocado por via percutânea em uma veia jugular, femoral ou brônquica, é avançado através do átrio e do ventrículo direitos até que a ponta distal fique em um ramo primário da artéria pulmonar, enquanto se monitora a pressão sanguínea como um guia para a localização da ponta do cateter (Figura 7.2). Um CAP posicionado de maneira correta mede diretamente a P_{AP} e, se adaptado a um termistor na ponta distal, estima o $\dot{Q}$ pelo princípio da **diluição térmica** quando doses altas de solução fisiológica de volume e temperatura conhecidos são infundidas através da abertura proximal. Um pequeno balão circunferencial localizado a 1 a 2 cm da ponta distal pode ser insuflado com cerca de 1,5 mL de ar para forçar a ponta do CAP no ramo arterial pulmonar. Como o sangue arterial que acabou de chegar não pode fluir de volta por um CAP bem adaptado em forma de cunha, qualquer sangue dentro do segmento arterial que esteja além do balão irá fluir na direção do coração esquerdo até que sua pressão se iguale à da veia pulmonar que o drena. Em 1 a 2 segundos, a ponta do cateter adaptado mede a pressão nas veias pulmonares maiores. Assim, a **pressão pulmonar**

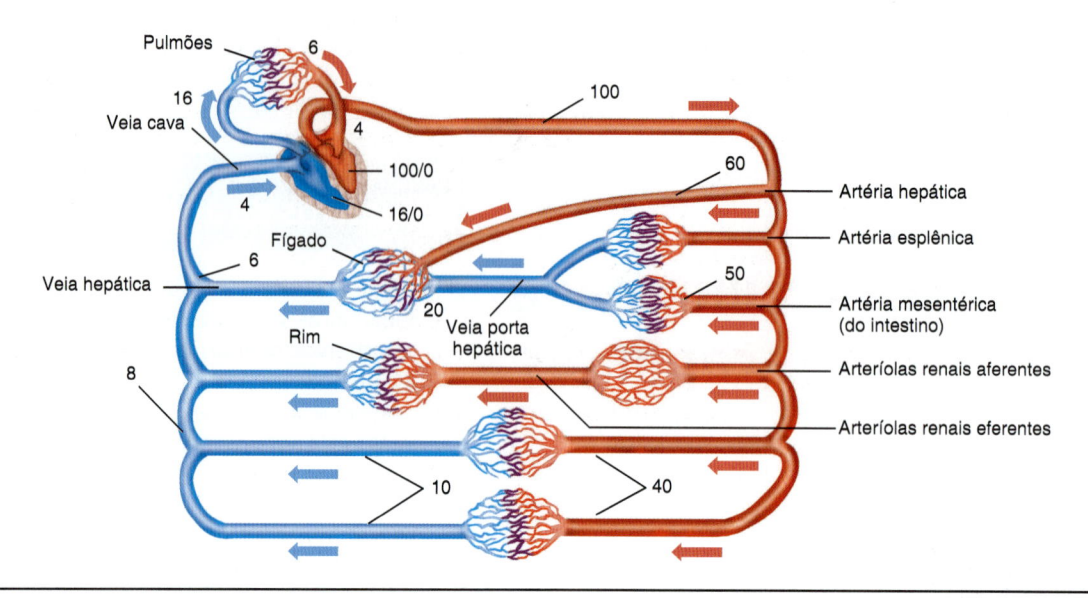

FIGURA 7.1 Comparação das pressões de perfusão (mmHg) nas circulações pulmonar e sistêmica. *De Fox*, Human Physiology; *2008, com modificações de Lechner mostradas para acrescentar os valores médios típicos de pressão sanguínea como uma função de localização.*

de encastoamento (P_{PW}, de *pulmonary wedge pressure*) é igual à **pressão venosa pulmonar (P_{VP}),** que também pode ser definida em termos funcionais como a **pressão de enchimento atrial esquerdo** já mencionada.

▶▶ CORRELAÇÃO CLÍNICA 7.1

A P_{PW} representa a **pré-carga ventricular esquerda** e é um recurso diagnóstico sensível para se verificar se pacientes com **insuficiência cardíaca congestiva** estão com descompensação cardíaca. Como será comentado no Capítulo 28, uma P_{PW} > 15 a 18 mmHg indica um baixo volume sistólico ventricular esquerdo, causando estagnação do sangue venoso pulmonar no átrio esquerdo. O pulmão previamente sadio também é afetado por elevações na pressão de enchimento atrial esquerdo, pois o aumento da pressão de retorno nos capilares pulmonares acarreta tumefação intersticial e edema no compartimento alveolar.

Respostas capilares pulmonares ao débito cardíaco e à gravidade

As pressões de perfusão sistêmica e as taxas de fluxo através de órgãos específicos flutuam para satisfazer as necessidades alteradas no débito de esforço (músculos), na

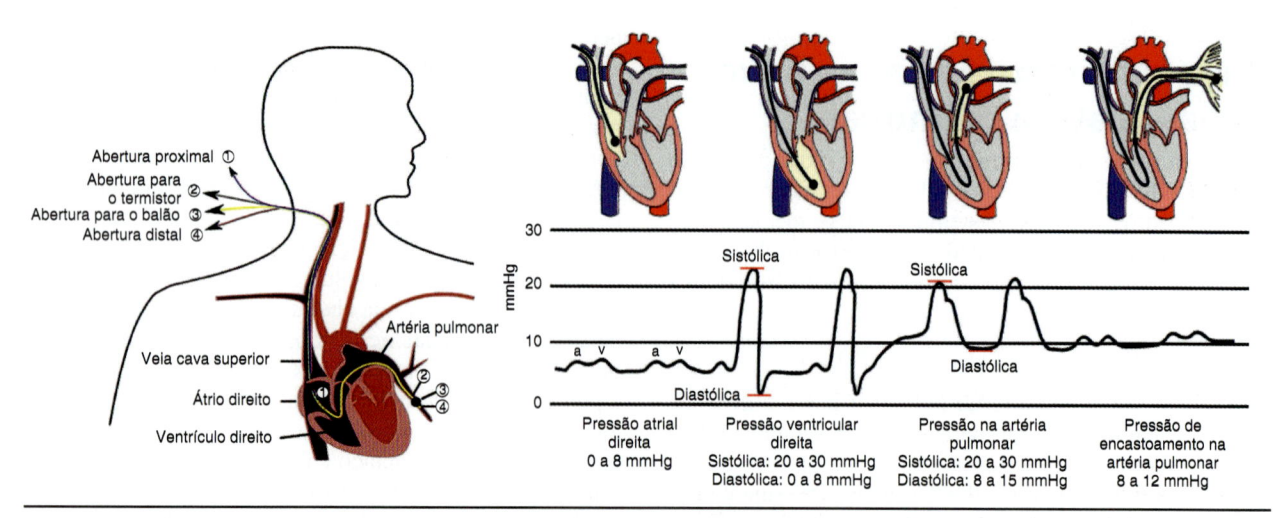

FIGURA 7.2 Pressão sanguínea medida como uma função de localização anatômica usando-se um cateter arterial pulmonar (CAP). Existem ondas de pressão específica para o átrio direito (AD), o ventrículo esquerdo (VE) e a artéria pulmonar principal, bem como para as veias pulmonares (VPs) quando o balão do cateter é insuflado para que a ponta do CAP forme uma cunha. À esquerda, desenhado a partir do site aberto do Wikipedia; o desenho à direita é do site ScribD, também de acesso aberto.

digestão (intestino), na temperatura (pele) ou na filtração (rins). Graças à autorregulação, esses tecidos raramente mantêm seu fluxo sanguíneo como uma porcentagem constante de $\dot{Q}$, que pode variar de 5 a 20 L/min. No entanto, tal resposta não é viável no caso do pulmão, que precisa aceitar todo o débito do ventrículo direito, independentemente de fatores que causem aumento ou diminuição de $\dot{Q}$. Como exigido pela lei de Ohm, ($\dot{Q} = \Delta P/RVP$), a resistência dos vasos sanguíneos pulmonares tem de diminuir à medida que o $\dot{Q}$ aumenta, para evitar **hipertensão pulmonar**. Estudos mostram que, quando o $\dot{Q}$ aumenta, a RVP diminui por causa da maior **distensão** das arteríolas e dos capilares previamente abertos e pelo **recrutamento** de vasos que ficam colapsados quando o $\dot{Q}$ está mais baixo. Tais alterações refletem a complacência excepcional da vasculatura pulmonar de parede fina. Portanto, quando o $\dot{Q}$ está baixo, muitas arteríolas pulmonares e capilares alveolares estão fechados ou com fluxo inferior aos seus diâmetros máximos. Para se apreciar esse efeito, é preciso entender a **pressão transmural**, a diferença entre as forças do ar ou líquido direcionadas para dentro e para fora que irão tentar colapsar ou abrir um vaso, respectivamente. Como os capilares alveolares estão circundados principalmente pelo espaço de ar, alterações na pressão alveolar (P_A) durante a ventilação irão afetar bastante esse equilíbrio da pressão transmural e o fluxo sanguíneo resultante.

A distribuição em tempo real do fluxo sanguíneo pulmonar tem sido estimada por uma técnica similar à que usa ^{133}Xenônio (^{133}Xe) nas vias aéreas (Capítulo 6). Nesse caso, o ^{133}Xe dissolvido em solução fisiológica é infundido em bolo por um CAP no indivíduo em posição ortostática. Quando o bolo de ^{133}Xe dissolvido alcança capilares alveolares, o Xe marcado escapa rapidamente no ar alveolar devido a sua baixa solubilidade tecidual. Contadores por cintilação colocados em várias alturas do tórax detectam o ^{133}Xe, mostrando que o fluxo arterial pulmonar (mL de sangue/mL de tecido pulmonar) é alto nas bases pulmonares, porém baixo ou inexistente nos ápices pulmonares. Como no caso do gradiente gravitacional do ar inalado, essa distribuição do fluxo sanguíneo é um fenômeno de baixo para cima ou não dependente/dependente. Como seria de esperar, a subperfusão apical é reduzida com aumentos no $\dot{Q}$, como ocorre durante exercício. Assim, a perfusão do sangue alveolar é maior nas regiões pulmonares menos ventiladas, de modo que a **relação ventilação/perfusão alveolar** $\dot{V}_A/\dot{Q}$ normalmente é bem equilibrada. Como a gravidade causa ou modula tal gradiente de perfusão?

Lembrar que os capilares pulmonares são vasos complacentes circundados por uma P_A flutuante enquanto perfundidos por uma P_{AP} relativamente baixa. No modelo mais amplamente aceito da circulação pulmonar, descrito em 1963 como a **cascata vascular** (Figura 7.3), três zonas de perfusão podem ser identificadas para o pulmão em posição ortostática. Na **Zona 1**, a P_{AP} simplesmente é muito baixa para perfundir os ápices pulmonares, enquanto a P_A excede a P_{AP} e a P_{VP}. Os capilares da Zona 1 estão colapsados e têm taxas de fluxo de zero. Na **Zona 2**, a P_{AP} excede a P_A, mas a P_{VP} não. Os capilares da Zona 2 têm taxas de fluxo proporcionais à diferença entre a P_{AP} e a P_A, enquanto a P_{VP} não tem efeito direto sobre seu fluxo. Estendendo-se o modelo, os capilares no alto da Zona 2 (perto da Zona 1) irão abrir-se ou fechar-se a cada pulso, conforme a P_{AP} subir durante a sístole para ultrapassar a P_A, caindo durante a diástole para ficar abaixo da P_A. Os capilares mais baixos na Zona 2 permaneceriam abertos por mais tempo durante cada ciclo sistólico de pressão que aqueles acima deles dentro do gradiente gravitacional. Na **Zona 3**, presume-se que os capilares alveolares comportem-se como aqueles da circulação sistêmica, pois tanto a P_{AP} como a P_{VP} excedem a P_A durante o ciclo cardíaco. Além disso, o fluxo sanguíneo capilar alveolar aumenta ligeiramente com a profundidade na Zona 3, devido à distensão capilar cada vez maior (Figura 7.3).

Esses limites zonais da perfusão pulmonar não estão fixados no tempo ou no espaço, mas flutuam dependendo da postura e das alterações na P_A, na P_{AP} e na P_{VP} com exercício, doença, entre outros. Por exemplo, é improvável que as condições na Zona 1 existam no pulmão de um adulto sadio com tórax de tamanho normal, débito cardíaco e P_{AP} também normais. Contudo, as condições da Zona 1 surgem rapidamente em indivíduos que prendem a respiração enquanto estão nadando, bem como em pacientes sob ventilação mecânica e naqueles com aumentos acentuados da P_A durante a inspiração (Capítulo 30). Também pode-se apreciar como as condições de perfusão da Zona 3 existiriam no ápice pulmonar de um indivíduo fazendo levantamento de peso ou um paciente em decúbito dorsal movendo-se em cima do colchão. A consideração desses ajustes frequentes nas pressões capilares transmurais torna a elegante "cascata vascular" um modelo inteligível e útil para explicar as diferenças dinâmicas e fáceis de observar no fluxo sanguíneo pulmonar regional. O entendimento do desafio de manter um bom equilíbrio $\dot{V}_A/\dot{Q}$ ante tais gra-

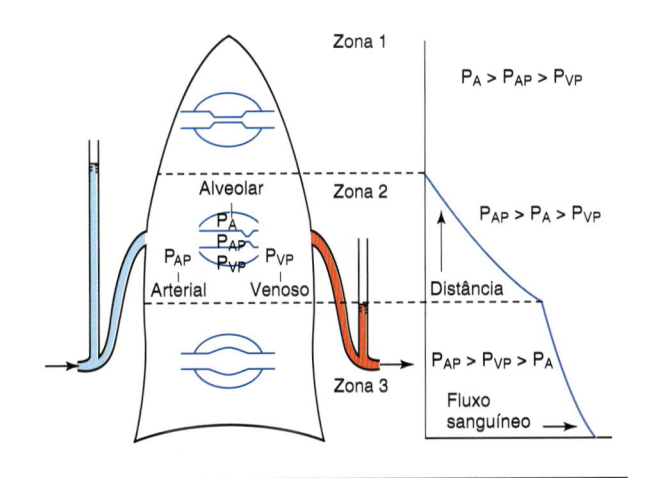

FIGURA 7.3 Usa-se o modelo da "cascata vascular" para explicar a distribuição do fluxo sanguíneo no pulmão, com base nas pressões intravascular e transmural das vias aéreas que afetam os capilares alveolares. *Modificada de West*, Respiratory Physiology; *2005.*

dientes regionais flutuantes no fluxo de ar e sanguíneo é o principal objetivo do Capítulo 8.

▶▶ CORRELAÇÃO CLÍNICA 7.2

A realização de uma transição bem-sucedida para respirar ar encontrada por todo feto vai além da adequação da síntese de surfactante descrita no Capítulo 5. Como mostrado na Figura 7.4, o coração fetal emprega tanto o **forame oval** interatrial como o **ducto arterial (DA)** para desviar a maior parte do fluxo sanguíneo ventricular direito em torno dos pulmões e de volta para a circulação sistêmica. Logo após o nascimento, a **pressão de oxigênio arterial (P_aO_2)** apresenta uma elevação acentuada acima dos níveis fetais se os pulmões forem insuflados adequadamente com ar. Aquela P_aO_2 aumentada causa contração reflexa das células musculares lisas na parede do DA, fechando a via de desvio e, em geral, completando o isolamento das duas circulações. É interessante o fato de que a incidência de um **ducto arterial patente (DAP)** ou persistentemente aberto é muito maior entre lactentes nascidos em altitudes elevadas, presumivelmente porque seu aumento pós-natal na P_aO_2 é insuficiente para iniciar o fechamento do esfíncter ductal (ver Capítulo 13). Embora necropsias por outras razões sugiram que um **forame oval patente (FOP)** é mais comum em adultos que o DAP, a quantidade de desvio de sangue da direita para a esquerda que permitem normalmente é menor, devido à pressão diferencial trivial entre os átrios. Entretanto, o FOP pode converter-se de benigno para maligno em pacientes com hipertensão pulmonar (Capítulo 27).

Equilíbrio do líquido capilar pulmonar e formação de edema alveolar

Todas as pressões mencionadas até agora foram hidrostáticas, sejam alveolares, vasculares ou intrapleurais. As pressões hidrostáticas nos vasos sanguíneos sofrem oposição apenas parcial da pressão hidrostática intersticial do parênquima alveolar delicado. Esse equilíbrio moveria rapidamente a água do sangue para fora dos espaços vasculares por ultrafiltração, se a pressão capilar hidrostática não tivesse a oposição da pressão coloidosmótica exercida pelas proteínas sanguíneas (Figura 7.5). Em sua apresentação formal, a lei de Starling dos estados capilares estabelece que:

$$F = K \cdot [(P_{MV} - P_{PMV}) - \sigma(\pi_{MV} - \pi_{PMV})]$$

onde: F = **extravasamento** resultante ou movimento transvascular de líquido
K = coeficiente de filtração para a permeabilidade do endotélio capilar
P_{MV} = pressão hidrostática dentro dos microvasos pulmonares (~10 mmHg)
P_{PMV} = pressão hidrostática no espaço perimicrovascular (0 a – 10 mmHg)
σ = coeficiente de reflexão de proteína, normalmente 1 (em unidades arbitrárias)

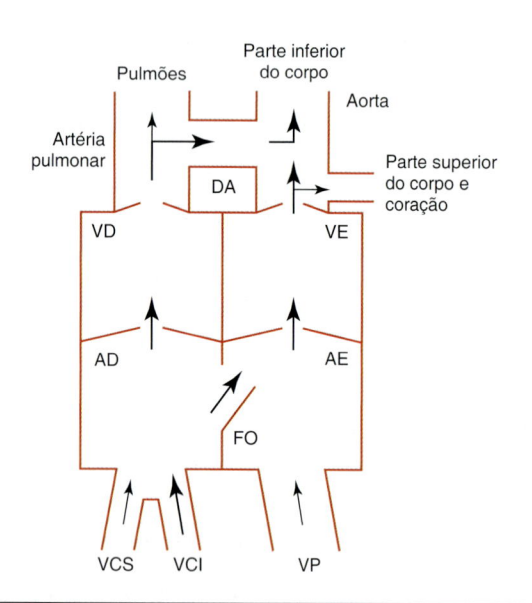

FIGURA 7.4 Há uma situação única no prazo perinatal quando dois canais fetais, o ducto arterial (DA) e o forame oval (FO), estão disponíveis para retorno venoso, de modo a desviar o sangue diretamente para a circulação sistêmica sem primeiro perfundir a circulação pulmonar. Ao nascimento, alterações anatômicas e fisiológicas normalmente fecham os desvios ou diminuem sua importância como circuitos de desvio.

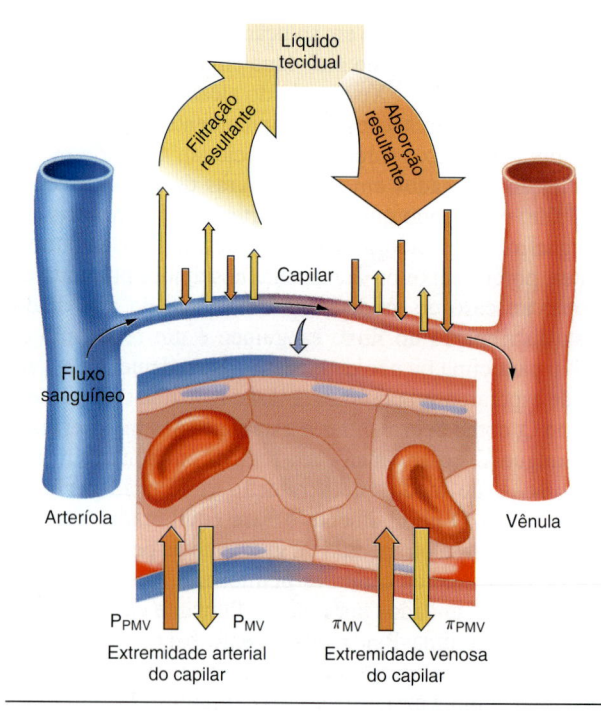

FIGURA 7.5 Os líquidos sanguíneos tendem a **extravasar**, isto é, sair de um capilar em sua extremidade arterial para formar **linfa**. A maior parte da linfa retorna para o capilar por reabsorção em sua extremidade venosa. A perda resultante de líquido é normal e acumula-se nos linfáticos adjacentes. O extravasamento que excede a capacidade linfática de remoção causa **edema**. De Fox, Human Physiology, 10th ed.; 2008.

π_{MV} = pressão coloidosmótica de proteína na circulação (~28 mmHg)

π_{PMV} = pressão coloidosmótica de proteína no espaço perimicrovascular (~20 mmHg)

A pressão hidrostática P_{MV} dentro do vaso sanguíneo que faz o líquido extravasar dos capilares pulmonares para o interstício não tem oposição, principalmente de qualquer aumento na P_{PMV}, porque as delicadas membranas epiteliais alveolares não podem resistir a aumentos no volume intersticial, como pode ocorrer sistemicamente em tecidos como a musculatura esquelética. Em vez disso, o compartimento intersticial septal expande-se com esse ultrafiltrado capilar que drena para capilares linfáticos pulmonares de extremidades cegas. No entanto, se a drenagem linfática não conseguir remover o ultrafiltrado a uma taxa suficiente, irá ocorrer **edema intersticial**, que pode progredir para **edema alveolar**, acompanhado pela ruptura de camadas epiteliais (Figura 7.6). É provável que a drenagem linfática pulmonar máxima seja 2 a 3 vezes a taxa normal de fluxo de 20 mL/h.

A pressão coloidosmótica de proteína π_{MV} do sangue nos capilares alveolares é relativamente constante, como nos capilares sistêmicos, exceto em doenças como o **Kwashiorkor** ou a **insuficiência hepática,** que reduzem a [albumina] plasmática. Da mesma forma, a π_{PMV} em geral é considerada constante, a menos que a [proteína] intersticial decline por diluição com água a partir do sangue (i.e., edema em andamento) ou de dentro dos espaços de ar (p. ex., quase afogamento em água doce). O tabagismo ou a inalação de fumaça, a aspiração de conteúdo gástrico ou de substâncias químicas tóxicas e doenças hematológicas como a endotoxemia por gram-negativo alteram o K ou o σ endotelial, de modo que o fluxo resultante de líquido para fora dos capilares alveolares aumenta e ocorre edema, mesmo se a P_{MV}, a P_{PMV}, a π_{MV} e a π_{PMV} estiverem normais.

Na prática, os fatores na equação de Starling são mais propensos a ficar em desequilíbrio de dois modos principais para iniciar o edema intersticial e, em seguida, geralmente o edema alveolar. O primeiro ocorre quando a P_{MV} aumenta em decorrência de hipertensão sistêmica, em geral subindo em paralelo com aumentos na P_{AP} e na P_{VP}. O extravasamento resultante denomina-se **edema cardiogênico,** pois sua causa costuma ser insuficiência cardíaca congestiva ou disfunção da valva mitral (Tabela 7.1). Nesse tipo de edema, a barreira endotelial ao movimento de proteína geralmente está intacta (i.e., K e σ estão normais) e o edema de líquido resultante tem uma [proteína] inferior à do plasma.

O segundo tipo principal de edema pulmonar ocorre apesar de forças hidrostáticas normais e é considerado de

Tabela **7.1** Categorias primárias de edema pulmonar

Aspecto	Cardiogênico	Não cardiogênico
Estéreis mais comuns	Insuficiência cardíaca congestiva, estenose mitral	LPA, SDRA*
Pressão capilar pulmonar P_{MV}	Aumentada	Normal
Pressão capilar K e σ	Normal	Aumentada
[Proteína] do líquido do edema	<< [proteína] plasmática	< ou = [proteína] plasmática

* LPA, lesão pulmonar aguda; SDRA, síndrome da distrição respiratória aguda.

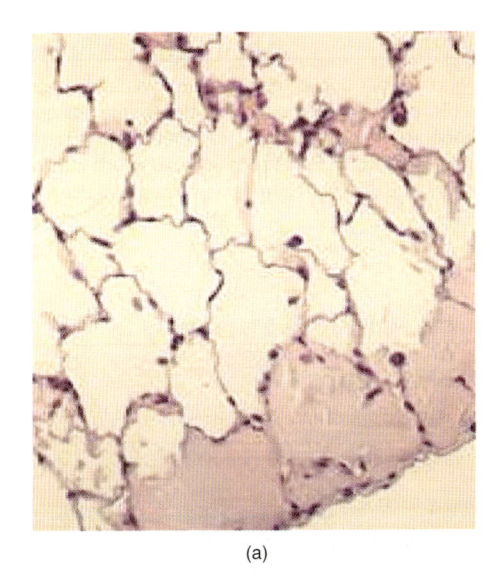

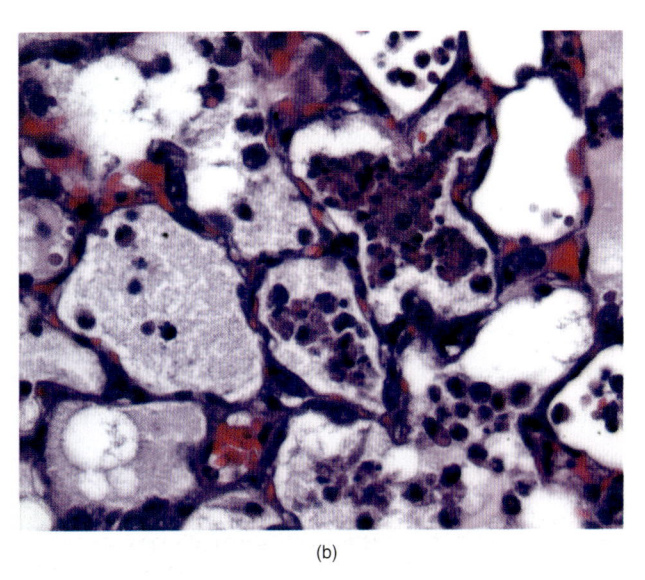

(a) (b)

FIGURA 7.6 (a) Alvéolos periféricos estão preenchidos com ultrafiltrado acelular nessa amostra de tecido pulmonar endotoxêmico. (b) Edema rico em neutrófilos e exsudatos alveolares em um rato com pneumonia por gram-negativo.

etiologia **não cardiogênica**. É comum ele começar como um aumento na permeabilidade (K e/ou σ) das camadas endotelial capilar ou epitelial alveolar, em geral após lesões celulares diretas. As proteínas plasmáticas podem agora extravasar diretamente entre barreiras celulares adjacentes, de maneira que tais líquidos de edema têm uma [proteína] mais alta. Na verdade, em casos graves, elementos sanguíneos formados intactos podem surgir também dentro dos espaços intersticiais ou alveolares, ocasionando um **edema hemorrágico** (Figura 7.7). Tais formas graves de edema são um aspecto característico de **lesão pulmonar aguda (LPA)** e da **síndrome da distrição respiratória aguda (SDRA)**. No Capítulo 28, será discutido em detalhes como ocorrem essas alterações perturbadoras na permeabilidade do endotélio ou do epitélio pulmonar no pulmão previamente sadio, bem como o impacto que têm sobre a troca de gás por difusão.

As causas específicas de edema pulmonar são múltiplas (Tabela 7.2), e uma discussão completa a respeito está

> ▶▶ **CORRELAÇÃO CLÍNICA 7.3**
>
> O edema pulmonar é visto de maneira convencional como uma **doença pulmonar restritiva** (Capítulo 6), porque os líquidos dentro dos septos alveolares e espaços distais de ar reduzem o volume disponível de parênquima funcional para ventilação. No entanto, tal edema também tem propensão a acumular-se dentro dos espaços intersticiais que circundam vias aéreas maiores e vasos sanguíneos (Figura 7.7). Tais **manguitos** edematosos criam uma luva de líquido que impede a dilatação ao longo do comprimento desses vasos, mesmo que as células musculares lisas dentro de suas paredes estejam relaxadas. O **edema broncoalveolar** resultante é uma **doença pulmonar obstrutiva aguda** que irá afetar de maneira adversa as taxas de fluxo expiratório máximo e aumentar a resistência dinâmica das vias aéreas. Portanto, um paciente com LPA ou SDRA teria um **distúrbio respiratório misto** que, em termos clínicos, tem etiologia complexa e prognóstico incerto (Capítulos 26 e 28).

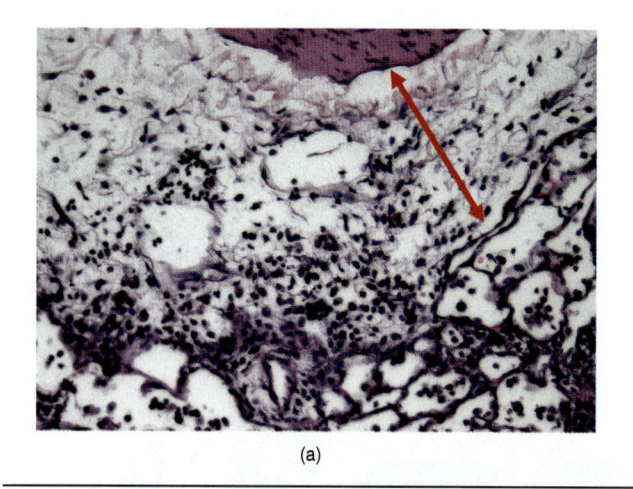

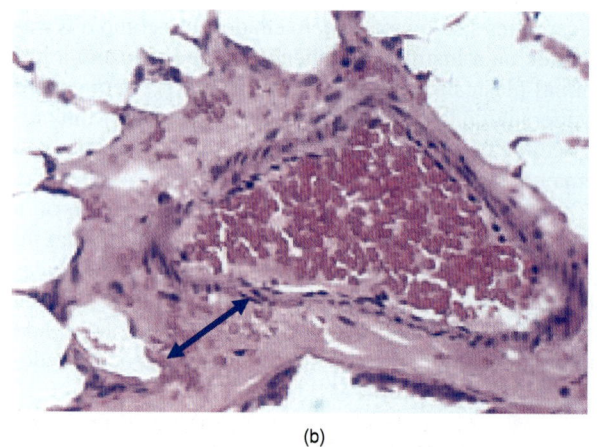

FIGURA 7.7 O edema intersticial em torno de vias aéreas e vasos sanguíneos (pontas de seta duplas) diminui seus diâmetros e aumenta as resistências ao fluxo. Tais **manguitos** edematosos ou luvas também reduzem a tração que pode ser exercida pelos elementos elásticos no parênquima. (a) Pulmão de rato 72 horas após indução de pneumonia por peste bubônica mediante a instilação intratecal de *Yersinia pestis*; neutrófilos predominam no infiltrado intersticial abaixo de uma grande artéria. (b) Pulmão de rato 24 horas após infecção aguda intravenosa (IV) com *Candida albicans*; numerosos eritrócitos no espaço intersticial da arteríola são típicos desse edema frequentemente hemorrágico.

Tabela **7.2** Causas de edema pulmonar distribuídas pelo defeito na equação de Starling

Parâmetro alterado	Doenças ou processos que afetam o parâmetro
P_{MV} aumentada	Insuficiência cardíaca congestiva; estenose mitral; infarto do miocárdio
P_{PMV} aumentada	Drenagem linfática reduzida, em decorrência de linfangite ou neoplasia
P_{PMV} diminuída	Hiperdistensão alveolar (neurogênica ou mecânica); hipoxia?
σ aumentado	Endotoxemia; sepse; lesão por inalação; toxicidade medicamentosa; hiperoxia prolongada
$π_{MV}$ diminuída	Hemodiluição; hipoalbuminemia; Kwashiorkor
$π_{PMV}$ diminuída	Quase afogamento em água doce; edema intersticial em evolução; altitude elevada?

além do âmbito desta introdução ao assunto. Entretanto, é evidente que ocorrem perturbações clínicas em praticamente todos os termos da equação de Starling, embora nem todas resultem em casos da mesma gravidade ou duração. De interesse para o público em geral é o desenvolvimento súbito e imprevisível de **edema pulmonar em altitude elevada (EPAE)** em alguns indivíduos que viajam para lugares mais altos que aqueles onde residem. Por mecanismos pouco entendidos, a hipoxia grave reduz o transporte ativo de Na^+, o que normalmente determina a reabsorção do ultrafiltrado capilar e, dessa forma, mantém as membranas alveolares úmidas, mas sem excesso de líquido. Esse líquido alveolar não depurado, cuja formação invariavelmente é acelerada pelo aumento da P_{AP} e da P_{MV} também causado pela hipoxia (Capítulo 8), ocasiona EPAE agudo em indivíduos suscetíveis. O que torna alguns montanhistas sensíveis a esse efeito colateral sério da exposição mesmo a altitudes moderadas enquanto outros podem não ser afetados continua uma questão intrigante e não resolvida (Capítulo 13). Qualquer que seja o caso, a resolução do edema em geral hemorrágico é rápida e reversível se o indivíduo puder descer ou ser levado para menores altitudes a tempo.

Bibliografia comentada

1. Permutt S, Riley RL. Hemodynamics of collapsible vessels with tone: the vascular waterfall. *J Appl Physiol.* 1963;18:924-932. *Conforme sugere o título deste artigo, o primeiro modelo de perfusão pulmonar proposto por estes autores deixou sua marca na medicina pulmonar.*
2. West JB, Dollery CT, Naimark A. Distribution of blood flow in isolated lung: relation to vascular and alveolar pressures. *J Appl Physiol.* 1964;19:713-724. *Este artigo, quase contemporâneo ao de Permutt e Riley, estimulou muito cedo o pensamento sobre a grande importância da pressão do ar alveolar para o retorno venoso.*
3. Ashbaugh DG, Bigelow DB, Petty TL, Levine BE. Acute respiratory distress in adults. *Lancet.* 1967;2:319-323; *and:* Fowler AA, Hamman RF, Good JT, Benson KN, Baird M, Eberle DJ, Petty TL, Hyers TM. Adult respiratory distress syndrome: risk with common predispositions. *Ann Internal Med.* 1983;98:593-597. *Estes dois artigos deixam claro por que os pesquisadores de edema pulmonar em geral atribuem as origens do campo ao Dr. Petty e seus colaboradores da University of Colorado School of Medicine.*
4. Houston CA. Acute pulmonary edema of high altitude. *N Engl J Med.* 1960;263:478-480. *Seis anos após liderar a primeira escalada ao K2 (perfazendo quase 8.000 m), o Dr. Houston salvou a vida de um montanhista de 21 anos de idade no Maroon Bells em Aspen e publicou seu primeiro raio X do EPAE. Material empolgante.*

ESTUDO DE CASOS E PROBLEMAS PRÁTICOS

CASO 7.1 Uma mulher previamente sadia com 25 anos chega à emergência meia hora após sofrer um acidente com veículo motorizado. O pulso radial está rápido e fraco, a respiração é superficial e intermitente, o abdome apresenta abrasões e está inchado, e a pele da coxa está pálida e fria. Um cateter arterial pulmonar (CAP) inserido na veia braquial direita indica $\dot{Q}$ = 3 L/min e frequência cardíaca (FC) = 100 batimentos/min, com P_{AP} = 35 mmHg e P_{PW} = 5 mmHg. A infusão IV ativa de solução de lactato de Ringer é iniciada enquanto unidades de papa de hemácias são submetidas a tipagem e prova cruzada. Os dados do novo CAP 20 minutos depois (antes da transfusão) mostram que $\dot{Q}$ = 6 L/min a uma FC = 80 batimentos/min, com P_{AP} média = 28 mmHg e P_{PW} = 4 mmHg. Resuma o estado inicial da paciente e os efeitos da primeira intervenção de emergência.

CASO 7.2 Um homem com 61 anos apresenta-se com respiração entrecortada. A temperatura e outros sinais vitais estão normais. O paciente tem uma longa história de insuficiência da valva aórtica. A esposa relata que ele toma todas as medicações prescritas regularmente. Ele nunca fumou e nega qualquer antecedente de doença pulmonar, mas as provas de função pulmonar agora mostram um padrão obstrutivo. Uma nova radiografia do tórax mostra aumento cardíaco e evidência de edema pulmonar bilateral. Que mecanismo mais provavelmente é responsável pela obstrução de via aérea nesse paciente?

a) Aumento das dimensões cardíacas.
b) Pneumonia previamente não diagnosticada.
c) Produção excessiva de muco.
d) Perda de elastina nas vias aéreas superiores.
e) Edema brônquico e bronquiolar.

CASO 7.3 Um grupo de estudantes da sexta série que joga no mesmo time de futebol reúne-se para votar quem é o melhor nadador ao passarem uma semana em um acampamento. Todos concordam em manter as narinas fechadas com os dedos, respiram no mesmo instante e então prendem a respiração o máximo de tempo possível. Uma das crianças cai no chão 15 segundos depois, atraindo imediatamente a atenção de um professor que estava perto e dispersa o restante das crianças. Que efeito fisiológico primário explica melhor o que aconteceu com a criança que aparentemente desmaiou?

a) Ducto arterial patente não diagnosticado.
b) Convulsão do grande mal epiléptico.
c) Ataque agudo de asma.
d) Anoxia ou isquemia cerebral.
e) Pneumotórax unilateral.

Soluções para o estudo de casos e problemas práticos

CASO 7.1 Os sintomas da paciente sugerem hemorragia interna, choque hipovolêmico, fluxo sanguíneo cutâneo reduzido e possível supressão de reflexos respiratórios. É provável que seus $\dot{Q}$ e volume sistólico baixos de 30 mL/batimentos/min (= 3 L/100 batimentos/min) sejam sustentáveis apenas mediante intensa vasoconstrição periférica, bem como elevação impressionante da RVP de 10 mmHg/L (= 30 mmHg/3 L). A reexpansão rápida de seu compartimento plasmático com líquido IV melhora a pré-carga ventricular, causando aumento do $\dot{Q}$ à medida que o verme sistólico se normaliza para 75 mL/batimento (= 6 L/80 batimentos/min). A **solução de lactato de Ringer** é uma solução estéril, não pirogênica, para administração IV e reposição de eletrólitos, contendo NaCl, lactato de Na, $CaCl_2$ e KCl. Essa expansão de volume de emergência permite algum relaxamento da vasoconstrição prévia, de modo que a RVP agora é de 4 mmHg/L (= 24 mmHg/6 L).

CASO 7.2 A resposta mais correta é e.

A insuficiência aórtica do paciente agravou-se, distendendo agora o átrio esquerdo e as veias pulmonares, além de desencadear o edema cardiogênico, que aumenta a resistência das vias aéreas. Como ele não fuma, não está febril e sua produção de escarro não é notável, é provável que não tenha pneumonia (*respostas b* e *c*) ou enfisema (*resposta d*). O aumento das dimensões cardíacas (*resposta a*) é mais comum em pacientes com insuficiência cardíaca congestiva secundária a hipertensão sistêmica; em qualquer caso, é raro que tal cardiomegalia reduza diretamente os diâmetros das vias aéreas.

CASO 7.3 A resposta mais correta é d.

O único efeito mais consistente de prender a respiração de maneira forçada começando na capacidade pulmonar total ou quase é um aumento agudo na P_{AW}, que irá criar condições globais na Zona 1 em todo o parênquima pulmonar. A queda rápida resultante na perfusão pulmonar, e portanto no retorno venoso para o ventrículo esquerdo, invariavelmente reduz o fluxo sanguíneo aórtico. A resposta autônoma apropriada a tal redução abrupta no $\dot{Q}$ do coração esquerdo é aumentar a frequência cardíaca e a vasoconstrição periférica via reflexo barorreceptor carotídeo, mas ainda assim muitos indivíduos terão tontura e um episódio de **síncope** com proteção do cérebro. Embora as *respostas a, b, c* e *e* certamente sejam possíveis em pacientes pediátricos, tais opções estão longe de um diagnóstico diferencial entre crianças ativas que não estavam com problemas aparentes antes de seu pequeno experimento. Os leitores interessados podem explorar muito mais sobre tais interações entre os sistemas cardiovascular e respiratório pesquisando a **manobra de Valsalva**, um teste historicamente importante de função autônoma simpática.

Capítulo 8

Relação ventilação/perfusão e estimativa da ventilação alveolar

ANDREW J. LECHNER, PhD

Objetivos de aprendizagem

O leitor deverá:

- Explicar por que a proporção de ventilação alveolar com relação à perfusão vascular pulmonar aumenta na região apical dos pulmões de um indivíduo em posição ortostática.
- Distinguir entre conceitos anatômicos e fisiológicos de espaço morto e desvio.
- Explicar as circunstâncias que desencadeiam a resposta pressórica hipóxica aguda e seu efeito sobre a pressão arterial pulmonar.
- Aplicar múltiplos dados sobre gás inerte para distinguir indivíduos normais de pacientes doentes com aumento de desvio ou do espaço morto.
- Usar equações relevantes para estimar ventilações alveolares *versus* no espaço morto e calcular a P_{O_2} alveolar a partir dos dados do paciente.

Introdução à relação ventilação/perfusão

No pulmão normal em posição ortostática, tanto a ventilação como a perfusão favorecem as regiões pulmonares pendentes (Capítulos 6 e 7). Essas relações serão exploradas aqui para um entendimento completo de suas variações normais e perturbações de importância clínica (Figura 8.1). Como tanto a ventilação alveolar ($\dot{V}_A$) como o débito cardíaco basal ($\dot{Q}$) alteram-se de acordo com a altura pulmonar, sua proporção alveolar entre ventilação e perfusão $\dot{V}_A/\dot{Q}$ aumenta exponencialmente da base pulmonar para o ápice. Em tal situação, $\dot{V}_A/\dot{Q} < 1$ no nível do diafragma, devido ao fluxo sanguíneo maciço pelos capilares da Zona 3. Com a maior altura acima do coração do pulmão em posição ortostática, a proporção $\dot{V}_A/\dot{Q}$ passa rapidamente de 1 para valores maiores, que em teoria aproximam-se do infinito (i.e., o denominador = 0) se os capilares alveolares estiverem realmente em condições na Zona 1.

Qualquer que seja a causa, as desigualdades na $\dot{V}_A/\dot{Q}$ têm um impacto direto sobre a eficiência da ventilação e da adequação da perfusão. A variação extrema de situações possíveis é mostrada de forma simplificada na Figura 8.2. As estruturas mostradas representam alvéolos individuais e seus capilares, ou lobos pulmonares inteiros, com vários princípios básicos idênticos. Primeiro, o gás inspirado é bem misturado e normalmente proporciona uma P_{O_2} adequada, mesmo quando diluído com ar alveolar. Em segundo lugar, o sangue arterial pulmonar também é homogêneo à medida que entra nos pulmões com relação a seu **conteúdo de O_2 venoso misto, $C_{\bar{v}O_2}$**. Em tais condições, a via aérea aberta e o vaso sanguíneo patente que nutre a estrutura central de troca de gás nesse diagrama não oferecem impedimentos sérios para a ventilação ou perfusão e, portanto, $\dot{V}_A/\dot{Q} = 1$.

A unidade pulmonar à esquerda na Figura 8.2 tem perfusão sanguínea normal, sem impedimento, mas sua ventilação é baixa, talvez devido a muco, edema ou outra causa de estreitamento de uma via aérea. O resultado final dessa unidade com $\dot{V}_A/\dot{Q}$ baixa (1/10) é desgaste do débito cardíaco e uma diminuição do **conteúdo de O_2 no sangue venoso pulmonar, C_{VPO_2}**. Esse gasto de fluxo sanguíneo denomina-se **desvio fisiológico**, com o resultado final não sendo diferente daquele se esse sangue tivesse passado por um desvio anatômico entre o ventrículo direito e o átrio esquerdo. O segmento pulmonar à direita na Figura 8.2 mostra ventilação adequada (embora excessiva), em comparação com sua perfusão reduzida. A consequência de uma $\dot{V}_A/\dot{Q}$ alta (10/1) é o aumento do conteúdo de O_2 nas veias pulmonares (ou pelo menos nenhuma redução), embora haja gasto significativo de ventilação e contribua para o **espaço morto fisiológico**. Tal oclusão vascular poderia ocorrer por embolia, um coágulo ou outro efeito obstrutivo dentro do vaso sanguíneo.

Nas últimas seções deste capítulo e no Capítulo 9, serão apresentadas equações para calcular o **espaço morto fisiológico** e o **desvio fisiológico** de um paciente. É importante enfatizar que tais estimativas fisiológicas são feitas em indivíduos vivos e incluem defeitos anatômicos quantificáveis apenas à necropsia. Portanto, um espaço morto fisiológico calculado inclui o espaço morto anatômico das vias aéreas da zona de condução (Capítulo 4) mais o volume de todos os alvéolos cuja ventilação exceda muito seu fluxo sanguíneo, que é $\dot{V}_A/\dot{Q} > 100$ (Tabela 8.1). Da mesma forma, um desvio fisiológico calculado como detalhado no Capítulo 9 inclui defeitos anatômicos extrapulmonares reais como ducto arterial patente (**DAP**) ou forame oval

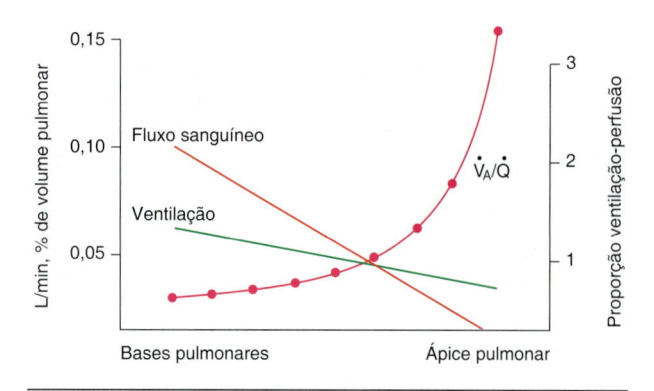

FIGURA 8.1 Distribuição da ventilação e do fluxo sanguíneo no pulmão em posição ortostática. A proporção ventilação/perfusão diminui na direção das bases pulmonares. *De West,* Respiratory Physiology; *2005.*

Tabela **8.1** Definições práticas de equilíbrio $\dot{V}_A/\dot{Q}$

Terminologia aceita	Proporções $\dot{V}_A/\dot{Q}$ medidas
"Ventilação do Espaço Morto"	$\dot{V}_A/\dot{Q} > 100$
"$\dot{V}_A/\dot{Q}$ Pulmonar Alta"	$10 < \dot{V}_A/\dot{Q} < 100$
"Ventilação Pulmonar Normal"	$0,10\ \dot{V}_A/\dot{Q} < 10$
"Pulmão Mal Ventilado"	$0,01\ \dot{V}_A/\dot{Q} < 0,10$
"Desvio Intrapulmonar"	$\dot{V}_A/\dot{Q} < 0,01$

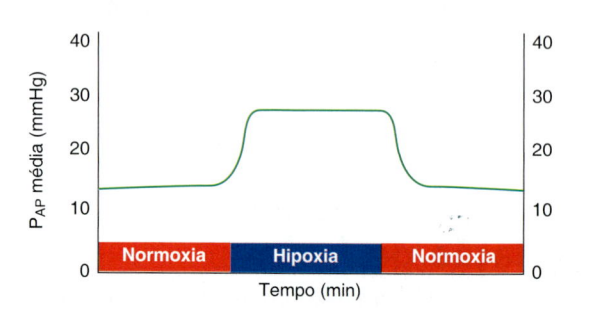

FIGURA 8.3 Demonstração da **resposta pressórica hipóxica aguda (RPHA)**. Pulmões isolados são ventilados primeiro com gás normóxico (21% de O_2/5% de CO_2/74% de N_2), enquanto são perfundidos com sangue. Quando a ventilação começa com gás hipóxico (10% de O_2/5% de CO_2/85% de N_2), a pressão arterial pulmonar (P_{AP}) média aumenta imediatamente, mas volta aos níveis basais quando a ventilação normóxica é retomada.

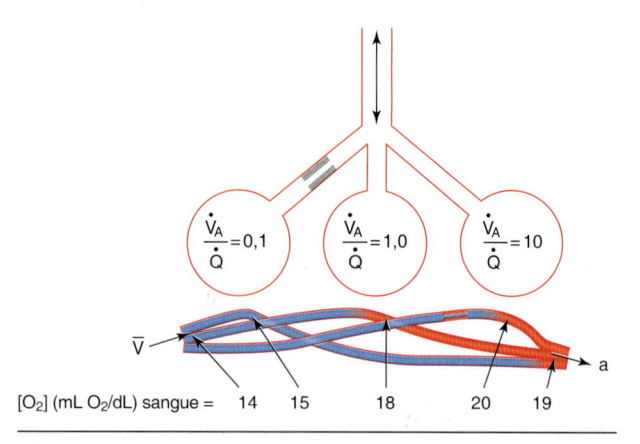

FIGURA 8.2 Mecanismos que alteram a P_{aO_2} sistêmica por ventilação e sangue arterial pulmonar bem ou mal equilibrados. As unidades pulmonares com $\dot{V}_A/\dot{Q}$ alta (à direita) acrescentam relativamente pouco O_2 global ao sangue, porque o fluxo sanguíneo é lento; tais regiões contribuem para o **espaço morto fisiológico**. As unidades pulmonares com $\dot{V}_A/\dot{Q}$ baixa (à esquerda) acrescentam pouco oxigênio porque estão subventiladas; tais regiões contribuem para o **desvio fisiológico**. *De West,* Respiratory Physiology; *2005.*

patente **(FOP)** (Capítulo 7) que permitem que o sangue sistêmico desvie da circulação pulmonar mais qualquer sangue arterial pulmonar que flui pelos alvéolos com ventilação inadequada, que é $\dot{V}_A/\dot{Q} < 0,01$ (Tabela 8.1). De acordo com essas definições, indivíduos sadios são aqueles cujo espaço morto fisiológico e desvio não excedem seu espaço morto anatômico nem o desvio.

Além de tais ajustes em larga escala entre a ventilação e a perfusão, ocorre constrição direta das arteríolas pulmonares em resposta à P_{AO_2}. Essa **resposta pressórica hipóxica aguda (RPHA)** é um reflexo único para a circulação pulmonar, evidente mesmo em pulmões isolados (Figura 8.3). A RPHA desvia de maneira adaptativa o sangue de alvéolos hipóxicos para melhorar o equilíbrio $\dot{V}_A/\dot{Q}$ local e minimizar a hipoxemia arterial para todo o pulmão.

O grau de desvio do fluxo atribuível à RPHA diminui quando todo o pulmão está em hipoxia. Focos hipóxicos pequenos ou limitados a lobos particulares, como durante pneumonia, recebem pouca perfusão porque a RPHA desvia seu suprimento sanguíneo para alvéolos menos hipóxicos. Em tais casos, a resistência vascular pulmonar (RVP) pode estar normal nos pulmões como um todo, a P_{AP} não precisa aumentar para manter o $\dot{Q}$ e, portanto, o risco de edema é baixo (Capítulo 7). No entanto, quando a hipoxia alveolar envolve todo o pulmão, como em altitude elevada, a RPHA afeta todas as unidades alveolares e a RVP aumenta substancialmente. Em tal situação, o débito cardíaco direito e o fluxo sanguíneo pulmonar só podem ser mantidos por grandes aumentos na P_{AP}. Se persistente, a hipertensão pulmonar resultante pode acarretar remodelamento vascular, aumento do ventrículo direito e *cor pulmonale*, tópicos discutidos nos Capítulos 13 e 26.

Quantificação das anormalidades na relação ventilação/perfusão

Os progressos nas análises gasométricas permitiram o desenvolvimento da **técnica dos gases inertes múltiplos** para estimar as distribuições $\dot{V}_A/\dot{Q}$. Nesse teste de pesquisa, seis gases traçadores dissolvidos em solução fisiológica (Tabela 8.2) são infundidos no ventrículo direito em taxas conhecidas. Eles têm uma variedade de pesos mole-

Tabela 8.2 Gases inertes múltiplos dissolvidos para injeção venosa

Espécie de gás	Peso molecular	Fase de partição sangue:gás
Hexafluoreto de enxofre	146,1	0,0063
Etano	30,1	0,008
Ciclopropano	42,1	0,879
Enflurano	184,5	1,401
Dietiléter	74,1	8,932
Acetona	58,1	232,4

culares e, portanto, taxas de difusão diferentes como gases e solubilidades variáveis no sangue e no tecido, conforme descrito pela lei de Henry. Tais propriedades afetam a rapidez com que cada gás deixa o sangue e entra no ar alveolar para ser colhido como ar expirado, onde as concentrações são medidas por espectrometria de massa. Os gases menos solúveis deixam o sangue rapidamente, entram nos espaços de ar alveolares e não são reabsorvidos. Uma vez aí, suas taxas de difusão livre determinam a velocidade com que são expirados. Esses dados de depuração são compilados para estimar-se a proporção de ventilação e perfusão nas unidades alveolares com várias proporções $\dot{V}_A/\dot{Q}$ e colocados em um gráfico em escala logarítmica de 0,01 a 100 (Figura 8.4).

A área sob cada curva precisa ser igual a toda $\dot{V}_A$ ou todo $\dot{Q}$ por minuto. Assim, o ápice da curva de ventilação indica que ~1,5 L/min de $\dot{V}_A$ foi para os alvéolos com proporções $\dot{V}_A/\dot{Q}$ de um pouco mais de 1; o fluxo sanguíneo que vai para essa mesma população de alvéolos também foi de 1,5 L/min. Como fica evidente a partir da superposição das curvas, $\dot{V}_A/\dot{Q}$ e $\dot{Q}$ estavam bem equilibrados nesse pulmão e resultam em um padrão altamente eficiente de oxigenação arterial.

A **embolia pulmonar (EP)** é um exemplo útil de como a técnica dos gases inertes múltiplos detecta anormalidades em $\dot{V}_A/\dot{Q}$ (Figura 8.5). Embora pulmões normais mostrem curvas $\dot{V}_A/\dot{Q}$ bem equilibradas centradas acima de 1, em questão de minutos de EP uma fração substancial de $\dot{V}_A/\dot{Q}$ irá ventilar alvéolos cuja microvasculatura está ocluída por coágulos sanguíneos, gordura ou mesmo N_2 ou ar. Para aquelas unidades nesse exemplo, $\dot{V}_A/\dot{Q}$ é de ~8, enquanto a $\dot{V}_A$ restante está ventilando alvéolos relativamente hiperperfundidos. Em geral, na EP há aumento de $\dot{V}_A$ e $\dot{Q}$ (ver área total sob essas curvas); a hipoxemia e a acidose causadas por esses desequilíbrios estimularam a respiração e o aumento da **ventilação do espaço morto** ($\dot{V}_D$, L/min).

A técnica pode distinguir entre duas formas de enfisema, cujas patologias e apresentações clínicas serão detalhadas nos Capítulos 20 e 22. Os pacientes com **deficiência hereditária de antiprotease α1** exibem a forma de enfisema do **tipo A** ("soprador rosado") por volta da terceira ou quarta décadas de vida e apresentam-se com respiração rápida (**taquipneia**), obstrução moderada ao fluxo de ar e hipoxemia discreta. À necropsia, seus pulmões exibem perda disseminada de bronquíolos respiratórios distais e septos alveolares, presumivelmente secundária à atividade não verificada de elastase e outras proteases liberadas pelos macrófagos alveolares residentes e neutrófilos recrutados (Capítulo 10). Os pacientes com o enfisema do **tipo B** ("inchado cianótico") relacionado com o tabagismo em geral têm mais dificuldade respiratória (**dispneia**), produção de muco, bronquite, obstrução grave ao **fluxo de ar** e hipoxemia persistente. Seus sintomas tendem a agravar-se com a **história de anos-maço de tabagismo** do paciente, talvez evidente apenas depois de 40 a 60 de tais unidades de tempo (um ano-maço equivale a um maço de cigarros por dia durante um ano). Seus pulmões exibem perda centrolobular de vias aéreas intermediárias e bronquíolos terminais, devido à deposição das cinzas do tabaco e de outros materiais particulados nesses locais, bem como da proteólise resultante causada por leucócitos recrutados. A arquitetura

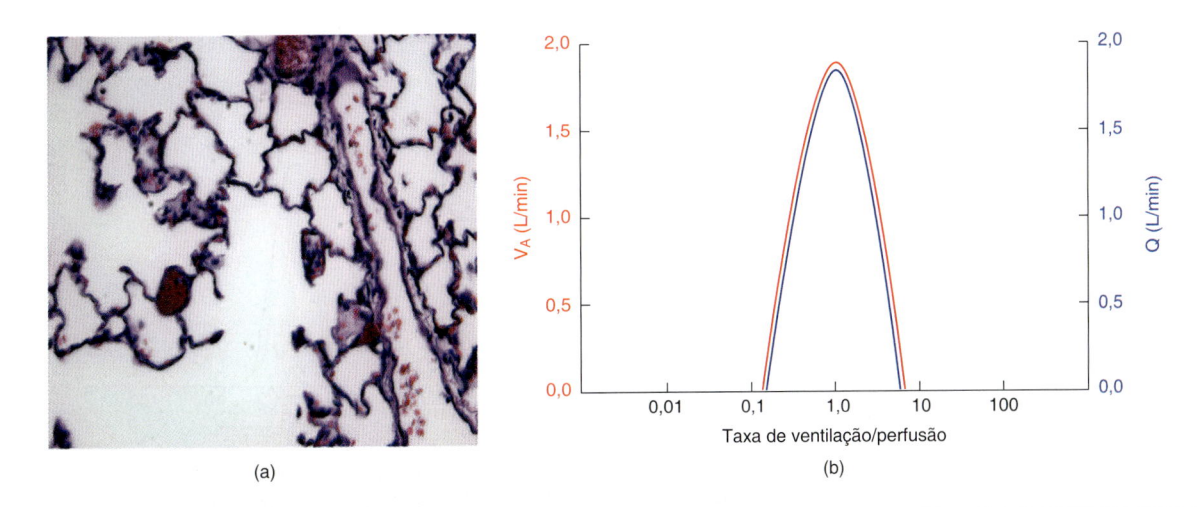

FIGURA 8.4 O tecido pulmonar normal (a) produz curvas $\dot{V}_A/\dot{Q}$ normais (b) pela técnica dos gases inertes múltiplos.

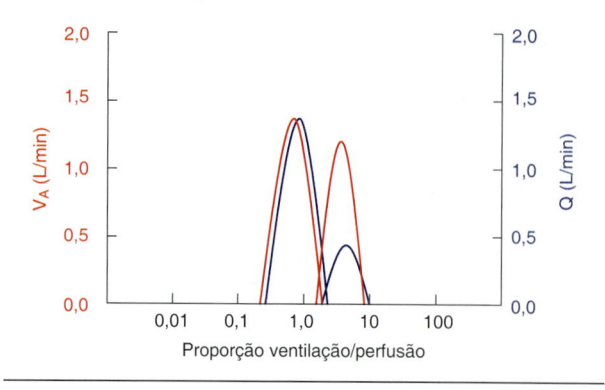

FIGURA 8.5 Equilíbrio $\dot{V}_A/\dot{Q}$ defeituoso, causado por embolia pulmonar. Notar a distribuição bimodal de ambas as curvas e as áreas bastante aumentadas sob aquelas da ventilação alveolar, em comparação com aquelas do débito cardíaco.

alveolar em tais pacientes costuma ser poupada, desde que a carga orgânica e inorgânica de tabaco seja depurada a montante e não penetre no parênquima distal.

Os resultados de gás inerte no caso do enfisema do tipo A mostram que a maioria do $\dot{Q}$ vai para os alvéolos, com $\dot{V}_A/\dot{Q}$ ligeiramente inferior a 1, enquanto $\dot{V}_A$ serve tanto os alvéolos com $\dot{V}_A/\dot{Q}$ inadequada (~1) como aqueles com pouco fluxo ($\dot{V}_A/\dot{Q} > 5$) (Figura 8.6). Tais pacientes podem manter uma P_aO_2 normal, mas seu $\dot{V}_E$ é alto devido ao aumento do espaço morto fisiológico. Os pacientes com o tipo B têm pouco gasto de $\dot{V}_A$, porque a maioria do gás ventila alvéolos intactos, mas em geral ficam desoxigenados porque grande parte do $\dot{Q}$ é gasta perfundindo alvéolos em que $\dot{V}_A/\dot{Q} < 0,1$ devido ao aumento do desvio fisiológico. Em termos estruturais, esses resultados fazem sentido. Nos pacientes com a doença do tipo B, as vias aéreas intermediárias que direcionam a ventilação para alvéolos periféricos intactos estão ausentes. Sua resistência das vias aéreas é alta e ocorre **cianose** em decorrência do desvio fisiológico. Nas pessoas com a doença do tipo A, faltam as estruturas delicadas que compreendem os ácinos terminais. Suas vias aéreas proporcionam ventilação adequada para as regiões distais do pulmão, que podem estar desprovidas de capilares alveolares e, assim, seu volume acrescenta-se ao espaço morto fisiológico.

Equação da ventilação alveolar

De acordo com a discussão precedente, a importância de distinguir $\dot{V}_A$ de $\dot{V}_D$ é clara e levou a várias abordagens complementares para estimá-los a partir dos dados disponíveis de pacientes. No Capítulo 4, fez-se uma introdução à $\dot{V}_A$ estabelecendo-se que cada respiração corrente, V_T é a soma de seu volume do espaço morto, V_D, mais seu volume do parênquima alveolar, V_A:

$$V_T = V_D + V_A \text{ (cada um em mL ou L)}$$
$$V_T \cdot f = (V_D + V_A) \cdot f \text{ (onde } f = \text{respirações/min)}$$
$$\dot{V}_E = \dot{V}_D + \dot{V}_A \text{ (cada um em L/min)}$$

Ao contrário de $\dot{V}_E$, é difícil medir $\dot{V}_D$ diretamente em indivíduos vivos e, portanto, não se pode determinar $\dot{V}_A$ apenas por essa equação. Pode-se obter uma medida indireta de $\dot{V}_A$ a partir de duas suposições. Primeira, como V_D é igual à parte de V_T que não pode participar da troca de gás por difusão, **todo CO_2 expirado precisa vir de V_A.** Segunda, a $F_{A CO_2} = F_{E CO_2}$ alveolar medida à expiração aproxima-se do volume residual (VR) e o gás exalado não é mais diluído pelo espaço morto com sua [CO_2] baixa (Figura 8.7). Com base nessas suposições, um $\dot{V}_{CO_2}$ medido precisa igualar-se ao produto de uma $\dot{V}_A$ desconhecida (L/min) multiplicado pelo $F_{A CO_2}$ estimado:

$$\dot{V}_{CO_2} \text{ (L de } CO_2/\text{min)} = \dot{V}_A \text{ (L de ar/min)} \cdot F_{A CO_2}$$
$$\text{(L de } CO_2/\text{L de ar)}$$
$$V_A = \dot{V}_{CO_2}/F_{A CO_2}$$

A equação da ventilação alveolar proporciona uma estimativa acurada de $\dot{V}_A$ usando-se o teste espirométrico e não requer uma amostra de sangue. Entretanto, é mais frequente calcular-se o $\dot{V}_{CO_2}$ em condições de STPD (padrão de temperatura e pressão, seco, de *standard temperature and pressure, dry*) enquanto a $\dot{V}_A$ em geral é registrada em BTPS (temperatura e pressão corporais, saturadas, de *body*

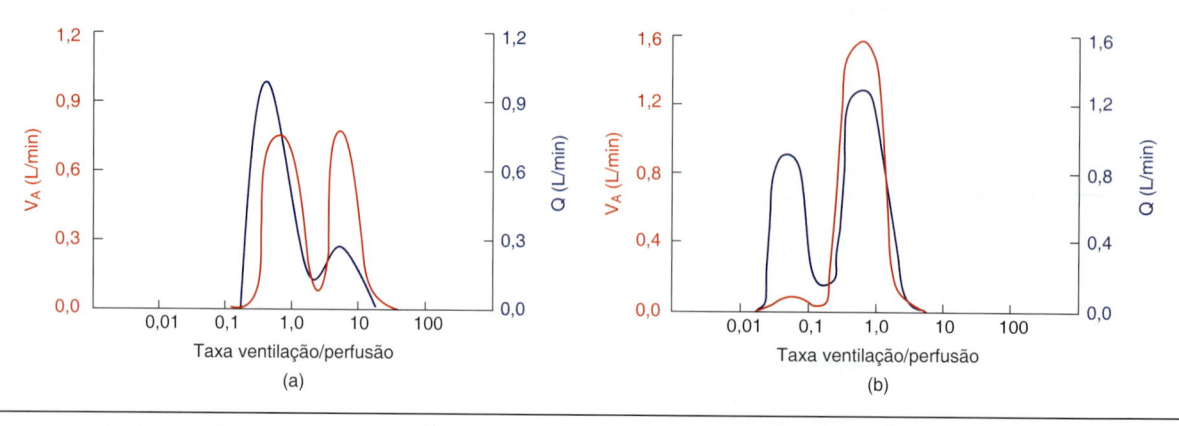

FIGURA 8.6 Dados de gases inertes múltiplos em pacientes com as formas de enfisema dos tipos A (a) e B (b). Ver detalhes no texto a respeito das etiologias mais comuns de cada um.

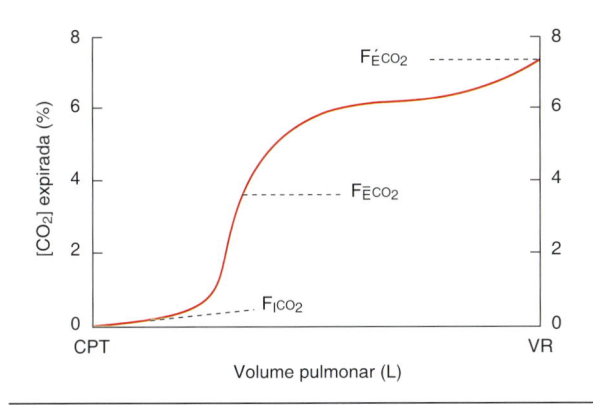

FIGURA 8.7 No início de uma exalação completa a partir da capacidade pulmonar total (CPT), a [CO_2] expirada é baixa, refletindo V_D de gás que lembra a baixa F_ICO_2. Conforme a exalação continua, a [CO_2] aumenta para refletir os níveis no parênquima pulmonar. À medida que o volume pulmonar aproxima-se do VR, o gás expirado consiste inteiramente em gás alveolar não difundido e, portanto, $F_ĒCO_2 = F_ACO_2$. Calcula-se a $F_ĒCO_2$ de um indivíduo dividindo-se a área integrada sob a curva da [CO_2] pelo volume da expiração completa.

temperature and pressure, saturated). Portanto, uma solução completa para $\dot{V}_A$ pode exigir a conversão entre essas estimativas de volume usando-se o procedimento apresentado no Capítulo 1: $(P_1 + V_1)/T_1 = (P_2 + V_2)/T_2$.

Equação do espaço morto fisiológico

Uma abordagem alternativa para calcular a $\dot{V}_A$ é primeiro estimar a $\dot{V}_D$ e então subtraí-la de $\dot{V}_D$. Lembrar que se presume que o espaço morto anatômico e o fisiológico não contenham uma quantidade significativa de CO_2 quando a expiração começa. De acordo com tal suposição, todo CO_2 expirado em uma respiração precisa igualar-se ao V_A daquela respiração multiplicado por sua F_ACO_2:

$$CO_2 \text{ total/respiração} = F_ACO_2$$

Ao mesmo tempo, todo CO_2 expirado em uma respiração precisa igualar-se ao V_T daquela respiração multiplicado pelo CO_2 médio daquele V_T, sua $F_ĒCO_2$:

CO_2 total/respiração = $V_T \cdot F_ĒCO_2$
E portanto: $V_T \cdot F_ĒCO_2 = V_A \cdot F_ACO_2$
Substituindo: $V_T \cdot F_ĒCO_2 = (V_T - V_D) \cdot F_ACO_2$
Rearranjando os termos:
$V_D/V_T = (F_ACO_2 - F_ĒCO_2)/F_ACO_2$
Pela lei de Dalton: $V_D/V_T = (P_ACO_2 - P_ĒCO_2)/P_ACO_2$

Devido à alta solubilidade do CO_2 no sangue e nos tecidos (Capítulo 3), em geral presume-se que o equilíbrio completo ocorra rapidamente entre os níveis no sangue arterial pulmonar que entra no parênquima alveolar e o gás dentro daqueles espaços de ar. Assim, como $P_ACO_2 \cong P_aCO_2$, esses dois termos podem ser substituídos um pelo outro:

$$V_D/V_T = (P_aCO_2 - P_ĒCO_2)/P_aCO_2$$

Resolvendo para V_D, tem-se:
$$V_D = [(P_aCO_2 - P_ĒCO_2)/P_aCO_2] \cdot V_T$$

Essa equação do espaço morto fisiológico dá uma estimativa muito similar do V_D e da $\dot{V}_D$, conforme deduzido a partir da equação da ventilação alveolar. As duas abordagens matemáticas diferem principalmente pelas suposições feitas e pelos tipos de dados necessários dos pacientes para fazerem-se os cálculos: estimativa espirométrica do CO_2 corrente *versus* acesso aos gases arteriais. Uma abordagem é uma técnica não invasiva que requer apenas indivíduos despertos que possam responder a instruções para expirar completamente, entre outras condições. A outra pode ser feita à beira do leito de pacientes intubados e cateterizados, independentemente de seu estado cognitivo.

O V_D anatômico é de ~2 mL/kg de peso corporal previsto (Capítulo 4), com o V_D fisiológico igual ou apenas ligeiramente maior do que o V_D anatômico em pulmões saudáveis. A proporção de V_D/V_T fisiológica é de 0,2 a 0,4 em repouso, diminuindo com aumentos no V_T em indivíduos sadios que respiram mais profundamente durante exercício. A V_D/V_T de uma pessoa aumenta com a idade, presumivelmente devido à fraqueza progressiva dos músculos respiratórios, à perda de área de superfície alveolar ou à fibrose, podendo exceder 0,60 em indivíduos com doença cardiopulmonar. Essa maior V_D/V_T reflete agravamento do desequilíbrio entre ventilação e perfusão ou desvio da direita para a esquerda (Tabela 8.1). À medida que a V_D/V_T aumenta, o trabalho respiratório torna-se excessivo conforme os pacientes tentam superar a ventilação desgastante do espaço morto (Capítulo 6).

Equação do gás alveolar

A equação do gás alveolar estima a P_AO_2 e, portanto, proporciona um contexto crítico para qualquer P_aO_2, para se avaliar se os pulmões estão transferindo O_2 adequadamente para o sangue (Capítulo 9). Uma P_aO_2 de 38 mmHg é anormal? E uma de 55 ou 95 mmHg? Essa equação também permite o cálculo de um importante valor de referência, a diferença de pressão parcial para o O_2 entre o ar alveolar (P_AO_2) e o sangue arterial (P_aO_2), a **(A − a) Po₂**. A equação requer P_B mais a F_IO_2 e a gasometria arterial do paciente. Lembrar que, à medida que o gás inalado entra nas vias aéreas, é aquecido a 37 °C e saturado com vapor d'água a uma umidade relativa de 100%. Portanto, pela lei de Dalton:

$$P_x = F_x \cdot (P_B - P_{H_2O})$$
$$P_IO_2 = 0{,}2093 \cdot (P_B - 47)$$
$$P_IO_2 = 149 \text{ mmHg}$$

Essa P_IO_2 é ainda mais reduzida conforme o gás inalado mistura-se com o conteúdo alveolar (como fará sua P_IN_2) e é diluído pelo CO_2 nos alvéolos, ou seja, a P_ACO_2. Uma equação simplificada estima a P_AO_2 com acurácia suficiente para uso rotineiro (embora ignore alterações concomitantes na P_IN_2):

$$P_{AO_2} = P_{IO_2} - (P_{ACO_2}/R)$$

em que R = $\dot{V}_{CO_2}/\dot{V}_{O_2}$ (Capítulo 3) e varia de 0,7 a 1, dependendo dos substratos que estão sendo metabolizados. Se R não for medida diretamente, em geral pressupõe-se um valor de 0,80, com base em um terço das calorias obtidas de carboidratos e dois terços de gordura. Se mais uma vez supõe-se que $P_{aCO_2} = P_{ACO_2}$, essa expressão torna-se

$$P_{AO_2} = P_{IO_2} - (P_{aCO_2}/R)$$

Supondo-se uma gasometria arterial de um paciente hipotético respirando ar ambiente como $P_{aO_2} = 90$ mmHg e $P_{aCO_2} = 40$ mmHg, segue-se que:

$$P_{AO_2} = 149 \text{ mmHg} - (40 \text{ mmHg}/0,8)$$
$$P_{AO_2} = 99 \text{ mmHg}$$

Nesse paciente hipotético, $P_{AO_2} - P_{aO_2} = 9$ mmHg, bem dentro do parâmetro normal de 5 a 19 mmHg em adultos sadios. Se outro paciente também respirando ar ambiente ao nível do mar tiver uma $P_{aO_2} = 53$ mmHg e uma $P_{aCO_2} = 48$ mmHg, a P_{AO_2} calculada seria de 89 mmHg e a (A – a) $P_{O_2} = 36$ mmHg. Tal (A – a) P_{O_2} grande sugeriria que $\dot{V}_A$ é satisfatória, porque a P_{AO_2} é quase normal, mas o comprometimento da difusão ou um defeito de desvio intrapulmonar é responsável pela P_{aO_2} anormalmente baixa (Capítulo 9).

Se a P_{IO_2} é constante, mas a P_{aCO_2} está elevada, talvez devido a hipoventilação, então a P_{AO_2} e a P_{aO_2} precisam necessariamente diminuir pela lei de Dalton. Como a P_{AO_2} é calculada usando-se fatores conhecidos ou presumíveis sobre o ambiente ou o paciente, qualquer alteração em geral é previsível. Em contraste, a P_{aO_2} é um valor medido cujo máximo teórico é definido pela P_{AO_2}, mas cujo mínimo é determinado pelo desequilíbrio $\dot{V}_A/\dot{Q}$, pela capacidade de difusão pulmonar (Capítulos 9 e 17) e pelo conteúdo de O_2 do sangue venoso misto, $C_{\bar{v}O_2}$. Um desequilíbrio maior na $\dot{V}_A/\dot{Q}$ inevitavelmente cria diferenças maiores na (A – a) P_{O_2}.

Bibliografia comentada

1. Wagner PD. Ventilation-perfusion relationships. *Ann Rev Physiol.* 1980;42:235-247. *Uma das primeiras revisões oficiais, feita por um dos principais criadores da técnica dos gases inertes múltiplos e sua aplicação no diagnóstico de uma variedade de distúrbios pulmonares.*
2. Cutaia M, Rounds S. Hypoxic pulmonary vasoconstriction: physiologic significance, mechanism, and clinical relevance. *Chest.* 1990;97:706-718. *Em um campo em evolução, este continua a ser um dos melhores resumos de evidência experimental que confirma a mediação local de aumento da RVP pela hipoxia alveolar.*
3. Putensen C, Rasanen J, Lopez FA. Improvement in $\dot{V}_A/\dot{Q}$ distributions during inhalation of nitric oxide in pigs with methacholine-induced bronchoconstriction. *Am J Respir Crit Care Med.* 1995;151:116-122. *Atualização útil sobre a mistura preferida de gases infundidos usados para decifrar o complicado desequilíbrio entre ventilação e perfusão.*

ESTUDO DE CASOS E PROBLEMAS PRÁTICOS

CASO 8.1 Os dados de uma prova de função pulmonar (PFP) para admissão empregatícia em um homem tabagista com 37 anos incluem os seguintes resultados: $T_B = 38,1$ °C; $P_B = 720$ mmHg; $\dot{V}_{O_2} = \dot{V}_{CO_2} = 0,255$ L/min (STPD); $f = 15$/min; $F_{\bar{E}CO_2} = 0,035$; $F_{ÉCO_2} = 0,071$. Qual sua ventilação alveolar, $\dot{V}_A$ (L/min, BTPS)?

CASO 8.2 Uma mulher com 72 anos hospitalizada com doença metastática terminal tem uma R estimada de 0,70 cinco dias após recusar alimentação parenteral. Enquanto restrita ao leito, ela está recebendo 3 L/min de oxigênio intranasal, que lhe fornecem uma F_{IO_2} estimada de 0,35 a uma P_B ambiente de 705 mmHg. Sua gasometria arterial mais recente revelou $P_{aO_2} = 144$ mmHg, $P_{aCO_2} = 56$ mmHg e pH = 7,33. Qual sua (A – a) P_{O_2}?

CASO 8.3 Um estudante de medicina com 28 anos visita o laboratório de PFP do hospital em que tem aulas práticas, onde aprende que sua $\dot{V}_E = 5,46$ L/min e sua $\dot{V}_A = 3,77$ L/min, a uma $f = 14$ respirações/min (unidades BTPS). Qual sua ventilação do espaço morto calculada, $\dot{V}_D$ (L/min), e seu volume do espaço morto, V_D (L)?

CASO 8.4 Uma paciente de unidade de tratamento intensivo está recebendo ventilação mecânica com $V_T = 450$ mL ao ar ($P_B = 740$ mmHg) para manter sua $F_{ÉCO_2} = 0,040$. Sua temperatura corporal atual é de 37 °C e a gasometria arterial mais recente resultou em $P_{aO_2} = 92$ mmHg; $P_{aCO_2} = 39$ mmHg. Qual seu volume do espaço morto atual, V_D (mL)?

CASO 8.5 A avaliação de uma mulher com 55 anos no laboratório de PFP revelou os seguintes resultados (todos em BTPS): $T_B = 38,1$ °C; $P_B = 725$ mmHg; $\dot{V}_{O_2} = 0,282$ L/min; $\dot{V}_{O_2} = 0,248$ L/min; $\dot{V}_E = 7,84$ L/min; $f = 19$/min; $F_{\bar{E}CO_2} = 0,032$; $F_{ÉCO_2} = 0,053$. Qual a estimativa de sua ventilação do espaço morto fisiológico, $\dot{V}_D$ (L/min, BTPS)?

Soluções para o estudo de casos e problemas práticos

CASO 8.1 Para resolver, escolha uma equação adequada para os dados disponíveis:

$$\dot{V}_A = \dot{V}_{CO_2}/F_{\bar{E}CO_2} = (0{,}255\ L/min)/(0{,}071)$$
$$\dot{V}_A = 3{,}59\ L/min\ (STPD)$$

Para converter a resposta em STPD para unidades BTPS, lembrar do Capítulo 1 que:

$$V_2 = (P_1 \bullet V_1 \bullet T_2)/(P_2 \bullet T_1) =$$
$$(760 \bullet 3{,}59 \bullet 311{,}1)/[(720 - 47) \bullet 273]$$
$$\dot{V}_A = 4{,}62\ L/min\ (BTPS)$$

Comentário: a $F_{\bar{E}CO_2}$ nesse indivíduo está anormalmente alta, sugerindo retenção significativa de CO_2 e antevendo uma V_D/V_T alta.

CASO 8.2 Usando-se as condições ambientais fornecidas e a lei de Dalton, os dados computados dessa mulher incluem P_{IO_2} = 230 mmHg, P_{AO_2} = 150 mmHg e $(P_{AO_2} - P_aO_2)$ = 6 mmHg. Ante essa (A – a) P_{O_2} normal, ela não tem comprometimento da difusão entre o gás alveolar e seus capilares (Capítulo 9). No entanto, ela está com hipoventilação, indicada por sua alta P_aCO_2 e o amplo hiato entre a P_{IO_2} e a P_{AO_2}. Sua condição declinante e a caquexia não podem manter esforços inspiratórios, embora seu pH_a sugira compensação parcial da acidose respiratória crônica (Capítulo 17).

CASO 8.3 Para resolver a ventilação do espaço morto, $\dot{V}_D$, lembrar que:

$$\dot{V}_E = \dot{V}_D + \dot{V}_A$$
$$\dot{V}_D = \dot{V}_E + \dot{V}_A = (5{,}46 - 3{,}77)\ L/min = 1{,}69\ L/min$$

Para resolver quanto ao volume do espaço morto, V_D:

$$V_D = \dot{V}_D/f = (1{,}69\ L/min)/14 = 0{,}121\ L$$

Comentário: a $V_D/V_T = 0{,}31$ desse estudante é um valor normal em repouso.

CASO 8.4 Para resolver, primeiro escolha uma equação adequada para os dados disponíveis:

$$V_D/V_T = (P_aCO_2 - P_{\bar{E}CO_2})/P_aCO_2$$

Notar que a $P_{\bar{E}CO_2}$ é necessária, mas não foi fornecida. Entretanto, a lei de Dalton irá converter frações decimais de gás como $F_{\bar{E}CO_2}$ para suas pressões parciais:

$$P_{\bar{E}CO_2} = F_{\bar{E}CO_2} \bullet (P_B - P_{H_2O}) = 0{,}040 \bullet (740 - 47)$$
$$P_{\bar{E}CO_2} = 28\ mmHg$$

Em seguida, resolver para a proporção não dimensional, V_D/V_T:

$$V_D/V_T = (39 - 28)/39 = 0{,}28$$
$$V_D = 0{,}28 \bullet (450\ mL) = 127\ mL$$

Comentário: a paciente parece estar sendo bem tratada, com esses valores quase normais para a gasometria arterial e a V_D/V_T.

CASO 8.5 Para resolver, escolha a equação correta; duas neste capítulo darão uma estimativa do $\dot{V}_D$, mas uma requer dados da gasometria arterial. Então, escolha:

$$\dot{V}_A = \dot{V}_{CO_2}/F_{\bar{E}CO_2} = (0{,}248\ L/min)/(0{,}053)$$
$$\dot{V}_A = 4{,}68\ L/min$$

Em seguida, use essa $\dot{V}_A$ e a $\dot{V}_E$ dada para resolver quanto ao V_D:

$$\dot{V}_D = \dot{V}_E - \dot{V}_A = 7{,}84\ L/min - 4{,}68\ L/min = 3{,}16\ L/min$$

Comentário: apenas 60% do V_T dessa paciente alcançam seus alvéolos.

Capítulo 9

Troca alveolar de O_2 e CO_2, shunt fisiológico e equilíbrio acidobásico

ANDREW J. LECHNER, PhD

Objetivos de aprendizagem

O leitor deverá:
- Definir os termos que determinam a difusão alveolar de O_2 e as circunstâncias em que a captação de O_2 é limitada pela perfusão ou pela difusão.
- Calcular a porcentagem de $\dot{Q}$ que abrange desvio fisiológico usando dados apropriados do paciente e conhecimento das interações da HbO_2 no sangue.
- Resumir processos na excreção de CO_2 e a maneira pela qual o CO_2 sanguíneo age para manter o pH sanguíneo normal.
- Usar os dados do paciente para distinguir entre acidose respiratória, acidose metabólica, alcalose respiratória e alcalose metabólica.

Introdução à difusão do gás alveolar

Assim que os gases alcançam o parênquima alveolar pela ventilação, a absorção no sangue ou a excreção a partir dele ocorre não por **convecção**, mas por **difusão** molecular, de acordo com uma adaptação fisiológica da lei de Ohm (Figura 9.1). A difusão de qualquer gás através da barreira septal e para o sangue é proporcional à **área de superfície epitelial alveolar (S_A)** e à **área de superfície endotelial capilar alveolar (S_C)**, que compreendem a membrana disponível para tal troca. Medidas quantitativas em microfotografias eletrônicas de pulmão normal estimaram a S_A e a S_C para cada 50 a 70 m^2. Essa simetria das dimensões de S_A e S_C talvez não seja surpresa, tendo em vista a importância dada antes a um bom equilíbrio $\dot{V}_A/\dot{Q}$. A difusão alveolar de qualquer gás é inversamente proporcional à espessura da barreira septal, estimada como a **média harmônica (τ_S)**, para enfatizar estatisticamente as regiões mais delgadas onde se presume que a difusão seja favorecida.

Ante esses aspectos pulmonares anatômicos que afetam todos os gases, outros fatores vão determinar se o equilíbrio da difusão é alcançado entre um espaço de ar alveolar e o sangue que flui pelos seus capilares. Mais uma vez por analogia com a lei de Ohm, cada gás difunde-se proporcionalmente a um gradiente de pressão entre sua "fonte" (P_1, o valor mais alto) e seu "escoadouro" (P_2, o valor mais baixo). Para o O_2, $P_1 = P_{A}O_2$ (Capítulo 8) e $P_2 = P_{\bar{v}}O_2$, conforme medição por meio de cateter arterial pulmonar, produzindo um gradiente normal direcionado para dentro de ~60 mmHg ao ar ambiente. Tal gradiente é bastante afetado tanto pela F_IO_2 como pela P_B na medida em que afetam a P_IO_2 e, portanto, a P_AO_2. Para o CO_2, $P_1 = P_{\bar{v}}CO_2$ e $P_2 = P_ACO_2$ (= P_aCO_2), para um gradiente normal direcionado para fora de 5 a 6 mmHg e um que é menos sensível à F_IO_2 ou à P_B que à P_{O_2}. Na verdade, os dados na Tabela 3.1 foram usados para tornar esse ponto mais próximo de um gradiente 10 vezes maior para o O_2, apesar de serem o fluxo de CO_2 para fora e o de O_2 para dentro serem quase iguais. Como isso pode acontecer? Os gases difundem-se a taxas diferentes, apesar de valores iguais para S_A, S_C, τ_S e (P_1-P_2), por causa dos **coeficientes de difusividade (D)** diferentes, definidos como a solubilidade de um gás em meios aquosos dividida por sua taxa dependente da massa de difusão de gás livre. O valor de D para o CO_2 é ~20 vezes o do O_2 em sistemas biológicos, implicando que os distúrbios pulmonares vão manifestar-se mais frequentemente por **hipoxemia** (baixo conteúdo sanguíneo de O_2) que por **hipercarbia** (alto conteúdo sanguíneo de CO_2). Também se pode notar que a difusão alveolar de todos os gases irá diminuir em uma doença como o enfisema, em que há diminuição de S_A e S_C (Figura 9.2). Da mesma forma, a difusão alveolar diminui nas doenças em que há aumento de τ_S, por exemplo durante o edema decorrente de lesão pulmonar aguda (Capítulo 28) ou após o desenvolvimento de fibrose em algumas doenças pulmonares intersticiais que apresentam um padrão restritivo à prova de função pulmonar (PFP) (Capítulo 24).

Distinção dos limites entre difusão e perfusão na troca de gases

De acordo com essa discussão, quais os limites de tempo para a difusão de gás no pulmão? Essa questão pode ser

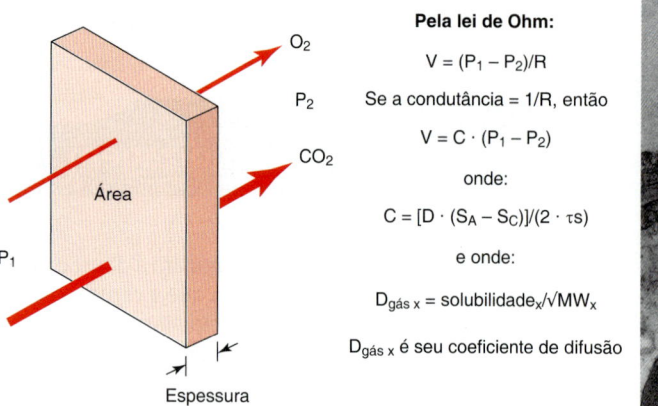

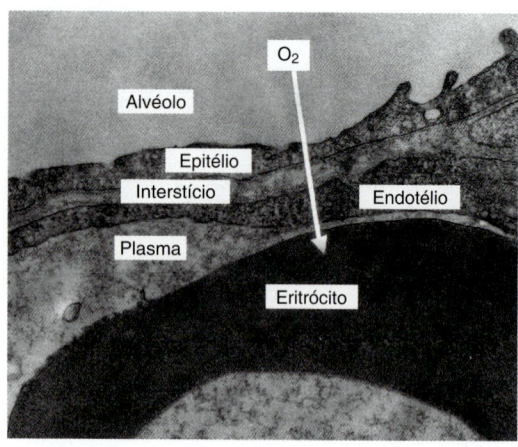

FIGURA 9.1 A difusão alveolar como descrita por uma versão fisiológica da lei de Ohm: fluxo = $(P_1 - P_2)/R$, onde P_1 e P_2 são as pressões parciais de gás na "fonte" e no "escoadouro" em dois compartimentos adjacentes. A condutância (C) é o inverso da resistência, R, e portanto o fluxo = $C \cdot (P_1 - P_2)$. C é proporcional à média de todas as áreas de superfície alveolar e capilar $[(S_A + S_C)]/2$ nos septos disponíveis para difusão e inversamente proporcional à média harmônica da espessura daquelas barreiras septais (τ_S). C também é proporcional ao coeficiente de difusividade de Krogh (D) para cada gás, que por sua vez é a proporção de sua solubilidade em solução fisiológica dividida pelo peso molecular (MW, de *molecular weight*) de cada gás.

respondida considerando-se os **tempos de trânsito capilar** de eritrócitos no pulmão, com relação à taxa de equilíbrio dos gases alveolares com os interiores daquelas células sanguíneas (Figura 9.3). Um eritrócito passa cerca de 0,8 segundo em um capilar alveolar em um $\dot{Q}$ em repouso, porém menos de 0,3 segundo quando $\dot{Q}$ aproxima-se dos valores máximos. O tempo prolongado de trânsito do eritrócito com um $\dot{Q}$ baixo em geral é suficiente para o N_2O (um gás anestésico), o CO, o CO_2 e o O_2 equilibrarem-se através da barreira alveolar-capilar, ou seja, $P_1 \cong P_2$ para esses gases perto da extremidade venular dos capilares alveolares. Por exemplo, o N_2O é muito solúvel no sangue, mas não se liga à hemoglobina (Hb). Portanto, ele se equilibra através da barreira independentemente do tempo original ou de trânsito ($P_{AN_2O} - P_{\acute{c}N_2O}$), de modo que sua absorção é **limitada pela perfusão** apenas pelo $\dot{Q}$. Se $\dot{Q}$ aumenta, então a captação de N_2O aumenta, porque mais eritrócitos passam através dos capilares alveolares no mesmo intervalo de tempo. Em contraste, o CO liga-se à Hb em quantidades tão grandes que nenhum eritrócito passa tempo o bastante em um capilar alveolar para equilibrar a P_{ACO} com a $P_{\acute{c}CO}$. Assim, a absorção de CO é **limitada pela difusão** e o simples aumento de $\dot{Q}$ não irá aumentar necessariamente a captação de CO. Em vez disso, a captação alveolar de CO e outros gases limitada pela difusão provavelmente irá aumentar se S_A e S_C aumentarem ou τ_S diminuir.

Normalmente, o O_2 tem uma taxa de equilíbrio intermediária às do N_2O ou CO. Em indivíduos saudáveis, o O_2 é um gás cuja captação é limitada pela perfusão em uma ampla variação de $\dot{Q}$ (Figura 9.3) e, ao nível do mar, a captação alveolar de O_2 em geral não é considerada uma etapa limitante da taxa de **consumo máximo de O_2, $\dot{V}_{O_2máx}$**

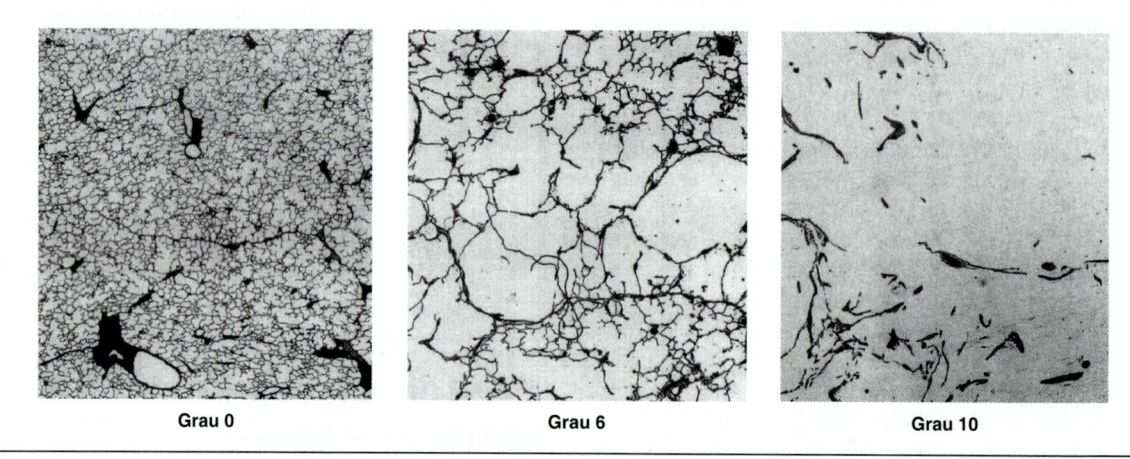

FIGURA 9.2 S_A é uma peça determinante da difusão, e qualquer queda reduz a captação máxima de O_2 e a excreção de CO_2. Três imagens de tecido pulmonar (todas com a mesma ampliação) são mostradas com suas **Pontuações de Gravidade de Enfisema** determinadas pela American Thoracic Society. Uma pontuação de 0 a 2 seria normal para adultos urbanos. *De Nagai et al., Am Rev Respir Dis. 1989;139:313-319.*

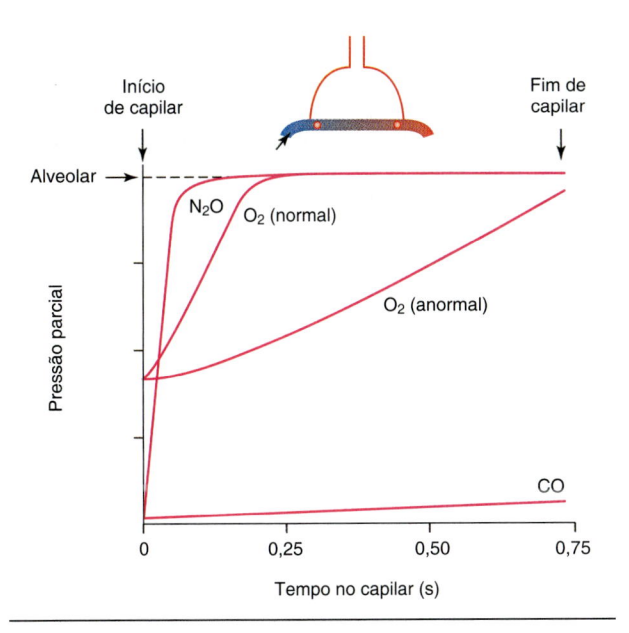

FIGURA 9.3 Taxas de equilíbrio de CO, óxido nitroso (N_2O) e O_2 ao longo do capilar alveolar. A P_{cN_2O} equilibra-se rapidamente com a P_{AN_2O} alveolar bem antes das extremidades capilares e, assim, o N_2O tem **perfusão limitada**. Em contraste, a $P_{c'CO}$ no sangue capilar quase não se altera durante um trânsito capilar e, portanto, a transferência do CO é **limitada pela difusão**. A transferência de O_2 para o sangue alveolar pode ser limitada pela perfusão ou pela difusão, dependendo das condições. *De West,* Respiratory Physiology; *2005.*

(Capítulo 12). No entanto, em pulmões doentes com septos alveolares destruídos ou fibróticos, a difusão do O_2 fica limitada durante exercício moderado e potencialmente em repouso, apesar dos prolongados tempos de trânsito dos eritrócitos. Mesmo em indivíduos saudáveis, a difusão do O_2 fica limitada quando a P_AO_2 diminui por causa de uma F_IO_2 baixa ou pela P_B baixa em altitudes elevadas (Capítulo 13).

Com base em sua maior solubilidade aquosa, o CO_2 difunde-se para dentro e para fora dos tecidos ~20 vezes mais rapidamente que o O_2 por mmHg de gradiente de pressão. Como consequência, em geral há um amplo tempo de trânsito capilar para o CO_2 atingir o equilíbrio, apesar de seu gradiente de pressão parcial muito menor em comparação com o do O_2. Entretanto, em condições de tempo de trânsito reduzido dos eritrócitos ou espessamento das membranas septais alveolares, a transferência de CO_2 pode ser incompleta e resultar em hipercarbia.

Estimativa da capacidade de difusão pulmonar máxima

Usa-se clinicamente o tempo prolongado de equilíbrio do CO inalado para estimar a **capacidade de difusão pulmonar do CO (DL_{CO})** em uma única respiração. Conforme detalhado no Capítulo 16, essa PFP é feita com maior frequência nos pacientes em que se suspeita de redução da S_A ou da S_C ou aumento de τ_S. Os indivíduos começam a manobra com seu volume residual (VR) e inalam gás com uma baixa F_ICO (em geral ~0,003) até sua capacidade pulmonar total (CPT). Uma vez na CPT, a respiração é presa por 10 segundos e então o indivíduo faz uma exalação completa. As concentrações de CO no gás exalado são medidas para estabelecer-se a $F_{\bar{E}CO}$ e a $F_{\acute{E}CO}$ (= F_ACO) e, portanto, a P_ACO pela lei de Dalton. Esses dados fornecem a **taxa de captação de CO ($\dot{V}CO$)** mais a "P1" da equação na Figura 9.1 que determina sua absorção. "P2" na mesma equação, sendo a $P_{\acute{c}CO}$ do indivíduo, é considerada zero, pois o CO inalado nunca se equilibra com o sangue nos capilares. O coeficiente de difusão, D_{CO}, é constante, porque a solubilidade aquosa e a massa de CO são conhecidas. Computa-se DL_{CO} então como:

$$\dot{V}CO = C_{CO} \cdot (P_ACO - P_{\acute{c}CO})$$
$$C_{CO} = \dot{V}CO/(P_ACO - P_{\acute{c}CO})$$

onde a condutância do monóxido de carbono, $C_{CO} = [D_{CO} \cdot (S_A + S_C)]/(2 \cdot \tau_S)$. Portanto, a equação para o teste DL_{CO} torna-se:

$$(S_A + S_C)]/(2 \cdot \tau_S) = [\dot{V}CO/(P_ACO - P_{\acute{c}CO})]/D_{CO}$$

Como todos os termos à direita dessa equação são medidos pelo procedimento de DL_{CO} de respiração única, o teste fornece uma "quantia global" ou estimativa agregada das áreas de superfície alveolar e capilar de um indivíduo disponíveis para difusão, bem como a espessura de sua barreira alveolar como um impedimento à difusão. O valor de DL_{CO} medido do indivíduo pode ser então comparado com os valores normativos esperados como outros dados espirométricos para avaliar a gravidade de enfisema, edema, fibrose intersticial ou outros processos mórbidos que tenham impacto sobre S_A, S_C ou τ_S.

Deve-se enfatizar que, apesar de atravessar a membrana alveolar-capilar, o O_2 ainda não terá oxigenado os eritrócitos. Portanto, a capacidade total de difusão pulmonar do O_2 consiste em dois componentes ligados: sua capacidade de difusão do O_2 na membrana, DM_{O_2}, representando a distância do espaço de ar alveolar através das camadas de surfactante líquida, tecidual e plasmática, bem como sua capacidade de difusão eritrocitária. Como será descrito no Capítulo 16, esse último componente depende do **coeficiente de condutância da transferência sanguínea do oxigênio** (Θ_{O_2}) entre a Hb e o O_2 e do volume sanguíneo pulmonar capilar total, V_c. Talvez de maneira surpreendente, a resistência à difusão da barreira membranosa ($1/DM_{O_2}$) é responsável apenas por cerca de metade da resistência global à captação de O_2 no pulmão, com o equilíbrio daquela resistência sendo devido aos próprios eritrócitos.

Estimativa da liberação de oxigênio e *shunt* fisiológico

Até este ponto, o gradiente de P_{O_2} no corpo encontrou apenas uma redução inevitável da P_{IO_2} inspirada, que ocorreu nas vias aéreas de condução pela lei de Dalton, pois o O_2

é deslocado pelo CO_2 e por vapor d'água. Assim, a P_{AO_2} sempre é inferior à P_{IO_2}. A discussão precedente também implica que, se O_2 é um gás de perfusão limitada na maioria das condições, então a $P_{\acute{c}O_2}$ nos alvéolos de drenagem do sangue deve igualar-se à P_{AO_2}. No entanto, como visto no Capítulo 8, a P_{aO_2} real de um indivíduo registrada a partir de gasometrias arteriais é sempre pelo menos ligeiramente inferior à P_{AO_2}. Na verdade, essa diferença (A – a) P_{O_2} pode ser bastante grande em alguns pacientes, implicando que a $P_{\acute{c}O_2}$ do sangue que drena seus capilares alveolares é diluída a jusante com o sangue com uma P_{O_2} mais próxima daquela do sangue venoso misto. Essa **mistura venosa,** ou contaminação do sangue bem oxigenado drenado dos alvéolos pelo sangue menos oxigenado, compreende a essência do *shunt* **fisiológico.**

Por analogia com os comentários a respeito do espaço morto anatômico e fisiológico (Capítulo 8), pode haver *shunts* anatômicos e fisiológicos na circulação pulmonar ou na sistêmica. Como no caso do espaço morto, o *shunt* fisiológico sempre inclui *shunt* anatômico, ou seja, o fluxo sanguíneo nas artérias pulmonares que nunca entra no parênquima pulmonar para permitir a troca de gás alveolar. Os exemplos de *shunts* anatômicos incluem um **ducto arterial patente (DAP)** e um **forame oval patente (FOP),** que permitem que o sangue venoso sistêmico desvie completamente dos pulmões (Capítulo 7). O importante é que o *shunt* fisiológico inclui o fluxo sanguíneo mais qualquer sangue venoso misto que passe pelos capilares septais no parênquima pulmonar sem ter acesso aos alvéolos ventilados. Tal *shunt* fisiológico foi notado primeiro nas proporções $\dot{V}_A/\dot{Q}$ baixas de pacientes com enfisema do tipo B, conforme documentado com a técnica dos gases inertes múltiplos (Capítulo 8). De forma simplificada, o desenvolvimento de *shunt* fisiológico é mostrado na Figura 9.4.

Pode-se obter uma versão funcional da **equação do** *shunt* da Figura 9.4, em que $\dot{Q}_T$ iguala-se ao débito cardíaco total e $\dot{Q}_S$ é a parte de $\dot{Q}_T$ sendo desviada em torno dos capilares alveolares, por problemas anatômicos ou proporções $\dot{V}_A/\dot{Q}$ baixas. As concentrações sanguíneas de O_2 necessárias para resolver a equação do desvio de $\dot{Q}_S$ incluem aquela do sangue nos capilares alveolares ($C_{\acute{c}}O_2$) com conteúdo de O_2 muito alto, bem como o sangue nas artérias sistêmicas (C_aO_2) e na artéria pulmonar ($C_{\bar{v}}O_2$). É possível relatar um *shunt* fisiológico ($\dot{Q}_S$) em um paciente em termos absolutos (L/min) ou como porcentagem de $\dot{Q}_T$. A derivação da equação do desvio começa com o princípio de equilíbrio de massa para o O_2, conforme expresso na seguinte equação:

$$\dot{Q}_T \cdot (C_aO_2) = [\dot{Q}_S \cdot (C_{\bar{v}}O_2)] + [(\dot{Q}_T - \dot{Q}_S) \cdot (C_{\acute{c}}O_2)]$$

Rearrumando os termos e trocando um sinal de maneira que $\dot{Q}_S/\dot{Q}_T$ seja um valor positivo, tem-se a versão funcional da equação do desvio que pode ser resolvida com os dados do paciente:

$$\dot{Q}_S/\dot{Q}_T = (C_{\acute{c}}O_2 - C_aO_2)/(C_{\acute{c}}O_2) - (C_{\bar{v}}O_2)$$

Na prática, os estudos sobre *shunt* são feitos enquanto os indivíduos estão respirando oxigênio puro ($F_{IO_2} = 1$). Essa intervenção mínima permite algumas suposições simplificadas sobre as quantidades de HbO_2 *versus* O_2 dissolvido necessárias para se calcular o conteúdo total de O_2 de cada compartimento sanguíneo. Os estudos sobre *shunt* podem ser feitos em pacientes alertas ou sedados, desde que se disponha de amostras de sangue arterial e venoso para determinação da P_aO_2 e da $P_{\bar{v}}O_2$, da [Hb] no sangue e da **porcentagem de oxigenação ou saturação venosa mista,** $S_{\bar{v}}O_2$ (%). A $\dot{Q}_S/\dot{Q}_T$ calculada em geral é < 10% na maioria dos adultos saudáveis, mas pode exceder 20% em condições de doença que se caracterizam por baixas proporções $\dot{V}_A/\dot{Q}$, conforme descrito no Capítulo 8. vários exemplos de problemas com cálculo de *shunt* estão incluídos no final deste capítulo.

▶▶ **CORRELAÇÃO CLÍNICA 9.1**

Frações de *shunt* próximas de 50% são potencialmente fatais e exigem tratamento agressivo para restabelecer pelo menos alguma ventilação para as regiões pulmonares em que as proporções $\dot{V}_A/\dot{Q}$ estejam extremamente baixas. Isso em geral requer a aplicação criteriosa de ventilação mecânica com **pressão expiratória final positiva** (PEEP, de *positive end-expiratory pressure*) com que se tenta fornecer uma "saída de ar" para recrutar alvéolos que estejam consolidados em um estado quase sólido por edema ou com atelectasia em decorrência de recuo excessivo da tensão superficial (Capítulos 28 e 30).

Papel dos alvéolos na excreção de O_2 e no equilíbrio acidobásico

Conforme detalhado no Capítulo 3, o CO_2 é transportado no sangue como: gás CO_2 dissolvido, de acordo com a lei de Henry; HCO_3^- do H_2CO_3 dissociado após o CO_2 combinar-se com H_2O (o que é facilitado pela anidrase carbônica, AC), e $HbCO_2$ a partir de sua ligação reversível com a Hb (Figura 9.5). Lembrar que a desóxi-Hb é um ácido

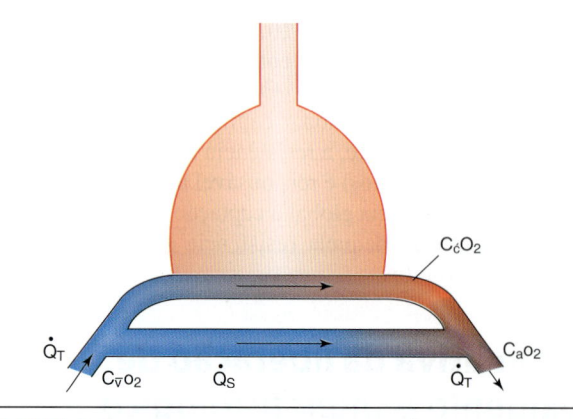

FIGURA 9.4 A medida do *shunt* fisiológico $\dot{Q}_S$ pressupõe que a C_aO_2 do sangue arterial sistêmico reflete a alta $C_{\acute{c}}O_2$ do sangue capilar alveolar diluído pelo sangue desviado com sua baixa $C_{\bar{v}}O_2$. De West, Respiratory Physiology; 2005.

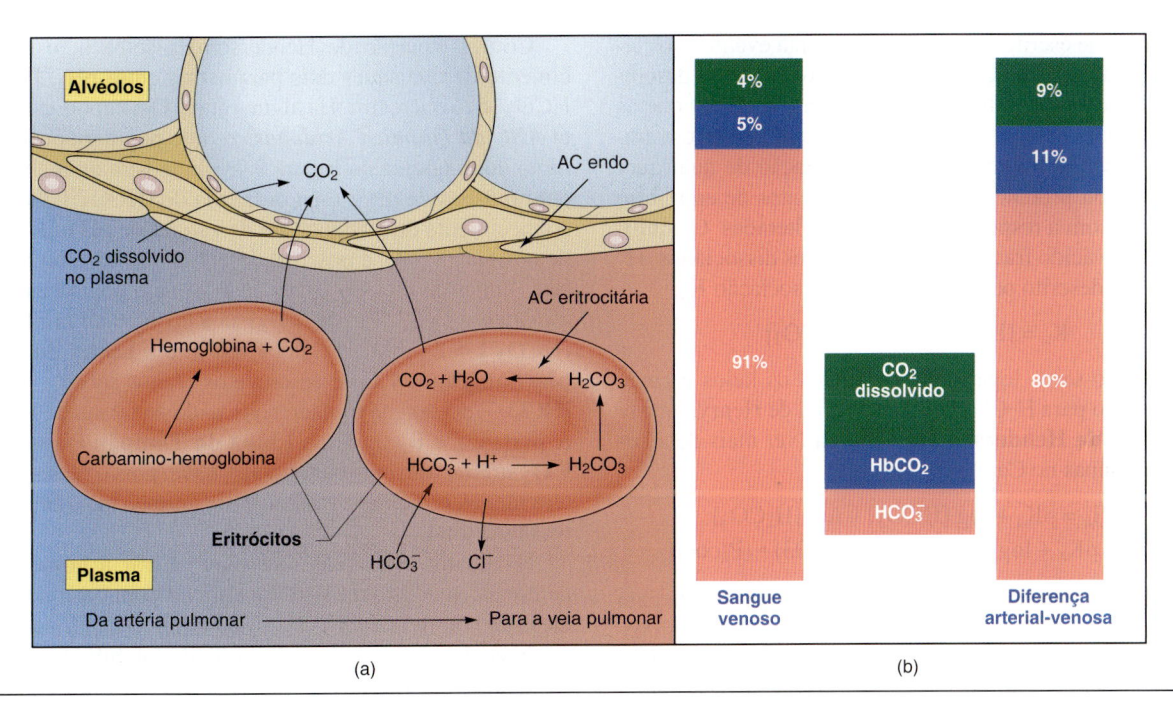

FIGURA 9.5 (a) Os processos que absorvem o CO_2 em tecidos ativos são revertidos nos capilares pulmonares durante a excreção de CO_2 do sangue venoso misto, mesmo que esteja ocorrendo oxigênio. Aqui, os papéis da **anidrase carbônica (AC)** dentro dos eritrócitos e nas células endoteliais são enfatizados. (b) Cerca de 91% do CO_2 no sangue venoso misto existem como HCO_3^-, com 5% como $HbCO_2$ e 4% como o gás CO_2 dissolvido. Apenas ~7% de CO_2 no sangue venoso são excretados durante uma passagem pelos capilares alveolares. Daquela quantidade, ~80% são de HCO_3^- e ~9 a 10% de compartimentos de $HbCO_2$ e CO_2 dissolvido. (a): *De Fox, Human Physiology, 10th ed. 2008.*

mais fraco que a oxi-Hb e, assim, liga-se ao H^+ com maior rapidez (o **efeito Haldane**), em particular em tecidos ativos onde a formação de H_2CO_3 predomina.

Se a relação é colocada em um gráfico entre a P_{CO_2} e a $[CO_2]$ total em uma amostra de sangue em equilíbrio, obtém-se a **curva de dissociação do CO_2** (Figura 9.6), que é análoga aos gráficos para o conteúdo de O_2 do sangue total (Capítulo 3). Como tais gráficos de P_{CO_2} *versus* $[CO_2]$ incluem todas as três formas de CO_2, as curvas resultantes não são lineares, devido ao componente $HbCO_2$ saturável e também ao fornecimento passível de esgotamento do H^+ doador da hemoglobina. Graças ao efeito Haldane, a $[CO_2]$ no sangue desoxigenado é mais alta que no sangue oxigenado com todos os valores fisiológicos de P_{CO_2}.

Conforme mostrado no detalhe da Figura 9.6, a variação fisiológica da troca de CO_2 normalmente fica entre $P_aCO_2 = 40$ mmHg e $P_{\bar{v}}CO_2 = 45$ mmHg, o que resulta em uma perda líquida de cerca de 5 mL de CO_2/dL de sangue durante cada passagem do sangue pelos pulmões. Notar que há uma diferença praticamente equivalente de 5 mL de O_2/dL de sangue entre o sangue arterial e o venoso, embora a diferença necessária na P_aO_2 e na $P_{\bar{v}}O_2$ seja mais próxima de 50 a 60 mmHg para alcançar essa mesma quantidade de troca de gás, e que normalmente está ocorrendo na parte superior da curva de dissociação de O_2. O transporte e a liberação de CO_2 pelo sistema respiratório exercem efeitos profundos sobre a regulação do pH corporal e o estado acidobásico. A equação a seguir tem sido apresentada no contexto de transporte de CO_2, tanto para a captação de CO_2 em tecidos metabolicamente ativos como para a excreção de CO_2 nos pulmões:

$$CO_2 + H_2O \Rightarrow H_2CO_3 \Leftrightarrow H^+ + HCO_3^-$$

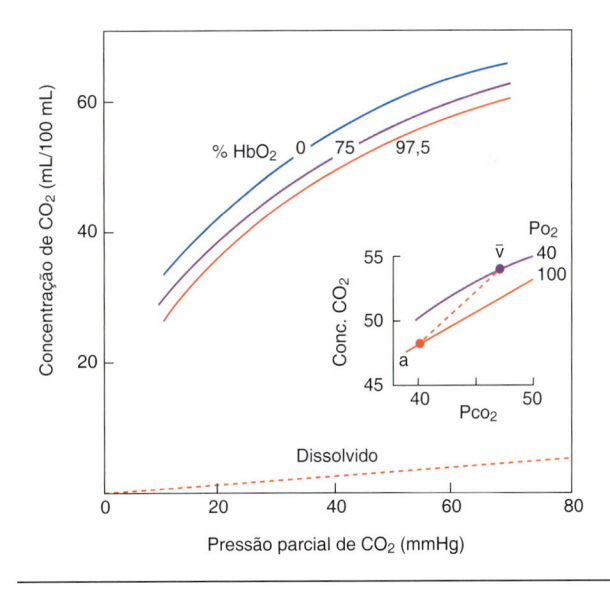

FIGURA 9.6 Curvas de dissociação do CO_2 do sangue total em diferentes saturações de O_2. O sangue oxigenado carrega menos CO_2 que o sangue desoxigenado com a mesma P_{CO_2}, porém ambos transportam muito mais CO_2 que ocorre como gás dissolvido. O detalhe ressalta as diferenças entre o sangue arterial e o venoso misto. *Modificada de West, Respiratory Physiology; 2005.*

Conforme escrito, a equação representa eventos nos tecidos, enquanto a direção da direita para a esquerda descreveria a reação nos pulmões. É importante ressaltar que as considerações sobre a ação das massas aplicam-se em ambas as direções: o aumento da concentração de quaisquer substratos ou produtos irá desviar os pontos de equilíbrio de acordo com a resposta às condições alteradas. O equilíbrio entre o ácido fraco H_2CO_3 e seus íons dissociados, H^+ e HCO_3^-, é descrito pela constante de dissociação K_a:

$$K_a = [H^+] \cdot [HCO_3^-]/[H_2CO_3]$$

Obtendo-se os logaritmos de ambos os lados e então substituindo para H_2CO_3 com base na lei de Henry, tem-se a **equação de Henderson-Hasselbach** (ver mais detalhes sobre as etapas no Capítulo 17):

$$pH_a = pK_a + \log [HCO_3^-] - \log [H_2CO_3]$$
$$pH_a = pK_a + \log [HCO_3^-] - \log [(0,03) \cdot (P_{aCO_2})]$$

onde 0,03 representa o coeficiente de solubilidade para converter P_{aCO_2} (em mmHg) a 37 °C em H_2CO_3 (em mM). Nos sistemas fisiológicos, o valor de pK_a para essa primeira dissociação é de 6,10 a 37 °C, e um pH arterial de 7,4 normalmente é regulado com cuidado. Portanto:

$$pH_a = 6{,}10 + \log ([HCO_3^-]/[(0{,}03) \cdot (P_{aCO_2})])$$
$$7{,}4 = 6{,}10 + \log ([HCO_3^-]/[(0{,}03) \cdot (P_{aCO_2})])$$
$$1{,}30 = \log ([HCO_3^-]/[(0{,}03) \cdot (P_{aCO_2})])$$
$$20 = [HCO_3^-]/[(0{,}03) \cdot (P_{aCO_2})]$$

Ante uma típica $P_{aCO_2} = 40$ mmHg, calcula-se uma $[HCO_3^-]$ normal em repouso como sendo:

$$20 = [HCO_3^-]/[(0{,}03) \cdot (40)]$$
$$[HCO_3^-] = (20) \cdot (1{,}2 \text{ mM}) = 24 \text{ mM}$$

Portanto, para conseguir um pH_a estável = 7,4 usando o sistema de tampão CO_2, é preciso manter uma proporção entre ânion e ácido de aproximadamente 20:1. É evidente que essa proporção pode ser satisfeita por uma variação infinita de molaridades para $[HCO_3^-]$ e $[H_2CO_3]$ (i.e., P_{aCO_2}). Várias décadas atrás, supunha-se que todos os mamíferos operavam a uma $P_{aCO_2} = 40$ mmHg. No entanto, animais menores em geral funcionam com uma P_{aCO_2} de 25 a 30 mmHg e têm valores de $[HCO_3^-]$ apropriadamente mais baixos, na faixa de 18 a 20 mM. Apesar disso, a 37 °C, todos os mamíferos parecem proteger um pH_a de ~7,4. Na verdade, investigações subsequentes confirmaram que manter um pH_a perto de 7,4 é muito mais importante que um valor particular para o conteúdo total de CO_2 no sangue. Entre adultos saudáveis, o CO_2 total é de cerca de 25,2 mM (= 24 mM de HCO_3^- + 1,2 mm de H_2CO_3). Entretanto, esse total pode variar bastante, tanto que a $[HCO_3^-]$ medida e o conteúdo total de CO_2 nos indivíduos refletem perturbações agudas em sua equação acidobásica, ou as respostas compensatórias crônicas a tal perturbação (Capítulo 17).

Com a equação de Henderson-Hasselbach, o conhecimento de quaisquer dois parâmetros entre pH_a, P_{aCO_2} e HCO_3^- fixa o terceiro. Há alguns anos, Davenport escreveu *O ABC da Química Acidobásica*, que popularizou o epônimo do diagrama da Figura 9.7. Ele mostra uma abscissa em unidades de pH e uma ordenada de $[HCO_3^-]$. Como o conhecimento de qualquer par de valores de pH e $[HCO_3^-]$ determina a P_{aCO_2}, é possível desenhar uma família de **isobar** (linhas de pressão igual) de P_{CO_2} cujo ponto central **A** mostra que, a 37 °C, $pH_a = 7{,}4$ se a $P_{aCO_2} = 40$ mmHg e a $[HCO_3^-] = 24$ mM. A linha **CAB** aí é a **Linha do Tampão Sanguíneo CO_2** e descreve os efeitos sobre o pH e a $[HCO_3^-]$ do sangue titulado com ácido na forma de H_2CO_3 e, portanto, a P_{aCO_2}. Uma **Linha do Tampão Plasmático CO_2** similar tem uma curva mais suave, pois o plasma contém menos proteínas e, assim, é um tampão mais fraco que o sangue total.

Há quatro principais vias para alterar a homeostase acidobásica dentro do sistema tampão com base no CO_2, elevando ou reduzindo a P_{aCO_2} ou a $[HCO_3^-]$. A compensação costuma envolver a alteração da estabilidade prévia de ambas (Figura 9.8). O ponto **A** aí e na Figura 9.7 representa o equilíbrio normal, ideal, entre o pH_a, a P_{aCO_2} e a $[HCO_3^-]$. Se houver um aumento abrupto na P_{aCO_2} na direção de um isobar de CO_2 mais alto, essa alteração aguda no estado acidobásico para o ponto **B** denomina-se **acidose respiratória**. Na fase descompensada dessa resposta, a P_{aCO_2} está muito alta, o pH_a muito baixo e a $[HCO_3^-]$ sanguínea não aumentou o suficiente para restabelecer uma proporção de 20:1 entre a $[HCO_3^-]$ e a $[H_2CO_3]$. Lembrando que os mecanismos homeostáticos vão tentar primeiro e principalmente restaurar um pH_a normal, pode-se prever facilmente a resposta apropriada.

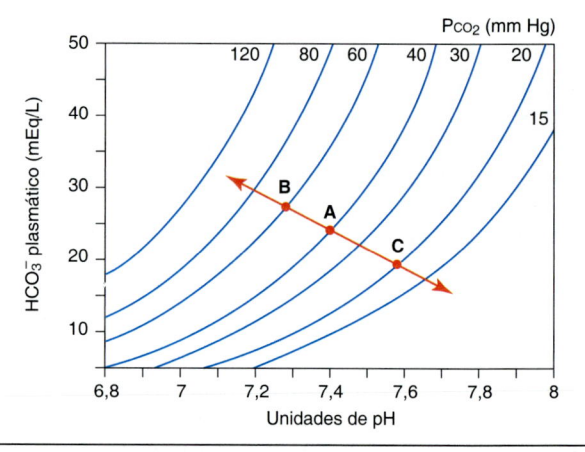

FIGURA 9.7 Um diagrama de Davenport mostrando as relações básicas entre o HCO_3^-, o pH_a e a P_{aCO_2} no sangue. O ponto **A** representa os valores normais em indivíduos saudáveis em repouso e com $P_{aCO_2} = 40$ mmHg; a linha central **BAC** ilustra a capacidade de tamponamento normal do sangue total. *Modificada de West,* Respiratory Physiology; *2005.*

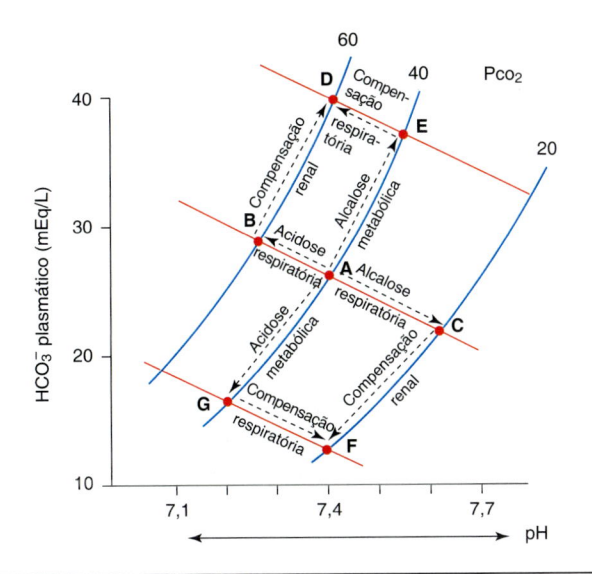

FIGURA 9.8 Uma visão expandida das variações fisiológicas encontradas clinicamente para o HCO_3^-, o pH_a e a P_aCO_2 no plasma. O ponto **A** ilustra os valores normais típicos em repouso. As várias vias dos distúrbios respiratórios e metabólicos são mostradas, bem como as respostas compensatórias típicas para restabelecer o pH_a. *Modificada de West, Respiratory Physiology; 2005.*

Como o comprometimento respiratório já existe (a P_aCO_2 está elevada), a compensação apropriada é ir ao longo dessa nova P_aCO_2 isobar na direção do ponto **D** retendo $[HCO_3^-]$ nos rins e assim recuperando uma proporção de 20:1. Notar que a acidose descompensada no ponto **B** causa um ligeiro aumento na $[HCO_3^-]$ pela simples ação de massa. Contudo, esse efeito não é suficiente para corrigir a acidose, a menos que a P_aCO_2 possa aumentar muito lentamente de 40 para 60 mmHg.

A acidose respiratória aguda pode começar com a aspiração de alimento, um ataque cardíaco, *overdose* de fármaco, pneumotórax, lesão craniana que afete o impulso respiratório, entre outras condições. A acidose crônica com alguma compensação via retenção renal de HCO_3^- é comum com anormalidades da $\dot{V}_A/\dot{Q}$ decorrentes de doença obstrutiva. Como a designação implica, a acidose respiratória é principalmente um distúrbio pulmonar, seja aguda ou descompensada, ou crônica e parcial ou completamente compensada.

Na direção oposta, o $\dot{V}_A$ pode aumentar subitamente em um indivíduo, fazendo com que a P_aCO_2 caia abaixo de 40 mmHg. Na maioria das vezes, tal **alcalose respiratória** deve-se a hiperventilação durante dor ou ansiedade (ou acidentalmente durante ventilação mecânica), ou ocorre como um resultado direto da exposição a hipoxia ambiental, como acontece em altitudes elevadas. Na Figura 9.8, vê-se a alcalose respiratória aguda à medida que se move do ponto **A** para o **C**, em direção a uma P_aCO_2 mais baixa

isobar. Novamente na tentativa de restabelecer um $pH_a = 7,4$, a compensação irá ocorrer em direção ao ponto **F**, promovendo a excreção renal de HCO_3^-. Mais uma vez, tal distúrbio respiratório poderia manter a proporção de 20:1 de $[HCO_3^-]/[H_2CO_3]$ se ocorresse lentamente, pois o HCO_3^- acaba se convertendo em H_2CO_3 pela ação de massa. Por exemplo, a subida a uma altitude pode ser feita por etapas, lentamente o bastante para minimizar aumentos alcalóticos no pH_a.

Numerosas doenças não respiratórias podem afetar o pH_a, e seu início pode ser agudo ou mais crônico que o da acidose e da alcalose respiratórias. A ingestão excessiva de antiácidos ou vômitos prolongados podem induzir **alcalose metabólica**, sendo mostrado na Figura 9.8 como se move do ponto **A** para o **E** ao longo de uma P_aCO_2 constante isobar. Ocorre compensação respiratória na direção do ponto **D** sob a forma de hipoventilação, novamente para restaurar a proporção de 20:1 entre ânions e ácido. Essa compensação aumenta o conteúdo total de CO_2 acima daquele causado pela $[HCO_3^-]$ excessiva na fase aguda descompensada. Supondo-se que os pacientes sobrevivam a qualquer crise imediata causada por esse pH_a elevado, sua hipoventilação pode ser revertida depois, para excretar o conteúdo adicional de CO_2 que a compensação induziu.

A **acidose metabólica** é uma perturbação séria, causada primariamente pela produção excessiva de ácidos orgânicos que sobrepujam o fornecimento corporal de $[HCO_3^-]$. Cetoacidose diabética, choque séptico, *overdose* de ácido acetilsalicílico, insuficiência renal e diarreia são causas comuns. Observando-se o movimento do ponto **A** para o **G** na Figura 9.8, a natureza potencialmente fatal da acidose metabólica é evidente. A compensação respiratória do ponto **G** para o **F** requer redução do conteúdo sanguíneo de CO_2 via hiperventilação, o que consome mais $[HCO_3^-]$. Portanto, a proporção de 20:1 para $[HCO_3^-]/[H_2CO_3]$ é restabelecida de tal maneira que, se a causa subjacente de geração de ácido não for corrigida, as reservas sanguíneas de $[HCO_3^-]$ esgotam-se, ocorrendo acidose irreversível e, em seguida, morte.

As inúmeras variações clínicas desses distúrbios ácido-básicos serão revistas de maneira mais detalhada no Capítulo 17, no contexto de pacientes e suas soluções.

> ▶▶ **CORRELAÇÃO CLÍNICA 9.2**
>
> Por que a chegada ao ponto **F** na Figura 9.8 via ponto **G** é mais perigosa que a chegada ao ponto **F** via ponto **C**, como ocorre na alcalose respiratória? A resposta tem relação com as causas que levam à perda do equilíbrio do pH. A hiperventilação da alcalose respiratória descompensada é corrigida com maior facilidade (descendo de altitude ou reduzindo a ansiedade com sedação) do que a cetoacidose do diabetes ou a isquemia e a acidemia por lactato do choque séptico.

Bibliografia comentada

1. Davenport HW. *The ABC of Acid-Base Chemistry*, 6th ed. Chicago, IL: University of Chicago Press; 1974. *Muitos tentaram e a maioria não conseguiu ensinar tanto sobre os fundamentos do equilíbrio acidobásico no pulmão como este autor, cuja contribuição para o campo continua nos diagramas que levam seu nome.*

2. Scheid P, Piiper J. Diffusion. In: Crystal RG & West JB, eds. *The Lung: Scientific Foundations.*. New York, NY: Raven Press; 1991. *Trabalhando predominantemente no Instituto Max Planck em Gottingen, Alemanha, os Drs. Piiper e Scheid ampliaram os limites experimentais e matemáticos da troca de gás de maneira nunca vista, ao mesmo tempo que influenciaram inúmeros fisiologistas e clínicos com suas percepções e personalidades.*

ESTUDO DE CASOS E PROBLEMAS PRÁTICOS

CASO 9.1 Uma paciente de unidade de tratamento intensivo com 57 anos e $T_B = 37\ °C$, $R = 1$ e $[Hb] = 16$ g/dL é ventilada com O_2 puro por cinco minutos a uma $P_B = 750$ mmHg antes que a gasometria arterial mostre $P_aO_2 = 400$ mmHg, $P_aCO_2 = 40$ mmHg, $P_{\bar{v}O_2} = 85$ mmHg, $S_aO_2 = 100\%$, $S_{\bar{v}O_2} = 80\%$ e metHb = 3%. Sua fração de desvio fisiológico, $\dot{Q}_S/\dot{Q}_T$ (%), é normal?

CASO 9.2 Um homem fumante com 32 anos respira O_2 a 100% a uma $P_B = 705$ mmHg por cinco minutos antes que sejam retiradas amostras de sangue arterial e venoso. Os resultados laboratoriais indicam: $[Hb] = 15{,}5$ g/dL, metHb = 10%, $P_aO_2 = 390$ mmHg, $P_aCO_2 = 52$ mmHg, $P_{\bar{v}O_2} = 68$ mmHg e $S_{\bar{v}O_2} = 76\%$. Supondo $T_B = 37\ °C$, $\dot{Q} = 5{,}40$ L/min (pelo cateter de termodiluição de Swan-Ganz), $R = 0{,}80$ e 1,39 mL de O_2/g de Hb, qual seu desvio fisiológico (L/min)?

CASO 9.3 Um homem com 38 anos é levado para o pronto-socorro após ter sido encontrado perto de sua casa e aparentemente impossibilitado de levantar-se para ficar de pé. O exame físico revela letargia e sensibilidade abdominal mesoepigástrica, turgor cutâneo precário e mucosas ressecadas. Sua pressão sanguínea é de 85/60 mmHg em decúbito dorsal. Os exames laboratoriais indicam $[Na^+]$ sérica = 143 mM, $[K^+] = 3{,}2$ mM, $[Cl^-] = 101$ mM e $[CO_2]$ total = 11 mM; a gasometria arterial em ar ambiente revela $P_aO_2 = 80$ mmHg, $P_aCO_2 = 23$ mmHg e $pH_a = 7{,}28$. Qual dos seguintes descreve melhor seu estado acidobásico atual?

a) Acidose metabólica descompensada.
b) Alcalose metabólica aguda.
c) Acidose respiratória crônica.
d) Misto de acidose respiratória e alcalose metabólica.

CASO 9.4 Uma mulher com 27 anos e insuficiência respiratória aguda é ventilada com O_2 a 100% ($P_B = 750$ mmHg, $T_B = 37\ °C$) por cinco minutos antes da obtenção de amostras de sangue arterial e venoso. Os resultados laboratoriais indicam: $[Hb] = 13$ g/dL, metHb = 0%, $P_aO_2 = 330$ mmHg, $P_aCO_2 = 59$ mmHg, $P_{\bar{v}O_2} = 80$ mmHg e $S_{\bar{v}O_2} = 90\%$. Supondo $\dot{Q} = 4{,}10$ L/min, $R = 0{,}90$ e 1,39 mL de O_2/g de Hb, qual seu desvio fisiológico (L/min)?

CASO 9.5 Uma menina de 14 anos é levada para o setor de emergência por seu professor após desmaiar por causa da fumaça de ácido sulfúrico liberada durante um acidente na aula de química. A estudante está inconsciente, mas normotérmica, e suas respirações são superficiais e rápidas. Ela é incubada imediatamente e ventilada com ar ambiente enquanto se obtém uma amostra de sangue arterial. Vários minutos depois, os resultados laboratoriais são os seguintes: $pH_a = 7{,}3$, $P_aO_2 = 54$ mmHg, $P_aCO_2 = 32$ mmHg, $[HCO_3^-] = 15{,}2$ mM. Supondo uma pressão barométrica de 760 mmHg e um quociente respiratório de 0,80, qual a diferença $(A - a)$ P_{O_2} nessa paciente? Que intervenções poderiam ser úteis em seu estado de emergência?

Soluções para o estudo de casos e problemas práticos

CASO 9.1 *Lembrar a equação do desvio:*

$$\dot{Q}_S/\dot{Q}_T = (C_{\dot{c}O_2} - C_aO_2)/(C_{\dot{c}O_2} - C_{\bar{v}O_2})$$

Etapa 1. Computar a $C_{\dot{c}O_2}$ usando o coeficiente de ligação de HbO_2 e a lei de Henry:

O_2 ligado à Hb = (16 g de Hb/dL) • (1,39 mL de O_2/g de Hb) • $(100\% - 3\%)^*$

O_2 ligado à Hb = 21,57 mL de O_2/dL

(*responde pela presença de 3% de metHb que não se liga ao O_2)

O_2 dissolvido = (0,003 mL de O_2/dL/mmHg) • $(750 - 47 - 40)^\dagger$

O_2 dissolvido = 1,99 mL de O_2/dL

(†usa a equação do gás alveolar para resolver P_{AO_2}, que é = $P_{\dot{c}O_2}$)

$C_{\dot{c}O_2}$ total = 21,57 + 1,99 = 23,56 mL de O_2/dL

Etapa 2. Computar a C_aO_2 para essa paciente, usando a P_aO_2 quando necessário:

O_2 ligado à Hb = 21,57 mL de O_2/dL (*o mesmo para $C_{\dot{c}O_2}$*)

O_2 dissolvido = (0,003 mL de O_2/dL/mmHg) • (400) = 1,20 mL de O_2/dL

C_aO_2 total = 21,57 + 1,20 = 22,77 mL de O_2/dL

Etapa 3. Computar a $C_{\bar{v}O_2}$ para essa paciente, usando a $P_{\bar{v}O_2}$ e a $S_{\bar{v}O_2}$ quando necessário:

O_2 ligado à Hb = (21,57 mL de O_2/dL) • (0,80) (*0,80* = *oxigenação venosa*)
O_2 ligado à Hb = 17,26 mL de O_2/dL
O_2 dissolvido = (0,003 mL de O_2/dL/mmHg) • (85) = 0,26 mL de O_2/dL
$C_{\bar{v}O_2}$ total = 17,26 + 0,26 = 17,52 mL de O_2/dL

Etapa 4. Calcular a fração de desvio da paciente:

$$\dot{Q}_S/\dot{Q}_T = (23,56 - 22,77)/(23,56 - 17,52)$$
$\dot{Q}_S/\dot{Q}_T$ = 0,79/6,04 = 13% (valor ligeiramente acima do normal)

CASO 9.2 *Etapa 1.* Computar a $C_{\acute{c}O_2}$, lembrando de corrigir para 10% de metHb:

O_2 ligado à Hb = (15,5) • (1,39) • (0,9) = 19,39 mL de O_2/dL
O_2 dissolvido = (0,003) • [705 − 47 − (52/0,8)] = 1,78 mL de O_2/dL
$C_{\acute{c}O_2}$ total = 19,39 + 1,78 = 21,17 mL de O_2/dL

Etapa 2. Computar a C_{aO_2}, usando a P_{aO_2} conforme fornecida:

O_2 ligado à Hb = 19,39 mL de O_2/dL (*o mesmo para* $C_{\acute{c}O_2}$)
O_2 dissolvido = (0,003) • (390) = 1,17 mL de O_2/dL
C_{aO_2} total = 20,56 mL de O_2/dL

Etapa 3. Computar a $C_{\bar{v}O_2}$, usando a $P_{\bar{v}O_2}$ e a $S_{\bar{v}O_2}$ conforme fornecidas:

O_2 ligado à Hb = (19,39) • (0,76) = 14,74 mL de O_2/dL
O_2 dissolvido = (0,003) • (68) = 0,20 mL de O_2/dL
$C_{\bar{v}O_2}$ total = 14,94 mL de O_2/dL

Etapa 4. Calcular o shunt do paciente (em mL/min):

$\dot{Q}_S/\dot{Q}_T$ = (21,17 − 20,56)/(21,17 − 14,94) = 0,61/6,23 = 9,8%
$\dot{Q}_S$ = (5,40) • (0,098) = 0,53 L/min

Comentário: considerando a alta [metHb], esse percentual de *shunt* está dentro da variação normal.

CASO 9.3 A resposta mais correta é a.

O pH arterial do paciente de 7,28 é nitidamente não alcalótico (*resposta b*) e sua P_{aO_2} de 23 mmHg é inconsistente com uma causa respiratória para a queda no pH, seja aguda ou crônica (*respostas c, d*). A [CO_2] total de apenas 11 mM (variação normal = 22 a 26) confirma uma causa metabólica para o problema, talvez uma úlcera perfurada ou ruptura de apêndice que desencadeou a peritonite. Ante essa baixa pressão sanguínea e a palidez, não se pode excluir choque séptico nesse ponto (Capítulo 28).

CASO 9.4 *Usando as mesmas etapas dos Casos 9.1 e 9.2, calcular que*:

Para $C_{\acute{c}O_2}$: HbO_2 = (13) • (1,39) • (1) = 18,07 mL de O_2/dL
O_2 dissolvido = (0,003) • [750 − 47 − (59/0,9)] = 1,91 mL de O_2/dL
$C_{\acute{c}O_2}$ total = 18,07 + 1,91 = 19,98 mL de O_2/dL
Para C_{aO_2}: HbO_2 = 18,07 mL de O_2/dL (o mesmo para $C_{\acute{c}O_2}$)
O_2 dissolvido = (0,003) • (330) = 0,99 mL de O_2/dL
C_{aO_2} total = 19,06 mL de O_2/dL
Para $C_{\bar{v}O_2}$: HbO_2 = (18,07) • (0,90) = 16,26 mL de O_2/dL
O_2 dissolvido = (0,003) • (80) = 0,24 mL de O_2/dL
$C_{\bar{v}O_2}$ total = 16,50 mL de O_2/dL

e portanto: $\dot{Q}_S/\dot{Q}_T$ = (19,98 − 19,06)/(19,98 − 16,50)
= 0,92/3,48 = 26,4%
$\dot{Q}_S$ = (4,10) • (0,264) = 1,08 L/min

Comentário: a preocupação de que essa paciente tenha síndrome da distrição respiratória aguda se confirma, como demonstra sua grande fração de *shunt*. Em termos clínicos, pelo menos um quarto de seu débito cardíaco ventricular direito está perfundindo unidades alveolares com $\dot{V}_A/\dot{Q}$ < 0,01 (Capítulo 8).

CASO 9.5 Usando as condições do ambiente e a lei de Dalton, os dados computados da menina incluem P_{IO_2} = 149 mmHg, P_{AO_2} = 109 mmHg e ($P_{AO_2} - P_{aO_2}$) = 55 mmHg. Esse gradiente muito anormal (ver Caso 8.2 no Capítulo 8) indica comprometimento significativo da difusão e *shunt* fisiológico. Como esse caso ilustra, fumaças ácidas inaladas são um indutor potente de **lesão pulmonar aguda, LPA** (Capítulo 28), e a paciente precisa de O_2 suplementar para aumentar a F_{IO_2} e a P_{AO_2} mais ventilação com pressão expiratória final positiva (PEEP) para recrutar alvéolos edematosos e atelectásicos (Capítulo 30).

Capítulo 10

Mecanismos de defesa das vias aéreas e do parênquima pulmonar

ANDREW J. LECHNER, PhD
GEORGE M. MATUSCHAK, MD

Objetivos de aprendizagem

O leitor deverá:
- Definir as contribuições gerais da arquitetura das vias aéreas, dos receptores, dos reflexos e das secreções na defesa pulmonar contra micróbios e outros materiais particulados respiratórios.
- Explicar como a impactação, a sedimentação, o movimento browniano e o transporte mucociliar agem para eliminar as partículas inaladas de vários tamanhos.
- Identificar os principais leucócitos das vias aéreas e do parênquima pulmonar, seus papéis no reconhecimento de patógenos nos espaços aéreos proximais e distais, bem como suas secreções de citocinas, quimiocinas e outras moléculas de defesa do hospedeiro.

Introdução

A ventilação do pulmão requer a inalação diária de muitos milhares de litros de ar ambiente (Capítulo 4), não se podendo supor que estejam isentos de micróbios suspensos, material particulado inorgânico, fumaças orgânicas ou outros gases nocivos. Apesar disso, o delicado parênquima alveolar pulmonar permanece notavelmente intacto e estéril na maioria dos indivíduos, a menos que os **mecanismos de defesa das vias aéreas** sofram alguma alteração. Tais mecanismos incluem processos físicos como a sedimentação, bem como barreiras biológicas compostas por leucócitos residentes que começam nas narinas e estendem-se em várias formas para a barreira septal, inclusive através dela.

Mecanismos de defesa da cavidade nasal e dos seios paranasais

Como descrito no Capítulo 2, as cavidades nasais são revestidas com **vibrissas** entremeadas sobre os turbinados nasais distais, começando nas camadas epiteliais ceratinizadas existentes dentro das narinas, mesmo antes da transição para o epitélio respiratório ciliado (Figura 10.1). Com seu grande tamanho e dispersos espaçadamente, esses pelos são fortes o bastante para enlaçar objetos grandes que poderiam ser inalados acidentalmente, como pequenos insetos e grandes partículas de cinzas. A estimulação tátil desses pelos costuma ser suficiente para induzir espirros, tosse ou secreções glandulares que agem em conjunto para consolidar e expelir tais materiais estranhos. No entanto, eles filtram alguns objetos de tamanho menor do que o que pode ser visto pelo olho humano sem o auxílio de instrumentos (~100 μm).

Menos óbvias são as delicadas terminações nervosas sensoriais também presentes por todas as passagens nasais superiores. Coletivamente, essas fibras aferentes servem como **receptores de irritação,** capazes de responder tanto a deformações físicas, como a inalação de um mosquito, como a estímulos físico-químicos como fumaça, poeira mineral, ar frio, capsaicina e vapores de amônia. Várias classes de receptores presentes nessa região enviam fibras

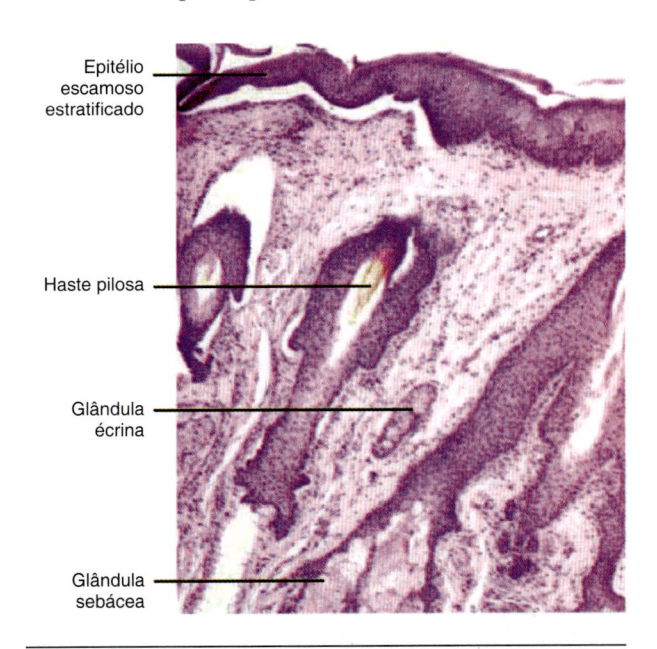

FIGURA 10.1 Conforme apresentado no Capítulo 2, os vestíbulos nasais contêm folículos pilosos, denominados vibrissas, dispersos entre glândulas écrinas e sebáceas que se originam na derme e abaixo do epitélio escamoso estratificado. O vestíbulo é ceratinizado distalmente, mas não proximalmente.

mielinizadas e não mielinizadas para o sistema nervoso central (SNC) via nervos vago, trigêmeo e talvez outros nervos cranianos. No Capítulo 11 há mais detalhes sobre seus limiares de sensibilidade e a rapidez relativa de adaptação à estimulação contínua. A ativação desses receptores pode induzir broncoconstrição, tosse e espirros que empurram fisicamente restos de material estranho para fora das passagens nasais. A ativação de receptor também estimula a produção de secreções glandulares mucosas e serosas, hipo ou hiperventilação, **apneia** e potencialmente um **reflexo de mergulho** particularmente proeminente em lactentes recém-nascidos e crianças muito jovens (Capítulo 39).

Essa combinação de respostas invocadas nas cavidades nasais a objetos estranhos ou estímulos nocivos é típica de reflexos presentes por todo o sistema respiratório. Praticamente toda criança e todo adulto já sofreram as consequências dessas respostas, como olhos congestionados, rinite sazonal, congestão sinusal e até mesmo êmese, que podem ocorrer em questão de minutos ou horas de exposição a pólen, serragem, caspa de animais e odores desagradáveis. É interessante o fato de que variações naturais ou patológicas no tamanho e na patência dos vestíbulos nasais tornam os indivíduos mais ou menos suscetíveis a esses estímulos. Por exemplo, desvios nos turbinados nasais ou alteração na drenagem dos seios paranasais podem confundir as habilidades dessas reações defensivas para eliminar os estímulos agressores ou drenar as secreções que induzem. Da mesma forma, há uma enorme variação na responsividade inata ou adquirida entre adultos sadios nos demais aspectos à **antigenicidade** de certos materiais biológicos, como pólens verdadeiros, micróbios do solo, gatos e outros animais domésticos ou fezes de insetos (ver Capítulo 21).

Mecanismos de defesa da orofaringe e das vias aéreas superiores

As correntes de ar inalado pelo nariz ou pela boca acabam convergindo para a orofaringe. Isso torna a localização ventrolateral das **tonsilas** particularmente importante, em geral dando ao sistema respiratório a primeira oportunidade de iniciar a **imunidade inata** ou a transição para a **imunidade adaptativa**. Esses grandes depósitos bilaterais de células predominantemente linfoides estão situados de maneira ideal para a obtenção de amostras de todos os gases inspirados. As tonsilas também são continuamente expostas à mistura de microbiota bucal normal, micróbios exógenos e até líquidos gastrintestinais que refluem e banham as superfícies orofaríngeas. Menos distintos que as tonsilas, há agregados linfoides de tamanhos variáveis dispersos na lâmina própria abaixo do epitélio orofaríngeo e ao longo das vias aéreas proximais e algumas distais (Figura 10.2). Esses agregados linfoides já foram mencionados no Capítulo 2 como os **tecidos linfoides associados à mucosa** (MALTs, de *mucosa-associated lymphoid tissues*).

> **▶▶ CORRELAÇÃO CLÍNICA 10.1**
>
> A importância de tais tecidos linfoides na defesa de hospedeiros normais pode ser ilustrada, por exemplo, em pacientes com Aids. Em particular nos primeiros dias da epidemia, praticamente todos os indivíduos infectados pelo HIV desenvolviam **aftas bucais** decorrentes da colonização orofaríngea com *Candida albicans*, devido ao comprometimento de sua imunidade na mucosa. Uma porcentagem muito menor desses pacientes com Aids sempre desenvolvia pneumonia fúngica, candidemia ou candidíase disseminada, a menos que também desenvolvesse **neutropenia** por outra razão. O papel fundamental dos **neutrófilos polimorfonucleares (PMNs)** no sentido de manter a esterilidade do parênquima é discutido em mais detalhes adiante.

O gás inalado ou aspirados orofaríngeos que atravessam a epiglote na laringe e entram na traqueia encontram um arranjo mais elaborado e abrangente de barreiras de defesa do hospedeiro. Em termos convencionais, elas incluem processos puramente físicos, como **impactação** e **sedimentação**, bem como **depuração mucociliar** mediada por célula, **fagocitose** e **apresentação de antígeno**. Cada uma delas será resumida aqui separadamente.

A **impactação** reflete a tendência de partículas suspensas em voo permanecerem em trajetórias lineares até encontrarem um obstáculo. Não é surpreendente que as vias aéreas que se bifurcam constantemente apresentem tal barreira para aprofundar a penetração pulmonar por objetos maiores vindos do ar que estão sendo inspirados a velocidades relativamente altas. Tais partículas inaladas colidem

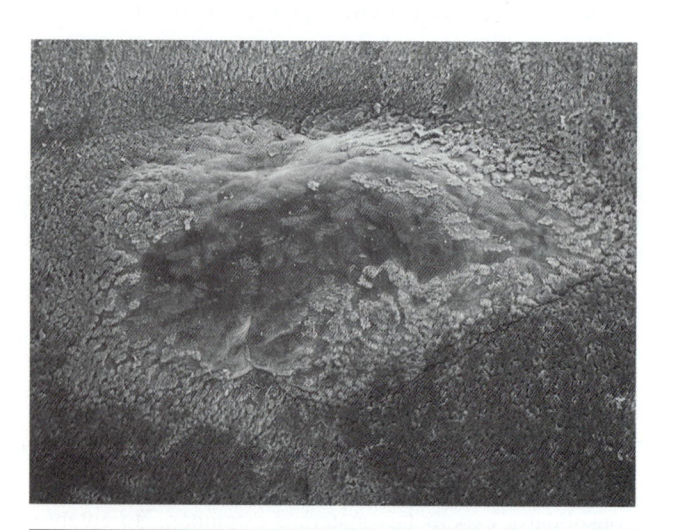

FIGURA 10.2 Vista de microscopia eletrônica de varredura (MEV, ou SEM, de *scanning electron microscopy*) da superfície em forma de cúpula de um nódulo linfoide subepidérmico, aqui circundado por epitélio escamoso estratificado. Tais focos são típicos de MALTs respiratórios. *Souma T*: The distribution and surface ultrastructure of airway epithelial cells in the rat lung: a scanning electron microscopic study, Arch Histol Japon Oct; 50(4):419-436, 1987.

com a outra metade das vias aéreas de cada ponto ramificado em forma de Y, ficando aprisionadas ali na camada de muco que reveste essas vias (Figura 10.3). Estudos de modelamento e evidência experimental sugerem que a impactação é particularmente efetiva para eliminar partículas inaladas > 5 μm. O destino subsequente de partículas impactadas é discutido adiante.

Partículas do ar menores (vivas ou inertes) tendem a permanecer suspensas durante o voo rápido, apesar dos obstáculos impostos pelas paredes das vias aéreas. No entanto, essas partículas ainda têm massa e respondem aos efeitos da gravidade, em particular à medida que a velocidade do ar diminui com penetrações mais profundas nas vias aéreas condutivas. No caso de partículas de 0,5 a 5 μm, a **sedimentação** é um mecanismo de limpeza importante que lembra o modo como partículas finas suspensas fixam-se na água que se move lentamente (Figura 10.3). Assim que as partículas sedimentam e ficam aprisionadas no muco, também são expelidas dos pulmões, de modo que o parênquima alveolar é poupado de seus efeitos.

Partículas com diâmetro < 0,5 μm não são eliminadas com eficiência pela impactação ou sedimentação. No entanto, muitas delas ficam embebidas no muco epitelial pelo **movimento browniano** aleatório (denominado "difusão" por alguns autores), notavelmente à medida que o movimento do ar fica mais lento devido à alta resistência ao fluxo nos bronquíolos menores. Os efeitos resultantes da impactação, da sedimentação e das colisões brownianas aleatórias são esterilizar o ar inalado da maioria dos objetos com tamanho menor do que o de bactérias bem antes que esse gás entre nos bronquíolos respiratórios. Apesar disso, vírus, moléculas aerossolizadas como endotoxinas bacterianas e vapores inorgânicos podem persistir dentro da corrente de ar inspirado que modifica as funções de defesa do sistema respiratório dentro do parênquima alveolar.

▶▶ CORRELAÇÃO CLÍNICA 10.2

As consequências desses processos defensivos podem ser dramáticas. Uma "pérola clínica" comumente citada é que um pneumotórax causado pela ruptura da pleura visceral que cobre os pulmões cria uma ferida estéril. Isso porque o ar ambiente que entrou no espaço intrapleural primeiro passou através de vias aéreas distais, como os bronquíolos respiratórios. Os exemplos incluem pneumotóraces espontâneos que ocorrem devido à ruptura de **bolhas enfisematosas congênitas** (Capítulo 37) ou resultam do uso de pressões positivas excessivas nas vias aéreas durante **ventilação mecânica** (Capítulos 28 e 30).

Depuração mucociliar nas vias aéreas proximais e distais

A maioria das partículas inaladas fica embebida no muco secretado pela mucosa respiratória. No entanto, as aderências em si não protegem o pulmão até que o material prejudicial seja degradado ou expelido. Um segundo processo de limpeza depende do epitélio pseudoestratificado ciliado (Figura 10.4), com o qual o material aprisionado no muco é expelido pelo movimento sincronizado e retrógrado dos cílios. A importância da função ciliar para a defesa do hospedeiro é subestimada no distúrbio autossômico recessivo da **discinesia ciliar primária (síndrome dos cílios imóveis)** encontrada em uma de 10.000 a 30.000 pessoas. Os indivíduos com comprometimento da depuração mucociliar são propensos a apresentar tosse crônica, rinossinusite e infecções recorrentes do trato respiratório inferior que culminam em dilatação brônquica inflamatória anormal, denominada **bronquiectasias**. Mesmo em condições normais, a viscosidade do muco normal dificulta a expulsão pelos cílios, se não pelas secreções serosas como lágrimas de outras células epiteliais que criam uma fase aquosa ou "sol" sob o muco. Como será discutido no Capítulo 38, a impossibilidade de secretar essa subfase serosa resulta no muco viscoso que obstrui as vias aéreas de pacientes com **fibrose cística (FC)**.

Como descrito no Capítulo 2, a altura e a complexidade da mucosa respiratória diminuem à medida que a ramificação das vias aéreas forma bronquíolos cada vez menores (Figura 10.5). Conforme essa transição ocorre, as células epiteliais encurtam e o comprimento e o número de seus cílios também diminuem. No nível dos bronquíolos mais profundos e terminais, as células ciliadas são raras, parecendo ser substituídas por **células em escova** mais curtas em forma de pera, cada uma com um tufo de 120 a 140 microvilosidades não móveis em seu ápice mais estreitado (Figura 10.6). Pouco se sabe sobre a função das células em escova, apesar de seu aspecto intrigante e sua presença consistente nos bronquíolos menores dos pulmões de todos

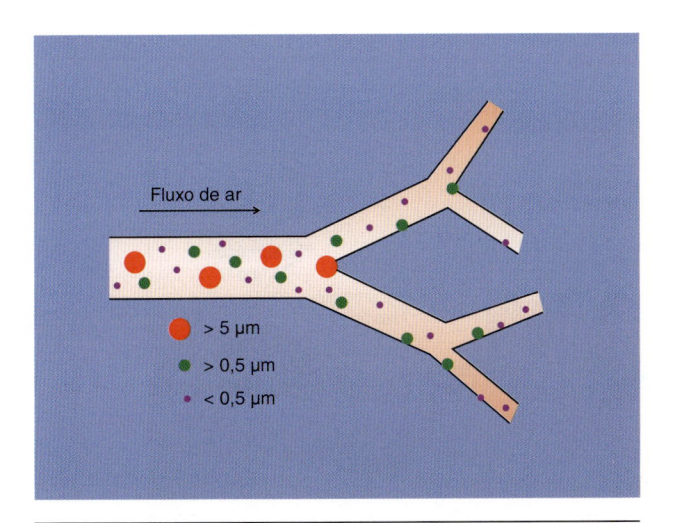

FIGURA 10.3 Depuração de partículas do ar inalado por impactação (círculos vermelhos) e sedimentação (círculos verdes). Partículas muito pequenas (círculos roxos) podem ser eliminadas pela colisão com as paredes das vias aéreas, devido a seu movimento browniano aleatório. Esses efeitos combinados praticamente esterilizam o gás inspirado no momento em que ele alcança os bronquíolos respiratórios.

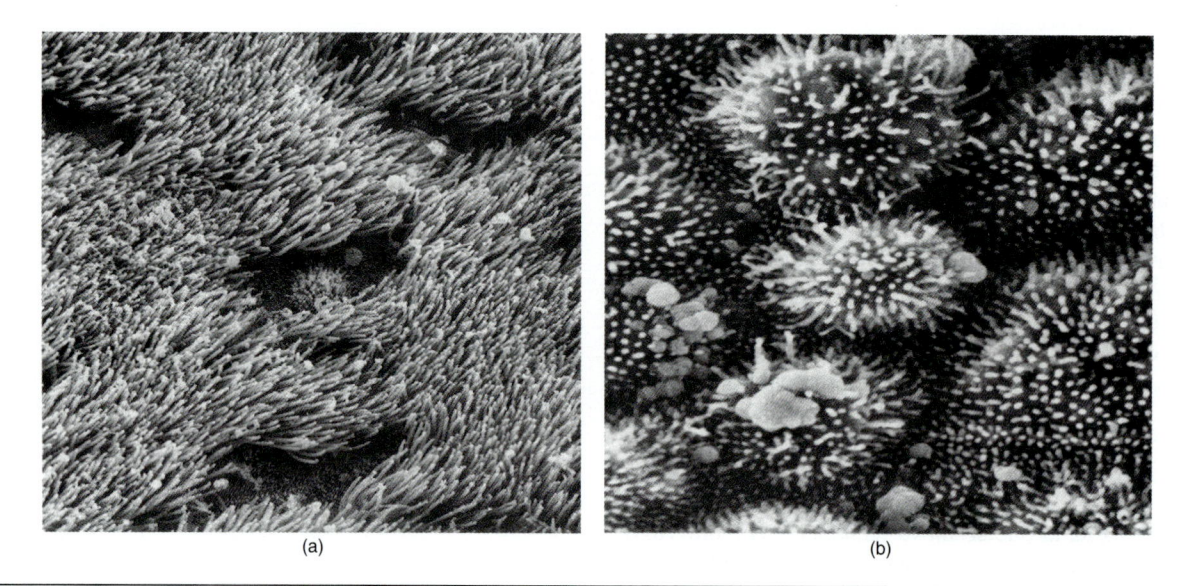

FIGURA 10.4 Na traqueia e nas vias aéreas superiores, regiões contíguas de células ciliadas (a) estão misturadas com aglomerados de células caliciformes (b) que produzem bainhas ininterruptas de muco secretado. Em condições normais, essas bainhas de muco são propelidas pelos cílios em direção retrógrada através da laringe, para serem expectoradas ou deglutidas. *Souma T*: The distribution and surface ultrastructure of airway epithelial cells in the rat lung: a scanning electron microscopic study, Arch Histol Japon Oct; *50(4):419-436, 1987.*

os mamíferos examinados até o momento. Alguns especialistas defendem a hipótese de que elas funcionam como células quimiossensoriais ou sentinela, mas são necessários mais estudos para uma resposta definitiva.

Mais ou menos na mesma profundidade das vias aéreas, as células caliciformes tornam-se menos numerosas e por fim são substituídas pelas **células Clara** em formato de cúpula, que parecem ter múltiplos fenótipos e funções (Figura 10.6). Muitas células Clara estão envolvidas na produção de **proteína secretora da célula Clara** e lisozima; juntas, essas proteínas compreendem uma parte importante do revestimento líquido bronquiolar. As células Clara também sintetizam e reciclam as proteínas A e D associadas ao surfactante, cujos domínios de reconhecimento de carboidrato ligam-se a bactérias ou vírus para promover a fagocitose por macrófagos alveolares (ver adiante). Alguns subconjuntos de células Clara são críticos para a destoxificação do hospedeiro de xenobióticos inalados como a **endotoxina lipopolissacarídica (LPS)** por sua singular **mono-oxigenase do citocromo P-450, CYP4B1**. As células Clara também desempenham papéis menos definidos na imunidade inata e na produção de citocina.

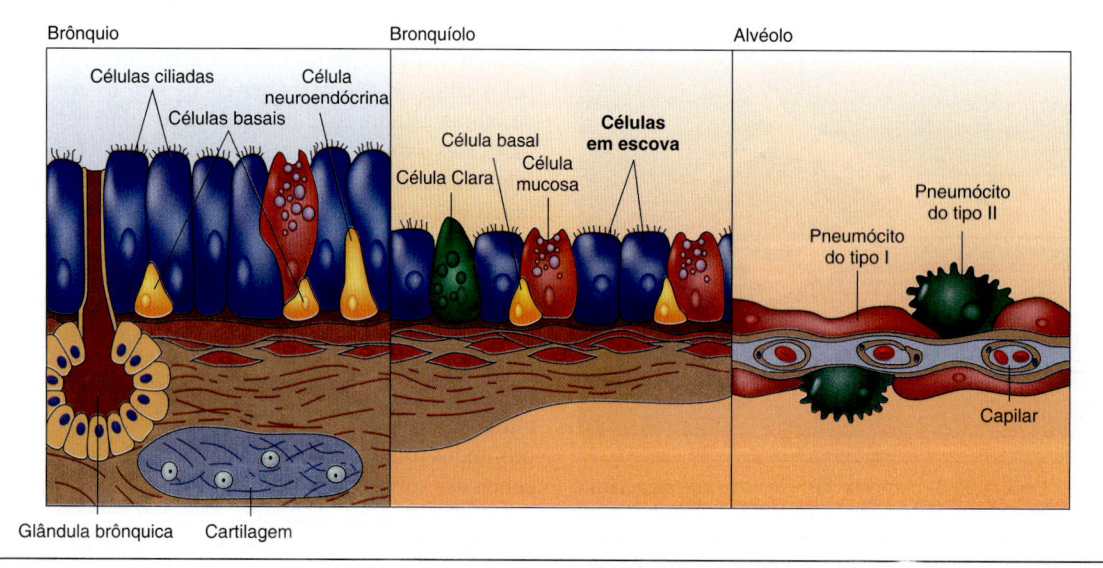

FIGURA 10.5 Com o diâmetro decrescente das vias aéreas, a mucosa respiratória torna-se mais delgada e menos elaborada, embora retenha a capacidade de produzir e expelir bainhas de muco. Em particular, as células ciliadas são substituídas por células em escova com microvilosidades apicais e células Clara que secretam muco, mas parecem ter outros papéis imunomoduladores.

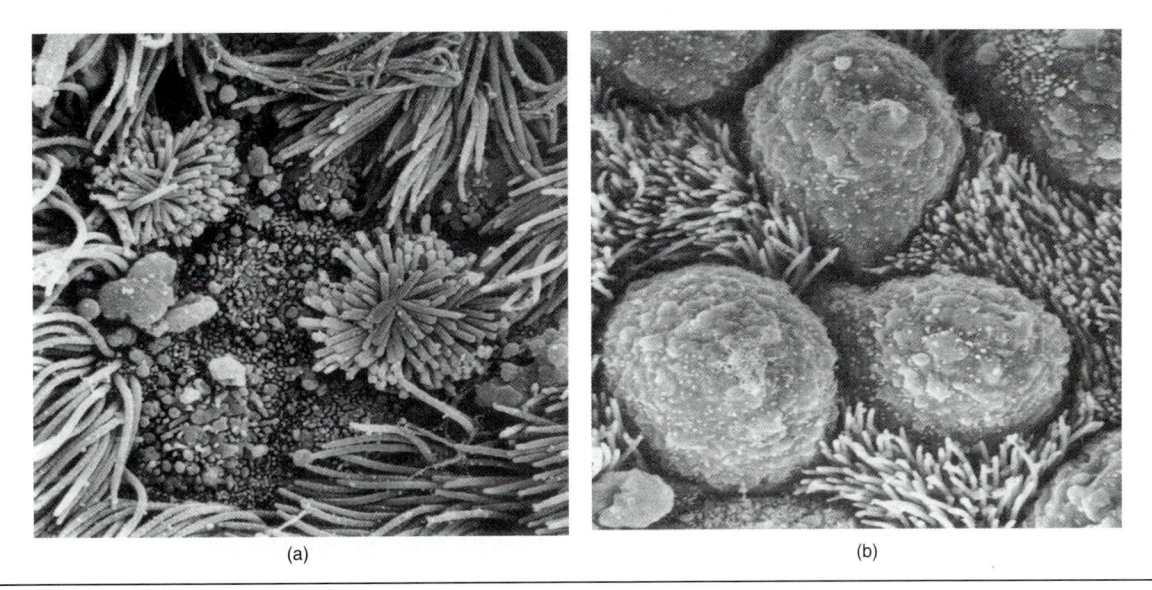

FIGURA 10.6 No nível dos bronquíolos menores e terminais, o epitélio da mucosa respiratória consiste em células cuboides em escova com microvilosidades apicais (a), entremeadas com células epiteliais escamosas que se tornam mais numerosas no nível dos bronquíolos respiratórios, e células Clara, que têm cúpulas apicais proeminentes sugestivas de sua capacidade secretora (b). *Souma T: The distribution and surface ultrastructure of airway epithelial cells in the rat lung: a scanning electron microscopic study, Arch Histol Japon Oct; 50(4):419-436, 1987.*

Macrófagos alveolares e defesa do parênquima pulmonar

Até este ponto, a discussão das estratégias defensivas pulmonares enfatizou os processos físicos como a impactação e os papéis de populações celulares fixas ou sedentárias na criação ou propulsão dos líquidos que revestem as vias aéreas. Entretanto, os pulmões contêm um dos maiores depósitos de fagócitos mononucleares com base em tecido, incluindo **macrófagos alveolares** que podem ser encontrados patrulhando os lumens das vias aéreas, inspecionando as superfícies alveolares, migrando através dos interstícios septais e aderindo às paredes de vasos sanguíneos e linfáticos (Figura 10.7). Alguns cientistas dividem essas células pulmonares em subpopulações específicas com base em suas localizações intrapulmonares. Qualquer que seja o caso, elas parecem fenotipicamente semelhantes: fagócitos grandes, agressivos e altamente móveis, que prova-

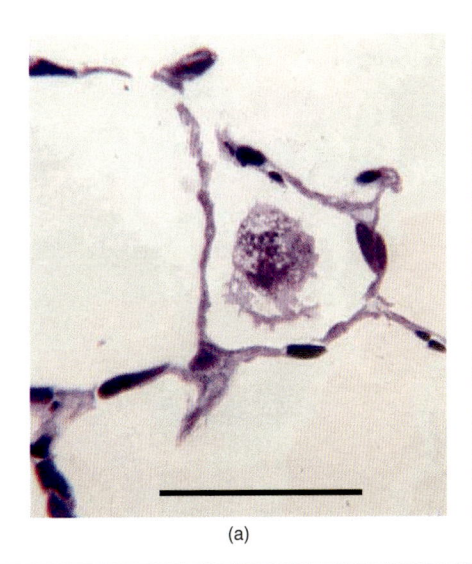

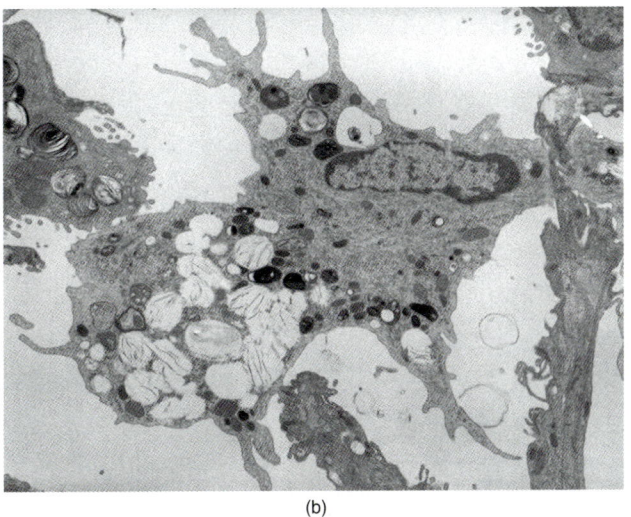

FIGURA 10.7 Os macrófagos podem ocorrer em praticamente qualquer parte dentro das vias aéreas, dos vasos sanguíneos, na adventícia de suas paredes e dentro dos septos alveolares e espaços de ar acima deles. São mostrados aqui dois exemplos; notar o tamanho enorme, as bordas altamente eriçadas e as numerosas inclusões fagocíticas. (a) Um macrófago quase preenche o espaço de ar alveolar inteiro (corte fino em plástico, coloração com azul de toluidina; barra: 100 μm). (b) Um macrófago passando através de um poro de Kohn delimitado pela célula do tipo 2 secretora de surfactante no centro à esquerda e por uma célula escamosa do tipo 1 embaixo à direita.

velmente sejam uma população autorreplicante dentro do pulmão.

Os macrófagos alveolares funcionam como iniciadores da inflamação e da imunidade inata, por sua capacidade como fagócitos profissionais. Mediante sua secreção de citocinas pró-inflamatórias importantes como o fator de necrose tumoral α (TNF-α, de *tumor necrosis factor* α) e as interleucinas 1β e 8, esses macrófagos também iniciam o recrutamento e a ativação de outros leucócitos nos pulmões. Tais células recrutadas incluem monócitos circulantes e neutrófilos PMNs que respondem a gradientes quimiotáticos pela migração do sangue através de barreiras teciduais nos espaços aéreos (Figura 10.8).

As funções do macrófago pulmonar foram estudadas extensamente desde o desenvolvimento da **broncoscopia diagnóstica** conforme realizada na prática clínica com broncoscópios flexíveis. Durante tal procedimento, um pequeno volume (100 a 150 mL) de solução fisiológica estéril é instilado e em seguida retirado, proporcionando uma amostra adequada de **líquido de lavado broncoalveolar (LBA)**, que representa o líquido de revestimento celular alveolar epitelial (Capítulo 18). O LBA recuperado de pacientes com pneumonia difere acentuadamente em suas contagens celulares e nas concentrações de citocina, em comparação com o LBA de indivíduos sadios.

> **▶▶ CORRELAÇÃO CLÍNICA 10.3**
>
> Em um adulto não tabagista sadio, mais de 95% das células hospedeiras no LBA são macrófagos, mas esse diferencial celular aumenta rapidamente nos PMNs e linfócitos durante uma infecção pulmonar ou outro processo mórbido.

> A mobilidade dos macrófagos para cima e para baixo nas vias aéreas, quando estimulada por materiais estranhos, tem consequências importantes. Um exemplo citado comumente é seu papel na degradação do tecido pulmonar adjacente à medida que engolfam e tentam destruir a grande carga de cinzas e outros produtos na fumaça do tabaco que ficam aprisionados no muco das vias aéreas altas e médias. Suas secreções de proteases, incluindo colagenase e elastase, podem ser extraordinariamente efetivas contra patógenos microbianos e componentes da fumaça do tabaco, mas as enzimas também degradam a arquitetura alveolar para causar **enfisema**, atualmente irreversível (Capítulos 20 e 22).

Papel das proteínas associadas ao surfactante na defesa do parênquima

As células epiteliais do tipo 2 e as células Clara bronquiolares expressam de maneira constitutiva as proteínas SP-A e SP-D associadas ao surfactante dentro das vias aéreas distais. Ambas são moléculas de reconhecimento de padrão da família da colectina (lectinas colagenosas dependentes de Ca^{2+}), que opsonizam patógenos com seus **domínios de reconhecimento de carboidrato (DRCs)** no C terminal. Assim, acredita-se que a SP-A e a SP-D sejam os equivalentes imunes pulmonares inatos dos anticorpos IgG e IgM multivalentes da imunidade adaptativa. Os monômeros SP-A (~34 kDa) trimerizam ao longo de seus domínios lineares centrais e do N-terminal com seus

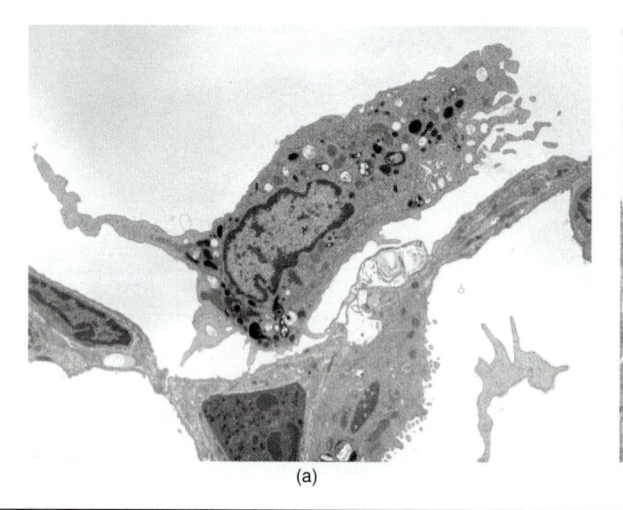

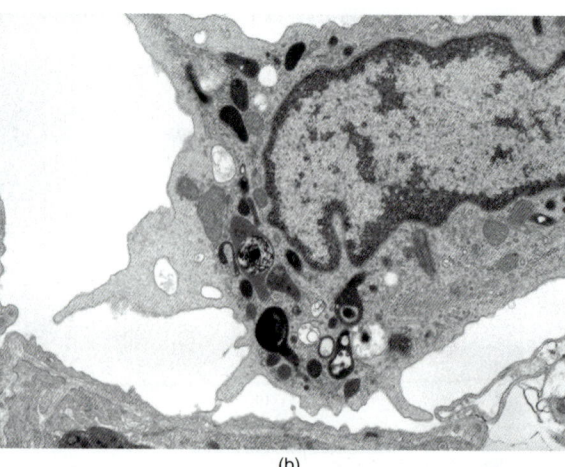

(a)   (b)

FIGURA 10.8 Os pulmões de um rato infectado experimentalmente por via intratecal com *Yersinia pestis* ilustram o papel primordial dos macrófagos alveolares na defesa do pulmão do hospedeiro. (a) Após 30 minutos da instilação de bactérias vivas na traqueia, um macrófago internalizou várias em vacúolos proeminentes. Sua síntese e sua liberação rápidas de TNF-α e CINC-1 (homólogo da IL-8 no rato) recrutam PMNs circulantes como aquele identificável por seu núcleo multilobado no capilar alveolar embaixo no centro. Em 90 minutos, os PMNs (com diâmetro médio de ~12 μm) deixam os vasos sanguíneos e entram nos espaços de ar por marginação e diapedese. (b) Maior aumento dos vacúolos fagocíticos do macrófago e pontos de contato com a parede septal adjacente.

DRCs globulares aglomerados exibidos externamente; seis desses trímeros unem-se nas supermoléculas octadecaméricas (6 × trímeros), cuja forma foi comparada a um buquê de tulipas (Figura 10.9). O DRC da SP-D é considerado suficientemente hidrofóbico para ligar-se a membranas lipofílicas, incluindo o componente lipídico A de bactérias gram-negativas. Os DRCs da SP-D são mais hidrofílicos e ligam-se a glicoconjugados superficiais, incluindo aqueles sobre patógenos e os receptores de manose de leucócitos hospedeiros. Os monômeros de SP-D secretados (~43 kDa) também formam trímeros axiais ao longo de seu N terminal que se organizam em multímeros, com dodecâmeros mais comuns (4 × trímeros) (Figura 10.9). Os DRCs de SP-D estendem-se para fora como os aros de uma roda, maximizando sua exposição e ligação de carboidratos simples e complexos. Assim, eles promovem a ligação de micróbios por macrófagos. Em camundongos, a deleção de SP-A afeta primariamente a montagem do surfactante, mas deleções de SP-D levam a respostas intrapulmonares inefetivas aos desafios impostos às vias aéreas por patógenos respiratórios virais e bacterianos.

Recrutamento de leucócitos circulantes no parênquima

Monócitos circulantes normalmente estão presentes nos pulmões apenas à medida que ocorrem no sangue capilar pulmonar. Contudo, seus números aumentam muito em questão de minutos ou horas de uma inalação ou ameaça hematogênica à função pulmonar. Uma vez ativados por estímulos quimiotáticos como a IL-1β ou a LPS bacteriana gram-negativa, eles aderem às superfícies endoteliais em grandes números, o que se denomina **marginação**, devido a seu alinhamento ao longo das paredes dos vasos, como visto à observação histológica (Figura 10.10). Em questão de horas, eles movem-se através dos vasos sanguíneos por **diapedese**, presumivelmente encontrando ou fazendo passagens que não são prontamente aparentes em um pulmão quiescente. Não está definido se esses monócitos recrutados amadurecem nas **células dendríticas apresentadoras de antígeno** que são encontradas no pulmão durante inflamação, pois o fenótipo dendrítico não é particularmente abundante no pulmão sadio. É provável que monócitos sanguíneos também façam parte da população de macrófagos alveolares, pois ambos os tipos celulares compartilham afinidades em termos de desenvolvimento a partir das mesmas células-tronco precursoras mieloides.

Os PMNs recrutados seguem um caminho e tempo de migração similares na zona alveolar durante situações inflamatórias, podendo tornar-se rapidamente o tipo predominante em termos numéricos, recobertos no LBA durante pneumonia grave (Figura 10.11).

Uma vez dentro dos alvéolos, os PMNs rapidamente atacam a maioria dos substratos biológicos, que fagocitam inteiros ou podem degradar no meio extracelular com

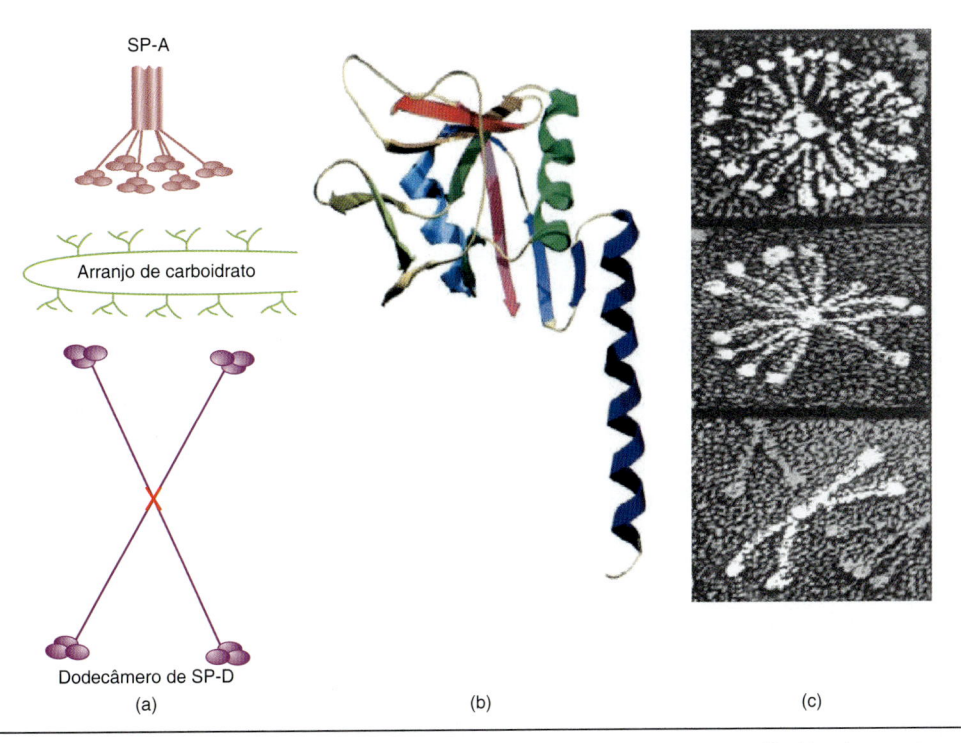

FIGURA 10.9 (a) Esquema das formas multiméricas de SP-A e SP-D como provavelmente existem nos líquidos de revestimento bronquiolar e alveolar, com domínios de ligação de carboidrato orientados na direção da superfície glicosilada de uma bactéria. (b) A estrutura em fita (tira) de um monômero de SP-A. (c) Um único dodecâmero de SP-D (no alto) e dois exemplos de "corpúsculos astrais" multiméricos de SP-D. Ver "Leituras Sugeridas".[3]

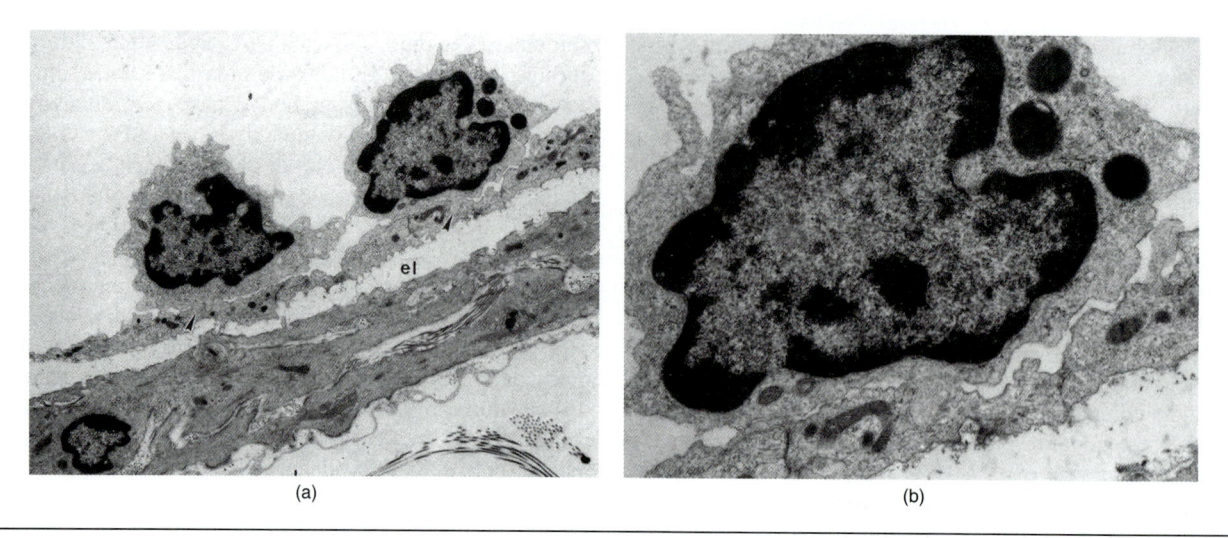

FIGURA 10.10 Dois monócitos circulantes aderindo a uma arteríola pulmonar horas após o ataque de bactérias gram-negativas causado por *Escherichia coli*. Notar a espessura impressionante da parede do vaso, incluindo sua elastina (**el**) subendotelial acima de várias camadas de músculo liso entremeadas com fibras de colágeno em forma de cordões. As pontas de seta indicam os pontos de monócitos de aderência, com aquele do monócito à direita em (a), mostrado em maior aumento em (b). *De Lechner et al.*: Acute lung injury during bacterial or fungal sepsis. Micro Res Tech Dec 1; *26(5):444-456, 1993*.

proteases secretadas. Como os macrófagos, os PMNs interagem com substratos que tinham opsonizado pela SP-A, pela SP-D e pelos anticorpos da mucosa respiratória, como IgG e IgA. Também como os macrófagos, esses PMNs ativados utilizam **NADPH-oxidase** e **mieloperoxidase** para produzir **espécie reativa de oxigênio (ERO)**. Durante tal

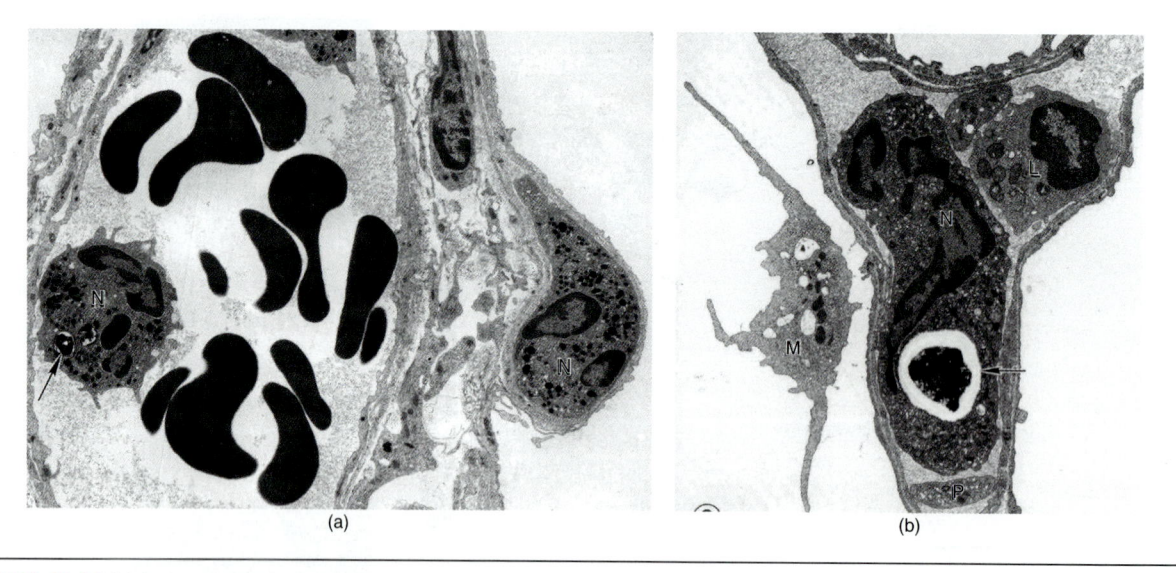

FIGURA 10.11 (a) Após 30 minutos da infusão intravenosa (IV) de *E. coli* viva em um rato, seus neutrófilos (Ns) circulantes começaram a aderir às paredes arteriolares pulmonares e ocluir capilares alveolares; um contém uma bactéria fagocitada (seta). (b) De maneira semelhante, após 30 minutos do desafio IV com *Candida albicans* na fase de levedura, um neutrófilo contendo um blastosporo fúngico (seta) é circundado por um linfócito (L) e duas plaquetas (Ps) dentro do vaso sanguíneo. A proximidade da levedura ou talvez a secreção de citocina pelos neutrófilos aparentemente atraíram a atenção de um macrófago (M) alveolar, cujo tamanho maior não é imediatamente evidente, pois o plano excêntrico de corte não inclui uma parte de seu núcleo central grande. *De Lechner et al.*: Acute lung injury during bacterial or fungal sepsis. Micro Res Tech Dec 1; *26(5):444-456, 1993*.

explosão respiratória, os PMNs liberam ERO, inclusive **ânion superóxido ($\cdot O_2^-$)**, **radical hidroxila ($\cdot OH$)** e **íon hipoclorito (OCl^-)**. Durante inflamação, os PMNs e macrófagos suprarregulam sua expressão de **sintase do óxido nítrico induzível (iNOS, de *inducible nitric oxide synthase*)**, que catalisa a formação de **óxido nítrico (NO, de *nitric oxide*)**, a **espécie reativa de nitrogênio (ERN)** predominante. Além de seu papel como neuromodulador, o NO é potencialmente microbicida. Além disso, o NO e o $\cdot O_2^-$ combinam-se espontaneamente *in vivo* para produzir o **ânion peroxinitrito ($ONOO^-$)**, talvez o oxidante mais ativo em termos do dano que causa às células e suas macromoléculas.

Ao contrário dos macrófagos, os PMNs maduros não se replicam e podem ter uma vida relativamente curta na vigência de infecção ativa como pneumonia. Em pacientes com formas avançadas de lesão pulmonar aguda (LPA) e síndrome da distrição respiratória aguda (SDRA), os PMNs recuperados no LBA costumam mostrar sinais de apoptose. É comum ver PMNs em tecidos pulmonares dentro de macrófagos alveolares que fagocitaram esses leucócitos então exaustos (Figura 10.12).

Linfócitos fixos ou circulantes no pulmão, como o MALT supracitado, oferecem múltiplas oportunidades para a inflamação e a imunidade inata progredirem na direção da imunidade adaptativa. Embora geralmente mais raros que os macrófagos, tais linfócitos luminais e MALTs secretam IgG e IgA específicas de patógenos na fase serosa das vias aéreas e líquidos alveolares. Estudos experimentais indicam que os macrófagos alveolares ativados e provavelmente a maioria dos outros leucócitos utilizam de modo rotineiro a drenagem linfática dos pulmões e do tórax para ter acesso aos linfonodos axiais e ao baço, onde encontram o arranjo completo de células efetoras e auxiliares às quais apresentam antígeno e outros substratos gerados por patógenos para iniciar a produção de anticorpos, a memória e a supressão, como quando ocorrem exposições a antígeno estranho no trato gastrintestinal, na pele e no sangue. Os leitores interessados devem consultar a revisão de Geissmann e colaboradores caso queiram uma introdução detalhada a esse assunto.

O dilema de materiais não degradáveis no pulmão

Muitos materiais naturais e sintéticos podem ficar suspensos no ar na forma de poeira, aerossóis ou fumaça e entrar nas vias aéreas em grandes quantidades, desafiando os mecanismos que evoluíram para proteger os pulmões. Alguns, como os gases de cloro e cianeto e até água destilada, são lesivos para o epitélio alveolar, mas têm meias-vidas curtas. Portanto, ou os pacientes sucumbem à LPA abruptamente ou sobrevivem com fibrose ou perda de parênquima funcional. Menos comuns são as muitas fontes de sólidos orgânicos e inorgânicos para os quais não há vias de degradação biológica, entre as quais estão minerais pulverizados contendo sílica, talco, carvão e asbesto, bem como aerossóis de tintas que contêm titânio, chumbo ou cádmio (Figura 10.13). Mesmo um observador casual de moinhos ou fábricas, minas, locais de construção e reparo de rodovias sabe que muitos trabalhadores são expostos com proteção respiratória insuficiente. A carga acumulada nos pulmões de trabalhadores desprotegidos é medida em décimos de grama, em particular se estiverem exercendo tais profissões há várias décadas.

É lamentável que haja poucos tratamentos disponíveis para eliminar esse material estranho. Abordagens inovadoras como a lavagem pulmonar sequencial de cada pulmão para eliminar aerossóis têm conseguido sucesso variável. Muito da carga inalada fica inacessível até mesmo a essa estratégia, uma vez emparedada por leucócitos e fibroblastos em granulomas, placas fibróticas e similares. Assim, uma nota final apropriada para este capítulo é lembrar aos médicos em treinamento que geralmente o único tratamento para tais pacientes é a prevenção. Uma história completa do paciente documentando a exposição a tais riscos costuma proporcionar a melhor oportunidade de intervenção. O aconselhamento feito por um médico que inclua sugestões para modificar o comportamento pessoal e melhorar os padrões de segurança no local de trabalho pode evitar o agravamento de uma ameaça já existente.

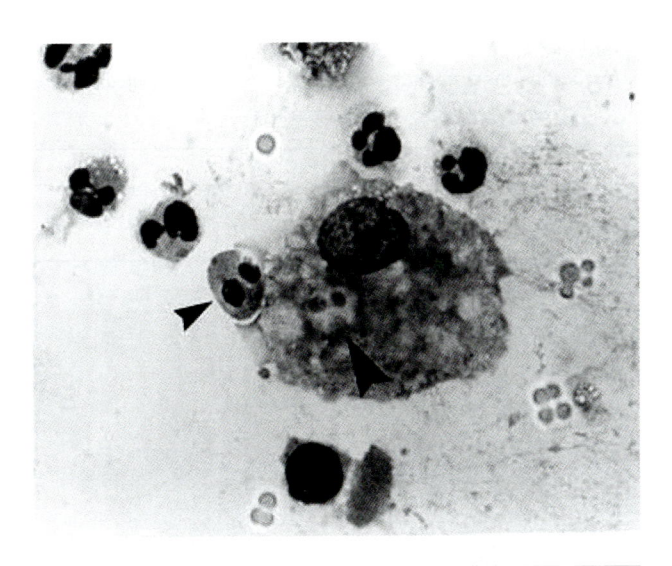

FIGURA 10.12 Citospina de células no LBA de um paciente com SDRA. A grande célula central é um macrófago alveolar. As pontas de seta denotam PMNs apoptóticos. O contorno de um PMN apoptótico fagocitado é visível dentro do próprio macrófago. *De Matute-Bello et al.: Neutrophil apoptosis in the acute respiratory distress syndrome, Am J Respir Crit Care Med Dec; 156(6):1969-77, 1997.*

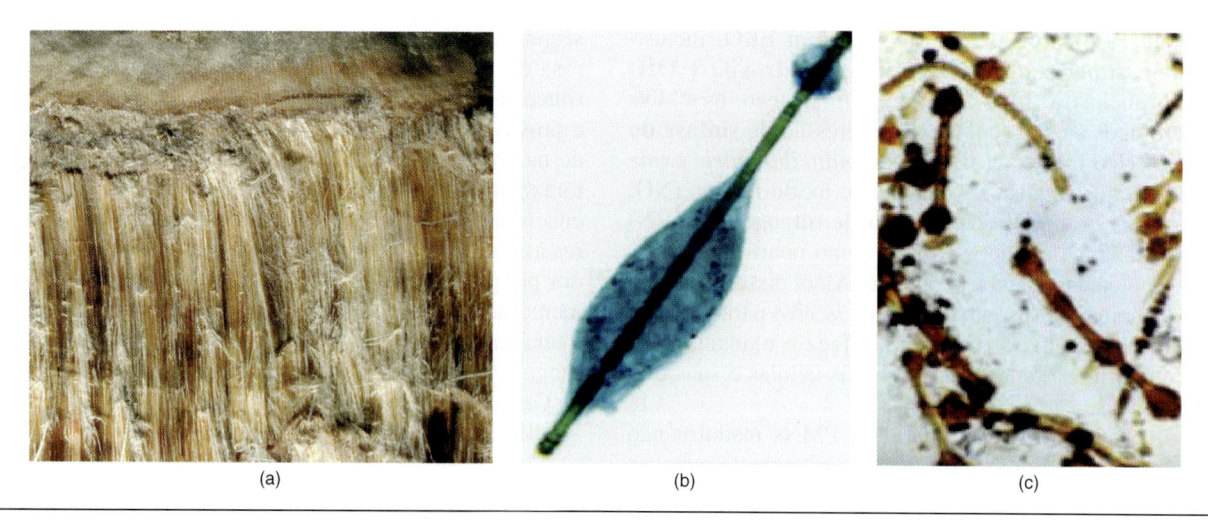

FIGURA 10.13 O asbesto mineral (a) oferece uma lição útil no desafio imposto às defesas pulmonares por poeira contendo particulados inertes pulverizados de pedras, carvão, talco e cinzas. Apesar das tentativas agressivas por parte de macrófagos de degradar fibras anfibólicas de asbesto (b), praticamente todo ele persiste por tempo indefinido no pulmão durante décadas após a exposição (c) e acarreta grande número de doenças pulmonares restritivas (Capítulos 23 e 24).

Bibliografia comentada

1. Geissmann F, Manz MG, Jung S, et al. Development of monocytes, macrophages, and dendritic cells. *Science.* 2010;327:656-661. *Uma revisão concisa e de leitura fácil dos avanços mais recentes no campo, com excelentes imagens em cores e dados suplementares que vão agradar até ao leitor mais crítico.*
2. Lechner AJ, Ryerse JS, Matuschak GM. Acute lung injury during bacterial or fungal sepsis. *Microsc Res Tech.* 1993;26:444-456. *Várias das imagens microscópicas eletrônicas de transmissão neste capítulo foram apresentadas primeiro neste artigo, refletindo o interesse de longa data na participação celular durante a infecção e a inflamação pulmonares.*
3. Crouch E, Persson A, Chang D, Heuser J. Molecular structure of pulmonary surfactant protein. *D J Biol Chem.* 1994;269:17311-17319; Head JF, Mealy TR, McCormack FX, Seaton BA. Crystal structure of trimeric carbohydrate recognition and neck domains of surfactant protein. *A J Biol Chem.* 2003;278:43254-43260; *and*: Palaniyar N. Antibody equivalent molecules of the innate immune system: parallels between innate and adaptive immunity. *Innate Immun.* 2010;16:131-137. *Estes três artigos forneceram as imagens usadas na Figura 10.9 e oferecem ao leitor interessado "portfolios" cronológicos adequados para o campo fascinante das proteínas da família da colectina à medida que ele continua a evoluir.*

ESTUDO DE CASOS E PROBLEMAS PRÁTICOS

CASO 10.1 Uma mulher com 55 anos apresenta-se com febre recente e perda de peso. Ela tem tosse produtiva com grande quantidade de escarro, mas nega dor torácica ou dificuldade respiratória. Há 38 anos ela fuma um maço de cigarros por dia e admite uso constante de bebida alcoólica, atualmente pelo menos uma dose de vodca por dia. A pessoa que mora com ela diz que a paciente em geral bebe até "cair no sono". Sua radiografia de tórax (mostrada a seguir) é lida como positiva para pneumonia do lobo direito médio. Que mecanismos de defesa pulmonar mais provavelmente estão comprometidos nessa paciente?

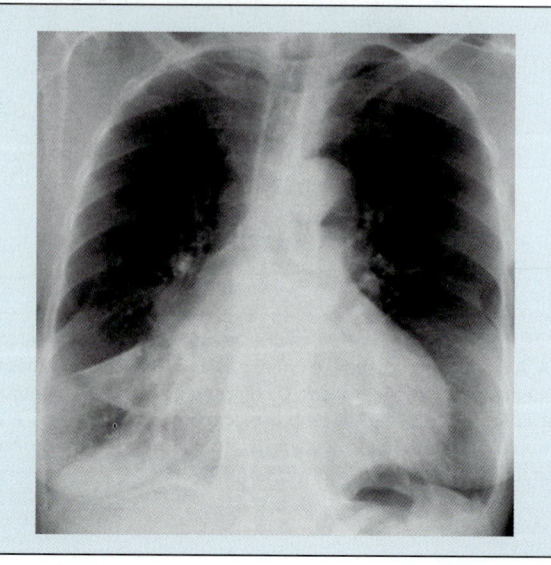

CASO 10.2 Uma mulher com 27 anos é levada à emergência após ter caído em um recipiente contendo serragem fina. Seus sinais vitais são estáveis, com 16 respirações/minuto. O exame físico mostra uma mulher saudável que continua preocupada com a possibilidade de uma lesão pulmonar subsequente induzida pela inalação. O material aspirado das roupas da paciente mostra partículas, todas com aproximadamente 3 μm de diâmetro. O médico que a atende a tranquiliza no sentido de que a poeira que ela aspirou normalmente é eliminada com rapidez das vias aéreas por qual dos seguintes mecanismos (mais de um podem estar corretos)?

a) Impactação.
b) Sedimentação.
c) Transporte mucociliar.
d) Fagocitose por macrófagos.
e) ERO derivada de neutrófilo.

CASO 10.3 Uma mulher do corpo de bombeiros entra em um ambiente cheio de fumaça e partículas do ar. Sua máscara não está funcionando, ela sente dificuldade para respirar e começa a sibilar. Seu broncospasmo pode ser algo bom porque melhora qual das seguintes estratégias de defesa pulmonar?

a) Apresentação de antígeno.
b) Tosse.
c) Recrutamento de neutrófilos.
d) Limpeza de muco.
e) Sedimentação.

Soluções para o estudo de casos e problemas práticos

CASO 10.1 A longa história de tabagismo e consumo diário de álcool dessa paciente constitui dois sinais de risco de doença pulmonar grave, incluindo pneumonia lobar. A nicotina suprime fortemente o transporte mucociliar graças a seus efeitos supressivos tanto dos movimentos ciliares como da secreção de uma fase "sol" adequada sob o muco. Suas vias aéreas estreitadas pela inflamação e o muco não expelido reduzirão a velocidade do fluxo de ar mais abruptamente que o normal. Portanto, no caso dessa mulher, a impactação e a sedimentação vão depositar cargas de cinzas cada vez maiores em suas vias aéreas intermediárias, onde vão atrair de maneira potente leucócitos secretores de proteases. A passagem frequente para a inconsciência induzida pelo álcool também aumenta em muitas vezes a probabilidade de aspirar conteúdo gástrico e organismos orofaríngeos para a traqueia. Mesmo que tais aspirados sejam estéreis, o HCl gástrico que contém é um iniciador comumente notado de LPA que pode desnudar a mucosa respiratória e causar fibrose permanente do parênquima alveolar.

CASO 10.2 Todas as respostas estão potencialmente corretas.
Pelo tamanho das partículas de madeira inaladas, é mais provável que sejam eliminadas por impactação ou sedimentação e possivelmente ambas funcionem para depositar a serragem nos vestíbulos nasais, nas vias aéreas superiores e médias, onde as secreções sinusais e o transporte mucociliar vão iniciar o processo habitual de expulsão, auxiliados pela presença de macrófagos residentes que podem fagocitar materiais vegetais e usar a ERO (espécie reativa de oxigênio – como neutrófilos) para ajudar na sua degradação. A suposição nesse caso é de que o tipo de madeira envolvida é irrelevante, embora muitas pessoas tenham sensibilidade alérgica a tipos específicos, como cedro e carvalho.

CASO 10.3 A resposta mais correta é a e.

A sedimentação começará logo nas vias aéreas estreitadas pela broncoconstrição, como a sibilância aguda dessa mulher sugere que tenha ocorrido. Embora a tosse, a eliminação de muco e o recrutamento de PMNs (*respostas b, c e d*) também ajudem a limpar sua carga inalada de cinzas, não são necessariamente iniciados ou acentuados pela broncoconstrição. A apresentação de antígeno (*resposta a*) nessa paciente ocorreria apenas nos dias subsequentes de sua convalescença, primariamente em resposta à permanência de resíduos de fumaça, sua antigenicidade e a força de recuperação de seu sistema imune adaptativo.

Capítulo 11

Controles neurais centrais e periféricos da respiração

W. MICHAEL PANNETON, PhD
ANDREW J. LECHNER, PhD

Objetivos de aprendizagem

O leitor deverá:
- Resumir as bases anatômicas do ritmo e do padrão da respiração simples em repouso.
- Descrever a anatomia e a fisiologia dos quimiorreceptores periféricos e centrais.
- Distinguir o papel que as fibras aferentes sensoriais sensíveis à estimulação química e mecânica do trato respiratório ou o metabolismo muscular podem ter na ventilação.
- Definir respiração periódica e discuti-la em termos de anormalidades da quimiorrecepção central ou periférica.

Introdução ao controle da respiração

Conforme demonstrado nos capítulos anteriores, a ventilação é simples em termos de conceito, mas complexa na execução. O cérebro controla o padrão básico de respiração, integrando múltiplas influências dentro de neurônios motores do tronco cerebral e da medula espinal para conduzir os músculos faríngeos, laríngeos, diafragmáticos, intercostais e outros músculos respiratórios. Lembrar que $\dot{V}_E$ (L/min) = $V_T \cdot f$. O sistema nervoso central (SNC) regula a respiração ao controlar o ritmo e o padrão de seu rendimento para os músculos respiratórios, ajustando f, V_T ou ambos, dependendo das necessidades ventilatórias globais para uma $\dot{V}_E$ maior ou menor (Figura 11.1).

O gerador central do ritmo

A frequência da respiração, ou seu **ritmo**, é intrínseca do tronco cerebral. Todos os vertebrados que usam oscilações correntes para a troca de O_2 e CO_2 em seus pulmões têm tais movimentos gerados em seu **bulbo** (*medulla oblongata*). Na verdade, preparações de tronco cerebral isoladas cirurgicamente, sem as entradas aferentes de quimiorreceptores e mecanorreceptores, ainda produzem saídas rítmicas ao longo dos mesmos nervos cranianos, como ocorre durante a respiração normal. Um gerador crítico de ritmo dentro de uma pequena área da medula e rostral ao óbex denomina-se **complexo pré-Bötzinger**. Lesões bilaterais nessa parte da medula induzem parada respiratória completa em seres humanos. Continua discutível se essa descarga rítmica se inicia em células marca-passo individuais ou de uma rede de tais células. Nesse ponto, é importante entender que um ritmo é gerado constantemente pela medula, um ritmo que é modificável pela entrada aferente vinda dos receptores sensoriais.

O padrão gerador central

O **padrão gerador central**, ou a saída do tronco cerebral que controla todos os músculos envolvidos na respiração, é muito mais complexo. Esse padrão gerador soma algebricamente todas as entradas aferentes para produzir ativações bem coordenadas do diafragma, dos músculos intercostais e abdominais, bem como, se necessário, dos músculos acessórios da respiração. Como o ritmo respiratório, o objetivo dessa geração de padrão é manter normais a P_{aO_2}, a P_{aCO_2} e o pH_a. Exemplos extremos de modulação tanto do ritmo como do padrão de respiração são vistos durante exercício rigoroso e subida a grandes altitudes. O padrão de respiração também é modulado por eventos como tosse, fala, sono, vômitos, micção e defecação, em particular porque o último pode simular uma **manobra de**

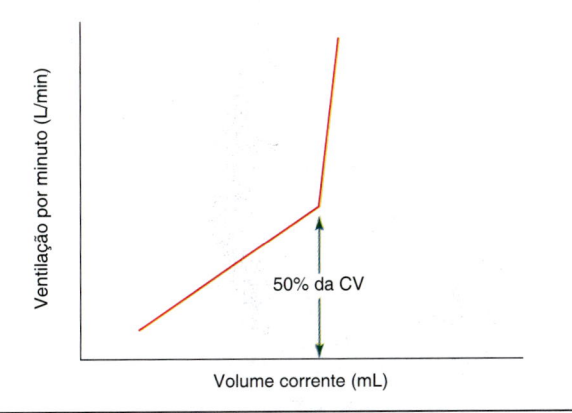

FIGURA 11.1 Relação entre $\dot{V}_E$ e V_T em indivíduos normais despertos. Com estímulos como a hipercapnia, $\dot{V}_E$ aumenta linearmente com V_T até cerca de 50% da capacidade vital (CV). Acima desse volume, $\dot{V}_E$ aumenta primariamente aumentando f com pouca alteração no V_T.

Valsalva. Embora alguns desses eventos sejam episódicos ou relativamente infrequentes, podem afetar o padrão respiratório normal de maneiras dramáticas.

Padrões definidos de respiração

Eupneia: é a respiração normal, tranquila, em repouso. Os indivíduos em geral não têm consciência dela.

Taquipneia ou **polipneia**: é um aumento de f, sem aumento no V_T. A taquipneia não é uma resposta normal ao estresse, a menos que hipertermia ou outro fator tenha induzido **respiração ofegante**.

Hiperpneia ou **ventilação**: denota um aumento na ventilação pulmonar envolvendo V_T e f, mas sem as sensações subjetivamente estressantes de dispneia (Figura 11.2).

Dispneia: é a sensação de respiração inadequada ou difícil, com consciência exagerada de uma necessidade de maior trabalho respiratório. A dispneia implica respiração forçada, em geral envolvendo os músculos acessórios da respiração. Muitos estímulos induzem dispneia.

Respiração de Cheyne-Stokes: é a forma de respiração anormal mais comum, com trabalhos respiratórios fracos que diminuem até uma apneia e então aumentam para hiperpneia. As oscilações em "**crescendo-decrescendo**" de Cheyne-Stokes são causadas com mais frequência por hipoxemia e constituem um sintoma comumente encontrado (ver Capítulo 25) (Figura 11.2).

Apneuse: é uma respiração padronizada anormalmente, com inspirações prolongadas que se alternam com movimentos expiratórios curtos (Figura 11.2). É comum notar-se **respiração apnêustica** após lesões no **centro pontino pneumotáxico**, comentadas adiante.

Respiração atáxica: é um padrão anormal com respiração completamente irregular e períodos crescentes de apneia. À medida que o padrão deteriora, pode transformar-se em respiração agônica.

Apneia: é a ausência de respiração. Conforme usado normalmente, o termo apneia implica que a cessação é temporária. Uma apneia prolongada de qualquer causa é considerada **parada respiratória**.

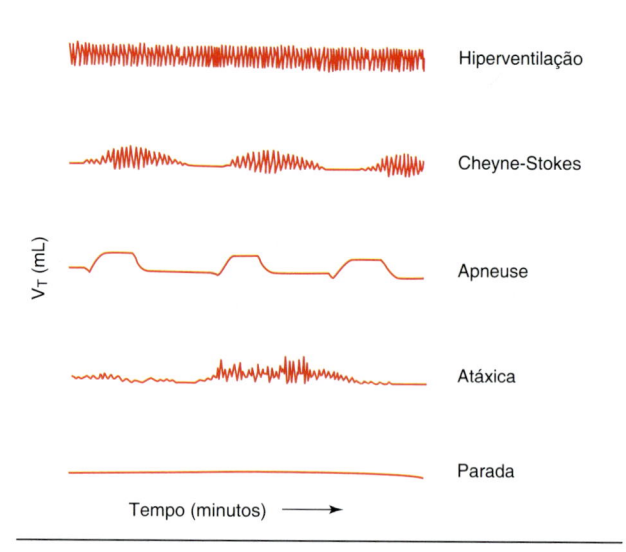

FIGURA 11.2 Ondas características dos padrões respiratórios encontrados frequentemente. Tanto a duração como a amplitude dos padrões específicos variam muito entre os pacientes e são afetadas por processos centrais e periféricos. Em cada traçado mostrado aqui, as deflexões para cima representam esforços inspiratórios.

Neurônios motores respiratórios da medula espinal e do bulbo

A medula espinal

Os neurônios da medula espinal estão organizados nas regiões do **corno ventral** (motor), do **corno dorsal** (sensorial) e do **corno lateral** (autônomo). Aqueles no corno ventral são mais críticos para a respiração, pois incluem **neurônios motores inferiores** que inervam os músculos estriados somáticos (Figura 11.3). Os principais músculos estriados somáticos envolvidos na respiração incluem:

Diafragma: os motoneurônios que o inervam saem em C3-C5 como o nervo frênico.

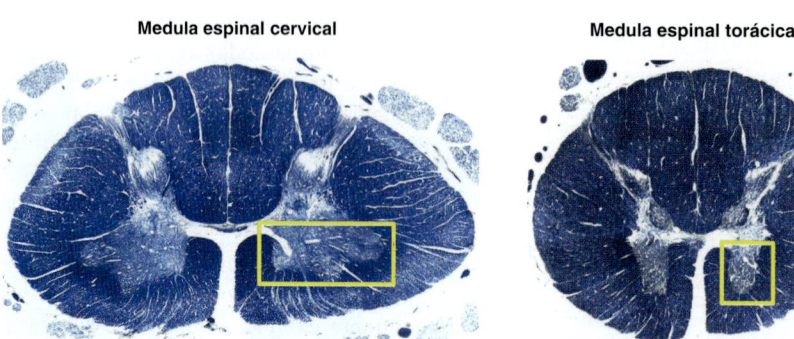

FIGURA 11.3 Cortes transversais da medula espinal cervical e torácica, com regiões do corno ventral em cada indicadas pelos quadrados de contorno amarelo.

Músculos intercostais: inervados pelos motoneurônios dentro do corno ventral torácico com axônios que saem na medula espinal e distribuem-se via nervos intercostais.

Músculos abdominais: seus motoneurônios têm axônios que seguem dentro das regiões torácica inferior e lombar superior da coluna vertebral.

Músculos acessórios: incluem todos os músculos que elevam e deslocam as costelas, notavelmente o **levantador das costelas**, o **escaleno**, o **transverso torácico** e o **esternocleidomastóideo**.

O bulbo

Além de seu papel como a principal área de integração sensorimotora para a respiração, o bulbo contém neurônios motores inferiores, com fibras que saem via nervos cranianos para inervar músculos estriados na cabeça e no pescoço (Figura 11.4). Os neurônios motores que inervam os músculos da língua são encontrados no núcleo hipoglosso, enquanto aqueles que inervam os músculos laríngeos, faríngeos e faciais são encontrados no bulbo ventrolateral. Todos esses músculos recebem entrada motora rítmica do SNC durante a respiração. Os principais músculos estriados cranianos envolvidos na respiração normal incluem:

Músculos laríngeos: tanto os abdutores como os adutores laríngeos são inervados por motoneurônios no **núcleo ambíguo**, cujos axônios seguem com o nervo vago.

Músculos faríngeos: também recebem entrada motora do núcleo ambíguo por neurônios cujos axônios saem via nervos glossofaríngeo e vago.

Músculos faciais: mais notavelmente o **músculo nasal**, por motoneurônios dentro do núcleo motor facial cujos axônios saem via nervo facial.

Músculos da língua: principalmente o **músculo genioglosso**, por motoneurônios no núcleo hipoglosso cujos axônios saem via nervo hipoglosso.

Dentro do bulbo estão dois grupos reconhecidos de neurônios envolvidos na integração e na coordenação da respiração, cujas funções continuam a ser intensamente investigadas. O primeiro, a **coluna respiratória ventral**, é um arranjo longitudinal de **neurônios relacionados com a respiração** que disparam de maneira sincrônica com cada descarga do nervo frênico. Esses neurônios são encontrados na formação reticular ventrolateral do bulbo, geralmente logo ventral ao núcleo ambíguo. Um ritmo respiratório básico do indivíduo persiste se apenas esses neurônios do tronco cerebral estiverem intactos, ainda que mal controlados. Quatro componentes principais da coluna respiratória ventral foram identificados (Figura 11.5):

Grupo respiratório ventral caudal (GRVc): uma área respiratória que vai da junção espinomedular ao óbex.

Grupo respiratório ventral rostral (GRVr): a área de neurônios respiratórios inspiratórios e expiratórios mistos logo rostral ao óbex.

Complexo pré-Bötzinger: uma área de neurônios que é rostral ao GRVr e considerada de importância central para a geração do ritmo.

Complexo Bötzinger: uma área expiratória logo caudal ao núcleo facial.

Além da coluna respiratória ventral, uma segunda área do tronco cerebral importante para o controle respiratório é o **grupo respiratório dorsal (GRD)**, estando os neurônios inspiratórios na parte ventrolateral do **núcleo do trato solitário (NTS)** (Figura 11.5).

A ponte

Situada rostral aos neurônios do GRV e do GRD do tronco cerebral, a **ponte** contém o **núcleo parabraquial** e a **área**

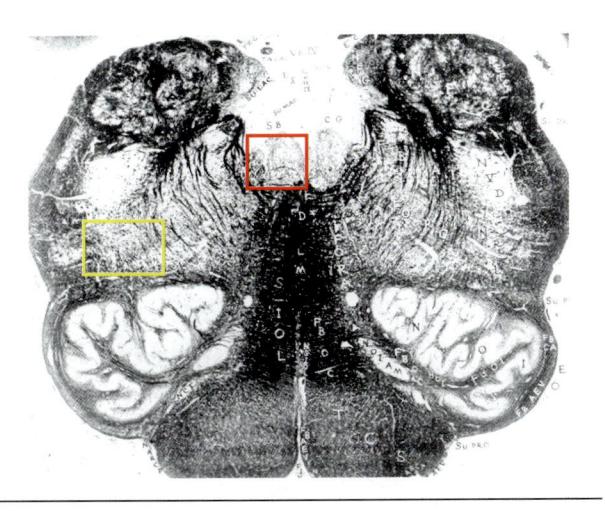

FIGURA 11.4 Corte transversal do bulbo, com o **bulbo ventrolateral** ressaltado pelo quadrado de contorno amarelo e o **núcleo hipoglosso** ressaltado pelo vermelho.

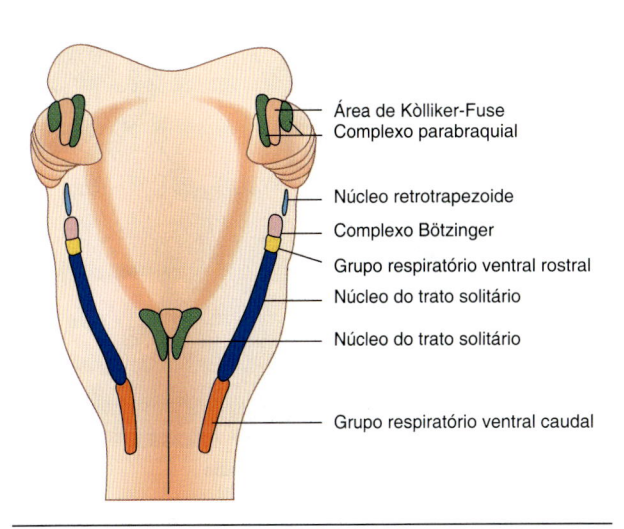

FIGURA 11.5 Desenho esquemático das principais áreas respiratórias no tronco cerebral de mamíferos.

de **Kölliker-Fuse**, um neurófilo que circunda o *brachium conjunctivum* (Figura 11.6). Essas duas regiões contêm neurônios considerados importantes como os principais "interruptores para desligar" a inspiração espontânea e têm sido denominadas o **centro pneumotáxico pontino**, pois lesões nessas regiões resultam em respiração apnêustica.

> hiperventilação, enquanto aquelas na ponte rostral podem acarretar apneuse (Figura 11.2). Uma lesão na parte inferior da ponte ou na superior do bulbo costuma induzir respiração atáxica, que em geral prenuncia parada respiratória completa.

Integração do tronco cerebral na respiração

Os neurônios pontinos e respiratórios medulares estão bem interconectados, o que dificulta a distinção inequívoca das funções de qualquer grupo particular de neurônios. As pesquisas para determinar o controle respiratório geralmente são conduzidas eliminando-se variáveis que se sabe afetarem o ritmo ou o padrão da respiração. Isso em geral significa manter níveis constantes de P_{aO_2} ou P_{aCO_2} em animais anestesiados, vagotomizados e às vezes espinhalizados. Apesar dessas limitações, é claro que as entradas aferentes vindas das áreas cerebrais mais altas, bem como dos quimiorreceptores e mecanorreceptores, convergem nessa rede de neurônios respiratórios do tronco cerebral (Figura 11.5), onde produzem um padrão de contrações musculares e, portanto, ventilação apropriada para as necessidades metabólicas.

> ▶▶ **CORRELAÇÃO CLÍNICA 11.1**
>
> O padrão respiratório é um indicador fundamental do funcionamento cerebral inadequado em um paciente em coma. Durante depressão difusa do prosencéfalo, como na **encefalopatia metabólica** com insuficiência hepática, a respiração pode assumir o padrão em crescendo-decrescendo da respiração de Cheyne-Stokes, com períodos variáveis de apneia. Lesões mesencefálicas podem causar

Modulação sensorial da respiração

A geração do ritmo respiratório é intrínseca ao bulbo e prossegue mesmo sem entrada sensorial adicional. Contudo, os neurônios respiratórios centrais são modulados por entradas aferentes que afetam a profundidade, a frequência e o padrão da respiração. Os **quimiorreceptores** respondem a alterações na composição do sangue ou de outros líquidos em torno deles. Os principais grupos de quimiorreceptores estão localizados nos sistemas nervosos central e periférico.

Os **quimiorreceptores periféricos** estão localizados nos lobos parenquimatosos denominados **corpúsculos carotídeos**, acima das bifurcações das artérias carótidas comuns (Figura 11.7), e **corpúsculos aórticos**, situados ao longo do aspecto superior do arco aórtico. Embora os lóbulos estejam organizados de maneira similar em cada localização, os corpúsculos carotídeos enviam impulsos aferentes via seio carotídeo, ramo nervoso do IX nervo craniano, enquanto os corpúsculos aórticos enviam sinais via X nervo craniano para o NTS no SNC. Em termos gerais, esses quimiorreceptores periféricos respondem rapidamente a quedas na P_{aO_2} e no pH_a, bem como a aumento na P_{aCO_2}, com taxas de descarga que podem alterar-se durante um único ciclo respiratório. O mais importante é que tudo isso causa aumento da ventilação em resposta à hipoxemia

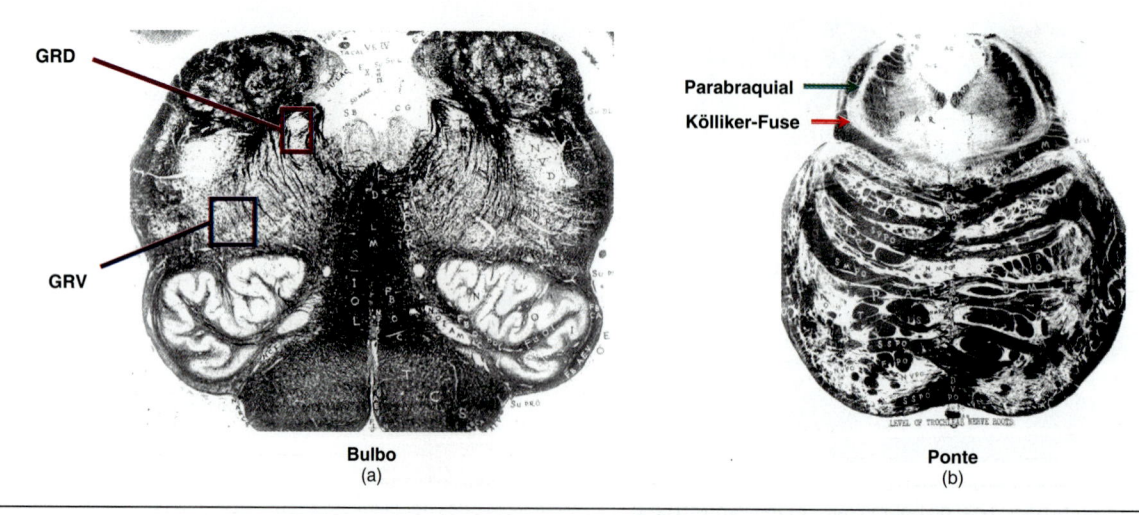

FIGURA 11.6 Comparações em corte transversal das principais áreas de controle respiratório dentro do bulbo (a) e da ponte (b). GRD e GRV representam os grupos respiratórios dorsal e ventral de neurônios, respectivamente.

arterial, embora seu efeito não seja apreciável até que a P_aO_2 caia para ~40 mmHg. Assim, seu papel na regulação da respiração eupneica é pequeno. Também se acredita que sua resposta ao aumento da P_aCO_2 seja menos importante que a dos quimiorreceptores centrais.

As principais populações de **quimiorreceptores centrais** estão localizadas perto da superfície ventral do bulbo, muito perto dos níveis de saída do nervo hipoglosso (Figura 11.8). Elas são banhadas pelo **líquido extracelular (LEC)**, que rapidamente se equilibra com o CO_2 gasoso em difusão a partir dos vasos sanguíneos no **líquido cerebrospinal (LCS)**. Esse aumento local na P_{CO_2} acidifica o LCS e, assim, estimula os quimiorreceptores, mesmo que a $[H^+]$ e a $[HCO_3^-]$ não cruzem imediatamente a barreira hematoencefálica. Dessa maneira, uma redução no pH_a estimula a ventilação centralmente, enquanto uma queda no pH_a é inibitória (Figura 11.8).

Em termos sistêmicos, o corpo raramente experimenta hipoxia, hipercapnia ou acidemia isoladas. Além disso, a resposta ventilatória a um conjunto de variáveis é maior do que aquela a cada componente, devido à integração dessas influências moduladoras dentro do SNC.

Receptores das vias aéreas inferiores

Há vários tipos importantes de receptores sensoriais associados a fibras aferentes no nervo vago que respondem à estimulação mecânica ou química da árvore traqueobrônquica, incluindo a mucosa respiratória (Tabela 11.1).

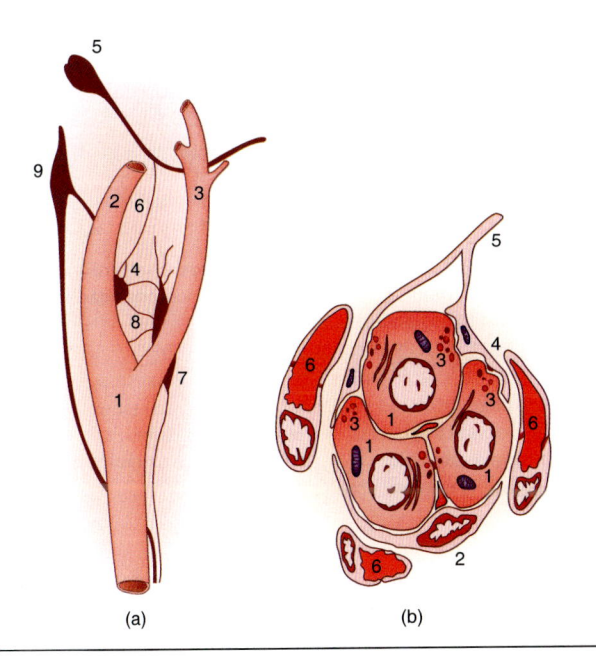

FIGURA 11.7 (a) A artéria carótida comum (1) bifurca-se nos ramos interno (2) e externo (3), com o corpo carotídeo (4) perto da bifurcação. Fibras sensoriais do IX nervo craniano (5) alcançam o corpo carotídeo via nervo do seio carotídeo (6). O gânglio cervical superior (7) inerva o corpo carotídeo via nervos ganglioglomerulares (8), bem como gânglio inferior ou nodoso do X nervo craniano (9). (b) Um corpo carotídeo ou lóbulo do arco aórtico contém células quimiorreceptoras (1) sustentadas por células sustentaculares (2). Os quimiorreceptores têm uma população heterogênea de vesículas sinápticas (3), algumas próximas de terminações nervosas sensoriais (4) do nervo do seio carotídeo (5). Cada lóbulo é circundado por uma rede densa de capilares (6).

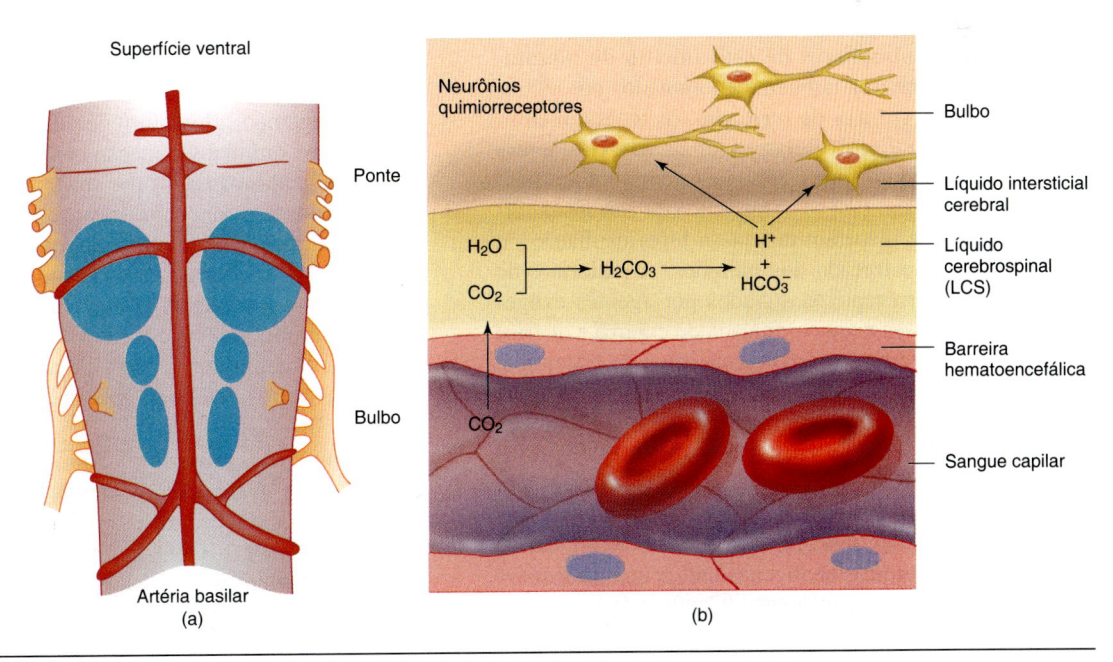

FIGURA 11.8 (a) As localizações gerais de quimiorreceptores centrais ao longo da superfície ventral do bulbo são mostradas como três pares de círculos azuis. (b) Mecanismo pelo qual aumentos na P_aCO_2 e, portanto, no pH_a são transmitidos por quimiorreceptores centrais localizados do outro lado da barreira hematoencefálica, que normalmente é considerada impermeável a moléculas com carga como H^+ e HCO_3^-. (b): *De Fox, Human Physiology, 10th ed; 2008.*

Tabela 11.1 Propriedades dos receptores traqueobrônquicos

Tipo de receptor	Localização	Estímulo	Reflexos
Fibras vagais mielinizadas			
Receptores de adaptação lenta (RALs)	Entre o músculo liso das vias aéreas	Insuflação pulmonar	Reflexos de Hering-Breuer, taquicardia, broncodilatação
Receptores de adaptação rápida (RARs)	Entre as células epiteliais das vias aéreas	Hiperinsuflação pulmonar, gases nocivos, fumaça, histamina, prostaglandinas	Hiperpneia, tosse, secreção de muco, broncoconstrição
Fibras vagais não mielinizadas			
Terminações nervosas livres da fibra C	Interstício pulmonar; perto das circulações pulmonar e brônquica	Grande hiperinsuflação, fumaça, capsaicina, gases, histamina, serotonina, prostaglandinas, bradicinina	Apneia, em seguida taquipneia, tosse, secreção de muco, broncoconstrição, bradicardia, hipotensão

Os subtipos importantes de receptores dentro das vias aéreas inferiores e/ou do parênquima pulmonar incluem três grupos principais:

Receptores pulmonares de estiramento de adaptação lenta (RALs): os RALs mielinizados estão situados entre as células musculares lisas das vias aéreas e enviam fibras aferentes centralmente pelo nervo vago. Eles descarregam em resposta à distensão do pulmão e mostram adaptação lenta com o tempo à insuflação pulmonar mantida. A ativação dos RALs reduz a frequência respiratória, ao aumentar o intervalo de tempo expiratório, o chamado **reflexo de Hering-Breuer**. Esses RALs são inativos nos indivíduos despertos, a menos que o V_T seja grande (> 1 L), mas podem ser proeminentes em preparações de animais anestesiados.

Receptores pulmonares de estiramento de adaptação rápida (RARs), também denominados por alguns autores de **receptores de irritação**: os RARs mielinizados ficam entre as células epiteliais das vias aéreas e também enviam fibras aferentes centralmente pelo X nervo craniano (vago). Alguns RARs são mecanorreceptores que disparam durante a hiperinsuflação ou a desinsuflação forçada dos pulmões. A maioria é de RARs quimiorreceptivos ativados por agentes exógenos (p. ex., gases nocivos, fumaça de cigarro e ar frio) e substâncias químicas endógenas (p. ex., histamina, prostaglandinas e serotonina). Seus efeitos reflexos incluem broncoconstrição, hiperpneia e tosse. Na verdade, recentemente foi descoberto um receptor presumível de tosse. Não está claro se os RARs funcionam durante a respiração eupneica. No entanto, sua capacidade de responder a mediadores inflamatórios e outras substâncias químicas endógenas indica que podem ser importantes em caso de doença (Capítulo 10).

Fibras C traqueobrônquicas: as fibras C não mielinizadas compreendem mais de 75% das fibras aferentes que emergem dos pulmões. Suas terminações nervosas em geral funcionam como quimiorreceptores sensíveis à histamina, às prostaglandinas, à bradicinina e à serotonina, bem como à fumaça de cigarro, a gases nocivos e à capsaicina. Portanto, é provável que desempenhem um papel proeminente na asma, na broncoconstrição alérgica, na congestão vascular pulmonar e na embolia pulmonar. Embora as fibras C sejam relativamente inativas durante a respiração eupneica, elas respondem à hiperinsuflação pulmonar e podem induzir apneia reflexa (seguida por taquipneia), broncoconstrição, hipotensão, bradicardia e secreção de muco.

Outros receptores sensoriais periféricos

Receptores das vias aéreas superiores: existem terminações nervosas não encapsuladas (livres) dispostas na mucosa respiratória, desde a cavidade nasal até a laringe (Capítulo 2). Suas fibras aferentes seguem via nervos trigêmeo, glossofaríngeo e vago e respondem a estímulos químicos e mecânicos. Respostas respiratórias induzidas causadas por sua estimulação incluem espirros, tosse, broncoconstrição e apneia, dependendo da natureza do estímulo e da região dentro do trato respiratório superior que esteja sendo estimulada. Tais inervações sensoriais da laringe via nervo laríngeo superior têm importância clínica considerável, pois esses receptores monitoram o fluxo de ar, a temperatura da laringe e outros estímulos mecânicos e químicos (Figura 11.9).

Receptores no músculo: contrações dinâmicas ou estáticas dos músculos dos membros induzem muitos efeitos autonômicos, inclusive hiperpneia, embora a P_{aCO_2}, a P_{aO_2} e o pH_a mudem pouco durante exercício moderado. Além disso, dados experimentais indicam que nem os quimiorreceptores carotídeos nem as fibras aferentes do músculo respiratório fornecem o estímulo primário para tal hiperpneia. Em vez disso, a maioria das evidências sugere que pequenas fibras mielinizadas e não mielinizadas de nervos sensoriais (Grupos III e IV) que inervam a musculatura estriada iniciem

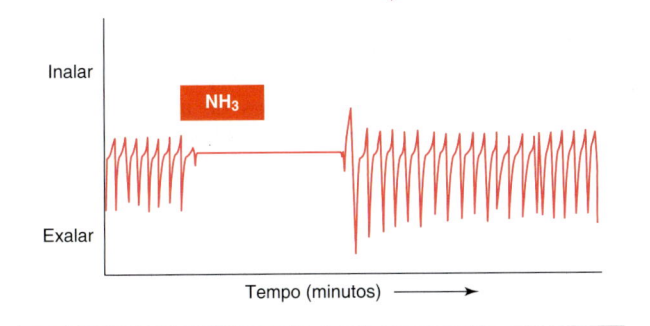

FIGURA 11.9 A aplicação de vapor de amônia (NH₃) na mucosa nasal induz uma apneia abrupta. Muitas substâncias induzem respostas similares quando aplicadas na mucosa nasal ou na laríngea. *De Panneton, registro feito em um rato anestesiado.*

a resposta. Também foi proposto que um **mecanismo central de comando** possa iniciar hiperpneia durante exercício. Esse tópico é detalhado no Capítulo 13.

Controle respiratório durante o sono

O sono é um ritmo diurno complexo com uma escala de tempo diferente superposta ao ritmo respiratório normal. Embora tenha vários estágios, em geral simplifica-se pelo sono de movimento rápido dos olhos (REM, de *rapid eye movement*) ou pelo não REM. A respiração fica mais lenta e a quimiorrecepção é embotada durante o sono, de maneira que podem ocorrer apneia prolongada e retenção acentuada de CO_2. De uma perspectiva cardiovascular, o sono também induz bradicardia e hipotensão leve. Tais efeitos autonômicos são especialmente evidentes durante o sono REM, no qual há **atonia** ou **hipotonia** dos músculos esqueléticos. Essa hipotonia aumenta a resistência das vias aéreas superiores ao relaxar os músculos faríngeos. Acredita-se que o ronco, bem como as **apneias obstrutivas do sono (AOSs)**, resultem dessa atonia (Capítulo 25). Talvez o efeito mais importante do sono sobre a respiração seja a perda do que os pesquisadores chamam de **estímulo da vigilância**, um controle maior ou integrador de todas as outras entradas e funções respiratórias.

Controles neurais superiores da função respiratória

A eliminação das entradas suprapontinas para os centros respiratórios do tronco cerebral tem efeitos apenas mínimos sobre a respiração em repouso, sugerindo que tais áreas modulam mas não controlam os padrões e ritmos respiratórios basais. As áreas suprapontinas são ativas na respiração alterada voluntariamente associada à fala, ao ato de cantar e a atividades similares (Figura 11.10). Portanto, as áreas corticais são capazes de afetar o padrão gerador e de ativar diferentes grupos musculares da respiração. Embora atualmente pouco se saiba sobre a anatomia e a

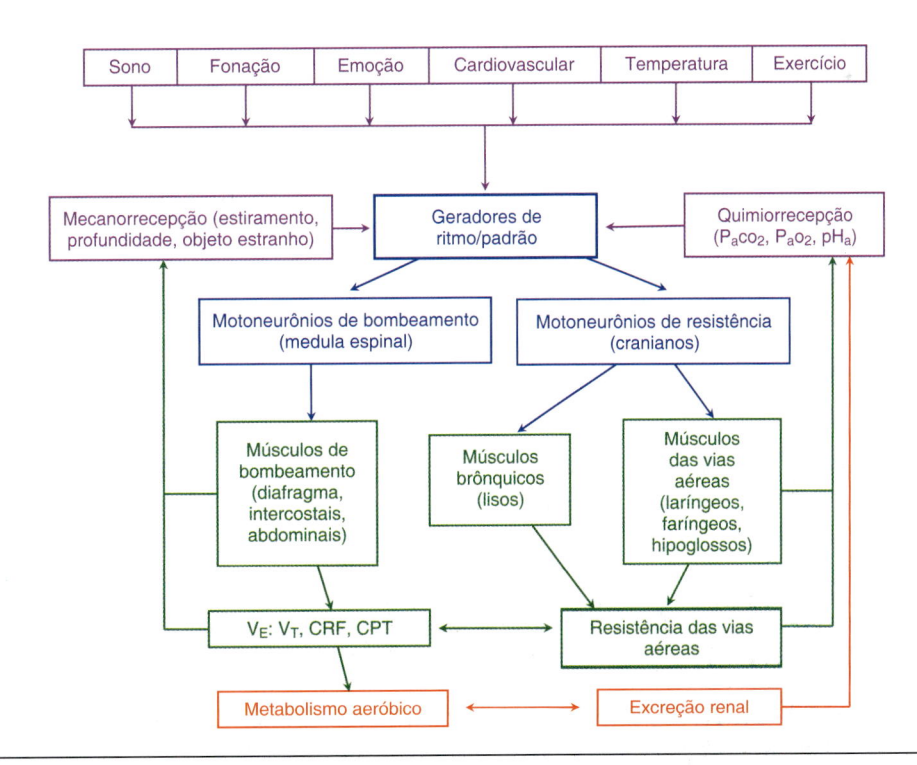

FIGURA 11.10 Uma perspectiva integrada mostrando as interações entre os mecanismos de controle central e periférico da respiração em domínios autonômicos e as entradas conhecidas e hipotéticas das regiões cerebrocorticais e outros sistemas orgânicos como os músculos esqueléticos, o coração e os rins. CRF e CPT representam a capacidade residual funcional e a capacidade pulmonar total, respectivamente.

fisiologia das áreas corticais cerebrais que modulam a respiração, novos métodos de imagem que utilizam a imagem por ressonância magnética funcional e/ou a tomografia com emissão de pósitrons estão começando a identificar regiões importantes.

Padrões respiratórios patológicos

O ritmo respiratório em geral é regular e contínuo por toda a vida sem esforço da consciência. Na verdade, a consciência de que se está respirando costuma significar a presença de condições ambientais extremas ou estados patológicos. Quando as respirações tornam-se arrítmicas, usa-se a expressão **respiração periódica**, enquanto **apneia** refere-se a uma ausência de respiração, geralmente temporária. As apneias são **obstrutivas** quando causadas por bloqueio de via aérea superior, apesar de impulsos eferentes para respirar, ou **centrais** na ausência de movimentos respiratórios, podendo ser ainda do tipo **misto**. Entretanto, há outras apneias, incluindo a **apneia obstrutiva expiratória**, a **hipoventilação obstrutiva** e a **síndrome de hipoventilação central** ("curso de Ondine"); elas serão discutidas no Capítulo 25.

O termo **dispneia** foi introduzido mais cedo para descrever a sensação de respiração inadequada ou forçada, ou uma consciência exagerada da necessidade de aumentar o trabalho respiratório. Na prática clínica, dispneia em geral implica respiração forçada e o uso de alguns ou todos os músculos respiratórios acessórios, como em muitos pacientes com lesão pulmonar aguda e a síndrome da distrição respiratória aguda (Capítulo 28). Muitos fatores induzem dispneia, mas é importante lembrar que é uma sensação que pode não ter uma explicação fisiopatológica subjacente em todos os casos.

Respiração periódica

A respiração periódica caracteriza-se por respirações em sequência separadas por intervalos de apneia ou quase apneia. Uma definição clinicamente útil poderia ser quando pelo menos três pausas respiratórias, cada uma durando três segundos ou mais, são separadas por períodos de respiração normal, cada um durando menos de 20 segundos. A **respiração de Cheyne-Stokes** conforme vista na insuficiência cardíaca congestiva é um exemplo de respiração periódica (Figura 11.11). Em geral, a respiração periódica ocorre durante o sono e pode ocorrer em indivíduos sadios, enquanto a apneia costuma ser mais de origem central que obstrutiva.

A respiração periódica é um padrão respiratório normal em lactentes prematuros durante o sono REM ativo e o não REM. Ela persiste nos lactentes, mas diminui em termos percentuais à medida que a população infantil amadurece. Em lactentes a termo, a respiração periódica em geral limita-se ao sono REM. A persistência de respiração periódica durante a maior parte do sono pode ser anormal e reflete imaturidade ou uma anormalidade do controle respiratório do tronco cerebral (Capítulo 39). Ocorre apneia do sono em 2 a 3% das crianças, 3 a 7% dos adultos de meia-idade e 10 a 15% dos adultos saudáveis nos demais aspectos com mais de 65 anos de idade. A respiração periódica em geral é considerada uma consequência da função dos quimiorreceptores. Quando a P_aCO_2 ou a P_{ACO_2} está muito abaixo dos valores eupneicos, ou quando a P_aO_2 ou a P_{AO_2} está muito acima, então é quase certo que surja apneia ao menos transitória. Portanto, há **limiares apneicos** tanto para **hipercapnia** como para **hiperoxia** que podem diferir acentuadamente entre indivíduos saudáveis. Até o momento, não está definido se a respiração periódica dessas pessoas resulta da ativação dos quimiorreceptores centrais ou dos periféricos.

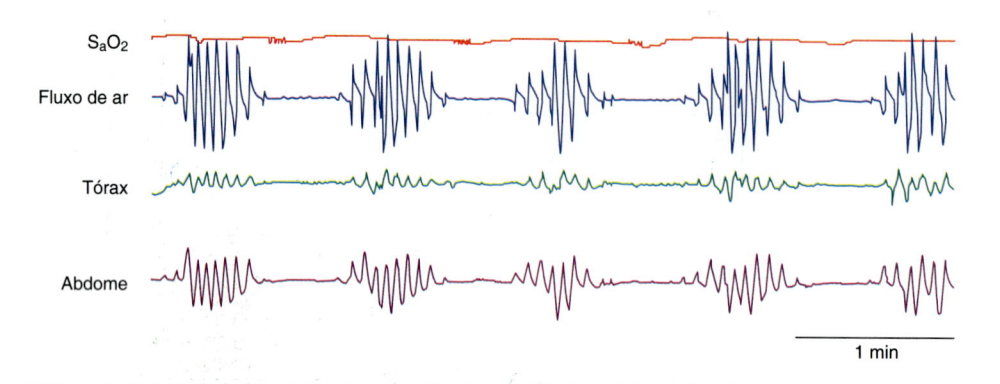

FIGURA 11.11 Respiração de Cheyne-Stokes em um paciente com insuficiência cardíaca congestiva. De cima para baixo, mostra-se a saturação arterial do paciente pela oximetria de pulso (S_aO_2), a taxa do fluxo de ar medida pela boca, os movimentos torácicos pelo cinto de tensão torácica e os movimentos da parede abdominal por um dispositivo similar. Notar a periodicidade reproduzível, com o ciclo completo repetido a cada 70 a 90 segundos.

Bibliografia comentada

1. Feldman JL, Mitchell GS, Nattie EE. Breathing: rhythmicity, plasticity, chemosensitivity. *Ann Rev Neurosci.* 2003;26:239-266. *Revisões do ritmo gerador no bulbo ventral, bem como sobre os quimiorreceptores centrais; também uma boa fonte de outra literatura.*
2. Chamberlain N. Functional organization of the parabrachial complex and intertrigeminal region in the control of breathing. *Respir Physiol Neurobiol.* 2004;143:115-125. *Resume a função dos neurônios no complexo parabraquial (núcleos parabraquial e de Kölliker-Fuse). Também revê as conexões neuroanatômicas da ponte dorsolateral com os neurônios motores laríngeos, hipoglosso e faciais.*
3. Canning BJ, Mori N, Mazzone SB. Vagal afferent fibers regulating the cough reflex. *Respir Physiol Neurobiol.* 2006;152:223-242. *Estes autores fazem uma revisão das vias neurais potenciais que regulam a tosse, em particular fibras que inervam a árvore traqueobrônquica.*
4. Horn EM, Waldrop TG. Suprapontine control of respiration. *Respir Physiol.* 1998;114:201-211. *Apesar de uma literatura esparsa, este é um resumo excelente de áreas do córtex, do hipotálamo, dos gânglios basais e do mesencéfalo, que podem ser importantes para o controle respiratório volitivo e o reflexo suprabulbar (reação de defesa e locomoção).*
5. Jordan D. Central nervous pathways and control of the airways. *Respir Physiol.* 2001;125: 67-81. *Revisões da integração dos receptores das vias aéreas do SNC, o núcleo do trato solitário e a ativação de motoneurônios somáticos e autônomos, detalhes que os clínicos devem conhecer antes de prescrever medicamentos.*

ESTUDO DE CASOS E PROBLEMAS PRÁTICOS

CASO 11.1 Um homem em coma, com 80 anos, é levado para ao setor de emergência em um respirador. Os testes mostram que ele teve infartos bilaterais hemorrágicos na parte lateral do bulbo cerebral. Ele não faz trabalhos respiratórios notáveis. Esse efeito é mais bem explicado pela necrose de qual das seguintes estruturas?

a) Neurônios que geram o "estímulo da vigília".
b) Neurônios motores inferiores no núcleo ambíguo.
c) Quimiorreceptores centrais no bulbo ventral.
d) Neurônios motores inferiores dos principais músculos respiratórios de bombeamento.
e) Localização central do controle do ritmo da respiração.

CASO 11.2 Uma mulher com 57 anos dá entrada na emergência com os lábios "azulados" e queixando-se de dificuldade respiratória ao subir escadas. O médico que a atende a interna para observação. Várias horas depois, o residente a coloca em F_{IO_2} = 1 a 4 L/min via uma cânula nasal, esperando corrigir sua cianose labial, mas dois minutos depois a paciente deixa de respirar. Qual a explicação mais provável para a apneia dessa paciente?

a) Ela ultrapassou seu limiar de hiperoxia para apneia.
b) A cânula nasal obstruiu acidentalmente a faringe da paciente.
c) Um infarto no bulbo lateral destruiu seu complexo pré-Bötzinger.
d) A paciente tentou suicídio prendendo a respiração até morrer.
e) Os quimiorreceptores centrais foram estimulados pela alta P_{aCO_2}.

CASO 11.3 Uma mulher com 54 anos apresenta-se com uma queixa principal de que seu marido notou um aspecto irregular em sua respiração, em particular quando acordou antes dela pela manhã. O exame físico mostra uma mulher com cor e tônus cutâneos normais, além de aumento moderado do índice de massa corporal; os resultados de uma radiografia no consultório estão sendo aguardados. Ela não lembra os nomes de suas medicações atuais. Um estudo do sono à noite indica que a paciente exibe padrão respiratório em crescendo-decrescendo. Qual dos seguintes caracteriza melhor essa forma de respiração anormal?

a) Obstruções das vias aéreas em geral são evidentes.
b) Costuma ser causada por fraqueza dos músculos respiratórios de bombeamento.
c) É comum em pacientes com insuficiência cardíaca congestiva enquanto estão dormindo.
d) Inspirações prolongadas são seguidas por períodos de apneia.
e) O padrão é comum em pacientes obesos que roncam.

Soluções para o estudo de casos e problemas práticos

CASO 11.1 A resposta mais correta é e.

A localização central do controle do ritmo da respiração; lesões bilaterais do bulbo ventrolateral induzem parada respiratória, mais provavelmente pela interrupção do ritmo gerador central. O "estímulo da vigília" domina o comportamento respiratório quando o indivíduo está desperto, mas a respiração é mantida sem ele durante o sono e o coma (*resposta a*). Os neurônios motores para o diafragma originam-se no corno ventral dos níveis cervicais 3 a 5 (*resposta b*). A estimulação de quimiorreceptores centrais induz hiperpneia; sua distribuição é disseminada e a ablação total seria muito rara (*resposta c*). Os neurônios motores para o diafragma, os músculos intercostais e abdominais mais os acessórios da respiração estão na medula espinal, enquanto os que inervam os músculos faríngeos e laríngeos estão no núcleo ambíguo (*resposta d*).

CASO 11.2 A resposta mais correta é a.

A paciente estava cianótica com uma $\%S_aO_2$ desconhecida; colocá-la em $F_IO_2 = 1$ excedeu seu limiar hiperóxico e induziu uma apneia. Mesmo que a cânula nasal tivesse ficado obstruída (*resposta b*), a paciente poderia ter respirado pela boca, e um infarto bilateral súbito de seu bulbo é improvável ante seu histórico e sua apresentação (*resposta c*). Não há documentação de suicidas por tais meios (*resposta d*), e toda evidência científica disponível indica que, uma vez perdida a consciência, a ativação de quimiorreceptor supera a perda de um estímulo de vigília e restabelece a respiração. A estimulação de quimiorreceptores centrais causaria hiperpneia, não apneia (*resposta e*).

CASO 11.3 A resposta mais correta é c.

É comum em pacientes com insuficiência cardíaca congestiva enquanto estão dormindo; o padrão respiratório em crescendo-decrescendo é indicativo de respiração de Cheyne-Stokes, que tem alta correlação com o diagnóstico de insuficiência cardíaca congestiva. A obstrução das vias aéreas superiores, em particular da faringe, ocorre na apneia obstrutiva do sono e é observada comumente em pacientes obesos. Quando tais pacientes despertam, o tônus muscular faríngeo se fortalece, alivia a obstrução, e eles podem ficar hiperpneicos devido à ativação de quimiorreceptor (*respostas a, e*). A fraqueza muscular costuma ocorrer tanto durante o sono como durante o estado de vigília e em geral não altera ritmos respiratórios normais (*resposta b*). Essa paciente não tem um padrão respiratório apnêustico (*resposta d*), que é incomum e tem prognóstico desfavorável, estando associado mais comumente a infartos e lesões da ponte dorsolateral.

Capítulo 12

Importância e derivação da capacidade aeróbica

GERALD S. ZAVORSKY, PhD
ANDREW J. LECHNER, PhD

Objetivos de aprendizagem

O leitor deverá:
- Usar a equação de Fick para calcular o consumo de O_2 e a capacidade aeróbica, utilizando as unidades apropriadas e citando as médias para os níveis etários.
- Explicar a relação entre troca pulmonar de gás e intensidade do exercício, bem como os efeitos do treinamento de resistência.
- Resumir os efeitos da genética, do envelhecimento normal, do repouso no leito e da falta de treinamento sobre a capacidade aeróbica.

Introdução

A **capacidade aeróbica** de um indivíduo é uma avaliação importante na fisiologia respiratória porque os pulmões podem ter uma limitação primária quanto ao transporte e ao consumo de oxigênio ($\dot{V}_{O_2}$) (Capítulo 1). Além disso, evidência científica abundante confirma que a capacidade aeróbica é um preditor muito poderoso tanto da expectativa de vida como da **mortalidade** decorrente de muitas doenças. A capacidade aeróbica tem vários sinônimos na literatura, inclusive capacidade de se exercitar, aptidão aeróbica, consumo máximo ou pico de oxigênio ($\dot{V}_{O_2máx}$ e $\dot{V}_{O_2pico}$, respectivamente), capacidade metabólica equivalente da tarefa (MET, de *metabolic equivalent of the task*; ver adiante) e aptidão cardiovascular. Para maior consistência, serão usados capacidade aeróbica e $\dot{V}_{O_2máx}$ em todo este capítulo.

Definição e cálculo da capacidade aeróbica

O **American College of Sports Medicine (ACSM)** define capacidade aeróbica como "a capacidade de fazer exercício dinâmico que envolva grandes grupos musculares em intensidade moderada a alta por períodos prolongados". $\dot{V}_{O_2máx}$ é a medida mais amplamente aceita de capacidade aeróbica. Lembrar que o $\dot{V}_{O_2}$ é sempre igual ao produto da quantidade de sangue liberado para todo o tecido corporal, ou seja, o débito cardíaco, multiplicado pela quantidade de oxigênio extraída do sangue durante cada passagem pelos tecidos, ou seja, sua diferença de conteúdo arterial-venoso de oxigênio. Em termos matemáticos, essa relação é expressa pela **equação de Fick**:

$$\dot{V}_{O_2} = \dot{Q} \cdot (C_aO_2 - C_{\bar{v}}O_2)$$

E portanto: $\dot{V}_{O_2máx} = \dot{Q}_{máx} \cdot (C_aO_2 - C_{\bar{v}}O_2)_{máx}$

Sem dúvida, o $\dot{V}_{O_2máx}$ de um indivíduo pode ser limitado por qualquer fator que restrinja seu débito cardíaco ou a diferença (arterial-venosa) no conteúdo de O_2. Cada um desses componentes será discutido neste capítulo. Um comentário geral é digno de nota neste ponto. Ao se avaliar a capacidade aeróbica com exercícios que implicam carga como corrida, caminhada ou subir escadas, expressa-se o $\dot{V}_{O_2máx}$ em mL/kg/min ou L/kg/min para corrigir diferenças no peso corporal de um indivíduo (e a partir do que se pode calcular seu **índice de massa corporal, IMC**). Ao se avaliar a capacidade com exercícios sem carga, como natação, remo ou andar de bicicleta, então o $\dot{V}_{O_2máx}$ é expresso em mL/min ou L/min, para excluir as influências do peso corporal do indivíduo.

Uma alternativa útil é expressar o $\dot{V}_{O_2máx}$ em **METs**, com uma MET sendo a média do $\dot{V}_{O_2}$ de um indivíduo em repouso. Em termos históricos, **1 MET = 3,5 mL/kg/min**, embora pesquisa recente indique que uma estimativa mais verdadeira sobre uma faixa mais ampla de pesos corporais é de 2,6 mL/kg/min. Assim, um indivíduo com $\dot{V}_{O_2máx}$ de 8 METs tem uma capacidade aeróbica aproximadamente sete vezes acima de sua taxa metabólica em repouso. Tal indivíduo também seria descrito como tendo uma **reserva metabólica** de 7 METs. As Tabelas 12.1 e 12.2 fornecem dados normativos sobre a capacidade aeróbica ajustada para o peso (mL/kg/min) dos indivíduos de acordo com a idade e o sexo. As posições de classificação verbal em cada tabela também são úteis para distinguir pacientes de vários estilos de vida, tendo sido validadas de acordo com o *ACSM Guidelines Handbook* (Manual de Diretrizes do ACSM).

Influência da capacidade aeróbica sobre a mortalidade

A capacidade aeróbica é um preditor mais útil de mortalidade que qualquer outro fator de risco estabelecido para

Tabela **12.1** Percentis do ACSM para capacidade aeróbica em homens (mL/kg/min)

Idade (anos)	20-29	30-39	40-49	50-59	60-69	70-79	Classificação
95%	56,2	54,3	52,9	49,7	46,1	42,4	Superior
80%	51,1	47,5	46,8	43,3	39,5	36	Excelente
60%	45,7	44,4	42,4	38,3	35	30,9	Boa
50%	43,9	42,4	40,4	36,7	33,1	29,1	Razoável
40%	42,2	41	38,4	35,2	31,4	28	Razoável
20%	38,1	36,7	34,6	31,1	27,4	23,7	Baixa
1%	26,6	26,6	25,1	21,3	18,6	17,9	Muito baixa

doença cardiovascular. Na verdade, conforme publicado no *New England Journal of Medicine* em 2002 por Myers e colaboradores, uma alta capacidade aeróbica protege inclusive na presença de outros fatores de risco (Figura 12.1). Quando os indivíduos são definidos de acordo com outros fatores de risco conhecidos como o diabetes, o risco de morte por qualquer causa naqueles cuja capacidade de exercitar-se é < 5 METs corresponde a quase o dobro daquele de indivíduos cuja capacidade de exercitar-se é > 8 METs.

Como a aptidão física é um fator de risco modificável, aprimorá-la melhora o prognóstico do paciente: cada MET de aumento na capacidade aeróbica resulta em uma melhora de ~12% na sobrevida. Como mostrado na Figura 12.2, as taxas de mortalidade diferem notavelmente entre o **quintil** de menor adaptação (os 20% menores da população) e o quintil quase menor de adaptação (os segundos 20% menores da população). Independentemente de os pacientes terem doença cardiovascular, a sobrevida declina à medida que a capacidade aeróbica diminui. Nesse estudo multicêntrico, pouco mais de 50% dos pacientes com uma capacidade aeróbica < 5 METs sobreviveu 14 anos desde sua inclusão no estudo, *versus* mais de 75% daqueles com uma capacidade aeróbica > 8 METs.

Uso da equação de Fick para estimar $\dot{V}O_2$ e $\dot{V}O_{2máx}$

Em 1870, o médico e fisiologista alemão **Adolf Eugen Fick** desenvolveu a equação que leva seu nome e foi supracitada para estimar $\dot{Q}$ quando as concentrações de O_2 do sangue arterial e venoso e do gás exalado são conhecidas ou podem ser medidas. Portanto, a equação de Fick demonstra as eficiências combinadas do coração, dos pulmões e dos músculos periféricos para alcançar um efeito sistêmico máximo:

$$\dot{V}O_{2máx} = \dot{Q}_{máx} \cdot (C_aO_2 - C_{\bar{v}}O_2)_{máx}$$

Como dito no Capítulo 1, a **liberação de O_2** é definida a partir dessa equação como o produto de $\dot{Q}$ e C_aO_2, enquanto a **extração de O_2** é definida de maneira semelhante como a diferença entre C_aO_2 e $C_{\bar{v}}O_2$. Portanto, o $\dot{V}O_2$ é igual ao produto de $\dot{Q}$ e a extração de O_2, e o $\dot{V}O_{2máx}$ é a otimização fisiológica de todos os três termos pelo coração ($\dot{Q}$), pelos pulmões (C_aO_2) e pelos músculos em funcionamento ($C_{\bar{v}}O_2$). Ao determinar o $\dot{V}O_{2máx}$ de um indivíduo sadio ou um paciente em particular, o médico em geral avalia simultaneamente qual desses três termos é limitante da taxa nas condições clínicas e ambientais presentes durante a avaliação.

Tabela **12.2** Percentis do ACSM para capacidade aeróbica em mulheres (mL/kg/min)

Idade (anos)	20-29	30-39	40-49	50-59	60-69	70-79	Classificação
95%	50,2	46,9	45,2	39,9	36,9	36,7	Superior
80%	44	41	38,9	35,2	32,3	30,2	Excelente
60%	39,5	36,7	35,1	31,4	29,1	26,6	Boa
50%	37,4	35,2	33,3	30,2	27,5	25,1	Razoável
40%	35,5	33,8	31,6	28,7	26,6	23,8	Razoável
20%	31,6	29,9	28	25,5	23,7	21,2	Baixa
1%	22,6	22,7	20,8	19,3	18,1	16,4	Muito baixa

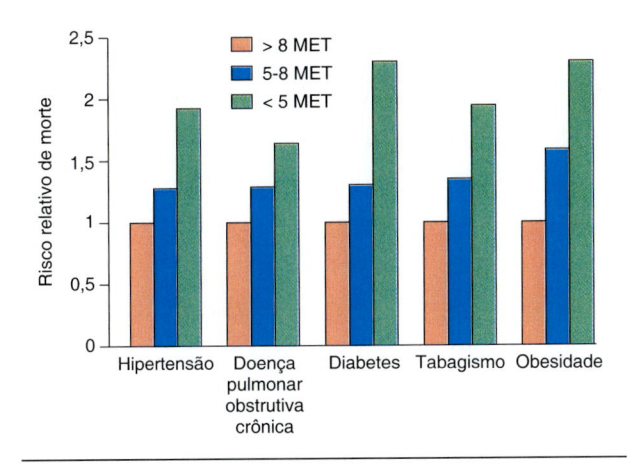

FIGURA 12.1 Risco relativo de morte por qualquer causa em indivíduos com vários fatores de risco que conseguiram capacidades aeróbicas < 5 METs, 5 a 8 METs ou > 8 METs. Os dados têm como base 6.213 pacientes de idade média = 59 anos. *De Myers et al.:* Exercise capacity and mortality among men referred for exercise testing, N Eng J Med Mar 14; *346(11):793-801, 2002.*

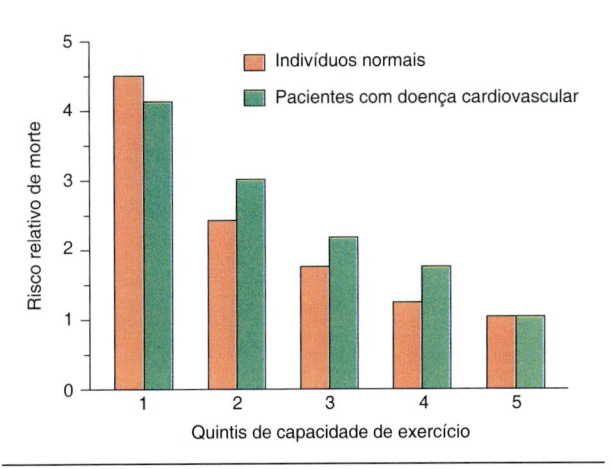

FIGURA 12.2 Risco de morte por qualquer causa ajustado para a idade por quintis de capacidade de exercitar-se em indivíduos normais ou pacientes com doença cardiovascular. Os subgrupos com a maior capacidade de exercitar-se (quintil nº 5) são a coorte de referência em cada. *De Myers et al.:* Exercise capacity and mortality among men referred for exercise testing, N Eng J Med Mar 14; *346(11):793-801, 2002.*

Conforme estabelecido nos Capítulos 3 e 9, a C_aO_2 depende de quatro variáveis: a concentração de hemoglobina ([Hb]) sanguínea, a capacidade de ligação da hemoglobina ao O_2 (1,39 mL de O_2/g de Hb), a P_AO_2 efetiva e a quantidade de O_2 dissolvido, também dependente da P_aO_2 (Capítulo 3). Em termos matemáticos, isso fica assim:

$$C_aO_2 = O_2 \text{ ligado à Hb} + O_2 \text{ dissolvido}$$
$$C_aO_2 \text{ (mL de } O_2\text{/L de sangue)} = \{S_aO_2 \cdot [Hb] \cdot 1,39\} + \{23,3 \text{ mL/L/atm} \cdot (P_aO_2/P_B)\}$$

Em um homem não fumante saudável com [Hb] = 15,6 g/dL respirando ao nível do mar, isso resulta em:

$$C_aO_2 \text{ (mL de } O_2\text{/L)} = \{0,98 \cdot 156 \text{ g/L} \cdot 1,39\} + \{23,3 \cdot (100/760)\}$$
$$C_aO_2 \cong 215,6 \text{ mL de } O_2\text{/L de sangue}$$

Anemia e meta-hemoglobinemia reduzem a [Hb] arterial efetiva e, portanto, a C_aO_2 máxima, enquanto altitude elevada, hipoventilação e fibrose pulmonar reduzem a C_aO_2 por seus efeitos sobre a P_AO_2. Não surpreende que médicos e muitos atletas profissionais fiquem atentos ao tentar abordagens e agentes farmacêuticos que afetam a capacidade aeróbica por seu impacto sobre a C_aO_2 (ver Capítulo 13). É importante, tanto para clínicos como para leigos, lembrar que o aumento da C_aO_2 em si pode não aumentar a capacidade aeróbica. Por exemplo, a policitemia decorrente da administração de eritropoietina pode aumentar a viscosidade do sangue a ponto de diminuir o $\dot{Q}_{máx}$ pela lei de Ohm. Em contrapartida, um benefício do treinamento aeróbico consistente e prolongado é o fortalecimento dos músculos respiratórios, que coletivamente melhoram a P_AO_2 e/ou a P_aO_2 em qualquer P_IO_2.

Ao considerar-se os fatores que otimizam o $\dot{V}O_{2máx}$ reduzindo a $C_{\bar{v}}O_2$, a variável primária que determina a extração máxima de O_2 é como a P_{O_2} e o pH teciduais baixos podem cair e, portanto, quanto a $S_{\bar{v}}O_2$ pode diminuir. Em geral, a $S_{\bar{v}}O_2$ é de ~75% nos indivíduos em repouso, mas pode diminuir para 25% durante exercício pesado, a uma $P_{\bar{v}}O_2$ de ~40 mmHg em repouso e ~15 mmHg durante exercício pesado. Ainda não está claro por que alguns atletas são capazes de manter uma P_{O_2} baixa em seus tecidos e assim atingir uma diferença máxima ($C_aO_2 - C_{\bar{v}}O_2$) maior. Alguns estudos sugerem que o treinamento aeróbico aumenta a capilaridade tecidual, a concentração de mioglobina e a densidade ou proximidade das mitocôndrias com os vasos sanguíneos e até a tolerância tecidual à acidemia que ocorre com o acúmulo de lactato, o que permitiria a ocorrência de um efeito Bohr maior precisamente no ponto de liberação de O_2.

Na Tabela 12.3 há um resumo dos valores médios das principais variáveis medidas na equação de Fick durante exercício máximo, inclusive além do âmbito deste livro com relação ao $\dot{Q}_{máx}$. Como mostra a Tabela 12.3, quedas na frequência cardíaca máxima, no volume sistólico e na extração de O_2 contribuem para o declínio no $\dot{V}O_{2máx}$ relacionado com a idade, independentemente de alteração no peso corporal ou no conteúdo de gordura. Quando calculado em mL/kg/min, aos 30 a 40 anos está associado a 40 a 45% de redução no $\dot{V}O_{2máx}$ em indivíduos sedentários e 25 a 32% nos treinados. Como ilustrado na Figura 12.3, uma parte substancial desse declínio relaciona-se diretamente com o $\dot{Q}_{máx}$.

Um declínio no **volume sistólico (VS)** é responsável por quase 50% das reduções relacionadas com a idade no $\dot{V}O_{2máx}$ e no $\dot{Q}_{máx}$, enquanto aumentos no VS formam uma fração substancial dos aumentos no $\dot{Q}_{máx}$ que ocorrem com o treinamento aeróbico (Figura 12.4). Na verdade, como mostra essa figura, o aumento no VS com o treinamento aeróbico é impressionante tanto em idosos como em jovens. Durante um **teste de esforço em esteira,** em que a

Tabela 12.3 Efeitos da idade, do sexo e do treinamento sobre a equação de Fick no exercício máximo

Parâmetro	Homens sedentários		Homens treinados		Mulheres sedentárias		Mulheres treinadas	
Grupo etário (anos)	23-31	58-68	21-31	59-72	20-27	60-72	18-30	51-63
Altura (cm)	177 (8)	177 (6)	180 (5)	173 (6)	165 (7)[b]	165 (8)[b]	167 (6)	165 (6)
Peso (kg)	75 (12)	83 (12)	68 (12)	66 (7)	58 (9)[b]	67 (15)[b]	55 (7)	59 (6)
Gordura corporal (%)	17 (7)	29 (6)[a]	9 (3)	18 (4)[a]	22 (7)	36 (6)[ab]	17 (5)	25 (6)
$\dot{V}_{O_2 máx}$ (L/min)	3,4 (0,4)	2,2 (0,3)[a]	4,4 (0,5)	3,1 (0,4)[a]	2,1 (0,4)	1,5 (0,2)	2,9 (0,4)[b]	2,1 (2)[ab]
$\dot{V}_{O_2 máx}$ (mL/kg/min)	46 (6)	27 (5)[a]	64 (4)	48 (4)[a]	37 (4)	22 (3)[ab]	52 (3)[b]	35 (4)[ab]
$\dot{V}_{O_2 máx}$ (mL/kg de massa sem gordura/min)	55 (6)	38 (5)[a]	70 (5)	58 (6)[a]	47 (5)[b]	35 (3)[b]	63 (5)[b]	49 (4)[b]
$\dot{Q}_{máx}$ (L/min)	21 (2)	16 (3)[a]	27 (3)	21 (2)[a]	15 (3)	12 (2)[ab]	18 (2)[b]	14 (2)[ab]
$FC_{máx}$ (batimentos/min)	185 (9)	163 (15)[a]	178 (6)	165 (9)[a]	189 (5)	162 (10)[a]	181 (9)	167 (9)[a]
$VS_{máx}$ (mL/batimentos)	115 (16)	101 (19)	154 (20)	124 (14)[a]	80 (12)	74 (8)[b]	102 (12)[b]	85 (9)[a]
$C_aO_2 - C_{\bar{v}}O_2$ (mL/dL)	15 (1)	14 (1)[a]	16 (1)	15 (1)	14 (1)	12 (2)[b]	15 (1)	14 (1)

[a] $P < 0,05$ versus indivíduos jovens do mesmo sexo em treinamento.
[b] $P < 0,05$ versus homens da mesma idade e em treinamento. Indivíduos treinados que fizeram exercício aeróbico três vezes por semana ou mais durante 30 minutos ou mais por evento nos três anos prévios.

Os valores são médias (±DP, desvio-padrão) de 110 indivíduos estudados por Ogawa et al.: Effects of aging, sex, and physical training on cardiovascular responses to exercise, Circulation Aug; 86(2):494-503, 1992.

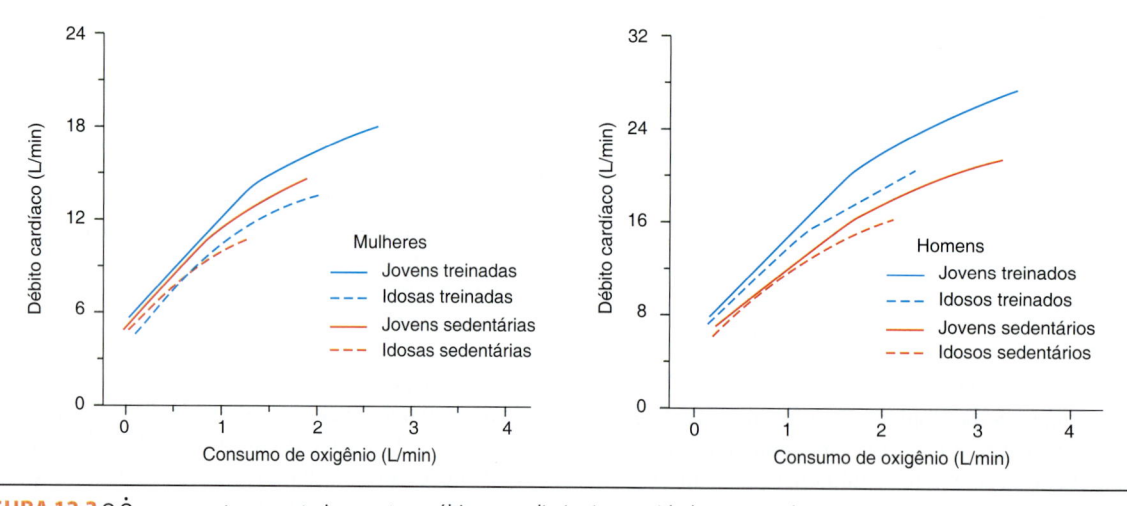

FIGURA 12.3 O $\dot{Q}_{máx}$ aumenta com o treinamento aeróbico, mas diminui com a idade tanto em homens como em mulheres. Modificada do estudo de Ogawa et al.: Effects of aging, sex, and physical training on cardiovascular responses to exercise, Circulation Aug; 86(2):494-503, 1992.

intensidade do esforço aumenta a cada vários minutos, ajustando-se a velocidade da esteira e/ou sua elevação, o $VS_{máx}$ é alcançado bem antes que a maioria dos indivíduos atinja seu $\dot{V}_{O_2 máx}$.

O restante das reduções no $\dot{Q}_{máx}$ relacionadas com a idade evidentes na Figura 12.3 é mais bem explicado por reduções na **frequência cardíaca máxima ($FC_{máx}$)** de um indivíduo. A fórmula em geral aplicada para estimar esse valor em uma população idosa envolve o seguinte cálculo simples:

$$FC_{máx} = 220 - (\text{idade do indivíduo em anos})$$

De acordo com isso, deve-se esperar que a $FC_{máx}$ de uma mulher com 70 anos de idade seja de ~150 batimentos/min. Quais os efeitos do treinamento aeróbico sobre a FC e a $FC_{máx}$? Primeiro, a FC necessária para manter qualquer nível submáximo de $\dot{Q}$ diminui com o treinamento, devido ao aumento que ocorre no VS (Figura 12.4). Esse efeito do treinamento aeróbico sobre a FC deve levar a uma expansão da capacidade aeróbica, proporcional ao aumento no $\dot{Q}_{máx}$ que o maior $VS_{máx}$ induzido pelo treinamento permite. No entanto, é interessante notar que vários estudos indicaram que a $FC_{máx}$ de um indivíduo na verdade pode aumentar ligeiramente com o treinamento aeróbico, talvez

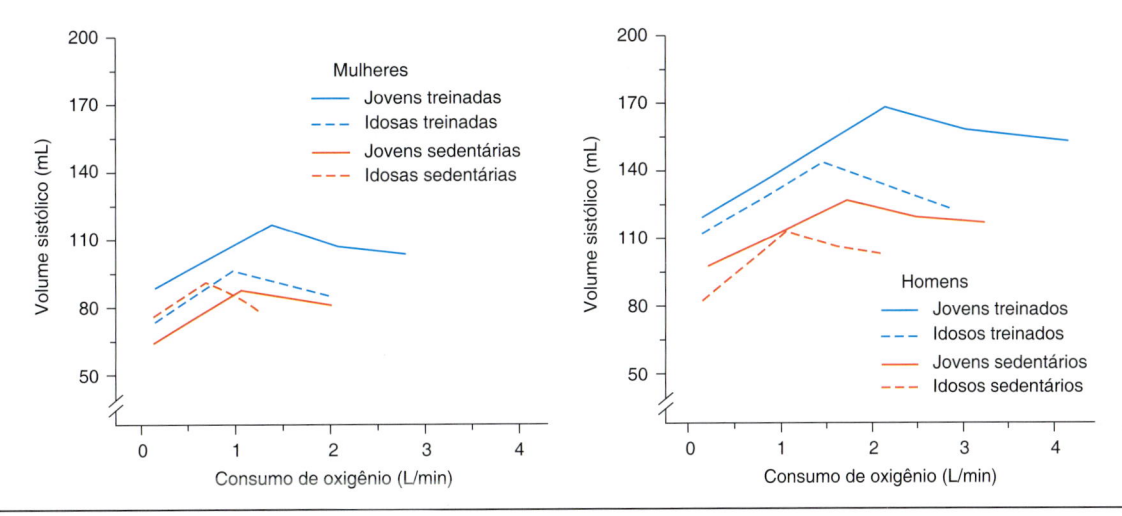

FIGURA 12.4 As alterações no volume sistólico são responsáveis pela maioria dos aumentos no $\dot{Q}_{máx}$ que ocorrem com o treinamento aeróbico, bem como reduções no $\dot{Q}_{máx}$ que ocorrem com o envelhecimento normal. *Modificada do estudo de Ogawa et al.: Effects of aging, sex, and physical training on cardiovascular responses to exercise, Circulation Aug; 86(2):494-503, 1992.*

~8 a 10 batimentos/min, entre um atleta de elite treinado e um indivíduo sedentário da mesma idade. Os mecanismos postulados para essa redução na $FC_{máx}$ com o aumento da aptidão aeróbica incluem tanto fatores intrínsecos ao coração (menor densidade de receptor adrenérgico β; alteração na eletrofisiologia do nodo sinoatrial) como extrínsecos a ele (expansão do volume plasmático; alteração na sensibilidade do barorreceptor). A maioria dos especialistas no campo considera a questão não resolvida até o momento. Qualquer que seja o caso, essa depressão aparente na $FC_{máx}$ pelo treinamento de resistência é rapidamente revertida quando a pessoa deixa de treinar ou fica restrita ao leito.

Quando o $\dot{V}O_{2máx}$ e o $\dot{Q}_{máx}$ estão normalizados de acordo com a massa sem gordura, muitas dessas diferenças relacionadas com a idade e o treinamento diminuem 24 a 47% (Tabela 12.3). Contudo, esses efeitos da idade e do treinamento sobre o $\dot{V}O_{2máx}$, o $\dot{Q}_{máx}$ e a $FC_{máx}$ no auge da tolerância aeróbica não são completamente explicados apenas pelas diferenças na composição corporal. Tal conclusão indica que provavelmente haja um número de pequenos aumentos crescentes ocorrendo em múltiplos pontos na cascata do transporte de O_2 (Capítulo 1).

De acordo com o enfoque deste livro, até que ponto o sistema respiratório participa dos aumentos induzidos pelo treinamento no $\dot{V}O_{2máx}$ ou em seu declínio relacionado com a idade? Como mostra a Figura 12.5, a extração de O_2 conforme estimada pela quantidade $(C_aO_2 - C_{\bar{v}}O_2)$ continua a aumentar quase linearmente com a intensidade do débito aeróbico de um indivíduo. Além disso, há efeitos nítidos do treinamento e da idade sobre a $(C_aO_2 - C_{\bar{v}}O_2)$ presente

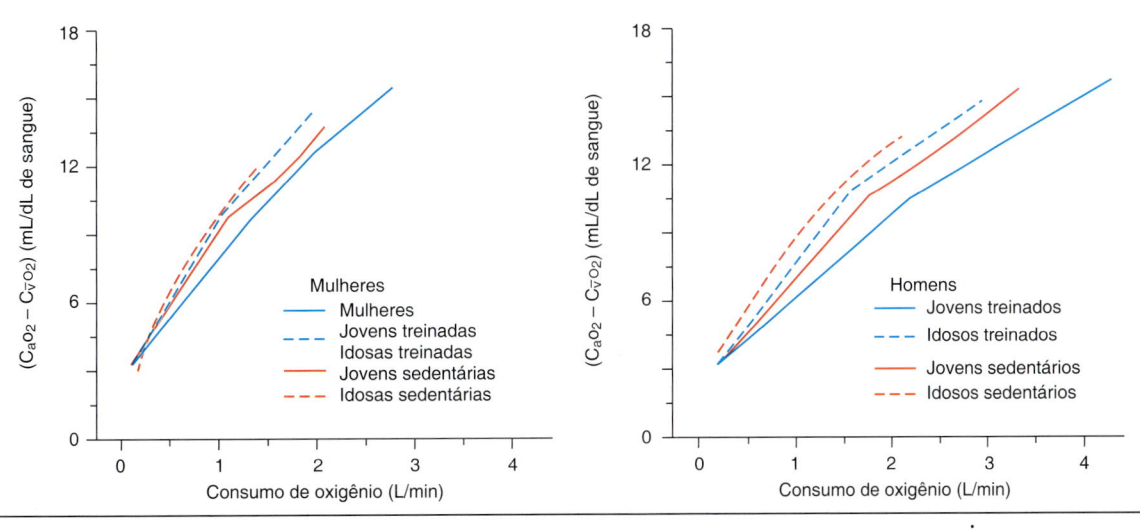

FIGURA 12.5 A extração de O_2 definida como $(C_aO_2 - C_{\bar{v}}O_2)$ mostra os efeitos relacionados com a idade durante $\dot{V}O_2$ progressivamente maiores. O que não se pode deduzir desses gráficos apenas é se a extração aumenta devido a valores mais altos de C_aO_2 ou mais baixos de $C_{\bar{v}}O_2$. *Modificada do estudo de Ogawa et al.: Effects of aging, sex, and physical training on cardiovascular responses to exercise, Circulation Aug; 86(2):494-503, 1992.*

tanto em homens como em mulheres. Entretanto, tais resultados em si não indicam se o treinamento de resistência melhora a extração de O_2 aumentando a C_aO_2, diminuindo a $C_{\bar{v}}O_2$ ou talvez afetando ambas.

Como consta em uma seção anterior deste capítulo, há muitos cenários clínicos em que C_aO_2 ou a $C_{\bar{v}}O_2$ não são afetadas. Alguns, como [mioglobina] muscular, tipo de fibra, capacidade oxidativa e geometria capilar, mostram efeitos induzidos pelo treinamento que permitem que a $C_{\bar{v}}O_2$ desvie mais para baixo durante o pico de atividade aeróbica entre atletas de resistência de elite que a $C_{\bar{v}}O_2$ mais baixa relatada de acordo com o teste de esforço de indivíduos sedentários.

Como resumido antes, o valor absoluto de C_aO_2 depende tanto de parâmetros hematológicos como [Hb] e % Met-Hb (meta-hemoglobina) quanto dos próprios pulmões. Entre os fatores fundamentais que determinam a P_AO_2 e a P_aO_2, e assim a C_aO_2, estão: a F_IO_2 e a P_IO_2 do ambiente; a quantidade de ventilação no espaço morto fisiológico, $\dot{V}_D$; a gravidade de qualquer desequilíbrio na relação $\dot{V}_A/\dot{Q}$ e/ou desvio fisiológico $\dot{Q}_S/\dot{Q}_T$; e o sucesso da difusão alveolar, conforme determinado pela área de superfície alveolar, S_A, e pela espessura da barreira septal, τ_S. Vários estudos demonstraram que o aumento da F_IO_2 em atletas de elite respirando uma mistura hiperóxica de gases aumenta seu $\dot{V}O_{2máx}$, enquanto a redução na sua F_IO_2 com um gás hipóxico ou a subida em altitude diminui o $\dot{V}O_{2máx}$ em tais indivíduos (Figura 12.6). No entanto, indivíduos sedentários ou que se exercitam menos não exibem alterações significativas em seu $\dot{V}O_{2máx}$ com uma faixa similar de F_IO_2 inspirada, em particular se o teste de esforço não aumentar seu débito cardíaco em direção a um valor máximo verdadeiro.

Mais significativo para essa discussão, não há evidência convincente de que a área do parênquima alveolar do pulmão adulto aumente, ou a espessura de sua barreira diminua ou ele responda de outra maneira diretamente ao treinamento aeróbico. Na verdade, nem volumes pulmonares absolutos nem a capacidade oxidativa dos músculos respiratórios sofrem alteração significativa com o exercício de resistência. Tal achado não é muito surpreendente por várias razões. Primeiro, as restrições anatômicas nas dimensões torácicas nos seres humanos são determinadas geneticamente e limitarão a expansão torácica por volta da segunda década devido ao fechamento epifisário dos elementos esqueléticos relacionados que circundam os pulmões. Em segundo lugar, na maioria dos indivíduos sedentários ou com pouco treinamento, sejam obesos ou não, o pulmão já está "sobrecarregado" com as demandas aeróbicas habituais da maior parte dos exercícios feitos com o corpo inteiro, mesmo em seu $\dot{V}O_{2máx}$.

Entretanto, os pulmões podem ser o fator limitante em atletas de alto desempenho e talvez geneticamente beneficiados para resistência cujo $\dot{Q}_{máx}$ seja o dobro daquele de indivíduos sedentários da mesma idade e cujos músculos esqueléticos otimizem a extração de O_2. Em vários estudos, 40 a 50% dos atletas de resistência masculinos e femininos desenvolveram **desoxigenação arterial** ($\downarrow$ %S_aO_2) com exercício pesado ao nível do mar, denominada **hipoxemia arterial induzida pelo exercício (HAIE)**. Durante essa HAIE, a diferença (A – a)P_O_2 também aumenta, com valores excedendo 25 mmHg. Assim, à medida que atletas em exercício se aproximam de seu $\dot{V}O_{2máx}$, qualquer quantidade antes insignificante de *shunt* anatômico ou fisiológico, ventilação do espaço morto, defeito de difusão ou outro fator limitante pode emergir no sistema respiratório.

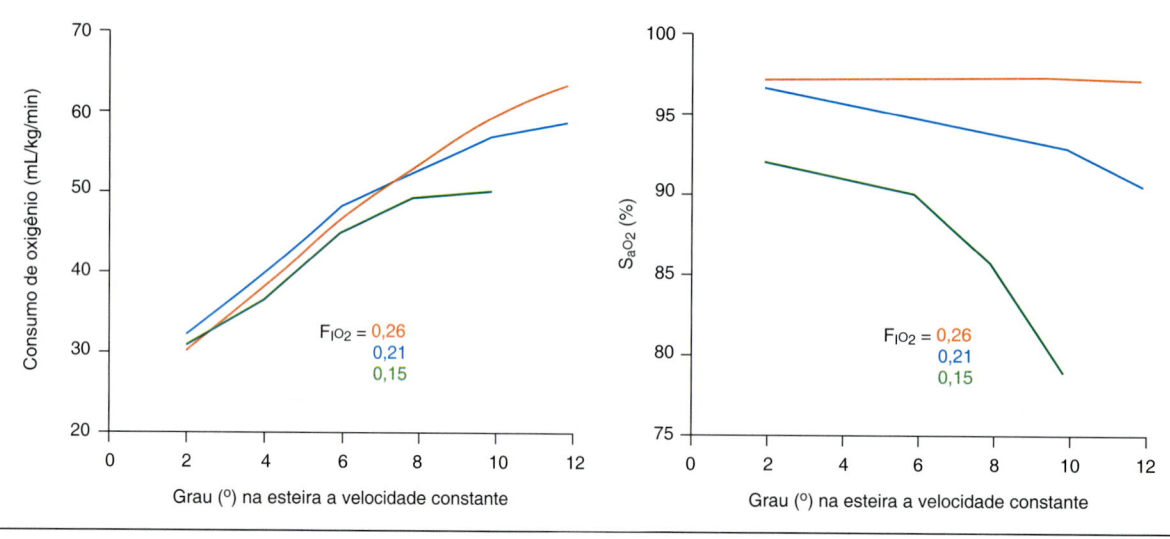

FIGURA 12.6 A F_IO_2 ambiente à qual atletas de elite são expostos pode afetar de maneira considerável seu consumo máximo de O_2 (à esquerda), aqui alcançado pelo aumento da velocidade na esteira a cada 2,5 minutos. Em particular ao respirar misturas hipóxicas de gases ($F_IO_2 = 0,15$), muitos atletas apresentam desoxigenação arterial (à direita) à medida que a intensidade do esforço aumenta. Indivíduos sedentários expostos ao mesmo teste de esforço podem não exibir tal desoxigenação arterial se houver limites não pulmonares ao seu desempenho. *Modificada do estudo de Ogawa et al.:* Effects of aging, sex, and physical training on cardiovascular responses to exercise, Circulation Aug; *86(2):494-503, 1992.*

▶▶ CORRELAÇÃO CLÍNICA 12.1

A HAIE ao nível do mar é definida como S_aO_2 = 93 a 94,9%; a HAIE moderada é de 88 a 92,9% e a HAIE grave é < 88%. A P_aO_2 também é um excelente marcador para a HAIE, com um valor ≤ 80 mmHg durante exercício ao nível do mar definindo HAIE, usando-se uma amostra de sangue arterial radial ou braquial. A oximetria de pulso sozinha não deve definir a HAIE, devido ao excesso de artefatos de movimento e à grande faixa de erro. A temperatura do sangue, ou T_B, precisa ser medida simultaneamente, pois um aumento de 1 °C na T_B aumenta 5 a 7 mmHg na P_aO_2 e na P_aCO_2 medidas, diminuindo 20 a 30% a diferença $(A - a)P_{O_2}$ estimada. Em outras palavras, a falha em corrigir os dados para a hipertermia que costuma acompanhar o exercício acabará por superestimar a verdadeira $(A - a)P_{O_2}$.

Efeito da falta de treinamento sobre a capacidade aeróbica

A falta de treinamento reduz a capacidade aeróbica por seu efeito sobre vários componentes da equação de Fick (Figura 12.7). O declínio é notável 12 dias após a interrupção do exercício aeróbico e predominantemente atribuível a reduções no $VS_{máx}$ e, portanto, no $\dot{Q}_{máx}$. Por sua vez, a redução no $VS_{máx}$ deve-se primariamente à redução no volume sanguíneo total com duas semanas de inatividade, a maioria correspondendo à contração do volume plasmático total.

Efeitos da prescrição de repouso no leito sobre a capacidade aeróbica

Como estabelecido na Tabela 12.3, a capacidade cardiovascular diminui com o envelhecimento e, portanto, acarreta um declínio no $\dot{V}_{O_2máx}$. Os dados longitudinais na Tabela 12.4, colhidos nos mesmos pacientes no decorrer de 30 anos, mostram que a inatividade prolongada é tão prejudicial quanto o próprio envelhecimento para o sistema cardiovascular e o $\dot{V}_{O_2máx}$. No caso, três semanas de repouso no leito em homens com 20 anos de idade causou uma deterioração mais profunda do $\dot{V}_{O_2máx}$ que 30 anos de envelhecimento. Assim, mesmo a simples imobilidade de uma convalescença pós-cirúrgica em uma enfermaria hospitalar pode ser bastante prejudicial para a capacidade aeróbica. Portanto, os médicos cada vez mais orientam seus pacientes a voltarem a fazer exercício logo que possível após a cirurgia. Notar que esse estudo mostrou com clareza que o envelhecimento afeta mais a extração máxima de O_2 (i.e., $C_aO_2 - C_{\bar{v}}O_2$) que o $\dot{Q}_{máx}$.

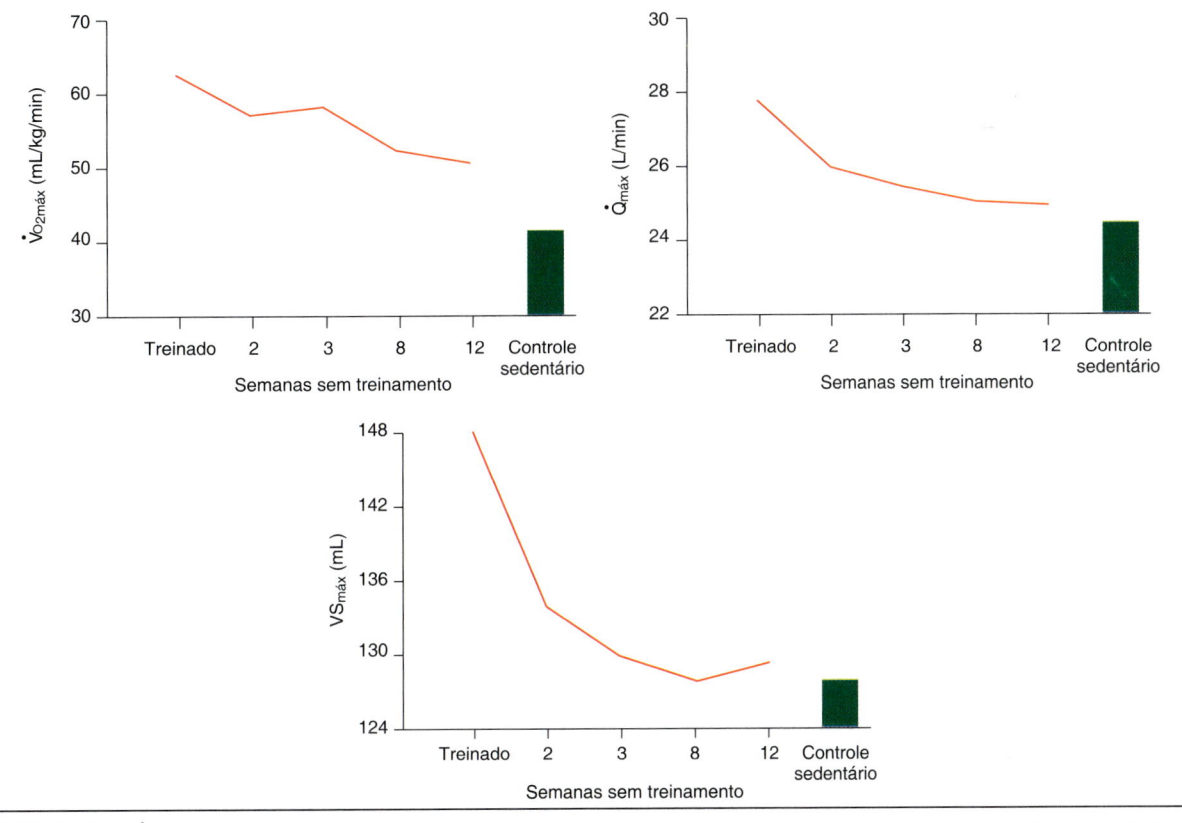

FIGURA 12.7 O $\dot{V}_{O_2máx}$ declina significativamente 2 a 3 semanas após o indivíduo interromper o treinamento aeróbico, principalmente devido ao volume plasmático reduzido, que diminui a pré-carga e, portanto, o $VS_{máx}$. *Com permissão de Coyle EF, et al.:* Time course of loss of adaptations after stopping prolonged intense endurance training, *J Apply Phy. Dec 1;57(6):1857-1864, 1984.*

Tabela 12.4 Efeito do repouso no leito e do envelhecimento usando a equação de Fick no exercício máximo

Data do estudo	1966 (indivíduos com 20 anos de idade)		1996 (indivíduos com 50 anos de idade)
Variável no exercício máximo	Nível basal	Após três semanas de repouso no leito	Nível basal
$\dot{V}_{O_2máx}$ (L/min)	3,3	2,4	2,9
MET	14,2	10,7	12,3
$\dot{Q}_{máx}$ (L/min)	20	14,8	21,4
$FC_{máx}$ (batimentos/min)	193	197	181
$VS_{máx}$ (mL)	104	75	121
$C_aO_2 - C_{\bar{v}}O_2$	16,2	16,4	13,8

Dados do estudo citado de McGuire et al. Circulation 104:1350-1357, 2001.

Efeito da genética sobre a capacidade de treinamento aeróbico

Embora o treinamento com exercício vigoroso possa melhorar a aptidão aeróbica independentemente da base genética, os limites na melhora da capacidade aeróbica estão estreitamente ligados ao dom natural. Quando dois indivíduos similarmente ativos se engajam no mesmo programa de exercício, é possível que um pareça mostrar uma melhora 10 vezes maior do que o outro. Pesquisas indicam que muito dessa capacidade de resposta ao treinamento depende do genótipo. Gêmeos idênticos em geral mostram uma resposta muito semelhante a intensidades equivalentes de treinamento (Figura 12.8). Quando um gêmeo idêntico responde pouco a um treinamento em programa com exercício aeróbico, é provável que o outro gêmeo também responda assim ao mesmo programa de treinamento.

Prescrições de exercício para melhorar a capacidade aeróbica

Para estimular a aptidão física e reduzir as taxas de mortalidade e morbidade, o ACSM e os **US Centers for Disease Control and Prevention (CDC)** publicaram em conjunto recomendações sobre a saúde estabelecendo que "cada norte-americano adulto deve praticar 30 minutos ou mais de atividade física de intensidade moderada na maioria dos dias, de preferência todos os dias, da semana" (Tabela 12.5, também modificada pelo **ACSM Guidelines Handbook**).

Recentemente, tem havido interesse considerável se a capacidade aeróbica melhora com o **treinamento intercalado**, que consiste em surtos muito intensos mas breves de exercício, separados por períodos de recuperação que duram vários minutos. Os benefícios conhecidos desse treinamento incluem o fato de ser um estímulo muito potente para os músculos esqueléticos, por aumentar sua capacidade oxidativa, além de ser altamente eficiente com relação ao tempo para o indivíduo, em comparação com o treinamento mais ponderado de menor intensidade. O treinamento intercalado aumenta as reservas de carboidrato e enzimas mitocondriais, a capacidade de tamponamento muscular e a porcentagem de fibras musculares do **tipo IIa** altamente oxidativas. A desvantagem é requerer alta motivação e causar fadiga extrema. Não há evidência convincente de que o treinamento intercalado tenha maior impacto sobre os componentes do sistema respiratório além do seu limite de resposta ao treinamento, conforme discutido anteriormente.

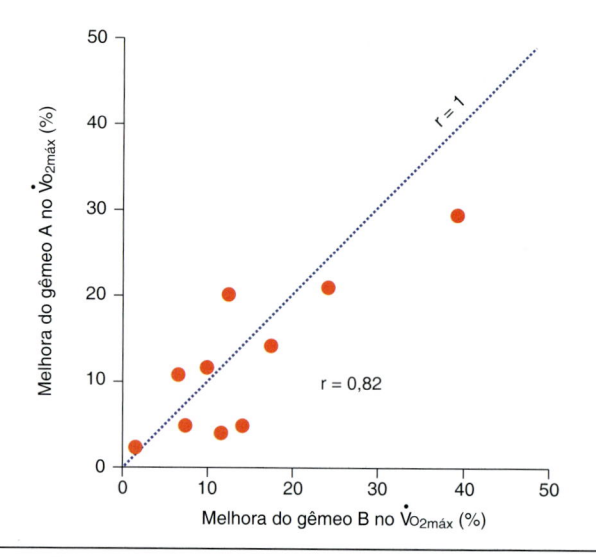

FIGURA 12.8 Efeito do treinamento sobre o $\dot{V}_{O_2máx}$ entre 10 pares de gêmeos idênticos. Nesse estudo, 67% da variância total em suas porcentagens de melhora foram atribuídos à herança genética [$(0,82\%)^2 = 0,67$]. Adaptada de Bouchard C et al.: Aerobic performance in brothers, dizygotic and monozygotic twins, Med Sci Sports Exer Dec; 18(6):639-646, 1986.

Tabela **12.5** Diretrizes dos CDC/ACSM para treinamento aeróbico e força muscular

Atividades aeróbicas	Atividades de fortalecimento muscular
Para adultos de 18 a 65 anos: 30 minutos ou mais de intensidade moderada cinco dias por semana ou 20 minutos ou mais de intensidade vigorosa três dias por semana moderada = 3 a 6 METs; vigorosa = > 6 METs	8 a 10 exercícios de força, 8 a 12 repetições, pelo menos dois dias consecutivos por semana, usando todos os principais grupos musculares
Para adultos > 65 anos: Mesmas duração e frequência acima, porém com moderada = 5 a 6 em uma escala subjetiva de 10 pontos vigorosa = 7 a 8 em uma escala subjetiva de 10 pontos	8 a 10 exercícios de força, 10 a 15 repetições, pelo menos dois dias consecutivos por semana, com esforço = 6 a 8 em uma escala subjetiva de 10 pontos

Bibliografia comentada

1. Thompson WR, Gordon NF, Pescatello LS, eds. *American College of Sports Medicine. Guidelines for Exercise Testing and Prescription,* 8th ed. Baltimore, MD: Lippincott Williams & Wilkins; 2009. *O padrão ideal de testes com exercícios e prescrição para populações saudáveis e clínicas.*
2. Myers J, Prakash M, Froelicher V, Do D, Partington S, Atwood JE. Exercise capacity and mortality among men referred for exercise testing. *N Engl J Med.* 2002;346:793-801. *Um estudo clássico demonstrando que a capacidade aeróbica é mais poderosa para prever a mortalidade que outros fatores de risco estabelecidos para doença cardiovascular.*
3. Ogawa T, Spina RJ, Martin WH, et al. Effects of aging, sex, and physical training on cardiovascular responses to exercise. *Circulation.* 1992;86:494-503. *Como os gráficos e a tabela neste capítulo enfatizam, foi um estudo definitivo na época.*
4. McGuire DK, Levine BD, Williamson JW, et al. A 30-year follow-up of the Dallas bed rest and training study: I. Effect of age on the cardiovascular response to exercise. *Circulation.* 2001;104:1350-1357. *Um dos poucos estudos longitudinais verdadeiramente significativos sobre uma coorte de atletas envelhecendo.*
5. Bouchard C, Lesage R, Lortie G, et al. Aerobic performance in brothers, dizygotic, and monozygotic twins. *Med Sci Sports Exer.* 1986;18:639-646. *Leitura importante para os interessados no argumento "natureza vs. criação" pertinente à aptidão aeróbica.*

ESTUDO DE CASOS E PROBLEMAS PRÁTICOS

CASO 12.1 Um corredor universitário com 23 anos (peso = 70 kg) quer saber sua capacidade aeróbica. Ele faz um teste de esforço em esteira até a exaustão em um laboratório. Calcular sua liberação de O_2 em L/min, sua extração de O_2 em mL de O_2/L e seu $\dot{V}O_{2máx}$ em L/min e mL/kg/min, fornecidos os seguintes dados no ponto do exercício máximo: FC = 190 batimentos/min; VS = 150 mL/batimento; [Hb] = 145 g/L; % de S_aO_2 = 96%; $S_{\bar{v}}O_2$ = 20%; capacidade de ligação do O_2 = 1,39 mL de O_2/g de Hb; P_aO_2 = 90 mmHg; $P_{\bar{v}}O_2$ = 20 mmHg; P_B = 760 mmHg.

CASO 12.2 Um homem com 45 anos (82 kg) tem um pico de capacidade de exercício de 10 METs. Ele fratura os dois fêmures em um acidente automobilístico e fica com as duas pernas engessadas por oito semanas. Após a retirada do gesso, começa uma terapia de reabilitação. Duas semanas depois, seu $\dot{V}O_{2máx}$ volta a ser de 8 METs. Que variável na equação de Fick é a principal responsável pela redução na aptidão aeróbica do paciente?

a) Redução no volume sistólico com o exercício máximo.
b) Aumento na frequência cardíaca com o exercício máximo.
c) Redução na extração de O_2 com o exercício máximo.
d) Aumento na extração de O_2 com o exercício máximo.
e) Redução na frequência cardíaca com o exercício máximo.

CASO 12.3 Um homem sedentário com 37 anos e obesidade mórbida (IMC = 50 kg/m²) quer entender os benefícios da atividade física e do treinamento em exercício para sua saúde. Qual dos seguintes conselhos é o mais relevante para o paciente?

a) A capacidade aeróbica tem correlação com o risco relativo de morte.
b) A capacidade aeróbica não influencia o risco relativo de morte em pacientes com doença cardiovascular.
c) O exercício aeróbico em pacientes com obesidade mórbida causa hipoxemia arterial induzida pelo exercício e, portanto, não é recomendado para esses pacientes.
d) A capacidade aeróbica em um paciente obeso (mL/kg/min) é muito menor em comparação com a de um indivíduo não obeso da mesma idade.

Soluções para o estudo de casos e problemas práticos

CASO 12.1

Primeiro, calcular o **débito cardíaco máximo** do indivíduo:

$$\dot{Q}_{máx} = FC_{máx} \cdot VS_{máx}$$
$$\dot{Q}_{máx} = 190 \text{ batimentos/min} \cdot 150 \text{ mL/batimento} = \mathbf{28,5 \text{ L de sangue/min}}$$

Segundo, calcular a **concentração arterial máxima de O_2** do indivíduo:

$$[C_aO_2]_{máx} = \{S_aO_2 \cdot [Hb] \cdot 1,39 \text{ mL de } O_2/g \text{ de Hb}\} + \{23,3 \text{ mL/L/atm} \cdot (P_aO_2/P_B)\}$$
$$[C_aO_2]_{máx} = \{0,96 \cdot 145 \text{ g/L} \cdot 1,39\} + \{23,3 \cdot (90/760)\}$$
$$[C_aO_2]_{máx} = (193,5 \text{ mL de } O_2/L) + 2,8 \text{ mL de } O_2/L$$
$$= \mathbf{196,3 \text{ mL de } O_2/L \text{ de sangue}}$$

Terceiro, calcular a **liberação máxima de O_2** do indivíduo:

$$[\text{Liberação de } O_2]_{máx} = \dot{Q}_{máx} \cdot C_aO_{2máx}$$
$$[\text{Liberação de } O_2]_{máx} = 28,5 \text{ L/min} \cdot 196,3 \text{ mL/L}$$
$$= \mathbf{5,59 \text{ L de } O_2/min}$$

Quarto, calcular a **concentração venosa mista máxima de O_2** do indivíduo:

$$[C_{\bar{v}}O_2]_{máx} = (S_{\bar{v}}O_2 \cdot [Hb] \cdot 1,39) + \{23,3 \text{ mL/L/atm} \cdot (P_{\bar{v}}O_2/P_B)\}$$
$$[C_{\bar{v}}O_2]_{máx} = (0,20 \cdot 145 \text{ g/L} \cdot 1,39) + \{23,3 \cdot (20/760)\}$$
$$= \mathbf{40,9 \text{ mL de } O_2/L \text{ de sangue}}$$

Quinto, calcular a **extração máxima de O_2** do indivíduo:

$$[C_aO_2 - C_{\bar{v}}O_2]_{máx} = 196,3 - 40,9 = \mathbf{155,4 \text{ mL de } O_2/L \text{ de sangue}}$$

Sexto, calcular a **capacidade aeróbica** do indivíduo:

$$\dot{V}_{O_2máx} = \dot{Q}_{máx} \cdot (C_aO_2 - C_{\bar{v}}O_2)_{máx}$$
$$\dot{V}_{O_2máx} = 28,5 \text{ L/min} \cdot (155,4 \text{ mL de } O_2/L \text{ de sangue})$$
$$= \mathbf{4,43 \text{ L de } O_2/min}$$
$$\dot{V}_{O_2máx} = 4,43/70 \text{ kg} = \mathbf{63,3 \text{ mL de } O_2/kg/min}$$

CASO 12.2 A resposta mais correta é b.

Uma redução no volume sistólico com o exercício máximo é o achado mais consistente durante repouso no leito e outras formas de falta de treinamento. Consultar a Tabela 12.3 e as Figuras 12.3 e 12.4 para mais detalhes específicos com base na idade e no sexo do indivíduo.

CASO 12.3 A resposta mais correta é d.

A capacidade aeróbica no paciente obeso expressa em mL/kg/min é bem menor em comparação com a capacidade aeróbica em um indivíduo não obeso da mesma idade. A *resposta a* é o oposto disso e a *resposta b* também é incorreta, pois uma capacidade aeróbica maior é protetora, com ou sem doença cardiovascular coexistente. A *resposta c* é incorreta porque os pacientes com obesidade mórbida têm P_aO_2 e S_aO_2 normais durante exercício.

Capítulo 13

Respostas respiratórias a ambientes extremos

GERALD S. ZAVORSKY, PhD
ANDREW J. LECHNER, PhD

Objetivos de aprendizagem

O leitor deverá:
- Descrever os efeitos de ambientes frios, quentes e úmidos sobre os padrões de ventilação.
- Definir o desvio cardiovascular e a abordagem experimental usada para medi-lo.
- Enumerar as alterações na função pulmonar após exposições agudas a material particulado, ozônio e outros constituintes da fumaça.
- Identificar alterações nos gases arteriais, hiperventilação e massa eritrocitária com a exposição aguda ou crônica a altitudes elevadas.
- Explicar a fisiologia pulmonar associada ao mergulho sem respirar e às submersões mais profundas com equipamento (*scuba*).

Introdução à nomenclatura das alterações biológicas

Os tecidos pulmonares e os processos da respiração sofrem alterações quando expostos aos ambientes extremos que os seres humanos habitam. Embora discussões detalhadas de cada um desses ambientes estejam além do âmbito deste livro, há respostas respiratórias gerais que refletem a capacidade de adaptação com o tempo, a idade e o nível de capacidade aeróbica (Capítulo 12). Situações que induzem as adaptações mais relevantes incluem: ambientes frios, quentes e úmidos; regiões com poluição do ar persistente; vida há pouco e muito tempo em altitude elevada; e submersão em água prendendo a respiração ou usando equipamento de ar comprimido como *scuba*. Cada uma dessas situações será discutida aqui.

Para maior clareza, neste capítulo são reconhecidos três níveis de resposta do organismo a condições ambientais em mudança. A **aclimatação** é um conjunto de respostas induzidas em um organismo pela alteração de um único fator (temperatura, fornecimento de água ou ciclo de claridade/escuridão), em geral em um contexto laboratorial em que todas as demais variáveis são controladas. Os períodos de aclimatação raramente duram mais de dois meses e envolvem organismos individuais. Por exemplo, depois de um ano vivendo perto de um aeroporto, você pode acostumar-se ao barulho, mas seus amigos não gostam de dormir em sua casa. Se você ficar fora por um ano, não vai dormir bem ao voltar. As aclimatações são transitórias e reversíveis.

A **aclimatização** é um conjunto mais complexo de respostas de um organismo a alterações naturais multifatoriais no ambiente, talvez encontradas sazonalmente ou quando se migra para outros biomas. Para alcançar seu potencial pleno no organismo, a aclimatização precisa otimizar-se rápido o bastante para fornecer benefícios em termos de tempo de vida; a densidade cutânea e a deposição de lipídeo só melhoram a sobrevida no inverno se já estiverem presentes no outono. A aclimatização em geral envolve pelo menos uma linhagem sanguínea familiar ou outro grupo estreitamente relacionado. Também é importante o fato de que grupos grandes sob aclimatização simultaneamente têm maior probabilidade de manter as alterações sofridas na população. Por exemplo, famílias que andam de bicicleta ou correm regularmente juntas em geral têm fenótipos corporais semelhantes. Elas estão manipulando pontos de pressão comuns em suas bases genotípicas similares para afetar alteração mais durável em suas próprias vidas. Qualquer leitor que tenha um animal em um clima temperado está familiarizado com as alterações sazonais no perímetro abdominal, no comprimento da pelagem e no comportamento reprodutivo dele.

Ciente disso, a **adaptação** em um sentido fisiológico é uma resposta durável que começou a integrar-se no genoma. A adaptação necessariamente envolve uma população de organismos grande o suficiente para proporcionar diversidade genotípica ante as pressões seletivas impostas por um ambiente. Nesse sentido do termo, a adaptação é sempre pelo menos em parte genética e hereditária. Há grupos humanos vivendo em altitudes elevadas (> 3.500 m acima do nível do mar) em isolamento relativo por milênios. Eles compartilham uma constituição física comum, que difere dos grupos que vivem ao nível do mar, como maior proporção entre a circunferência torácica e a estatura, que seus filhos mostram mesmo quando nascem ao nível do mar. Suas respostas eritropoiéticas à hipoxia grave diferem daquelas dos nativos ao nível do mar. Na verdade, a diversidade na hemoglobina é uma das lições mais interessantes sobre a evolução adaptativa por essa razão.

Função cardiopulmonar em ambientes frios

A gravidade do estresse causado pelo frio é determinada tanto pela temperatura do ambiente como pela velocidade do vento – o que cada um percebe como "sensação térmica" em termos meteorológicos. No frio, a maior parte do calor é perdida do corpo por **condução**, ou seja, contato físico direto com substratos mais frios, e por **convecção**, ou seja, o calor é transferido para substratos mais frios pelo ar interveniente. Sem dúvida, roupas com isolamento térmico podem limitar a maior parte da perda de calor, exceto de superfícies corporais como a face, difíceis de cobrir completamente. O isolamento insuficiente no frio eleva o $\dot{V}_{O_2}$, uma resposta fisiológica que envolve a contração isométrica de músculos voluntários (**termogênese pelo tremor**) e a estimulação adrenérgica de órgãos como o tecido adiposo castanho (**termogênese não pelo tremor**). Por isso, o $\dot{V}_E$ precisa aumentar.

É interessante o fato de que a simples inalação de ar frio para compensar o aumento do $\dot{V}_{O_2}$ tem pouco efeito sobre a troca de calor em todo o corpo, até que o metabolismo aumente significativamente o $\dot{V}_E$. A temperatura faríngea e das vias aéreas superiores diminui, em particular quando se respira ar extremamente frio pela boca. No entanto, a temperatura das vias aéreas inferiores continua normal. Assim, a maioria das funções pulmonares não é afetada pela respiração de ar frio durante exercício, embora os asmáticos possam ter **broncospasmos** ao fazê-lo (Capítulo 21). Os indivíduos que apresentam broncospasmo por causa do ar frio podem ter uma redução > 15% no VEF_1 (volume expiratório forçado). Ainda não se sabe exatamente o que desencadeia essa resposta hiper-reativa das vias aéreas. Dados mais antigos implicavam a perda progressiva de água do trato respiratório inferior, mas um estudo de 1999 revelou que a quantidade de água evaporada perdida não se correlaciona com a gravidade da resposta obstrutiva. Portanto, a desidratação do trato respiratório inferior não parece ser a causa primária da asma induzida pelo frio.

Se o ambiente frio reduz a temperatura do sangue, T_B, a **capacidade aeróbica** também declina versus uma temperatura de 37 °C. A maior parte do declínio reflete a dependência do metabolismo tecidual da T_B, efeito mais comumente observado em organismos pecilotérmicos com uma T_B lábil. Temperaturas teciduais mais baixas reduzem a força máxima alcançada pelas contrações musculares, restringindo assim tanto o $\dot{Q}$ quanto a força gerada pelos músculos voluntários durante exercício. Tal **hipotermia** também aumenta a afinidade da HbO_2 (Capítulo 3), causando um desvio para a esquerda da curva de dissociação da HbO_2 que promove a captação de O_2 no pulmão, mas diminui a liberação de O_2 nos tecidos periféricos. A C_aO_2 não é afetada pelo estresse causado pelo frio ou pode aumentar ligeiramente, enquanto a liberação de O_2 (= $\dot{Q}$ • C_aO_2) aumenta para satisfazer as necessidades dos músculos esqueléticos que estão tremendo no frio.

Tais aumentos no $\dot{Q}$ em repouso e no metabolismo muscular durante o estresse pelo frio podem reduzir a capacidade funcional dos elementos corporais restantes, proporcionalmente ao custo metabólico de manter o equilíbrio térmico no frio. Como exemplo, no caso de um corredor que esteja usando apenas calção e camiseta ao subir uma montanha quando as condições do ambiente são de –5 °C e ventos de 30 km/h, a perda de calor pelas partes expostas de seu corpo (cabeça, parte superior do torso, braços, mãos) estimula a termogênese pelo tremor naqueles músculos, embora eles pouco façam para impulsioná-lo montanha acima. A demanda de fluxo sanguíneo adicional para esses músculos não utilizados ao correr reduz a quantidade de $\dot{Q}$ disponível para irrigar os músculos da pelve e das pernas usados para correr. Não é provável que esse corredor consiga seus melhores tempos ao subir a montanha, pois a força em suas pernas é baixa, embora seu $\dot{Q}_{máx}$, sua capacidade aeróbica e seu $\dot{V}_{Emáx}$ sejam essencialmente os mesmos com que correu no último mês, quando as condições do ambiente eram de 15 °C e ventos de 5 km/h.

A exposição repetida ao ar frio para respirar durante uma temporada de exercícios ao ar livre resultará em aclimatação apenas limitada, porque os indivíduos raramente gastam mais de algumas horas por dia em condições ambientais adversas antes de voltar para condições térmicas mais amenas em ambientes internos. Não há evidência convincente de que os pulmões se aclimatizem ou adaptem à vida prolongada no frio versus as alterações substanciais que ocorrem no tegumento, nos músculos esqueléticos e nos tecidos adiposos durante a exposição crônica ao frio. Em animais como roedores que são continuamente expostos ao frio, as respostas orgânicas não pulmonares podem aumentar sazonalmente o $\dot{V}_{O_2máx}$, como pela termogênese não pelo tremor decorrente da maior deposição de gordura castanha. Conforme discutido no Capítulo 12, os pulmões de tais animais aclimatizados são ainda menos propensos que o coração a ser a etapa limitante da capacidade aeróbica.

Função cardiopulmonar em ambientes quentes e úmidos

Ao repousar em ambientes quentes e úmidos ($T_A \geq 30$ °C; umidade relativa [UR] $\geq 70\%$) por menos de uma hora, a função pulmonar de indivíduos sadios não apresenta qualquer alteração significativa versus os volumes espirométricos e o VEF_1 em condições mais saudáveis (10 °C $\leq T_A \leq 25$ °C; UR $\leq 50\%$). Contudo, conforme notado no caso da exposição ao frio, ambientes quentes e úmidos afetam componentes importantes da **equação de Fick** (ver Capítulo 12). O exercício submáximo no calor por mais de 15 minutos causa perda significativa de água pela sudorese e por desvios de líquido do plasma para os tecidos. Qualquer aumento na T_B devido ao exercício ou a estresse térmico no ambiente também redistribui o fluxo sanguíneo dos músculos atuantes para a pele por resfriamento evaporativo. A redução progressiva no volume plasmático diminui a pré-carga ventricular e, portanto, o volume sistólico (VS). Essa redução no VS pelo estresse térmico requer um aumento compensatório na frequência cardíaca (FC) para manter o $\dot{Q}_{máx}$ (ver Figura 13.1). Esse aumento na FC para compensar a redução do VS que se segue durante exercício pesado prolongado denomina-se **compensação cardiovascular**.

Não é surpreendente que a compensação cardiovascular seja pronunciada no calor. Considerar de novo o corredor, agora subindo a montanha quando a $T_A = 36\ °C$ e a UR = 75% sem brisa. Ele não pode esperar conseguir seu melhor tempo hoje, não porque tenha perdido capacidade aeróbica. Em vez disso, novamente o débito funcional está reduzido nos músculos envolvidos na corrida, cujo fluxo sanguíneo está sendo desviado para a pele para resfriamento por evaporação. Estudos recentes sugerem um efeito significativo sobre a compensação cardiovascular e a capacidade aeróbica de exercício durante elevações extremas da T_A. Em um estudo de LaFrenz e colaboradores (Figura 13.1), a FC, o VS e o $\dot{Q}$ dos participantes foram medidos após 45 minutos de ciclismo ativo (60% da capacidade aeróbica) a 22 ou 35 °C (UR = 40% em ambas). Apesar da hidratação adequada em todos os atletas, a T_B aumentou 1 °C no grupo a 35 °C *versus* 0,5 °C no grupo a 22 °C por 45 minutos, e a compensação cardiovascular foi de 11% *versus* 2%, respectivamente. Um teste de esforço em esteira feito imediatamente após o ciclismo revelou que a capacidade aeróbica diminuiu 15% no grupo a 35 °C, *versus* 5% na coorte a 22 °C (Figura 13.1).

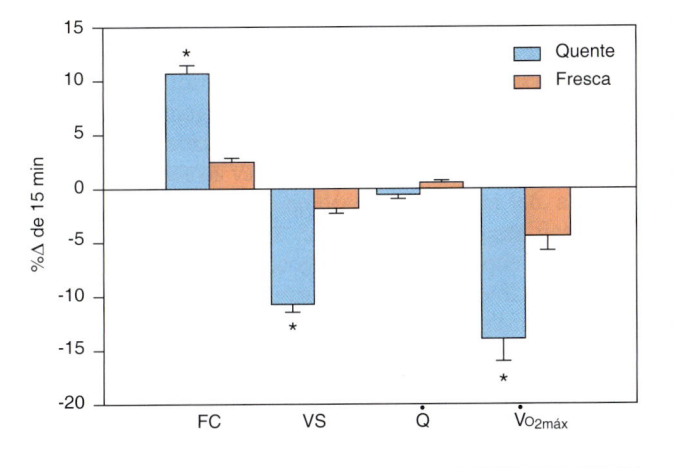

FIGURA 13.1 Alterações no desempenho metabólico durante 45 minutos de exercícios quando a temperatura ambiente era de 22 °C (fresca) ou 36 °C (quente). Os dados são médias ± os desvios-padrão. *De LaFrenz AJ et al.:* Effect of ambient temperature on cardiovascular drift and maximal oxygen uptake, Med Sci Sports Exer Jun; *40(6):1065-1071, 2008.*

O estresse térmico diário repetitivo induz aclimatação ao calor, incluindo uma expansão do volume plasmático de 5 a 30% após intervalos prolongados de exposição ao calor. Quando pessoas sadias ficaram expostas ao calor e a condições secas ($T_A = 50\ °C$, UR ≤ 20%) durante duas horas por dia por até duas semanas, começaram a suar com uma T_B mais baixa *versus* seu próprio estado pré-aclimatado, e sua produção máxima de suor ($mg/m^2/s$) foi três vezes mais alta. Na verdade, sua T_B em repouso era 0,4 °C mais baixa após a aclimatação ao calor que antes. Como resultado dessa aclimatação ao calor, seu V_T, a f e o $\dot{V}_E$ aumentaram 0,5 L/respiração, 2 respirações/min e 10 L/min, respectivamente, a uma T_B equivalente. Essas alterações induzidas pela aclimatação na dinâmica respiratória foram associadas a um aumento na P_{AO_2} de cerca de 4 a 5 mmHg. Portanto, o exercício repetitivo no calor leva a um aumento no $\dot{V}_E$, proporcional ao aumento da sudorese quando a taxa metabólica está sob controle.

Função respiratória e poluentes ambientais

A exposição periódica a concentrações mesmo baixas de **ozônio** (0,2 ppm durante 4 h/dia por dois dias) pode causar inflamação de vias aéreas, ocasionando aumento no VEF_1 e na capacidade vital forçada (CVF) por causa da maior resistência das vias aéreas. No entanto, aparentemente há variabilidade natural nessa capacidade de resposta ao ozônio e a outros constituintes da fumaça. Nos indivíduos mais reativos, o ozônio parece ativar diretamente os receptores de irritação das vias aéreas (Capítulo 11), ocasionando broncoconstrição e contração do músculo liso distal dentro dos ductos alveolares. Tais reações diminuem os volumes espirométricos e podem ser reversíveis ou não. A aclimatização para respirar em um ambiente com qualidade do ar constantemente ruim é concebível, mas não foi observada de maneira sistemática em populações humanas ou estudos com modelos animais adequados.

A função pulmonar também é afetada por detritos contidos no ar, mesmo partículas ultrafinas com menos de 0,5 μm de diâmetro (Capítulo 10). Materiais particulados finos são gerados por máquinas como dinamitadores e motores a diesel e podem ficar suspensos no ar por longos períodos. A quantidade depositada nas vias aéreas superiores e médias reflete o $\dot{V}_E$ médio durante a exposição, aumentando mesmo com períodos breves de exercício. Adultos saudáveis que subitamente respirem ar moderadamente limpo contendo apenas 20.000 partículas/cm^3 podem ter uma diminuição de 11 mL no VEF_1 e de 50 mL/s no FEF_{25-75}. A **Environmental Protection Agency (EPA)** relatou que o ar colhido a 20 a 50 m das maiores rodovias continha 300.000 partículas/cm^3. Tal quantidade era 30 a 40 vezes maior do que a medida pela EPA em parques ou ruas com pouco movimento de carros por 1 km. Assim, a exposição aguda a uma grande carga de material particulado pode diminuir ~150 mL no VEF_1 e 500 mL/s no FEF_{25-75}. Em asmáticos, o risco de um evento adverso decorrente de tal exposição é muito maior, devido a suas vias aéreas hiper-reativas e maior suscetibilidade. A exposição crônica ao ar contendo grandes cargas de material particulado causa lesão pulmonar similar à observada com o tabagismo e alguns riscos ocupacionais. Há um experimento em andamento para verificar se o sistema respiratório humano se adapta à má qualidade do ar ao longo das gerações.

Função pulmonar em altitudes elevadas

A **hipoxia hiperbárica** (das altitudes) afeta diretamente muitos parâmetros no sistema respiratório. Como discutido no Capítulo 1, o ar seco contém 20,93% de O_2, 0,03% de CO_2, traços de hélio (He) e argônio (Ar) e 79,02% de N_2. As pressões parciais desses gases são proporcionais a suas concentrações fracionadas pela lei de Dalton (Capítulo 1). Como a P_B diminui pela metade a cada 5.500 m de elevação, as pressões parciais de todos os gases atmosféricos também diminuem com a altitude, levando a reduções previsíveis tanto na P_AO_2 como na P_aO_2 (Tabela 13.1).

Essas reduções inevitáveis na P_IO_2 em altitude acabam por reduzir a P_{O_2} nos alvéolos, no sangue arterial e nos capilares sistêmicos. A redução na P_B com a altitude reduz a P_AO_2 até que o O_2 fique **limitado pela difusão** e não pela perfusão (Capítulo 9). Populações nativas nos Andes e Himalaias nas habitações permanentes mais elevadas a cerca de 5.000 m mostram adaptações fisiológicas à altitude, tanto genéticas como decorrentes do desenvolvimento. A escalada acima dessa elevação, em particular pelos nativos do nível do mar, em geral só é possível por curtos períodos e implica risco considerável (Figura 13.2).

A exposição aguda à altitude estimula os quimiorreceptores no arco aórtico e nos corpos carotídeos em questão de segundos de redução da P_aO_2. Nas horas e nos dias seguintes, o $\dot{V}_E$ se aclimatiza à permanência em um nível mais elevado cuja magnitude depende da altitude e da P_IO_2. Ao mesmo tempo, a **resposta pressórica hipóxica aguda (RPHA)** sobrevém rapidamente através do pulmão ventilado (Capítulo 8), na tentativa de maximizar a P_aO_2. No entanto, os resultados de tal ativação na RPHA diminuem ainda mais a P_aCO_2 e aumentam o pH_a, resultando em **alcalose respiratória** progressiva (pH > 7,44; P_aCO_2 < 40 mmHg) (Tabela 13.2). A alcalose causa um desvio agudo para a esquerda na afinidade da HbO_2, que favorece a ligação do O_2 no pulmão. Entretanto, a hipoxia tecidual persistente que se desenvolve em altitudes moderadas geralmente estimula o aumento da síntese de 2,3-DPG pelos eritrócitos, que reverte esse desvio para a esquerda (Capítulo 3). Mesmo em maiores altitudes, o desvio para a esquerda predomina devido à alcalose persistente, quase independentemente do metabolismo aeróbico (Tabela 13.2).

Depois de vários dias de exposição contínua a altitude elevada, esse pH alcalótico começa a normalizar-se graças à excreção renal compensatória de HCO_3^- (Capítulo 9). Há evidência de que a sensibilidade dos quimiorreceptores à hipoxia entre os nativos do nível do mar aumenta durante a aclimatização, tornando a hiperventilação mais provável mesmo com exercício moderado. Em contraste, populações de indivíduos nascidos em altitude geralmente têm uma **resposta ventilatória embotada** à hipoxia, que pode persistir ou se normalizar lentamente com a residência prolongada ao nível do mar. Mamíferos nativos de altitudes elevadas tendem a ter P_{50} mais baixa que seus pares do nível do mar, sendo bons exemplos lhamas e alpacas dos Andes, cuja P_{50} baixa contrasta com os valores mais altos encontrados em outros membros da família Camelidae.

Tabela **13.1** Gasometria arterial esperada em várias altitudes acima do nível do mar[a]

Elevação		P_B	P_IO_2	P_aO_2	P_aCO_2	S_aO_2
(m)	(pés)	(mmHg)	(mmHg)	(mmHg)	(mmHg)	(%)
0	0	760	149	95	40	98
1.500	5.000	630	123	67	39	93
2.500	8.000	565	109	60	37	89
3.000	10.000	524	100	54	36	85
3.600	12.000	484	92	52	35	82
4.600	15.000	413	76	44	32	75
5.500	18.000	379	69	40	29	70
6.100	20.000	348	63	38	21	65
7.300	24.000	280	52	34	16	50
8.848	28.028[b]	253	43	28	8	70[b]

[a] Em indivíduos em repouso, a maioria sem aclimatização.
[b] A alcalose extrema dos escaladores no alto do Monte Everest causa um grande desvio para a esquerda de sua curva de dissociação da HbO_2 *in vivo*.

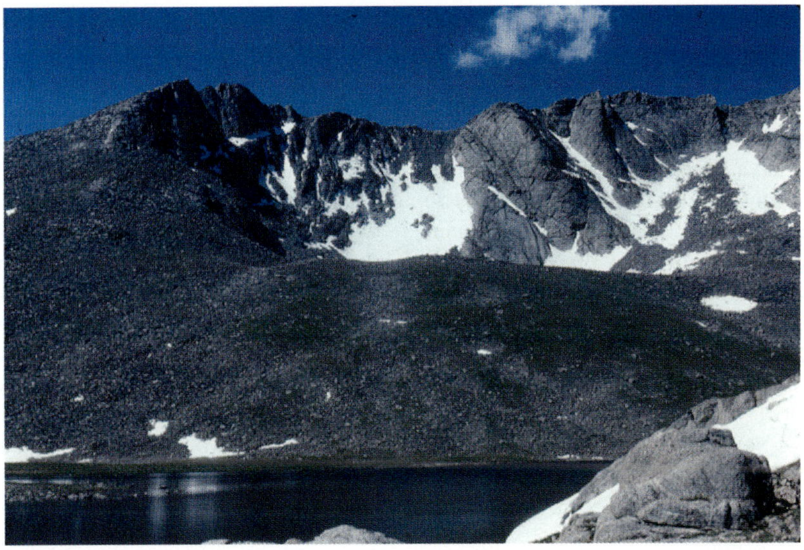

FIGURA 13.2 Face sudoeste do **Monte Evans** na cadeia de montanhas do Colorado (4.347 m [14.264 pés] de altitude) vista do Lago Summit (3.910 m [12.830 pés] de altitude). Carros podem usar a chamada "estrada pavimentada mais alta do mundo" para chegar ao pico, ou os passageiros podem juntar-se a um grupo seleto de corredores a cada verão, que fazem um trajeto de 23 km até o cume a partir do Lago Echo (3.230 m [10.600 pés] de altitude). O recorde atual de homens é de 6:42/milha (6 minutos e 42 segundos por milha), conseguido em 2008 por Matt Carpenter (10 vezes vencedor da Pikes Peak Marathon), e o de mulheres é de 8:42/milha, conseguido em 2010 por Kim Dobson. Para colocar esses tempos em uma perspectiva apropriada, o recorde prévio de uma mulher foi de 8:42/milha, conseguido em 2002 por Naoko Takahasha, a maratonista que ganhou a medalha de ouro nas Olimpíadas de Sidney em 2000, com o tempo de 2:23:14 (que ainda é o recorde olímpico para mulheres) e a primeira mulher a romper a barreira das 26,2 milhas, na maratona de Berlim em 2001, conseguindo um tempo de 5:20/milha. A conclusão é que mesmo os melhores atletas em exercício aeróbico podem ser mais lentos em altitude.

Tais achados sugerem veementemente que um desvio para a esquerda da curva de dissociação de HbO_2 seja a adaptação evolutiva favorecida à hipoxia hiperbárica persistente.

Outra característica comum da aclimatização em altitude entre viajantes provenientes do nível do mar é um aumento do hematócrito. De início, esse achado reflete a **hemoconcentração** de eritrócitos por extravasamento de plasma pelas paredes dos vasos, mas é seguido em questão de dias por **eritropoiese** ativa para aumentar a massa eritrocitária total. Essas respostas parecem ser comandadas pela redução inicial na P_{aO_2} que reduz a oxigenação renal e, portanto, estimula a liberação de **eritropoietina (EPO)** pelos rins. Elevações na EPO plasmática são um estímulo potente para os tecidos mieloides em todo o corpo, e o sangue periférico logo reflete aumento da contagem de reticulócitos como evidência dessa eritropoiese. A **policitemia** resultante aumenta a capacidade de transporte de O_2, em geral cerca de 3 a 6 g de Hb/dL. Contudo, a liberação real de O_2 para os tecidos sistêmicos em altitude pode ser confundida pela oxigenação reduzida nos pulmões, mostrada como uma redução na S_{aO_2} (Tabela 13.2), e pelo aumento da viscosidade sanguínea que acompanha o aumento da concentração de hemoglobina ([Hb]) no sangue.

Há pouca evidência convincente de que a policitemia seja uma adaptação verdadeira à altitude elevada, pois poucas espécies de animais nativas de altitude elevada ou populações humanas residentes nela há muito tempo a exibem, a menos que sejam levadas experimentalmente para elevações maiores. Dito de maneira diferente, os Sherpas dos Himalaias que costumam servir como guias para a subida ao cume do Everest (8.848 m de altitude) raramente têm policitemia em suas elevações nativas de ~4.500 m,

Tabela **13.2** Respiração em residentes ao nível do mar expostos a 4.300 m de altitude por duas semanas

Parâmetro	Nível do Mar	1º Dia	7º Dia	14º Dia
P_{AO_2} (mmHg)	105	46	51	55
P_{ACO_2} (mmHg)	41	37	32	28
$\dot{V}_E$ (variação, L/min)	8-10	9-11	11-12	12-13
pH_a	7,40	7,45	7,49	7,45
S_{aO_2} (%)	97	80	86	88

mas seu hematócrito começa a aumentar com o tempo, conforme alcançam o Campo da Base Sul I aos pés da cachoeira congelada Khumbu (5.500 m de altitude).

Devido tanto à vasoconstrição induzida pela RPHA como aos efeitos do aumento da viscosidade sanguínea em decorrência da hipoxemia, a **hipertensão pulmonar arterial** é um achado quase constante entre visitantes vindos do nível do mar em altitudes que aumentam significativamente o esforço exigido do coração direito. Como foi visto no Capítulo 7 e será discutido no Capítulo 27, a hipertensão pulmonar nesse contexto pode ocasionar rapidamente **edema pulmonar da altitude elevada (EPAE)**, bem como remodelamento hipertrófico das paredes dos vasos sanguíneos pulmonares e, por fim, insuficiência cardíaca direita (*cor pulmonale*).

> ▶▶ CORRELAÇÃO CLÍNICA 13.1
>
> O edema intersticial leve a moderado que ocorre em altitude lembra um defeito da permeabilidade de baixo grau observado durante algumas formas de exercício de alta intensidade e esforço máximo. Felizmente, talvez a combinação do estresse do exercício pesado com a altitude não agrava de maneira consistente o edema. Em um estudo com atletas de elite exercitando-se expostos a uma P_{IO_2} = 106 mmHg por quatro horas, sua prevalência de 60 a 70% de edema intersticial leve estava de acordo com a taxa em atletas de elite fazendo exercício de esforço máximo ao nível do mar (Zavorsky, 2007). Embora formas leves de edema pulmonar causado por exercício intenso não afetem de maneira adversa a troca pulmonar de gases ou a gasometria arterial (Zavorsky, 2006), esse em geral não é o caso no EPAE.

A menos que haja EPAE grave, a DL_{CO} pulmonar aumenta com a altitude porque há menos moléculas de O_2 competindo pelos locais de ligação na Hb. A difusão do monóxido de carbono no pulmão (DL_{CO}) costuma aumentar cerca de 0,31% por mmHg de redução na P_{IO_2}: a 4.600 m (15.000 pés) de altitude, a DL_{CO} medida é cerca de 31% mais alta em comparação com os valores encontrados nos mesmos indivíduos ao nível do mar. Durante exposição contínua a uma altitude elevada, a DL_{CO} aumenta mais, devido ao início e à persistência da policitemia que expande a condutância dos eritrócitos, expressão detalhada na derivação de DL_{CO} pertinente aos capilares alveolares (Capítulo 16).

Alguns índices espirométricos também são diretamente afetados pela altitude. Em um estudo, os indivíduos foram examinados duas vezes ao dia durante uma subida de 2.800 m (P_B média = 551 mmHg) para 5.300 m (P_B média = 404 mmHg) em um período de 10 a 16 dias. Foram analisadas as medidas de sua CVF, seu VEF_1, a **taxa de fluxo expiratório máximo (FEM)**, a S_{aO_2} pela oximetria de pulso e a pontuação para **doença aguda da montanha (DAM)**. Quando se obtém a média de todos os escaladores, a CVF diminuiu 4% aos 2.800 m *versus* o valor de cada indivíduo ao nível do mar e 9% aos 5.300 m, embora seu VEF_1 não tenha se alterado com o aumento da altitude. No mesmo intervalo, o FEM aumentou com a altitude em média 9% aos 2.800 m e 16% aos 5.300 m, ambos sendo menores do que os aumentos previstos em decorrência da alteração na densidade atmosférica. Esses declínios na CVF podem ser devidos à menor geração de força inspiratória, que efetivamente reduz a capacidade pulmonar total (CPT). Como alternativa, o edema pulmonar subclínico, ou um aumento no volume sanguíneo capilar pulmonar, ou ainda o fechamento prematuro de via aérea, também poderia explicar essa perda reversível de CVF. A ausência de correlação entre a gravidade da perda de volume espirométrico e a S_{aO_2} ou a DAM pode refletir que essas medidas da função pulmonar não são indicadores suficientemente sensíveis de doença relacionada com a altitude.

Função pulmonar durante mergulho com apneia e com equipamento (*Scuba*)

Mergulhar sem respirar permite que muitos nadadores amadores explorem áreas superficiais de águas limpas. Mesmo em uma piscina, a duração de um mergulho depende do tempo decorrido até a P_{aCO_2} alcançar um nível que estimule a inalação (Capítulo 11). A duração também depende da CPT e do volume residual (VR) do mergulhador. Aqueles bem treinados em prender a respiração costumam hiperventilar antes de submergir, empregando um V_T quase igual à capacidade vital. Após 10 segundos de hiperventilação profunda, a P_{aCO_2} pode reduzir 15 a 20 mmHg enquanto o indivíduo coloca talvez 1 L de O_2 dentro de seus alvéolos. Com a prática, até 650 mL desse O_2 podem ser consumidos antes que a P_{aO_2} decline e a P_{aCO_2} suba o suficiente para estimular a respiração. Tal hiperventilação implica riscos antes de um mergulho sem respirar. Primeiro, a redução da P_{aCO_2} pela hiperventilação causa alcalose com consequências sistêmicas imprevisíveis. Segundo, um declínio rápido na P_{aCO_2} diminui o fluxo sanguíneo cerebral e pode ocasionar vertigem ou perda da consciência, inclusive antes de começar o mergulho. Com a prática, o mergulhador que prende a respiração provavelmente ajusta a sensibilidade dos quimiorreceptores para tolerar a alcalose, bem como uma P_{aCO_2} mais alta, um pH_a e uma P_{aO_2} mais baixos ou uma [lactato] mais alta antes que a respiração seja estimulada.

Tais adaptações no sistema respiratório são comuns nos mamíferos marinhos, sendo acentuadas por um reflexo de mergulho completamente desenvolvido (Capítulo 39), que induz não apneia, mas bradicardia abrupta e vasoconstrição profunda para todos os tecidos, exceto o coração e o cérebro. Alguns sugeriram que a respiração entre os **pescadores de pérolas de Ama**, no Japão, se aclimatizou ou adaptou aos mergulhos repetitivos diários que essa população faz há muitos séculos. No entanto, evidência mais objetiva indica que esses indivíduos confiam em um conhecimento cultural acumulado sobre como economizar o gasto de energia durante tais mergulhos. Desde uma idade muito jovem, esse povo aprende a pegar uma pedra pesada para descer na água com menos esforço, tampar as narinas e os canais auriculares com bolas de fibras enceradas, deixando as mãos livres, e cobrir a pele com gordura animal, o que retarda a perda de calor. Eles também mergulham em águas superficiais, raramente a profundidades de mais de 20 m e nunca se aproximando das partes muito fundas, onde mergulham focas e baleias.

O **mergulho com máscara facial e tubo para respirar** (*snorkel*) é mais fácil nas áreas costeiras, mas em termos fisiológicos lembra o mergulho sem respirar. Alguns praticantes inventivos do esporte tentaram usar um tubo mais longo, imaginando que poderiam submergir mais fundo e por mais tempo. Infelizmente, essa lógica falha por muitas razões. Primeiro, é mais difícil insuflar os pulmões em maiores profundidades por causa do aumento da pressão transtorácica exercida sobre a parede torácica pela água (Tabela 13.3). Os pulmões, as vias aéreas e mesmo o tubo do *snorkel* tendem a colapsar conforme a profundidade da água aumenta. Segundo, o acréscimo de resistência às vias aéreas na forma de uma "traqueia" mais longa aumenta o trabalho respiratório (Capítulo 6). Terceiro, um tubo aumenta "anatomicamente" o espaço morto, lembrando que o V_D já é de ~2 mL/kg na superfície (Capítulo 4). Portanto, ar fresco insuficiente entraria nos pulmões através de um tubo de *snorkel* mais longo, a menos que o V_T do indivíduo fosse muito grande, e iria requerer um esforço enorme para expandir o tórax contra a pressão da água.

Durante a submersão, as pressões dos gases dentro de qualquer cavidade corporal precisam igualar-se continuamente com a pressão hidrostática externa para evitar barotrauma. O ar aprisionado dentro de um seio nasal ou na orelha média por inflamação e muco pode criar lesão tecidual e dor quando comprimido, mesmo em baixas profundidades. Na verdade, os pacientes com drenagem insuficiente dos seios paranasais sentem dor mesmo com pequenas alterações na pressão do ambiente, como se sente em um avião ou elevador, ou com a aproximação de frentes climáticas. Felizmente para os nadadores, a parede torácica normalmente complacente permite um equilíbrio pelo menos parcial durante a submersão, comprimindo o ar dentro dos pulmões quando o mergulho começa (Tabela 13.3). Então, à medida que o mergulhador sem respirar volta à superfície, o ar dentro dos espaços pulmonares volta a se expandir até seu volume original, menos o O_2 que foi absorvido e deslocado apenas com o CO_2 altamente solúvel. Não é de estranhar que muitos mamíferos marinhos toleram mergulhos extremamente demorados e profundos com precisão, pois todo seu sistema respiratório (inclusive a traqueia) imediatamente acomoda a compressão causada pela pressão externa da água.

Um **aparelho respiratório submarino autocontido** (*scuba*) permite submersões muito mais prolongadas e a maiores profundidades, mas cria novos problemas para os pulmões e o tórax. Como revisto no Capítulo 1, a **lei de Boyle** especifica que o volume de um gás varia inversamente com sua pressão (1 atm = 760 mmHg ≅ 14,2 libras/polegada^2) para cada 10 m de profundidade. Os efeitos dessas leis sobre o volume pulmonar real durante o mergulho sem respirar são impressionantes (Tabela 13.3). Por exemplo, os pulmões de um mergulhador que inala 5 L na superfície contêm apenas 2,5 L de gás a uma profundidade de 10 m, à medida que eles e a traqueia são comprimidos pela água que circunda o tórax.

Os desafios que os pulmões de um mergulhador com equipamento enfrentam são complexos. Primeiro, à medida que se prepara para descer, o ar de seu tanque de reserva entra na máscara facial a uma pressão regulada por um "cabeçote" múltiplo que excede apenas muito pouco 1 atm da P_B ao nível do mar. Com a descida, essa pressão precisa aumentar para evitar que a máscara venha a aderir à face pelo mesmo peso da água que faria o tórax, a traqueia e os pulmões do mergulhador se fecharem. Respirar dessa maneira lembra o uso de máscaras com **pressão positiva**

Tabela **13.3** Efeito da profundidade da água sobre a pressão exercida nos volumes de gás adjacentes

Profundidade da água		Pressão barométrica		P_{IO_2}	P_{IN_2}	Volume pulmonar
(m)	(pés)	(atm)	(mmHg)	(mmHg)	(mmHg)	(mL)
0	0	1	760	150	600	6.000
10	33	2	1.520	300	1.200	3.000
20	66	3	2.280	450	1.800	2.000
30	99	4	3.040	600	2.400	1.500
40	132	5	3.800	750	3.000	1.200
50	165	6	4.560	900	3.600	1.000
60	198	7	5.320	1.050	4.200	857
180	594	19	14.440	2.850	11.400	316

contínua nas vias aéreas (**CPAP**, de *continuous positive airway pressure*) para tratar a apneia obstrutiva do sono (Capítulo 25) ou intubação para aplicar **pressão expiratória final positiva** (**PEEP**, de *positive end-expiratory pressure*) durante ventilação mecânica (Capítulo 30). Ambas as estratégias fornecem uma **passagem de ar** que mantém a patência da via aérea, embora com valores muito menores de P_{AW} que durante o mergulho com equipamento. O leitor também deve lembrar o efeito negativo de altas pressões nas vias aéreas sobre o fluxo sanguíneo alveolar (Capítulo 7). Durante o mergulho a uma profundidade moderada de 40 m (132 pés), a pressão regulada precisa ser de pelo menos 5 atm para manter a máscara, as vias aéreas e o tórax patentes (Tabela 13.3).

A pressão regulada manualmente durante um mergulho a essa profundidade confere aos pulmões uma P_{IO_2} efetiva de 750 mmHg, equivalente a respirar O_2 puro na superfície. A exposição prolongada a tal P_{IO_2} alta causa lesão pulmonar hipóxica do tipo que os médicos de cuidados intensivos tentam evitar reduzindo a F_{IO_2} de um paciente em unidade de tratamento intensivo (UTI) ao valor mais baixo compatível com uma boa oxigenação (Capítulo 28). Durante a subida, um mergulhador com equipamento que tenha mantido volumes pulmonares próximos daqueles ao nível do mar enquanto estava sob a água respirando ar pressurizado precisa parar de inalar e exalar continuamente para expelir o gás em expansão nos seus pulmões. Voltar à superfície muito rapidamente para que haja um equilíbrio de pressão na boca e no nariz pode ocasionar a ruptura de tecidos pulmonares e vias aéreas, devido à força da reexpansão do gás.

Mais sutil que esse efeito da respiração com equipamento sobre os espaços que contêm gás dentro dos pulmões é a dissolução do ar inalado nos tecidos pulmonares durante o mergulho, notavelmente à medida que o O_2 e o N_2 se difundem abaixo de seus gradientes de pressão parcial potencialmente enormes (Tabela 13.3). Graças à sua solubilidade aquosa relativamente baixa, o N_2 pode continuar a dissolver-se nos tecidos por toda a duração do mergulho. Assim, a subida após mergulhos prolongados pode causar o **mal da descompressão**, pois o N_2 dissolvido coalesce em bolhas por todo o corpo. Tais bolhas continuam a fundir-se e aumentar à medida que entram no sistema vascular, onde os riscos de embolia aérea e infartos teciduais são altos (Capítulo 27). O mal da descompressão é mais comumente relatado hoje entre mergulhadores inexperientes, mas também pode ocorrer em pessoas que trabalham debaixo d'água sob uma cúpula invertida (**caixão pneumático**) ventilada continuamente com quantidades suficientes de ar pressurizado para excluir a água (Figura 13.3). Na verdade, o mal da descompressão foi identificado pela primeira vez na literatura médica como **doença do caixão pneumático** justamente por essa razão.

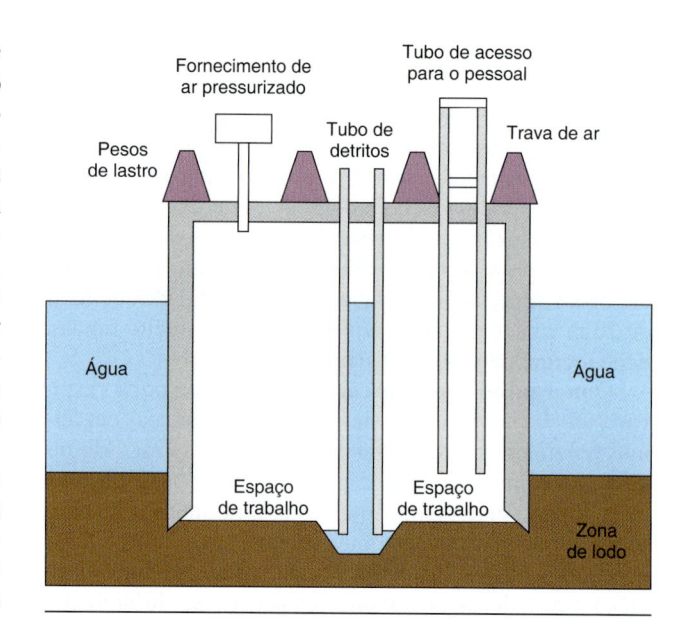

FIGURA 13.3 Representação esquemática do caixão pneumático conforme usado para o reparo de navios sob a água ou a construção de um píer ou represa. A pressão do ar interno necessária para excluir a água e manter um ambiente seco depende da profundidade de trabalho.

A gravidade potencial do mal da descompressão é tal que os mergulhadores que usam equipamento recorrem a tabelas de profundidade e computadores de mergulho para limitar tanto o tempo sob pressão como sua velocidade de subida à superfície. Os efeitos de uma descompressão muito rápida variam de dor articular e exantemas a paralisia e morte. Quando viável, o mal da descompressão é tratado por meio de **oxigenoterapia hiperbárica** em **câmara hiperbárica** para maximizar o gradiente de pressão parcial que favorece a excreção de N_2. Se o problema for tratado sem demora, há uma probabilidade bem maior de minimizar lesão permanente. O edema intersticial leve é comum no parênquima pulmonar de vítimas da descompressão, mas em geral resolve-se em 2 a 3 horas depois do retorno à superfície. Os volumes pulmonares espirométricos e a DL_{CO} voltam ao normal no mesmo período de recuperação

▶▶ CORRELAÇÃO CLÍNICA 13.2

A **narcose pelo nitrogênio** (também denominada **narcose por gás inerte, êxtase da profundidade, efeito Martini**) é uma alteração reversível no estado mental que ocorre durante mergulho com equipamento em profundidade. Essa narcose lembra a intoxicação alcoólica ou a inalação de óxido nitroso, mas o comprometimento em geral não é perceptível acima de 30 m (100 pés). Os aspectos mais perigosos da narcose pelo nitrogênio são comprometimento da capacidade de tomar decisão, perda do foco, discernimento precário, falha ao realizar múltiplas tarefas e coordenação musculoesquelética reduzida. Os mergulhadores acometidos queixam-se de vertigem, exaustão e formigamento ou entorpecimento dos lábios, da boca e dos dedos, embora seus companheiros de mergulho notem alegria, vertigem, ansiedade extrema, depressão ou paranoia. Embora a narcose afete todos os mergulhadores, é difícil prever a profundidade em que o problema fica sério; a suscetibilidade varia de um mergulhador para outro e entre os indivíduos. A condição é revertida pela volta à superfície e parece não ter efeitos a longo prazo.

após mergulhos a 65 m de profundidade que tenham durado 60 a 80 minutos.

O mergulho abaixo de 40 m (130 pés) não é considerado recreativo e implica riscos substanciais de narcose pelo nitrogênio, intoxicação pelo oxigênio e mal da descompressão. Tais mergulhos profundos requerem reguladores múltiplos de gás especializados, condicionamento físico e treinamento avançados, além do controle abrangente do mergulho por uma equipe médica qualificada na superfície. Um aspecto importante do treinamento especializado é o uso de mistura de vários gases, como o **heliox**, que consiste em O_2 misturado com gases inertes em vez de N_2, para reduzir a quantidade total de gases dissolvidos nos tecidos.

Bibliografia comentada

1. Gomes EC, Stone V, Florida-James G. Investigating performance and lung function in a hot, humid and ozone-polluted environment. *Eur J Appl Physiol*. 2010;110:199-205. *O artigo descreve os efeitos agudos do ozônio e da umidade sobre a espirometria antes e após exercício.*
2. Lafrenz AJ, Wingo JE, Ganio MS, et al. Effect of ambient temperature on cardiovascular drift and maximal oxygen uptake. *Med Sci Sports Exer*. 2008;40:1065-1071. *Conforme descrito no texto, estes autores estabeleceram um efeito direto do exercício no calor sobre a capacidade aeróbica medida ao término do exercício submáximo em bicicleta.*
3. Rundell KW, Slee JB, Caviston R, Hollenbach AM. Decreased lung function after inhalation of ultrafine and fine particulate matter during exercise is related to decreased total nitrate in exhaled breath condensate. *Inhal Toxicol*. 2008;20:1-9. *Os autores demonstraram a importância de concentrações de material particulado nos parâmetros espirométricos.*
4. McArdle WD, Katch FI, Katch VL. *Exercise Physiology: Energy, Nutrition and Human Performance*, 7th ed. Baltimore, MD: Lippincott Williams and Wilkins; 2010. *O texto tem capítulos excelentes sobre altitude, mergulho esportivo, estresse térmico e microgravidade.*
5. Zavorsky GS. Evidence of pulmonary edema triggered by exercise in healthy humans and detected with various imaging techniques. *Acta Physiol Scand*. 2007;189:305-317.
6. Zavorsky GS, Saul L, Murias JM, et al. Pulmonary gas exchange does not worsen during repeat exercise in women. *Respir Physiol Neurobiol*. 2006;153:226-236.

ESTUDO DE CASOS E PROBLEMAS PRÁTICOS

CASO 13.1 Em meados de julho, por volta das oito horas da manhã, os participantes da Ultramaratona de Badwater começaram a correr no Vale da Morte (86 m [260 pés] abaixo do nível do mar, o ponto mais baixo na América do Norte), na Califórnia. A temperatura média no dia da corrida era de 45 °C (113 °F), com UR ≤ 3%. Os participantes tinham 60 horas para percorrer 217 km (135 milhas) de terreno aberto sem sombra antes de chegar ao Portal Whitney (2.548 m [8.300 pés] de altitude), a trilha principal para o Monte Whitney, onde a temperatura média durante o dia é de 21 °C (70 °F) e a UR ≅ 30%. Poucos participantes continuaram a subir a trilha por mais vários quilômetros até o topo do Monte Whitney, a 4.421 m (14.505 pés) de altitude, o ponto mais alto nos 48 estados contíguos dos Estados Unidos. Alguns desse grupo chegam a contornar o cume e voltar a Badwater! Compare o padrão respiratório mais provável desses corredores antes do começo com seu padrão no ponto médio da corrida, perto de Panamint Springs (marca dos 115 km, 585 m de altitude) e à medida que eles se aproximam do final da corrida no Portal.

CASO 13.2 Uma mulher com 20 anos, em férias nas Bahamas, junta-se a um grupo de entusiastas do mergulho com *snorkel* e equipamento para explorar os recifes de coral próximos. Ela é uma boa nadadora, mas nunca nadou em oceano nem usou máscara ou tubo para respirar. Que conselho específico o instrutor de mergulho poderia dar a ela para que tivesse uma experiência segura e agradável?

Soluções para o estudo de casos e problemas práticos

CASO 13.1 Ao esperar parados na linha de partida, embora sob expectativa, os participantes dessa corrida ficam expostos ao ar quente e seco que não deve afetar sua respiração além da mucosa nasal ressecada. Assim que a corrida começa, eles passam a ter seu débito cardíaco máximo disponível mais voltado para a corrida que para o resfriamento ou o tremor, e suas respirações profundas regulares devem proporcionar excelente oxigenação arterial.

Ao atingirem a marca de 115 km (72 milhas) em Panamint Springs, terão perdido muitos litros de água sob a forma de suor e por evaporação dos pulmões à medida que sua respiração torna-se rápida e superficial, ofegante. Essa perda de água e a contração do volume plasmático resultam, em conjunto, em um aumento moderado do hematócrito, mas com redução do volume sanguíneo circulante, o que potencialmente compromete a capacidade de difusão pulmonar. Sua T_B estará elevada há horas, embora muitos participantes cheguem a esse local cedo pela manhã do dia seguinte.

Ao se aproximarem do Portal Whitney, sua T_B deve normalizar-se, mas a P_aO_2 estará perto de 60 mmHg. Nesse nível de hipoxemia arterial, a S_aO_2 estará equilibrada/estabilizada fora do platô da curva de dissociação da HbO_2 caso eles não consigam manter um esforço ventilatório suficiente. Se tiverem mantido uma hidratação adequada, devem ter um débito cardíaco quase normal voltado para os músculos usados na corrida. Essa combinação entre ventilação e perfusão deve ser ótima, pois em tal altitude uma resposta pressora hipóxica discreta acarretaria hipertensão suficiente para assegurar a perfusão de todos os alvéolos disponíveis, mesmo aqueles nas regiões apicais que presumivelmente estejam na Zona 1.

CASO 13.2 O instrutor de mergulho precisa avaliar a habilidade como nadador e ter critério ante uma pessoa novata no esporte e, portanto, provavelmente insistiria em uma série de tarefas para observar o desempenho na ordem aproximada mostrada a seguir. Os instrutores de mergulho precisam estar atentos para interromper se o participante falhar em uma etapa, recusar-se a seguir as instruções ou parecer desorientado por alguma razão. Uma sequência possível seria a mostrada a seguir. **Autoteste: qual o principal objetivo do instrutor a cada instrução?**

a) "Mostre-me que você pode nadar na superfície e um pouco abaixo dela."

b) "Mostre-me que você pode ingerir um pouco de água salgada pela boca e expeli-la sem ter náusea ou vômitos."

c) "Submerja todo o corpo não mais de 1 m (3,28 pés) e prenda a respiração enquanto sentir-se confortável; estarei cronometrando você". Repetir até estabilizar o tempo.

d) "Submerja até 2 m se puder; estarei cronometrando você". Repetir até estabilizar o tempo.

e) "Coloque corretamente a máscara facial e tente submergir 1 m mais uma vez. Terei uma prancheta sob a água com uma mensagem escrita; leia e repita para mim o conteúdo lido quando voltar à superfície."

f) "Coloque o tubo em seu *snorkel* adaptado à máscara e nade pela superfície respirando por ele. Vou pedir de novo para repetir a mensagem contida na prancheta."

g) "Submerja 1 m com a máscara e o tubo colocados. Não tente respirar enquanto o tubo estiver abaixo da superfície. Repita a mensagem quando voltar à superfície."

h) "Escolha um parceiro competente, pratique por 10 minutos ao lado do barco e em seguida volte ao meu encontro. Não mergulhe a uma profundidade maior do que 2 m."

i) "Bom trabalho. Divirta-se, mas não se afaste de seu parceiro de mergulho."

j) "Volte depois de praticar por uma semana e vamos tentar o mergulho com os tanques!"

SEÇÃO II

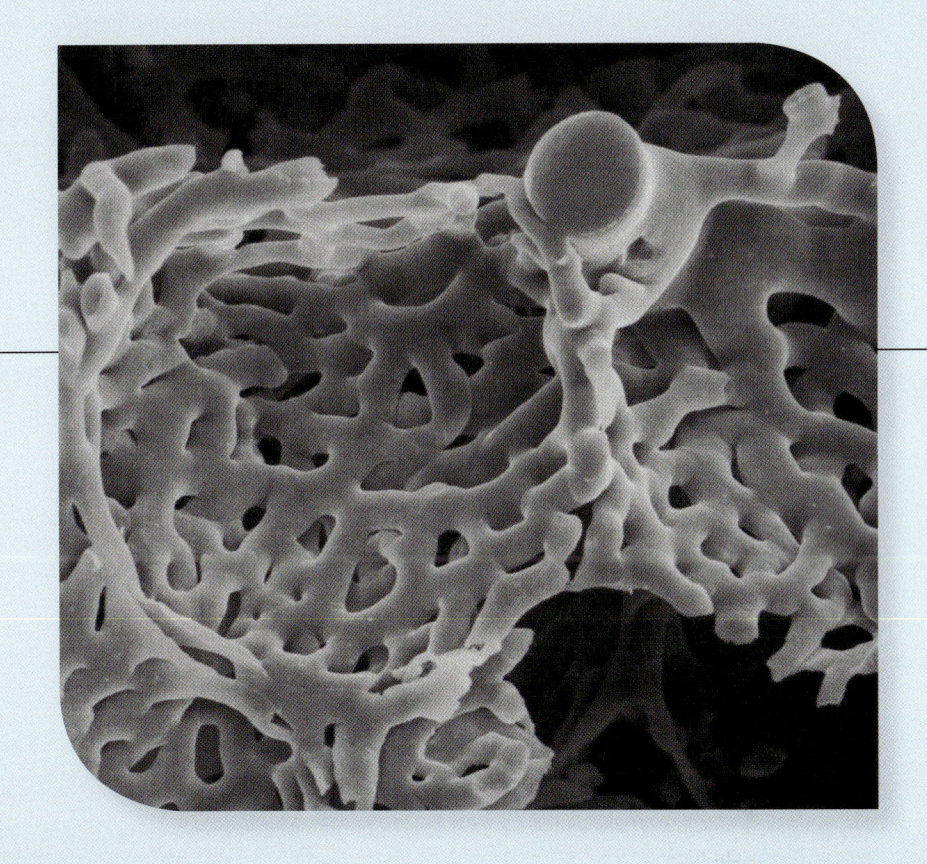

AVALIAÇÃO DE PACIENTES COM DOENÇAS RESPIRATÓRIAS

Capítulo 14

Condução e interpretação do exame básico do tórax

WILLIAM C. MOOTZ, MD
GEORGE M. MATUSCHAK, MD

Objetivos de aprendizagem

O leitor deverá:
- Conduzir um exame básico do tórax em modelos de pacientes ou pacientes reais, usando as modalidades de inspeção, palpação, percussão e auscultação.
- Fazer inferências diagnósticas válidas a partir dos achados de um exame básico do tórax, incluindo a interpretação e a aplicação de probabilidades.

Introdução

O **exame físico** do tórax do paciente acrescenta informação direta valiosa para que os clínicos possam fazer um diagnóstico correto quando os sintomas sugerem uma doença ou um distúrbio pulmonar. Neste capítulo, serão resumidos primeiro os elementos fundamentais de um exame físico do tórax, usando as quatro modalidades de **inspeção, palpação, percussão** e **auscultação**. Em seguida, é fornecida orientação para a interpretação dos achados, usando estimativas do poder discriminatório de certos resultados, ou sua ausência, por meio de **proporções de probabilidade positivas (+LR, de *likelihood ratio*)** ou **negativas (-LR)**. É importante notar que os estudantes precisam praticar o exame do tórax em modelos de pacientes ou pacientes reais. Tal prática deve ser facilitada com simuladores dos sons respiratórios, um meio disponível para se familiarizar com os sons pulmonares anormais e adventícios que em geral os modelos de pacientes não apresentam.

Considerações gerais

Embora neste capítulo o foco seja o exame básico do tórax, a avaliação de todos os sinais vitais é crucial nos pacientes que se apresentam com sintomas sugestivos de uma doença ou um distúrbio pulmonar. Aqui, serão discutidas quatro modalidades em sucessão. Na prática, a maioria dos médicos avalia primeiro o paciente em busca de sinais de dificuldade respiratória, inclusive o uso dos músculos acessórios da respiração; em seguida, examina a parte posterior do tórax e os campos pulmonares utilizando todas as quatro modalidades e, por fim, examina a parede torácica anterior e os campos pulmonares também empregando todas as quatro modalidades. A melhor maneira de examinar a parede torácica posterior é com o paciente sentado ereto na mesa de exame ou no leito hospitalar. Mesmo debilitados, os pacientes acamados em geral podem ser mantidos sentados em segurança com a ajuda de assistentes, enquanto o médico examina a parte posterior do tórax e os campos pulmonares. Alguns especialistas recomendam examinar a parede torácica anterior com o paciente sentado, enquanto outros preferem que o paciente fique de pé para essa parte do exame, de modo que as mamas de uma paciente feminina possam ser deslocadas com delicadeza.

Os pulmões são estruturas quase simétricas e, exceto pela parede torácica inferior anterior, onde se situa o coração, cada lado serve como um controle natural para o outro. Na verdade, um exame torácico apropriado avalia minuciosamente quaisquer assimetrias de cada lado. O exame não deve ser feito sobre as roupas do paciente, pois isso pode alterar os achados de todas as quatro modalidades. Os médicos precisam aprender a respeitar os pudores do paciente enquanto fazem um exame completo.

Inspeção

Há quatro questões a serem respondidas durante a fase de inspeção do exame do tórax:

1. O paciente está usando os músculos acessórios da respiração?
2. A traqueia está desviada de uma posição na linha média?
3. Há alguma anormalidade estrutural da parede torácica, como cifose ou escoliose?
4. A expansão torácica dos dois hemitóraces é simétrica ou assimétrica?

Inspeção dos músculos acessórios
Método

Observar o pescoço do paciente durante vários ciclos respiratórios, em especial os músculos esternocleidomastóideo e escaleno, notando se esses grupos musculares participam da inspiração. Em circunstâncias normais, os pacientes não manifestam contração inspiratória dos músculos acessórios.

Interpretação

O uso dos músculos acessórios é um sinal de dificuldade respiratória aguda e/ou reserva pulmonar muito reduzida, em correlação com volume expiratório forçado, $VEF_1 < 70\%$ dos valores previstos. Portanto, o uso de músculo acessório em geral é acompanhado por um aumento da frequência respiratória (i.e., taquipneia). Mesmo assim, o uso de músculo acessório não é específico do tipo de distúrbio subjacente do sistema respiratório.

Inspeção da posição da traqueia
Método

Usando uma régua e as extremidades mediais das clavículas como pontos de referência, determinar se a traqueia está equidistante entre as extremidades. Se ela não estiver na linha média, observar se há uma massa visível no pescoço.

Interpretação

A posição normal da traqueia é exatamente da linha média até 4 mm à direita da linha média. Uma traqueia mesmo que apenas 1 mm para a esquerda da linha média está desviada para a esquerda. Uma traqueia a mais de 4 mm para a direita da linha média está desviada para a direita. O desvio da traqueia deve-se a uma massa no pescoço, a uma massa mediastinal superior ou a uma patologia torácica unilateral significativa. Esse diagnóstico diferencial é resolvido como segue. Se não houver massa visível no pescoço, prosseguir até completar o exame do tórax. Se o restante do exame não demonstrar anormalidade unilateral importante, então estarão indicados exames de imagem do mediastino superior para confirmar e delinear o processo.

Inspeção da expansão torácica
Método nº 1

Sentado atrás do paciente, o médico coloca as mãos no nível das 10ªˢ costelas do paciente, com os dedos apontados lateralmente e paralelos às costelas e os polegares colocados medialmente (Figura 14.1). Em seguida, o médico desliza as mãos medialmente para levantar uma pequena quantidade de pele frouxa entre elas, mantendo os polegares afastados 2 a 4 cm nos respectivos hemitórax e pedindo ao paciente para fazer várias respirações profundas à medida que verifica se há movimento simétrico ou assimétrico com os polegares.

Método nº 2

De pé por trás do paciente que está olhando reto para a frente, o médico coloca suas mãos esquerda e direita sobre as paredes torácicas esquerda e direita do paciente, que é instruído a fazer várias respirações profundas, enquanto o médico observa o movimento de ambas as mãos e a força exercida sobre elas pela parede torácica do paciente. Assimetria na extensão do movimento da mão ou força exercida são achados anormais.

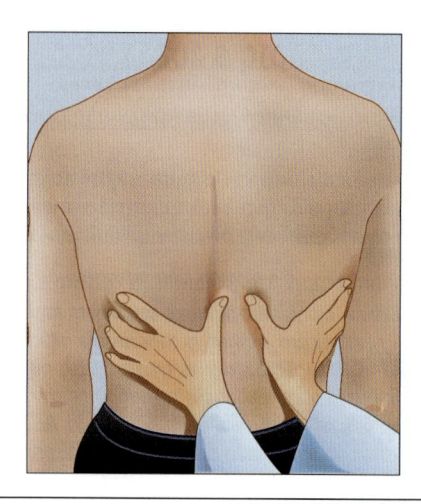

FIGURA 14.1 Colocação apropriada das mãos para avaliar a expansão torácica em vista posterior.

Interpretação

Movimento assimétrico indica uma patologia lateral no lado com menos movimento. A expansão simétrica não tem valor diagnóstico, pois ocorre em pessoas normais, pacientes com doenças pulmonares difusas e muitas patologias unilaterais. Portanto, esse teste é específico de patologia pulmonar unilateral, mas não é muito sensível.

Palpação

Há uma questão a ser respondida durante a palpação do tórax: o **frêmito** no paciente é simétrico?

Método

Frêmito, também conhecido como **frêmito tátil** ou **frêmito vocal**, refere-se às vibrações produzidas pela fala do paciente, que são detectadas quando as mãos do médico são colocadas na parede torácica do paciente. O examinador instrui o paciente a repetir uma expressão curta, como "noventa e nove" ou "barco de brinquedo". À medida que o paciente faz isso, o examinador procura de maneira sistemática vibrações na parede torácica, sempre comparando um lado com o outro em busca de assimetria. Para detectar melhor as vibrações, alguns médicos usam a superfície ulnar da própria mão ou seu quinto dedo, enquanto outros empregam a superfície palmar que sobrepõe a extremidade distal do segundo ao quinto metacarpianos. Alguns clínicos testam o frêmito usando ambas as mãos simultaneamente para comparar os dois lados, enquanto outros preferem fazer uma pesquisa sistemática da parede torácica com apenas uma das mãos. Ao usar a técnica de uma mão, um padrão escalonado sequencial (Figura 14.2) garante comparações imediatas de cada lado, precedidas ou seguidas por suas imagens especulares do hemitórax oposto.

Interpretação

Há variação considerável na proeminência do frêmito detectado entre pessoas saudáveis e pacientes, de modo que

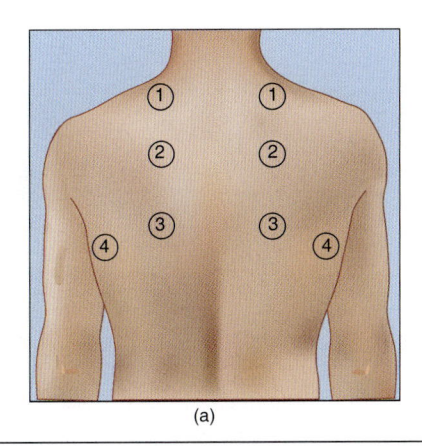

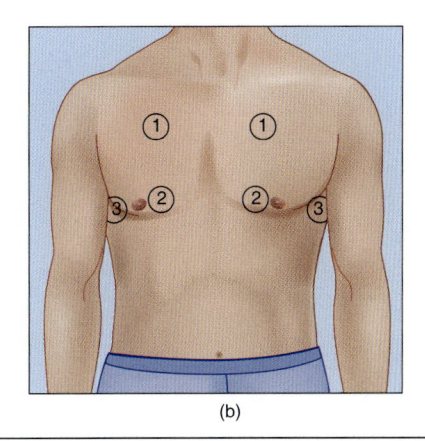

FIGURA 14.2 Vistas posterior (a) e anterior (b) das posições de uma ou ambas as mãos a serem completadas em ordem numérica ao fazer a palpação.

não é uma modalidade útil para comparação de indivíduos. O método é mais sensível às vibrações de baixa frequência que às de alta frequência e, portanto, o frêmito tende a ser mais proeminente em homens que em mulheres. Em termos diagnósticos, os médicos esperam que o frêmito seja simétrico em todos os pacientes, com qualquer assimetria detectada sendo um achado anormal. Uma área de assimetria é então avaliada, para se determinar se o frêmito está aumentado ou diminuído com relação a uma área presumivelmente normal do outro lado do paciente. A melhor maneira de fazer essa distinção é comparando as regiões assimétricas com outras regiões adjacentes. O frêmito pode estar diminuído em qualquer doença que coloque outro material pulmonar que não o normal contra a parede torácica interna, diminuindo assim a transmissão das vibrações para as mãos do médico. Portanto, um frêmito diminuído está associado a **pneumotórax**, **derrame pleural**, cicatrização pleural ou massa tumoral adjacente à parede torácica. Um frêmito aumentado, na maioria dos casos, indica a presença de consolidação decorrente de **pneumonia**.

Percussão

É necessário responder a três questões durante a fase de percussão do exame de tórax:

1. Todas as áreas dos campos pulmonares produzem uma nota ressonante?
2. Os dois hemidiafragmas estão no mesmo nível?
3. Ambos os hemidiafragmas descem durante a inspiração?

Percussão dos campos pulmonares
Método

Há duas técnicas básicas para percussão torácica. O **método direto** de Auenbrugger, em 1761, foi o primeiro relato de percussão como parte do exame físico e consiste em golpes diretos sobre a superfície do corpo do paciente. Hoje, a maioria dos médicos prefere o **método indireto**, em que o examinador coloca um dedo no local a ser feita a percussão e em seguida golpeia aquele dedo. O dedo em contato com o paciente é o **plexímetro**, em geral o terceiro dedo da mão não dominante do médico, embora alguns usem o segundo dedo. A superfície palmar do dedo que funciona como plexímetro é colocada com firmeza e horizontalmente no espaço intercostal, mantendo os outros quatro dedos e a mão afastados do paciente. O médico bate no plexímetro em sua articulação interfalangiana distal (IFD), usando o terceiro dedo, ou o segundo e o terceiro dedos, de sua mão dominante. As articulações metacarpofalangianas (MCFs), interfalangianas proximais (IFPs) e IFDs do(s) dedo(s) com que bate são flexionadas para que a ponta do(s) dedo(s) golpeie o plexímetro. As unhas dos dedos que batem devem estar cortadas para evitar lesionar os dedos que funcionam como plexímetro.

É fundamental que o médico use uma técnica de percussão consistente, para assegurar a detecção confiável de anormalidades unilaterais. A consistência inclui a colocação e a pressão aplicada pelo dedo que serve como plexímetro, bem como a força usada para golpear o plexímetro assim que ele é posicionado. Estudantes que estão aprendendo a técnica de percussão em geral não conseguem produzir uma nota ressonante que seria o achado normal em campos pulmonares sadios. Em vez de aumentar a força da batida, são encontrados resultados mais consistentes aumentando-se a pressão aplicada pelo plexímetro antes de bater nele. Apenas quando essa abordagem falha em produzir uma nota ressonante é que se deve aumentar a força da batida.

Para fazer uma percussão sistemática da parede torácica posterior, o examinador fica de pé de um dos lados do paciente para facilitar a colocação do dedo que servirá de plexímetro em uma posição horizontal consistente com relação aos espaços intercostais. Ao se fazer a percussão do tórax posterior, os braços do paciente devem ser dobrados anteriormente para desviar a escápula lateralmente. Como recomendado para a palpação, a parede posterior do tórax deve ser percutida em sequência, usando-se um padrão ascendente (Figura 14.3) para assegurar que a atenção se mantenha na comparação da simetria dos dois lados das

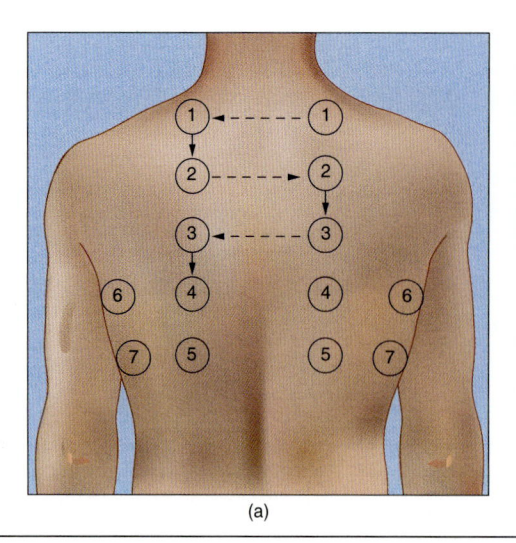

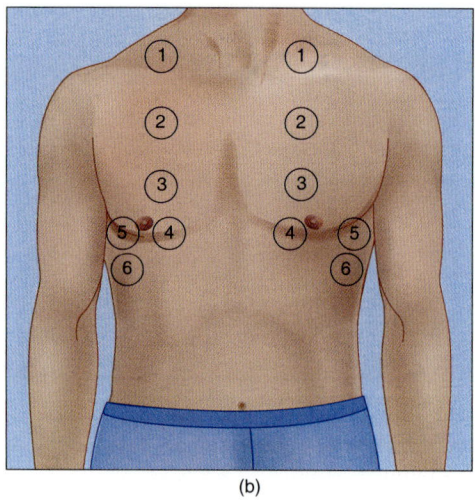

FIGURA 14.3 É recomendável usar uma sequência "ascendente" para fazer a percussão das paredes torácicas posterior (a) e anterior (b). Os círculos indicam as posições aproximadas do dedo do examinador que serve como plexímetro.

notas produzidas. Ao examinar a parede torácica anterior, os braços do paciente devem estar dos lados, à medida que o examinador use de novo um padrão ascendente.

Interpretação

Os livros diferem no número de tipos diferentes de notas de percussão que podem ser encontradas. Alguns autores distinguem apenas três tipos de nota: timpanismo, ressonância e macicez; outros acrescentam um ou dois a esses, hiper-ressonância e consonância. **Timpanismo** é o som normal sobre o abdome, em especial no quadrante superior esquerdo. Em geral, é encontrado no espaço de Traube, a região mais inferior da parede torácica inferior anterior, e representa a proximidade do estômago. **Ressonância** é o som normal sobre os campos pulmonares. **Macicez** é o som normal sobre o fígado. Macicez focal em um campo pulmonar sugere uma ou ambas de duas condições: uma área subjacente de consolidação pulmonar, ou seja, pneumonia (Capítulo 35), ou a presença de um derrame pleural (Capítulo 29). Para os clínicos que incluem a **consonância** como uma nota do tipo de percussão, é a nota normal sobre a parte anterior da coxa. A **hiper-ressonância** geralmente não é considerada um som normal sobre qualquer parte do tórax em pessoas sadias, mas pode ser encontrada em pacientes com doença pulmonar obstrutiva crônica (DPOC) ou um pneumotórax. Os estudantes vão precisar de experiência para poder distinguir com certeza entre hiper-ressonância e ressonância.

Percussão para avaliar a posição dos hemidiafragmas

Método

O nível do hemidiafragma de cada lado da parede torácica posterior é estimado conforme a posição onde a nota ressonante é substituída por uma nota de macicez enquanto se prossegue para baixo. Pede-se aos pacientes que respirem normalmente para manter as excursões diafragmáticas pequenas, à medida que se faz a percussão da parede torácica nesse estágio para identificar o nível onde ocorre a transição. Os níveis devem ser simétricos, ou não mais que um espaço intercostal mais altos no lado direito.

Interpretação

Se o hemidiafragma direito estiver mais de um espaço intercostal mais alto, ou se o hemidiafragma esquerdo estiver mais alto que o direito, deve-se procurar uma explicação. As duas causas mais prováveis de um achado desses de assimetria são um derrame pleural unilateral e paralisia hemidiafragmática.

Percussão para avaliar a excursão respiratória dos hemidiafragmas

Método

O dedo plexímetro deve ser posicionado no nível mais alto de cada lado em que uma nota de macicez tenha sido produzida. O paciente então é instruído a fazer uma respiração profunda e prendê-la, à medida que a percussão é repetida para identificar o novo nível mais alto que produz uma nota de macicez e que diferença é medida.

Interpretação

A nova posição para a transição entre ressonância e macicez é 5 a 6 cm mais baixa em adultos sadios, à medida que seus hemidiafragmas descem com respirações mais profundas. Pode-se esperar que pacientes com doenças obstrutivas das vias aéreas significativas e presumível hiperinsuflação em repouso mostrem descida mínima, se alguma adicional, de seus hemidiafragmas. No entanto, a expectativa não se reflete de maneira consistente por uma LR significativa, seja positiva ou negativa.

Auscultação

Quatro questões precisam ser respondidas durante a fase de auscultação do exame do tórax:

1. Que tipo de som respiratório é ouvido nesse local?
2. Qual a intensidade dos sons respiratórios nesse local?
3. Há sons respiratórios adventícios (adicionais) nesse local?
4. Há locais que manifestam transmissão anormal da voz?

Método: sons respiratórios

Em uma sala silenciosa, pede-se ao paciente para fazer uma respiração profunda, mas com a boca aberta, à medida que se pressiona o diafragma do estetoscópio firmemente contra a pele, para examinar as paredes torácicas de maneira sistemática com a abordagem ascendente sequencial. Em cada local auscultado, o médico deve determinar o tipo de som respiratório presente, sua intensidade e se há **sons respiratórios adventícios** extras. Após completar a auscultação de um paciente com sons respiratórios normais, faz-se a auscultação durante vocalização, caso haja indicação clínica (ver adiante).

Interpretação do tipo de som respiratório

Embora sejam descritos três tipos de sons respiratórios (vesicular, broncovesicular e brônquico), os estudantes iniciantes devem aprender dois: o vesicular e o brônquico. Os **sons respiratórios vesiculares** são os sons respiratórios normais audíveis sobre campos pulmonares sadios. São sons abafados, de baixa tonalidade, e caracterizam-se por uma duração inspiratória:expiratória (I:E) de cerca de 3:1. Tal proporção ocorre porque os sons expiratórios normalmente terminam bem antes que a fase expiratória real da respiração tenha cessado. Os **sons respiratórios brônquicos** são um achado normal apenas sobre o manúbrio esternal. Eles são mais altos que os sons respiratórios broncovesiculares, de maior tonalidade e sua duração I:E é < 1. Os sons respiratórios brônquicos também tendem a ser mais ásperos que os vesiculares, ocasionalmente sendo denominados sons respiratórios tubulares pelos clínicos, que os consideram semelhantes aos do ar passando através de um tubo.

Interpretação da intensidade do som respiratório

Com a prática, os estudantes podem ir além da dicotomia simples do iniciante de "presença ou ausência" de som para um sistema padronizado do som respiratório com cinco pontuações. O sistema de pontuação mais comum aplicado aos sons respiratórios é: ausentes (0 ponto); pouco audíveis (1 ponto); fracos mas audíveis (2 pontos); normais (3 pontos); e mais altos que o normal (4 pontos). Esse sistema é aplicado em seis locais definidos do tórax do paciente: bilateralmente na parede torácica superior anterior, bilateralmente na linha axilar média e bilateralmente na parede torácica inferior posterior. Assim, uma pontuação agregada gerada em todo o tórax varia de 0 (ausência de sons em todos os locais) a 24 pontos (sons respiratórios mais altos que o normal em todos os locais), com o normal definido como 18 pontos.

Interpretação de sons adventícios

O som respiratório anormal mais comumente denominado **crepitações** (ou **estertores crepitantes**) é uma série de notas curtas (5 a 30 ms) descontínuas que costumam ser comparadas ao som produzido ao abrir-se um fecho de tiras de Velcro®, ou ao som de fios longos de cabelo ao serem esfregados. Alguns médicos distinguem duas categorias de tais sons: **estertores finos**, mais abafados e de maior tonalidade do que os **estertores ásperos**, que são mais altos, de tonalidade mais baixa e em menor número por respiração. Evidências independentes desses dois níveis de estertores ajudam no diagnóstico diferencial de doenças específicas. Uma característica diferente dos estertores que tem utilidade diagnóstica em certas situações é o momento em que ocorrem durante a inspiração. **Estertores inspiratórios precoces** não persistem na segunda metade da inspiração e são mais típicos de doenças obstrutivas das vias aéreas (Capítulo 22). **Estertores inspiratórios tardios** persistem por toda a fase inspiratória e em geral sugerem doenças do parênquima pulmonar, como edema alveolar na insuficiência cardíaca ou síndrome da distrição respiratória aguda (SDRA) (Capítulo 28).

Um **sibilo** é um som adventício contínuo que dura mais (~250 ms) que um estertor individual, tem qualidade musical e geralmente é de alta tonalidade. Os sibilos costumam ocorrer durante a expiração, mas às vezes estão presentes tanto durante a inspiração quanto durante a expiração. Eles são uma manifestação de estreitamento das vias aéreas menores do pulmão, causando aumento da resistência ao fluxo de ar, o que significa maior probabilidade de que o paciente tenha uma doença obstrutiva das vias aéreas, como DPOC ou **asma.** No entanto, a ausência de sibilo não exclui DPOC ou asma, porque a maioria desses pacientes não apresenta sibilos quando sua doença está sob controle ou, em contrapartida, quando a obstrução de suas vias aéreas é tão grave que ocorre um movimento muito pequeno do ar.

O termo ronco representa um desafio para os estudantes no sentido de interpretar um som respiratório adventício com um nome que não é usado de maneira consistente no âmbito profissional. Conforme definido pela **American Thoracic Society**, os roncos são sons adventícios contínuos que duram ~250 ms e têm baixa tonalidade. Apesar dessa definição, o termo ronco é aplicado de maneira inconsistente, até mesmo por clínicos experientes. Portanto, recomenda-se que estudantes principiantes evitem usá-lo, preferindo classificar todos os sons contínuos como sibilos de alta ou baixa tonalidade.

Estridor é um som adventício contínuo e alto, de tonalidade constante, acusticamente semelhante a um sibilo. Distingue-se um estridor de um sibilo por dois critérios: (1) o estridor é mais alto sobre o pescoço, enquanto os sibilos são mais altos sobre a parede torácica; (2) o estridor ocorre durante a inspiração, enquanto os sibilos podem ocorrer durante todo o ciclo respiratório. O estridor é causado por uma obstrução de alto grau da via aérea superior e representa uma crise clínica. Médicos em treinamento que ouçam o que acreditam ser um estridor devem procurar assistência imediata, pois pode ser que haja urgência de garantir uma via aérea viável para o paciente.

Um **atrito pleural** é um som de intensidade variável, que sugere fricção das superfícies pleurais visceral e parietal, que normalmente deslizam em silêncio uma sobre a outra. Embora alguns atritos pleurais tenham componentes fônicos que soam como estertores, a crepitação de um atrito é ouvida com mais frequência durante a inspiração que à expiração. A presença de um atrito pleural indica que o paciente tem uma doença que envolve inflamação das pleuras.

Método: transmissão do som da voz

Ao fazer a auscultação sobre campos pulmonares normais, a voz do paciente fica abafada e ininteligível. Foram sugeridos vários termos para descrever a transmissão anormal da voz. **Broncofonia** indica que os sons da voz são mais altos que o normal, sejam inteligíveis ou não. Usa-se o termo **pectoriloquia** para indicar que as palavras são inteligíveis à auscultação, e **pectoriloquia sibilante** se inteligíveis mesmo com uma fala de volume muito baixo. **Egofonia** é uma alteração no timbre do som da vogal "EE", conferindo uma qualidade nasal aos sons mais parecidos com "AA" ou "AH". Nos Estados Unidos, a egofonia é conhecida como "*E to A Change*" ("E muda para A").

Interpretação

A transmissão anormal da voz sugere que o paciente tem consolidação pneumônica ou um derrame pleural de grande volume com atelectasia compressiva. É possível distinguir essas duas possibilidades porque a consolidação aumenta o frêmito tátil, enquanto um derrame pleural o diminui, exceto no alto de um grande derrame, onde pode haver uma zona de aumento do frêmito. Em muitos casos, a transmissão do som da voz alterado é acompanhada por sons respiratórios brônquicos, pois ambos são causados pelo aumento da transmissão de sons das vias aéreas centrais para a parede torácica através do pulmão consolidado.

Uso das proporções de probabilidade no exame do tórax

As proporções de probabilidade (LRs) que são calculadas a partir de um teste de sensibilidade e especificidade permitem que o médico faça uma estimativa rápida de até que ponto a presença ou a ausência de um achado clínico particular muda a probabilidade de que o paciente sofra de determinada doença. Uma **proporção de probabilidade positiva (+LR)** é igual à proporção de pacientes que têm a doença "XY" e resultado do exame "AB" dividida pela proporção de pacientes que não têm a doença "XY", mas também apresentam resultado do exame "AB". Uma **proporção de probabilidade negativa (-LR)** é igual à proporção de pacientes que têm a doença "XY", mas não resultado "AB", dividida pela proporção de pacientes que não têm a doença "XY" nem resultado "AB". As LRs podem variar de zero (a doença é absolutamente excluída) a infinito (a doença é absolutamente confirmada). Um valor de LR de 1 indica que o resultado não tem qualquer poder discriminatório de confirmar ou refutar um diagnóstico em particular.

O sistema LR tem várias vantagens sobre testes de sensibilidade e especificidade apenas, inclusive facilidade de uso (Figura 14.4). Com o nomograma mostrado, um médico aplica o resultado do exame de um paciente à força ou fraqueza da probabilidade de um diagnóstico específico pré-teste, desenhando uma linha que começa na probabilidade pré-teste do paciente de acordo com o resultado da LR para estabelecer a probabilidade pós-teste. Caso tal nomograma não esteja disponível, aproximações aceitáveis são de que uma +LR de 2, 5 ou 10 de um resultado aumenta uma probabilidade pré-teste 15, 30 ou 45%, respectivamente. Em contrapartida, uma –LR de 0,5, 0,2 ou 0,1 para um resultado diminui uma probabilidade pré-teste 15, 30 ou 45%, respectivamente.

Uma segunda vantagem é poder determinar uma LR para resultados do exame com prognósticos graduados, como o sistema de pontuação para a intensidade dos sons respiratórios que varia de 0 a 24 e em que 18 é normal

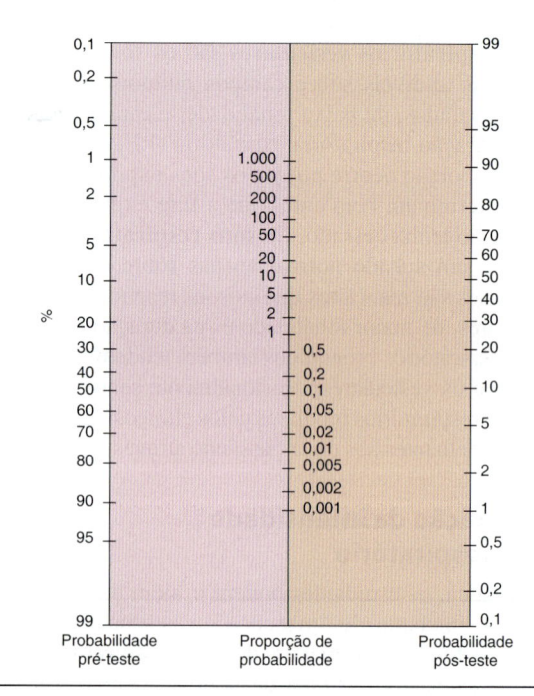

FIGURA 14.4 Um nomograma-padrão de proporções de probabilidade (LRs). O médico desenha uma linha reta que começa com uma probabilidade pré-teste estimada de um diagnóstico do paciente (eixo à esquerda) de acordo com a LR para o achado ao exame que está sendo conduzido no paciente (eixo central), para determinar a probabilidade pós-teste de que o diagnóstico pré-teste esteja correto. *Adaptada de Haynes RB, Sackett DL, et al.: Clinical epidemiology: How to do clinical practice research, 3rd edition. Philadelphia, PA: Lippincott Williams & Wilkins, 2005.*

(como descrito anteriormente). Quando esse sistema de pontuação da intensidade do som foi estudado quanto à sua adequação como um teste para DPOC, pontuações de intensidade ≤9 tiveram uma +LR = 10,2, pontuações de 10 a 12 tiveram uma +LR = 3,6, pontuações de 13 a 15 tiveram uma +LR não diferente de 1 e pontuações ≥ 16 tiveram uma +LR = 0,1. Um embargo importante é o de que as LRs de dois achados diferentes ao exame que podem estar associados à mesma doença não podem necessariamente ser combinadas, pois os dois achados podem não ser independentes entre si. Por exemplo, pode-se tentar isso ao avaliar um paciente que tem sons respiratórios brônquicos e aumento do frêmito para usar a probabilidade pós-teste de um achado como a probabilidade pré-teste do segundo. Isso poderia confundir o diagnóstico, porque ambos os achados têm causas fisiopatológicas subjacentes semelhantes. O único momento em que é completamente seguro combinar mais de uma LR é quando estão sendo estudadas em combinação.

▶▶ CORRELAÇÃO CLÍNICA 14.1

Mary é uma mulher com histórico de tabagismo de 50 anos-maço e dispneia ao exercitar-se. Durante um teste de caminhada de seis minutos em nível de corredor, Mary anda 240 m monitorada por um terapeuta respiratório. Tais resultados levam o clínico geral a estimar que Mary mostra uma probabilidade pré-teste de 50% de ter DPOC. A pontuação que o médico dá ao exame do tórax de Mary hoje é "7" para a intensidade do som respiratório. Como uma pontuação de "7" tem uma +LR = 10,2 para DPOC, o médico conclui que Mary na verdade tem DPOC (com uma probabilidade pós-teste de pelo menos 95%) e institui cuidados preventivos enquanto aguarda os resultados da espirometria formal.

Na próxima seção deste capítulo, serão apresentados os valores de LR dos achados do exame do tórax utilizados em certos contextos clínicos.

Achados possíveis em pacientes com doenças específicas

Pneumonia adquirida na comunidade em adultos

Várias anormalidades podem ser notadas no exame do tórax de adultos com pneumonia adquirida na comunidade (PAC), inclusive aumento do frêmito, macicez à percussão, diminuição dos sons respiratórios, estertores e egofonia (Capítulo 35). No entanto, nenhum desses achados tem alta sensibilidade e, assim, sua ausência não refuta um diagnóstico provisório de PAC. Três desses achados, quando presentes, têm proporções de probabilidade positivas úteis: macicez à percussão (+LR = 3), sons respiratórios brônquicos (+LR = 3,3) e egofonia (+LR = 4,1). Para ajudar os clínicos a melhorarem a acurácia do diagnóstico de PAC à beira do leito, foram desenvolvidos vários sistemas de pontuação. Um sistema desenvolvido por Heckerling e colaboradores designa um ponto para cada de cinco achados possíveis: T_B > 37,8 °C; frequência > 100 batimentos/min; sons respiratórios diminuídos; crepitações e ausência de asma. Uma pontuação de 4 ou 5 nesse sistema tem uma +LR = 8,2 para pneumonia, enquanto uma pontuação de 0 ou 1 tem uma +LR = 0,3. Quando a certeza diagnóstica é essencial em determinado paciente, como uma enfermeira com PAC que quer voltar ao trabalho com idosos, o médico deve solicitar uma radiografia do tórax para confirmar quando a pontuação de Heckerling for ambígua.

Doença pulmonar obstrutiva crônica

Os achados anormais possíveis de um exame físico em pacientes com DPOC incluem tórax com formato de barril em decorrência de hiperinsuflação pulmonar prolongada, respiração com os lábios franzidos, uso de músculos acessórios, hiper-ressonância à percussão, intensidade diminuída dos sons respiratórios, estertores inspiratórios precoces e sibilos. A literatura clínica pode confundir o diagnóstico, em parte por causa de diferenças nas populações de pacientes e da presença ou ausência de exacerbações agudas superpostas de DPOC. Entretanto, certos pontos são consistentes nos estudos. Primeiro, a informação mais útil não vem do exame de tórax, mas da história clínica. Em pacientes sem limitação prévia conhecida do fluxo de ar, uma história de tabagismo de mais de 40 anos-maço tem uma +LR = 12 para DPOC, enquanto pessoas que nunca fumaram têm uma –LR = 0,16. Segundo, estudos com foco especificamente na presença ou ausência de crepitações inspiratórias precoces revelaram uma +LR = 14,6 para esse achado, enquanto a ausência de crepitações inspiratórias precoces mostrou uma –LR sem utilidade não diferente de 1. Terceiro, um achado auscultatório de sons respiratórios diminuídos está associado a +LRs altas que podem ser conclusivas, conforme resumido antes. Dada essa literatura desafiadora, é importante lembrar que o teste definitivo para doenças com limitação do fluxo de ar, a espirometria, é seguro, não invasivo e disponível em ampla escala (Capítulo 16).

Embolia pulmonar

Os clínicos experientes reconhecem a dificuldade de confirmar ou refutar um diagnóstico de **embolia pulmonar (EP)** com base apenas na história do paciente e no exame físico, porque nenhum achado ou combinação de achados do exame do tórax leva a um diagnóstico definitivo o suficiente para tratar uma doença geralmente fatal com um esquema efetivo, porém potencialmente perigoso e prolongado, de anticoagulação (Capítulo 27). Portanto, vários sistemas de pontuação estruturados foram validados para estimar a probabilidade pré-teste de EP à beira do leito. Na **Pontuação de Wells para Embolia Pulmonar**, são usados sete fatores da avaliação à beira do leito para produzir uma soma numérica de 0 a 12,5, incluindo sinais/sintomas atuais de **trombose venosa profunda (TVP)** da perna (3), nenhum diagnóstico alternativo mais provável (3), frequência cardíaca > 100 batimentos/min (1,5), imobilização ou cirurgia nas quatro últimas semanas (1,5), história prévia de EP ou TVP (1,5), hemoptise (1), câncer tratado nos últimos seis meses (1). Uma pontuação de Wells coloca um paciente em um de três grupos de probabilidade pré-teste: baixa (0 a 1), moderada (2 a 6) ou alta ($\geq$ 7). Os clínicos em geral combinam uma pontuação de Wells para EP com os resultados de um ensaio com dímero D para decidir se o diagnóstico de embolia pode ser excluído com segurança ou são necessários mais exames.

Derrame pleural

Os médicos em treinamento devem lembrar que o derrame pleural não é um diagnóstico em si, mas sim a manifestação de muitas doenças diferentes (Capítulos 19 e 29). Embora uma pesquisa diagnóstica adicional possa identificar a fisiopatologia subjacente, continua válido avaliar rapidamente a presença e o tamanho de um derrame pleural. As anormalidades ao exame do tórax de pacientes com derrame pleural podem incluir expansão torácica assimétrica, frêmito diminuído (contudo, derrames grandes podem ter uma faixa estreita de aumento do frêmito no alto do derrame), macicez à percussão, sons respiratórios diminuídos, estertores e atrito pleural. Quando presentes, dois desses achados levam ao diagnóstico mais provável: macicez à percussão (+LR = 8,7) e expansão torácica assimétrica (+LR = 8,1). O achado durante o exame rotineiro do tórax que mais reduz a probabilidade de um diagnóstico de derrame pleural é a ausência de frêmito tátil diminuído, para o qual a –LR = 0,21.

Bibliografia comentada

1. Bickley LS, Szilagyi PG. Bates' Guide to Physical Examination and History Taking, 10th ed. Philadelphia, PA: Wolters Kluwer Health/Lippincott Williams & Wilkins; 2009. *Bem ilustrado e preferido pelos estudantes que precisam de tal guia para ajudá-los a aprender a fazer o exame físico.*
2. McGee SR. Evidence-based Physical Diagnosis, 2nd ed. St. Louis: Saunders; 2007. *Traz a evidência reunida em um livro.*
3. Simel DL, Rennie D, Keitz SA. The Rational Clinical Examination-Evidence Based Clinical Diagnosis. New York, NY: McGraw-Hill; 2009. *A aplicação das proporções de probabilidade ao exame-padrão do tórax tem sido essencial para a instituição dos cuidados de saúde e sua análise de custo/benefício na medicina contemporânea.*

ESTUDO DE CASOS E PROBLEMAS PRÁTICOS

CASO 14.1 Um homem com 67 anos consulta um clínico de emergência queixando-se de tosse há cinco dias. Ele nunca fumou na vida e não tem antecedentes de asma, porém está preocupado se tem pneumonia. O exame físico revela T_B = 37,6 °C, FC = 88 batimentos/min, f = 20 respirações/min e PA sistêmica = 136/84 mmHg. A traqueia está na linha média. Os achados ao exame de tórax são os seguintes: a traqueia está na linha média; a parede torácica está normal e a expansão torácica é simétrica; há frêmito simétrico e ressonância à percussão dos campos pulmonares; sons respiratórios vesiculares estão presentes em todos os campos pulmonares; não são audíveis sibilos, estertores nem atrito. A probabilidade de pneumonia pré-teste em pacientes que se apresentam com queixa de tosse é de ~5%. Usando o sistema de pontuação de Heckerling e colaboradores, qual a probabilidade de que esse paciente tenha pneumonia?

a) 3,5%
b) 2,1%
c) 1,3%
d) 0,8%
e) 0,2%

CASO 14.2 Um homem com 27 anos chega ao departamento de emergência após início súbito de dor torácica do lado direito há uma hora. A dor é acompanhada por dispneia aguda, mas não grave. Ele não tem tosse nem está tomando medicações. A dor é descrita como pontada e piora a cada excursão torácica. Ele nunca foi hospitalizado nem se submeteu a qualquer cirurgia, tampouco tem antecedentes de câncer, trombose venosa profunda, embolia pulmonar ou dor na perna no momento. Há 12 anos ele fuma um maço de cigarros por dia. Seus sinais vitais são: T_B = 37 °C; FC = 96 batimentos/min; f = 28 respirações/min e PA sistêmica = 142/86 mmHg. Sua parede torácica está normal à inspeção, mas a expansão torácica está diminuída do lado direito. Sua traqueia está desviada 2 mm para a esquerda. O frêmito é simétrico, exceto na parede torácica anterior superior, onde está diminuído. A percussão produz uma nota ressonante através dos campos pulmonares. Sons respiratórios vesiculares são audíveis em todos os campos pulmonares, mas sua intensidade está diminuída na parede torácica anterior superior direita. Não há estertores, sibilos, atritos nem estridor. Qual dos seguintes é o diagnóstico mais provável?

a) Consolidação
b) Derrame pleural
c) Fibrose (cicatrização) pleural
d) Pneumotórax
e) Embolia pulmonar

Soluções para o estudo de casos e problemas práticos

CASO 14.1 A resposta mais correta é b, 2,1%.

A pontuação de Heckerling do paciente é 1 (ver Pneumonia Adquirida na Comunidade em Adultos, neste capítulo). Nesse sistema, uma pontuação de 0 a 1 tem uma +LR = 0,3. Embora estudantes possam pensar que essa deva ser considerada uma –LR por ser < 1, o uso de um sistema de pontuação em décimos determina que todas as LRs sejam expressas como números positivos. Usando o nomograma da Figura 14.4, a probabilidade pós-teste é lida como ~2,1%.

CASO 14.2 A resposta mais correta é d, pneumotórax.

Achados significativos nesse caso incluem expansão torácica diminuída do lado direito, desvio da traqueia para a esquerda, frêmito diminuído e sons respiratórios também diminuídos na parede torácica anterior superior direita. É importante o fato de que a nota à percussão naquele local é ressonante. Em geral, consolidação não causa desvio da traqueia e deveria produzir uma nota de macicez à percussão, em vez de ressonante, como ocorre com derrame pleural e fibrose (cicatrização) pleural. O pneumotórax acarreta diminuição do frêmito e dos sons respiratórios, enquanto a percussão produz uma nota ressonante, ou hiper-ressonante. O desvio da traqueia para o lado contralateral também é um aspecto de pneumotórax, mesmo naqueles que não desenvolveram tensão intratorácica. O pneumotórax espontâneo primário costuma ser uma condição notada em fumantes jovens do sexo masculino, como esse paciente. Embora o início súbito de dor torácica e dispneia sempre deva fazer um clínico considerar embolia pulmonar, esse paciente tem uma Pontuação de Wells para Embolia Pulmonar de 0 (ver Embolia Pulmonar, neste capítulo).

Capítulo 15

Interpretação de radiografias do tórax, tomografias computadorizadas e imagens por ressonância magnética

ASHUTOSH SACHDEVA, MD
GEORGE M. MATUSCHAK, MD

Objetivos de aprendizagem

O leitor deverá:
- Descrever os padrões radiográficos torácicos básicos e identificar os contornos normais criados pelo limite das estruturas intratorácicas com o tecido pulmonar aerado.
- Reconhecer os padrões radiográficos anormais comuns, localizar patologia pulmonar e obter informação clínica das radiografias.
- Identificar a unidade anatômica básica da estrutura pulmonar e compreender como doenças diferentes afetam de maneira variável essas estruturas nas imagens da tomografia computadorizada (TC) do tórax.
- Aplicar o conhecimento das radiografias torácicas e da TC para ajudar na interpretação diagnóstica de casos clínicos.

Introdução

A obtenção de imagens do tórax por meio de radiografias (raios X) e tomografia computadorizada (TC) é parte integrante do trabalho diagnóstico com pacientes com sintomas de doença respiratória. O contraste natural do tecido pulmonar aerado fornece uma janela no corpo que permite a avaliação radiográfica e por TC das doenças que acometem os pulmões, a árvore traqueobrônquica e a pleura, bem como os linfonodos torácicos, o esqueleto torácico e a parede torácica, o coração, o esôfago e a parte superior do abdome. No caso das radiografias torácicas em particular, é importante entender os aspectos fundamentais da aquisição de imagens e os fatores técnicos que podem limitar a utilidade dos estudos resultantes e a interpretação de seus achados. Em termos simples, a radiografia usa radiação X ionizante para gerar uma imagem em um filme. As interações dos raios X com o material visado e o destino subsequente dos fótons de raio X coletivamente determinam a geração de uma imagem, cujas características irão variar de acordo com a radiação que for completamente absorvida, transmitida inalterada através do paciente ou dispersar-se dentro do corpo (Figura 15.1).

Os aspectos anatômicos normais do sistema respiratório, bem como as patologias dos pulmões e do sistema cardiotorácico, são visualizados pela interação de sete **densidades radiográficas** diferentes (Figura 15.1): ar, gordura, tecido mole (p. ex., músculo *vs.* sangue ou líquido), cálcio, meio de contraste radiográfico e metal (≅ osso denso). A discriminação entre esses aspectos é conseguida por causa da absorção diferencial de radiação pelos vários tecidos normais ou doentes, que por fim resulta na criação de imagens radiográficas. É importante notar que uma estrutura intratorácica fica mais visível ante a justaposição de duas densidades radiográficas diferentes. Além disso, é necessário que o feixe de raios X atinja tangencialmente a interface entre tecidos de densidades diferentes, para que apareça como uma delimitação bem definida nas radiografias do tórax. Como as doenças do sistema respiratório geralmente resultam em absorção diferencial de raios X, tanto a ausência de uma **interface radiográfica** normal como a presença de uma interface inesperada são indícios valiosos de alterações patológicas subjacentes.

Por convenção, a incidência radiográfica frontal de rotina é feita com o paciente de pé e durante inspiração com-

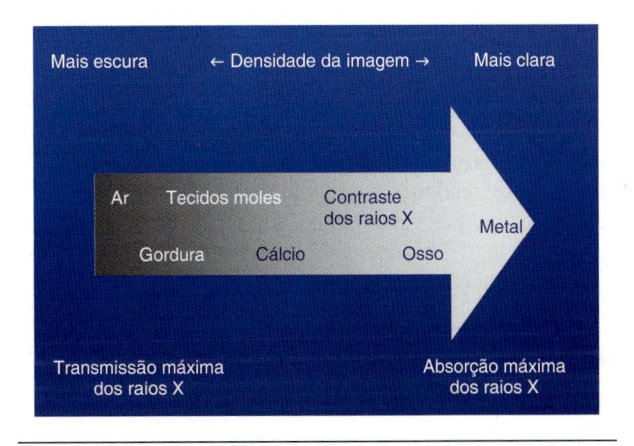

FIGURA 15.1 Esquema das densidades visuais relativas de estruturas biológicas visualizadas pelas intensidades-padrão das imagens radiográficas.

pleta. Nessa incidência, o feixe de raios X fica horizontal ao paciente e o tubo de raios X a ~2 m do filme detector, à medida que o feixe atravessa o paciente em direção ou incidência **posterior para anterior (PA)**. Essa distância usada ao se obter uma incidência PA reduz a ampliação desnecessária e melhora a fidelidade da imagem, ao proporcionar uma aposição em proximidade do tórax com o filme. Em contrapartida, em pacientes criticamente enfermos, costuma ser necessária a obtenção de imagens com um aparelho de raios X portátil à beira do leito, realizando-as em direção ou incidência **anteroposterior (AP)**. Tais radiografias APs envolvem energia radioativa menos potente e uma distância mais curta entre o tubo de raios X e o filme, o que resulta em maior ampliação, mas resolução anatômica reduzida.

Usando-se apenas a incidência PA, em geral é difícil detectar lesões torácicas localizadas atrás do coração, perto do mediastino ou do hemidiafragma, porque essas estruturas são mais densas radiograficamente, com interfaces ruins. Por essa razão, também se faz uma **incidência radiográfica lateral do tórax** para a visualização tridimensional dessas lesões e sua localização dentro dos pulmões. A incidência lateral é feita de forma rotineira com o lado esquerdo do paciente contra o cassete do filme.

Interpretação das radiografias do tórax

Uma **abordagem sistemática** é essencial para avaliar a anatomia normal dos pulmões e do tórax, bem como reconhecer os padrões básicos de doenças respiratórias. Tal abordagem minimiza os erros diagnósticos, ao mesmo tempo que orienta estudos adicionais para se chegar ao diagnóstico correto nos pacientes. Ao rever radiografias do tórax, é importante avaliar simultaneamente a qualidade do estudo com relação aos aspectos técnicos, inclusive a exposição do filme, pois a exposição excessiva diminui e a insuficiente aumenta as densidades radiográficas. É preciso atenção para o posicionamento do paciente e o grau de esforço inspiratório no instante da captura da imagem.

As bases do sucesso na leitura de uma radiografia do tórax são um bom entendimento da anatomia normal e um padrão de pesquisa bem organizado. As estruturas a seguir são fáceis de reconhecer em uma radiografia PA e lateral e devem ser reconhecidas em cada exame. As setas nas Figuras 15.2 e 15.3 correspondem às descrições enumeradas a seguir, respectivamente.

Achados comuns em radiografias frontais (PA ou AP) do tórax

1. O **arco aórtico (AA)** normalmente domina o contorno cardiomediastínico superior esquerdo do paciente, embora possa formar parte do contorno cardiomediastínico direito em indivíduos idosos.

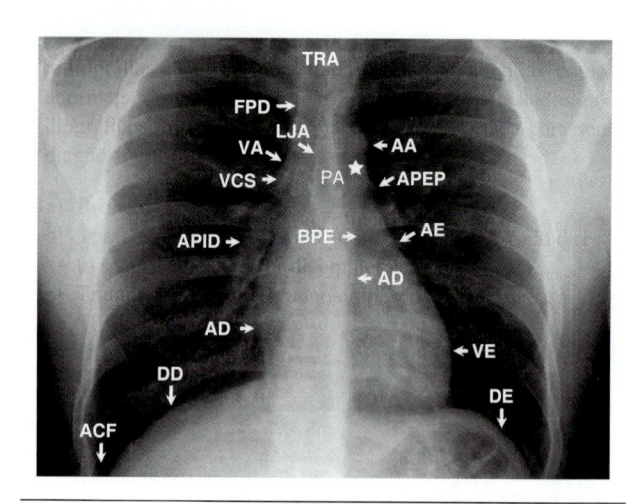

FIGURA 15.2 Radiografia AP padrão do tórax; ver no texto os marcos anatômicos designados aqui por suas abreviaturas comuns. Os estudantes devem notar que cada estrutura será facilmente identificada em toda radiografia examinada.

2. A parede lateral esquerda da **aorta descendente (AD)** em geral é visível conforme segue seu trajeto inferior no tórax.
3. A **artéria pulmonar esquerda proximal (APEP)** é visível na região hilar esquerda, inferiormente ao AA. Quando visualizada, a **artéria pulmonar interlobar esquerda (IPIE)** é notada inferior e lateral à APEP.
4. A janela **aortopulmonar** é a concavidade criada pela sobreposição do AA e a sombra da artéria pulmonar esquerda.
5. O **brônquio principal esquerdo (BPE)** em geral é visto nas incidências frontais, logo abaixo do segmento da artéria pulmonar principal e da artéria pulmonar esquerda.
6. O apêndice do **átrio esquerdo (AE)** projeta-se ligeiramente inferior ao BPE e ao longo do contorno cardiomediastínico esquerdo. O **ventrículo esquerdo (VE)** completa o restante do contorno cardiomediastínico esquerdo.
7. A **veia cava superior (VCS)** é vista na parte mais superior do contorno cardiomediastínico direito do paciente.
8. A **faixa paratraqueal direita (FPD)** é a faixa de tecido mole criada pela interface da parede traqueal lateral direita e o lobo superior direito. Perto da FPD inferior no ângulo traqueobrônquico direito, é possível ver a **veia ázigos (VA)**.
9. A **artéria pulmonar interlobar direita (APID)** sai pelo hilo direito, inferior e lateralmente, sendo a sombra predominante nessa região.
10. O **átrio direito (AD)** forma a borda cardíaca direita e, ocasionalmente, seguindo através do ângulo cardiofrênico entre o coração e o diafragma direito está a sombra que representa a **veia cava inferior (VCI)**.
11. Em geral é fácil ver a **traqueia (TRA)** nas radiografias PA ou AP (frontais).

12. Os contornos do **diafragma direito (DD)** e do **diafragma esquerdo (DE)** são nitidamente visíveis.
13. O **ângulo costofrênico (ACF)** é visível na parte inferior esquerda do tórax.
14. A **linha de junção anterior (LJA)** pode ser vista como uma linha orientada obliquamente sobre o mediastino, representando pontos de contato entre os dois pulmões.

Papel da radiografia lateral do tórax

A radiografia lateral do tórax complementa as imagens frontais. Nela deve-se visar ao reconhecimento das sombras anatômicas normais e entender as relações estruturais.

Achados comuns em radiografias laterais do tórax

1. O **espaço retroesternal (ER)** é a região clara anterior e logo abaixo do esterno. O espaço diminui com o aumento do ventrículo direito durante condições que resultam em **hipertensão pulmonar (HTP)**.
2. A **TRA** é mais uma vez visualizada com facilidade, como na incidência frontal.
3. O orifício brônquico do **lobo superior direito (LSD)** surge como uma área transparente circular que se projeta sobre a continuação da coluna de ar lateral.
4. A parede posterior do brônquio intermédio é representada pela faixa de tecido mole logo abaixo do orifício do brônquio do LSD.
5. A **artéria pulmonar esquerda (APE)** aparece como uma estrutura com densidade de tecido mole que segue sobre o brônquio do **lobo superior esquerdo (LSE)**.
6. A **artéria pulmonar direita (APD)** é visível como uma densidade de tecido mole arredondada. Fica anterior e inferior ao orifício do brônquio do LSD (número 3 desta lista).
7. A **janela infra-hilar (IH,** no * da Figura 15.3) é vista logo abaixo da APD; normalmente, essa área é transparente e contém apenas vasos e brônquios. Portanto, um contorno inesperado pode representar adenopatia patológica ou uma massa pulmonar.
8. O **átrio esquerdo (AE)** é visível ao longo do aspecto posterossuperior do contorno cardíaco e logo abaixo da APD. É possível ver uma ou mais **veias pulmonares (VPs)** como densidades tubulares ou nodulares de tecido mole que se projetam sobre essa região.
9. O **VE** forma o contorno cardíaco posteroinferior.
10. O **ventrículo direito (VD)** compreende as partes anterior e superior do contorno cardíaco nas radiografias laterais. O contorno do VD raramente é visível nas radiografias APs.
11. Um ou ambos os **ângulos costofrênicos posteriores (ACFPs)** são visíveis inferiormente.
12. Os contornos do DD e do DE são visíveis inferiormente.

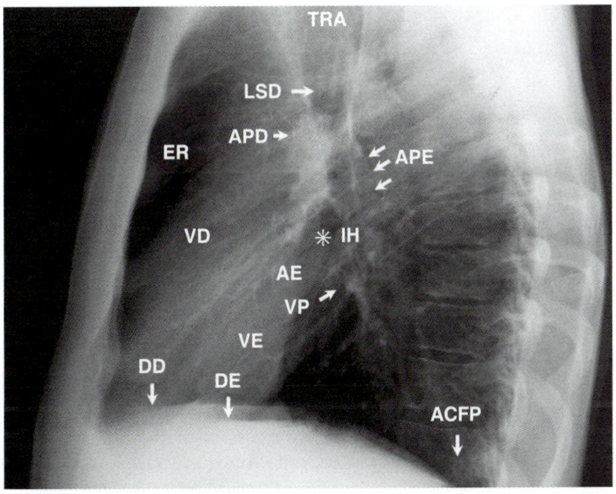

> **▶▶ CORRELAÇÃO CLÍNICA 15.1**
>
> Podem ser usadas outras projeções radiográficas na avaliação de pacientes com doenças do sistema respiratório. Por exemplo, **incidências em decúbito lateral** obtidas com os pacientes deitados sobre seu lado direito, esquerdo ou ambos em sequência são úteis para distinguir **derrames pleurais** de consolidação pulmonar subjacente. Se houver derrames, as incidências em decúbito ajudam a determinar se são loculados ou de fluxo livre e, portanto, amenizáveis por toracocentese (Capítulos 19 e 29). Incidências em decúbito lateral também são úteis para avaliar a possível presença de um **pneumotórax**, pois as radiografias frontais são obtidas em expiração completa. Classicamente, as **radiografias lordóticas** frontais do tórax obtidas com o paciente com as costas inclinadas eram usadas para avaliar opacidades nos ápices pulmonares. No entanto, a ampla disponibilidade da TC torácica agora suplantou aquela estratégia de obtenção de imagem.

Anatomia pulmonar e localização de doença pulmonar

O conhecimento da anatomia pulmonar lobar e segmentar é indispensável para o entendimento dos padrões de doença pulmonar e colapso do parênquima (**atelectasia**). A aplicação desse conhecimento durante a revisão de uma radiografia do tórax também é importante para o planejamento diagnóstico adicional e os procedimentos terapêuticos, como broncoscopia, cirurgia ou radioterapia. Nesse contexto, um dos sinais radiológicos mais comumente reconhecidos e úteis durante a revisão de radiografias torácicas é o **sinal de silhueta** (perda da interface normal). Em condições normais, vê-se um limite distinto quando o pulmão aerado faz contato com uma estrutura de densidade radiográfica diferente como o coração, o mediastino ou o diafragma, mediante a criação de uma interface conforme definida anteriormente (Figura 15.4).

FIGURA 15.3 Radiografia lateral do tórax típica, obtida do lado esquerdo do paciente. Ver no texto os marcos anatômicos assinalados aqui por suas abreviaturas comuns.

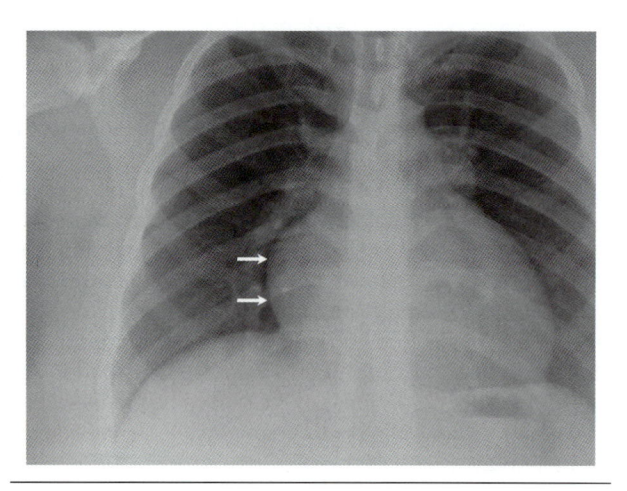

FIGURA 15.4 A interface normalmente proeminente entre o átrio direito (setas) e o tecido do lobo pulmonar médio direito é evidente nessa radiografia AP. Notar os ângulos agudos proeminentes formados pelas interfaces de parênquima aerado com os hemidiafragmas esquerdo e direito. Os estudantes também vão aprender a apreciar a vasculatura pulmonar proeminente com a sombra de abaulamento do átrio direito conforme vista nesse paciente com hipertensão pulmonar.

Entretanto, as doenças do sistema respiratório em geral caracterizam a substituição de ar nos espaços alveolares por células inflamatórias, pus, sangue ou líquido de edema que, isoladamente ou combinados, resultam em tecido **pulmonar consolidado**. Quando o pulmão consolidado está adjacente a tecidos moles com densidade tecido mole/água similar como a do coração e do mediastino, a interface normal criada pelo pulmão aerado é perdida. Essa perda da interface radiográfica normal com densidade de ar-água denomina-se **sinal de silhueta** (Figura 15.5).

Detecção de ar no espaço pleural – pneumotórax

A presença anormal de ar no espaço pleural, ou **pneumotórax**, em geral manifesta-se radiologicamente como uma sombra unilateral, mais escura e homogênea fora da zona de marcas vasculares pulmonares em uma radiografia frontal do tórax (Figura 15.6). Pode ocorrer pneumotórax espontaneamente após ruptura de uma bolha subpleural ou depois de procedimentos invasivos como **toracocentese**, em que há punção da pleura visceral, causando extravasamento de ar (Capítulos 19 e 37). Colocar o paciente em posição ortostática para obter incidências frontais PA ou AP é ideal para diagnosticar um pneumotórax, embora tal condição também possa ser detectada por uma radiografia em decúbito lateral quando obtida com o lado presumivelmente acometido para cima.

▶▶ CORRELAÇÃO CLÍNICA 15.2

É indispensável reconhecer imediatamente um pneumotórax em radiografias do tórax de pacientes hospitalizados que estejam recebendo ventilação com pressão positiva, ou em pacientes com traumatismo agudo que requeira cirurgia de urgência para lesões na iminência de receber assistência ventilatória mecânica. O pneumotórax nessas condições de ventilação com pressão positiva superposta pode progredir rapidamente para **pneumotórax hipertensivo** potencialmente fatal, que se caracteriza por elevações na pressão intrapleural que impedem progressivamente o retorno venoso sistêmico e reduzem o débito cardíaco, ocasionando hipotensão arterial e **colapso cardiovascular**. O tratamento definitivo do pneumotórax consiste em descompressão com agulha, seguida por toracostomia com tubo.

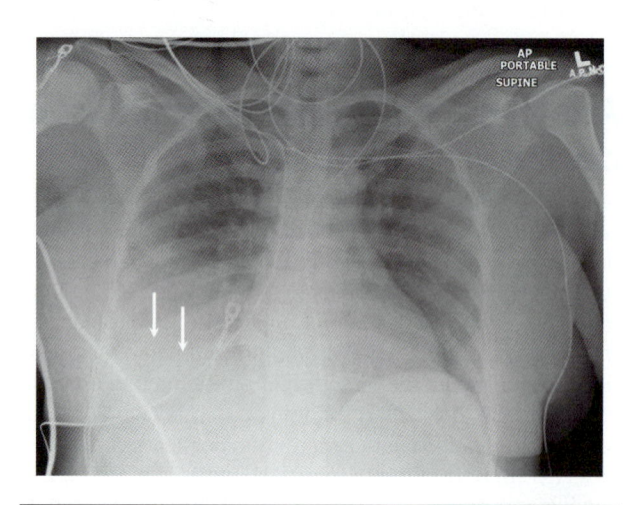

FIGURA 15.5 As setas brancas nessa radiografia AP indicam um sinal de silhueta do lado direito, causado pela perda de visualização do contorno diafragmático direito devido à consolidação do pulmão adjacente no lobo inferior direito. Comparar esta figura com o ângulo costofrênico direito proeminente visível na Figura 15.4.

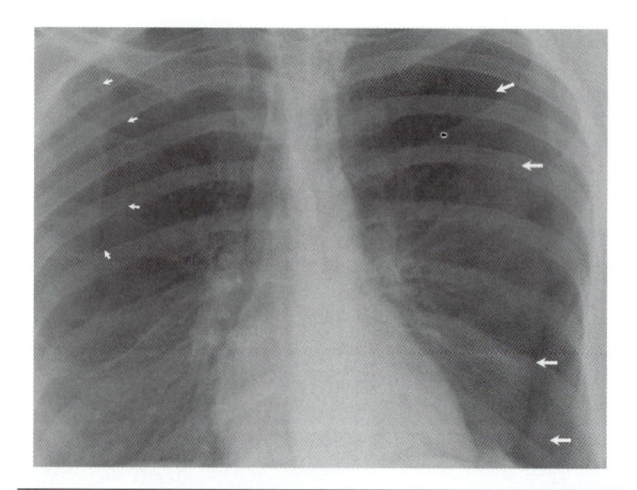

FIGURA 15.6 Pneumotórax espontâneo do lado esquerdo (setas brancas maiores) em um paciente com bolhas bilaterais preexistentes, vistas aqui com áreas muito bem demarcadas de pulmão enfisematoso (as setas brancas pequenas indicam as linhas esbranquiçadas finas das bordas das bolhas). Notar a continuidade da linha da pleura visceral no lado esquerdo, em contraste com as bolhas irregulares.

Detecção de ar fora do tórax – sombras de gás subdiafragmáticas

Para extrair informação diagnóstica máxima de radiografias torácicas, é importante procurar sistematicamente sombras indicativas de coleções anormais de ar/gás, não apenas dentro das margens da parede torácica, como também fora dela. Normalmente, a "bolha" de gás do estômago é visível logo abaixo da sombra diafragmática esquerda (Figura 15.2), a menos que exista transposição dos órgãos intratorácicos e abdominais, denominada *situs inversus*. Qualquer sombra de gás na região subdiafragmática do lado direito do paciente, ou a presença de uma sombra diafragmática dupla, é anormal e sugere alta possibilidade de uma **víscera perfurada** (Figura 15.7).

Os seis padrões básicos de doença pulmonar vistos pelos raios X

1. **Opacidades no espaço de ar:** surgem como opacidades confluentes bem definidas que obliteram as sombras normais criadas pelos vasos sanguíneos pulmonares e frequentemente denotam uma tendência à extensão das superfícies pleurais. Ocorre opacificação do espaço de ar com a substituição do ar nos espaços alveolares do parênquima pulmonar por uma substância alternativa, como células inflamatórias na síndrome da distrição respiratória aguda (SDRA), pus em condições de pneumonia, sangue decorrente de hemorragia pulmonar, água representando edema líquido pulmonar cardiogênico ou não cardiogênico ou células tumorais. Um **broncograma aéreo** é a manifestação característica de opacidade no espaço de ar e pode ser visto quando os alvéolos que circundam um brônquio patente cheio de ar ficam sem ar (Figura 15.8). Portanto, um broncograma aéreo é um sinal fundamental de consolidação e possibilita a localização confiável da opacidade dentro do parênquima pulmonar.

2. **Opacidades intersticiais:** são descritas como linhas lineares ou reticulares, ou septais, espessamento peribroncovascular, nódulos ou um padrão **miliar** generalizado que consiste em inúmeras opacidades pequenas (a definição clínica de miliar é a de múltiplos focos pequenos que lembram pequenos grãos de milho em uma radiografia) (Figura 15.9). Coletivamente, esses achados radiográficos sugerem processos mórbidos localizados no interstício pulmonar; dependendo dos antecedentes clínicos do paciente, podem sugerir diagnósticos específicos.

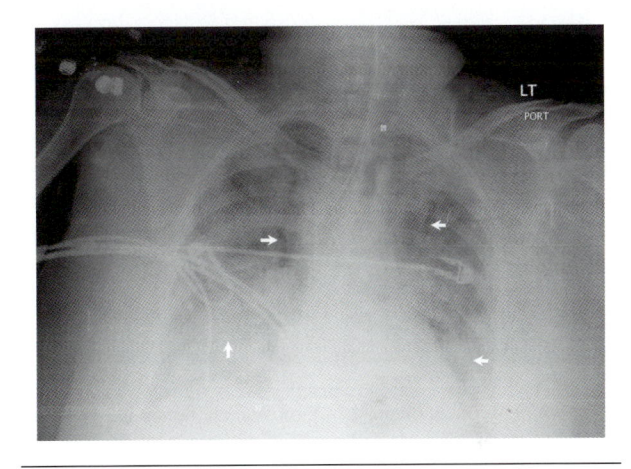

FIGURA 15.8 Opacidades de ar bilaterais do tipo visto com lesão pulmonar aguda. As duas setas inferiores indicam zonas de consolidação do lobo inferior; broncogramas de ar também são visíveis (setas superiores).

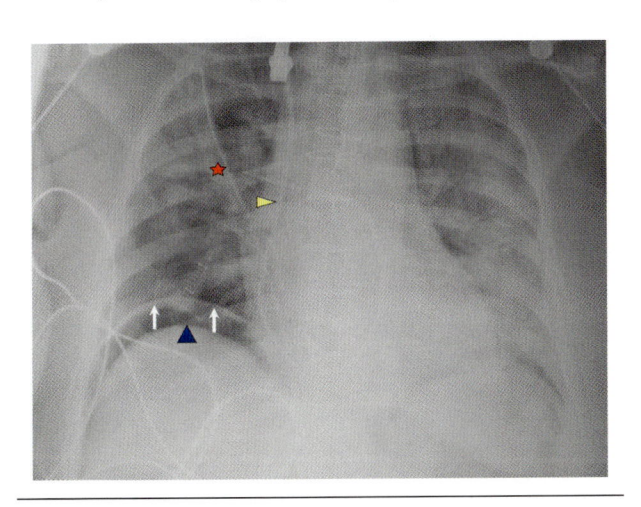

FIGURA 15.7 Vê-se uma coleção de gás subdiafragmática direita anormal (setas brancas) acima do fígado (triângulo azul), secundária a uma laceração esofágica causada pela colocação errada de uma sonda nasogástrica. Também são vistos um tubo de toracostomia no lado direito do tórax (estrela vermelha), um cateter PA (ponta de seta amarela) e opacidades bilaterais no espaço de ar.

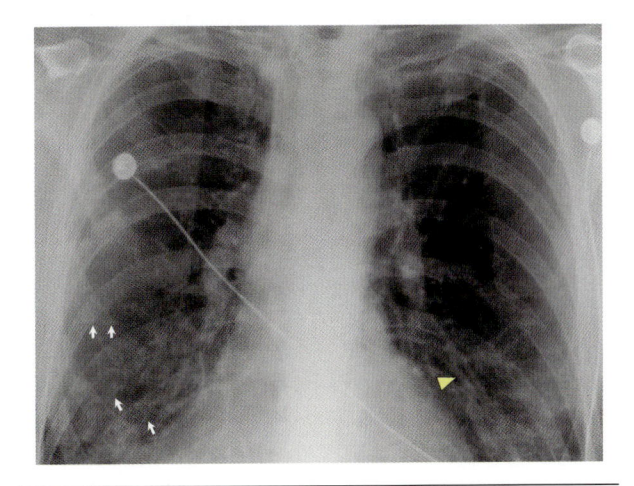

Figura 15.9 Opacidades intersticiais lineares (septais; par superior de setas), opacidades reticulares (par inferior de setas inclinadas) e espessamento peribrônquico (ponta de seta amarela) em um paciente com doença pulmonar intersticial devida a esclerodermia.

3. **Nódulos e massas:** um nódulo é uma opacidade discreta em uma radiografia, medindo menos de 3 cm de diâmetro. Os nódulos são caracterizados ainda com relação a seu número, seu tamanho, às configurações de suas bordas, à localização anatômica e à presença ou ausência de calcificação interna ou cavitação (Figura 15.10a). Os nódulos podem manifestar-se como opacidades ou surgir predominantemente como opacidades dos espaços aéreos intersticiais. Por convenção, opacidades discretas > 3 cm em radiografias são definidas como massas (Figura 15.10b).

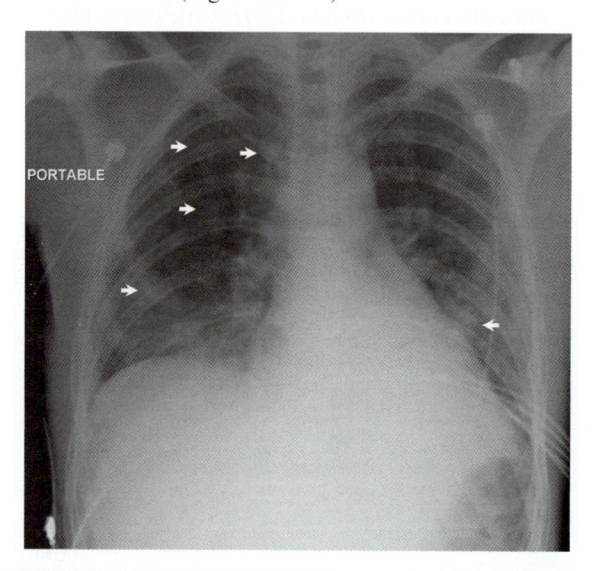

FIGURA 15.10a Radiografia AP mostrando numerosos nódulos pequenos (setas) de densidades variáveis e interfaces de maior ou menor contraste. O paciente em questão foi diagnosticado como tendo bacteriemia por *Staphylococcus aureus* resistente à meticilina; os nódulos representam êmbolos pulmonares sépticos.

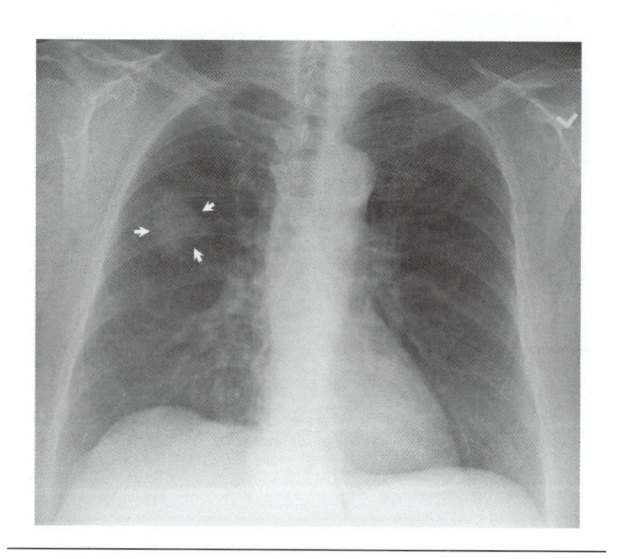

FIGURA 15.10b Radiografia AP do tórax mostrando massa (setas) em uma mulher com 60 anos de idade e história de tabagismo que se apresentou com tosse persistente. A biópsia subsequente dessa massa revelou um carcinoma brônquico não de pequenas células.

4. **Adenomegalia:** o contorno anormal da sombra mediastinal em incidências frontais PA ou AP representa aumento de linfonodo (Figura 15.11) ou uma massa. As localizações características da adenomegalia intratorácica comumente observada em radiografias PAs incluem a área paratraqueal direita, as regiões hilares, a janela aortopulmonar, a região subcarinal e o mediastino superior. Adenomegalia na área retroesternal é mais bem visualizada em radiografias laterais, pois o aumento de linfonodo preenche a janela IH normalmente transparente com um contorno inesperado.

5. **Cistos e cavidades:** tais anormalidades incluem áreas de espaço parenquimatoso pulmonar que normalmente contém tecido pulmonar, mas em vez disso está preenchido com ar, líquido ou ambos. Os cistos em geral têm paredes finas que podem ser compostas por elementos celulares. As cavidades costumam ser criadas por necrose tecidual dentro de um grande nódulo ou massa e evoluem ficando cheias de ar quando os elementos necróticos internos são expelidos na árvore traqueobrônquica (Figura 15.12). Os cistos e as cavidades pulmonares são caracterizados nas radiografias observando-se sua distribuição, seu número, quaisquer características especiais de seu revestimento interno, a espessura de suas paredes e a natureza de seu conteúdo.

6. **Anormalidades pleurais:** a doença pleural tem várias manifestações, a mais comum sendo **derrames pleurais** que, quando em pleura livre, encobrem o ACF, formando uma opacidade meniscoide. Um derrame de grande volume pode mostrar isso ou opacidade de um hemitórax inteiro (Figura 15.13). Em contraste com os derrames em pleura livre, o **espessamento pleural** revela sua não dependência da gravidade e um aspecto sem camadas em radiografias feitas com o paciente em

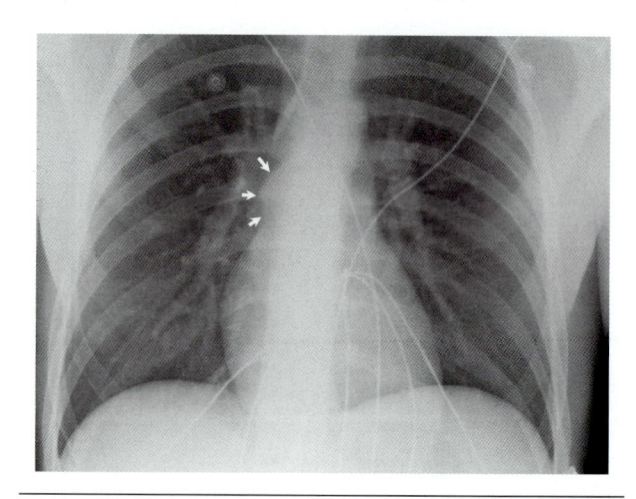

FIGURA 15.11 Um exemplo mais sutil de adenopatia mediastinal direita com contorno anormal (comparar com a Figura 15.2) e densidade logo abaixo da bifurcação da carina nos brônquios principais esquerdo e direito, em um homem com 19 anos de idade, diagnosticado como tendo abscesso mediastínico devido a pneumonia por *Streptococcus intermedius*.

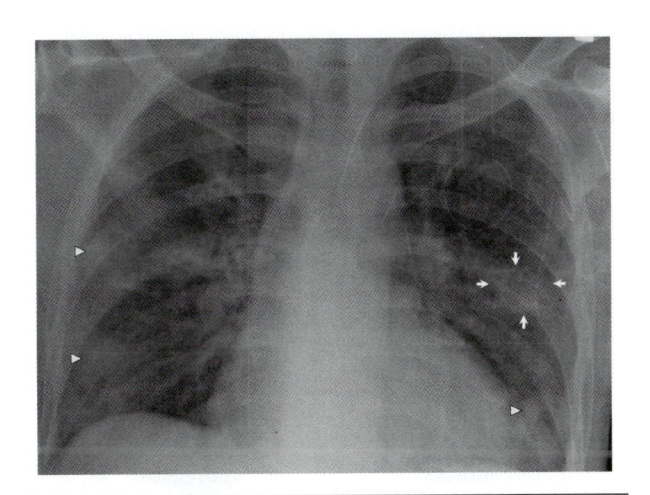

FIGURA 15.12 Exemplo de uma lesão cavitária (setas pequenas) surgindo de um nódulo pulmonar necrótico em um paciente com infecção pelo HIV. Notar também as opacidades nodulares mais débeis, conforme assinaladas bilateralmente pelas pontas de seta.

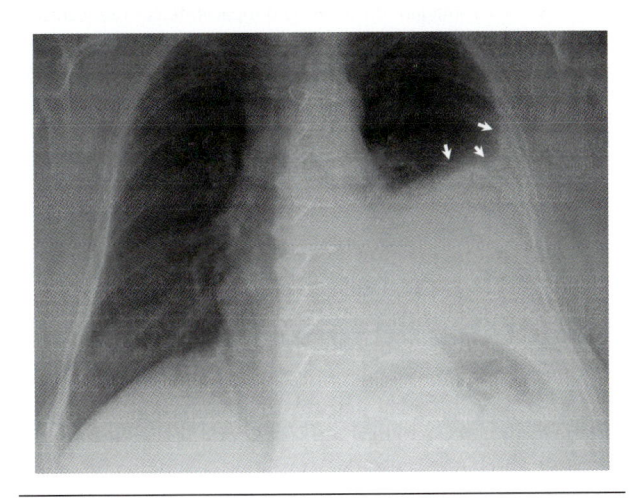

FIGURA 15.13 Um grande derrame pleural do lado esquerdo (setas), que coincidentemente resulta em um sinal de silhueta com o hemidiafragma esquerdo.

mais fácil e acurada, ainda que a um custo maior e com alguma dose de radiação. Por exemplo, a dose de radiação para o paciente de uma simples radiografia do tórax é de 10 mrem, *versus* ~580 mrem de uma TC torácica padrão, mas a TC do tórax aumenta a resolução do contraste por um fator de 200. Tal resolução é particularmente útil para definir a localização segmentar de opacidades no parênquima, avaliar estruturas mediastinais, inclusive adenomegalia, e doenças pleurais. É importante ressaltar que a **angiografia por TC** do tórax feita com injeções intravenosas de meios de contraste tornou-se o método primordial para determinar **embolia pulmonar** (Figura 15.14) (Capítulo 27).

Tomografia computadorizada de alta resolução

A TC de alta resolução (TCAR) é mais útil para avaliar pacientes em que se suspeita de doença pulmonar intersticial, pois sua história e seu exame físico em geral têm valor diagnóstico limitado. A utilização ideal dos achados da TCAR requer a apreciação do **lóbulo pulmonar secundário** como a unidade estrutural básica do pulmão (Capítulo 2), cujos vários componentes normalmente são visíveis em cortes finos da TCAR do pulmão. A **região septal interlobular** consiste em interstício periférico contendo septos interlobulares e subpleurais, VPs e linfáticos. A **região centrolobular** contém o interstício axial com suas estruturas peribroncovasculares, que incluem ramos bronquiolares, arteriais pulmonares e linfáticos. A **região**

decúbito lateral. Espessamento nodular pode sugerir malignidade. **Calcificações pleurais** são comuns na doença pleural relacionada com o asbesto ou como uma sequela de um pneumotórax prévio ou empiema tuberculoso.

Tomografia computadorizada do tórax

Em si, uma radiografia do tórax geralmente não pode definir com clareza os processos de doença, devido às limitações inerentes de resolução, à localização pulmonar segmentar imprecisa e à representação bidimensional. Já a TC torácica proporciona **visualização tridimensional** de estruturas anatômicas intratorácicas, incluindo o parênquima pulmonar, o que torna a interpretação diagnóstica

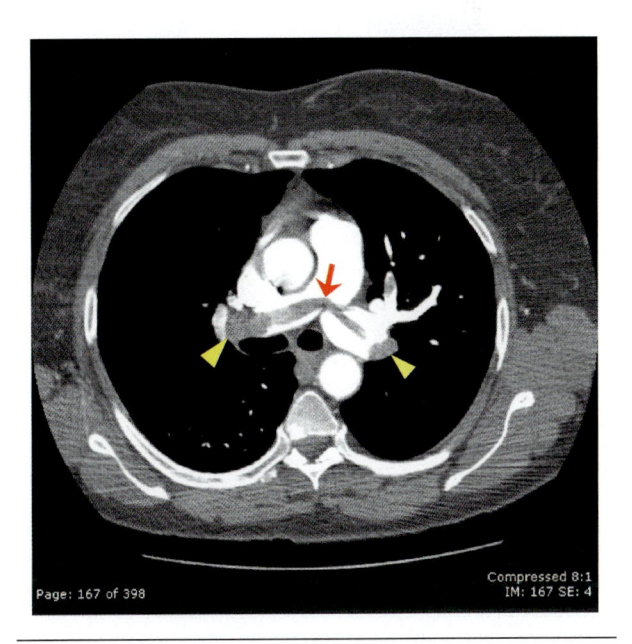

FIGURA 15.14 Angiograma por TC contrastada do tórax mostrando uma embolia pulmonar "em sela" (seta vermelha), bem como defeitos de enchimento nos ramos esquerdo e direito da artéria pulmonar (pontas de seta amarelas), secundários à obstrução por materiais tromboembólicos.

do parênquima lobular contém alvéolos e fibras septais intralobulares (Figura 15.15).

Padrões radiológicos de doença pulmonar parenquimatosa difusa à tomografia computadorizada de alta resolução

O reconhecimento de estruturas anormais do lóbulo pulmonar secundário é fundamental na interpretação de imagens de TCAR (Figura 15.16). As alterações patológicas visíveis em cortes finos de TC incluem espessamento septal interlobular, doenças com distribuição lobular periférica, anormalidades centrolobulares e anormalidades panlobulares. Para simplificar a abordagem com TCAR, os sinais de doença pulmonar difusa podem ser agrupados em quatro padrões gerais: (1) aumento da atenuação, conhecido como "opacidade em vidro despolido" ou consolidação; (2) reticulação com distorção do parênquima, tipificada por fibrose pulmonar; (3) nódulos, grandes ou pequenos, singulares ou múltiplos; e (4) padrões de mosaico e cistos. Esses padrões de doença são combinados com a distribuição de lesões para se formular um diagnóstico diferencial.

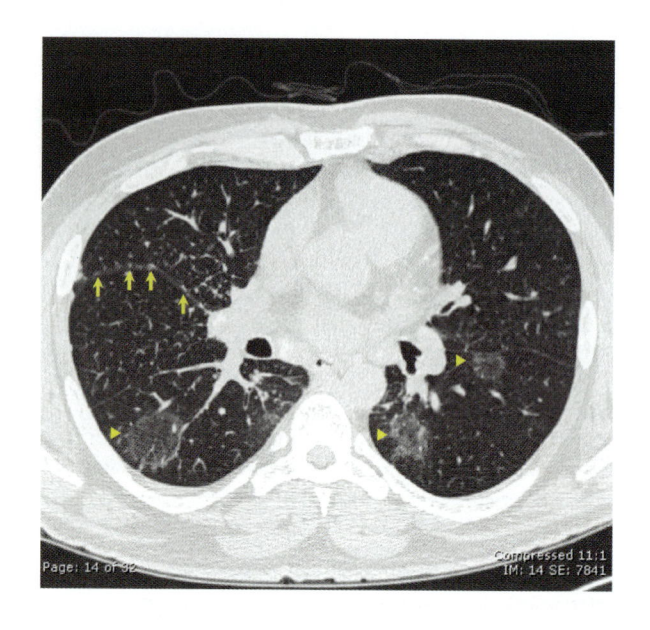

FIGURA 15.16 Imagem de TCAR de um paciente com **sarcoidose**, mostrando opacidades nodulares (setas) sobre a fissura, consistentes com distribuição linfática de inflamação granulomatosa. **Opacidades em vidro despolido** (pontas de seta) nesse contexto representam sarcoidose pulmonar.

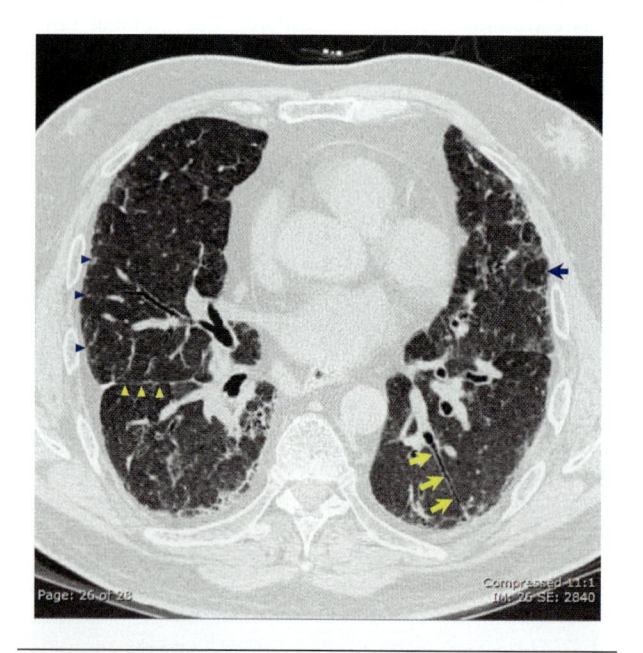

FIGURA 15.15 Imagem de TCAR de um paciente com pneumonite por hipersensibilidade crônica, uma forma de doença pulmonar intersticial (DPI). Estão representados septos interlobulares espessados (pontas de seta azuis), proeminência de fissura (pontas de seta amarelas) decorrente de fibrose e bronquiectasias por tração (setas amarelas) devida a fibrose subpleural e intralobular. Notar também a **atenuação em mosaico** do lobo superior esquerdo (seta azul) com sombras mais escuras e esbranquiçadas no mesmo segmento pulmonar, o que é consistente com aprisionamento de ar.

Imagem por ressonância magnética do tórax

A imagem por ressonância magnética (RM) é uma técnica diagnóstica de imagem não invasiva que identifica a distribuição de água e outras moléculas ricas em hidrogênio no corpo mediante o uso de um campo magnético estático, potente e altamente uniforme, mas sem radiação ionizante. A RM proporciona uma avaliação abrangente mas não invasiva da morfologia e da função de vasos intratorácicos, incluindo a aorta e seus ramos, da vasculatura pulmonar e das veias centrais. Essa modalidade tem várias vantagens, inclusive a obtenção de imagens multiplanares, contraste intrínseco entre o compartimento sanguíneo e a parede vascular, bem como uma ampla variação de contrastes de tecido mole que delineiam estruturas vasculares e perivasculares, evitando o uso de meios de contraste iodados ou radioisótopos.

As indicações para realizar um estudo por RM do tórax incluem: avaliação de massas mediastinais; investigação de suspeita de **tumor de Pancoast** dos ápices pulmonares, especialmente quando se considera envolvimento do plexo braquial; diagnóstico de **síndrome da veia cava superior** como auxílio para o estadiamento de câncer pulmonar quando se suspeita de invasão de grandes vasos, da parede torácica ou do diafragma; e detecção de doenças cardíacas congênitas e adquiridas. Nesse contexto, a principal utilidade da RM do tórax é na avaliação da função cardíaca, incluindo a dinâmica do fluxo, os vasos principais e as câmaras cardíacas ou suas partes constituintes. O uso da RM está evoluindo para a avaliação e o tratamento de pacientes com **hipertensão arterial pulmonar (HAP)**, graças à capacidade de reprodução da técnica e sua acurácia para avaliar a estrutura e a função do VD (Figura 15.17). Em contrapartida, o uso da RM para obtenção de imagens pulmonares atualmente é limitado pelo tempo prolongado necessário para completá-la em comparação com uma TC, a maior cooperação necessária por parte do paciente e sua inadequação para indivíduos muito grandes ou que sofram de claustrofobia. A proximidade de um implante ou qualquer outro objeto metálico nas adjacências do tórax pode ser uma contraindicação relativa ou absoluta à realização da RM.

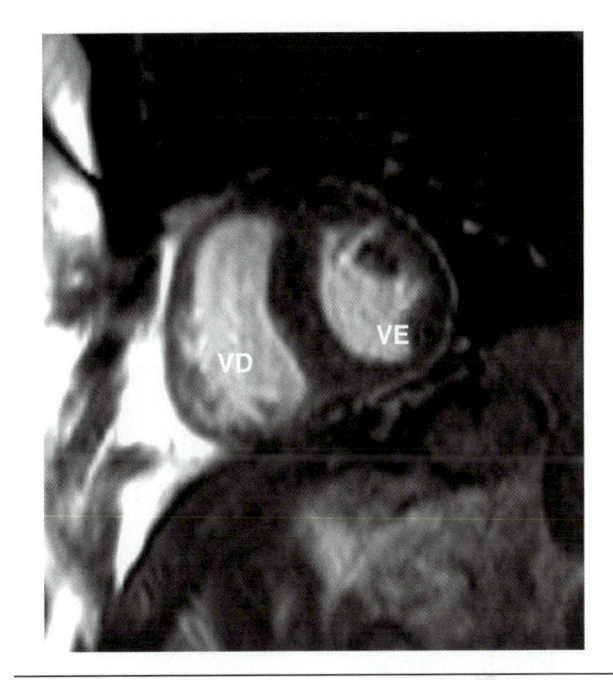

FIGURA 15.17 A RM cardíaca de um paciente com hipertensão pulmonar revela aumento ventricular direito. Notar que a área de corte transversal do VD excede a do VE durante o final da sístole.

Bibliografia comentada

1. Goodman LR. *Felson's Principles of Chest Roentgenology – A Programmed Text*, 2nd ed. Philadelphia, PA: Saunders; 1999. *Texto conceitual conciso, com base em um caso, que ensina como interpretar as imagens radiográficas.*
2. Chen MYM, Pope TL, Ott DJ. *Basic Radiology*, 2nd ed. New York, NY: McGraw-Hill; 2010. *O capítulo sobre radiologia do tórax fornece uma abordagem com base no caso, com questões seguidas pela discussão relacionada com o caso.*
3. Austin JH, Muller NL, Friedman PJ, et al. Glossary of terms for CT of the lungs: recommendations of the Nomenclature Committee of the Fleishner Society. *Radiology*. 1986;200:327-331. *Excelente fonte de consulta para estudantes que estejam formando seu vocabulário de procedimentos diagnósticos.*
4. Webb WR. The 2004 Fleishner Lecture: Thin-section CT of the secondary pulmonary lobule: anatomy and the image. *Radiology*. 2006;239:322-338. *Artigo de revisão que proporciona um entendimento abrangente da anatomia dos lóbulos pulmonares secundários conforme ela se relaciona com a interpretação de cortes finos de TC do tórax em doenças pulmonares difusas.*

ESTUDO DE CASOS E PROBLEMAS PRÁTICOS

CASO 15.1 Um homem com 64 anos apresenta-se com tosse persistente e perda de 9 kg nos últimos seis meses. Ele é fumante, com história de 50 anos-maço de tabaco. O exame físico revela sinais vitais estáveis, com f = 14 respirações/min. Não há anormalidade à percussão durante o exame do tórax; sons broncovesiculares são auscultados sem sibilos. Sua radiografia do tórax (mostrada adiante) é tida como anormal. Ante a história do paciente, qual a descrição mais acurada de sua anormalidade radiológica?

a) Consolidação do lobo superior esquerdo.
b) Atelectasia do lobo superior esquerdo.
c) Massa mediastinal.
d) Massa no lobo superior esquerdo.
e) Dilatação aneurismática da artéria pulmonar esquerda.

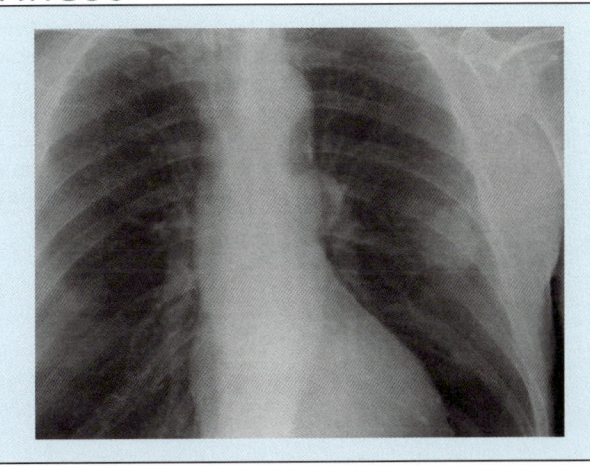

CASO 15.2 Um homem com 49 anos (tabagista até o momento) apresenta-se com dispneia progressiva, associada a desconforto do lado direito, perda de 12 kg e produção de muco esbranquiçado há duas semanas. Nas últimas 48 horas, tossiu sangue vermelho-escuro em pequenas quantidades. O exame físico revela sinais vitais estáveis, mas aumento da f = 22 respirações/min. O exame de sua cavidade oral revela dentição precária, com vários dentes cariados. Há diminuição dos sons respiratórios no lado direito à auscultação. Suas radiografias do tórax (mostradas adiante) são tidas como anormais. Ante a história desse paciente e os achados radiográficos, qual a próxima etapa mais apropriada para seu diagnóstico e/ou tratamento?

a) Broncoscopia diagnóstica.
b) Toracocentese com toracostomia com tubo do lado direito se o diagnóstico for de empiema.
c) Tratamento antimicrobiano empírico e alta para casa.
d) TC contrastada do tórax.

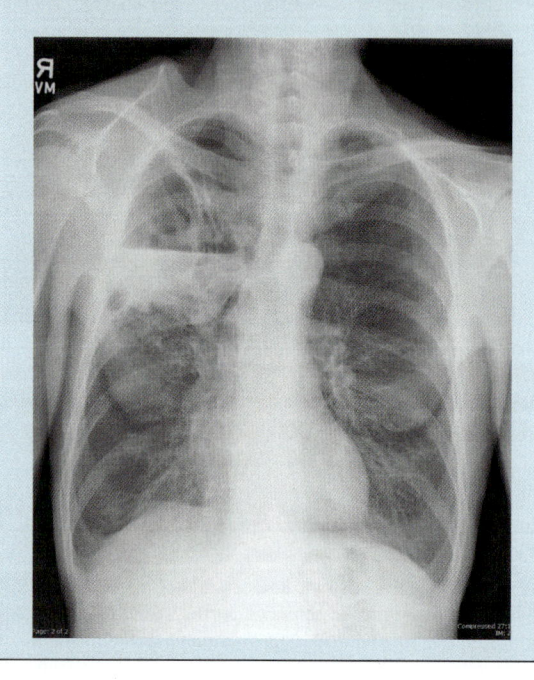

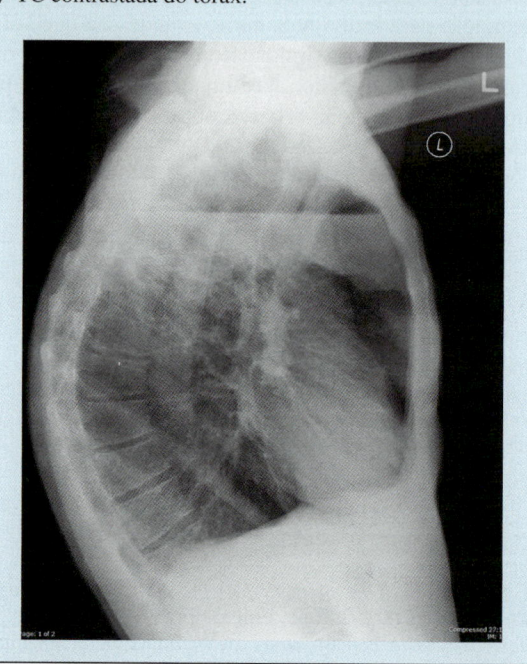

Soluções para o estudo de casos e problemas práticos

CASO 15.1 A resposta mais correta é d, massa no lobo superior esquerdo.

A radiografia do tórax mostra uma opacidade arredondada projetando-se lateralmente e cefálica ao hilo esquerdo. Como a margem medial da opacidade é vista, pode-se excluir uma massa mediastinal (*resposta c*). A artéria pulmonar esquerda pode ser vista com facilidade em sua localização normal (*resposta e*). A opacidade é menor do que o lobo superior esquerdo e não há broncogramas aéreos, o que exclui consolidação (*resposta a*). A margem inferior da opacidade não é uma linha longa reta nem levemente curva, como é a fissura principal, e portanto atelectasia do lobo superior esquerdo também não é evidente (*resposta b*). A TC do tórax do paciente é mostrada a seguir como confirmação.

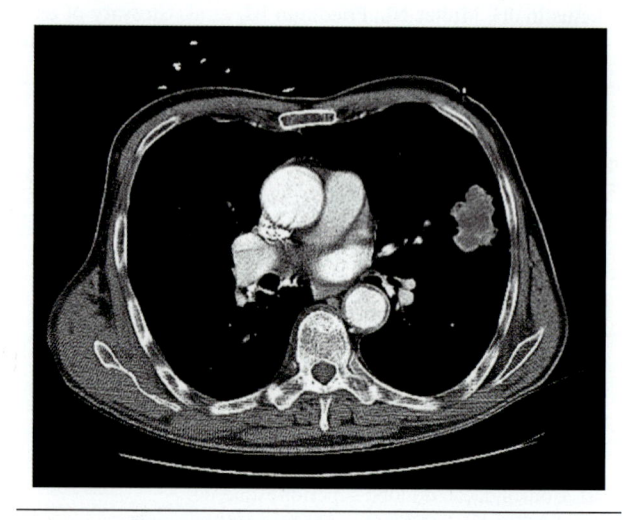

CASO 15.1 TC do tórax confirmando a presença de massa no lobo superior esquerdo. Deve-se lembrar de visualizar cortes de tal TC como se estivessem de pé aos pés do leito do paciente como o homem em posição supina. Assim, como nas radiografias, o lado esquerdo do paciente fica à direita de quem olha.

CASO 15.2 A resposta mais correta é d, obter uma TC contrastada do tórax.

A radiografia do tórax mostra uma grande opacidade arredondada com margens incompletas e um nível de ar do lado direito, sugestivo de abscesso pulmonar. A incidência lateral confirma esses achados e sugere que a cavidade cheia de líquido é maior, ocupando todo o aspecto anterior a posterior do lobo superior direito. A broncoscopia diagnóstica é recomendada para excluir uma lesão endobrônquica (*resposta a*), mas não antes da realização de outro teste diagnóstico para excluir possível infecção pleural acompanhante e definir a anatomia segmentar. A toracocentese seria apropriada se a coleção de líquido pleural fosse confirmada (*resposta b*). O início da terapia antimicrobiana após a obtenção de culturas de sangue e escarro é importante, especialmente ante a história e os achados físicos do paciente, mas liberá-lo para ir para casa sem uma pesquisa diagnóstica apropriada não é recomendado (*resposta c*). Uma TC contrastada do tórax (mostrada adiante) define a anatomia segmentar para a obtenção das melhores amostras possíveis para broncoscopia, podendo excluir coleção de líquido pleural e outras complicações de infecção. O agente de contraste IV irá ajudar a delinear estruturas mediastinais e também a avaliar se há adenomegalia; se esta estiver presente, é fácil obter amostras de linfonodos aumentados durante a broncoscopia.

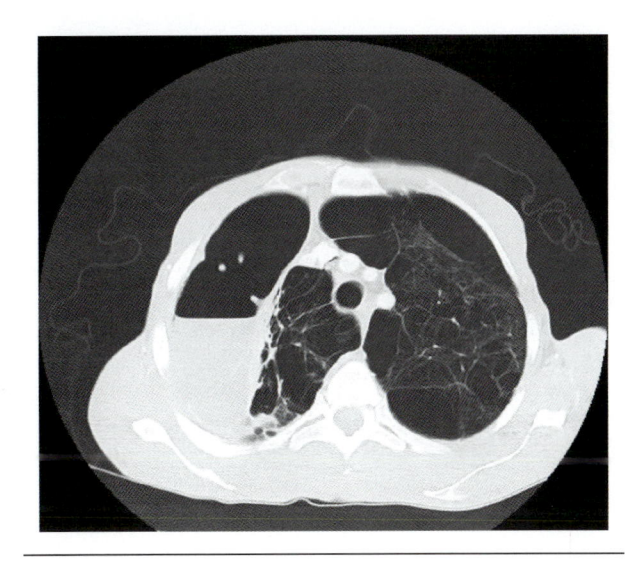

CASO 15.2 A imagem da TC contrastada do tórax do paciente de 49 anos revela um abscesso pulmonar direito cheio de líquido. Uma bolha enfisematosa infectada faz parte do diagnóstico diferencial.

Capítulo 16

Provas de função pulmonar, pletismografia e capacidade de difusão pulmonar

GERALD S. ZAVORSKY, PhD
ANDREW J. LECHNER, PhD

Objetivos de aprendizagem

O leitor deverá:
- Identificar as provas de função pulmonar (PFPs) estáticas e dinâmicas de uso comum para estabelecer padrões obstrutivos e/ou restritivos.
- Descrever o princípio operacional de uma pletismografia de todo o corpo e as medidas obtidas com seu uso.
- Explicar o uso de monóxido de carbono para fazer a estimativa da capacidade de difusão pulmonar e verificar se há doenças nas quais a difusão fica alterada.

Introdução

Neste capítulo, serão vistas as muitas aplicações práticas das **provas de função pulmonar (PFPs)** para avaliar a função pulmonar e a progressão de doença em cada paciente, bem como identificar as principais preocupações quanto à saúde pública nas populações. A variação completa dos procedimentos de PFP pode avaliar a resistência da via aérea, a capacidade residual funcional (CRF) e o volume residual (VR), a capacidade de difusão pulmonar, a gasometria arterial, a capacidade de exercício e até o gasto de energia. Embora tenha sido feita uma introdução à espirometria nos Capítulos 4 e 6, as descrições mais detalhadas aqui incluem critérios diagnósticos específicos para classificar a gravidade dos tipos de doença pulmonar obstrutiva e restritiva, conforme desenvolvidos pela **American Thoracic Society** e pela **European Respiratory Society** (Tabela 16.1).

Espirometria como o ponto de partida para provas de função pulmonar

A espirometria é uma PFP dinâmica e não invasiva que avalia indiretamente a resistência da via aérea, principalmente nos brônquios de tamanho médio. Entre os volumes pulmonares estimados pela espirometria para distinguir distúrbios obstrutivos de restritivos estão: **capacidade vital (CV), capacidade vital forçada (CVF), volume expiratório forçado em um segundo (VEF_1), pico do fluxo expiratório (PFE)** e **volume expiratório forçado na parte média da expiração (VEF_{25-75})**. Há três etapas distintas para se obter uma CVF confiável. Na primeira, a inspiração é medida com o indivíduo inalando o mais profundamente possível para uma capacidade pulmonar total (CPT) antes de uma pausa de 1 segundo naquele volume. Na segunda, o indivíduo exala ao máximo o mais rapidamente possível para o VR, continuando por pelo menos 6 segundos, o que resulta em uma **curva** ou **alça de volume do fluxo expiratório máximo** (Figura 16.1 [a]). Na terceira, o indivíduo inala imediatamente outra vez para a CPT para obter-se uma **alça de volume de fluxo inspiratório**. Pelo menos três desses esforços, porém não mais que oito, são realizados em uma sessão de PFP, com intervalos breves de repouso usando-se um V_T normal entre os esforços, se necessário.

Com esses dados, as maiores CVF e VEF_1 do indivíduo de qualquer das tentativas são registrados, mesmo que os valores mais altos para a CVF e o VEF_1 não ocorram com o mesmo trabalho respiratório. No entanto, as duas maiores estimativas da CVF e do VEF_1 não devem diferir mais de 150 mL, para garantir-se um grau apropriado de **reprodutibilidade**. Se os melhores resultados do paciente diferirem mais de 150 mL, em geral recomenda-se realizar outra prova completa. De modo similar, assim que as alças de fluxo e volume expiratórios tiverem sido colocadas em um gráfico, os resultados da PFP do paciente devem ser avaliados para assegurar que as taxas máximas (em geral perto do início da expiração) não variam mais de 5% entre os dois valores mais altos. Se a variância do paciente exceder essa marca, outra prova completa deve ser realizada.

A forma da alça de fluxo e volume durante a expiração (Figura 16.1 [b]) é modificada pela compressão dinâmica da via aérea, que é independente do esforço durante a expiração (Capítulo 6). Pode haver um "ponto de colapso" no fluxo expiratório, de modo que, se a pressão intrapleural (P_{IP}) ultrapassar a P_{AW}, pode ocorrer colapso da via aérea (Figura 16.2), tornando côncavas as alças de volume e fluxo expiratórios. Não ocorre compressão dinâmica de vias aéreas durante a inspiração porque $P_{IP} < P_{AW}$ em toda

Tabela 16.1 Razões primárias para provas de função pulmonar

Confirmação de um diagnóstico de doença pulmonar primária ou secundária	
Verificar:	Novos sinais de diminuição dos sons respiratórios, estertores, baqueteamento, hiperinsuflação. Sintomas de dispneia, sibilos, ortopneia, tosse, produção de escarro, dor torácica. Exames de imagem e gasometria anormais (hipoxemia, hipercapnia).
Medir:	Efeitos de novas doenças sistêmicas sobre a função pulmonar.
Fazer a triagem:	De tabagistas prévios e atuais, bem como aqueles secundariamente expostos à fumaça. Indivíduos com fatores de risco ocupacionais, domésticos ou sociais.
Avaliar:	Risco pré-operatório e/ou prognóstico para transplante pulmonar, fibrose cística (FC), entre outros.
Monitoração sequencial durante o tratamento de doença pulmonar conhecida	
Avaliar:	Intervenções terapêuticas para asma com broncodilatadores, corticoides, entre outros. Complicações de distúrbios sistêmicos (insuficiência cardíaca congestiva, sarcoidose, etc.). Adequação de antibióticos para FC, antiarrítmicos que afetam a DL_{CO}, entre outros.
Definir:	Complicações pulmonares de doenças cardiovasculares e neuromusculares.
Monitorar:	Reações medicamentosas adversas na vigência ou suspeita de toxicidade pulmonar.
Avaliação de incapacidades e comprometimentos conhecidos ou suspeitos	
Avaliar:	Adequação do paciente para programas de reabilitação médica, industrial ou vocacional.
Confirmar:	Elegibilidade para seguro ou compensação do trabalhador e processos judiciais por lesão pessoal. Obediência às prescrições quanto ao comportamento, farmacológicas e outras atividades recomendadas.
Estabelecimento de normas de saúde pública, planos de ação regional e agendas legislativas	
Pesquisar:	Populações identificadas ou suspeitas de risco para doença pulmonar.
Validar:	Queixas subjetivas de risco ou lesão ocupacional, ambiental ou industrial. Equações de referência derivadas para prever qualquer aspecto relacionado de função pulmonar.

aquela fase da respiração, mantendo abertos as vias aéreas e os alvéolos.

É indispensável comparar os resultados medidos da espirometria de um indivíduo e os dados subsequentes das PFPs (p. ex., volumes e DL_{CO} descritos adiante) com os valores de referência apropriados para a interpretação adequada. Os valores de referência são derivados de estudos feitos com grandes populações saudáveis bem definidas de crianças e adultos não fumantes, expressos como intervalos normais ou distribuições de frequência que representam 95% da população em que foi obtida a amostra. O método mais comum de análise consiste em comparar os dados observados para o valor de referência médio com os resultados expressos tanto em valores numéricos absolutos como porcentagem do valor previsto. O **limite inferior do normal (LIN)** descreve o quinto percentil mais baixo de acordo com as equações de referência com base na idade, no sexo, na altura e, às vezes, na etnia do indivíduo.

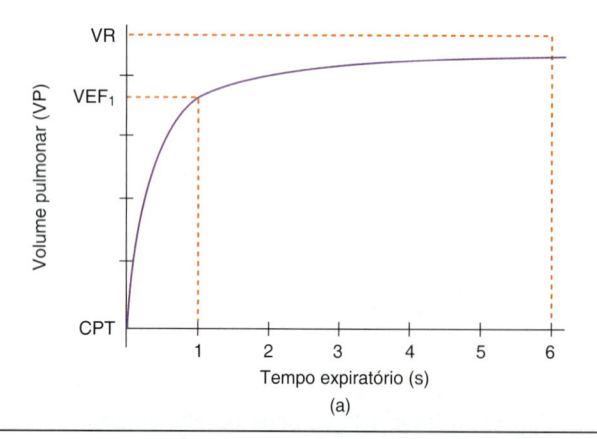

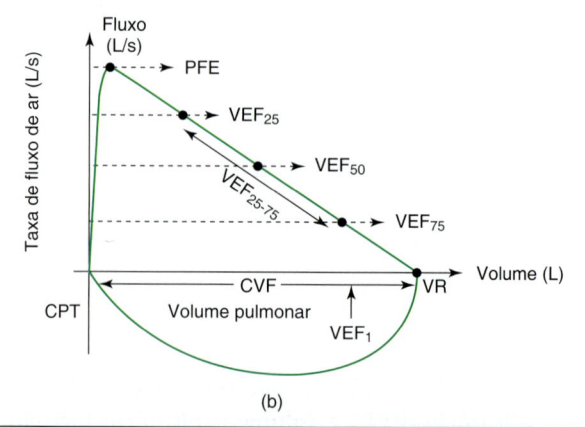

FIGURA 16.1 (a) Uma curva típica de volume expiratório contra o tempo desde o início da exalação. (b) Uma alça completa de fluxo e volume, com a taxa de fluxo como uma função do volume pulmonar da CPT para o VR. Notar que a **curva de fluxo e volume expiratórios** está acima do eixo x e a **alça de fluxo e volume inspiratórios** está abaixo dele.

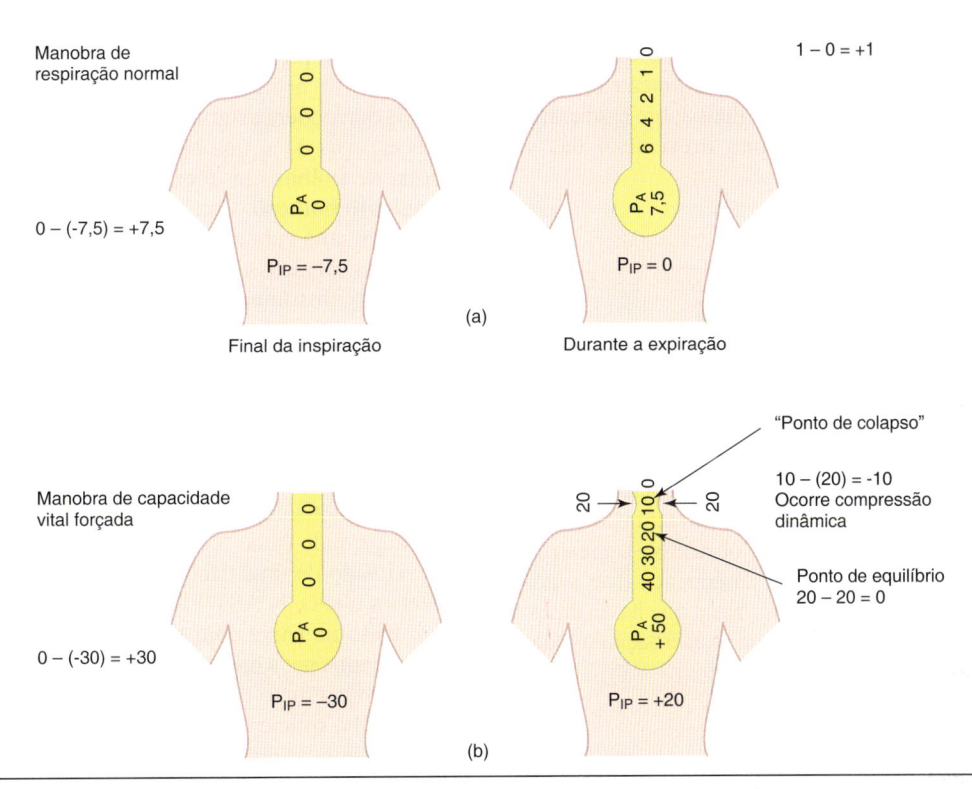

FIGURA 16.2 As pressões intrapleurais, P_{IP}, e as pressões alveolares, P_A, variam na respiração normal e durante uma espirometria. A compressão dinâmica de via aérea é mais provável durante a fase expiratória de uma manobra de CVF. No final de uma inspiração normal ou forçada, $P_A = P_{ATM}$ porque não há fluxo de ar.

Qualquer valor abaixo do LIN é considerado clinicamente anormal. Para determinar a gravidade da obstrução, em geral usa-se o VEF_1 expresso em porcentagem (Tabela 16.2).

>> **CORRELAÇÃO CLÍNICA 16.1**

Em indivíduos sadios, incluindo atletas, é possível observar uma proporção VEF_1/CVF inferior à normal quando o VEF_1 e a CVF estão dentro dos parâmetros normais. Se isso é uma obstrução verdadeira ao fluxo de ar depende da probabilidade prévia de doença obstrutiva e deve ser verificado com outros exames, como resposta ao broncodilatador, DL_{CO}, força do músculo respiratório ou tolerância ao exercício.

Tabela **16.2** Obstrução de via aérea pelos critérios das instituições ATS/ERS*

Nível de gravidade	VEF_1 (% do Previsto)
Leve	> 70%, porém menor que o LIN
Moderado	60 a 69%
Moderadamente grave	50 a 59%
Grave	35 a 49%
Muito grave	< 35%

*ATS/ERS = American Thoracic Society/European Respiratory Society.

Algumas diretrizes das instituições ATS e ERS para o uso e a interpretação dos dados básicos da espirometria incluem os seguintes pontos:

1. A interpretação dos dados espirométricos deve incluir CVF, VEF_1 e VEF_1/CVF, bem como PFE, VEF_{25-75} e CPT, para reduzir o número de **positivos falsos** (alarmes falsos) em populações de adultos ou pediátricas saudáveis.
2. Os resultados espirométricos variam com o tempo e as condições do exame, mas alterações anuais $\geq 15\%$ no VEF_1 ou na CVF costumam ser consideradas clinicamente significativas. A monitoração regular da CVF de um paciente pode fornecer os dados mais úteis para acompanhar a evolução de uma doença torácica restritiva (Capítulo 24).
3. Níveis baixos de função pulmonar à espirometria implicam prognósticos ruins em pacientes com doença cardíaca e pulmonar, mesmo entre não tabagistas. Nos pacientes com fibrose cística (FC) (Capítulo 38), um $VEF_1 < 30\%$ do previsto tem sido associado a uma taxa de mortalidade de 50% dentro de 2 anos. Apesar disso, não se pode prever a gravidade de sintomas ou o risco de mortalidade de um paciente apenas pelo VEF_1.
4. A ausência de melhora aguda no VEF_1 de um paciente com broncodilatadores não exclui uma resposta clínica à terapia broncodilatadora a longo prazo, e os volumes relatados do paciente podem mudar com a medicação, devido à redução no aprisionamento dinâmico de gás e

da hiperinsuflação torácica. Em discussões posteriores sobre doença pulmonar obstrutiva crônica e asma (Capítulos 21 e 22), é apresentado mais sobre esse assunto, no contexto do remodelamento irreversível das vias aéreas.

Determinação da necessidade de provas de função pulmonar avançadas

Com esses dados espirométricos em mãos, os clínicos então podem decidir se os procedimentos de acompanhamento são cabíveis. O algoritmo de avaliação e tratamento (Figura 16.3) desenvolvido pelas instituições ATS/ERS é um guia útil. No entanto, os pacientes podem não ter todos os aspectos de um padrão clássico obstrutivo ou restritivo, dependendo de quão imediata é sua doença e se a gravidade dela afeta a função pulmonar basal que havia antes do início dos novos sintomas ou uma exacerbação aguda de doença preexistente.

Medida dos volumes pulmonares absolutos

A medida direta da CPT é necessária para confirmar uma doença restritiva que possa ser sugerida por uma baixa estimativa da CV. Técnicas de diluição de gás (Capítulo 4) e pletismografia podem medir diretamente a CRF e portanto a CPT, valores de PFP que não podem ser obtidos apenas com a espirometria. Entretanto, ao contrário das técnicas de diluição do hélio (He) e do gasto de N_2 descritas no Capítulo 4, a **pletismografia de corpo inteiro** estima todo o volume de ar intratorácico, mesmo nos espaços cheios de gás que podem estar isolados das principais vias aéreas. Tais espaços de ar que não se comunicam são comuns na forma de **bolhas** em doenças como a FC ou o **enfisema congênito bolhoso** (Capítulos 37 e 38). Portanto, o uso da pletismografia para medir a CRF (e portanto a CPT) é preferível às técnicas de diluição de gás nos pacientes com condições obstrutivas em que pode ocorrer aprisionamento de gás, ou nos pacientes em que se suspeita da coexistência de doenças restritivas e obstrutivas.

A pletismografia baseia-se na física da lei de Boyle (Capítulo 1), que estabelece que a alteração isotérmica do volume de uma quantidade conhecida de gás modifica inversamente a pressão do gás, de modo que: $P_1 \cdot V_1 = P_2 \cdot V_2$. Uma pletismografia de todo o corpo é uma câmara de ar comprimido (uma "caixa para o corpo") com o tamanho aproximado de uma cabine telefônica. De acordo com os critérios atuais da AST/ERS, um indivíduo deve ficar sentado ereto na caixa com clipes no nariz e respirando por meio de uma peça bucal adaptada a um **pneumotacômetro** para medir o fluxo de ar (Figura 16.4). A câmara deve ser de tamanho suficiente para acomodar o indivíduo, sem que ele precise ficar curvado ou hiperestender o pescoço para alcançar a peça bucal. Múltiplos transdutores ficam dispostos na câmara para medir as pressões dentro da caixa, nas vias aéreas e no pneumotacômetro.

Um indivíduo primeiro respira calmamente no pletismógrafo 8 a 10 vezes, à medida que a temperatura estabiliza e um volume expiratório final reprodutível (i.e., CRF) é alcançado. Em seguida, conforme o indivíduo faz uma pausa na CRF, um obturador se fecha para ocluir a via aérea por uns 2 a 3 segundos. Com o obturador fechado,

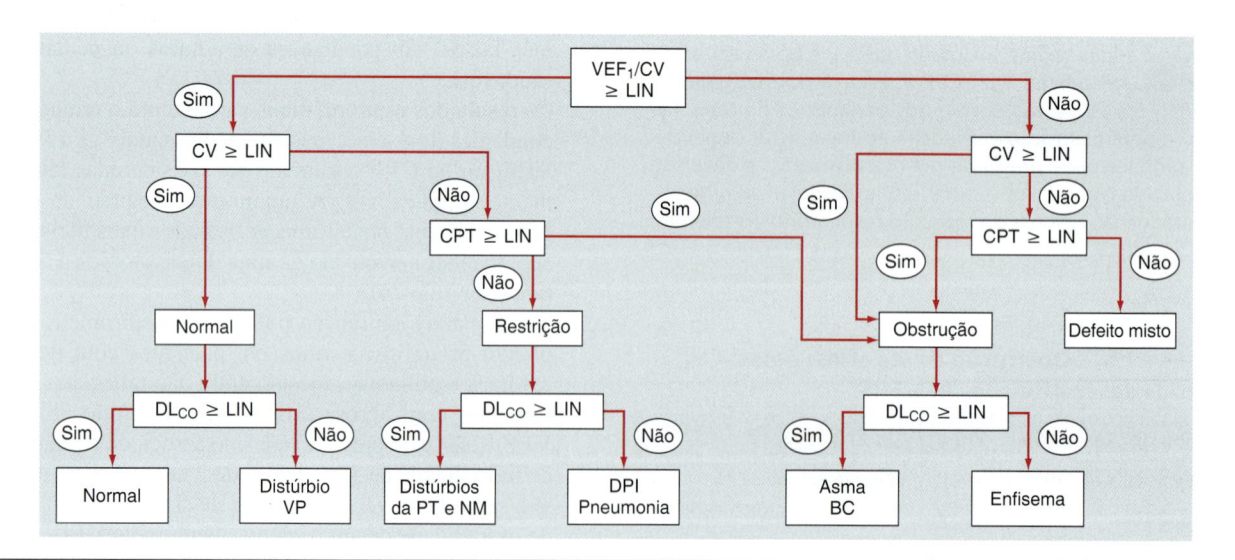

FIGURA 16.3 Algoritmo de avaliação da função pulmonar usando as diretrizes das instituições ATS/ERS. Os pacientes podem não apresentar-se com um padrão clássico, se, por exemplo, sua CV estiver fora do LIN. As decisões clínicas com relação a seguir esse algoritmo dependem da necessidade de intervenção adicional, mas a relação VEF_1/CV é um bom ponto de partida. Os dados da CPT confirmam ou excluem um defeito restritivo. Outras abreviaturas são: VP = vascular pulmonar; PT = parede torácica; NM = neuromuscular; DPI = doença pulmonar intersticial; BC = bronquite crônica.

Capítulo 16 Provas de função pulmonar, pletismografia e capacidade de difusão pulmonar   **153**

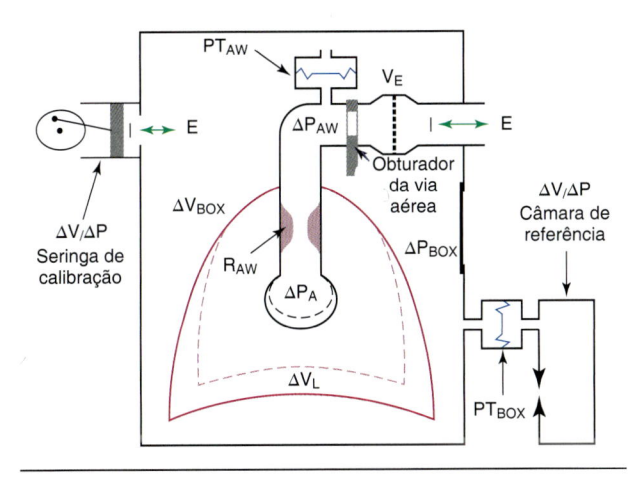

FIGURA 16.4 Diagrama de um pletismógrafo de fluxo integrado com pressão corrigida. As setas verdes mostram como um indivíduo respira por uma peça bucal através da parede da câmara para o ar ambiente (à direita), ação equilibrada por uma seringa de calibração (à esquerda). Os pneumotacômetros na peça bucal (PT_{AW}) e na parede da câmara (PT_{BOX}) deduzem as alterações de volume no tórax do paciente (ΔV_L) e na caixa (ΔV_{BOX}) e suas alterações de pressão associadas (ΔV_{AW}, ΔV_{BOX}) durante a respiração normal, ou quando a inspiração e a expiração são tentadas contra um obturador fechado na via aérea que impede momentaneamente a ventilação pulmonar real.

pede-se ao indivíduo para ofegar discretamente (f = 0,5 a 1 Hz) com esforço suficiente para criar oscilações em sua P_{AW} de cerca de ± 8 mmHg. O ideal é registrar 3 a 5 manobras de respiração ofegante tecnicamente corretas antes de liberar o obturador. Assim que a via aérea é reaberta, o indivíduo exala completamente até o VR, em seguida inala devagar até a CPT e então exala lentamente de volta ao VR. Essa sequência de etapas é considerada uma manobra completa de CRF. O indivíduo então é instruído a reassumir a respiração normal calma até o obturador ser fechado e fazer-se outra tentativa.

Embora nenhum ar se mova para os pulmões durante a tentativa de ofegar, a P_{AW} flutua por uma quantidade mensurável, ΔP_{AW}, enquanto a quantidade fixa de gás nos pulmões (= CRF) se expande e contrai em uma quantidade desconhecida, ΔV_L. Durante os mesmos esforços para ofegar, o volume de ar que circunda o indivíduo na caixa também flutua em uma quantidade desconhecida, ΔV_{BOX} mesmo que sua pressão oscile em uma quantidade mensurável, ΔP_{BOX}. São dadas injeções periódicas de ar por meio de uma seringa com o êmbolo calibrado operando nas frequências respiratórias típicas enquanto o indivíduo está na caixa. Essas injeções fornecem valores precisos da proporção $\Delta V_{BOX}/\Delta P_{BOX}$ com o indivíduo dentro da caixa. Tais proporções são então usadas em repetições sequenciais da lei de Boyle para solucionar primeiro a ΔV_{BOX} desconhecida (enquanto o indivíduo está ofegante), em seguida a ΔV_L desconhecida do indivíduo (ofegando) e por fim a CRF real do indivíduo. Para se conseguir um nível apropriado de repetição, devem ser realizadas pelo menos três manobras de respiração ofegante que produzam estimativas da CRF real do indivíduo com variação de 5% entre elas.

> **▶▶ CORRELAÇÃO CLÍNICA 16.2**
>
> Essa relação derivada entre a CRF de um indivíduo e o volume de ar na câmara sem o indivíduo em condições estáticas do obturador é então extrapolada para eventos dinâmicos enquanto o indivíduo está respirando livremente. Dessa maneira, a resistência dinâmica da via aérea (R_{AW}) é calculada pela lei de Ohm, a partir do $\dot{V}_E$ e da ΔP_A observados. Inovações dos fabricantes no planejamento desses aparelhos continuam a fornecer mais informação, melhor acurácia e maior facilidade de operação, incluindo não mais que um indivíduo fique fisicamente preso em uma câmara de ar comprimido.

Medida da capacidade de difusão pulmonar

A **capacidade de difusão pulmonar do monóxido de carbono** (DL_{CO}) é uma PFP-padrão que estima a difusão alveolar-capilar de gases como o O_2 e o CO_2. Entretanto, a medida da taxa de transferência de O_2 através das membranas alveolares implica dificuldades técnicas causadas pelos altos níveis basais de O_2. Consequentemente, o CO tem sido usado em larga escala como um índice substituto da transferência de O_2, devido sobretudo à sua alta afinidade pela hemoglobina (Hb), que resulta na consideração do CO como um gás limitado apenas pela difusão (Capítulos 3 e 9).

O protocolo mais amplamente usado para a DL_{CO} é o **método de respiração única** (Figura 16.5). Após algumas respirações normais em repouso, os indivíduos exalam até o VR e então inalam uma mistura-padrão de gases (F_{ICO} = 0,003; F_IHe = 0,100; F_{IO2} = 0,207; F_{IN2} = 0,690) até a CPT. Para completar o teste adequadamente, mais de 85% da CV de um indivíduo devem consistir nessa mistura-padrão de gases inalada até a CPT. Mantendo a CPT por 10 segundos, os indivíduos devem evitar todas as pressões positivas na via aérea que diminuam o fluxo sanguíneo pulmonar e o volume capilar, V_c (ver **manobra de Valsalva**), ou pres-

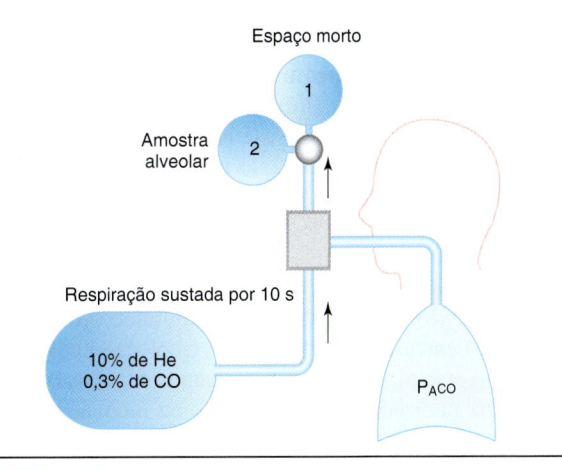

FIGURA 16.5 Método da respiração única para determinar a DL_{CO}. Um indivíduo que previamente respirava ar ou O_2 é colocado no VR para inalar gás contendo concentrações conhecidas de He e CO que serão usadas para determinar a CRF e a capacidade de difusão, respectivamente.

sões extremamente negativas nas vias aéreas que aumentem artificialmente o $\dot{Q}$ e o V_c (ver **manobra de Müller**). Após prender a respiração por 10 segundos na CPT, o indivíduo exala completamente até o VR de maneira suave e ininterrupta, sem forçar. Devido aos gases não diluídos dentro do volume do espaço morto, o primeiro litro de ar exalado é descartado. O segundo litro de ar exalado pelo indivíduo é colhido e analisado para registro da concentração equilibrada de CO, a $F_{A CO_2}$, e sua pressão parcial, a P_{ACO} (Capítulo 8), no final da respiração sustada. A DL_{CO} então é calculada como a quantidade total de CO absorvida pelo indivíduo a partir da quantidade inspirada ($F_{I CO} - F_{A CO}$) dividida pela P_{ACO} que serviu como o gradiente de pressão direcional no sangue capilar pulmonar do paciente. A medida simultânea do equilíbrio da [He] permite uma estimativa acurada do volume pulmonar pelos princípios da diluição discutidos no Capítulo 4.

A DL_{CO} estimada em todo o pulmão por esse teste consiste nas capacidades de difusão sequenciais da membrana alveolar-capilar e no sangue capilar pulmonar (Capítulo 9). Na verdade, a DL_{CO} é calculada usando-se a equação para resistores em série:

$$\frac{1}{DL_{CO}} = \frac{1}{DM_{CO}} + \frac{1}{\Theta_{CO} \cdot V_c}$$

onde DM_{CO} é a capacidade de difusão do CO na membrana alveolar, V_c é o volume sanguíneo capilar pulmonar (Capítulo 7) e Θ_{CO} é o **coeficiente de condutância do CO para transferência sanguínea**, a taxa-padrão em que 1 mL de sangue total irá captar CO em mL de STPD por minuto por mililitro de mercúrio de pressão parcial. A unidade para DL_{CO} é mL • (min^{-1} • mmHg^{-1}) ou mL • min^{-1} • mmHg^{-1}, ou pode ser escrita como mL/(min • mmHg^1). As unidades para DL_{CO} e artigos de pesquisa registram a DL_{CO} como mL/min/mmHg (mL/min/kPa na Europa). A aproximação usada mais comumente para o Θ_{CO} foi derivada por Roughton e Forster (1957), que mostraram que:

$$1/\Theta_{CO} = 0,73 + \{0,0058 \cdot (P_{A O_2}) \cdot 14,6/[Hb]\}$$

onde [Hb] é expressa em g/dL de sangue arterial ou venoso. A **resistência da membrana à difusão, 1/DM$_{CO}$**, e a resistência eritrocitária, $1/(\Theta_{CO} \cdot V_c)$, em geral contribuem quase igualmente para a resistência de difusão global do pulmão, $1/DL_{CO}$. Para estimar as contribuições individuais feitas pela DM_{CO} e do V_c para a DL_{CO}, o método da respiração única é feito duas vezes, com uma $F_{I O_2}$ = 0,207 e então 0,897, para atingir dois valores amplamente separados para a $P_{A O_2}$ de cerca de 100 e 600 mmHg, respectivamente. Usando a $P_{A O_2}$ do indivíduo medida durante cada teste de respiração única, o valor de $1/DL_{CO}$ é colocado no eixo y e $1/\Theta_{CO}$ no eixo x. Uma linha reta ligando esses dois pontos resulta na intersecção y ($1/DM_{CO}$) e na inclinação ($1/V_c$) (Figura 16.6). Em geral consegue-se acurácia suficiente com 4 a 6 testes de respiração única, 2 a 3 na $P_{A O_2}$ baixa e 2 a 3 na alta.

Não devem ser realizados mais de cinco testes para DL_{CO} por sessão, para evitar acúmulo de HbCO, pois a última aumenta ~0,7% por teste de respiração única. Para cada 1% de aumento na HbCO, há uma diminuição aproximada de 1% na DL_{CO}, devido à redução no $1/\Theta_{CO}$ causada por tais hemoglobinas disfuncionais. Tabagistas regulares podem ter uma HbCO de 5 a 10%, muito mais alta que em não tabagistas, cuja HbCO = 0,7 a 1%. Quando dois testes para DL_{CO} caem dentro de 3 mL • min^{-1} • mmHg^{-1} de cada, a média de ambos os testes é registrada. Variações normais a cada mês na DL_{CO} são de cerca de 5 mL • min^{-1} • mmHg^{-1}. Portanto, variações maiores têm importância clínica. Um esquema de classificação da gravidade de uma redução na DL_{CO} em comparação com valores normativos é mostrado na Tabela 16.3.

> ▶▶ CORRELAÇÃO CLÍNICA 16.3
>
> Em pacientes com doença obstrutiva de via aérea ou edema, a DL_{CO} e a DM_{CO} estão reduzidas pela perda ou pelo espessamento das membranas alveolares-capilares. Os pacientes com anemia também terão uma diminuição da DL_{CO}. Contudo, alguns hospitais e centros de pesquisa atualmente também corrigem a DL_{CO} para a Hb nesses pacientes. Como tal, a DL_{CO} corrigida excluiria a anemia como um fator na interpretação da DL_{CO}. No estágio inicial de insuficiência cardíaca congestiva, fibrose pulmonar ou obesidade grave, a DL_{CO} pode diminuir por causa de um padrão ventilatório restritivo que diminui a área pulmonar total disponível para difusão do CO. Pacientes com policitemia (inclusive aquela devida à exposição a altitude elevada), **síndrome de Goodpasture**, insuficiência cardíaca congestiva em estágio final ou **hemorragia intrapulmonar** também poderiam ter uma DL_{CO} aumentada, proporcional a qualquer aumento no V_c ou na [Hb] circulante (de ~0,7% por g de Hb/dL).

Tabela **16.3** Avaliação da gravidade da DLCO pelos critérios das instituições ATS/ERS

Nível de gravidade	DL$_{CO}$ como % do valor previsto
Leve	> 60%, porém menos que o LIN*
Moderado	40 a 60%
Grave	< 40%

*LIN = limite inferior da variação normal para idade, sexo, altura e etnia.

> ▶▶ CORRELAÇÃO CLÍNICA 16.4
>
> Apenas quatro contraindicações foram determinadas para as provas de função pulmonar descritas neste capítulo: dor torácica ou abdominal, dor facial ou oral, incontinência urinária por *stress* e demência. Gestação ou idade avançada não são consideradas contraindicações para a medida da capacidade de difusão pulmonar utilizando o método de respiração única (DL_{CO}).

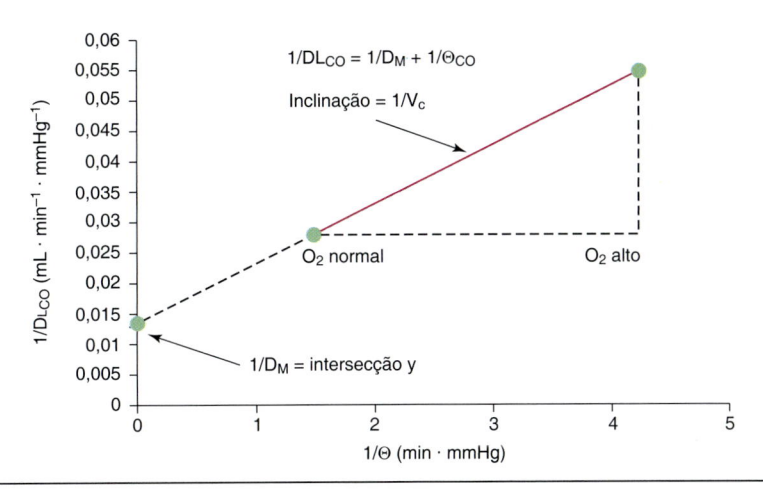

FIGURA 16.6 Esquema do método de duas etapas de Roughton e Forster para registrar a DM_{CO} e o volume sanguíneo capilar pulmonar (V_c) a partir de um teste convencional de respiração única para DL_{CO}. Conforme descrito no texto, um indivíduo inala do VR até a CPT uma mistura de gases com 0,3% de CO/10% de He/20,7% ou 89,7% de O_2/N_2 em equilíbrio. Quando os resultados são colocados em um gráfico como mostrado, o inverso da inclinação = V_c e o inverso da intersecção y = DM_{CO}.

Bibliografia comentada

1. Miller MR, Hankinson J, Brusasco V, et al. Standardisation of spirometry. Europ Respir J. 2005;26:319-338; and Miller MR, Crapo R, Hankinson J, et al. General considerations for lung function testing. Europ Respir J. 2005;26:153-161. *Estes dois artigos contêm os "padrões-ouro" para a espirometria rotineira e descrevem considerações sobre o paciente e detalhes laboratoriais conforme recentemente aprovados em conjunto pela American Thoracic Society e pela European Respiratory Society (ATS/ERS).*
2. Wanger J, Clausen JL, Coates A, et al. Standardization of the measurement of lung volumes. Europ Respir J. 2005;26:511-552; and Macintyre N, Crapo RO, Viegi G, et al. Standardization of the single-breath determination of carbon monoxide uptake in the lung. Europ Respir J. 2005;26:720-735. *O primeiro artigo fornece as diretrizes definitivas para a avaliação do volume pulmonar estático e o segundo para a determinação da DL_{CO}, normas estabelecidas, aprovadas e promulgadas em conjunto pelas instituições ATS/ERS.*
3. Pellegrino R, Viegi G, Brusasco V, et al. Interpretive strategies for lung function testing. Europ Respir J. 2005;26:948-968. *Este artigo descreve equações de referência, consideração dos defeitos do ventilador e outros obstáculos para a interpretação adequada dos resultados de PFP, também aprovados em conjunto pelas instituições ATS/ERS.*
4. Roughton FJW, Forster RE. Relative importance of diffusion and chemical reaction rates in determining rate of exchange of gases in the human lung, with special reference to true diffusing capacity of pulmonary membrane and volume of blood in the lung capillaries. J Appl Physiol. 1957;11:290-302. *Os autores estão entre os primeiros a desenvolver um modelo conceitual de DL_{CO} que incluía tanto a membrana alveolar como os eritrócitos como resistências sequenciais ao fluxo de gás.*

ESTUDO DE CASOS E PROBLEMAS PRÁTICOS

CASO 16.1 Descreva o padrão fisiológico (p. ex., obstrutivo vs. restritivo) mais provável de ser medido em um indivíduo que não pode ou não quer fazer as manobras expiratórias espirométricas esperadas com o esforço máximo.

CASO 16.2 Que resultados para o VEF_1 e a CVF são esperados em um indivíduo com uma limitação combinada do fluxo de ar, como poderia ocorrer com asma mal controlada mais um processo restritivo subjacente, como fibrose intersticial? Qual prova de função pulmonar adicional poderia ajudar a resolver a situação em tal paciente?

CASO 16.3 Além das alterações no calibrador das vias aéreas de condução e da elasticidade do parênquima pulmonar, que outros fatores não pulmonares, anatômicos ou funcionais podem influenciar a medida da CVF de um indivíduo?

CASO 16.4 Um homem com 55 anos que fumou 10 cigarros nos últimos 90 minutos agora tem uma HbCO medida de 10%. Se sua DL_{CO} medida no mesmo dia é de 21,4 mL × min^{-1} × $mmHg^{-1}$, qual a melhor aproximação da DL_{CO} real desse paciente?

a) 18,2 mL × min^{-1} × $mmHg^{-1}$
b) 23,5 mL × min^{-1} × $mmHg^{-1}$
c) 19,1 mL × min^{-1} × $mmHg^{-1}$
d) 20,1 mL × min^{-1} × $mmHg^{-1}$
e) 22,5 mL × min^{-1} × $mmHg^{-1}$

Soluções para o estudo de casos e problemas práticos

CASO 16.1 O padrão fisiológico mais provável nesse paciente seria obstrutivo. Todo esforço deve ser feito para se realizar a espirometria para melhorar a capacidade de um paciente. O término prematuro de um teste espirométrico em si não é razão suficiente para eliminar os resultados da avaliação. Em geral, ao menos a estimativa do VEF_1 é útil, dependendo da extensão da exalação, e deve ser registrada, mesmo que as manobras tenham terminado prematuramente.

CASO 16.2 Um paciente com distúrbios pulmonares mistos pode ter um VEF_1 abaixo do previsto para a idade, a altura e o sexo, bem como uma CVF abaixo do LIN. Em tais pacientes, a proporção VEF_1/CVF pode estar normal, ou pelo menos > LIN. Para testar um padrão restritivo e confirmar um resultado baixo para a CVF, deve-se medir a CPT do paciente pela pletismografia de todo o corpo. Se a pletismografia confirmar que a CPT < LIN, então o paciente tem distúrbios obstrutivos e restritivos. No entanto, se a CPT > LIN, então o paciente tem primariamente um distúrbio obstrutivo, devendo-se fazer um teste para a DL_{CO}. Se a DL_{CO} > LIN, é mais provável que o paciente tenha asma e/ou bronquite crônica. Se a DL_{CO} < LIN, então enfisema é mais provável (ver Figura 16.3, algoritmo para avaliação da função pulmonar).

CASO 16.3 Várias condições não pulmonares podem afetar a CVF. Por exemplo, costelas fraturadas podem aumentar a complacência do tórax e, portanto, as estimativas da CVF e da CPT. Durante submersões prolongadas que mergulhadores com equipamento (*scuba*) e *snorkel* experimentam, a pressão externa da água sobre os elementos torácicos em geral diminui a CVF e a CPT. Roupas de contenção ou outras restritivas também podem reduzir a CVF e a CPT.

CASO 16.4 A resposta mais correta é b.

Para cada % de HbCO presente, a DL_{CO} medida diminui na mesma quantidade da DL_{CO} normal. Nesse paciente com HbCO = 10%, a DL_{CO} medida é de 21,4 mL × min^{-1} × $mmHg^{-1}$. Multiplicando o valor medido de 21,4 por 110%, corrige-se o valor real de 23,5 mL × min^{-1} × $mmHg^{-1}$ que seria encontrado se a HbCO desse paciente fosse de 0%.

Capítulo 17

Gasometria arterial e sua interpretação

MARY M. MAYO, PhD
ANDREW J. LECHNER, PhD

Objetivos de aprendizagem

O leitor deverá:
- Identificar os distúrbios acidobásicos primários com base nos resultados laboratoriais do paciente e o grau de compensação.
- Distinguir os papéis dos pulmões e dos rins na manutenção da homeostasia acidobásica.
- Identificar causas comuns de acidose e alcalose metabólicas, bem como de acidose e alcalose respiratórias.
- Usar o cálculo do hiato aniônico para identificar causas de acidose metabólica.

Introdução

Embora a alimentação humana seja essencialmente neutra com respeito ao seu pH, vários processos metabólicos aeróbicos e anaeróbicos criam grandes quantidades de ácido diariamente, a partir do catabolismo de carboidratos, gorduras e proteínas. O corpo mantém uma [H^+] constante, de modo que o pH sanguíneo e extracelular fica próximo de 7,4, enquanto o intracelular é de cerca de 7,1. O tampão mais responsável por isso é o sistema HCO_3^-/H_2CO_3, regulado pelo comportamento coordenado dos pulmões e rins. O metabolismo aeróbico produz CO_2 gasoso, que se combina com água para formar ácido carbônico volátil, H_2CO_3. Os pulmões são os principais responsáveis pela eliminação do CO_2. O metabolismo anaeróbico de glicose e gordura, bem como algum catabolismo de proteína, produz **ácidos não voláteis** ou fixos, como o ácido láctico, o ácido sulfúrico e o ácido fosfórico, a maioria sendo excretada pelos rins. Em um período de 24 horas, uma pessoa pesando 70 kg produz 70 a 100 mmol desses ácidos não voláteis, *versus* 20 moles de CO_2, tudo sem alteração significativa no pH plasmático. Uma V_A efetiva controla a excreção de CO_2, enquanto o rim excreta ácidos não voláteis e reabsorve ou regenera HCO_3^-. Os pulmões e rins mantêm um equilíbrio de CO_2 e HCO_3^- e, portanto, o pH_a próximo de 7,4 (Figura 17.1).

Categorias básicas de acidose e alcalose

Acidose e **alcalose** são termos que descrevem processos primários que modulam a [H^+] nas populações de pacientes, cada um podendo ter origem **metabólica** ou **respiratória**, conforme o desvio primário seja na [HCO_3^-] arterial ou na P_aCO_2, respectivamente. Os distúrbios respiratórios são causados pela excreção imprópria de CO_2, que aumenta ou diminui a [H_2CO_3] nos líquidos sanguíneos. Os distúrbios metabólicos refletem alterações primárias na [HCO_3^-] plasmática devido à ingestão ou produção excessiva ou perda de HCO_3^- ou ainda manipulação imprópria de H^+ e ânions dos ácidos não voláteis dissociados. Os **distúrbios acidobásicos primários** e as compensações que precisam seguir-se para restabelecer o pH normal são mostrados na Tabela 17.1.

Na **acidose respiratória**, o excesso de CO_2 aumenta a P_{CO_2} sanguínea e, pelo princípio de ação das massas, produz mais H_2CO_3, que então se dissocia em H^+ e HCO_3^- para reduzir o pH_a (Figura 17.2). A compensação para essa redução no pH_a é tentada nos rins, mediante a reabsorção do HCO_3^- filtrado para restabelecer o pH_a na direção de 7,4. Na **alcalose respiratória**, uma P_aCO_2 reduzida, também pela ação de massa, força a nova síntese de H_2CO_3 a partir de H^+ livre e HCO_3^-, aumentando assim o pH_a (Figura 17.2). A compensação para o aumento no pH_a é tentada

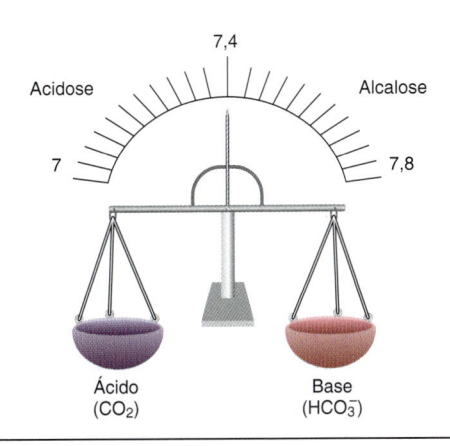

FIGURA 17.1 Acidose e alcalose referem-se a processos primários que aumentam ou diminuem a [H^+] sanguínea, respectivamente. Acidemia refere-se a um pH sanguíneo < 7,36 e alcalemia a um pH sanguíneo > 7,44. Ocorre compensação de acordo com a resposta metabólica (renal) ou respiratória que tenta restabelecer o pH sanguíneo alterado por algum processo primário.

Tabela **17.1** Distúrbios acidobásicos simples e suas compensações

Distúrbio	Desvio primário	Resposta compensatória
Acidose metabólica	↓ HCO_3^-	↓ $P_{a_{CO_2}}$
Alcalose metabólica	↑ HCO_3^-	↑ $P_{a_{CO_2}}$
Acidose respiratória	↑ $P_{a_{CO_2}}$	↑ HCO_3^-
Alcalose respiratória	↓ $P_{a_{CO_2}}$	↓ HCO_3^-

nos rins, mediante a excreção de mais ânions, incluindo HCO_3^-.

Na **acidose metabólica**, o excesso de H^+ de vários ácidos não voláteis resulta na redução do pH_a para menos de 7,4, mesmo que a [HCO_3^-] diminua devido à sua recombinação com aqueles prótons (Figura 17.3). A compensação respiratória requer hiperventilação para excretar a carga adicional de ácido e restaurar o pH_a de 7,4, embora essa resposta reduza simultaneamente a $P_{a_{CO_2}}$. Na **alcalose metabólica**, a [HCO_3^-] sanguínea está anormalmente elevada, aumentando o pH_a acima de 7,4. A compensação respiratória tenta aumentar a $P_{a_{CO_2}}$ por hipoventilação, o que então age baixando novamente o pH_a na direção de 7,4 ao formar mais H_2CO_3.

Derivação da equação de Henderson-Hasselbalch

A avaliação laboratorial do estado acidobásico de um paciente envolve a quantificação dos componentes desse sistema de tampão HCO_3^-/H_2CO_3. As amostras para **gasometria arterial** mais comumente são de sangue arterial e precisam ser obtidas diretamente em seringas especiais que contenham heparina como anticoagulante. A integridade da amostra é de extrema importância. Cada amostra tem de ser colhida em condições anaeróbicas, após o que a agulha é retirada e a seringa tampada, colocada em gelo ou outra forma de armazenamento abaixo de 4 °C e então enviada imediatamente para o laboratório. Todo esforço é feito para assegurar que as amostras sejam analisadas até 20 a 30 minutos após terem sido colhidas, para retardar a degradação pelo metabolismo dos elementos contidos no sangue. Os três parâmetros medidos em cada gasometria incluem o pH_a, a $P_{a_{CO_2}}$ e a $P_{a_{O_2}}$, com o pH_a e a $P_{a_{CO_2}}$ obviamente sendo os parâmetros associados à avaliação do equilíbrio acidobásico. O pH_a é medido por meio de um eletrodo de vidro sensível a H^+. A $P_{a_{CO_2}}$ é medida com o uso de um eletrodo de pH modificado cuja ponta é circundada por uma membrana seletivamente permeável ao CO_2. A $P_{a_{O_2}}$ sanguínea é medida amperometricamente com um eletrodo sensível a oxigênio. Na prática, cada um dos três eletrodos passa por calibrações automatizadas periódicas usando-se tampões padronizados (para o pH) ou misturas costumeiras de gases (para a P_{CO_2} e a P_{O_2}) que assegurem pelo menos uma linearidade de "inclinação e interseção" de dois pontos sobre a variação biológica esperada de medidas. A [HCO_3^-] da amostra é um parâmetro calculado, determinado pela **equação de Henderson-Hasselbalch** (Capítulo 9). Lembrar que um ácido fraco HA dissocia-se apenas parcialmente em seus íons constituintes, H^+ e A^-, como descrito por sua constante de equilíbrio, K_a:

$$K_a = [H^+] \cdot [A^-]/[HA]$$

Resolvendo para [H^+], tem-se:

$$[H^+] = K_a \cdot [HA]/[A^-]$$

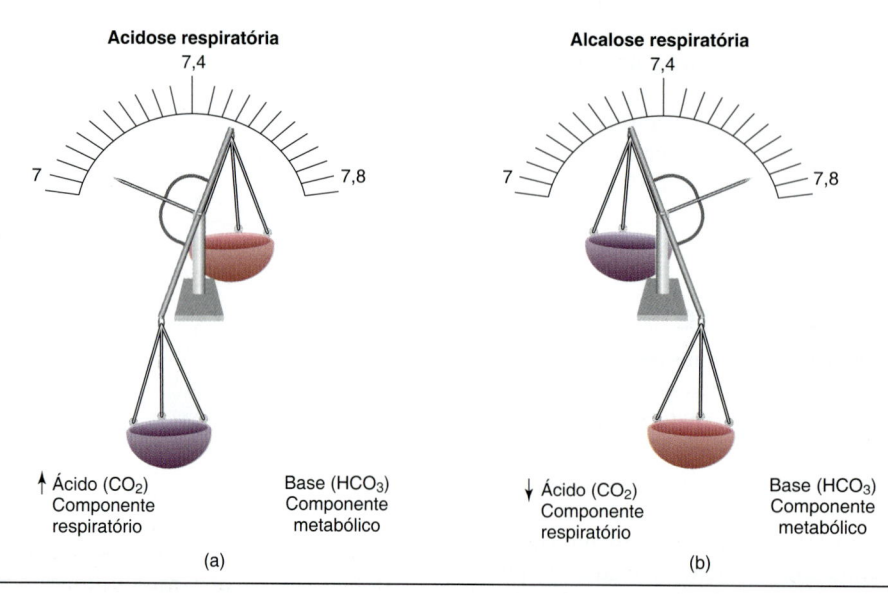

FIGURA 17.2 Ocorre acidose respiratória (a) quando o componente ácido (CO_2) aumenta, promovendo, pelo equilíbrio de massa, a formação de mais H_2CO_3 e assim H^+ livre, diminuindo o pH. Ocorre alcalose respiratória (b) quando esse componente ácido representado pelo CO_2 diminui, aumentando assim o pH_a.

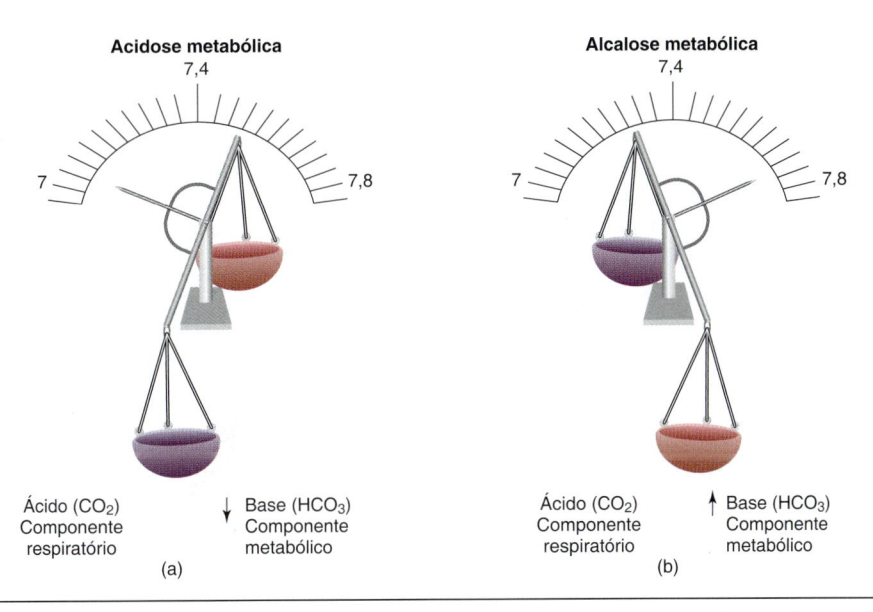

FIGURA 17.3 Ocorre acidose metabólica (a) quando o componente básico (HCO_3^-) diminui, resultando em relativamente mais H_2CO_3, o que aumenta a [H^+] e diminui o pH sanguíneo. Ocorre alcalose metabólica (b) quando o componente básico (HCO_3^-) aumenta, reduzindo H_2CO_3, diminuindo a [H^+] e aumentando o pH sanguíneo.

Convertendo todos os termos para seus equivalentes do $\log_{10}$ negativo, tem-se:

$$-\log [H^+] = -\log K_a - \log ([HA]/[A^-])$$

Substituindo "p" pelo $-\log_{10}$, tem-se:

$$pH = pK_a + \log ([A^-]/[HA])$$

Para o sistema tampão $HCO_3^-/H_2CO_3^-$ no sangue, o valor citado mais frequentemente de pK_a é de 6,1 para a dissociação do primeiro H^+ de ácido carbônico a 37 °C. Portanto, essa equação genérica para a determinação do pH no sangue arterial torna-se:

$$pH_a = 6,1 + \log ([HCO_3^-]/[H_2CO_3])$$

A [H_2CO_3] real citada aqui não é mensurável diretamente, mas pode ser estimada a partir da P_aCO_2 da amostra e da lei de Henry (Capítulo 1). Por essa abordagem, o coeficiente de solubilidade para estimar a [H_2CO_3] em meios aquosos é de 0,03 mM/mmHg de P_aCO_2. Essa substituição produz uma versão funcional da **equação de Henderson-Hasselbalch**. Com o analisador dos gases sanguíneos tendo medido diretamente duas das três variáveis da equação, seu *software* do computador resolve e registra uma [HCO_3^-] arterial em mM usando:

$$pH_a = 6,1 + \log ([HCO_3^-]/0,03 \cdot P_aCO_2)$$

Os valores de referência (ou valores normais) para esses parâmetros são: pH_a = 7,36 a 7,44 ou [H^+] = 40 nM; [HCO_3^-] = 22 a 28 mM; P_aCO_2 = 35 a 45 mmHg; e P_aO_2 = 85 a 100 mmHg (respirando ar ambiente, porém mais alta quando a F_IO_2 está aumentada). Suas determinações permitem a avaliação de uma diferença (A – a) P_O2 atual (Capítulo 8) e o estado acidobásico do paciente, bem como o grau de compensação renal ou pulmonar da anormalidade primária. Conforme ressaltado no Capítulo 9, todos os distúrbios no equilíbrio acidobásico podem ser vistos matematicamente como desvios indesejáveis da proporção de 20:1 da [HCO_3^-]/[H_2CO_3] sanguínea que normalmente mantém o pH_a em 7,4, isso porque o $\log_{10}$ de 20 = 1,3, que, quando adicionado à primeira constante de dissociação pK_a para o H_2CO_3 de 6,1, produz o pH_a protegido de 7,4 a 37 °C. Desnecessário dizer, há um número infinito de valores pareados para [HCO_3^-] e [H_2CO_3] que ainda podem satisfazer essa proporção de 20:1.

Determinação e interpretação do hiato aniônico

A maioria das medidas rotineiras da gasometria arterial em pacientes é acompanhada pela determinação dos principais eletrólitos séricos, notavelmente [Na^+], [K^+] e [Cl^-]. Em termos coletivos, esses dados fornecem estimativas de todos os cátions e ânions facilmente medidos no sangue, cujas cargas totais precisam igualar-se entre si para chegar à neutralidade eletroquímica existente no sangue. Entretanto, os ensaios séricos de rotina não medem as concentrações de outros ânions orgânicos derivados da dissociação de ácidos fracos em amostras biológicas, inclusive lactato, piruvato e fosfatos. A soma de todos os ânions não quantificados é o **hiato aniônico**, que deve ser igual à diferença entre as somas de todos os cátions medidos e todos os ânions medidos. Portanto, um cálculo acurado do **hiato aniônico de quatro íons** mais comumente registrado é resolvido simplesmente a partir de:

Hiato aniônico (mM) = ([Na^+] + [K^+]) – ([Cl^-] + [HCO_3^-])

Para um hiato aniônico de quatro íons calculado, a **variação de referência normal = 8 a 18 mM**. (Em algumas instituições, a [K⁺] é excluída dos cálculos de hiato aniônico, o que diminui sua variação de referência normal.) O hiato aniônico distingue as muitas causas de acidose metabólica, notavelmente aquelas que induzem níveis elevados de lactato e outros íons orgânicos. Como regra geral, o hiato aniônico aumenta proporcionalmente à concentração agregada desses ânions não medidos. Em consequência, uma acidose metabólica pura causada apenas por uma redução direta na [HCO₃⁻] não aumenta o hiato aniônico calculado (Figura 17.4).

Algoritmo clínico para avaliar o estado acidobásico

Usando construtos teóricos já detalhados e os dados laboratoriais do paciente, pode-se aplicar um método simples em etapas para avaliar o equilíbrio acidobásico:

Etapa 1: **verificar o pH arterial.**
Se o pH_a < 7,36, há acidose.
Se o pH_a > 7,44, há alcalose.

Etapa 2: **verificar a P_aCO_2.**
Para qualquer pH_a acidótico:
Se a P_aCO_2 < 40 mmHg, há **acidose metabólica**.
Se a P_aCO_2 > 40 mmHg, há **acidose respiratória**.
Para qualquer pH_a alcalótico:
Se a P_aCO_2 < 40 mmHg, há **alcalose respiratória**.
Se a P_aCO_2 > 40 mmHg, há **alcalose metabólica**.

Etapa 3: **calcular o hiato aniônico.**
Esse cálculo é crítico quando a Etapa 2 indica acidose metabólica.

Etapa 4: **avaliar os resultados e preparar o diagnóstico diferencial.**

Muitos capítulos neste livro combinam esses resultados da gasometria e determinações do hiato aniônico com outras informações anatômicas e fisiológicas para deduzir estados patológicos prováveis. Entre as categorias mais problemáticas está a acidose metabólica, porque pode ser causada por muitos processos fisiopatológicos. Em termos simplistas, esses processos podem ser divididos entre os que aumentam os níveis circulantes de ácidos não voláteis e, portanto, o hiato aniônico, *versus* aqueles que reduzem a [HCO₃⁻] sanguínea por qualquer número de mecanismos. As principais causas de cada categoria estão relacionadas na Tabela 17.2.

Fisiopatologia da acidose e da alcalose metabólicas

As muitas causas de **acidose metabólica com hiato aniônico** compartilham vários aspectos em comum. Metanol, paraldeído, salicilato, etanol, etilenoglicol e isoniazida podem resultar em elevação de ácidos orgânicos séricos após seu metabolismo. Praticamente todos os ânions criados por dissociação daqueles ácidos orgânicos não são medidos, aumentando assim o hiato aniônico registrado. Uremia decorrente de insuficiência renal provavelmente eleva os níveis séricos de ácidos nitrogenados fracos. A

Tabela 17.2 Causas diferenciais de acidose metabólica

Hiato aniônico anormal "MUDPILES"	Hiato Aniônico normal "HARDUP"
Ingestão de <u>m</u>etanol	Infusão de solução fisiológica <u>h</u>ipertônica
<u>U</u>remia	Administração de <u>a</u>cetazolamida
Cetoacidose <u>d</u>iabética	Acidose tubular <u>r</u>enal
Intoxicação por <u>p</u>araldeído	<u>D</u>iarreia (maioria das causas)
Sobrecarga de <u>i</u>soniazida, ferro	Diversão <u>u</u>reteral
Acidemia <u>l</u>áctica	Fístula <u>p</u>ancreática
Intoxicação por <u>e</u>tanol ou etilenoglicol	
Overdose de <u>s</u>alicilato	

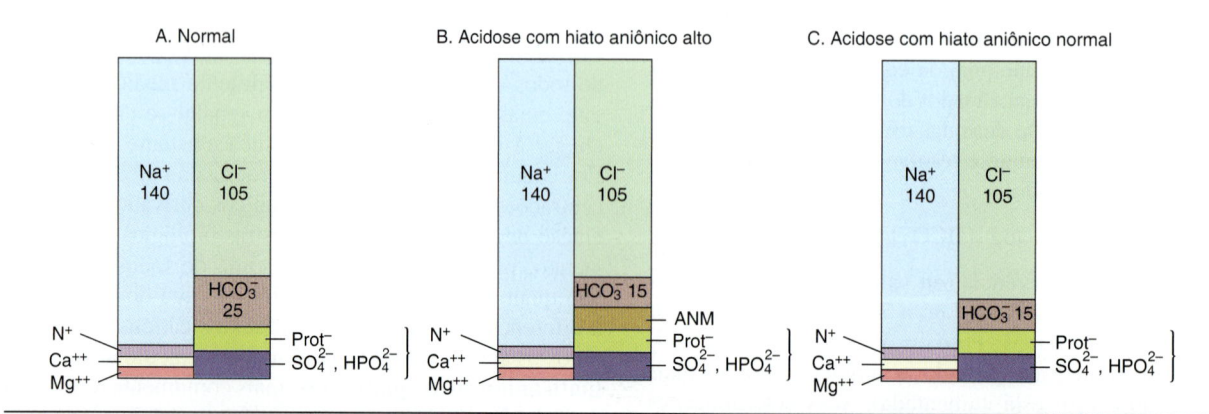

FIGURA 17.4 Histograma mostrando os cátions e ânions medidos, bem como os ânions não medidos (ANMs) em indivíduos normais e pacientes com acidose metabólica e hiatos aniônicos elevados ou normais.

cetoacidose diabética secundária a insuficiência de insulina e hiperglicemia é um evento bem conhecido em que os ácidos graxos e compostos relacionados são oxidados em vários cetoácidos. A concentração sérica de lactato com frequência aumenta durante hipoxia tecidual, quando o piruvato é convertido anaerobicamente em lactato, em vez de entrar no ciclo do ácido tricarboxílico para oxidação completa em CO_2. A **acidose metabólica sem hiato aniônico** em geral resulta de uma perda direta de HCO_3^- ou capacidade renal reduzida de excretar ácido. A [Cl^-] costuma estar aumentada nessas situações, de modo que o hiato aniônico calculado permanece dentro dos valores de referência.

Na acidose metabólica com ou sem hiato aniônico, a resposta respiratória esperada é hiperventilação, que reduz a P_{aCO_2}. Essa compensação respiratória pode começar em questão de minutos e ter um efeito observável em duas horas, de maneira que a compensação máxima em geral é alcançada em 12 a 24 horas.

Conforme indicado pelo algoritmo mencionado no tópico anterior, a **alcalose metabólica** caracteriza-se por uma elevação significativa no pH_a que é acompanhada por aumento da [HCO_3^-] sérica ou sanguínea. As principais causas de alcalose metabólica incluem:

- **Perda de ácidos não voláteis** por vômitos ou urina excessivamente ácida.
- **Hipocloridemia** (redução da [Cl^-] sérica), que tende a aumentar a reabsorção da [HCO_3^-] dentro dos túbulos renais.
- **Hipocalemia** (baixa [K^+] sérica), que estimula o transporte de K^+ do espaço intracelular na troca por H^+ extracelular nas células. A hipocalemia também estimula a reabsorção de HCO_3^- dentro dos túbulos renais distais.
- **Excesso de mineralocorticoide ou corticoide,** que promove um aumento na reabsorção renal de Na^+ na troca pela excreção de K^+ e H^+, resultando em hipocalemia e alcalose, respectivamente.

A resposta respiratória esperada à alcalose metabólica é hipoventilação, causando um aumento na P_{aCO_2}. A compensação para corrigir o pH_a elevado por hipoventilação é esperada em duas horas, mas pode não ter o efeito máximo por 12 a 24 horas. De acordo com o conceito de manter uma proporção constante de 20:1 de [HCO_3^-]/[H_2CO_3] plasmática, a compensação respiratória deve aumentar a P_{aCO_2} cerca de 0,7 mmHg para cada 1 mM de aumento na [HCO_3^-] plasmática.

Estimativa do excesso de base

O **excesso de base (EB)** é um termo calculado a partir de uma gasometria de rotina que alguns clínicos usam para determinar se a [HCO_3^-] sanguínea de um paciente está acima ou abaixo dos níveis normais. Se o EB for negativo (= um **déficit de base**), como na acidose metabólica, o valor é usado para estimar quanto HCO_3^- IV deve corrigir o pH do paciente ou pelo menos tornar mais lenta sua queda. Portanto, outra definição de EB é a quantidade de ácido ou base que precisa ser acrescentada a 1 L de sangue para que o pH volte a ser de 7,4 quando a P_{aCO_2} = 40 mmHg. De acordo com essa definição, em uma amostra sanguínea com pH = 7,4 e P_{aCO_2} = 40 mmHg a 37 °C e [Hb] = 15 g/dL, o EB = 0. Geralmente, o valor normal de referência para EB é de –2 mM a +2 mM.

Fisiopatologia da acidose e da alcalose respiratórias

A P_{aCO_2} medida reflete o equilíbrio entre a produção de CO_2 e sua remoção pela ventilação pulmonar. Portanto, o aumento da P_{aCO_2} na acidose respiratória em geral representa hipoventilação nos indivíduos em repouso, ou um aumento insuficiente na ventilação quando seu $\dot{V}_{CO_2}$ aumenta durante a excreção. As principais causas de acidose respiratória são muitas, com as mais notáveis incluindo:

- Doenças pulmonares obstrutivas, inclusive asma, enfisema, bronquite crônica, broncoconstrição alérgica e exacerbações de fibrose cística (ver Capítulos 21, 22 e 38).
- Comprometimento da função de receptores centrais e periféricos ou vias de controle, como no traumatismo craniano ou medular, sedação, anestesia, certos distúrbios da respiração relacionados com o sono e transplante cardíaco/pulmonar (ver Capítulos 11, 25 e 33).
- Hipoventilação mecânica, em geral feita intencionalmente para criar um estado temporário de **hipercapnia permissiva** quando se usa uma estratégia protetora de volume corrente baixo para ventilar pacientes com lesão pulmonar aguda e síndrome da distrição respiratória aguda intubados (ver Capítulos 28 e 30).

Já a redução da P_{aCO_2} na alcalose respiratória em geral representa hiperventilação acima do nível normalmente necessário para acomodar o $\dot{V}_{O_2}$ e o $\dot{V}_{CO_2}$ de um indivíduo. As principais causas de alcalose respiratória incluem:

- Hipoxemia de qualquer causa, inclusive infarto do miocárdio, choque, embolia pulmonar, anemia e hipoxia da altitude elevada (ver Capítulos 12, 13, 27 e 28).
- Ansiedade, desconforto emocional e distúrbios psicossomáticos relacionados que, em si, não aumentam o $\dot{V}_{O_2}$ de um indivíduo proporcionalmente ao aumento no $\dot{V}_E$.
- Hiperventilação durante ventilação mecânica, geralmente considerada como causada por manejo inadequado de V_T, f ou pressões máximas das vias aéreas, resultando em aumento do espaço morto fisiológico e, portanto, desproporção $\dot{V}_A/\dot{Q}$.
- Traumatismo, queimaduras e sepse, quando acompanhados por dor significativa ou tratamento insuficiente da dor, em particular se tais lesões envolverem órgãos não pulmonares que têm o potencial de estimular fortemente vias nociceptivas.

Bibliografia comentada

1. Toffaletti JG. Blood Gases and Electrolytes, 2nd ed. AACC Press. *De autoria de um químico clínico, este livro faz um excelente trabalho ao explicar os gases sanguíneos, o equilíbrio acidobásico e os vários distúrbios eletrolíticos.*

2. Sherwin AE. Acid-base control and acid-base disorders. In: Clinical Chemistry: Theory, Analysis, Correlation, 5th ed. St. Louis, MO: Mosby; 2010. *Capítulo excelente que descreve os vários distúrbios acidobásicos e as estimativas que ajudam a diagnosticar as causas dos distúrbios.*

ESTUDO DE CASOS E PROBLEMAS PRÁTICOS

CASO 17.1 Os pacientes A e B apresentam os seguintes valores arteriais:

	Paciente A	Paciente B	Valor de referência
pH_a	7,21	7,21	7,36 a 7,44
P_aCO_2	24 mmHg	24 mmHg	35 a 45 mmHg
$[HCO_3^-]$	9 mM	9 mM	22 a 28 mM
$[Na^+]$	140 mM	140 mM	135 a 145 mM
$[K^+]$	5 mM	5 mM	3,5 a 5 mM
$[Cl^-]$	96 mM	121 mM	96 a 111 mM
[Glicose]	110 mg/dL	110 mg/dL	70 a 115 mg/dL

Qual a explicação mais provável para os achados laboratoriais de cada paciente?

	Paciente A	Paciente B
a) Cetoacidose diabética	_____	_____
b) Febre	_____	_____
c) Acidose respiratória	_____	_____
d) Intoxicação por salicilato	_____	_____
e) Diarreia	_____	_____

CASO 17.2 Os dados da gasometria arterial e da bioquímica sérica de um homem com 70 anos mostram os seguintes resultados: $[Na^+]$ = 139 mM; $[K^+]$ = 4,4 mM; $[Cl^-]$ = 85 mM; pH_a = 7,37; P_aCO_2 = 79 mmHg; e $[HCO_3^-]$ = 43 mM. Nenhuma outra informação confiável da anamnese ou do exame físico está disponível sobre o paciente. Qual das seguintes é a explicação mais provável para esses resultados?

a) Cetoacidose diabética
b) Excesso de vômitos
c) Acidose tubular renal
d) Enfisema
e) Septicemia

CASO 17.3 Qual das seguintes situações seria a causa mais provável de uma redução na P_aO_2 de uma amostra arterial de 5 mL obtida para gasometria?

a) Há uma bolha de ar de 0,5 mL na seringa.
b) O sangue fica por 45 minutos a 27 °C antes de ser enviado para o laboratório.
c) A amostra de sangue é armazenada em gelo por 30 minutos.
d) Uma agulha é deixada na seringa quando enviada para o laboratório.

CASO 17.4 Uma mulher com 33 anos e história de ansiedade e dificuldade para controlar o peso consulta seu clínico geral. Ela foi encaminhada por seu dentista, que notou erosão nas superfícies posteriores de seus incisivos centrais e laterais. O médico solicitou uma gasometria arterial. Que resultados são mais consistentes com a história clínica dessa paciente?

a) pH_a = 7,40; P_aCO_2 = 40 mmHg; $[HCO_3^-]$ = 24 mM.
b) pH_a = 7,32; P_aCO_2 = 30 mmHg; $[HCO_3^-]$ = 18 mM.
c) pH_a = 7,35; P_aCO_2 = 55 mmHg; $[HCO_3^-]$ = 32 mM.
d) pH_a = 7,46; P_aCO_2 = 30 mmHg; $[HCO_3^-]$ = 21 mM.
e) pH_a = 7,49; P_aCO_2 = 46 mmHg; $[HCO_3^-]$ = 33 mM

Soluções para o estudo de casos e problemas práticos

CASO 17.1 A resposta mais correta para o Paciente A é d, intoxicação por salicilato. O pH_a é < 7,36 e a P_{CO_2} é < 40 mmHg, indicando uma acidose metabólica (lembrar a série simples de etapas para determinar isso). O cálculo do hiato aniônico de quatro íons produz: (140 + 5) – (9 + 96) = 40 mM, significativamente elevado acima do valor normal. Entre as respostas possíveis, apenas a cetoacidose diabética e a intoxicação por salicilato fazem parte do mnemônico **MUDPILES**. Como a glicemia não está elevada no Paciente A, a cetoacidose diabética é improvável, sobrando apenas a intoxicação por salicilato no diagnóstico diferencial.

A resposta mais correta para o Paciente B é e, diarreia. Já foi estabelecido que esse é outro caso de acidose metabólica. O cálculo para o hiato aniônico de quatro íons no caso produz: (140 + 5) – (9 + 121) = 15 mM, o que está dentro do valor de referência para o cálculo de um hiato aniônico de quatro íons. A única escolha nesse diagnóstico diferencial proposto que acarreta acidose metabólica sem aumento no hiato aniônico é diarreia.

CASO 17.2 A resposta mais correta é d.

Com pH_a = 7,37, essa acidose é discreta, dentro do valor de referência. Entretanto, a $[HCO_3^-]$ e a P_aCO_2 são nitidamente anormais, sugerindo uma anormalidade acidobásica compensada; como a $P_{aCO_2} > 40$ mmHg, uma acidose respiratória é mais provável. Entre as causas propostas no diagnóstico diferencial, apenas o enfisema causaria acidose respiratória, provavelmente a variante do tipo 2, associada a obstrução de via aérea, $\dot{V}_A$ reduzido e aumento do desvio fisiológico (Capítulo 8). Portanto, o aumento da [HCO_3^-] reflete sua retenção pelo rim para compensar a elevação da P_{aCO_2} induzida pela hipoventilação.

CASO 17.3 A resposta mais correta é b.

Das quatro opções, apenas o armazenamento em gelo por até 30 minutos (*resposta c*) é a maneira apropriada para manter e/ou transferir tal amostra para gasometria arterial. No entanto, deixar a agulha na seringa ou introduzir uma bolha de ar (*respostas a* e *d*) aumenta a P_{aO_2} aparente da amostra e seu pH_a, diminuindo sua P_{aCO_2} devido à maior P_{O_2} no ar com sua P_{CO_2} baixa (Capítulo 8). O armazenamento da amostra à temperatura ambiente não irá impedir o metabolismo aeróbico pelos leucócitos e plaquetas da amostra e, portanto, terá ocorrido uma redução na P_{aO_2} da amostra quando ela for medida 45 minutos mais tarde.

CASO 17.4 A resposta mais correta é e.

Presumivelmente, o dentista está preocupado se o esmalte dos dentes da paciente está sofrendo erosão por exposições recorrentes ao ácido gástrico durante os vômitos. Tal alcalose metabólica persistente (*respostas d* ou *e*) acaba causando elevações crônicas na [HCO_3^-] plasmática. A compensação apropriada é pelo menos hipoventilação moderada, que eleva a P_{aCO_2} para restabelecer a proporção desejada de 20:1 entre as concentrações de bicarbonato e ácido carbônico.

Capítulo 18

Broncoscopia flexível diagnóstica

DAVID A. STOECKEL, MD
GEORGE M. MATUSCHAK, MD

Objetivos de aprendizagem

O leitor deverá:
- Identificar as indicações clínicas e contraindicações para a broncoscopia flexível na avaliação diagnóstica de doenças do sistema respiratório.
- Descrever o desempenho em etapas de uma broncoscopia flexível diagnóstica, o equipamento utilizado e as complicações possíveis.
- Enumerar os tipos de amostras diagnósticas obtidas pela broncoscopia flexível e sua utilidade para estabelecer um diagnóstico etiológico.

Introdução

A broncoscopia acrescenta luz e cor ao estudo das doenças do sistema respiratório. Como um dos procedimentos diagnósticos mais importantes na medicina pulmonar, possibilita ao médico a **inspeção visual** da árvore traqueobrônquica e a **obtenção de amostras** dos pulmões, incluindo os espaços aéreos distais, de maneira não invasiva. Os procedimentos clínicos de broncoscopia foram criados por Gustav Killian, que em 1897 realizou pela primeira vez a inspeção e a intervenção terapêutica na árvore traqueobrônquica humana. Os relatos indicam que ele usou um broncoscópio rígido para remover com sucesso um corpo estranho alojado no brônquio principal direito de um paciente. No início do século XX, o **broncoscópio rígido** continuava sendo o único instrumento disponível para os médicos especialistas em tórax diagnosticarem e tratarem doenças do sistema respiratório. Tais broncoscópios consistiam em um tubo oco de metal mais uma fonte de luz que permitia a passagem de cateteres de aspiração e vários instrumentos para extrair corpos estranhos aspirados. Com o broncoscópio rígido, não se tinha acesso às vias aéreas lobares menores nem a qualquer segmento de via aérea que não pudesse ficar alinhado linearmente com a orofaringe. Em 1967, Ikeda, do Japão, desenvolveu o **broncoscópio flexível de fibra óptica**, facilitando bastante a realização do procedimento e proporcionando mais conforto para os pacientes despertos com anestesia mínima, além de dar acesso a segmentos e até subsegmentos das vias aéreas.

Equipamento contemporâneo para broncoscopia

O broncoscópio flexível moderno para adultos tem um diâmetro de 5 a 6 mm e 50 a 60 cm de comprimento (Figura 18.1). Os broncoscópios mais flexíveis têm uma **fonte de luz de fibra óptica**, bem como uma lente para visualização e um canal oco para aspiração, que também permite a passagem de instrumentos e vai além da extremidade distal do broncoscópio. Tais broncoscópios são manipulados manualmente nas vias aéreas do paciente, defletindo-se de maneira variável sua extremidade distal por meio de uma alavanca montada na parte proximal do instrumento que o médico segura. As imagens em geral são exibidas em uma tela de vídeo na sala de broncoscopia ou à beira do leito de pacientes criticamente enfermos. Além de proporcionar um meio para aspirar secreções traqueobrônquicas, sangue ou outros materiais nas vias aéreas por aspiração, o canal oco do instrumento permite a passagem de uma ampla variedade de instrumentos projetados especialmente para as vias aéreas, que incluem pequenas escovas para a obtenção de amostras, miniaturas de pinças para a obtenção de amostras teciduais e agulhas para a obtenção de aspirados. O canal do broncoscópio também pode ser usado para administrar medicações, como **anestésico tópico** e solução fisiológica para **lavagem** das vias aéreas (ver adiante).

A **sala de broncoscopia** moderna (Figura 18.2) em geral é equipada de maneira específica e voltada para esses procedimentos. Em alguns contextos clínicos, as broncoscopias podem ser realizadas em uma área comum usada para vários tipos de procedimentos endoscópicos. As broncoscopias também são realizadas de rotina em salas de cirurgia e unidades de tratamento intensivo (UTIs). Na sala de broncoscopia costuma haver um leito ou mesa em que se pode colocar uma **unidade portátil de fluoroscopia "com braço em C"** para ser posicionada sobre a região torácica de interesse. A imagem radiológica com o uso da fluoroscopia aumenta a segurança para o paciente quando são obtidas amostras da periferia pulmonar através das vias aéreas muito pequenas para visualização direta. Na sala de broncoscopia também deve haver sempre todo o equipamento necessário para monitorar automaticamente os sinais vitais do paciente, inclusive um leitor contínuo da S_aO_2, e fornecer O_2 suplementar, aspiração e reanimação de emergência.

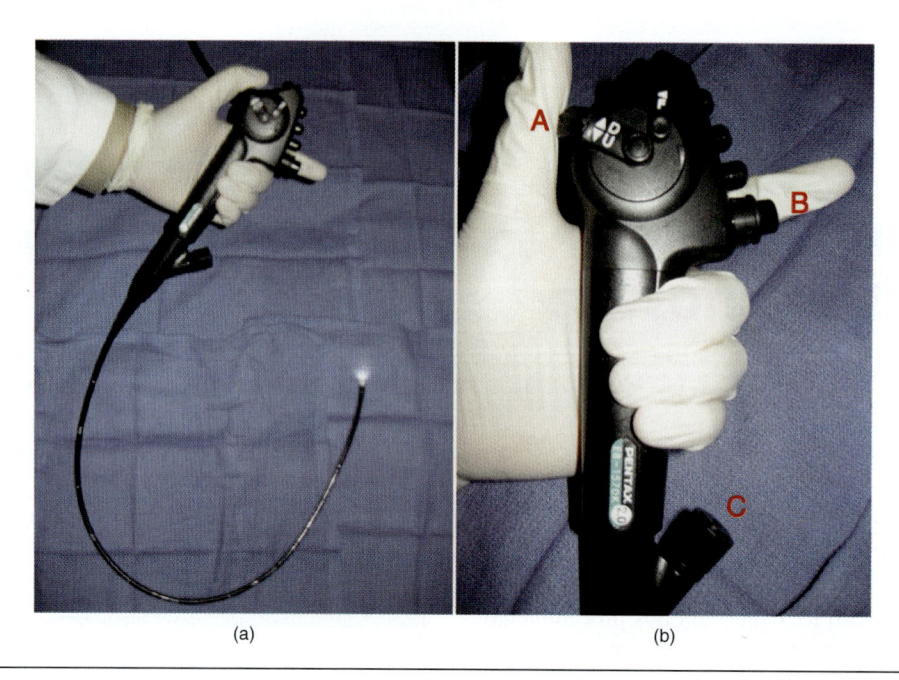

FIGURA 18.1 (a) Videobroncoscópio flexível de fibra óptica para adultos, com iluminação evidente na extremidade distal. (b) Vista de perto do cabo do broncoscópio, mostrando a alavanca direcional usada para flexionar ou estender sua extremidade distal (A), o botão de controle de aspiração (B) e a entrada proximal (C) para acessar o canal interno que estende a extremidade distal.

Indicações e contraindicações para a broncoscopia

As indicações possíveis para a broncoscopia flexível são numerosas e variam de acordo com as circunstâncias de cada paciente. Em geral, as indicações podem ser divididas nas que envolvem anormalidades conhecidas ou suspeitas das **grandes vias aéreas**, naquelas que envolvem o **parênquima pulmonar** e nas **extrapulmonares** ou de **estruturas mediastinais** (Tabela 18.1). As indicações em que os principais objetivos são a inspeção e a possível obtenção de amostras das grandes vias aéreas incluem a avaliação da suspeita de **estenose traqueal** ou colapso traqueal exces-

Tabela 18.1 Indicações possíveis para broncoscopia flexível diagnóstica

Avaliação de anormalidades em grandes vias aéreas	Avaliação de anormalidades no parênquima pulmonar
Estenose traqueal	Pneumonia
Traqueomalacia	Pneumonia
Obstrução de via aérea superior	Hemorragia alveolar difusa (HAD)
Hemoptise	Nódulos e massas pulmonares
Tosse crônica	Doença pulmonar difusa
Tumores endobrônquicos	Sarcoidose
Traqueobronquite	Pneumonia organizante
Traumatismo traqueobrônquico	Rejeição a transplante pulmonar
Lesão por inalação	
Avaliação de anormalidades extrapulmonares ou mediastinais	
Adenomegalia hilar e/ou mediastinal	
Massas mediastinais	

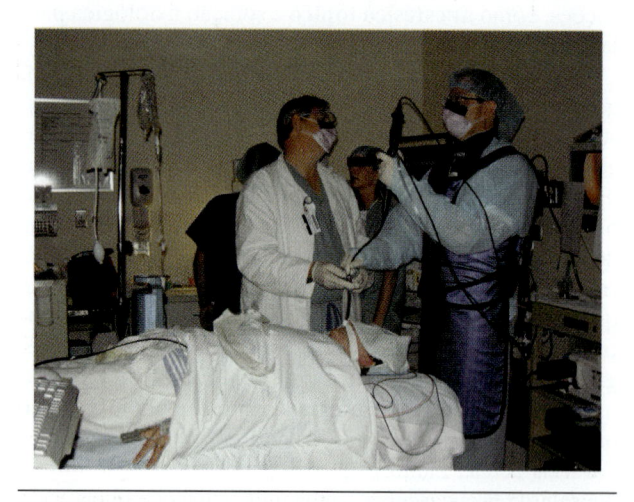

FIGURA 18.2 Realização de um procedimento diagnóstico com broncoscópio flexível de fibra óptica na sala de broncoscopia. No caso, o broncoscópio está sendo passado via um tubo endotraqueal colocado de maneira eletiva, para permitir a ventilação assistida simultânea quando necessária.

sivo durante ciclos respiratórios, secundário a amolecimento inflamatório anormal das paredes traqueais, conhecido como **traqueomalacia** (Capítulo 37). Da mesma forma, a broncoscopia permite inspeções para detectar obstrução traqueobrônquica, tumores endobrônquicos em pacientes com malignidade conhecida ou suspeita (Capítulo 31), atelectasia persistente em exames de imagens torácicos (Capítulo 15) e investigação de hemoptise. Em outras condições como **traumatismo torácico** penetrante ou não penetrante, ou **lesão por inalação**, a broncoscopia é útil para avaliar diretamente dano agudo à via aérea e alteração da integridade anatômica. As indicações para a broncoscopia flexível diagnóstica em que o objetivo primário é obter amostra do parênquima pulmonar incluem a avaliação de **pneumonias** graves ou recorrentes inexplicadas, a investigação de **hemorragia alveolar difusa (HAD)** e a obtenção de amostras de **nódulos** e **massas pulmonares**. A broncoscopia flexível tem um papel mais limitado no diagnóstico de processos pulmonares intersticiais difusos (Capítulo 24), embora a exclusão de infecção e malignidade permaneça importante. As indicações em que a obtenção de amostras de estruturas extrapulmonares ou mediastinais é a meta incluem avaliação de **adenomegalia** mediastinal ou hilar, massas mediastinais e, cada vez mais, acometimento nodal em pacientes com câncer pulmonar conhecido ou suspeito (Capítulos 31 a 33).

Há algumas contraindicações absolutas à broncoscopia flexível diagnóstica e, como no caso das indicações, a maioria das contraindicações varia com as circunstâncias específicas de cada paciente (Tabela 18.2). A insuficiência respiratória hipóxica ou hipercápnica iminente sem uma **via aérea segura** (i.e., um tubo endotraqueal permanente para permitir a ventilação assistida e a oxigenação) é uma contraindicação comum. Do mesmo modo, vias aéreas não seguras em pacientes com **apneia obstrutiva do sono, apneia mista do sono** ou **síndrome da obesidade-hipoventilação** (Capítulo 25) são contraindicações, pois pacientes com tais condições sedados para o procedimento podem ter seu estímulo ventilatório reduzido agravado e obstrução de via aérea superior, culminando em $\dot{V}_A$ progressivamente reduzido, hipercapnia e hipoxemia.

Anormalidades acentuadas de grandes vias aéreas, inclusive obstrução parcial da traqueia, podem ser uma contraindicação, apesar da presença de um tubo endotraqueal ou de traqueostomia. Altas necessidades de oxigênio e pressões elevadas nas vias aéreas também são contraindicações comuns. Um **pneumotórax** não tratado é uma contraindicação à broncoscopia flexível, bem como a instabilidade hemodinâmica que acompanha o choque circulatório, angina instável, infarto recente do miocárdio, coagulopatias e distúrbios das plaquetas. Ingestão oral recente ou a impossibilidade de obter consentimento informado adequado podem ser contraindicações. Por fim, a falta de pessoal treinado adequadamente ou do equipamento adequado para realizar o procedimento é uma contraindicação. Como em qualquer procedimento, a consideração criteriosa e informada dos riscos e benefícios da broncoscopia diagnóstica antes de sua realização permitirá o ambiente mais seguro e os melhores resultados para o paciente.

Realização do procedimento

Uma vez obtido o consentimento informado e colocados os dispositivos de monitoração, anestesia-se a via aérea superior do paciente com um anestésico tópico como **xilocaína** a 2% liberado por nebulização. A maioria dos pacientes recebe **sedação consciente** ou moderada com **benzodiazepínicos** e **opioides** intravenosos, mantendo-se o nível de sedação com cuidado durante todo o procedimento. O broncoscópio então é avançado pelo nariz ou pela boca até uma posição logo acima das pregas vocais. Em geral administra-se mais anestésico local (xilocaína a 1%) nas estruturas nesse ponto, via canal do broncoscópio. Após observar a estrutura e a função das pregas vocais e o aspecto das estruturas supraglóticas circundantes, passa-se o broncoscópio entre as pregas vocais à medida que elas se abrem durante a inspiração. Em seguida inspeciona-se a coluna traqueal em busca de lesões na mucosa (Figura 18.3) para avaliar seu calibre geral (Capítulo 37) até alcançar a carina, que representa a divisão da traqueia nos brônquios principais direito e esquerdo (Figura 18.4).

Até mesmo no nível proximal do sistema traqueobrônquico muitas vezes pode haver achados visivelmente anormais, incluindo neoplasias proximais (Figura 18.5; Capítulo 31) e secreções purulentas típicas de pneumonia bacteriana (Figura 18.6; Capítulos 19 e 34).

Após a inspeção da carina, faz-se uma avaliação sistemática de toda a árvore traqueobrônquica, de acordo com um planejamento feito antes da broncoscopia. Assim, pri-

Tabela **18.2** Contraindicações possíveis à broncoscopia flexível diagnóstica

Hipoxemia grave ou hipercapnia com insuficiência respiratória iminente
Síndrome da apneia obstrutiva do sono grave sem uma via aérea segura
Obstrução traqueal de alto grau
Necessidade de muito oxigênio inspirado
Pressões elevadas nas vias aéreas durante ventilação mecânica
Pneumotórax não tratado
Instabilidade hemodinâmica incluindo choque
Angina instável ou infarto recente do miocárdio
Coagulopatia ou distúrbios das plaquetas
Ingestão oral recente
Impossibilidade de obter consentimento informado
Falta de equipamento ou pessoal adequadamente treinado

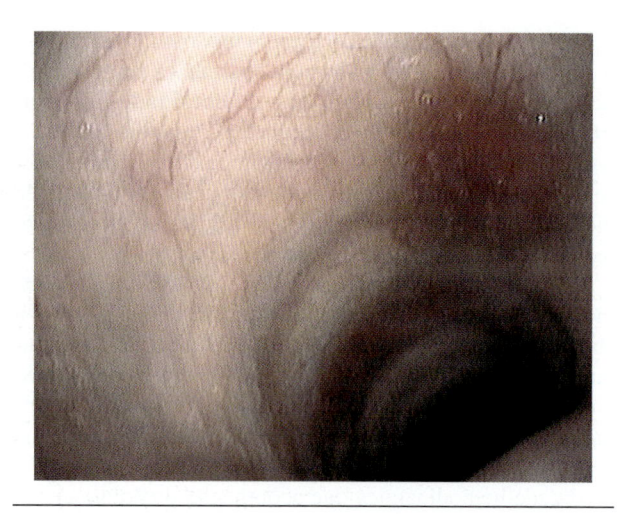

FIGURA 18.3 Vista broncoscópica da parede traqueal demonstrando uma lesão eritematosa (em cima à direita), consistente com **sarcoma de Kaposi**.

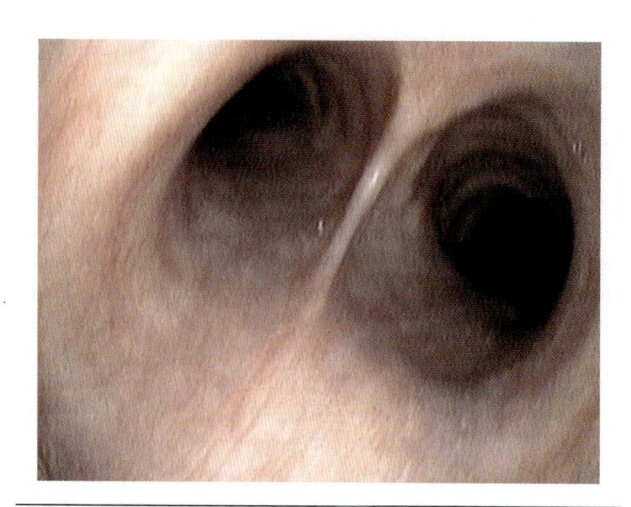

FIGURA 18.4 Vista broncoscópica da **carina** normal bem definida, dividindo a traqueia nos brônquios principais direito e esquerdo. A parede traqueal posterior está na parte inferior da figura.

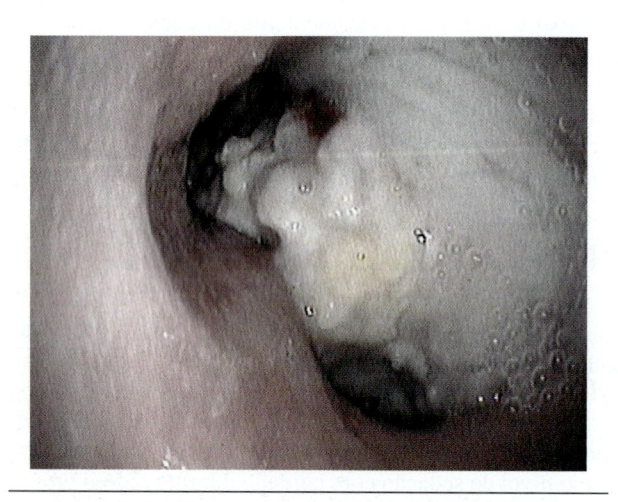

FIGURA 18.5 Câncer pulmonar de células escamosas que envolve a carina e estendeu-se para ambos os brônquios principais.

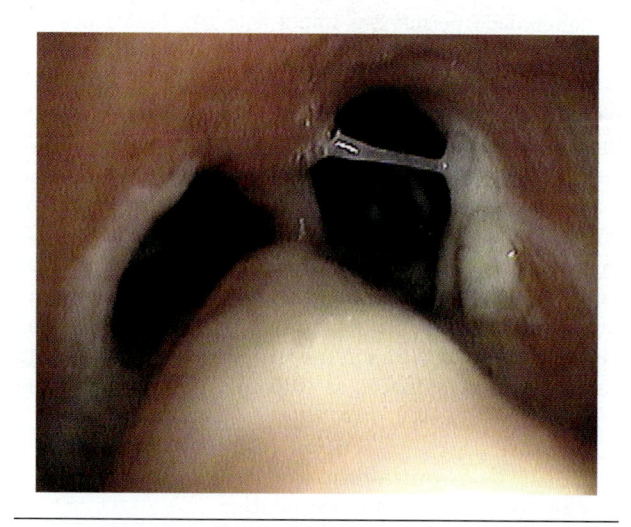

FIGURA 18.6 Secreções amareladas purulentas associadas a uma pneumonia bacteriana subjacente envolvendo a parte distal da traqueia e os brônquios principais bilaterais.

meiro escolhe-se um lado e passa-se o broncoscópio do brônquio principal para os brônquios lobares, segmentares e subsegmentares de maneira sistemática até todos os lobos de um dos pulmões serem examinados. A avaliação é feita especificamente em busca de irregularidades da mucosa, lesões endobrônquicas obstrutivas (Figura 18.7), qualquer evidência de compressão extrínseca de via aérea por massas dentro do parênquima pulmonar adjacente ou no mediastino (Figura 18.8). Para suprir o reflexo da tosse, doses adicionais de anestésico tópico são administradas periodicamente durante todo o exame, via o canal do broncoscópio.

Em seguida, áreas específicas de interesse identificadas em qualquer exame de imagem torácica feito antes do procedimento ou pelo exame endobrônquico passam a ser o foco de procedimentos de amostragem diagnóstica. O conhecimento da anatomia endobrônquica facilita a seleção de amostras de vários segmentos pulmonares sublobares, ou a **obtenção de amostra com agulha de aspiração traqueobrônquica** de linfonodos ou massas hilares e mediastinais. Ao completar a obtenção de amostras e assegurar a hemostasia, o broncoscópio é retirado e deixa-se o paciente recuperar-se da sedação. As broncoscopias diagnósticas típicas duram menos de 15 minutos a mais de uma hora, dependendo da complexidade. Em geral, os pacientes ambulatoriais podem retornar para casa com segurança após várias horas de recuperação.

Embora seja comum os pacientes queixarem-se de uma dor de garganta leve ou mesmo febre baixa nas 24 horas após um procedimento de broncoscopia, são raras complicações importantes. É provável que pneumotórax assintomático ou minimamente sintomático seja a complicação

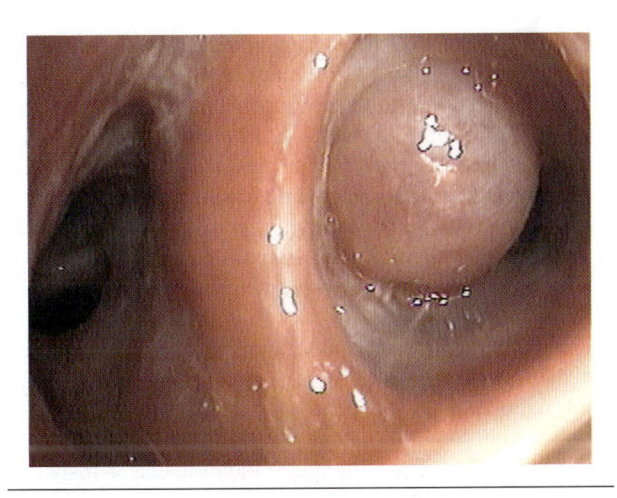

FIGURA 18.7 Um tumor endobrônquico obstrutivo (lado direito do campo) que foi diagnosticado subsequentemente como um tumor carcinoide.

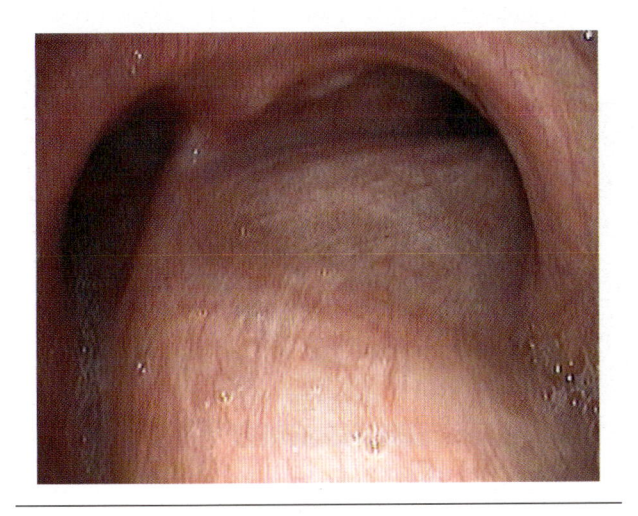

FIGURA 18.8 Compressão extrínseca da parte distal posterior da parede traqueal e do brônquio principal por uma massa mediastinal.

significativa mais comum, em especial após procedimentos broncoscópicos para biópsia pulmonar. Sangramento grave, insuficiência respiratória e eventos cardiovasculares são menos comuns, e a mortalidade global é inferior a um em 2.500 procedimentos.

Técnicas diagnósticas

O **lavado broncoalveolar (LBA)** é uma técnica muito importante para a obtenção de amostras e conhecida como "biópsia pulmonar líquida", porque se acredita que, quando bem feita, fornece amostra das células e outros conteúdos de cerca de um milhão de alvéolos simultaneamente. Para obter líquido de LBA (LLBA), encastoa-se com cuidado a extremidade distal do broncoscópio em um brônquio subsegmentar de interesse. No caso de infiltrados pulmonares difusos, em geral escolhe-se o lobo médio direito ou a língula, porque a quantidade de LLBA que retorna é maximizada pela gravidade. Uma alíquota de 50 a 60 mL de **solução fisiológica estéril normal de NaCl a 0,9%** é então instilada pelo canal do broncoscópio. Após alguns segundos, tal solução é recuperada mediante aspiração suave. Em geral, essas etapas são repetidas uma ou duas vezes. O LLBA tem utilidade especial na identificação de infecções pulmonares (ver Capítulo 19). Coloração de Gram e cultura bacteriana quantitativa costumam ser feitas com ele, sendo que a presença de neutrófilos polimorfonucleares (PMNs, Capítulo 10) contendo microrganismos fagocitados é indicativa de infecção, confirmada por achados de cultura com mais de 10^4 unidades formadoras de colônias (UFCs)/mL de LLBA. Tais amostras de LLBA em geral também são enviadas para a realização de esfregaços para pesquisa de BAAR e cultura para espécies de *Mycobacterium*, bem como esfregaço e cultura para fungos (Capítulos 19, 35 e 36). Da mesma forma, podem ser solicitadas culturas virais e para *Legionella*, como ainda colorações pela prata para *Pneumocystis jiroveci*.

▶▶CORRELAÇÃO CLÍNICA 18.1

Além de identificar infecções específicas do trato respiratório inferior, a análise de **contagem celular** e **diferencial** no LLBA pode sugerir condições patológicas específicas. Por exemplo, a porcentagem normal de PMNs no LLBA de adultos sadios não fumantes é de 2 a 3%, mas aumenta para ~5 a 7% em fumantes ativos. Em contraste, uma alta porcentagem de PMNs (i.e., > 20%) sugere **inflamação aguda** nos espaços de ar distais, que frequentemente ocorre durante **pneumonias infecciosas**. Como alternativa, uma alta porcentagem de eosinófilos pode indicar uma **reação medicamentosa** ou **pneumonia eosinofílica**. Uma amostra de LLBA que fica progressivamente sanguinolenta com aspirações sequenciais de solução fisiológica instilada é compatível com o sangramento da **hemorragia alveolar difusa (HAD)**. Tal HAD pode acompanhar distúrbios do tecido conectivo ou reações medicamentosas que causam infiltrados pulmonares bilaterais, mesmo na ausência de **hemoptise** franca. A análise citométrica de fluxo do LLBA é muito útil para identificar um **linfoma pulmonar** (Capítulo 31) e determinar a $CD4^+/CD8^+$, ou seja, a proporção de células T auxiliares e supressoras no líquido. Esse último resultado pode ajudar a identificar uma doença pulmonar difusa não infecciosa como a **sarcoidose** (um processo pulmonar em que predomina a célula T $CD4^+$) *versus* **pneumonia por hipersensibilidade** (processo em que predomina a célula T $CD8^+$) (Capítulos 23 e 24). Por último, o LLBA pode ser enviado para análise citológica, em uma tentativa de identificar malignidades particulares (Tabela 18.3).

Além de possibilitar a realização do LBA, o canal do broncoscópio permite a passagem de vários dispositivos em miniatura pelas vias aéreas (Figura 18.9). Um tipo de dispositivo para a obtenção de amostras é uma esco-

Tabela 18.3 **Utilidade do lavado broncoalveolar no diagnóstico de doenças respiratórias**

Diagnóstico	Sugestivo
Pneumonia infecciosa	Infusão de solução fisiológica hipertônica
Bacteriana, por *Legionella*, micobactérias, fungos	Pneumonia por hipersensibilidade
Pneumocystis jiroveci, viral	Toxicidade pulmonar pela amiodarona
Pneumonia eosinofílica	Distúrbios pulmonares linfoproliferativos
Câncer pulmonar (linfangite carcinomatosa)	
Proteinose pulmonar alveolar	
Lesão alveolar difusa, inclusive hemorragia	
Histiocitose de células de Langerhans	

va estéril, localizada na extremidade de um fio metálico longo que pode ser exteriorizado de sua bainha de plástico protetora assim que o broncoscópio estiver no local apropriado em uma via aérea de interesse. Essas escovas podem ser usadas para colher amostras para cultura ou análise citológica diretamente de uma lesão brônquica visualizada ou das paredes de vias aéreas pequenas distais. A **fluoroscopia** é instrumental ao ajudar a direcionar essas escovas para áreas de interesse específico nas regiões pulmonares periféricas.

O canal do broncoscópio também acomoda pequenas pinças para biópsia adaptadas por um fio metálico longo a um cabo que abre e fecha suas lâminas para cortar ou capturar materiais. As pinças são usadas para a biópsia de paredes brônquicas de interesse, identificadas à inspeção visual, e podem ser passadas por dentro das vias aéreas menores sob orientação fluroscópica para a biópsia de regiões mais periféricas de interesse. Com o uso dessa técnica de **biópsia pulmonar transbrônquica**, obtém-se tecido pulmonar alveolar para exame histológico (Figura 18.10).

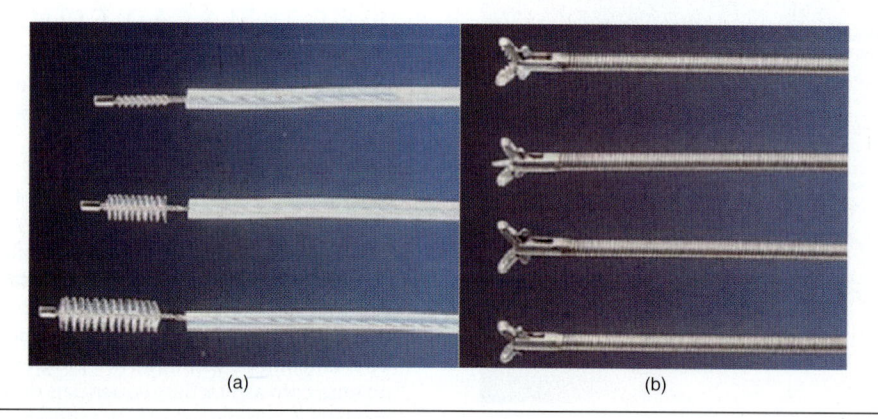

FIGURA 18.9 Escovas de vários tamanhos (a) e tipos diferentes de pinças para biópsia (b) que podem ser passados pelo canal de um broncoscópio flexível de fibra óptica com fins diagnósticos. As escovas estão mostradas exteriorizadas de suas bainhas de plástico e as pinças estão abertas. *De Prakash U.* Bronchoscopy. Em: Clinical Respiratory Medicine, 3rd ed., Albert R, Spiro S, Jett J, eds. *Philadelphia: Mosby, 2008.*

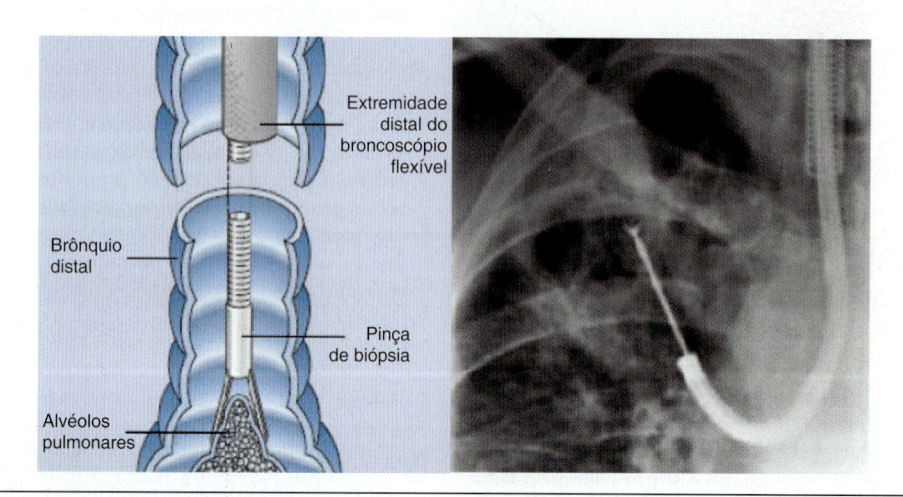

FIGURA 18.10 Biópsia pulmonar transbrônquica com orientação fluoroscópica. *De Prakash U.* Bronchoscopy. Em: Clinical Respiratory Medicine, 3rd ed., Albert R, Spiro S, Jett J, eds. *Philadelphia: Mosby, 2008.*

As amostras de uma biópsia pulmonar transbrônquica podem ser enviadas tanto para avaliação histopatológica como microbiológica. Embora muito úteis em termos diagnósticos (Tabela 18.4), as amostras obtidas por essa técnica são pequenas e podem ser de tamanho insuficiente para caracterizar muitas condições inflamatórias difusas e fibróticas do parênquima e do interstício pulmonares.

Por fim, o canal do broncoscópio flexível pode permitir a passagem de vários dispositivos com agulha pelas vias aéreas (Figura 18.11). Tais agulhas são usadas para a **aspiração transbrônquica com agulha** para a obtenção de aspirados de lesões endobrônquicas visualizadas ou lesões do parênquima mais distal com a ajuda da fluoroscopia. As agulhas também permitem a obtenção de amostras de linfonodos mediastínicos e hilares e massas, ao serem passadas através das paredes da traqueia ou dos brônquios.

A revisão cuidadosa de imagens e um entendimento perspicaz da anatomia endobrônquica, mediastinal e torácica permitem a realização segura e compensadora desse procedimento. Os aspirados costumam ser enviados para análise citológica. Além disso, agulhas maiores podem ser usadas para a obtenção de "biópsias centrais", que podem ser enviadas para análise histopatológica.

▶▶ CORRELAÇÃO CLÍNICA 18.2

Em geral, os resultados diagnósticos da broncoscopia flexível de fibra óptica em doenças específicas do sistema respiratório são ampliados pela obtenção de múltiplos tipos de amostras durante o mesmo procedimento. Por exemplo, no caso de **tumores endobrônquicos visíveis**, a combinação de lavados e escovados brônquicos para análise citológica com pelo menos três biópsias endobrônquicas para avaliação histopatológica maximiza a probabilidade de estabelecer um diagnóstico.

Tabela 18.4 Condições respiratórias em que a biópsia transbrônquica tem alta produtividade diagnóstica

Infecções bacterianas	Sarcoidose
Infecção por *P. jiroveci*	Proteinose pulmonar alveolar
Infecções fúngicas	Câncer pulmonar primário ou metastático
Infecção por citomegalovírus	Rejeição a aloenxerto após transplante pulmonar
Linfoma pulmonar difuso	Pneumonia por hipersensibilidade
Pneumonia eosinofílica	Histiocitose de células de Langerhans

Futuro da broncoscopia flexível diagnóstica

Se a última década for uma indicação confiável, os clínicos podem esperar inovações rápidas no campo da broncoscopia flexível diagnóstica. Broncoscópios flexíveis com ultrassom na ponta foram desenvolvidos recentemente, permitindo a identificação acurada e a obtenção de amostras de linfonodos mediastínicos e massas antes inacessíveis à broncoscopia flexível de fibra óptica padrão (Figura 18.12). Além disso, pequenas sondas de ultrassom podem ser passadas por um broncoscópio-padrão para ajudar a localizar nódulos e massas nas partes distais dos pulmões.

Avanços nas imagens de tomografia computadorizada e a reconstrução computadorizada levaram ao desenvolvimento da **broncoscopia virtual** tridimensional, pela qual a anatomia endobrônquica é analisada antes do procedimento broncoscópico e ajuda a localizar lesões. Considerando essa abordagem uma etapa a mais, a broncoscopia virtual pode ser acrescentada ao procedimento atual em tempo real para chegar à **broncoscopia eletromagnética por navegação** para aumentar a precisão do achado e das amostras de lesões pulmonares periféricas.

Por fim, a substituição da fonte de luz convencional de um broncoscópio flexível pela luz de um comprimento de onda diferente ou com comprimentos altamente restritos está sendo investigada para detectar lesões pré-malignas ou malignas pequenas na mucosa endobrônquica. Esses procedimentos são conhecidos respectivamente como **broncoscopia por autofluorescência** e **broncoscopia com imagem de faixa estreita**. Essas novas tecnologias promissoras vão expandir os papéis da broncoscopia flexível diagnóstica para procedimentos mais acurados e minimamente invasivos que possam ser necessários.

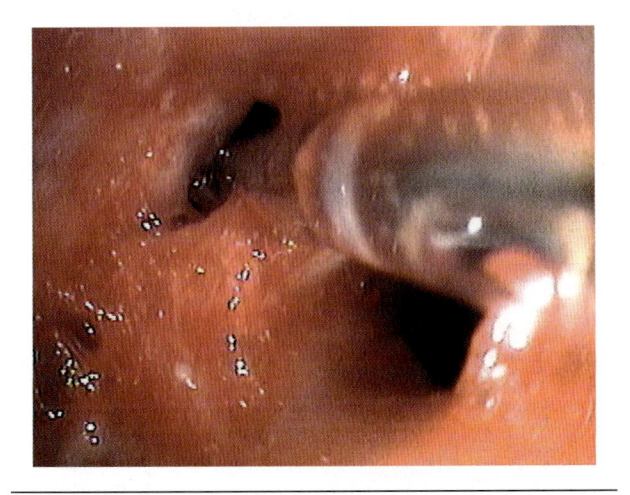

FIGURA 18.11 Aspiração transbrônquica com agulha da parede de um brônquio do lobo médio direito estreitado. Notar as lâminas abertas da pinça cercando o material (a barra escura no centro superior esquerdo da imagem), que protegiam a agulha antes do uso.

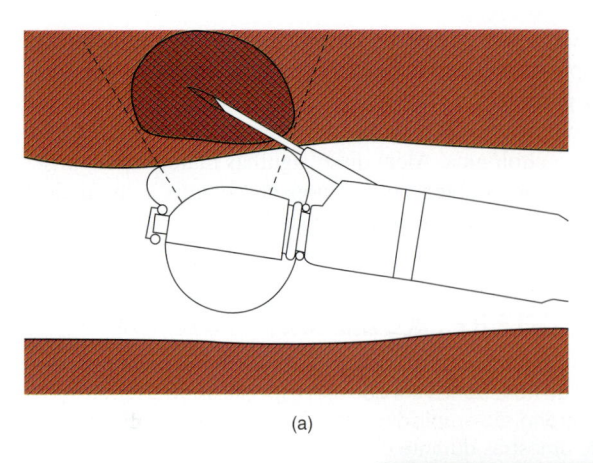

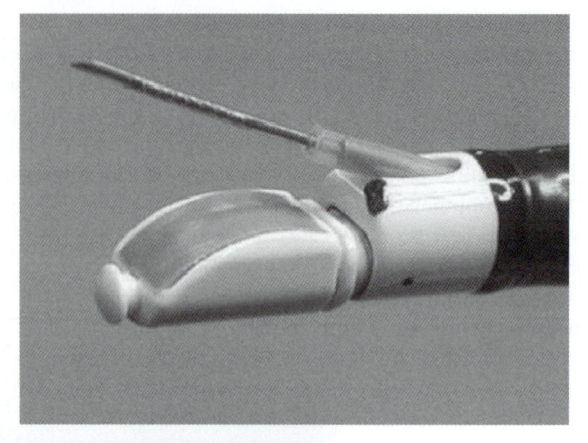

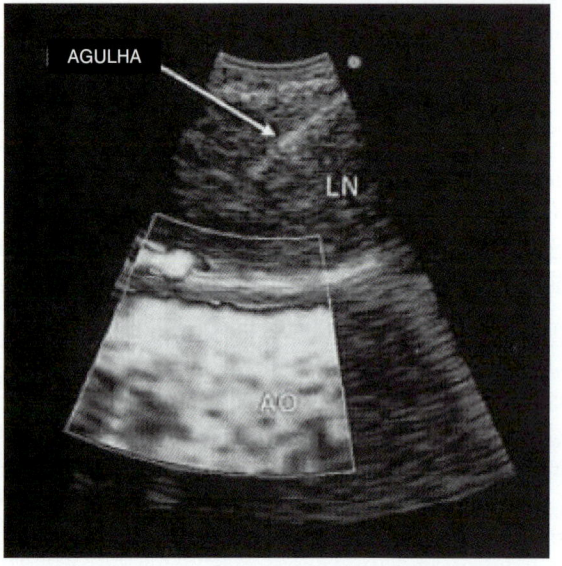

FIGURA 18.12 Vista esquemática (a) e fotografia (b) de um broncoscópio endobrônquico com ultrassom. Uma imagem de ultrassom (c) mostra a aspiração com agulha fina de um linfonodo (LN) próximo a um grande vaso sanguíneo AO. *De Sheski F, Mathur P:* endotracheal Ultrasound, Chest. *Jan; 133(1):264-70, 2008.*

Bibliografia comentada

1. Prakash U. Bronchoscopy. In: Albert R, Spiro S, Jett J., eds. *Clinical Respiratory Medicine*, 2nd ed. Philadelphia, PA: Mosby; 2004. *Revisão concisa da broncoscopia, com muitas tabelas úteis, ilustrações e fotografias.*

2. Ernst A. *Introduction to Bronchoscopy*. New York, NY: Cambridge Univ. Press; 2009. *Revisão profunda e de fácil leitura da broncoscopia básica, com muitas fotografias coloridas e ilustrações de boa qualidade.*

ESTUDO DE CASOS E PROBLEMAS PRÁTICOS

CASO 18.1 Qual dos seguintes se beneficiaria mais de uma broncoscopia flexível diagnóstica?

a) Um homem de 34 anos com HIV e contagem de $CD4^+$ que teve febre e tosse improdutiva na última semana; sua radiografia de tórax revela opacidades difusas.
b) Uma mulher de 60 anos com hipertensão que teve febre, tosse produtiva de escarro "ferruginoso" e dor torácica pleurítica do lado direito nos últimos quatro dias; sua radiografia do tórax revela um infiltrado no lobo inferior direito.
c) Uma mulher de 28 anos admitida na UTI com síndrome da distrição respiratória aguda (SDRA) após quase afogamento em água salgada; ela está intubada e sendo ventilada em $F_{I}O_2 = 1$ e $P_{máx} = 30$ cm de H_2O para manter sua S_aO_2 em 88%.
d) Um homem diabético de 70 anos com agravamento da tosse, escarro espumoso e dificuldade respiratória nos últimos dois dias; sua radiografia torácica revela derrame pleural bilateral e infiltrados peri-hilares também bilaterais, além de estar com taquicardia e ritmo cardíaco irregular.

CASO 18.2 Qual das seguintes é a contraindicação mais séria para a broncoscopia flexível diagnóstica?

a) [Hb] arterial = 7,5 g/dL.
b) Marca-passo cardíaco implantado e desfibrilador.
c) Paciente intubado com apneia obstrutiva do sono grave.
d) Insuficiência respiratória hipercápnica que requer ventilação mecânica não invasiva.

CASO 18.3 Qual das seguintes técnicas seria mais útil para confirmar um diagnóstico de hemorragia alveolar difusa?

a) Biópsia pulmonar transbrônquica.
b) Aspiração transbrônquica com agulha fina de linfonodos mediastinais.
c) Lavado broncoalveolar.
d) Avaliação visual da árvore traqueobrônquica até o nível das vias aéreas subsegmentares.

Soluções para o estudo de casos e problemas práticos

CASO 18.1 A resposta mais correta é a.

O homem de 34 anos com HIV e uma baixa contagem de $CD4^+$ pode ter uma típica pneumonia adquirida na comunidade, mas corre risco de ter uma ampla gama de infecções oportunistas. Uma broncoscopia flexível diagnóstica com LBA ajudará a determinar o patógeno e o tratamento mais adequado. A mulher de 60 anos provavelmente tenha a típica pneumonia adquirida na comunidade e não precisa de broncoscopia diagnóstica, a menos que o exame de seu escarro não seja diagnóstico e ela não melhore com o tratamento apropriado (*resposta b*). A mulher de 28 anos com SDRA após um mergulho vai precisar de ventilação apropriada para sua lesão pulmonar. A broncoscopia na verdade pode estar contraindicada, por causa de suas necessidades de $F_{I}O_2$ e altas pressões nas vias aéreas (*resposta c*). O homem diabético de 70 anos provavelmente tenha insuficiência cardíaca congestiva e não requer broncoscopia (*resposta d*).

CASO 18.2 A resposta mais correta é d.

A insuficiência respiratória hipercápnica excluiria uma broncoscopia diagnóstica segura sem a presença de uma via aérea fixa via intubação endotraqueal. Anemia moderada (*resposta a*), marca-passos cardíacos e desfibriladores (*resposta b*) ou apneia obstrutiva do sono grave em um paciente com uma via aérea fixa via intubação endotraqueal (*resposta c*) não costumam ser contraindicações para a broncoscopia flexível diagnóstica.

CASO 18.3 A resposta mais correta é c.

A presença de lavados broncoalveolares seriados progressivamente sanguinolentos é muito sugestiva de hemorragia alveolar difusa. A avaliação visual (*resposta d*) pode revelar ou não sangue nas vias aéreas maiores em pacientes com dano alveolar difuso (DAD), mas não é sensível nem específica para o diagnóstico. De maneira similar, a biópsia pulmonar transbrônquica (*resposta a*) ou a aspiração com agulha fina de linfonodos mediastínicos (*resposta b*) não seria o teste de escolha para hemorragia alveolar difusa.

Capítulo 19

Avaliação do escarro e dos derrames pleurais

MARY M. MAYO, PhD
ANDREW J. LECHNER, PhD

Objetivos de aprendizagem

O leitor deverá:
- Descrever o melhor método de colheita de escarro e a informação diagnóstica a ser obtida a partir de sua análise.
- Reconhecer as colorações especiais usadas no escarro e nos líquidos pleurais para ajudar a estabelecer um diagnóstico.
- Enumerar as características de um líquido pleural normal e os mecanismos para a formação de derrame pleural.
- Distinguir um exsudato de um transudato e saber quais exames laboratoriais são empregados para fazer tal determinação.
- Identificar os principais tipos de células encontradas nos derrames pleurais e explicar como se correlacionam com os vários processos de doença.

Introdução à análise laboratorial do escarro

Pneumonia é um processo infeccioso que afeta o parênquima pulmonar. Os agentes infecciosos potencialmente responsáveis incluem bactérias, fungos, vírus e, raramente, parasitas. Ao examinar escarro em laboratório, o objetivo é confirmar o diagnóstico de pneumonia, identificar o(s) agente(s) etiológico(s) responsável(is) pela doença e ter-se uma orientação para a antibioticoterapia apropriada.

Colheita de escarro e coloração de Gram

O escarro expectorado é a amostra mais comum do trato respiratório inferior recebida no laboratório de microbiologia clínica. Pode-se colher escarro por **expectoração espontânea** ou após **indução do escarro**, que consiste na colheita após instilação ou inalação de um aerossol irritante, como solução fisiológica hipertônica. A indução do escarro é feita quando o paciente não consegue produzi-lo. Em geral, amostras do primeiro escarro da manhã são as melhores; um volume de 5 a 10 mL costuma ser adequado. Como muitas amostras recebidas consistem principalmente em secreções faríngeas e células de vias aéreas superiores, e não escarro, a primeira etapa ao se avaliar a adequação de uma amostra é a **coloração de Gram** (Figura 19.1), que confirma ou não a aceitação da amostra para processamento e ajuda na interpretação, ao identificar a morfologia de quaisquer agentes etiológicos prováveis de pneumonia em uma amostra suficientemente **purulenta**.

O ideal é que a amostra de escarro a ser submetida a exame microscópico contenha menos de 10 células epiteliais por campo de pequeno aumento (CPA) ou 10 a 25 células epiteliais e mais de 25 leucócitos/CPA. Amostras de escarro com mais de 25 células epiteliais escamosas são rejeitadas porque representam secreções orofaríngeas muito contaminadas com microbiota normal da garganta. Da mesma forma, uma amostra de escarro que não contenha células epiteliais, leucócitos ou bactérias é rejeitada porque não representa as condições nas vias aéreas intermediárias. A maioria dos laboratórios hospitalares tem normas desse tipo bem estabelecidas, inclusive estipulando como manipular tais amostras biológicas potencialmente perigosas. Essas normas podem ser ajustadas quando as necessidades de determinado paciente são comunicadas ao pessoal do laboratório.

O relatório da coloração de Gram de uma amostra de escarro inclui os tipos de organismo vistos, se são gram-positivos ou gram-negativos e a arquitetura deles, se cocos ou bacilos. Tal informação dá indícios como a identificação possível dos organismos encontrados. Por exemplo, os cocos gram-positivos que parecem cachos de uva levantam a suspeita de *Staphylococcus* spp., enquanto diplococos gram-positivos em forma de lanceta sugerem *Streptococcus pneumoniae*. A presença de cocobacilos gram-negativos em geral indica *Haemophilus influenzae*. No mesmo relatório, o número de organismos presentes em geral é estimado como **muitos, moderados, poucos** ou **raros**. Na maioria dos laboratórios, esses termos são pertinentes ao número de organismos similares presentes por campo de grande aumento (CGA) usando-se imersão em óleo: **muitos**, mais de 10 organismos/CGA; **moderados**, 5 a 10 organismos/CGA; **poucos**, 1 a 5 organismos/CGA, e **raros**, menos de 1 organismo/CGA.

Cultura de escarro

Pode-se fazer cultura de uma amostra de escarro conforme indicada, tanto para patógenos bacterianos rotineiros como

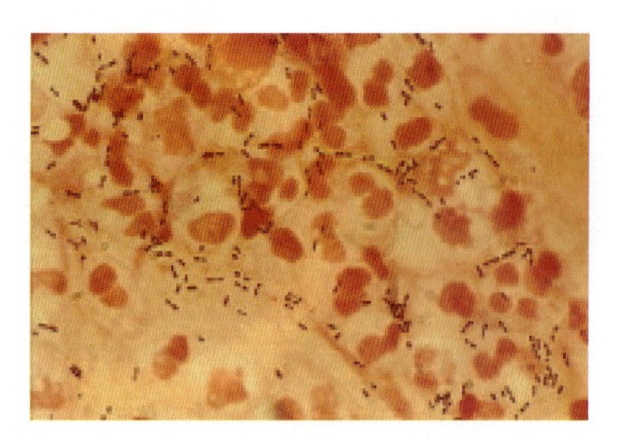

FIGURA 19.1 Uma amostra típica de escarro corada pelo Gram para mostrar neutrófilos, células epiteliais e bactérias gram-positivas, no caso, diplococos. *Cortesia de C. Sinave, MD.*

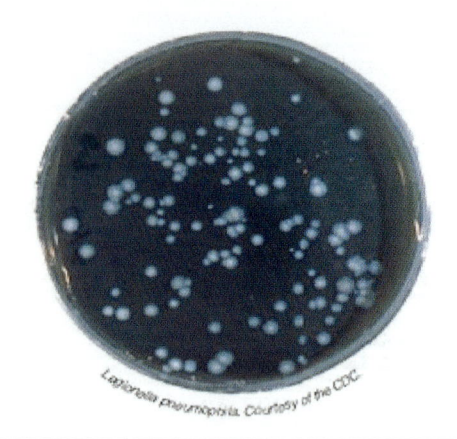

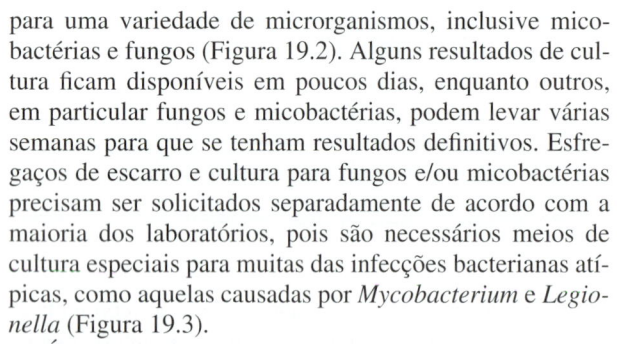

FIGURA 19.3 Culturas de *Legionella pneumophila* crescendo em ágar de levedura com extrato de carvão. *Imagem cortesia* dos Centers for Disease Control and Prevention (CDC).

para uma variedade de microrganismos, inclusive micobactérias e fungos (Figura 19.2). Alguns resultados de cultura ficam disponíveis em poucos dias, enquanto outros, em particular fungos e micobactérias, podem levar várias semanas para que se tenham resultados definitivos. Esfregaços de escarro e cultura para fungos e/ou micobactérias precisam ser solicitados separadamente de acordo com a maioria dos laboratórios, pois são necessários meios de cultura especiais para muitas das infecções bacterianas atípicas, como aquelas causadas por *Mycobacterium* e *Legionella* (Figura 19.3).

É mais fácil descobrir alguns organismos, principalmente *Chlamydia* e *Mycoplasma*, à sorologia, porque não crescem nos meios de cultura microbiológicos rotineiros. Antígenos urinários também podem ser avaliados para *Legionella* e *S. pneumoniae*.

Escarro para citologia

As amostras de escarro também podem ser submetidas a exame citológico de células individuais, em geral quando se procuram neoplasias (Capítulo 31). Para cada finalidade, a amostra de escarro é colhida em um frasco com um líquido mucolítico especial que melhora a visualização das células contidas nele (Figura 19.4). Essas amostras são enviadas para a patologia cirúrgica e não para o setor de microbiologia de um laboratório hospitalar. Como no caso de outras amostras de escarro, essas devem ser enviadas para o laboratório o mais rapidamente possível.

Introdução à análise de derrames pleurais

O espaço pleural geralmente é descrito como um **espaço potencial** que existe entre a **pleura visceral** que cobre a superfície externa do pulmão e a **pleura parietal** que reveste a superfície interna da parede torácica. Como tal, o espaço pleural normalmente contém apenas poucos mililitros de líquido (Figura 19.5). As características laboratoriais de **líquido pleural normal** incluem: pH = 7,6, [pro-

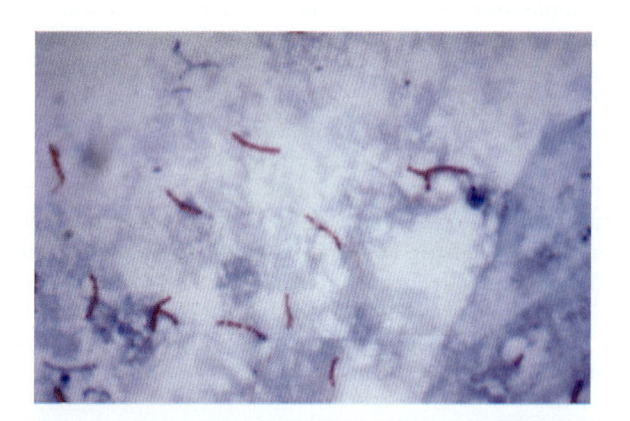

FIGURA 19.2 Uso do corante de Ziehl-Neelsen para visualizar micobactérias em uma amostra de escarro. As micobactérias são acidorresistentes e retêm a cor vermelha da carbolfucsina.

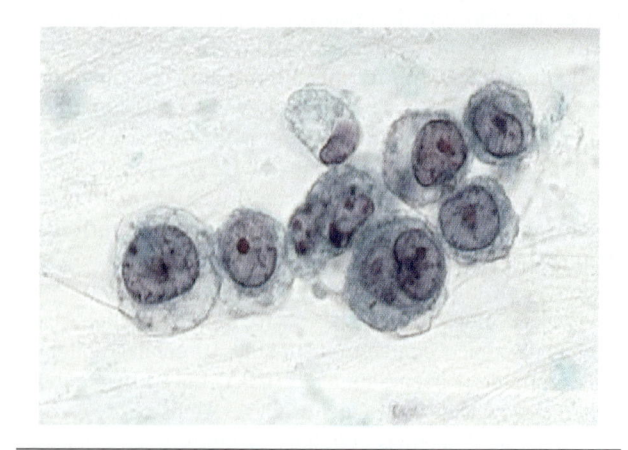

FIGURA 19.4 Imagem de carcinoma não de pequenas células em uma amostra de escarro processada com mucolítico. Ver mais informação no Capítulo 31.

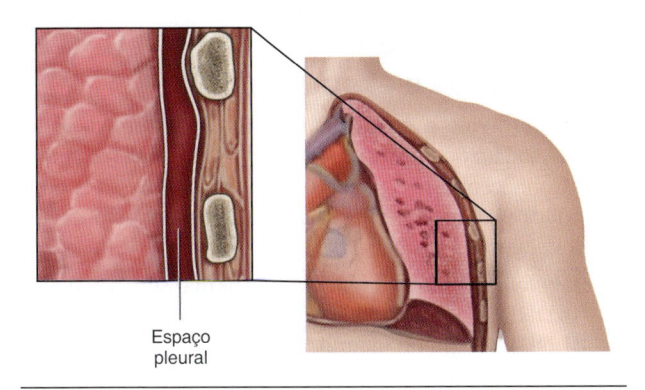

FIGURA 19.5 Diagrama do espaço pleural criado pela aposição próxima das pleuras visceral e parietal. *Adaptada de A.D.A.M. Interactive Anatomy.* http://adameducation.com/aionline_student.aspx.

teína] = 1 a 2 g/dL (*vs.* [proteína] plasmática = 7 g/dL), [glicose] = [glicose] plasmática, e [desidrogenase láctica] < 50% da [LDH] plasmática. O número de leucócitos no líquido pleural em geral é < 1.000/mL e consiste predominantemente em células mononucleares, com alguns eritrócitos e células mesoteliais. Normalmente há menos de 10 mL de líquido pleural em todo o espaço torácico de um adulto sadio.

Fisiologia do espaço pleural

Uma descrição detalhada das forças físicas que criam líquido pleural é apresentada no Capítulo 29. Em suma, o líquido pleural é formado pelas mesmas forças que geram edema em outros locais, de acordo com a lei de Starling do capilar (Capítulo 7). A pressão hidrostática normal de ~30 mmHg em capilares sistêmicos da pleura parietal causa o extravasamento de ultrafiltrado no espaço pleural. Isso ocorre porque essa pressão hidrostática excede o gradiente de pressão coloidosmótica resultante de ~24 mmHg entre aqueles capilares sistêmicos e as poucas proteínas no espaço normal de líquido pleural.

Ao mesmo tempo, a pressão hidrostática normalmente baixa de ~12 mmHg dentro dos capilares pulmonares sob a pleura visceral é consideravelmente menor do que esse mesmo gradiente de pressão coloidosmótica de 24 mmHg entre o plasma e o líquido pleural normal. Portanto, esse gradiente osmótico costuma direcionar os líquidos pleurais para o tecido pulmonar, acrescentando-se à linfa criada dentro de todos os alvéolos (Capítulo 7). Por esse mecanismo, à medida que a concentração de proteína dentro do espaço pleural continua baixa e/ou a pressão capilar pulmonar é normal, quase todo o líquido perdido dos capilares sistêmicos para o espaço pleural é removido rapidamente dos pulmões através da membrana visceral pleural para formar linfa.

Em contrapartida, tais líquidos extravasados acumulam-se em um **derrame pleural** se o aumento das pressões hidrostáticas capilares superar o gradiente de pressão osmótica, como na hipertensão sistêmica ou pulmonar.

Um derrame pleural criado por tais forças hidrostáticas alteradas seria considerado um **transudato**. O líquido pleural também se acumula se a pressão coloidosmótica dentro do espaço pleural ficar elevada, como por neoplasia ou agente infeccioso. Tal aumento na pressão osmótica do líquido pleural diminui o gradiente osmótico normalmente grande entre as proteínas plasmáticas e aquelas dentro do espaço pleural. Um derrame pleural criado em tais condições seria classificado como um **exsudato** e, como discutido a seguir, pode tornar-se **empiematoso**. Derrames de outro tipo acumulam-se quando obstrução linfática ou outro defeito impede sua drenagem ou reabsorção a tempo. Outras fontes de líquido pleural incluem a drenagem excessiva de linfa dos espaços intersticiais do pulmão para a pleura visceral, ou líquido de **ascite** da cavidade peritoneal que entra no espaço torácico por pequenos orifícios no diafragma.

Análise laboratorial dos líquidos pleurais

Toracocentese é a coleção intencional e orientada de líquido pleural através da parede torácica então fechada, um procedimento que pode produzir vários litros, dependendo da causa do derrame de um paciente (Figura 19.6). Não é surpresa que a toracocentese pode ter valor tanto diagnóstico como terapêutico, pois esvaziando-se um derrame pode-se remover o material infeccioso e permitir a reexpansão de lobos pulmonares que desenvolvem atelectasia pela compressão causada pelo líquido.

A técnica adequada para lidar com derrames pleurais inclui enviar todo o líquido obtido, mesmo que consista em vários litros. As amostras são refrigeradas se as análises não forem feitas logo, mas não é necessário fixador. Amostras separadas são necessárias para estudos de microbiologia, hematologia e químicos. As amostras são enviadas

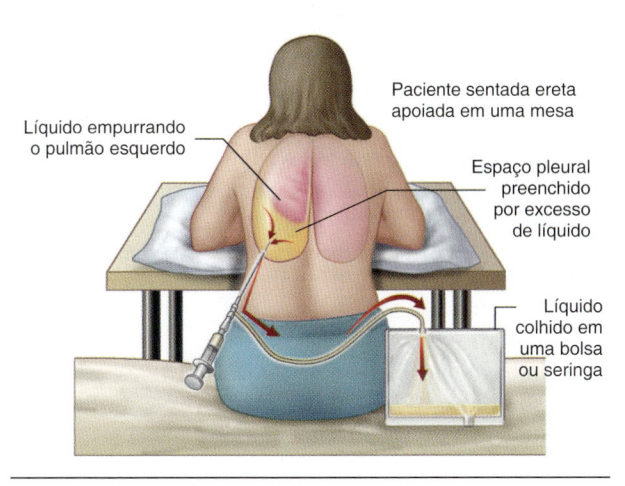

FIGURA 19.6 Diagrama de uma paciente submetida a toracocentese para eliminar um derrame pleural do lado esquerdo. Notar o uso da gravidade para facilitar a drenagem em um recipiente preparado para medição do volume e análise laboratorial subsequente.

para citometria de fluxo quando se suspeita de linfoma ou leucemia.

Uma vez obtida a amostra de derrame pleural, a primeira etapa é sua avaliação para se determinar se o líquido é transudato ou exsudato. Em geral, o médico terá forte suspeita a respeito de seu tipo em um paciente com doença subjacente. Por exemplo, um transudato é muito mais comum quando outros sinais sugerem agravamento de **insuficiência cardíaca congestiva (ICC)** em um paciente. Além da ICC, os transudatos podem estar presentes em qualquer das seguintes condições: cirrose com ascite; **síndrome nefrótica** quando resultante de hipoproteinemia; diálise peritoneal recente; mixedema em pacientes com **hipotireoidismo**; atelectasia lobar aguda devida a múltiplas causas; pericardite **constritiva**; obstrução da veia cava superior e embolia pulmonar.

Os **exsudatos** são causados por fatores locais que criam líquidos pleurais anormais ou impedem sua absorção, em geral na presença de células livres ou aderentes. Os leucócitos normais comumente encontrados em exsudatos incluem macrófagos e linfócitos pulmonares residentes, bem como neutrófilos recrutados por quimiocinas e secreções microbianas (Capítulo 10). Sua liberação intrapleural de citocinas e outros mediadores inflamatórios aumenta a concentração local de proteínas de alto peso molecular. Esse aumento na pressão coloidosmótica intrapleural retarda a reabsorção de líquido nos linfáticos pulmonares, além dos efeitos imunomoduladores primários que esses mediadores induzem. Células hospedeiras anormais comumente associadas a exsudatos incluem muitas formas neoplásicas que representam tumores torácicos primários ou metástases para o compartimento pleural. Embora muitas células neoplásicas estejam presentes como grandes agregados (Capítulo 31), há números suficientes de células livres para serem recuperadas durante a toracocentese. É evidente que quase qualquer combinação de patógenos microbianos pode ser identificada em exsudatos, com aqueles encontrados livres dentro da fase líquida representando potencialmente abscessos maciços.

Os exsudatos podem requerer testes extensos para estabelecer-se sua etiologia, pois é longa a lista de doenças em que podem desenvolver-se:

- Pneumonias de quase todos os tipos
- Neoplasias, primárias ou secundárias
- Embolia pulmonar
- Sarcoidose e outras doenças do tecido conectivo
- Infecções sistêmicas disseminadas por via hematogênica
- **Quilotórax**
- **Síndrome pós-infarto do miocárdio**
- **Asbestose**
- **Síndrome de Meigs** (um tumor ovariano benigno que acarreta ascite)
- Doença pancreática
- Uremia
- Atelectasia crônica
- Reação medicamentosa adversa

Distinção entre transudatos e exsudatos

Os dois critérios mais úteis para identificar um derrame como exsudato ou transudato são sua [LDH] e sua [proteína] total. Conhecendo-se o papel da [proteína] na pressão coloidosmótica pleural, um exsudato é definido por pelo menos um dos seguintes critérios:

- [Proteína] no líquido pleural/[proteína] sérica > 0,5
- [LDH] no líquido pleural/[LDH] sérica > 0,6
- [LDH] no líquido pleural > 200 UI/L ou > 2/3 do limite superior do normal no soro

Dependendo dos resultados dessas avaliações, outros exames úteis incluem:

- Densidade do líquido pleural, > 1.016 nos exsudatos
- [Colesterol] no líquido pleural, > 60 mg/dL nos exsudatos
- Fibrinogênio no líquido pleural, visto em exsudatos e potencialmente indicando um coágulo
- Número de leucócitos no líquido pleural, > 1.000/μL nos exsudatos
- Número de eritrócitos no líquido pleural, > 100.000/μL nos exsudatos (inclusive malignidade, embolia pulmonar/infarto ou traumatismo)
- [Bilirrubina] no líquido pleural/[bilirrubina] sérica, > 0,6 g/dL nos exsudatos
- [Amilase] no líquido pleural ou sua atividade, elevada em alguns tipos de exsudatos

A Figura 19.7 é um fluxograma que resume uma sequência útil de exames laboratoriais para identificar sistematicamente um derrame como um exsudato ou transudato.

Avaliação macroscópica e microscópica dos derrames

Em termos de aspecto macroscópico, os transudatos são transparentes e **cor de palha**, raramente turvos (Figura 19.8). Em contraste, há muitos tipos descritos de exsudatos, todos translúcidos na melhor das hipóteses e opacos na maioria das vezes. Um derrame **tingido de sangue** ou evidentemente sanguinolento pode ser devido a traumatismo, malignidade ou infarto pulmonar. Um derrame **verde-esbranquiçado**, **turvo**, em geral é indicativo de **pleurite reumatoide**, enquanto uma cor **branco-leitosa** indica um pseudoquilo ou **derrame quiloso** (Figura 19.8). Um derrame **turvo e purulento** em geral indica infecção (Figura 19.9).

O exame laboratorial padrão de líquidos pleurais exsudativos deve incluir sua descrição macroscópica, ensaios para a [glicose] e a [amilase], uma contagem celular diferencial, culturas microbiológicas e citologia. A [glicose] de um exsudato costuma ser < 60 mg/dL na artrite reumatoide, em malignidades ou infecção purulenta, enquanto a [amilase] está elevada acima da faixa normal nos casos de ruptura do esôfago, pancreatite ou malignidade. Os valores no exsudato para [triglicerídeos] estão elevados acima dos

ALGORITMO DIAGNÓSTICO PARA DERRAME PLEURAL

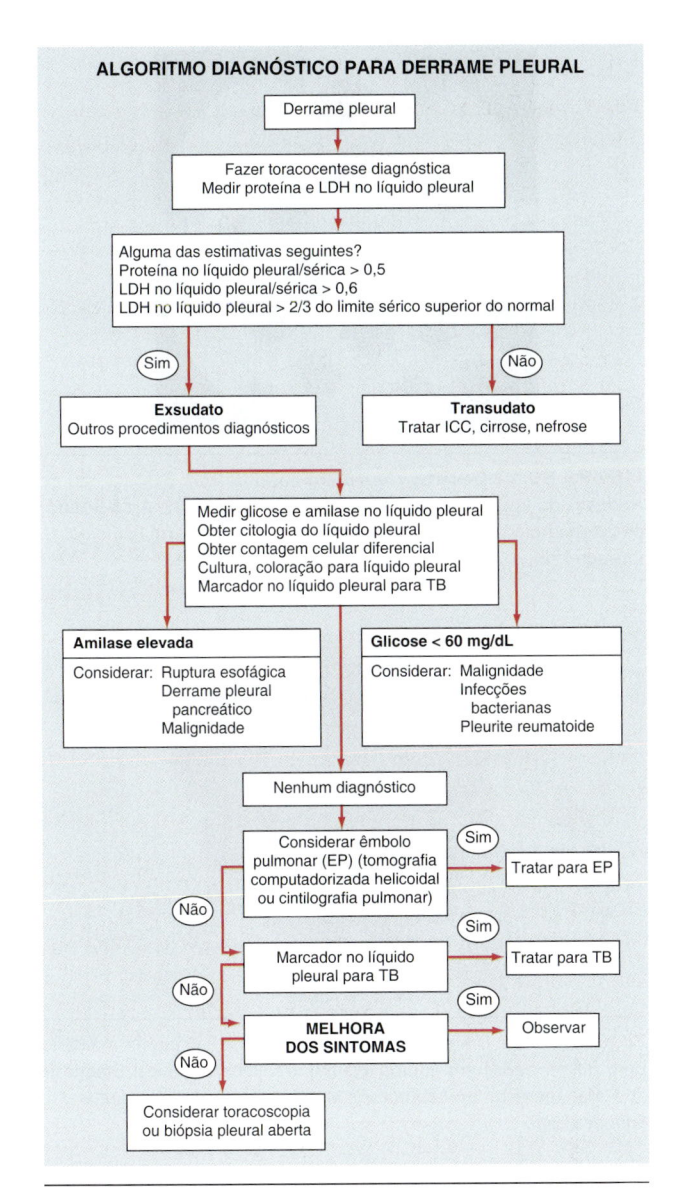

```
Derrame pleural
        ↓
Fazer toracocentese diagnóstica
Medir proteína e LDH no líquido pleural
        ↓
Alguma das estimativas seguintes?
Proteína no líquido pleural/sérica > 0,5
LDH no líquido pleural/sérica > 0,6
LDH no líquido pleural > 2/3 do limite sérico superior do normal
   ↙ Sim              Não ↘
Exsudato              Transudato
Outros procedimentos  Tratar ICC, cirrose, nefrose
diagnósticos
        ↓
Medir glicose e amilase no líquido pleural
Obter citologia do líquido pleural
Obter contagem celular diferencial
Cultura, coloração para líquido pleural
Marcador no líquido pleural para TB
   ↙                    ↘
Amilase elevada       Glicose < 60 mg/dL
Considerar:           Considerar:
 Ruptura esofágica     Malignidade
 Derrame pleural       Infecções
  pancreático           bacterianas
 Malignidade           Pleurite reumatoide
        ↓
Nenhum diagnóstico
        ↓
Considerar êmbolo pulmonar (EP)    Sim → Tratar para EP
(tomografia computadorizada
helicoidal ou cintilografia pulmonar)
   Não ↓
Marcador no líquido pleural para TB  Sim → Tratar para TB
   Não ↓
MELHORA DOS SINTOMAS  Sim → Observar
   Não ↓
Considerar toracoscopia ou biópsia pleural aberta
```

FIGURA 19.7 Algoritmo diagnóstico para determinar a etiologia de derrames pleurais. *De Harrison's Principles of Medicine, 17th ed. New York, NY: McGraw-Hill.*

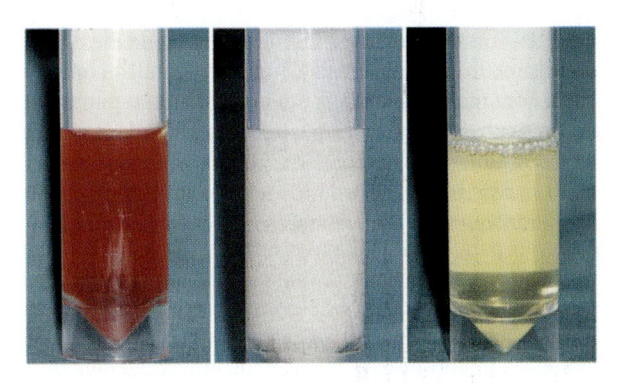

FIGURA 19.8 Comparação visual de três derrames pleurais obtidos por toracocentese. À esquerda, um exsudato tinto de sangue de uma paciente com metástases pleurais de carcinoma de mama. No centro, um exsudato quiloso branco leitoso de um paciente com carcinoma brônquico que invadiu e obstruiu o ducto torácico. À direita, um transudato transparente típico daquele encontrado em pacientes com insuficiência cardíaca ou outras causas de edema generalizado. *De Forbes CD, Jackson WF, Color Atlas and Text of Clinical Medicine, 3rd ed. Londres, RU: Mosby, 2003.*

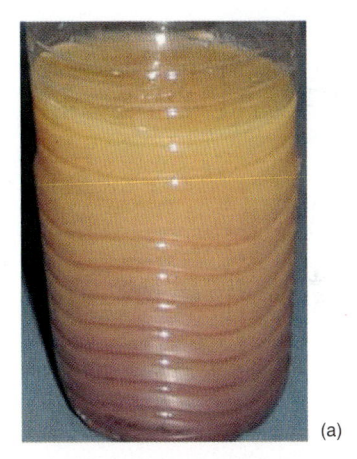

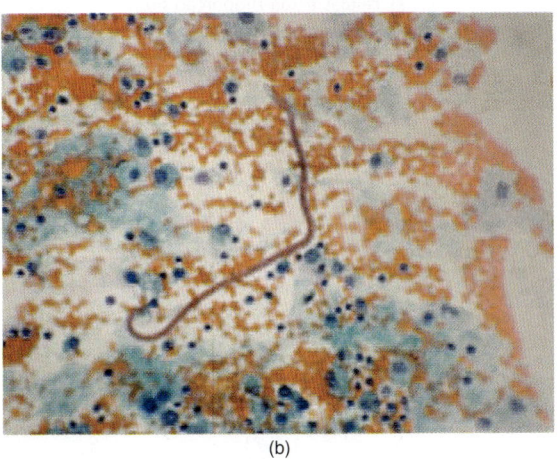

FIGURA 19.9 (a) Derrame exsudativo turvo e purulento obtido de um paciente com **filariose linfática** causada por *Wuchereria bancrofti*, doença comum disseminada por mosquitos em climas tropicais e subtropicais. O nematódeo parasita intacto é visto em (b) à observação microscópica de tal derrame.

parâmetros séricos normais no **quilotórax** e ocasionalmente em pacientes com derrames **pseudoquilosos**.

Para realizar uma contagem celular diferencial, **centrifuga-se** uma amostra de derrame para sedimentar suas células em uma lâmina de microscopia para ser examinada como um esfregaço fino ou *pellet* corado pelo Wright. As células rotineiramente identificadas em tais lâminas incluem eritrócitos, linfócitos, macrófagos e células mesoteliais; alguns eosinófilos e células plasmáticas também podem estar presentes. A contagem de leucócitos no líquido pleural normal é < 1.000/μL, e a de eritrócitos normalmente é < 10.000/μL. Números maiores de neutrófilos estão entre os achados mais comuns nos derrames causados por infecções bacterianas e são indicativos de **empiema**. As contagens de linfócitos estão aumentadas em exsudatos de pacientes com tuberculose (TB) ativa, malignidade e infecções virais. Eosinofilia (mais de 10% de células contadas) ocorre com maior frequência em pacientes com pneumotórax, empiema, infecções parasitárias, malignidades ou em alguns derrames idiopáticos.

Os testes microbiológicos devem incluir pelo menos uma coloração de Gram, uma coloração para fungos e uma coloração para bacilo acidorresistente no próprio exsudato primário, bem como cultura rotineira da amostra para anaeróbicos, fungos e bacilos acidorresistentes. Estudos citológicos são realizados para detectar malignidades usando colorações imuno-histoquímicas e identificar agentes infecciosos por colorações especiais, além do uso de Diff-Quik® e colorações para esfregaço de Pap. Outros estudos podem incluir citometria de fluxo, análise de marcador tumoral, colorações imuno-histoquímicas, marcadores virais e técnicas diagnósticas com base em ácido nucleico. As Figuras 19.10 a 19.16 mostram células normais e anormais que podem ser encontradas em líquidos e derrames pleurais específicos.

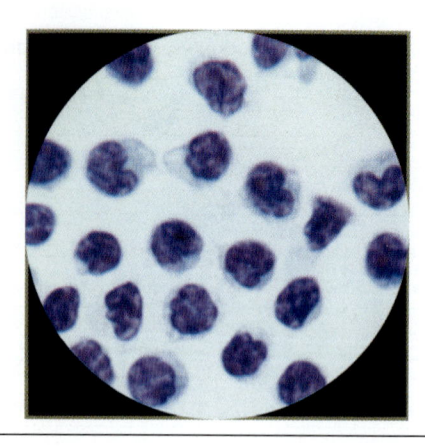

FIGURA 19.12 Derrame pleural em paciente com linfoma não de Hodgkin, do tipo linfocítico pequeno. *De DeMay RM*. The Art & Science of Cytopathology. *ASCP Press, American Society of Clinical Pathologists, Chicago 1996, p. 307.*

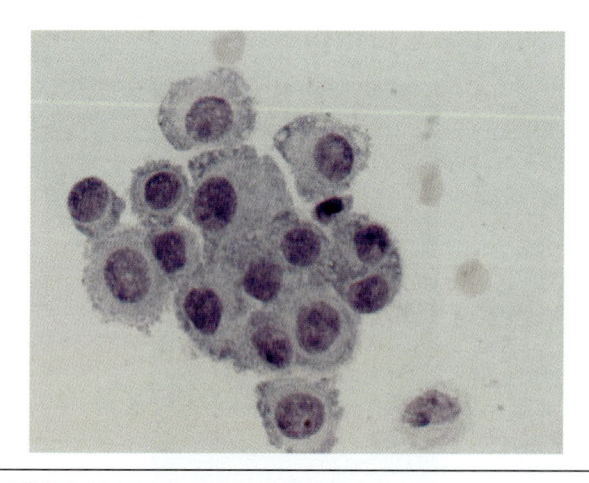

FIGURA 19.10 Células mesoteliais benignas. Notar o aspecto quase uniforme de todas as células e sua proporção nuclear:citoplasmática relativamente normal.

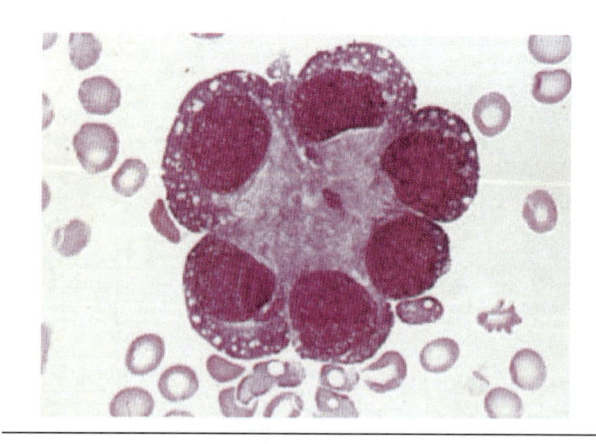

FIGURA 19.13 Um aglomerado de células de carcinoma mamário bem diferenciadas em líquido pleural. *De Henry's Clinical Diagnosis and Management by Laboratory Methods, 21st ed. Philadelphia, PA: Saunders; 2007.*

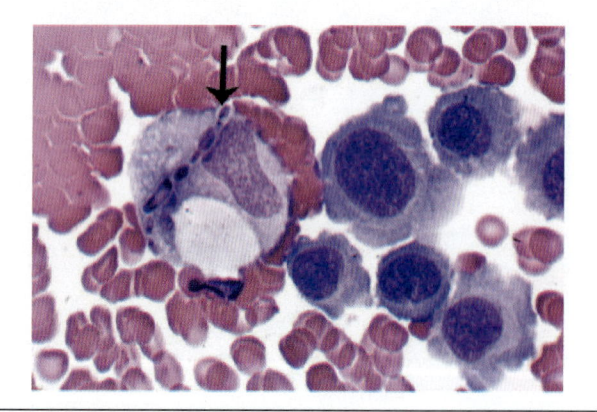

FIGURA 19.11 *Candida albicans* mostrada replicando-se em hifas dentro de um macrófago de líquido pleural (seta). A imagem também contém numerosos eritrócitos e células mesoteliais benignas, como na Figura 19.10. *De Lichtman MA,* Lichtman's Atlas of Hematology. *New York, NY: McGraw-Hill; 2007.*

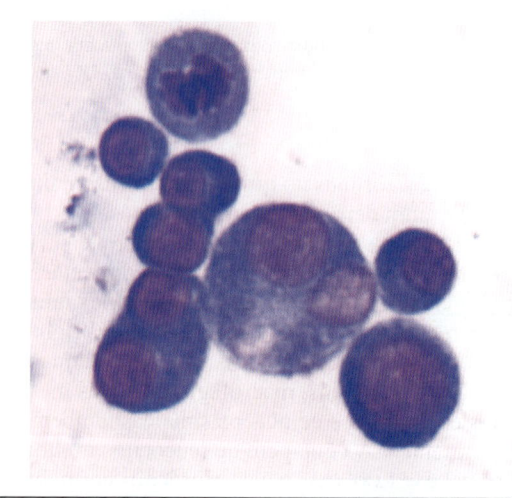

FIGURA 19.14 Células plasmáticas no líquido pleural de um paciente com mieloma múltiplo. *De Dhingra KK, Singhai N, Nigam S, Jain S*: Unsuspected multiple myeloma presenting as bilateral pleural effusion – a cytological diagnosis, *Cytojournal Sep 7;4:17, 2007.*

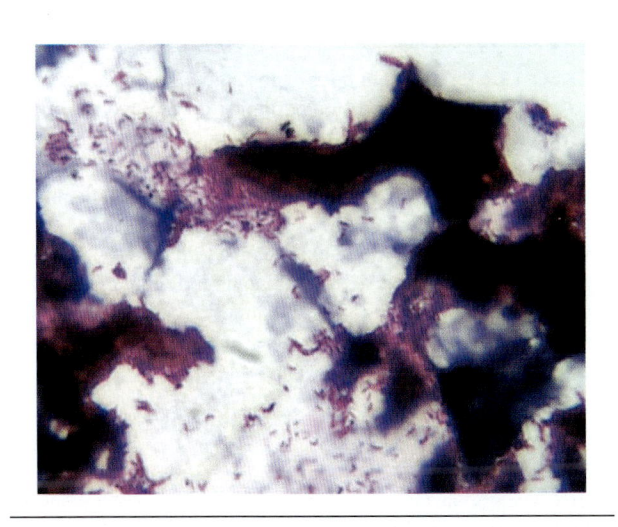

FIGURA 19.15 Esfregaço de líquido pleural cultivado em caldo, mostrando crescimento de bacilos acidorresistentes com o uso de um corante Kinyoun de carbolfucsina. *De Siddiqui TJ and O'keefe P; Brain Abscesses in a Renal Transplant Recipient, 2004. Cliggott Publishing, Division of CMP Healthcare Media.*

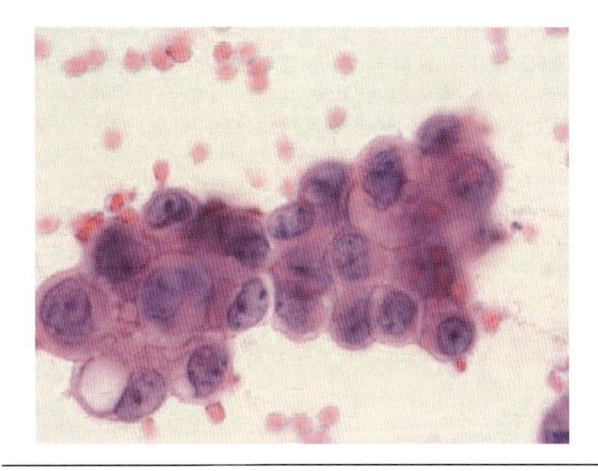

FIGURA 19.16 Líquido pleural contendo células de adenocarcinoma metastático de um carcinoma brônquico diagnosticado previamente, visualizadas em uma coloração H&E convencional. *Zendehrokh N and Dejmek A:* telomere repeat amplification protocol (TRAP) in situ reveals telomerase activity in three cell types in effusions: malignant cells, proliferative mesothelial cells, and lymphocytes, Modern pathology Feb;*18(2):189-196, 2005.*

Bibliografia comentada

1. Galagan KA, Blomberg D, Cornbleet PJ, Glassy EF, eds. *Color Atlas of Body Fluids*, 2006, College of American Pathologists (CAP); 2006. Manual conciso que dá uma excelente visão geral das origens dos líquidos corporais, bem como dos procedimentos para colheita e testes. Contém numerosas fotos coloridas com explicações.
2. Croft AC, Woods GL. Specimen collection and handling for diagnosis of infectious diseases. In: McPherson RA and Pincus MR, eds. *Henry's Clinical Diagnosis and Management by Laboratory Methods*, 21st ed. Philadelphia, PA: Saunders; 2007. Os autores fazem uma revisão da colheita e da análise do escarro e de outras amostras clínicas.
3. Knight JA, Kjeldsberg CR. Cerebrospinal, synovial, and serous body fl uids. In: McPherson RA and Pincus MR, eds. *Henry's Clinical Diagnosis and Management by Laboratory Methods*, 21st ed. Philadelphia, PA: Saunders; 2007. *Este capítulo fornece uma explicação abrangente desses exames laboratoriais, com excelentes imagens coloridas.*

ESTUDO DE CASOS E PROBLEMAS PRÁTICOS

CASO 19.1 Uma mulher com 70 anos é examinada em uma clínica de emergência por causa de febre, calafrios, dificuldade respiratória e tosse. Ela diz que a família do filho passou o fim de semana do Dia de Ação de Graças com ela e todos tinham uma infecção respiratória da qual se recuperaram. Ela também contraiu a doença respiratória, mas depois de duas semanas seus sintomas se agravaram. Uma coloração de escarro dela é mostrada a seguir. Qual das seguintes é a causa mais provável dos sintomas atuais da paciente?

a) *Haemophilus influenzae*
b) *Mycoplasma pneumoniae*
c) *Staphylococcus aureus*
d) Vírus sincicial respiratório (VSR)
e) *Streptococcus pneumoniae*

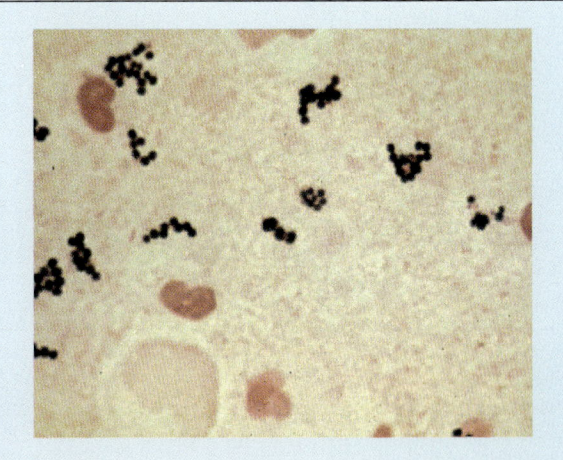

CASO 19.2 Uma mulher com 55 anos apresenta-se à emergência com reinício de dificuldade respiratória. Sua radiografia do tórax mostra um grande derrame pleural. É feita uma toracocentese terapêutica e o líquido é enviado para o laboratório. A proporção de proteína no líquido pleural/sérica total é de 0,6 e a proporção da LDH no líquido pleural/sérica é de 0,7. Os níveis de amilase e glicose nada têm de notáveis no líquido pleural. A cultura e a coloração de Gram são negativas e os resultados da citologia são negativos para malignidade. Qual das afirmativas seguintes provavelmente é a mais correta com relação ao tipo e à origem de seu líquido pleural?

a) O líquido é um transudato e deve-se excluir insuficiência cardíaca congestiva.
b) O líquido é um exsudato, provavelmente infectado.
c) O líquido é um exsudato e deve-se excluir embolia pulmonar.
d) O líquido é um transudato e deve-se considerar síndrome nefrótica.
e) O líquido é um exsudato que deve ter origem pancreática.

CASO 19.3 Um homem de 53 anos com alcoolismo crônico e história de carcinoma epidermoide do esôfago tem um derrame pleural. Ele tem dificuldade para deglutir e dor torácica do lado esquerdo à inspiração profunda. Uma pequena quantidade de líquido pleural é obtida e a proporção de proteína no líquido pleural/sérica é de 0,8. Uma amostra é enviada para citologia, mas é sexta-feira à noite e os resultados não estarão prontos até a próxima segunda-feira. Há líquido pleural suficiente para fazer mais um teste. Qual das opções seguintes teria maior probabilidade de estabelecer a etiologia do derrame pleural desse paciente?

a) [Glicose]
b) Atividade da amilase
c) Proporção da [LDH] no líquido pleural/sérica
d) Coloração de Gram
e) Coloração para bacilo acidorresistente

Soluções para o estudo de casos e problemas práticos

CASO 19.1 A resposta mais correta é c, *Staphylococcus aureus*.

A coloração de Gram mostra grandes cocos gram-positivos, predominantemente em aglomerados, alguns com aparência de cacho de uva, típica de *Staphylococcus*. *Haemophilus* é um cocobacilo gram-negativo, *Mycoplasma pneumoniae* não pode ser cultivado nos meios rotineiros, VSR não capta a coloração de Gram e *Streptococcus pneumoniae* costumam ser diplococos gram-positivos em forma de lanceta.

CASO 19.2 A resposta mais correta é c, um exsudato, devendo-se excluir embolia pulmonar.

As proporções da [proteína] e da [LDH] no líquido pleural/séricas indicam que o líquido é um exsudato. A cultura e a coloração de Gram são ambas negativas, de modo que infecção é menos provável. Os níveis de amilase nada têm de notáveis, da mesma forma que a citologia, portanto é improvável haver malignidade ou origem pancreática. Excluir uma embolia pulmonar é a melhor próxima etapa diagnóstica entre as opções oferecidas.

CASO 19.3 A resposta mais correta é b, solicitando-se um teste para amilase no derrame pleural.

A história de carcinoma epidermoide do esôfago do paciente e a proporção da [proteína] no líquido pleural/sérica indicam um exsudato, com malignidade alta no diagnóstico diferencial. Mesmo aguardando os resultados da citologia, o teste que seria mais útil para fornecer evidência a favor ou contra malignidade é o da atividade da amilase, que estaria elevada em derrames pleurais malignos.

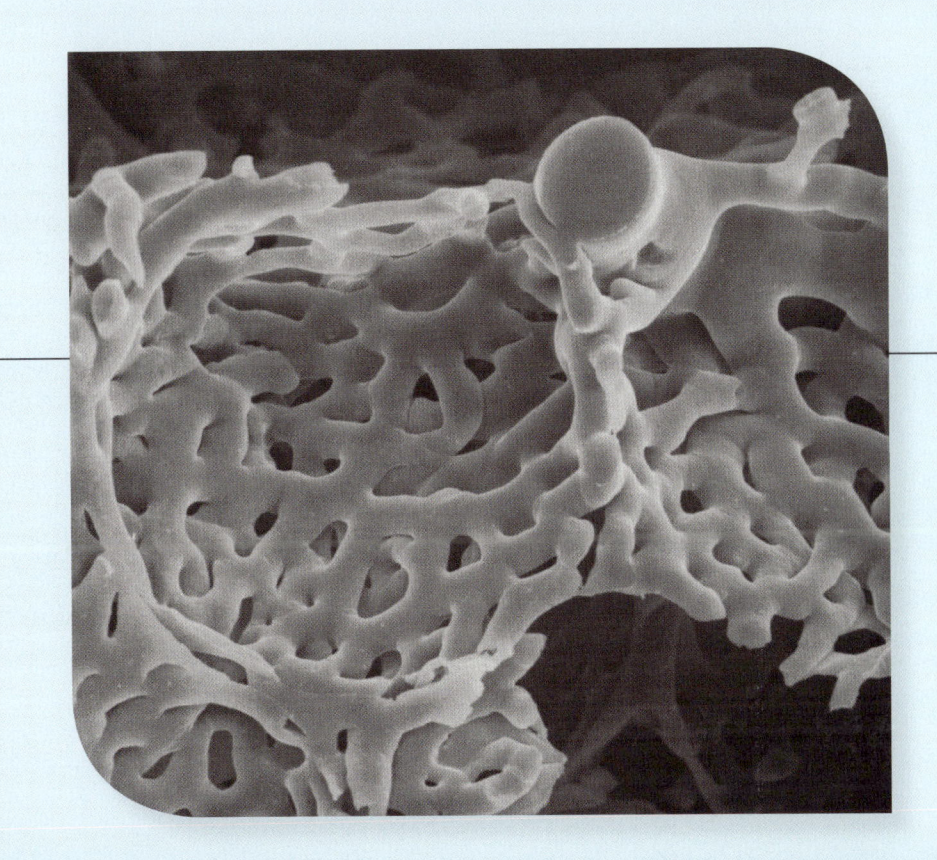

SEÇÃO

III

DOENÇAS PULMONARES OBSTRUTIVAS E RESTRITIVAS

Capítulo 20

Patologia das doenças pulmonares obstrutivas

DAVID S. BRINK, MD
ANDREW J. LECHNER, PhD

Objetivos de aprendizagem

O leitor deverá:
- Definir enfisema e bronquite crônica e diferenciar suas várias formas, incluindo a etiologia, a patogenia, a morfologia macro e microscópica, bem como a apresentação clínica.
- Descrever a apresentação histológica da asma, em particular envolvendo tanto as vias aéreas como o parênquima pulmonar.
- Descrever o desenvolvimento e o aspecto da bronquiectasia à medida que evolui a partir de um processo inicial obstrutivo.

Introdução

As doenças pulmonares obstrutivas caracterizam-se por redução no fluxo de ar em decorrência do aumento da resistência por obstrução parcial ou completa das vias aéreas em qualquer nível. Tal obstrução pode surgir do estreitamento direto do lúmen da via aérea ou da menor retração elástica do parênquima pulmonar que circunda as vias aéreas, que tem o efeito de reduzir o calibre do lúmen. As muitas causas de doença obstrutiva incluem tumores, corpos estranhos aspirados, asma, enfisema, bronquite crônica, fibrose cística e bronquiolite. Neste capítulo, o enfoque será na patologia do **enfisema**, da **bronquite crônica**, da **asma** e das **bronquiectasias**. A última foi incluída aqui embora ocorra como resultado de obstrução de via aérea, não sendo uma causa em si. As **doenças pulmonares obstrutivas crônicas (DPOCs)** compreendem o enfisema e a bronquite crônica. Embora seja possível ter enfisema sem bronquite crônica ou o contrário, a maioria dos pacientes tem algum grau de ambos, mesmo que um predomine no quadro clínico. Essas condições compartilham etiologias comuns, a mais significativa sendo o tabagismo. Apesar dessa associação significativa, a maioria dos fumantes não desenvolve DPOC.

Patologia do enfisema

Define-se enfisema em termos morfológicos como o aumento irreversível dos espaços aéreos distais aos bronquíolos terminais, devido à destruição das suas paredes e ausência de fibrose óbvia. Cerca da metade dos adultos apresenta enfisema à necropsia, a maioria sintomática. O enfisema é subdividido ainda em quatro subtipos, com base na distribuição anatômica do aumento do espaço de ar: **centroacinar** (centrolobular), **panacinar** (panlobular), **acinar distal** (paraseptal) e **irregular**.

O **enfisema centroacinar** (Figuras 20.1 e 20.2) caracteriza-se por aumento do espaço aéreo no nível dos bronquíolos respiratórios, poupando os alvéolos distais. Em termos anatômicos, os vários ácinos que compreendem um lóbulo (Capítulo 2) estão dispostos de tal maneira que seus bronquíolos respiratórios ficam agrupados no centro do lóbulo. Esse arranjo anatômico justifica a denominação alternativa de enfisema centrolobular. O enfisema centroacinar é responsável por mais de 95% dos casos com obstrução de via aérea clinicamente significativa, sendo mais

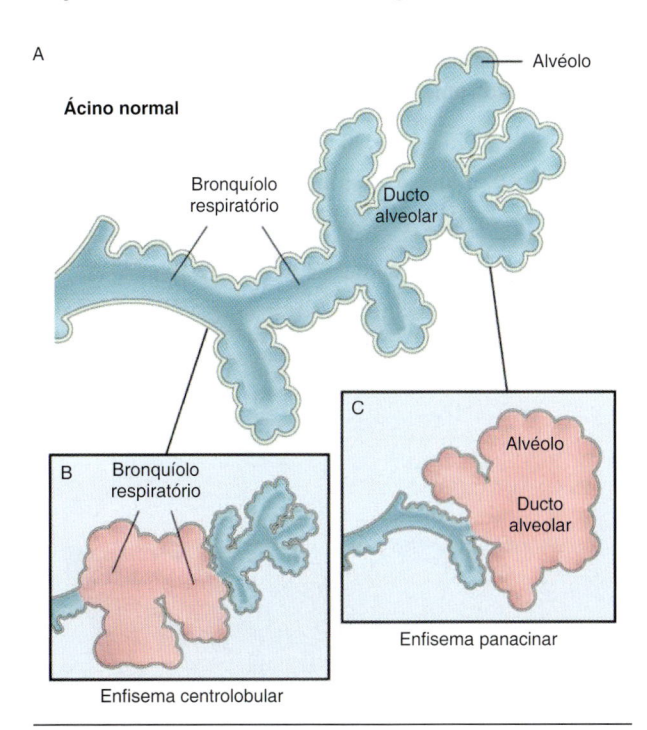

FIGURA 20.1 Os dois principais padrões de enfisema. A. Estrutura acinar normal. B. Enfisema centroacinar que envolve os bronquíolos respiratórios, mas poupa os alvéolos mais distais. C. Enfisema panacinar que envolve os ductos alveolares e alvéolos mais distais. *De* Robbins e Cotran Pathologic Basis of Disease, 8th ed., 2010.

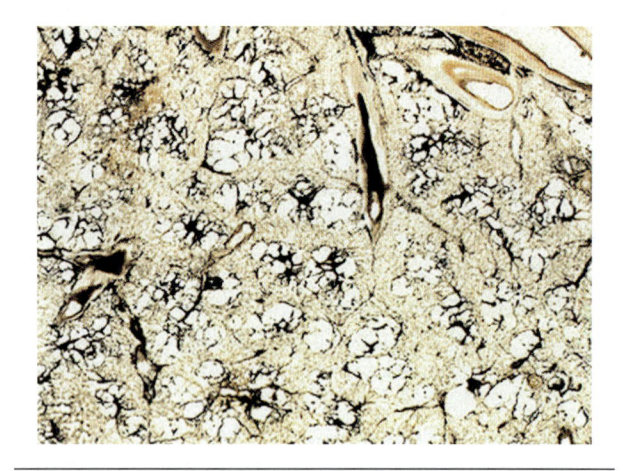

FIGURA 20.2 Enfisema centroacinar. Corte delgado de pulmão com enfisema centroacinar, demonstrando aumento dos espaços de ar com distribuição centrolobular. *De Travis et al. Non-Neoplastic Disorders of Lower Respiratory Tract. American Registry of Pathology: 2002.*

pronunciado nos lobos superiores e o tipo de enfisema mais fortemente associado ao tabagismo.

O **enfisema panacinar** (Figuras 20.1 e 20.3) caracteriza-se por aumento do espaço aéreo no nível dos ductos alveolares e mais distalmente. No nível macroscópico, o aumento do espaço aéreo parece afetar todo o lóbulo, o que justifica a denominação alternativa de enfisema panlobular. O enfisema panacinar é responsável por menos de 5% dos casos com obstrução de via aérea clinicamente significativa, sendo mais pronunciado nas zonas pulmonares inferiores. É o tipo de enfisema mais fortemente associado à deficiência de antiprotease α_1 (α_1-PI) (ver Capítulo 22).

O **enfisema acinar distal** (Figura 20.4) envolve os espaços aéreos distais e é mais proeminente adjacente à pleura visceral e ao tecido conectivo dos septos que definem os lóbulos. Em geral não resulta em obstrução clinicamente significativa de via aérea, sendo mais grave na metade superior dos pulmões, e é provável que represente a lesão subjacente que resulta em pneumotórax espontâneo em adultos jovens.

O enfisema que não mostra distribuição centroacinar, panacinar ou distal denomina-se **enfisema irregular**, muito comum adjacente a focos de cicatrização, e em geral não causa obstrução significativa de via aérea. Em qualquer forma de enfisema, podem formar-se grandes sacos distendidos de ar ou **bolhas**. Qualquer subtipo de enfisema com bolhas pode ser chamado de **enfisema bolhoso** (Figura 20.5). É difícil subclassificar as formas mais graves de enfisema (Figura 20.6).

Em geral, considera-se que a patogenia do enfisema envolve excesso de atividade de protease e/ou elastase, com oposição insuficiente pela regulação da antiprotease (Figura 20.7). A sequência provável começa com sequestro de neutrófilos nos capilares, migração para as vias aéreas e alvéolos e sua estimulação para liberar grânulos contendo elastase, que degradam o tecido elástico na ausência de atividade suficiente de antiprotease (Capítulo 10). Tal insuficiência de antiprotease pode ser causada pela deficiência de α_1-PI e/ou pelo seu comprometimento funcional e de outras antiproteases (Capítulo 22).

▶▶ **CORRELAÇÃO CLÍNICA 20.1**

Em comparação com não fumantes, o parênquima de fumantes contém mais macrófagos e neutrófilos nos alvéolos. O tabagismo estimula a liberação de elastase e outras proteases pelos neutrófilos. A fumaça do cigarro também acentua a atividade da elastase, que não é inibida pela α_1-

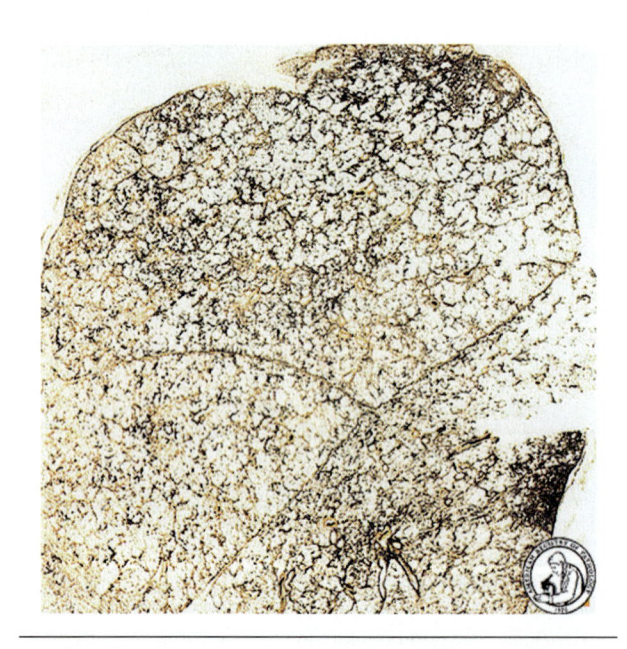

FIGURA 20.3 Enfisema panacinar. Corte delgado de pulmão com enfisema panacinar, demonstrando aumento dos espaços aéreos com distribuição panlobular. *De Travis et al. Non-Neoplastic Disorders of Lower Respiratory Tract. American Registry of Pathology: 2002.*

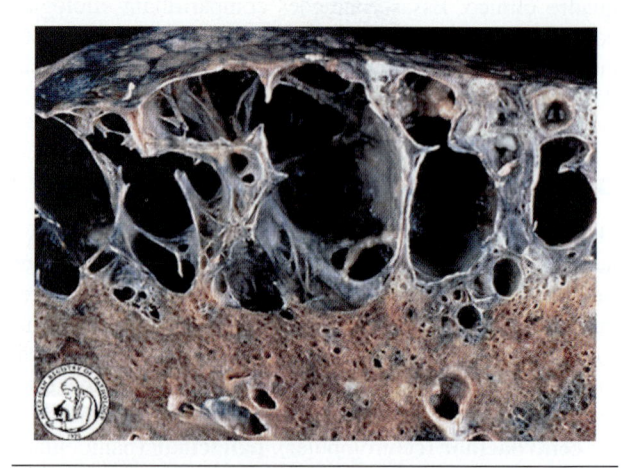

FIGURA 20.4 Enfisema acinar distal. O enfisema acinar distal costuma ser mais pronunciado na região subpleural, como nesse exemplo. *De Travis et al. Non-Neoplastic Disorders of Lower Respiratory Tract. American Registry of Pathology: 2002.*

-PI e na verdade pode degradá-la. A atividade da α_1-PI é impedida ainda pelos oxidantes e radicais livres contidos na fumaça, bem como por oxidantes similares secretados pelos neutrófilos.

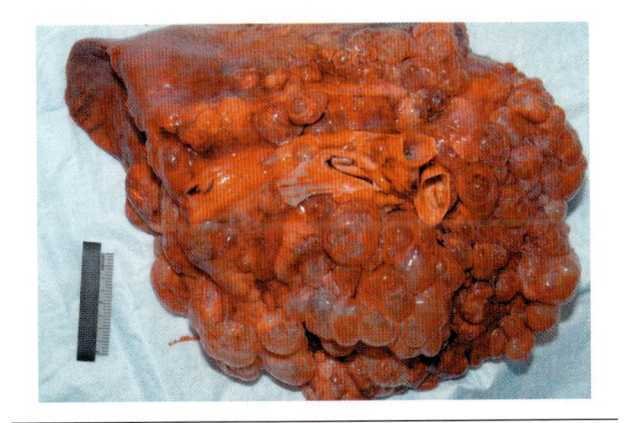

FIGURA 20.5 No enfisema bolhoso, numerosos sacos cheios de ar ou bolhas são visíveis na superfície. Como fica evidente por sua translucência, as bolhas são delicadas e rompem-se com facilidade, ocasionando pneumotórax. *De Kemp WL,* Pathology: The Big Picture, *McGraw-Hill, 2008.*

Como o enfisema envolve destruição tecidual e aumento dos espaços aéreos, pode parecer contraditório que os indivíduos acometidos exibam obstrução significativa ao fluxo de ar às provas de função pulmonar (PFPs; Capítulos 16 e 22). Esse padrão obstrutivo emerge no enfisema por causa da perda de parênquima pulmonar, cuja retração elástica normalmente mantém a abertura das vias aéreas pelas forças de tração radial (Capítulos 5 e 6). Na ausência de tais forças, as vias aéreas abrem-se menos durante a inspiração e colapsam mais rapidamente durante a expiração.

Infelizmente, o termo "enfisema" tem sido aplicado a outras condições clínicas que tecnicamente não satisfazem a definição usada aqui de aumento irreversível dos espaços aéreos causado por destruição tecidual. Por exemplo, usa-se a expressão **enfisema compensatório** para descrever a dilatação excessiva de alvéolos residuais após a perda de volume pulmonar, como por lobectomia. Naquele contexto, não havendo destruição das paredes dos espaços aéreos, é preferível a designação de **hiperinsuflação compensatória**. **Enfisema mediastínico, enfisema intersticial** e **enfisema subcutâneo** podem referir-se à presença de ar dentro dos espaços de tecido conectivo que normalmente não contêm ar algum. No tórax e no pescoço, em geral isso deve-se mais à perfuração do revestimento de uma via aérea, como pode ocorrer por intubação mal feita para ventilação mecânica (Capítulo 30), com subsequente dissecção ou **insuflação** de ar através das camadas adventícias adjacentes. A **hiperinsuflação obstrutiva** pode simular enfisema ao exame macroscópico e ocasionalmente é chamada de enfisema, mais uma vez apesar da ausência de destruição de parede de via aérea. Ocorre hiperinsuflação obstrutiva de via aérea quando obstruções, como por muco ou massa tumoral, agem como uma válvula, permitindo o fluxo de ar durante a inspiração, mas não à expiração. Na vigência de obstrução grave ou total de via aérea, o ar pode mover-se através de vias septais colaterais (poros de Kohn e canais de Lambert) mais prontamente durante a inspiração que à expiração, causando hiperinsuflação pulmonar. Uma forma clássica de tal hiperinsuflação obstrutiva ocorre no **enfise-**

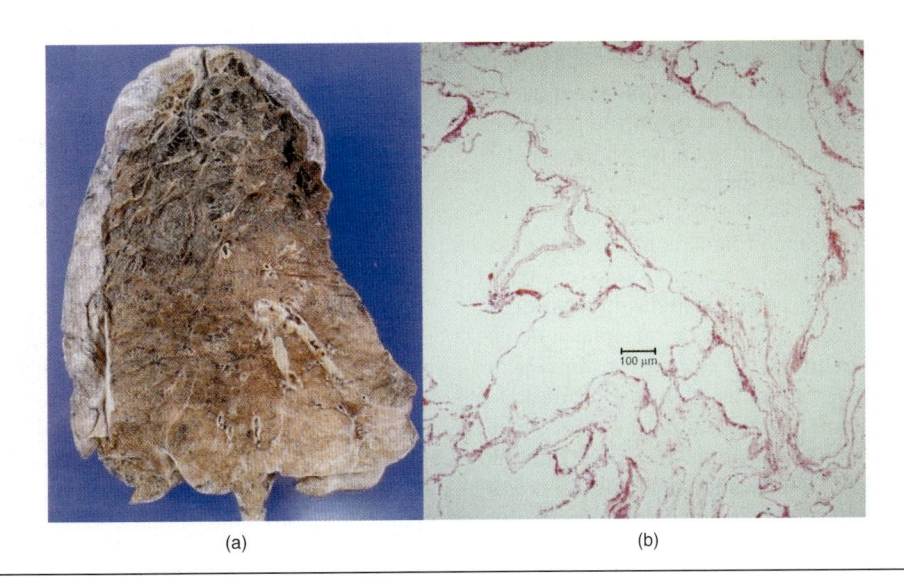

(a) (b)

FIGURA 20.6 (a) Enfisema grave. Particularmente evidente na parte superior da superfície de corte do pulmão, o parênquima pulmonar cai abaixo do plano de corte, dando um aspecto de rede. *De Kemp WL,* Pathology: The Big Picture, *McGraw-Hill, 2008.* (b) Microfotografia em pequeno aumento de enfisema grave. O principal achado é a ausência de tecido. Notar como os espaços aéreos estão grandes e a presença de poucos septos alveolares. Quando grave assim, não se pode determinar se a morfologia reflete a forma centroacinar, panacinar, acinar distal ou irregular.

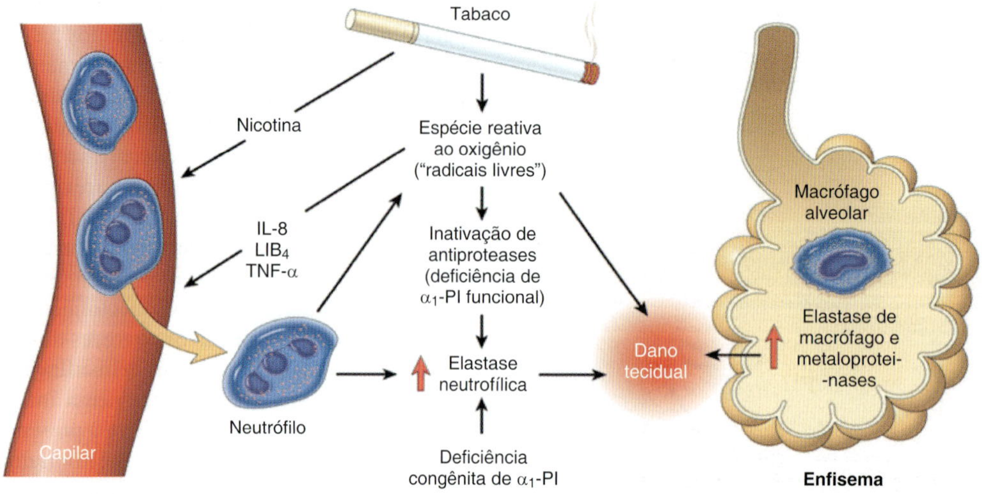

FIGURA 20.7 Modelo da patogenia do enfisema, em que a atividade de protease excede a regulação da antiprotease. O dano tecidual piora com a deficiência congênita de α_1-PI ou seu comprometimento funcional. A fumaça do tabaco inativa as antiproteases e recruta neutrófilos, aumentando a liberação de elastase. De Robbins e Cotran Pathologic Basis of Disease, 8th ed., 2010.

ma lobar congênito (também denominado **hiperinsuflação lobar infantil**), conforme discutido no Capítulo 37.

Patologia da bronquite crônica

Em contraste com o enfisema, a bronquite crônica é definida não em termos morfológicos, mas sim clinicamente, como uma tosse produtiva persistente por pelo menos três meses consecutivos em pelo menos dois anos consecutivos e sem outra causa identificável (Capítulo 22). Entre 5 e 15% dos fumantes que desenvolvem evidência fisiológica de DPOC às PFPs, muitos têm uma apresentação clínica inicial que inclui bronquite crônica. Como tal, a bronquite crônica é subdividida em três subtipos: **bronquite crônica simples**, em que não há evidência de obstrução com base nas PFPs; **bronquite obstrutiva crônica**, em que há evidência fisiológica de obstrução, e **bronquite asmática crônica**, em que a hiper-responsividade do paciente a alérgenos ou outros estímulos contribui para a obstrução da via aérea (Capítulos 21 e 22).

A patogenia da bronquite crônica começa com a inalação de fumaça e/ou outros poluentes do ar, resultando em hipersecreção de muco pelas glândulas mucosas brônquicas, hiperplasia dessas glândulas e metaplasia de células caliciformes (Capítulo 2). O excesso de muco agrava a obstrução da via aérea e aumenta a suscetibilidade à infecção, resultando em inflamação, fibrose e subsequente estreitamento de bronquíolos. A probabilidade de infecção aumenta ainda mais pelo comprometimento da depuração mucociliar (Capítulo 10) causado pela disfunção ciliar induzida pela fumaça e/ou pela **metaplasia escamosa** do revestimento da via aérea.

Nos pacientes com DPOC como bronquite crônica simples, a obstrução ocorre principalmente dentro dos bronquíolos respiratórios. Naqueles com obstrução moderada ou grave, a maioria da diminuição de seu fluxo às PFPs deve-se ao enfisema superposto. À observação macroscópica, a bronquite crônica mostra hiperemia da mucosa, edema de vias aéreas grandes e secreções intraluminais mucinosas ou mucopurulentas em vias aéreas grandes e pequenas. Ao exame microscópico, a hiperplasia de glândulas mucosas na traqueia e nos grandes brônquios costuma ser acompanhada por hiperplasia de células caliciformes e/ou perda de cílios. Em conjunto, ambos os processos causam espessamento da camada de glândulas mucosas.

>> CORRELAÇÃO CLÍNICA 20.2

O **índice de Reid** é uma medida morfológica da gravidade da bronquite crônica, sendo definido como a proporção do espessamento das glândulas mucosas e a distância entre o epitélio e a cartilagem, ambos medidos radialmente nas vias aéreas vistas em corte transversal histológico. O índice de Reid normalmente é de cerca de 0,4 em pulmões de não fumantes assintomáticos, mas aumenta muito com a gravidade da bronquite crônica (Figura 20.8).

A bronquite crônica, apesar do sufixo, nem sempre apresenta inflamação grave. Na ausência de infecção superposta, o infiltrado inflamatório é predominantemente mononuclear (Figura 20.9), como seria de esperar com base nos mecanismos de defesa do pulmão do hospedeiro normal (Capítulo 10). Na vigência de infecção superposta, é provável encontrar número variável de neutrófilos. No contexto de bronquite crônica, costuma haver doença de pequena via aérea (**bronquiolite crônica**) com metaplasia de células caliciformes, inflamação, hiperplasia da musculatura lisa, espessamento das membranas basais e fibrose. Nas formas mais graves, a fibrose oclui o lúmen bronquiolar, causando **bronquiolite obliterante**.

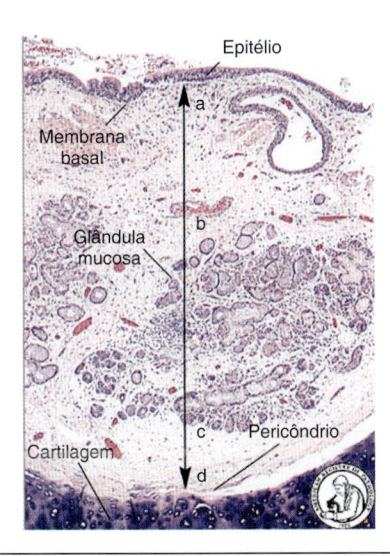

FIGURA 20.8 Bronquite crônica. Embora definida clinicamente, a bronquite crônica tem uma morfologia característica, que inclui aspectos como hiperplasia de glândulas mucosas e de células caliciformes, bem como espessamento da membrana basal. Em termos morfológicos, a gravidade da bronquite crônica pode ser expressa pelo índice de Reid, uma proporção do espessamento das glândulas mucosas (b-c) com relação à distância entre o epitélio e a cartilagem (a-d). *De Travis et al.* Non-Neoplastic Disorders of Lower Respiratory Tract. *American Registry of Pathology: 2002.*

Patologia da asma

A asma é uma doença crônica das vias aéreas caracterizada por broncospasmo episódico que se manifesta clinicamente como uma crise de asma compreendendo dispneia, aperto torácico, tosse e sibilos (Capítulo 21). O estreitamento do lúmen da via aérea é parcialmente reversível, sendo provável que a inflamação desempenhe um papel ao causar broncoconstrição exagerada. A asma afeta aproximadamente 5% dos adultos e 7 a 10% das crianças nos Estados Unidos. Existem várias abordagens para classificar a asma (Tabela 20.1); qualquer que seja o sistema usado, muitos pacientes terão aspectos superpostos de duas ou mais categorias (Capítulo 21). A asma pode ser complicada pela colonização da mucosa brônquica por *Aspergillus* spp., que, em um paciente com alergia ao fungo, é conhecida como **aspergilose broncopulmonar alérgica**.

Os principais fatores subjacentes à patogenia da asma são uma predisposição genética a reações de hipersensibilidade do tipo I, inflamação de via aérea e hiper-responsividade brônquica. Muitas células inflamatórias desempenham papéis na patogenia da asma: eosinófilos, mastócitos, macrófagos, neutrófilos e linfócitos. Entre os linfócitos, as células T $CD4^+$ incluem os fenótipos T_H1 e T_H2. Algumas citocinas derivadas de T_H1 (p. ex., IFN-γ, IL-2) ativam macrófagos e células T $CD8^+$ citotóxicas, que destroem vírus e outros patógenos intracelulares. As células T_H1 também inibem a ação das células T_H2. Em contraste, mediadores derivados das T_H2 promovem inflamação alérgica e estimulam a produção de IgE por células B. Além disso, as células T_H2 inibem as células T_H1. Na asma, parece que essa inibição mútua de células T_H1 e T_H2 é alterada a favor dos efeitos mediados pelas células T_H2. Descobriu-se que o fator de transcrição **T-bet**, necessário para a diferenciação celular de T_H1, está diminuído ou ausente nos linfócitos pulmonares no contexto de asma. Assim, uma abordagem futura à asma pode ser a suprarregulação da expressão de *T-bet* (Capítulo 21). Apesar do papel dos linfócitos na patogenia da asma, o infiltrado inflamatório na asma costuma ser rico em eosinófilos.

Em termos morfológicos, a asma caracteriza-se por remodelamento de **via aérea**, incluindo hipertrofia da musculatura lisa brônquica e deposição subepitelial de colágeno. Recentemente, o gene ***ADAM-33***, que codifica uma metaloproteinase, foi ligado à asma. Polimorfismos no *ADAM-33* aceleram a proliferação de células da musculatura lisa

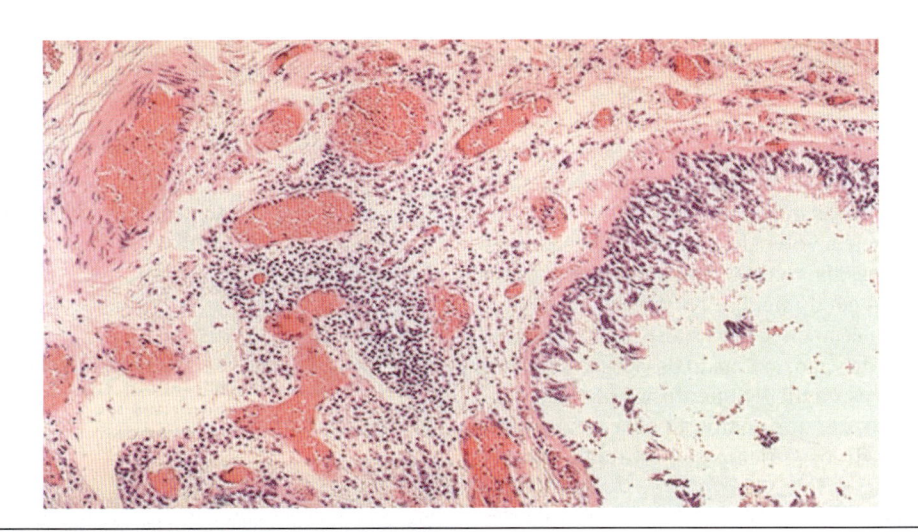

FIGURA 20.9 Bronquite crônica. Microfotografia sob aumento médio, mostrando espessamento da membrana basal sob o lúmen de via aérea e inflamação mononuclear adjacente. *De Robbins e Cotran Atlas of Pathology, 2nd ed., 2010.*

Tabela 20.1 Várias abordagens para a classificação da asma[a]

Pela frequência de sinais e sintomas	Pela resposta ao tratamento	Pelo desencadeamento de uma crise	Pela Fisiopatologia
Intermitente leve	Dependente de esteroide	Sazonal	Extrínseca
Persistente leve	Resistente a esteroide	Induzida por exercício	Intrínseca
Persistente moderada	Difícil	Ocupacional	
Persistente grave	Frágil	Bronquite asmática (em fumantes)	

[a] Há uma sobreposição considerável, independentemente do sistema de classificação utilizado.

brônquica, resultando em hiper-reatividade brônquica, e aceleram a proliferação de fibroblastos, levando à fibrose subepitelial.

Em termos patogênicos, a asma pode ser subdividida nas categorias extrínseca e intrínseca. Todas as formas de **asma extrínseca** envolvem o início de uma crise asmática por uma reação de **hipersensibilidade do tipo I** a um antígeno extrínseco que, nesse contexto, pode ser considerado um **alérgeno**. A forma de asma extrínseca mais comum é a **asma atópica**; outras formas de asma extrínseca incluem alguns tipos de **asma ocupacional**, bem como aspergilose broncopulmonar alérgica. A sensibilização ocorre quando alérgenos inalados estimulam uma resposta inflamatória em que predominam células T_H2, favorecendo a produção de IgE e o recrutamento de eosinófilos. A IgE liberada pelas células B liga-se à superfície dos mastócitos residentes. Uma vez sensibilizados, uma nova exposição ao alérgeno pode desencadear uma crise de asma, descrita classicamente como tendo uma fase inicial e uma tardia. A **fase inicial** ocorre 30 a 60 minutos após a exposição, à medida que o antígeno inalado liga-se à IgE nos mastócitos, estimulando a liberação de seus mediadores, que causam broncoconstrição, edema, secreção de muco e recrutamento de granulócitos, em especial eosinófilos. A **fase tardia** começa 4 a 8 horas após a fase inicial e é dominada pela liberação de mediadores pelos eosinófilos, que ativam os mastócitos. Durante a fase tardia, esses mediadores derivados de eosinófilos aumentam e mantêm a resposta inflamatória que lesiona o epitélio das vias aéreas, mesmo na ausência de exposição adicional ao alérgeno. Se a exposição persistir, a lesão epitelial facilita a translocação do alérgeno inalado do lúmen da via aérea para o tecido conectivo subepitelial, onde residem mais células inflamatórias.

A **asma intrínseca** envolve desencadeadores não imunes de uma crise de asma. Seus subtipos incluem a **asma não atópica**, que em geral inicia-se por infecções respiratórias virais. A inflamação infecciosa subsequente estimula receptores epiteliais do vago, causando broncospasmo. Um exemplo clássico de **asma medicamentosa** é iniciado pelo **ácido acetilsalicílico**, em que a inibição pela ciclo-oxigenase leva à síntese de leucotrieno, que estimula broncoconstrição.

Em termos morfológicos, a asma caracteriza-se por edema da parede brônquica, eritema devido à hiperemia e inflamação, com 5 a 50% de eosinófilos, tudo isso acompanhado por necrose epitelial em placas e desprendimento celular, com espessamento da membrana basal devido à deposição subepitelial de colágeno. A hiperplasia das glândulas mucosas na submucosa e das células caliciformes é evidente, bem como hipertrofia e hiperplasia da musculatura brônquica (Figura 20.10).

Os aspectos microscópicos da asma se superpõem aos da bronquite crônica. Os indícios que ajudam a distinguir morfologicamente a asma da bronquite crônica incluem espirais de epitélio descamado denominadas **espirais de Curschmann** e inflamação com predominância de eosinófilos, que produz **cristais de Charcot-Leyden** compostos de proteínas eosinofílicas (Figura 20.11).

> ▶▶ CORRELAÇÃO CLÍNICA 20.3
>
> A asma intrínseca pode ser desencadeada por ácido acetilsalicílico, infecção viral, inalação de ar frio ou irritantes químicos, estímulos psicológicos que incluem estresse e exercício. Notavelmente, os desencadeadores da asma intrínseca também causam broncospasmo em não asmáticos, e os broncospasmos na asma intrínseca são mais pronunciados e persistentes que aqueles associados à asma extrínseca.

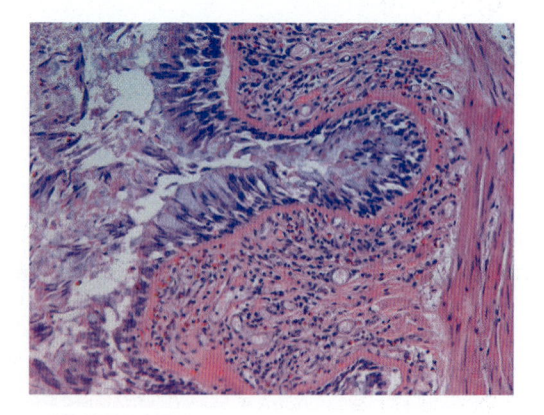

FIGURA 20.10 Asma atópica, mostrando um tampão de muco obscurecendo o lúmen da via aérea (à esquerda). Também são vistas numerosas células caliciformes epiteliais, espessamento da membrana basal, um infiltrado inflamatório eosinofílico e hiperplasia da musculatura lisa (à direita). *De Kemp WL,* Pathology: the Big Picture, *McGraw-Hill, 2008.*

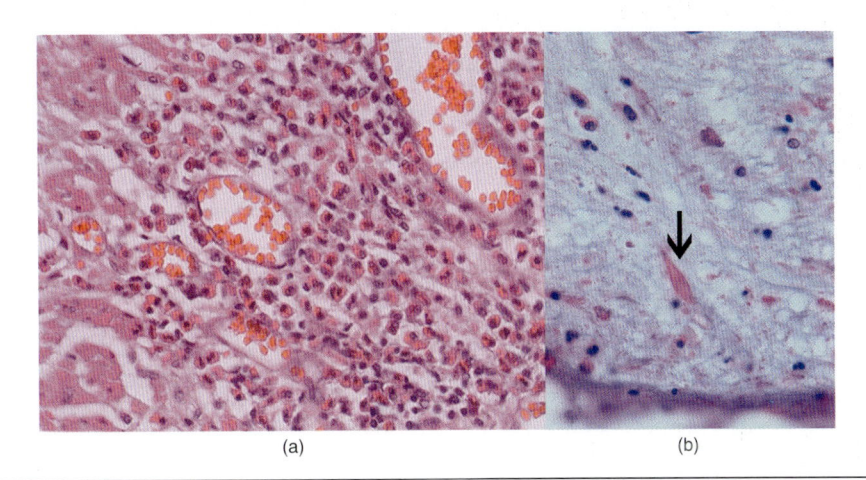

FIGURA 20.11 (a) Infiltrado inflamatório rico em eosinófilos que tipifica a asma atópica. Embora o espessamento da membrana basal, a hiperplasia de glândulas mucosas, o aumento de células caliciformes e a hiperplasia da musculatura lisa simulem os achados da bronquite crônica, o infiltrado inflamatório na bronquite crônica não é rico em eosinófilos. (b) Ainda que os cristais de Charcot-Leyden (seta) sejam vistos com frequência na asma, eles não são específicos dela, sendo mais comuns em muitos distúrbios inflamatórios com **eosinofilia** proeminente. Os cristais são compostos por **proteína básica principal** de eosinófilos desgranulados. (a): *De Robbins e Cotran Atlas of Pathology, 2nd ed., 2010.* (b): *De Kemp WL, Pathology: the Big Picture, McGraw-Hill, 2008.*

Clinicamente, a crise de asma inclui sibilos e dispneia, com a expiração mais difícil. Os sintomas podem durar várias horas e são acompanhados por tosse prolongada. Embora a crise de asma possa resolver-se espontaneamente, o tratamento clínico com broncodilatadores e/ou corticoides pode acelerar a resolução (Capítulo 21). Em alguns pacientes, uma crise de asma grave e resistente ao tratamento pode persistir por dias a semanas, resultando em **estado asmático** e acarretando hipoxemia, acidose e morte. No evento de morte, a necropsia mostra tampões de muco viscoso nas vias aéreas.

ver um exsudato inflamatório misto denso com ulceração epitelial. A natureza crônica da inflamação reflete-se em fibrose brônquica, bronquiolar e peribrônquica. A bronquiectasia pode ser complicada pela formação de abscesso. Quanto à apresentação clínica, o paciente com bronquiectasia manifesta tosse grave persistente e escarro mucopurulento, às vezes sanguinolento. Outros achados podem incluir hemoptise franca, baqueteamento digital e as sequelas gasométricas esperadas nos casos de obstrução pulmonar, bem como infecção disseminada e amiloidose reativa.

Patologia das bronquiectasias

Define-se bronquiectasias como a dilatação permanente de vias aéreas em decorrência da destruição de tecido causada pela inflamação necrosante crônica e pela obstrução (Figura 20.12). As bronquiectasias não são uma doença primária, mas sim secundária a infecção crônica e/ou obstrução crônica. Muitos fatores predispõem ao desenvolvimento de bronquiectasias: obstrução crônica; condições congênitas e hereditárias como fibrose cística, imunodeficiência, discinesia ciliar e sequestro intralobar; pneumonia necrosante ou supurativa e aspergilose broncopulmonar alérgica. A patogenia das bronquiectasias envolve obstrução e infecção persistente, que ocorrem em sequência e muitas vezes se superpõem. Em geral, a infecção envolve microbiota mista.

Em termos morfológicos, por definição há dilatação brônquica até o quádruplo do diâmetro normal das vias aéreas. Tal dilatação costuma ser mais proeminente nos lobos pulmonares inferiores e pode ser cilindroide, fusiforme ou sacular. No contexto de infecção ativa, é típico ha-

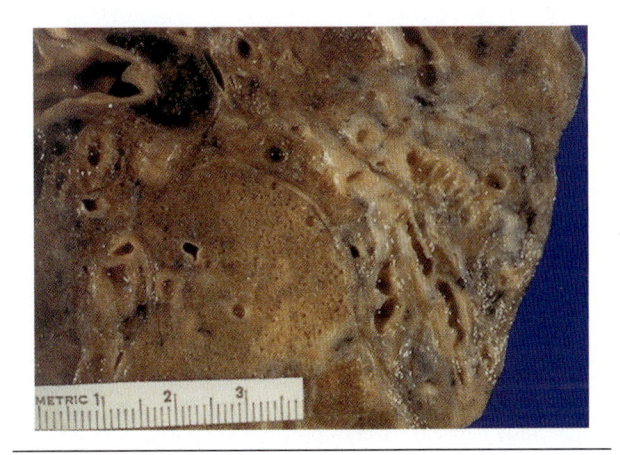

FIGURA 20.12 Nas bronquiectasias, a superfície de corte do pulmão mostra vias aéreas dilatadas (à direita), muito grandes para serem normais quando tão próximas da superfície pleural. Na verdade, vias aéreas desse tamanho normalmente são segmentos proximais perto do hilo. *De Robbins e Cotran Atlas of Pathology, 2nd ed., 2010.*

Bibliografia comentada

1. Kumar V, Abbas AK, Fausto N. *Robbins and Cotran Pathologic Basis of Disease*, 8th ed. Philadelphia, PA: Elsevier; 2009. *Em suas muitas edições, este trabalho de referência é o compêndio mais definitivo e acessível de imagens patológicas disponível para os estudantes.*

2. Kemp WL. *Pathology – the Big Picture*, 1st ed. New York, NY: Lange/McGraw-Hill; 2008. *Conforme várias imagens neste capítulo ilustram, este texto é um acréscimo excelente ao material disponível para o estudante, incluindo ainda muitos problemas práticos e slides para revisão.*

ESTUDO DE CASOS E PROBLEMAS PRÁTICOS

CASO 20.1 Um homem com 62 anos trabalhou a maior parte de sua vida em uma fundição de metais antes de aposentar-se por incapacidade permanente há três anos, devido à dispneia extrema ao exercício e resultados das PFPs, que incluíam uma $VEF_1/CVF = 34\%$ do valor previsto. Ele começou a fumar na adolescência e continuou até morrer, na última semana, de ataque cardíaco. Um corte de 2 cm de espessura de seu lobo pulmonar médio direito é mostrado a seguir. Qual o diagnóstico mais provável de sua doença pulmonar subjacente?

a) Bronquiectasias
b) Asma ocupacional
c) Enfisema centroacinar
d) Bronquite crônica
e) Enfisema bolhoso

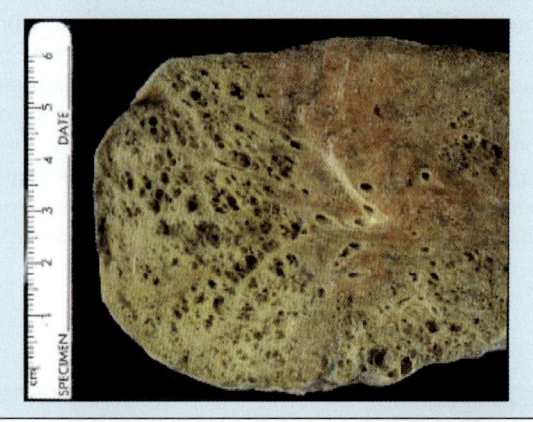

CASO 20.2 Essa imagem de tecido pulmonar foi marcada, mas não se sabe de que paciente foi obtida. A qual dos seguintes casos é mais provável que pertença?

a) Tecido de necropsia de um menino com 10 anos que morreu de estado asmático.
b) Biópsia de um homem não fumante com 45 anos e bronquite crônica.
c) Espécime de necropsia de uma mulher com 72 anos que morreu de bronquiectasias.

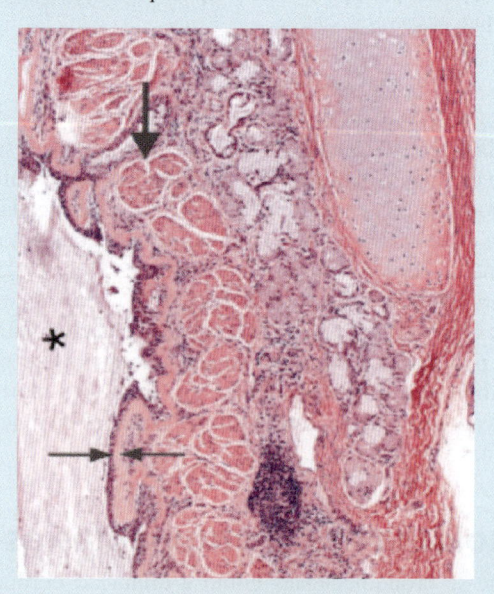

Soluções para o estudo de casos e problemas práticos

CASO 20.1 A resposta mais correta é c, enfisema centroacinar.

A distribuição dos espaços aéreos dilatados é centrolobular, o que corresponde microscopicamente a uma distribuição centroacinar. Além disso, a história desse paciente e os dados das PFPs, são mais consistentes com uma incapacidade induzida pelo tabagismo, que no caso dele pode ter tido consequências cardiovasculares e pulmonares. A ausência de tosse notável ou produção de escarro torna a bronquite crônica um aspecto menor de seu padrão obstrutivo (*resposta d*) e, portanto, bronquiectasia também é menos provável (*resposta a*). O trabalho em fundições costuma ser mais associado a toxicidade por metal que a asma (*resposta b*). O aspecto macroscópico do pulmão não é uma demonstração convincente das numerosas bolhas comuns no enfisema bolhoso (*resposta e*).

CASO 20.2 A resposta mais correta é a.

Uma criança de 10 anos que morreu de estado asmático. A tomografia computadorizada de alta resolução e a histopatologia desse paciente foram avaliadas por Silva e colaboradores no departamento de Radiologia do Vancouver General Hospital (*Am J Radiology*. 2004;183:817-824. ã American Roentgen Ray Society). Usando o segmento espesso de cartilagem à direita como um ponto de referência para identificar um grande brônquio (Capítulo 2), a imagem marcada é impressionante no sentido de mostrar espessamento da membrana basal (setas finas em direções opostas), hipertrofia da camada muscular (seta grossa) e um tampão espesso de muco brônquico (asterisco). Um paciente com bronquite crônica simples (*resposta b*) provavelmente não teria tal acúmulo de muco obstrutivo na via aérea. Nenhum tampão de muco nem hiperplasia da musculatura lisa são achados consistentes em pacientes que morrem de bronquiectasias (*resposta c*).

Capítulo 21

Diagnóstico e tratamento da asma

JOSEPH R. D. ESPIRITU, MD
GEORGE M. MATUSCHAK, MD

Objetivos de aprendizagem

O leitor deverá:
- Descrever a epidemiologia da asma nos Estados Unidos e listar os fatores de risco conhecidos ou suspeitos que desencadeiam asma.
- Explicar a imunopatogenia da asma.
- Distinguir os aspectos clínicos da asma daqueles de outros distúrbios cardiopulmonares.
- Desenvolver uma avaliação com base em evidência e um plano de tratamento para pacientes com asma.

Introdução à asma e sua epidemiologia

A asma é um distúrbio complexo que se caracteriza por sintomas variáveis e recorrentes, obstrução ao fluxo de ar, hiper-reatividade brônquica e inflamação subjacente de vias aéreas. A asma é uma das doenças crônicas mais comuns em termos globais e domésticos, acometendo 23 milhões de indivíduos e incluindo 7 milhões apenas nos Estados Unidos. Sua prevalência aumentou desde a década de 1980 em todas as faixas etárias, ambos os sexos e todos os grupos étnicos. A asma é a doença crônica mais comum em crianças, afetando mais a elas (7 a 10%) que a adultos (3 a 5%). A prevalência por sexo varia por idade, sendo mais comum em meninos que em meninas na infância, porém mais comum em mulheres que em homens na fase adulta. A prevalência um pouco maior da asma entre afro-americanos e porto-riquenhos do que na população de etnia branca tem alta correlação com as condições socioeconômicas (i.e., pobreza, qualidade do ar urbano, alérgenos dentro de casa, falta de instrução do paciente e assistência médica inadequada).

A asma está associada a alta morbidade. Nos Estados Unidos, cerca de 10 milhões de atendimentos em ambulatório, 2 milhões em setores de emergência e meio milhão de hospitalizações anualmente são atribuídos à asma. De fato, a asma é a terceira causa de hospitalização de crianças. Também é a principal causa de absenteísmo escolar em crianças, sendo responsável por mais de 14 milhões do total de dias de aula perdidos. Em termos de risco étnico, os afro-americanos são três vezes mais propensos à hospitalização por asma.

A asma também é uma causa importante de mortalidade. É a principal causa de mais de 4.000 mortes anuais nos Estados Unidos e um fator contribuinte para quase 7 milhões de outras mortes anualmente. Apesar da melhora no entendimento da fisiopatologia e da expansão de terapias efetivas disponíveis, as taxas globais de morte por asma continuam a aumentar 50% entre ambos os sexos e todos os grupos etários e étnicos desde a década de 1980. Além disso, as taxas de mortalidade para crianças com menos de 19 anos de idade aumentaram quase 80% desde então. As taxas de mortalidade são maiores em mulheres, representando quase 65% de todas as mortes por asma. Os afro-americanos também são três vezes mais propensos a morrer por causa de asma. De fato, as taxas de mortalidade são maiores nas mulheres afro-americanas, sendo duas vezes e meia maiores do que nas brancas. Além do sexo e da etnia, os fatores de risco para o aumento da mortalidade por asma incluem obstrução grave ao fluxo de ar, muitas idas recentes a emergências ou hospitalizações no último ano, história de intubação ou admissão em unidade de tratamento intensivo (UTI) nos últimos cinco anos, não uso de corticoides inalados, tabagismo atual, estresse psicossocial e depressão, fatores socioeconômicos e atitudes e crenças a respeito de medicações.

Os resultados adversos da asma para a saúde também impõem uma carga socioeconômica importante. Estima-se que a asma custe 18 bilhões de dólares aos Estados Unidos, 10 bilhões em custos diretos com a saúde e 8 bilhões com a perda da produtividade em decorrência da doença e da morte. Assim, são necessários esforços de saúde pública para melhorar as condições socioeconômicas e o acesso à assistência médica, para acabar com essa disparidade nos resultados da asma para a saúde.

Etiologia da asma

Há uma miríade de fatores que precipitam e agravam a asma (Tabela 21.1). Alérgenos no ar dos ambientes internos, como ácaros da poeira doméstica, mofo, baratas e caspa de animais de estimação, são desencadeadores bem conhecidos que podem ser controlados mediante modificações no ambiente. A bronquiolite viral aguda por rinovírus não apenas aumenta o número de episódios de respiração ofegante no início da vida, como também aumenta o risco

Tabela 21.1 Fatores que desencadeiam asma[a]

Alérgenos do ar	Exposições ocupacionais	Alimentação, estilo de vida
Ácaro da poeira doméstica (*Dermatophagoides*)	Poeiras (minerais, de plantas, etc.)	Alimentos específicos
Mofo (*Alternaria, Aspergillus*, etc.)	Vapores e fumaças	Aditivos, conservantes
Baratas (incluindo suas fezes)	Outros irritantes	Fumaça de tabaco
Caspa de animais	Poluição do ar	Exercício
Pólen (sazonal)		
Fármacos	**Fatores endócrinos**	**Comorbidades**
Ácido acetilsalicílico, AINEs	Menstruação	Rinossinusite
Bloqueadores β	Gravidez	Refluxo gastresofágico
Fatores fisiológicos	**Vírus respiratórios**	

[a]*Dados do National Asthma Education and Prevention Program Expert Panel Report 3. "Guidelines for the Diagnosis and Management of Asthma." US Dept. H&HS; 2007.*

de asma aos 6 anos de idade. Infecções respiratórias virais também costumam precipitar exacerbações em pacientes asmáticos, que podem ser vulneráveis com base nas deficiências epiteliais em termos de atividade antiviral e na integridade da barreira epitelial das vias aéreas. A exposição fetal à **fumaça do tabaco no ambiente (FTA)** é um fator de risco independente de má função pulmonar, respiração ofegante e desenvolvimento de asma. Tanto esses fatores como o tabagismo pessoal têm uma relação importante com a asma e a respiração ofegante em adolescentes. Além disso, o tabagismo está associado a menor controle da asma e maior risco de mortalidade, crises de asma e exacerbações em adultos. Os asmáticos devem ser estimulados a parar de fumar, pois a cessação do tabagismo está associada a melhora tanto da asma como da função pulmonar. Exercício pesado (p. ex., atividade esportiva), em particular no frio, em condições climáticas secas, pode desencadear broncospasmo em pacientes com asma induzida pelo exercício.

A **asma ocupacional (AO)** é definida como uma nova asma ou a recorrência de asma antes quiescente induzida por sensibilização a uma substância específica (p. ex., uma proteína inalada) ou uma substância química no trabalho (**AO induzida por sensibilizante**) ou pela exposição a algum irritante inalado no trabalho (**AO induzida por irritante**). Estudos epidemiológicos revelam uma associação entre o aumento na incidência de doenças respiratórias alérgicas e asma brônquica em populações urbanas e a maior presença de poluentes no ar externo, resultando de consumo de energia mais intenso e emissões de carros e outros veículos. O estresse psicogênico não apenas influencia os sintomas, mas também complica o tratamento da asma. Por exemplo, pacientes deprimidos podem não estar motivados para seguir um plano de ação contra a asma, enquanto asmáticos ansiosos que hiperventilam podem desenvolver broncospasmo. Cinco por cento dos asmáticos são alérgicos ao ácido acetilsalicílico ou aos **anti-inflamatórios não esteroides (AINEs)**; em combinação com polipose nasal,

essa é uma condição conhecida como **tríade de Samter**. Os sintomas da asma parecem agravar-se em 30 a 40% das mulheres asmáticas durante o período perimenstrual. Durante a gravidez, um terço das mulheres asmáticas desenvolve sintomas graves, enquanto outro terço relata melhora dos sintomas. Há relatos indicando que mulheres grávidas com asma fora de controle correm maior risco de ter complicações graves da gravidez, incluindo pré-eclampsia, parto prematuro, lactentes com baixo peso ao nascimento ou restrição do crescimento intrauterino, bebês com malformações congênitas e morte perinatal. O consumo de certos alimentos (p. ex., moluscos), aditivos alimentares e conservantes (p. ex., sulfitos) desencadeia asma em indivíduos hipersensíveis. Condições co-mórbidas como a rinite alérgica e o refluxo ácido gastresofágico costumam desempenhar um papel no agravamento dos sintomas de asma.

Imunologia da asma

Acredita-se que a imunopatogenia da asma seja decorrente da promoção do fenótipo asmático alérgico resultante da predominância de resposta da citocina T_H2 sobre a Th1 durante o início da vida, também conhecida como **Hipótese da Higiene** (Figura 21.1). Essa teoria teve origem na observação de maior prevalência da asma nas sociedades ocidentais industrializadas. Nesses países industrializados, a exposição precoce de crianças que favorece a resposta de T_H2 inclui o uso disseminado de antibióticos, um ambiente mais urbano que rural e sensibilização a baratas, que se acredita levem ao desenvolvimento do fenótipo asmático alérgico. Em contrapartida, a maior propensão à exposição microbiana nos países em desenvolvimento com maior prevalência de infecções por *Mycobacterium tuberculosis*, vírus do sarampo e da hepatite A acentua as respostas mediadas por T_H2 que reduzem o desenvolvimento de um fenótipo imunológico atópico/alérgico. Outros fatores que se acredita protejam contra o fenótipo da asma incluem contato com os irmãos e frequência em creches nos primeiros 6 meses de vida.

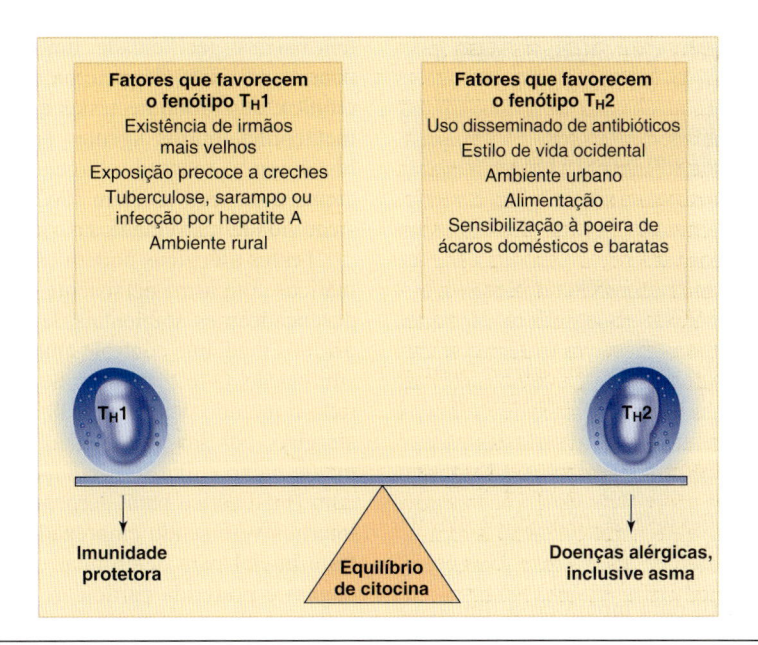

FIGURA 21.1 A **Hipótese da Higiene**, segundo a qual os fatores que promovem a predominância de uma resposta de citocina T_H2 versus T_H1 levam ao fenótipo da asma alérgica. *De Busse WW, Lemanske RF Jr.*: Asthma, NEJM, Feb 1;*344(5):350-362, 2001.*

Diagnóstico da asma

O diagnóstico da asma baseia-se na presença de sintomas episódicos de obstrução reversível ao fluxo aéreo, total ou parcialmente, e/ou hiper-reatividade das vias aéreas, e apenas com a exclusão de diagnósticos alternativos. A avaliação inclui pelo menos uma anamnese detalhada, um exame físico completo e espirometria. Outros exames também podem estar indicados, como uma prova de função pulmonar (PFP) completa, combinada com um **teste de broncoprovocação com metacolina** (ver adiante) e imagens do tórax (Capítulos 15 e 16). Os sintomas consistentes com asma incluem tosse crônica episódica que se agrava particularmente à noite, dificuldade respiratória recorrente ou aperto no peito, e respiração ofegante recorrente à expiração (Capítulo 14). No entanto, os sintomas podem variar, dependendo da gravidade da asma. Pacientes com asma grave podem ter todos os sintomas citados, enquanto aqueles com asma leve podem queixar-se de um sintoma apenas, como tosse intermitente (a chamada **tosse variante de asma**).

Os achados ao exame físico em pacientes com asma fora de controle ou uma exacerbação aguda da asma incluem taquipneia, uso dos músculos acessórios da respiração, sibilos audíveis e uma fase expiratória forçada prolongada. Contudo, ante a natureza episódica da limitação do fluxo aéreo na asma, muitos pacientes com asma intermitente, leve ou mesmo moderada podem ter um exame físico completamente normal. Também é importante enfatizar que, mesmo em pacientes com doença grave, a ausência de respiração ofegante não exclui asma, pois a redução do fluxo aéreo pode atenuar os achados físicos torácicos. Sinais físicos de **atopia** como congestão nasal e secreção e/ou pólipos nasais e eczema podem ajudar a confirmar um diagnóstico de asma alérgica.

A espirometria é o esteio clínico para confirmar com objetividade a reversibilidade da obstrução ao fluxo aéreo em pacientes com asma (Capítulo 16). Ante o declínio normal nas medidas do fluxo aéreo à espirometria com o envelhecimento, as diretrizes do **National Asthma Education and Prevention Program (NAEPP)** recomendam o uso de limites de VEF_1/CVF ajustados para a idade, para se determinar a presença de obstrução ao fluxo aéreo (Tabela 21.2). Calcula-se a VEF_1/CVF dividindo-se o VEF_1 real em litros (não a porcentagem do previsto) pela CVF real em litros e multiplicando-se a proporção resultante por 100%. Uma VEF_1/CVF abaixo dos **limites inferiores do normal (LINs)** para a idade de um paciente confirma a presença de obstrução ao fluxo aéreo e também indica asma que não está bem controlada. Para confirmar a reversibilidade da obstrução ao fluxo aéreo após a espirometria basal confirmar sua presença, administra-se um broncodilatador de ação curta como o salbutamol em uma dose de até 500 µg por inalador com dose medida ou nebulização. Um aumento, após o uso de broncodilatador, em relação ao valor inicial, igual ou superior a 12% e 200 mL indica reversibilidade pelo menos parcial da obstrução ao fluxo aéreo.

A medida do **pico de fluxo expiratório (PFE)** usando-se um dispositivo portátil de baixo custo tem sido empregada no diagnóstico e na monitoração da asma. Uma melhora antes e após a administração de broncodilatador de 60 L/min ou 20% no PFE, uma variabilidade dia a dia de 20% no PFE, ou uma variabilidade > 10% no PFE em um dia quando medida duas vezes ao dia são evidências sugestivas de asma. Entretanto, os fluxos máximos são

Tabela 21.2 Limiar de VEF_1/CVF ajustado para a idade na asma com obstrução do fluxo aéreo[a]

Idade (anos)	Limite Inferior do Normal (LIN, em %) para VEF_1/CVF
8 a 19	85%
20 a 39	80%
40 a 59	75%
60 a 80	70%

[a]Dados do National Asthma Education and Prevention Program Expert Panel Report 3. "Guidelines for the Diagnosis and Management of Asthma." US Dept. H&HS; 2007.

altamente variáveis e dependentes de esforço, o que os torna menos confiáveis que as medidas do fluxo de ar derivadas da espirometria. Apesar de suas limitações, a medida do PFE pode ser útil para monitorar a limitação ao fluxo de ar em pacientes com baixa percepção de seus sintomas de asma. O PFE também é útil para identificar desencadeantes ambientais e documentar a asma relacionada com o trabalho. Em geral não são necessárias outras PFPs, a menos que haja suspeita de outras condições pulmonares, como por exemplo uma DL_{CO} reduzida na doença pulmonar obstrutiva crônica ou uma limitação da alça de fluxo e volume inspiratório na disfunção de prega vocal (Capítulos 16 e 33).

Em pacientes com espirometria basal normal, pode-se fazer um teste de broncoprovocação para demonstrar a hiper-reatividade brônquica da via aérea, típica da asma. O grau de hiper-reatividade brônquica é classificado com base na **[metacolina] provocando uma redução ≥ 20% no VEF_1 ou na CVF (CP_{20})**. Uma CP_{20} < 4 mg/mL indica hiper-reatividade brônquica positiva, embora alguns asmáticos possam ter valores limítrofes < 16 mg/mL (Tabela 21.3). Embora a broncoprovocação com metacolina seja um teste altamente sensível para o diagnóstico de asma,

Tabela 21.3 Hiper-reatividade brônquica com base em um teste de desafio com metacolina[a]

CP_{20} (mg/mL)	Interpretação	Resultado
> 16	Hiper-reatividade brônquica normal	Negativo
4 a 16	Hiper-reatividade brônquica limítrofe	Limítrofe
1 a 4	Hiper-reatividade brônquica leve	Positivo
< 1	Hiper-reatividade brônquica moderada a grave	Positivo

[a]Adaptada de Crapo RO et al.: Guidelines for methacholine and exercise challenge testing-1999. Essa instrução oficial da American Thoracic Society foi adotada pelo ATS Board of Directors, julho de 1999, Am J Respir Crit Care Med 2000 Jan;161(1):309-329.

tem baixa especificidade; um teste positivo também pode ocorrer na rinite alérgica, na doença pulmonar obstrutiva crônica, nas bronquiectasias e na fibrose cística. Além da metacolina, outros agentes broncoprovocadores como a histamina, o manitol, alérgenos do ar específicos do paciente e ar seco também são usados para detectar hiper-reatividade/reatividade das vias aéreas.

Testes alérgicos podem estar indicados em alguns asmáticos com asma persistente e podem ajudar a identificar desencadeantes ambientais de asma que possam ser amenizados mediante controle ambiental ou terapia de dessensibilização. O teste cutâneo de alergia (puntura) é considerado o método de primeira linha para determinar o estado alérgico, por sua simplicidade, eficiência, custo relativamente baixo e alta sensibilidade. Apesar do custo, o teste com [IgE] sérica para alérgenos regionais e de ambientes internos vem sendo empregado mais comumente como o teste inicial para determinar o estado alérgico. Tal abordagem é preferida particularmente por médicos não treinados no teste cutâneo, ou por certos pacientes com asma grave persistente que requeira doses moderadas a altas de corticoide tópico ou mesmo corticoides sistêmicos. Nesse subconjunto de pacientes, a estimativa da [IgE] sérica total e a documentação de hipersensibilidade a um alérgeno do ar são pré-requisitos para a prescrição da terapia com um anticorpo monoclonal anti-IgE.

A estimativa da **excreção fracionada de óxido nítrico (F_eNO)** é um método não invasivo bem estudado para avaliar a presença de inflamação ativa de via aérea. Uma F_eNO > 45 partes por bilhão (ppb) é considerada um marcador de inflamação eosinofílica ativa de via aérea, enquanto uma F_eNO < 25 ppb é altamente preditiva de sua ausência. Esses níveis de F_eNO aumentam durante exacerbações de asma e variam com a titulação da terapia com corticoide inalado. No entanto, ensaios controlados randomizados recentes chegaram a resultados inconclusivos ao avaliarem se o uso da F_eNO para orientar a terapia anti-inflamatória na asma predominantemente leve a moderada melhora o desfecho clínico.

Exames de imagem do tórax não são recomendados rotineiramente para o diagnóstico de asma. Contudo, nos pacientes com início recente de sintomas de asma ou naqueles com sintomas moderados a graves que não respondam à terapia recomendada, a obtenção de uma radiografia do tórax é uma prática prudente para excluir outros diagnósticos, como pneumonia, congestão vascular pulmonar e pneumotórax (Capítulos 15 e 37). Em pacientes com asma grave persistente mal controlada e obstrução fixa de via aérea apesar da terapia máxima, uma tomografia computadorizada de alta resolução do tórax pode revelar a presença de bronquiectasias, bronquiolite obliterante devida a exposição química ambiental ou outras condições pulmonares sérias.

Várias doenças cardiopulmonares podem simular a asma. Às vezes é difícil distinguir a **doença pulmonar obstrutiva crônica** (DPOC) da asma, mas a DPOC em geral afeta fumantes com mais de 40 anos de idade e se apresenta com sintomas progressivos, em vez de episódicos. Os pacientes com DPOC, em particular aqueles com enfisema, mostram às PFPs uma obstrução do fluxo de ar incompletamente reversível e baixa DL_{CO}, ao contrário dos asmáticos, cuja limitação do fluxo de ar pode normalizar-se com a terapia ideal e a DL_{CO} costuma ser normal ou mesmo elevada. A **insuficiência cardíaca congestiva (ICC)** pode manifestar-se como **asma cardíaca**, com dispneia, tosse e respiração ofegante em decorrência de congestão vascular pulmonar e edema pulmonar intersticial associado. Nesse contexto, a radiografia do tórax distingue a congestão vascular pulmonar e o edema da ICC dos pulmões normais ou hiperinsuflados dos asmáticos. Sibilância focal pode ser um indício de obstrução mecânica das vias aéreas, como por um tumor ou corpo estranho, que podem ser detectados por imagens do tórax ou broncoscopia. Durante um episódio agudo da **síndrome de disfunção das pregas vocais,** a espirometria rotineira pode detectar a limitação variável do fluxo aéreo do ramo inspiratório da alça de fluxo e volume, enquanto a **laringoscopia** pode mostrar o fechamento paradoxal das pregas vocais durante a inspiração. A resolução completa de tosse inexplicada após a interrupção da medicação com **enzima conversora da angiotensina (ECA)** efetivamente exclui a asma como etiologia. Infiltrados pulmonares nas imagens do tórax sugerem uma pneumonia infecciosa ou alguma outra doença pulmonar intersticial que não a asma. Se os infiltrados pulmonares estiverem associados a uma contagem elevada de eosinófilos no sangue periférico ou no líquido do lavado broncoalveolar (LLBA), deve-se suspeitar de pneumonia eosinofílica, idiopática ou secundária a fármacos, ou infecção parasitária. Por fim, nos indivíduos com dispneia inexplicada e radiografia normal, mas fatores de risco para distúrbios tromboembólicos (p. ex., após cirurgia, debilidade clínica, malignidade, trombofilia hereditária), deve-se excluir embolia pulmonar com angiografia tomográfica computadorizada ou uma cintilografia de ventilação-perfusão (Capítulo 27).

Estratégias de tratamento para a asma
Farmacoterapias de primeira linha

O tratamento farmacológico da asma invariavelmente envolve a seleção de um **broncodilatador de resgate**, em geral um **agonista do receptor adrenérgico β_2 de ação curta**. Nos pacientes com asma persistente, em geral há necessidade de uma ou mais **medicações controladoras**, como **corticoides inalados**, **agonistas β_2 de ação prolongada**, **modificadores de leucotrienos** e outros imunomoduladores.

Os broncodilatadores revertem a limitação do fluxo aéreo decorrente da contração da musculatura lisa das vias aéreas. A broncodilatação é mediada via dois tipos de receptores: pelos agonistas do receptor adrenérgico β_2 e pela via anticolinérgica pelos antagonistas do receptor muscarínico. A estimulação dos receptores β_2 aumenta a atividade da adenilato-ciclase via uma proteína G_S estimuladora, aumentando a **concentração de AMP cíclico** nas células da musculatura lisa das vias aéreas. Esse aumento no AMP cíclico ativa a **proteinocinase A**, que fosforila várias proteínas visadas, levando ao efluxo de Ca^{2+} da célula e seu sequestro intracelular, bem como influxo de K^+ através dos canais de K^+ ativados pelo Ca^{2+}. Essas alterações no Ca^{2+} intracelular acarretam relaxamento da musculatura lisa, enquanto o influxo de K^+ hiperpolariza as membranas celulares; ambos os efeitos resultam em broncodilatação.

Em termos farmacocinéticos, os agonistas adrenérgicos β_2 são classificados com base em sua seletividade, no início e na duração da ação (Tabela 21.4). Por exemplo, o **salbutamol** é o broncodilatador de resgate mais amplamente usado para asma porque sua seletividade β_2 causa menos efeitos cardiovasculares β_1, como taquicardia, que os agentes β não seletivos terbutalina e adrenalina. O salbutamol tem início rápido de ação (10 a 15 min), mas curta duração, apenas de 4 a 5 horas. Os **agonistas do receptor adrenérgico β_2 de ação prolongada (LABAs, de *long-acting β_2-adrenergic receptor agonists*)** têm duração de ~12 horas e, portanto, podem ser administrados duas vezes ao dia. Uma das duas formulações desses agonistas clinicamente disponíveis, o **formoterol** tem início mais rápido de ação (até 5 min) que o **salmeterol** (30 min).

▶▶ CORRELAÇÃO CLÍNICA 21.1

O uso frequente ou cada vez maior de agonistas β_2 de ação curta como inalador de resgate é um indicador de controle precário da asma e está associado a aumento do risco de mortalidade. O uso de um LABA sem terapia anti-inflamatória concomitante não é recomendado na asma, pois asmáticos persistentes que não usam corticoides inalados (ver adiante) mostraram maior taxa de mortalidade em ensaios clínicos randomizados quando se usou salmeterol *versus* placebo.

Os anticolinérgicos desempenham um papel secundário como terapia broncodilatadora na asma, bloqueando a **acetilcolina** liberada dos nervos parassimpáticos vagais a partir de receptores **muscarínicos do tipo 3 (M_3)** nas células de músculo liso das vias aéreas, revertendo as-

Tabela **21.4** Broncodilatadores para o tratamento da asma

Agonistas β		Anticolinérgicos	
De ação curta	De ação prolongada	De ação curta	De ação prolongada
Salbutamol	Formoterol	Ipratrópio	Tiotrópio
Fenoterol	Salmeterol	Oxitrópio	
Levalbuterol			
Terbutalina			

sim a broncoconstrição. O **ipratrópio** é um anticolinérgico inalado de ação curta que pode ser combinado com um agonista β_2 de ação curta nas primeiras 24 horas de tratamento ante uma exacerbação aguda de asma. Apesar disso, há uma evidência preliminar de que o anticolinérgico M_3 de ação prolongada **tiotrópio** pode ter um papel como broncodilatador adjuvante em pacientes com asma persistente.

Os **corticoides inalados** são o tratamento de primeira linha para a asma persistente e os principais responsáveis pelo controle da inflamação nas vias aéreas (Tabela 21.5). Os corticoides entram no núcleo celular para inibir a transcrição gênica e a síntese de citocinas inflamatórias, enzimas e outros mediadores da asma. Mediante tais ações, os corticoides reduzem o número de células inflamatórias (eosinófilos, mastócitos, linfócitos T, macrófagos e células dendríticas) na via aérea. Esses agentes anti-inflamatórios também aumentam a responsividade adrenérgica β e reduzem a hipersecreção de muco e o extravasamento endotelial. Os corticoides inalados são efetivos no controle dos sintomas da asma, na redução da frequência de exacerbações e na melhora das medidas de qualidade de vida relacionada com a saúde nos asmáticos. Os efeitos colaterais dos corticoides inalados incluem, raramente, **aftas (candidíase)**, **infecções respiratórias** e **supressão suprarrenal** leve. Já os corticoides sistêmicos (orais ou parenterais) normalmente são reservados para os pacientes com uma exacerbação aguda de asma. Eles também são úteis para tratar pacientes com asma grave persistente fora de controle, apesar da terapia máxima com alta dose de corticoides inalados, broncodilatadores e outros imunomoduladores.

Modificadores de leucotrienos são medicações secundárias ou anti-inflamatórias controladoras para asma persistente. Níveis elevados de **cisteinil-leucotrieno** em vias aéreas de asmáticos causam broncoconstrição, hiper-reatividade de via aérea, hipersecreção de muco e transudação plasmática. Nesse contexto, os modificadores de leucotrienos melhoram a inflamação de vias aéreas causada pela asma ao inibirem a **5-lipoxigenase**, como o **zileuton**, ou ligando-se a receptores de cisteinil-leucotrieno, como o fazem o **montelucaste** e o **zafirlucaste**. Mostrou-se que os modificadores de leucotrienos melhoram significativamente o VEF_1, embora façam isso com menos potência que os corticoides inalados ou os broncodilatadores.

Farmacoterapias de primeira linha combinadas

Vários estudos demonstraram que a combinação de dois ou mais tipos de agentes anti-inflamatórios e broncodilatadores pode proporcionar benefícios adicionais em termos de melhora na função pulmonar e no controle dos sintomas. A combinação de corticoides inalados e LABA é liberada via dispositivos de inalação especiais, com várias das combinações mais comuns sendo salmeterol/fluticasona, budesonida/formoterol e mometasona/formoterol. Essas combinações também podem ajudar a melhorar a adesão do paciente a um esquema simplificado para a asma.

Outros tratamentos farmacológicos

A asma alérgica caracteriza-se por elevação dos níveis de IgE específica contra um ou mais alérgenos do ar, contribuindo para a inflamação de vias aéreas e a hiper-reatividade brônquica. O **omalizumabe** é um anticorpo monoclonal humanizado que bloqueia a ligação de IgE a **receptores de IgE de alta afinidade** encontrados nos mastócitos, prevenindo assim sua ativação e a liberação de histamina e outros mediadores inflamatórios. Demonstrou-se que o omalizumabe reduz significativamente o número de exacerbações da asma, bem como a dose de corticoides inalados ou orais em pacientes com asma alérgica persistente dependente de corticoides.

As **metilxantinas** e **cromonas** estão rapidamente deixando de ser utilizadas na terapia da asma, à medida que as terapias mais efetivas mencionadas anteriormente ficam disponíveis no âmbito clínico. As metilxantinas **teofilina** e aminofilina são inibidores não seletivos da fosfodiesterase administrados como broncodilatadores desde a década de 1930. Há evidência de que a teofilina tem efeitos adicionais anti-inflamatórios e imunomoduladores na asma. Como tal, alguns clínicos ainda prescrevem as metilxantinas em situações clínicas difíceis, por exemplo, o uso de aminofilina IV em pacientes com **estado asmático** e teofilina oral em pacientes com asma grave persistente refratária. Entretanto, nos Estados Unidos, o uso das metilxantinas declinou por causa de seus efeitos colaterais em concentrações plasmáticas mais altas, como náusea, vômitos, cefaleia, arritmias cardíacas, convulsões e sua propensão a interações medicamentosas sérias.

As cromonas, como a **cromolina sódica** e o **nedocromil**, são estabilizadores da membrana de mastócitos que inibem a liberação de histamina e outros mediadores inflamatórios na asma. As cromonas foram descritas como tratamentos profiláticos em crianças com asma leve para evitar broncoconstrição proveniente de vários estímulos, inclusive exercícios e ar frio. No entanto, devido à sua baixa potência como medicações de controle, as cromonas estão se tornando rapidamente fármacos de interesse meramente histórico.

Tabela 21.5 Corticoides para o tratamento da asma

Corticoides inalados	Corticoides sistêmicos
Beclometasona	Metilprednisolona
Budesonida	Prednisona
Ciclesonida	
Fluticasona	
Mometasona	

Abordagem em etapas para o tratamento da asma

A escolha do esquema para asma depende da gravidade da doença, conforme definida pelo NAEPP, que classificou a asma nas formas **intermitente**, **persistente leve**, **persistente moderada** e **persistente grave**. Por sua vez, esses níveis baseiam-se na frequência e na intensidade dos sintomas e nas limitações resultantes, bem como no grau de comprometimento da função pulmonar e na frequência das exacerbações (Tabela 21.6).

A magnitude da limitação do fluxo de ar, com base no VEF_1 expresso como a porcentagem prevista e a proporção VEF_1/CVF, põe em paralelo esses níveis de gravidade da asma e fornece uma medida mais objetiva do comprometimento. O NAEPP atualizou suas diretrizes de tratamento em 2007 e recomenda uma abordagem em etapas com base na gravidade da doença inicial e no grau subsequente de controle da asma (Tabela 21.7).

A **asma intermitente** só requer o uso conforme necessário de um broncodilatador agonista β de ação curta como o salbutamol. **Asma persistente** refere-se à doença dos pacientes que apresentam sintomas diários mais de duas vezes por semana, bem como aqueles que têm despertar noturno 3 a 4 vezes por semana ou usam seu broncodilatador de resgate (p. ex., salbutamol) mais de duas vezes por semana. A asma persistente também inclui aqueles pacientes com limitações funcionais em casa, na escola ou no trabalho, ou que requerem corticoides orais/sistêmicos para as exacerbações pelo menos duas vezes por ano. Tais pacientes com asma persistente requerem medicações anti-inflamatórias controladoras, em particular corticoides inalados. No caso de pacientes com asma persistente moderada a grave, pode ser necessário acrescentar outros tratamentos logo de início, como broncodilatadores de ação prolongada, modificadores de leucotrienos, anticorpos monoclonais anti-IgE e até mesmo corticoides orais. Todos os pacientes devem ser examinados periodicamente quanto ao controle da asma com base na frequência dos sintomas, no uso de broncodilatadores de resgate e na espirometria periódica ou em medidas diárias do fluxo aéreo máximo. A terapia deve "avançar por etapas", de acordo com as diretrizes do NAEPP, se a asma não estiver bem controlada, acrescentando-se uma ou mais medicações controladoras. Se a asma estiver bem controlada por pelo menos três meses, então deve-se considerar uma "regressão por etapas" nas mesmas diretrizes, como reduzir a dosagem de corticoide inalado.

Imunoterapia para a asma

A **imunoterapia para a asma**, ou a injeção de concentrações cada vez maiores de um alérgeno específico com o tempo, vem sendo empregada há muito pelos alergistas, otorrinolaringologistas e alguns pneumologistas no tratamento da asma alérgica. Tal imunoterapia estimula a síntese de **anticorpos bloqueadores de IgE** pelo paciente, bem como uma **IgG específica do alérgeno**, reduzindo assim as respostas da asma alérgica mediadas pela IgE. Tal **imunoterapia por injeção de alérgeno** reduz os sintomas da asma e hiper-reatividade brônquica, bem como a necessidade de medicações para a asma. A **imunoterapia com**

Tabela 21.6 Classificação da gravidade da asma[a]

Componentes da gravidade		Classificação da gravidade da asma ≥ 12 anos de idade			
				Persistente	
		Intermitente	Leve	Moderada	Grave
Comprometimento VEF_1/CVF **normal:** 8 a 19 anos 85% 20 a 39 anos 80% 40 a 59 anos 75% 60 a 80 anos 70%	Sintomas	≤ 2 dias/semana	> 2 dias/semana, mas não diariamente	Diariamente	Durante todo o dia
	Despertares noturnos	≤ 2×/mês	3 a 4×/mês	> 1×/semana, mas não todas as noites	Em geral 7×/semana
	Uso de agonista $β_2$ de ação curta para controle do sintoma (não prevenção do broncospasmo induzido pelo exercício [BIE])	≤ 2 dias/semana	> 2 dias/semana, mas não diariamente, e não mais de 1 vez em qualquer dia	Diariamente	Várias vezes por dia
	Interferência na atividade normal	Nenhuma	Limitação mínima	Alguma limitação	Extremamente limitada
	Função pulmonar	VEF_1 normal entre as exacerbações VEF_1 > 80% do previsto VEF_1/CVF normal	VEF_1 > 80% do previsto VEF_1/CVF normal	VEF_1 > 60%, mas < 80% do previsto VEF_1/CVF reduzida 5%	VEF_1 < 60% do previsto VEF_1/CVF reduzida mais de 5%

[a]Dados do National Asthma Education and Prevention Program Expert Panel Report 3. "Guidelines for the Diagnosis and Management of Asthma." US Dept. H&HS; 2007.

Tabela 21.7 A abordagem em etapas do NAEPP para o tratamento da asma[a]

Asma intermitente	Asma persistente: medicação diária. Consultar especialista em asma se for necessária a etapa 4 ou mais. Considerar consulta na etapa 3.

Etapa 1
Preferíveis:
SABA PRN

Etapa 2
Preferível: Corticoides inalados em dose baixa
Alternativa: Cromolina, LTRA, Nedocromil ou Teofilina

Etapa 3
Preferível: Corticoides inalados em dose baixa + LABA
OU
ICS em dose média
Alternativa: ICS em dose baixa + LTRA, Teofilina ou Zileuton

Etapa 4
Preferível: Corticoides inalados em dose média + LABA
Alternativa: ICS em dose média + LTRA, Teofilina ou Zileuton

Etapa 5
Preferível: Corticoides inalados em dose alta + LABA
E
Considerar Omalizumabe para pacientes que tenham alergias

Etapa 6
Preferível: Corticoides inalados em dose alta + LABA + corticoide oral
E
Considerar Omalizumabe para pacientes que tenham alergias

[a]Dados do National Asthma Education and Prevention Program; 2007.

alérgeno sublingual também está disponível para pacientes que não aceitam a injeção. Os pacientes submetidos à imunoterapia devem ser monitorados quanto a efeitos colaterais, que podem incluir reações de hipersensibilidade local e sistêmica. Deve-se dispor de um *kit* **de injeção de adrenalina** e equipamento de reanimação para uso por pessoal treinado no caso de uma **reação anafilática**.

Termoplastia brônquica

Nos pacientes com asma persistente refratária apesar do tratamento clínico máximo, a termoplastia brônquica está emergindo como um procedimento broncoscópico minimamente invasivo e uma opção terapêutica promissora. A termoplastia envolve a liberação de energia térmica controlada para a parede brônquica via broncoscopias seriadas para alcançar uma redução na massa muscular lisa da via aérea. A termoplastia brônquica tem sido associada a uma melhora no controle global da asma e na qualidade de vida relacionada com a saúde, bem como uma redução nos sintomas e nas exacerbações, na utilização de instituições de saúde e no absenteísmo ocupacional ou acadêmico.

Tratamento das exacerbações da asma

Define-se uma **exacerbação de asma** como um episódio de aumento progressivo da dispneia, tosse, sibilos e/ou aperto torácico associados a redução significativa nos parâmetros da espirometria ou nas medidas do fluxo máximo. As exacerbações de asma são tratadas com um aumento na dose e/ou na frequência da terapia com broncodilatador de ação curta, combinada com corticoides orais ou IV em uma dose equivalente a 0,5 a 1 mg de prednisona/kg/dia (em geral não ultrapassando 60 a 80 mg/dia). Exacerbações graves que não respondam à terapia inicial, ou **estado asmático**, requerem tratamento hospitalar. Embora não haja evidência confirmatória consistente, a aminofilina IV e/ou o sulfato de magnésio têm sido empregados como broncodilatadores adjuvantes nas exacerbações graves. O **Heliox** (ar enriquecido com hélio; ver Capítulo 13) aumenta o fluxo aéreo laminar e reduz a turbulência nas vias aéreas, por sua densidade e sua viscosidade reduzidas, podendo assim ajudar a melhorar a dispneia e diminuir o trabalho respiratório nos pacientes com estado asmático. Ventilação não invasiva pode ser tentada em pacientes com distrição respiratória e insuficiência respiratória iminente, podendo ainda evidenciar a necessidade de intubação e ventilação mecânica no estado asmático (Capítulos 25 e 30). No caso dos pacientes que precisam de ventilação mecânica invasiva, pode-se usar **hipercapnia permissiva** para manter uma S_aO_2 adequada e uma P_{AW} máxima baixa à custa de uma acidose respiratória leve com valores elevados de P_aCO_2 (Capítulos 28 e 30). Essa abordagem particular tem sido associada a uma redução na mortalidade por asma, em comparação com controles históricos.

Medidas ambientais

Embora não haja métodos comprovados para prevenir o desenvolvimento de asma nas pessoas com predisposição genética ou familiar, identificar e evitar os desencadeantes mediante medidas de controle ambiental pode amenizar os sintomas e prevenir as crises de asma. As medidas que reduzem a carga interna de ácaros da poeira incluem forrar colchões e travesseiros com materiais impermeáveis a esses ácaros, retirar carpetes, tapetes e estofados do quarto, bem como brinquedos de pelúcia, lavar a roupa de cama semanalmente em água quente e usar desumidificadores, os quais, em conjunto com sistemas adequados de ventilação, também previnem o crescimento de mofo em áreas úmidas como porões e banheiros. O dano causado pelo mofo nas casas e nos locais de trabalho deve ser consertado. A remoção ou o afastamento de animais de estimação das áreas de convivência ou pelo menos do quarto pode melhorar os sintomas em um asmático sensível a esses animais. Manter portas e janelas fechadas o ano todo pode impedir que alérgenos externos do ar entrem na casa. Normas de saúde pública que proíbam o fumo em áreas públicas e melhorem a qualidade do ar dentro e fora dos ambientes devem ser estimuladas.

Imunização

A **vacinação anti-influenza** anual é recomendada pelos **Centers for Disease Control and Prevention (CDC)** para pacientes com asma, de modo a reduzir a frequência das exacerbações associadas ao resfriado, embora não haja prova consistente de sua eficácia. A imunização de todos os asmáticos com a **vacina pneumocócica de 23 valências** foi recomendada pelos CDC, mais uma vez apesar da ausência de evidência indiscutível de sua eficácia clínica no sentido de prevenir a pneumonia pneumocócica nessas pessoas (Capítulos 35 e 40).

Conclusões

A asma é um distúrbio complexo que se caracteriza por sintomas variáveis e recorrentes, obstrução ao fluxo aéreo, hiper-reatividade brônquica e inflamação subjacente. A inflamação de via aérea como uma resposta a alérgenos e irritantes desempenha um papel predominante na patogenia e na fisiopatologia da asma. O diagnóstico de asma baseia-se na presença de sintomas recorrentes combinados com medidas espirométricas consistentes com uma obstrução pelo menos parcialmente reversível do fluxo aéreo e hiper-reatividade brônquica. O tratamento atual da asma utiliza a abordagem em etapas com base na avaliação da gravidade inicial, na frequência dos sintomas e no seu controle subsequente. Medidas preventivas que envolvem modificações no ambiente para reduzir a exposição a alérgenos do ar nos ambientes internos e externos podem ajudar a amenizar os sintomas da asma e reduzir suas exacerbações potencialmente sérias.

Bibliografia comentada

1. National Asthma Education and Prevention Program Expert Panel Report 3. *Guidelines for the Diagnosis and Management of Asthma*. US Department of Health and Human Services, 2007. http://www.nhlbi.nih.gov/guidelines/asthma/asthgdln.htm. *Este relatório do NAEPP é um guia abrangente para a avaliação sistemática e o tratamento da asma com base no risco, no comprometimento e no controle. Suas recomendações são adaptadas para a carga de asma e a utilização dos recursos de saúde disponíveis nos Estados Unidos.*

2. The Global Initiative for Asthma Report, *Global Strategy for Asthma Management and Prevention*. http://www.ginasthma.com/. *As diretrizes do GINA são atualizadas anualmente por um painel de especialistas internacionais em asma. Mais globais que as diretrizes do NAEPP, as recomendações do GINA consideram a disponibilidade variável de recursos diagnósticos e terapêuticos em todo o mundo.*

3. Fanta CH. Drug therapy: Asthma. *N Engl J Med.* 2009; 360:1002-1014. *Revisão clínica sucinta e com boas referências da fisioterapia atual recomendada para a asma.*

ESTUDO DE CASOS E PROBLEMAS PRÁTICOS

CASO 21.1 Uma jovem com 17 anos consulta um clínico por causa de tosse e respiração ofegante. Seus sintomas começaram nas últimas 12 semanas e ela nunca tomou qualquer medicação para amenizá-los. Ela diz que seus sintomas ocorrem diariamente, mas não o dia inteiro, e nega sintomas noturnos; a limitação de sua atividade física é mínima. Seu VEF_1 = 62% do previsto e aumenta 14% e 240 mL 10 minutos após o uso de um broncodilatador. Qual a classificação apropriada da gravidade da asma dessa paciente?

a) Intermitente
b) Persistente leve
c) Persistente moderada
d) Persistente grave
e) Persistente muito grave

CASO 21.2 Uma mulher com 27 anos vai ao médico para acompanhamento de sua asma. Nos últimos seis meses, ela fez inalações com 100 μg de fluticasona/50 μg de salmeterol duas vezes ao dia. Ela relata ausência de sintomas diurnos e noturnos e não usou salbutamol de resgate nos últimos três meses. Diz ainda que não há interferência da asma em suas atividades diárias e não precisou de corticoides sistêmicos no último ano. A espirometria revela um VEF_1 = 97% do previsto, uma CVF = 100% da prevista e uma VEF_1/CVF = 0,84. Qual a próxima etapa de tratamento mais apropriada para essa paciente?

a) Interromper o salmeterol e continuar com a fluticasona.
b) Interromper a fluticasona e continuar com o salmeterol.
c) Continuar com as medicações atuais e reavaliar seus sintomas em três meses.
d) Continuar com as medicações atuais e reavaliar seus sintomas em seis meses.
e) Interromper as medicações atuais e fazer um desafio com metacolina para verificar se a paciente tem asma.

CASO 21.3 Uma mulher com 42 anos consulta um novo clínico e relata uma história de 30 anos de asma tratada apenas com inalação de salbutamol, que ela usa pelo menos 2 a 3 vezes ao dia. São feitas provas de função pulmonar (PFPs) antes e após tratamento com broncodilatador. Qual dos seguintes padrões seria o mais provável no caso se o médico suspeitasse de remodelamento das vias aéreas pela asma?

	VEF_1 pré-salbutamol (% do previsto)	VEF_1 pós-salbutamol (% do previsto)
a)	60%	95%
b)	80%	100%
c)	60%	65%
d)	95%	95%

Soluções para o estudo de casos e problemas práticos

CASO 21.1 A resposta mais correta é c, persistente moderada.

O NAEPP recomenda classificar a gravidade inicial da asma com base na frequência dos sintomas e dos despertares noturnos, no uso de broncodilatador de emergência e no comprometimento funcional (Tabela 21.6). A paciente tem asma persistente moderada devido a seus sintomas diários e um VEF_1 = 62% do previsto.

CASO 21.2 A resposta mais correta é a, interromper o salmeterol e continuar com a fluticasona.

Com base na "Abordagem terapêutica por etapas para a asma", a paciente tem um bom controle de sua asma há pelo menos três meses com a dose mais baixa de fluticasona mais salmeterol e deve ter seu tratamento desescalonado. Como tem asma persistente, ela ainda precisa de uma medicação anti-inflamatória de controle, daí fluticasona. Portanto, a administração de salmeterol deve ser suspensa, pois ele não tem ação anti-inflamatória e foi associado a aumento da mortalidade quando usado como única terapia para a asma.

CASO 21.3 A resposta mais correta é c, de 60 a 65%.

A asma persistente tratada apenas com um broncodilatador de ação curta sem um anti-inflamatório de controle como um corticosteroide inalado coloca a paciente em risco de desenvolver limitação crônica do fluxo de ar devido ao remodelamento das vias aéreas. A *resposta c* é consistente com uma falta de reversibilidade brônquica com a terapia broncodilatadora apenas e, portanto, consistente com limitação crônica do fluxo de ar, o que a torna a escolha mais correta. A *resposta a* demonstra normalização da obstrução do fluxo de ar com a terapia broncodilatadora. A *resposta b* também indica fluxo de ar normal ou quase, com uma resposta positiva provável ao broncodilatador. A *resposta d* não é consistente com obstrução de via aérea antes nem após o tratamento com broncodilatador.

Capítulo 22

Tratamento da doença pulmonar obstrutiva crônica

JOSEPH R. D. ESPIRITU, MD
GEORGE M. MATUSCHAK, MD

Objetivos de aprendizagem

O leitor deverá:
- Resumir a definição, a prevalência e o impacto da doença pulmonar obstrutiva crônica (DPOC) nos Estados Unidos e no mundo.
- Listar o hospedeiro primário e os fatores de risco ambientais para o desenvolvimento de DPOC.
- Descrever a fisiopatologia da DPOC, distinguir seus aspectos clínicos e as diretrizes para seu tratamento e sua prevenção.

Introdução

A **Organização Mundial da Saúde (OMS)** estima que 210 milhões de pessoas tenham **doença pulmonar obstrutiva crônica (DPOC)** em todo o mundo, com mais de três milhões morrendo anualmente por causa da doença. A DPOC é a quarta causa de mortalidade nos Estados Unidos entre pacientes com mais de 45 anos de idade e acarreta 5% das mortes em todo o mundo. Além disso, espera-se que a mortalidade por DPOC aumente mais de 30% na próxima década, se persistirem as tendências atuais com relação ao tabagismo. Apesar do aumento de sua prevalência, a DPOC continua não sendo diagnosticada em muitos pacientes, adiando assim intervenções importantes que podem prevenir a morte e a incapacidade dos indivíduos acometidos.

Definição operacional de doença pulmonar obstrutiva crônica

As Diretrizes do Gold (**Global Initiative for Obstructive Lung Disease**) (Diretrizes da Iniciativa Global para Doença Pulmonar Obstrutiva) definem a DPOC como "*uma doença passível de prevenção e tratamento, com alguns efeitos cardiopulmonares que podem contribuir para a gravidade nos pacientes. Seu componente pulmonar caracteriza-se por limitação ao fluxo de ar, que não é totalmente reversível. Em geral, essa limitação é progressiva e associada a uma resposta inflamatória anormal do pulmão a partículas e gases nocivos*". Em termos clínicos, a DPOC abrange os distúrbios de **bronquite crônica** e **enfisema**, cujos aspectos podem sobrepor-se nos pacientes. A bronquite crônica é definida clinicamente como uma tosse produtiva de escarro na maioria dos dias de um mês, pelo menos três meses do ano por dois anos sucessivos, sem outras explicações. Em contraste, o enfisema é definido em termos anatômicos por inflamação e aumento anormal dos sacos e ductos alveolares, bem como das paredes distais aos bronquíolos terminais das pequenas vias aéreas. A aplicação dessas diretrizes histopatológicas está resumida no Capítulo 20.

Epidemiologia da doença pulmonar obstrutiva crônica

Uma metanálise de múltiplos ensaios e estudos que foi conduzida em 2004 estimou a prevalência mundial de DPOC em aproximadamente 7,6%. Nos Estados Unidos, onde existem mais de 24 milhões de indivíduos com história de tabagismo ativo ou prévio, a prevalência estimada em adultos com 25 a 75 anos é de 6,9% no caso de DPOC leve (definida como $VEF_1/CVF < 70\%$ e $VEF_1 \geq 80\%$ do previsto) e 6,6% no caso de DPOC moderada ($VEF_1/CVF < 70\%$ e $VEF_1 < 80\%$ do previsto). Tais prevalências foram estabelecidas pelo **National Health and Nutrition Examination Survey III (NHANES-III)**. Além disso, o Global Burden of Disease Study projetou que a DPOC será a quinta causa de perda de anos de vida por incapacidade ajustada para a idade por volta do ano 2020.

Principais fatores de risco para o desenvolvimento da doença pulmonar obstrutiva crônica

Os fatores de risco para DPOC incluem tanto aqueles do hospedeiro como do ambiente (Tabela 22.1). Quanto aos do hospedeiro, a **deficiência do inibidor da proteinase alfa$_1$** (α_1-PI, de *alpha$_1$ proteinase inhibitor*) é a **predisposição genética** mais bem estudada para DPOC. A deficiência hereditária de α_1-PI tem uma prevalência aproximada de 1% nas populações com DPOC, embora essa possa ser uma subestimativa da incidência verdadeira. Os pacientes com deficiência de α_1-PI podem desenvolver **enfisema panacinar** em uma idade relativamente jovem (na terceira ou quarta décadas de vida), em particular junto

Tabela 22.1 Fatores de risco para doença pulmonar obstrutiva crônica

Fatores do hospedeiro	Exposições e fatores ambientais
Fatores genéticos	Fumaça do tabaco
Deficiência de α_1-PI	Condições socioeconômicas
Gênero	Ocupação
Reatividade das vias aéreas	Poluição ambiental (fumaça de cozinha/combustível)
[IgE]	Eventos perinatais e doenças da infância
Asma	Infecções broncopulmonares recorrentes
	Alimentação

com a exposição à fumaça do tabaco, que aumenta muito a probabilidade de dano pulmonar. O α_1-PI é uma glicoproteína que inibe as atividades das enzimas proteolíticas, em especial a **elastase dos neutrófilos**. O **fenótipo PiMM** homozigoto normal está associado a uma [α_1-PI] de 20 a 53 µM, enquanto o **fenótipo PiZZ** homozigoto anormal está associado a níveis gravemente deficientes, < 15% do normal (i.e., 2,5 a 7 µM). Outras proteases, como as proteinases séricas, as metaloproteinases da matriz e as cisteína proteinases, também podem estar envolvidas na fisiopatologia da DPOC. Em termos específicos, parece que um desequilíbrio de proteinases e antiproteinases nos pulmões de pacientes concomitantemente expostos a fatores de risco ambientais, como a fumaça do tabaco, predispõe tais indivíduos ao desenvolvimento de enfisema.

Os pacientes com DPOC mostram declínios mais rápidos na função pulmonar com o tempo quando têm asma coexistente e aumento da reatividade das vias aéreas junto com alta [IgE] circulante. De acordo com uma estimativa, verificou-se que asmáticos que não fumam têm uma taxa mais rápida de declínio no VEF_1 (38 a 50 mL/ano) que a observada em não asmáticos (22 a 35 mL/ano). No Lung Heart Health Study, viu-se que a **reatividade à metacolina** durante uma prova de função pulmonar especializada (Capítulo 16) é um preditor importante da progressão de obstrução de via aérea em tabagistas contínuos com DPOC precoce. Com relação ao sexo do indivíduo, as mulheres são duas vezes mais propensas a receber o diagnóstico de bronquite crônica que os homens, embora por motivos não esclarecidos. Isoladamente ou em combinação, os fatores que prejudicam o crescimento pulmonar, como eventos adversos durante a gestação, baixo peso ao nascimento e exposições durante a infância, podem reduzir a função pulmonar máxima alcançada por uma pessoa, o que, por sua vez, pode predispor à DPOC.

É inquestionável que a exposição à **fumaça do tabaco** é o fator predisponente mais importante para DPOC, sendo responsável por 80-90% da mortalidade por essa doença. Os fumantes têm mais sintomas respiratórios, declínios mais rápidos na função pulmonar e taxas de mortalidade mais altas em decorrência da DPOC. Também demonstrou-se que a exposição ao tabaco no ambiente (passiva ou de segunda mão) aumenta a prevalência de sintomas respiratórios, **hiper-reatividade brônquica** (conforme determinada a partir dos achados físicos de broncospasmo ou respostas positivas ao teste com metacolina) e da própria DPOC. Outros fatores de risco ambientais para DPOC incluem: exposição ocupacional a poeira e substâncias químicas, poluição do ar externa e interna, notavelmente fumaça de cozinha e queima de combustíveis; infecções broncopulmonares recorrentes e condições socioeconômicas precárias.

Como fazer o diagnóstico de doença pulmonar obstrutiva crônica

Suspeita-se de DPOC em um paciente que se apresente com tosse, produção de escarro e/ou dispneia ao exercício mais uma história de exposição a fatores de risco, em particular o tabagismo. Embora a DPOC e a asma possam coexistir, a avaliação cuidadosa de aspectos clínicos específicos pode ajudar a distinguir a condição predominante em cada paciente (Tabela 22.2).

> ▶▶ **CORRELAÇÃO CLÍNICA 22.1**
>
> O exame físico (Capítulo 14) tem sensibilidade e especificidade diagnósticas baixas na DPOC, podendo nada revelar de notável, em particular nos pacientes com doença leve. Na DPOC avançada ou em indivíduos com exacerbações agudas de DPOC, os sinais físicos podem incluir cianose periférica e central, tórax hiperinsuflado com aumento do diâmetro anteroposterior, respiração com os lábios semicerrados, uso de músculos acessórios da respiração, sibilos/respiração ofegante, sons respiratórios diminuídos e movimento inspiratório paradoxal, para dentro, das costelas inferiores (**sinal de Hoover**), significando achatamento diafragmático.

O diagnóstico de DPOC é estabelecido e confirmado por provas de função pulmonar com teste de reversibilidade broncodilatadora que mostre limitação incompletamente reversível do fluxo aéreo (Figura 22.1). A limitação do fluxo aéreo na DPOC pode ser definida de duas maneiras: uma proporção VEF_1/CVF < 70% pós-broncodilatador (de acordo com as **Diretrizes do Gold**), ou uma proporção VEF_1/CVF menor do que o limite inferior do normal para idade, sexo e estatura (de acordo com as **Diretrizes da ATS/ERS**). A gravidade da obstrução baseia-se na porcentagem do VEF_1 previsto com relação aos padrões normativos para a idade, estatura, o sexo e a etnia do indivíduo. A pletismografia de corpo inteiro (Capítulo 16) costuma revelar uma capacidade pulmonar total (CPT) elevada, que é consistente com hiperinsuflação pulmonar, e um volume residual (VR) aumentado consistente com aprisionamento

Tabela 22.2 Aspectos clínicos que podem distinguir a doença pulmonar obstrutiva crônica da asma

Aspecto	DPOC	Asma
Idade de início	> 40 anos de idade	Da infância em diante
Características do sintoma	Lentamente progressivo com a idade	Varia a cada dia
Exposição à fumaça do tabaco	Quase invariavelmente presente	Fator agravante, mas não pré-requisito
Dispneia	Durante exercício	Episódica
Sintomas noturnos	Incomuns, a menos na doença grave	Agravam-se à noite e no início da manhã
História familiar	Pode ser positiva se houver deficiência de α_1-PI	Comum
Eczema ou rinite alérgica concomitantes	Não é um pré-requisito	Comum
Limitação ao fluxo aéreo	Em grande parte irreversível	Em grande parte reversível
Capacidade de difusão	Diminuída no enfisema	Normal ou mesmo aumentada
Hipertensão pulmonar (cor pulmonale)	Pode estar presente nos estágios muito graves, em particular com hipoxia crônica	Rara

aéreo. É notável que a DL_{CO} esteja diminuída no enfisema, refletindo perdas de áreas das superfícies epitelial alveolar e endotelial capilar.

As radiografias do tórax em pacientes com DPOC podem mostrar hiperinsuflação pulmonar, doença bolhosa, ou achatamento dos diafragmas devido ao aprisionamento aéreo periférico (Capítulo 15). Imagens torácicas simples também podem revelar complicações da DPOC, como pneumonia ou pneumotórax, ou ainda indicar diagnósticos alternativos como cardiomegalia com edema pulmonar superposto. A tomografia computadorizada (TC) de alta resolução do tórax é feita quando o diagnóstico é questionável ou se contempla a possibilidade de uma bulectomia ou cirurgia de redução do volume pulmonar.

A gasometria arterial (Capítulo 17) está indicada quando o VEF_1 é < 40% do previsto, ou quando o paciente tem sinais de insuficiência respiratória, como cianose, ou evidência de *cor pulmonale* descompensado, com edema podálico, distensão venosa jugular ou ascite. A medida da [α_1-PI] é recomendada se a DPOC desenvolver-se em uma idade jovem (< 45 anos), ou se houver história familiar consistente de enfisema.

Prevenção da doença pulmonar obstrutiva crônica

Até o momento, demonstrou-se que a cessação do tabagismo retarda o declínio rápido da função pulmonar em fumantes suscetíveis à DPOC (Figura 22.2).

Com base em metanálises, as medicações que mostraram eficácia superior no sentido de aumentar as taxas de abandono do tabagismo sobre placebo incluem a terapia de reposição de nicotina, a bupropiona de liberação prolongada, a nortriptilina e a clonidina (Tabela 22.3).

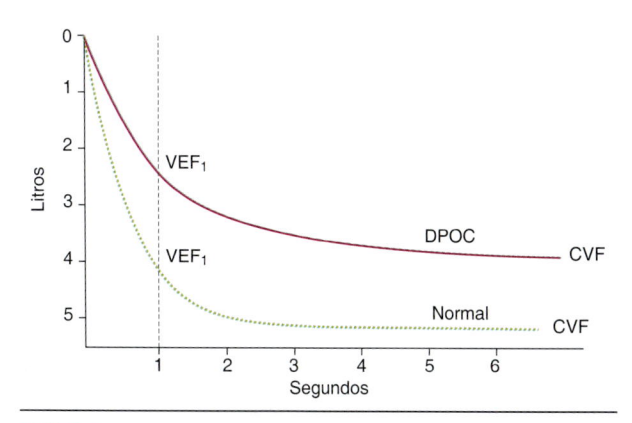

FIGURA 22.1 A espirometria na DPOC demonstra uma queda desproporcional no VEF_1 previsto com relação a qualquer queda na CVF prevista, resultando em uma proporção VEF_1/CVF diminuída.

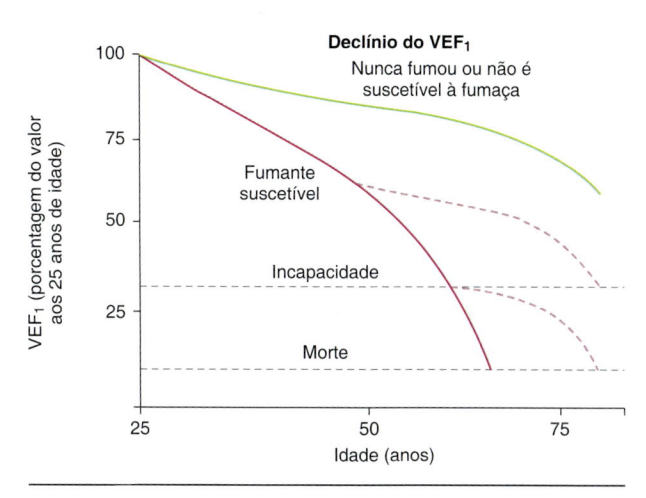

FIGURA 22.2 Declínio no VEF_1 relacionado com a idade em pessoas que nunca fumaram, em fumantes suscetíveis e em ex-fumantes. As duas linhas curvas tracejadas representam os declínios previstos no VEF_1 que poderiam ocorrer em um fumante suscetível atual que deixa de fumar nas idades indicadas. *De Reilly JJ*: COPD and declining FEV1 – time to divide and conquer? *Oct 9;359(15):1616-1618, 2008.*

Tabela **22.3** Farmacoterapêutica para a dependência de tabaco

Medicações de primeira linha	Medicações de segunda linha
Bupropiona (formulação de liberação prolongada)	Clonidina
Formas de reposição de nicotina: goma de mascar, adesivo, inalador, *spray*, pastilha ou comprimido sublingual	Nortriptilina
Vareniclina	

A **nicotina para reposição** está disponível em várias formas de liberação, incluindo goma de mascar, adesivo, inalador, *spray*, comprimido sublingual e pastilha. Ao ligar-se aos receptores nicotínicos de acetilcolina na **área tegmentar ventral** do cérebro, a nicotina para reposição induz a liberação de dopamina no *nucleus accumbens*, amenizando assim os sintomas de abstinência com a interrupção do tabagismo. A reposição de nicotina parece aumentar 1,5 a 2 vezes mais que o placebo as taxas de abstinência por seis meses. É digno de nota o fato de que a reposição de nicotina não aumenta a ocorrência de eventos cardiovasculares em pacientes com doença cardiovascular coexistente.

A **bupropiona** de liberação prolongada (LP) é um antidepressivo que funciona inibindo de maneira seletiva a recaptação de noradrenalina e dopamina no sistema nervoso central. Estudos indicam que a bupropiona LP não apenas melhora a cessação do tabagismo (vantagem de 2,06 na taxa de sucesso *vs.* placebo) como também reduz de modo significativo o ganho de peso associado à cessação do tabagismo (1,5 kg no grupo da bupropiona LP *vs.* 2,9 kg no grupo do placebo). A combinação de bupropiona LP com um adesivo de nicotina também parece aumentar de maneira significativa as taxas de abstinência *versus* apenas o adesivo de nicotina, embora não em comparação com a bupropiona apenas.

A **vareniclina** é um **agonista parcial do receptor nicotínico $\alpha_4\beta_2$ de acetilcolina**. Ao ligar-se a essa classe de receptor nicotínico na área tegmentar ventral, inibe competitivamente a ligação pela nicotina da fumaça derivada do tabaco e, assim, impede a liberação de maiores quantidades de dopamina, associada aos efeitos concomitantes do fumo. Além disso, ao induzir a liberação regulada de dopamina (~60% da resposta máxima à nicotina), também melhora os sintomas de abstinência do tabagismo. Mostrou-se que a vareniclina tem eficácia superior em promover taxas de abstinência contínua *versus* bupropiona LP mais placebo em seis meses, e *versus* placebo em um ano. Embora se tenha verificado que a **nortriptilina** e a **clonidina** têm eficácia superior em comparação com placebo em vários ensaios, os perfis de efeitos colaterais muitas vezes sérios de ambas impedem seu uso disseminado para a cessação do tabagismo.

Tratamento da doença pulmonar obstrutiva crônica com base em evidência

As Diretrizes do Gold recomendam uma abordagem terapêutica com base na gravidade da obstrução ao fluxo aéreo do paciente (Tabela 22.4)

Os **broncodilatadores inalados** incluem agonistas adrenérgicos β_2 e anticolinérgicos que proporcionam alívio sintomático. No entanto, como classe terapêutica, não mostraram alterar os declínios a longo prazo na função pulmonar descritos em outra seção (Tabela 22.5). O uso de **teofilina** como broncodilatador diminuiu por causa de seus efeitos colaterais sérios, incluindo náuseas, vômitos, arritmia, convulsões e, em geral, uma janela terapêutica estrei-

Tabela **22.4** Diretrizes da Gold: terapias recomendadas em cada estágio da doença pulmonar obstrutiva crônica[a]

Estágio I: Leve	Estágio II: Moderado	Estágio III: Grave	Estágio IV: Muito grave
$VEF_1/CVF < 70\%$ + $VEF_1 \geq 80\%$	$VEF_1/CVF < 70\%$ + $50\% \leq VEF_1 < 80\%$	$VEF_1/CVF < 70\%$ + $30\% \leq VEF_1 < 50\%$	$VEF_1/CVF < 70\%$ + $VEF_1 < 30\%$, ou $VEF_1 < 50\%$ + insuficiência respiratória crônica
Redução ativa do(s) fator(es) de risco; vacinação anti-influenza --→			
Acrescentar broncodilatador de ação curta conforme a necessidade ---→			
	Acrescentar tratamento regular com um ou mais broncodilatadores de ação prolongada ------------→		
	Acrescentar reabilitação pulmonar ---→		
		Acrescentar corticoide inalado se houver exacerbações repetidas ------------→	
			Acrescentar O_2 a longo prazo se houver insuficiência respiratória crônica.
			Considerar tratamentos cirúrgicos.

[a]*De the Global Strategy for Diagnosis, Management and Prevention of COPD, atualizado em 2010*. Usado com permissão da Global Initiative for Chronic Obstructive Lung Disease (GOLD), www.goldcopd.org.

Tabela 22.5 Mecanismos e duração de ação dos broncodilatadores para doença pulmonar obstrutiva crônica

	Agonistas β	Anticolinérgicos
Agentes de ação curta	Salbutamol	Ipratrópio
	Fenoterol	Oxitrópio
	Levalbuterol	
	Terbutalina	
Agentes de ação prolongada	Formoterol	Tiotrópio
	Salmeterol	

ta. Embora os **corticoides inalados** (p. ex., beclometasona, budesonida, fluticasona e triancinolona) também não melhorem os declínios na função pulmonar, melhoram a reatividade das vias aéreas e os sintomas respiratórios, o que diminui a necessidade de assistência médica. A combinação de um corticoide inalado com um agonista adrenérgico β_2 de ação prolongada (LABA, *long-acting β_2-adrenergic agonist*), como as formulações disponíveis de budesonida/formoterol ou salmeterol/fluticasona, proporciona melhora maior da dispneia e da função pulmonar do que cada componente isoladamente. Os esteroides sistêmicos não são recomendados para terapia de manutenção na DPOC por causa de seus efeitos colaterais a longo prazo de osteoporose, miopatia por esteroide, insuficiência suprarrenal e imunossupressão, sendo reservados para as exacerbações agudas significativas da DPOC. Além da cessação do tabagismo, a oxigenoterapia a longo prazo (mais de 15 h/dia) é o único tratamento que demonstrou aumentar a sobrevida em pacientes com DPOC em insuficiência respiratória crônica ou *cor pulmonale*. Define-se insuficiência respiratória crônica ou *cor pulmonale* como uma $P_aO_2 \leq 55$ mmHg ou uma $S_aO_2 \leq 88\%$, e cor pulmonale como uma P_aO_2 de 55 a 60 mmHg ou uma $S_aO_2 \leq 89\%$ com hipertensão pulmonar, edema periférico ou policitemia. A oxigenoterapia tem outros benefícios para a saúde, incluindo melhora da hemodinâmica pulmonar, redução da policitemia, aumento da capacidade de exercitar-se, melhora da mecânica pulmonar e da função neurocognitiva.

A imunização contra infecções respiratórias é recomendada para os pacientes com DPOC (Tabela 22.4). As vacinas anti-influenza devem ser dadas a todos os pacientes com DPOC, pois elas podem reduzir cerca de 50% da ocorrência de doença grave e morte. A **vacina pneumocócica polissacarídica** em geral recomendada para pessoas a partir dos 65 anos de idade está indicada para pacientes com DPOC e menos de 65 anos que tenham um $VEF_1 < 40\%$ do previsto, pois pode reduzir a incidência de **pneumonia adquirida na comunidade (PAC)** nesses indivíduos.

A **reabilitação pulmonar** é recomendada para os pacientes com DPOC, pelo menos, moderada (Tabela 22.4). Nesse contexto, define-se tal reabilitação como uma combinação de orientação do paciente e participação na fisioterapia, que envolve exercícios de fortalecimento muscular, incluindo os músculos primários e acessórios associados à respiração. Os benefícios da reabilitação pulmonar incluem melhora na capacidade de exercitar-se do paciente e na sua qualidade de vida, bem como redução da dispneia, da ansiedade, da depressão e da utilização de cuidados de saúde. A **American Lung Association (ALA)** é um dos vários grupos sem fins lucrativos que organizam e/ou supervisionam clínicas locais de reabilitação pulmonar para pacientes com DPOC nos Estados Unidos.

A **bulectomia**, a **cirurgia de redução do volume pulmonar** e o **transplante pulmonar** são opções de tratamento cirúrgico para alguns pacientes com DPOC avançada. A bulectomia pode reduzir a dispneia e melhorar a função pulmonar em pacientes com doença bolhosa (Capítulo 37). Quando a cirurgia de redução do volume pulmonar foi realizada em um subconjunto de pacientes com DPOC muito grave ($VEF_1 < 45\%$) e enfisema predominantemente de lobo superior e baixa capacidade de exercício, proporcionou uma vantagem em termos de sobrevida sobre o tratamento clínico. Entretanto, pacientes de alto risco com $VEF_1 \leq 20\%$ do previsto e/ou $DL_{CO} \leq 20\%$ do previsto foram excluídos do ensaio. O transplante pulmonar não confere um benefício em termos de sobrevida nos pacientes com DPOC, mas mostrou que melhora a capacidade funcional e a qualidade de vida autoavaliada. O principal critério para encaminhamento de um paciente com DPOC para transplante pulmonar inclui $VEF_1 < 35\%$, $P_aO_2 = 55$ a 60 mmHg, $P_aCO_2 > 50$ mmHg e hipertensão pulmonar secundária.

Tratamento das exacerbações agudas na doença pulmonar obstrutiva crônica

As Diretrizes do Gold definem uma **exacerbação de DPOC** como "*um evento na evolução natural da doença caracterizado por uma alteração na dispneia basal do paciente, tosse e/ou escarro que esteja além das variações diárias normais, tenha início agudo e possa justificar uma alteração nas medicações regulares*". Embora a maioria das exacerbações da DPOC seja desencadeada por agentes infecciosos respiratórios e poluição do ar, a causa exata não é conhecida em cerca de um terço desses episódios.

Os agentes infecciosos comuns associados às exacerbações de DPOC incluem vírus respiratórios e patógenos bacterianos como *Haemophilus influenzae*, *Streptococcus pneumoniae* e *Moraxella catarrhalis*. O tratamento das exacerbações agudas da DPOC requer aumento da dosagem e da frequência de broncodilatadores inalados agonistas β de ação curta (p. ex., salbutamol). O acréscimo de um broncodilatador anticolinérgico de ação curta (p. ex., ipratrópio) então é considerado, se não houver resposta à medicação agonista β de ação curta. Mostrou-se que o tratamento sistêmico com esteroide (p. ex., prednisona, 30 a 40 mg por via oral durante 7 a 10 dias) melhora a função pulmonar, a oxigenação e o tempo de recuperação em pacientes com DPOC que tenham exacerbações agudas. Os esteroides sistêmicos devem ser iniciados em pacientes hospitalizados com DPOC, devendo ser considerados em pacientes ambulatoriais com $VEF_1 < 50\%$ do previsto no momento da apresentação.

Resumo dos achados e recomendações para doença pulmonar obstrutiva crônica

A DPOC é um espectro de estados mórbidos passíveis de prevenção e tratamento, que se caracterizam por uma limitação no fluxo de ar não totalmente reversível e que resulta da exposição a gases e partículas nocivas, primordialmente a fumaça do tabaco. Na DPOC, os processos de inflamação pulmonar, desequilíbrio entre antiproteases e proteases e estresse oxidativo resultam, coletivamente, em remodelamento das vias aéreas e alterações enfisematosas no parênquima (Capítulo 20). A avaliação pela espirometria que inclui um teste de reversibilidade com broncodilatador confirma o diagnóstico de DPOC em pacientes com sintomas respiratórios e fatores de risco conhecidos. As atuais Diretrizes do Gold e da ATS/ERS recomendam evitar a exposição, bem como uma combinação de terapias farmacológicas gradativas e não farmacológicas, com base na gravidade da anormalidade obstrutiva. Até o momento, apenas a cessação do tabagismo e a oxigenoterapia a longo prazo mostraram melhorar o declínio na função pulmonar e a sobrevida em pacientes com DPOC.

> ▶▶ CORRELAÇÃO CLÍNICA 22.2
>
> Os pacientes com DPOC que tendem mais a beneficiar-se dos antibióticos em geral apresentam-se com pelo menos dois de três sintomas cardinais de uma exacerbação aguda: agravamento da dispneia, aumento da produção de escarro e aumento da purulência do escarro. Os pacientes com DPOC e dificuldade respiratória são aqueles com alguns ou todos os seguintes achados: dispneia moderada a grave; taquipneia ($f > 25$ respirações/min); uso de músculo respiratório acessório; respiração paradoxal; acidose grave ($pH_a \leq 7,35$) ou hipercapnia ($P_{aCO_2} > 45$ mmHg). Demonstrou-se que a ventilação não invasiva, como por meio de máscara facial com **pressão positiva de nível duplo nas vias aéreas (BiPAP, de** *bilevel positive airway pressure*), conforme usada em pacientes com a **síndrome de hipoventilação/hipoxêmica relacionada com o sono** (Capítulo 25), melhora tal insuficiência respiratória, diminui o tempo de permanência hospitalar e reduz a mortalidade. Contudo, na vigência de episódios de exacerbações graves potencialmente fatais e/ou complicados (p. ex., parada cardiopulmonar), a ventilação mecânica invasiva é recomendada (Capítulo 30).

Bibliografia comentada

1. NHLBI/WHO Workshop. Global strategy for the diagnosis and management and prevention of chronic obstructive pulmonary disease, (Updated in 2009). http://www.gold.copd.org. *Também conhecido como Diretrizes do GOLD, o resumo executivo é escrito por especialistas em DPOC de todo o mundo e fornece uma discussão abrangente da epidemiologia, da fisiopatologia, da avaliação baseada em evidência, da prevenção e do tratamento da DPOC.*

2. Celli BR, MacNee W. Standards for the diagnosis and treatment of patients with COPD: a summary of the ATS/ERS position paper. *Eur Respir J.* 2004;23:932-946. *Como no caso das Diretrizes do GOLD, este artigo excelente resume as recomendações similares baseadas em evidência de DPOC, conforme formuladas por grupos de trabalho da American Thoracic Society (ATS) e da European Respiratory Society (ERS).*

ESTUDO DE CASOS E PROBLEMAS PRÁTICOS

CASO 22.1 Uma mulher com 50 anos teve sua dispneia ao exercício agravada. Por 10 anos ela expectorou catarro esbranquiçado a ocasionalmente amarelo-esverdeado a maioria dos dias. Há dois anos, teve dispneia ao subir escadas. Seis meses atrás, teve dispneia ao caminhar 20 metros em uma superfície plana. Sua história clínica prévia inclui asma na infância, ansiedade e hipertensão. Ela fumava dois maços de cigarro por dia desde os 18 anos, mas reduziu para um maço/dia há dois anos. Seu exame físico revela uma mulher magra e alerta. Os sinais vitais são: PA = 150/90 mmHg, pulso = 108/min, $f = 28$/min, T axilar = 36,8°C. Ela tem uma fase expiratória prolongada, sons respiratórios broncovesiculares e sibilos bilaterais de baixa tonalidade. Qual das seguintes medidas pós-broncodilatador é mais consistente com um diagnóstico presumível de DPOC nessa paciente?

a) VEF_1/CVF < limite inferior do normal para idade, sexo e estatura.
b) $VEF_1/CVF < 80\%$ da prevista para idade, sexo e estatura.
c) CPT < 80% da prevista para idade, sexo e estatura.
d) $DL_{CO} > 120\%$.
e) Inclinação para cima do ramo expiratório de sua alça de fluxo e volume.

CASO 22.2 Um homem com 55 anos é encaminhado pelo médico do departamento de emergência para uma clínica pulmonar, para avaliação de dispneia. Ele tem dispneia progressiva de longa duração e tosse mínima com produção de escarro há 10 anos. Desde os 15 anos, fuma dois maços de cigarro por dia. O exame físico revela tórax em barril e sons respiratórios diminuídos em ambos os campos pulmonares. A espirometria mostra VEF_1 = 40% do previsto com proporção VEF_1/CVF = 58% da prevista. Sua S_aO_2 à oximetria de pulso é de 88%. Uma TC de alta resolução do tórax revela alterações enfisematosas difusas bilaterais. Qual dos seguintes está mais associado à melhora da sobrevida de tal paciente?

a) Broncodilatador agonista β de ação prolongada.
b) Broncodilatador anticolinérgico de ação prolongada.
c) Corticoide inalado.
d) Oxigênio suplementar.
e) Cirurgia de redução do volume pulmonar.

CASO 22.3 Uma mulher com 58 anos apresenta-se com dificuldade respiratória e uma história de cinco anos de dispneia progressiva ao exercício quando faz compras no supermercado e sobe e desce as escadas do porão de sua casa. Ela fumava um maço e meio de cigarros por dia desde os 16 anos até os 52. Não tem outros problemas clínicos nem foi a um médico desde que nasceu até meados dos seus 20 anos. O exame físico revela fase expiratória prolongada, mas sem estertores/crepitações ou sibilos; os outros achados físicos não são dignos de nota. A espirometria no consultório mostra CVF = 65%, VEF_1 = 56%, VEF_1/CVF = 60% e S_aO_2 ao ar ambiente = 92%. Sua radiografia do tórax mostra hiperinsuflação grave com achatamento dos hemidiafragmas, mas sem infiltrados. O teste genético revela um fenótipo PiMM homozigoto. Qual dos seguintes tratamentos é o mais apropriado para a paciente?

a) Reabilitação pulmonar.
b) Corticoide inalado.
c) Oxigenoterapia noturna.
d) Cirurgia de redução do volume pulmonar.
e) Terapia de reposição de α_1-PI.

Soluções para o estudo de casos e problemas práticos

CASO 22.1 A resposta mais correta é a.

VEF_1/CVF < limite inferior do normal para idade, sexo e estatura. As Diretrizes da ATS/ERS definem obstrução como uma VEF_1/CVF < limite inferior do normal para idade, sexo e estatura. Uma definição alternativa de obstrução usada pelas diretrizes do Gold é uma VEF_1/CVF < 70% (*resposta b incorreta*). Uma CPT < 80% é indicativa de restrição e não obstrução (*resposta c*), que leva à hiperinsuflação (CPT > 120%) encontrada na DPOC. A DL_{CO} na DPOC costuma estar diminuída devido à perda da área de superfície da membrana capilar-alveolar (*resposta d*), em particular no enfisema. Uma inclinação para baixo do ramo expiratório da alça de fluxo e volume é característica de restrição (*resposta e*), enquanto a curva de fluxo e volume expiratório forçado na obstrução é côncava para cima (Capítulo 6).

CASO 22.2 A resposta mais correta é d, suplementação com oxigênio.

O Report of the British Medical Research Council Working Party e o Nocturnal O_2 Treatment Trial revelaram que o oxigênio suplementar melhorou a sobrevida em pacientes com DPOC grave e hipoxemia. Os broncodilatadores de ação prolongada (*respostas a, b*) podem proporcionar alívio significativo dos sintomas, melhorar a função pulmonar e reduzir as exacerbações, mas não demonstraram reduzir a mortalidade. Da mesma forma, os corticoides inalados (*resposta c*) melhoram a reatividade das vias aéreas e reduzem as exacerbações, mas não mostraram ter influência na sobrevida em pacientes com DPOC. O National Emphysema Treatment Trial revelou que a cirurgia de redução do volume pulmonar diminuiu a mortalidade apenas em um subgrupo de pacientes com enfisema predominantemente do lobo superior e baixa capacidade basal de exercício, mas tal cirurgia aumentou a mortalidade em pacientes com enfisema homogêneo (difuso) não do lobo superior, do tipo que os achados do exame físico desse paciente indicam (*resposta e*).

CASO 22.3 A resposta mais correta é a, reabilitação pulmonar.

Pelos critérios das Diretrizes do GOLD na Tabela 22.4, essa mulher tem DPOC no Estágio II ou moderada. Os resultados do teste genético indicaram que ela não tem uma forma hereditária de deficiência de α_1-PI (*resposta e*). Portanto, o tratamento clínico conservador exclui intervenções normalmente indicadas para a DPOC mais grave, como corticoides inalados, terapia noturna com O_2 ou cirurgia (*respostas b, c e d*). **Comentário extra:** não é feita menção ao estado de imunização da paciente, que deve ser verificado para assegurar que inclui as vacinas anti-influenza e pneumocócica polivalente, por causa da idade dela.

Capítulo 23

Patologia das doenças pulmonares restritivas

DAVID S. BRINK, MD

Objetivos de aprendizagem

O leitor deverá:
- Definir as doenças pulmonares restritivas e diferenciar suas várias formas, inclusive a etiologia, a patogenia, se conhecida, e a apresentação clínica.
- Descrever e reconhecer os aspectos macro e microscópicos das doenças pulmonares restritivas agudas e crônicas.

Introdução

As doenças pulmonares restritivas caracterizam-se por complacência pulmonar reduzida que requer maior pressão para insuflar os pulmões e, em termos clínicos, costuma manifestar-se como dispneia. A doença pulmonar restritiva pode resultar de compressão externa do parênquima pulmonar; os exemplos incluem escoliose grave, tumores da parede torácica e expansão do espaço pleural por líquido ou ar (Capítulos 26 e 29). Neste capítulo, o foco será nas doenças pulmonares restritivas em que a restrição é intrínseca ao pulmão, em vez de ser causada por compressão externa. Muitas doenças pulmonares restritivas diferentes serão discutidas, mas há alguns temas comuns a essas doenças. Muitas delas mostram espessamento dos septos alveolares e lesão epitelial e endotelial alveolar que leva a um desequilíbrio $\dot{V}/\dot{Q}$. Com a progressão de muitas dessas doenças, os pacientes desenvolvem hipoxemia grave e insuficiência respiratória, em geral complicadas por **hipertensão pulmonar** e *cor pulmonale* (dilatação ventricular direita devida a doença pulmonar).

Doenças pulmonares restritivas agudas

A **síndrome da distrição respiratória aguda (SDRA)** é uma síndrome clínica que se caracteriza por início agudo de distrição respiratória com hipoxemia, complacência pulmonar reduzida e infiltrados pulmonares difusos na ausência de insuficiência cardíaca esquerda primária; uma forma menos grave da síndrome é a **lesão pulmonar aguda (LPA)** (Capítulo 28). **Dano alveolar difuso (DAD)** é a contrapartida morfológica da LPA/SDRA. Embora o DAD possa complicar muitas condições (Tabela 23.1), mais de metade dos casos ocorre no contexto de sepse, infecções pulmonares difusas, aspiração gástrica e traumatismo.

A patogenia do DAD começa com dano endotelial ou, menos frequentemente, epitelial. Em 30 minutos, os macrófagos secretam citocinas pró-inflamatórias, inclusive TNF-α, **IL-1** e **IL-8**, levando à quimiotaxia e à ativação de neutrófilos (Capítulo 10). Neutrófilos ativados secretam oxidantes, proteases, **fator ativador de plaquetas (PAF, de *platelet activating factor*)** e leucotrienos, o que resulta em dano tecidual, edema, inativação de surfactante pulmonar e formação de membranas hialinas, a característica morfológica do DAD (ver adiante). Depois, a secreção pelos macrófagos do fator transformador do crescimento beta (TGF-β, de *transforming growth factor-beta*) e do **fator de crescimento derivado de plaquetas (PDGF, de *platelet-derived growth factor*)** causam proliferação de fibroblastos com a síntese subsequente de colágeno. A patogenia do DAD também é discutida no Capítulo 28.

Em termos morfológicos, os pulmões com DAD mostram **crepitação** reduzida e sua consistência lembra a do fígado. No início da evolução, os pulmões ficam densos e de cor vermelho-escura; conforme ocorre deposição de colágeno, sua cor muda para cinza (Figura 23.1). À observação microscópica, o DAD mostra um espectro de alterações que pode ser organizado em três fases (Figura 23.2), a primeira delas a **fase exsudativa**, com congestão vascular, edema intersticial e intra-alveolar, necrose epitelial alveolar, marginação de neutrófilos, dilatação e/ou colapso dos ductos alveolares, trombos de fibrina e membranas hialinas. As **membranas hialinas**, características do DAD, são compostas de edema líquido e células epiteliais necróticas. Subsequente a esse período exsudativo ocorre a **fase proliferativa**, em que há hiperplasia de pneumócitos do tipo 2, bem como infiltração de fibroblastos do interstício e exsudato intra-alveolar (i.e., as membranas hialinas). Por fim, à medida que os fibroblastos sintetizam colágeno, o DAD entra na **fase fibrótica**, com fibrose do exsudato (também descrita como **organização**) e expansão do interstício por fibrose.

Em termos clínicos, a SDRA começa com dispneia e taquipneia; no início da evolução, uma radiografia do tórax pode ser normal. Subsequentemente, o paciente desenvolve cianose, hipoxemia e insuficiência respiratória, quando a radiografia do tórax costuma mostrar infiltrados bilaterais

Tabela 23.1 Condições associadas ao desenvolvimento de LPA e SDRA

Infecção	Irritantes inalados	Lesão física
Sepse	Toxicidade do oxigênio	Traumatismo mecânico, lesão craniana
Infecções pulmonares difusas Pneumonia viral Pneumonia por *Mycoplasma* Pneumonia por *Pneumocystis* Tuberculose miliar	Fumaça Gases irritantes Substâncias químicas diversas	Contusão pulmonar Quase-afogamento Fraturas com embolia gordurosa Queimaduras Radiação ionizante
Aspiração gástrica		
Lesão química	**Condições hematológicas**	**Reações de hipersensibilidade**
Overdose de heroína ou metadona	Transfusões múltiplas	Solventes orgânicos
Ácido acetilsalicílico	Coagulação intravascular disseminada	Fármacos diversos
Overdose de barbitúrico		
Envenenamento por paraquat		
Pancreatite	**Uremia**	**Derivação cardiopulmonar**

difusos. À medida que a hipoxemia não responde à oxigenoterapia, em geral desenvolve-se acidose. A SDRA pode ser complicada por infecção secundária das membranas hialinas e/ou morte, esta última ocorrendo em aproximadamente 40% dos casos nos Estados Unidos.

Pneumonia intersticial aguda é uma doença pulmonar restritiva aguda progressiva com apresentação similar à da SDRA, mas sem uma etiologia conhecida subjacente; uma denominação alternativa é **LPA-DAD idiopáticas**. Em termos morfológicos, lembra bastante o DAD e pode ser indistinguível dele. As taxas de mortalidade em vários estudos variaram de 33 a 74%. Os sobreviventes em geral se recuperam completamente ou quase.

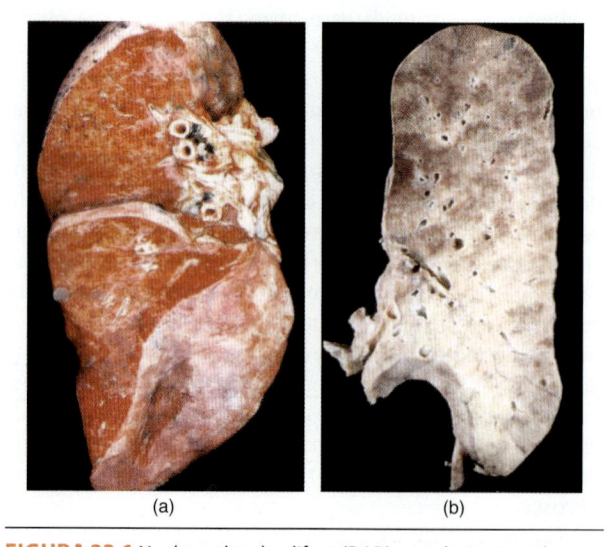

FIGURA 23.1 No dano alveolar difuso (DAD), os pulmões inicialmente estão densos e apresentam cor vermelho-escura (a). À medida que ocorre deposição de colágeno, sua cor torna-se cinza (b). *De Travis et al. Atlas of Nontumor Pathology: Volume 2: Non-Neoplastic Disorders of the Lower Respiratory Tract, American Registry of Pathology, 2002.*

Doenças pulmonares restritivas crônicas

As doenças pulmonares restritivas crônicas também são conhecidas como **doenças pulmonares intersticiais**, porque as alterações no interstício dominam o aspecto morfológico, e **doenças difusas infiltrativas**, porque as radiografias do tórax mostram infiltrados difusos. Essas doenças são um grupo heterogêneo de distúrbios sem classificação nem terminologia uniformes, em geral também sem etiologia ou patogenia conhecidas. Apesar disso, compartilham muitos aspectos clínicos e morfológicos e, no estágio terminal, podem ser indistinguíveis entre si. Clinicamente, os pacientes com doenças pulmonares restritivas crônicas têm dispneia, taquipneia, crepitações no final da inspiração e eventual cianose (Capítulo 24). Depois, esses pacientes em geral desenvolvem hipertensão pulmonar secundária (Capítulo 26) e insuficiência cardíaca direita com *cor pulmonale*. Em termos patogênicos, muitas das doenças pulmonares restritivas crônicas começam com **alveolite**, ocasionando distorção da estrutura alveolar e liberação de mediadores que incitam lesão celular e induzem fibrose. À morfologia, muitas das doenças pulmonares restritivas crônicas, em particular nos últimos estágios, caracterizam-se por **fibrose intersticial**. O estágio final de muitas dessas doenças é o clássico **faveolamento pulmonar**.

A **fibrose pulmonar idiopática (FPI)** é uma doença pulmonar restritiva crônica pouco entendida, idiopática e não granulomatosa, que morfologicamente caracteriza-se por fibrose intersticial difusa. Embora haja muitos nomes alternativos para a doença, **alveolite fibrosante criptogênica** é o mais frequentemente encontrado. A patogenia da FPI é pouco entendida, mas parece envolver ciclos repetidos de alveolite (devida a um agente não identificado), seguidos por cicatrização de ferida com proliferação de fibroblastos. À observação macroscópica, os pulmões com

Capítulo 23 Patologia das doenças pulmonares restritivas 213

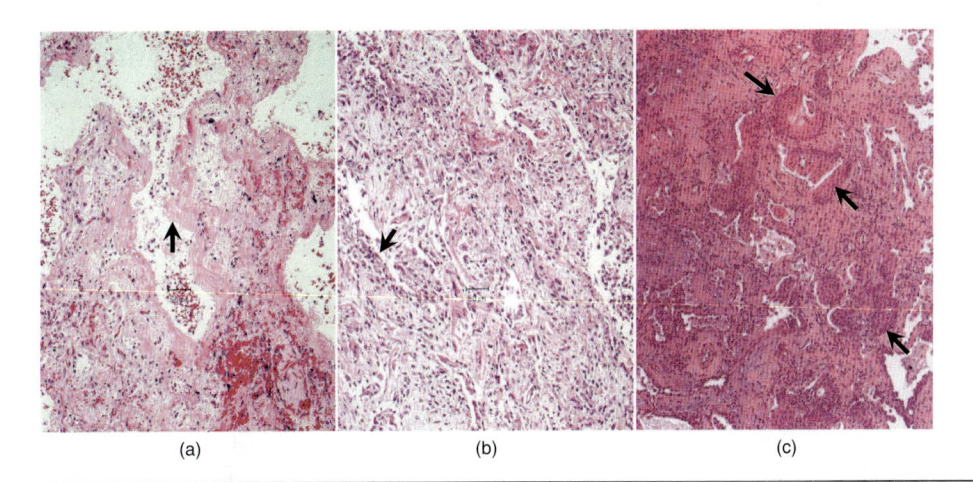

FIGURA 23.2 (a) Membranas hialinas (seta) dominam a fase exsudativa do DAD, revestindo a maioria dos espaços de ar nessa imagem. (b) Na fase proliferativa, os fibroblastos infiltram as membranas hialinas e expandem o interstício, espessando os septos alveolares; hiperplasia de pneumócitos do tipo 2 (seta) é comum na fase proliferativa do DAD. (c) À medida que os fibroblastos sintetizam colágeno, o DAD entra na fase fibrótica, com expansão acentuada do interstício por colágeno; nesse exemplo, há metaplasia descamativa disseminada (seta). (c): *De Travis et al. Atlas of Nontumor Pathology: Volume 2: Non-Neoplastic Disorders of the Lower Respiratory Tract, American Registry of Pathology, 2002.*

FPI bem desenvolvida têm uma superfície pleural com aspecto de **mosaico**, em decorrência da contração nos septos interlobulares. A superfície de corte de pulmões com FPI mostra placas brancas com consistência de borracha a firme nas regiões subpleurais e nos septos interlobulares (Figura 23.3).

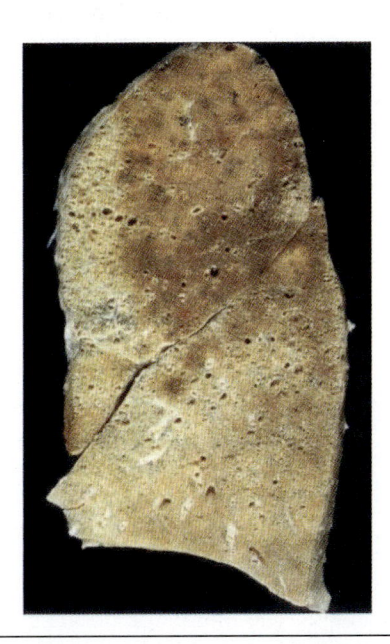

FIGURA 23.3 Pneumonia intersticial usual na fibrose pulmonar idiopática. As regiões pálidas representam fibrose com alteração cística (padrão em faveolamento) e estão concentradas no lobo inferior e na zona subpleural do lobo superior (à esquerda na imagem). O parênquima mais escuro representa partes do pulmão com pouca ou nenhuma fibrose. *De Travis et al. Atlas of Nontumor Pathology: Volume 2: Non-Neoplastic Disorders of the Lower Respiratory Tract, American Registry of Pathology, 2002.*

Ao exame histológico, a morfologia da FPI é descrita como **pneumonia intersticial usual (PIU)** (Figura 23.4). Embora necessária para um diagnóstico de FPI, a PIU não é específica e pode ser vista em outras doenças (p. ex., doenças vasculares do colágeno, asbestose; ver adiante). A PIU caracteriza-se por heterogeneidade regional e temporal onde focos pulmonares diferentes mostram estágios diferentes da doença. Além da fibrose intersticial, acentuada nas zonas subpleurais e nos septos interlobulares, a PIU inclui **focos fibroblásticos** característicos e costuma mostrar hiperplasia proeminente de pneumócitos do tipo 2. A PIU em estágio final mostra espaços de ar dilatados, revestidos por epitélio cuboide ou colunar baixo separado por tecido fibroso inflamado. Os pacientes com FPI costumam manifestá-la da quinta à oitava décadas de vida, com dispneia crescente ao exercício e tosse seca, seguida por hipoxemia, cianose e baqueteamento digital. A progressão da FPI é imprevisível, mas o tempo médio de sobrevida é de aproximadamente três anos. A única terapia definitiva para a FPI é o transplante pulmonar.

▶▶**CORRELAÇÃO CLÍNICA 23.1**

Ao se aumentar a luminosidade em uma tomografia computadorizada (TC), as imagens resultantes dos pulmões podem demonstrar a gravidade da doença intersticial. Os ajustes usados para imagens do parênquima pulmonar são **janelas pulmonares** e detalhe obscurecido no tecido mole circundante. A Figura 23.5a é uma TC de alta resolução de PIU com distribuição subpleural de anormalidades. A Figura 23.5b é uma TC de alta resolução de PIU no estágio final com faveolamento mais pronunciado no lado esquerdo do paciente (lado direito da imagem).

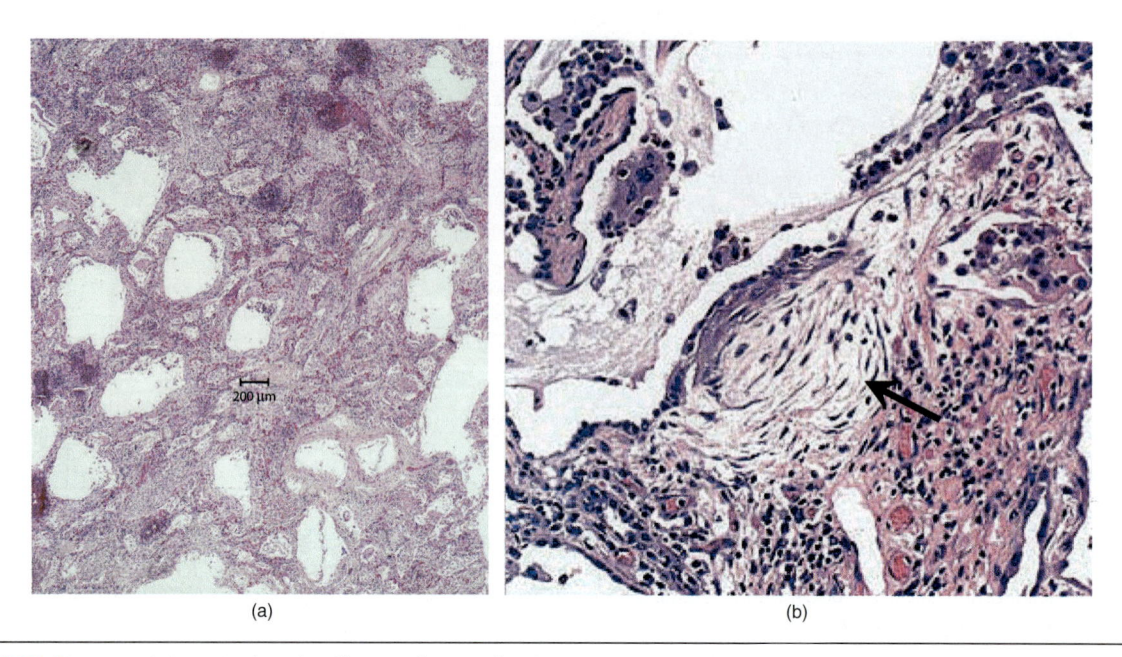

FIGURA 23.4 Pneumonia intersticial usual na fibrose pulmonar idiopática. (a) Os espaços de ar dilatados cisticamente estão separados por septos fibróticos e espessados. (b). Um achado característico na PIU é o foco fibroblástico (seta). *De Travis et al.* Atlas of Nontumor Pathology: Volume 2: Non-Neoplastic Disorders of the Lower Respiratory Tract, American Registry of Pathology, *2002*.

A **pneumonia intersticial inespecífica (PINE)** é uma doença pulmonar idiopática e não granulomatosa sem os aspectos diagnósticos definidores de doenças mais bem caracterizadas. Histologicamente, a PINE pode mostrar um padrão celular com expansão leve a moderada do interstício por linfócitos e plasmócitos, com distribuição uniforme ou em placas (Figura 23.6a). Como alternativa, observa-se um padrão fibrosante com fibrose intersticial difusa ou em placas (Figura 23.6b). Em contraste com a PIU, o padrão fibrosante da PINE não costuma mostrar focos fibroblásticos ou a heterogeneidade regional/temporal da doença.

A **sarcoidose** é uma doença idiopática multissistêmica que se caracteriza por inflamação granulomatosa (tipicamente não caseosa) em muitos tecidos e órgãos. Como há muitas causas de inflamação granulomatosa – incluindo corpo estranho, infecção bacteriana e fúngica –, a sarcoidose é um diagnóstico de exclusão. Embora sua apresentação possa incluir o envolvimento de praticamente qualquer órgão, os pacientes em geral têm adenomegalia hilar bilateral e/ou acometimento pulmonar. A sarcoidose mostra um viés racial (negro:branco de cerca de 10:1) e um viés para o sexo feminino. Embora a etiologia da sarcoidose seja desconhecida, sua patogenia provavelmente envolva uma **reação de hipersensibilidade do tipo IV** (mediada por células, tardia) a um antígeno até o momento desconhecido. A aglomeração familiar e racial e a associação a certos subtipos de antígeno leucocitário humano (HLA, de *human leukocyte antigen*) indicam que o desenvolvimento

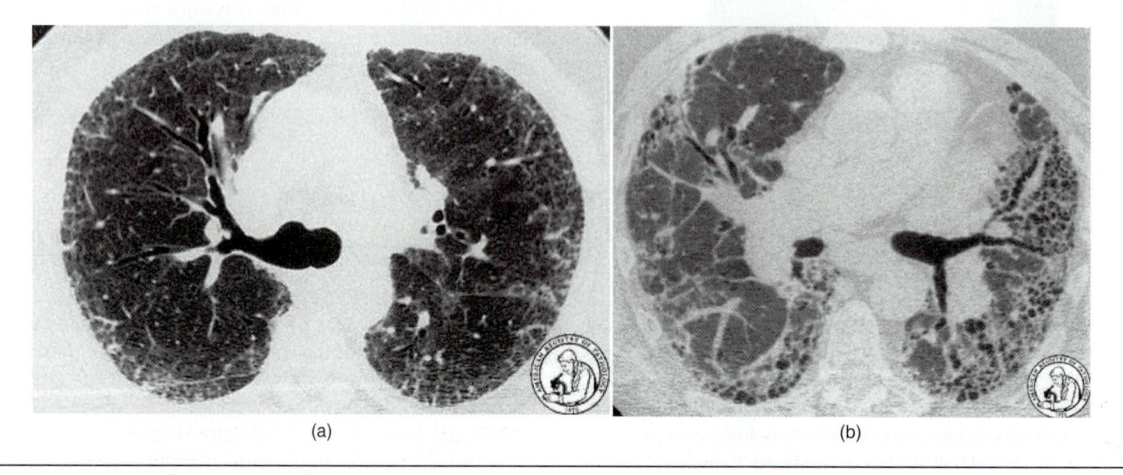

FIGURA 23.5 Ver detalhes em Correlação Clínica 23.1. *De Travis et al.* Atlas of Nontumor Pathology: Volume 2: Non-Neoplastic Disorders of the Lower Respiratory Tract, American Registry of Pathology, *2002*.

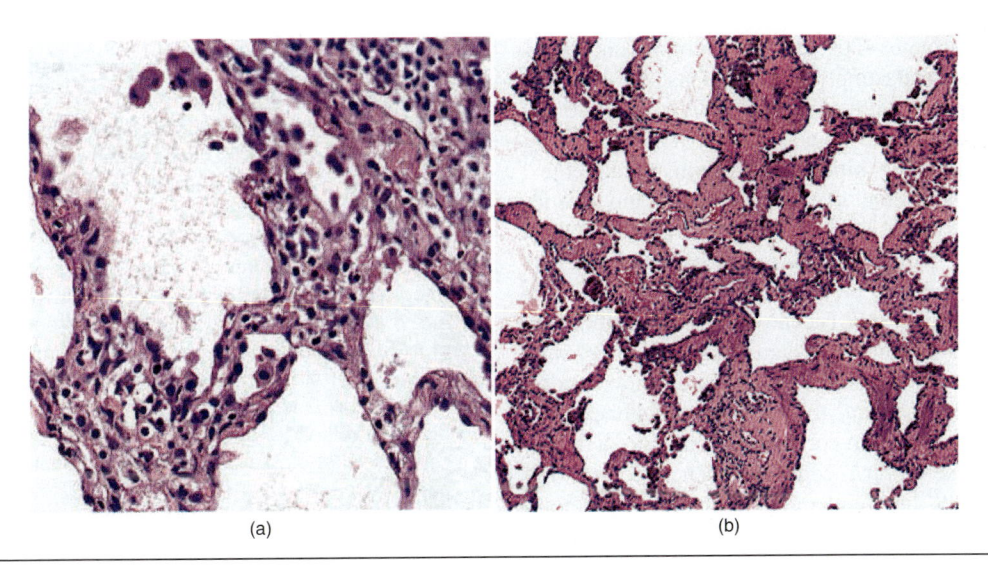

FIGURA 23.6 Pneumonia intersticial inespecífica. (a) Padrão celular na PINE, em que um infiltrado inflamatório mononuclear moderado expande o interstício. (b) Padrão fibrosante da PINE, em que a fibrose intersticial expande septos alveolares. *De Travis et al.* Atlas of Nontumor Pathology: Volume 2: Non-Neoplastic Disorders of the Lower Respiratory Tract, American Registry of Pathology, *2002*.

de sarcoidose pode requerer uma predisposição genética. Muitos aspectos da sarcoidose sugerem que seja uma doença infecciosa, mas não há evidência inequívoca de que tenha uma etiologia infecciosa. Sua morfologia é inespecífica: inflamação granulomatosa não caseosa (Figura 23.7). Um **granuloma** é uma coleção circunscrita de **histiócitos epitelioides** (Figura 23.7c); o termo "epitelioide" é usado para descrever células que têm mais citoplasma que histiócitos típicos, o que confere uma semelhança com células epiteliais escamosas. Os histiócitos epitelioides podem fundir-se, gerando uma célula gigante multinucleada. Embora células gigantes multinucleadas sejam comuns nos granulomas, nem todos as contêm. Na sarcoidose, os granulomas em geral contêm **corpúsculos de Schaumann** (concreções laminadas de cálcio e proteína, Figura 23.7d) e **corpúsculos asteroides** (inclusões estreladas dentro de células gigantes, Figura 23.7e). No entanto, nenhum deles é específico da sarcoidose.

Conforme mencionado antes, os granulomas na sarcoidose podem envolver praticamente qualquer órgão, mas em geral acometem o interstício pulmonar e os linfonodos hilares. O acometimento pulmonar é frequentemente complicado por fibrose intersticial. Outros órgãos comumente envolvidos incluem pele, olhos, glândulas lacrimais, salivares, baço, fígado e músculo esquelético. No aspecto clínico, a sarcoidose em geral é assintomática. Se sintomática, varia de cronicidade progressiva a períodos de atividade separados por períodos de remissão. A apresentação pode ser por acometimento respiratório, com dispneia, tosse, dor torácica e hemoptise; como alternativa, sinais e sintomas constitucionais (febre, fadiga, perda de peso, anorexia, sudorese noturna) podem dominar o quadro clínico. Os sintomas específicos à apresentação são bastante variáveis, devido ao complexo de locais acometidos. Cerca de 65 a 70% dos pacientes recuperam-se espontaneamente ou com tratamento com esteroide, ficando com doença residual

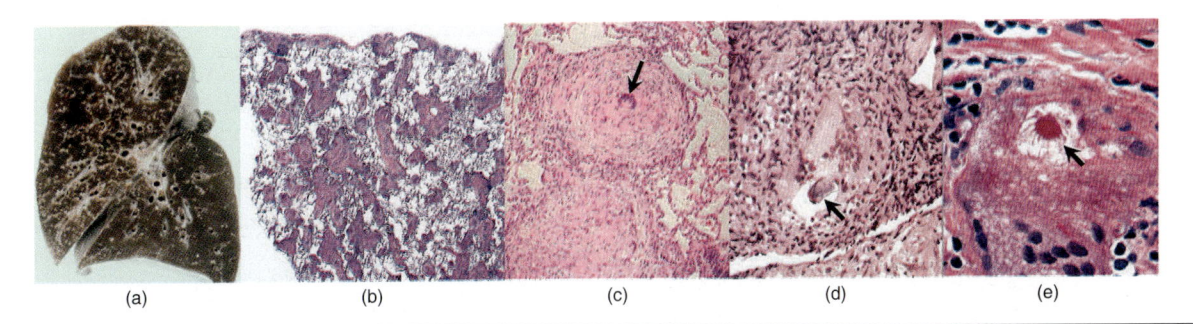

FIGURA 23.7 Sarcoidose. (a) À observação macroscópica, numerosos nódulos brancos estão associados a feixes broncovasculares. (b) Sob pequeno aumento, os numerosos granulomas aparecem como nódulos eosinofílicos. (c) Sob maior aumento, esses nódulos são vistos compostos por histiócitos epitelioides e células gigantes multinucleadas (seta). Embora inespecíficos, corpúsculos de Schaumann (d, seta) e corpúsculos asteroides (e, seta) também podem estar presentes. (a), (b), (d) e (e): *De Travis et al.* Atlas of Nontumor Pathology: Volume 2: Non-Neoplastic Disorders of the Lower Respiratory Tract, American Registry of Pathology, *2002*.

mínima ou inexistente, ~20% desenvolvem disfunção pulmonar permanente ou comprometimento visual e 10 a 15% desenvolvem fibrose pulmonar progressiva com *cor pulmonale* subsequente ou dano ao sistema nervoso central.

A **pneumonia por hipersensibilidade** geralmente é uma doença ocupacional, que começa com dano alveolar decorrente da exposição a um antígeno orgânico. A fase aguda da doença ocorre 4 a 6 horas após exposição ao antígeno em um hospedeiro previamente sensibilizado; é provável que represente uma **reação de hipersensibilidade do tipo III** (imunocomplexo), caracterizando-se por infiltrados difusos e nodulares na radiografia do tórax, padrão restritivo nas provas de função pulmonar e inflamação neutrofílica. Com a exposição contínua ao antígeno, a doença entra em sua fase crônica, com insuficiência respiratória, dispneia, cianose, diminuição da complacência pulmonar e da capacidade pulmonar total. A fase crônica é uma reação de hipersensibilidade do tipo IV (tardia, mediada por célula), que se caracteriza à observação histológica pela presença de linfócitos, plasmócitos e histiócitos espumosos nos alvéolos, nas paredes alveolares e em torno dos bronquíolos terminais, bronquiolite obliterativa e, em cerca de dois terços dos casos, granulomas. É digno de nota a eosinofilia típica das reações de hipersensibilidade do tipo I não ser um aspecto significativo da pneumonia por hipersensibilidade. Se o antígeno agressor é removido durante a fase aguda, a doença resolve-se em semanas. Assim que a doença progride para a fase crônica, a resolução pode ser lenta, e aproximadamente 5% dos pacientes desenvolvem insuficiência respiratória e morrem. Na Tabela 23.2 há um resumo da miríade de doenças que representam formas de pneumonia por hipersensibilidade.

> **▶▶ CORRELAÇÃO CLÍNICA 23.2**
>
> Um menino de 13 anos com história de cardiopatia congênita apresenta-se com doença pulmonar intersticial de etiologia desconhecida. É feita uma biópsia pulmonar em cunha, que mostra inflamação intersticial granulomatosa não necrosante com células gigantes multinucleadas (Figura 23.8). As colorações especiais para microrganismos acidorresistentes e fungos são negativas. Os achados histológicos são inespecíficos, mas sugestivos de pneumonite por hipersensibilidade. Subsequentemente, é obtida uma história adicional: o paciente vive em uma casa com 17 aves. Combinando-se o quadro clínico com os achados histológicos, é feito um diagnóstico de pneumonia por hipersensibilidade (doença do criador de aves), estabelecendo-se a etiologia da doença pulmonar intersticial do paciente.

Eosinofilia pulmonar é uma coleção de doenças com morfologias similares de infiltração eosinofílica do interstício pulmonar e/ou dos espaços alveolares (Figura 23.9) e quadros semelhantes de febre que responde a corticoides, sudorese noturna e dispneia. A **pneumonia eosinofílica aguda** com insuficiência respiratória é uma doença idiopática com início rápido de febre, dispneia e insuficiência respiratória hipoxêmica potencialmente fatal. A **eosinofilia pulmonar simples (síndrome de Löffler)** caracteriza-se por infiltrados pulmonares eosinofílicos transitórios e eosinofilia do sangue periférico. **Eosinofilia tropical** representa uma infecção por microfilárias. Ocorre **eosinofilia pulmonar crônica secundária** em vários contextos, incluindo certas infecções (parasitárias, fúngicas, bacte-

Tabela **23.2** Apresentações típicas da pneumonia por hipersensibilidade

Síndrome	Exposição	Antígenos
Antígenos fúngicos/bacterianos		
Pulmão do fazendeiro	A feno mofado	*Micropolyspora faeni*
Bagaçose	A cana-de-açúcar mofada	*Thermoactinomyces sacchari*
Doença da casca do bordo	À casca da árvore do bordo mofada	*Cryptostroma corticale*
Pulmão do umidificador	Ao vapor frio do umidificador	Actinomicetos termofílicos, *Aureobasidium pullulans*
Pulmão do trabalhador com malte	A grãos de cevada mofados	*Aspergillus clavatus*
Pulmão do lavador de queijo	A queijos mofados	*Penicillium casei*
Produtos de insetos		
Pulmão de Miller	A grãos contaminados com poeira	*Sitophilus granarius* (gorgulho do trigo)
Produtos de origem animal		
Pulmão do criador de aves	Pombos, periquitos, galinhas	Gotículas de proteínas séricas
Substâncias químicas		
Pulmão do trabalhador com substâncias químicas	Em indústrias químicas	Anidrido trimetílico, isocianatos

Modificada de Kumar et al. Robbins and Cotran Pathologic Basis of Disease, 8th ed. *Philadelphia, PA: Elsevier; 2007.*

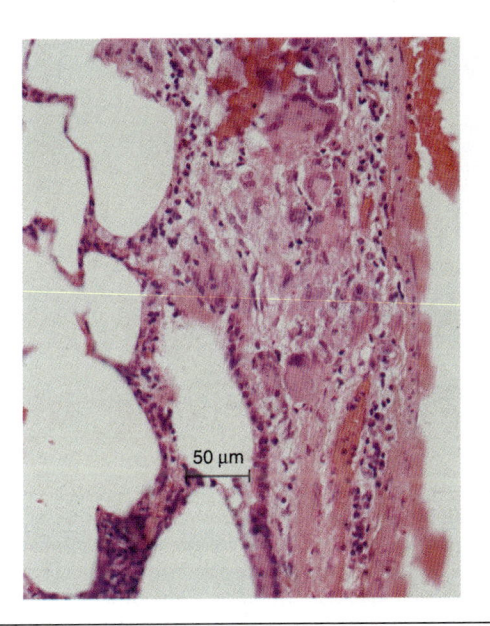

FIGURA 23.8 Ver detalhes em Correlação Clínica 23.2.

rianas), alergias medicamentosas, asma, aspergilose broncopulmonar alérgica (Capítulo 20) e **poliarterite nodosa**. A **pneumonia eosinofílica idiopática crônica** caracteriza-se por infiltrados linfocíticos e eosinofílicos intersticiais e intra-alveolares nos campos pulmonares periféricos. Da perspectiva morfológica, muitas dessas doenças são indistinguíveis, o que justifica a designação de eosinofilia pulmonar.

Embora a doença pulmonar relacionada com o tabaco frequentemente seja obstrutiva (ver no Capítulo 20 discussões sobre enfisema e doença pulmonar obstrutiva crônica), há várias doenças pulmonares restritivas relacionadas com o tabaco. Acredita-se que a **pneumonia intersticial descamativa (PID)** e a **doença pulmonar intersticial associada a bronquiolite respiratória** sejam as extremidades opostas de um espectro de doença pulmonar intersticial que pode desenvolver-se em fumantes; a patogenia de ambas é desconhecida. Na PID (Figura 23.10a, b), há inflamação intersticial mononuclear, uma abundância de macrófagos nos espaços de ar, com pigmento citoplasmático marrom e hiperplasia de pneumócitos do tipo 2. Os macrófagos dos espaços de ar na PID em geral ficam aglomerados, resultando em um aspecto historicamente (e erroneamente) interpretado como epitélio alveolar descamativo. Na doença pulmonar intersticial associada a bronquiolite respiratória, há uma distribuição bronquiolocêntrica em placas de macrófagos pigmentados (Figura 23.10c) e pode haver superposição histológica com a PID. Tanto a PID como a doença pulmonar intersticial associada a bronquiolite respiratória manifestam-se da quarta à quinta décadas de vida, exibem um viés masculino (proporção homens:mulheres de cerca de 2:1), podem ocorrer com início insidioso de dispneia e tosse, e melhoram com a cessação do tabagismo e a terapia com esteroide.

A **amiloidose pulmonar** pode mostrar deposição difusa de **amiloide** nos septos alveolares, um padrão geralmente associado a amiloidose primária disseminada ou mieloma múltiplo, ou pode haver deposição nodular de amiloide. Os sintomas pulmonares em geral não são graves. Em termos morfológicos, o amiloide é hialino e cora-se com o corante vermelho Congo (Figura 23.11a, b). O amiloide mostra birrefringência verde-maçã quando corado pelo vermelho

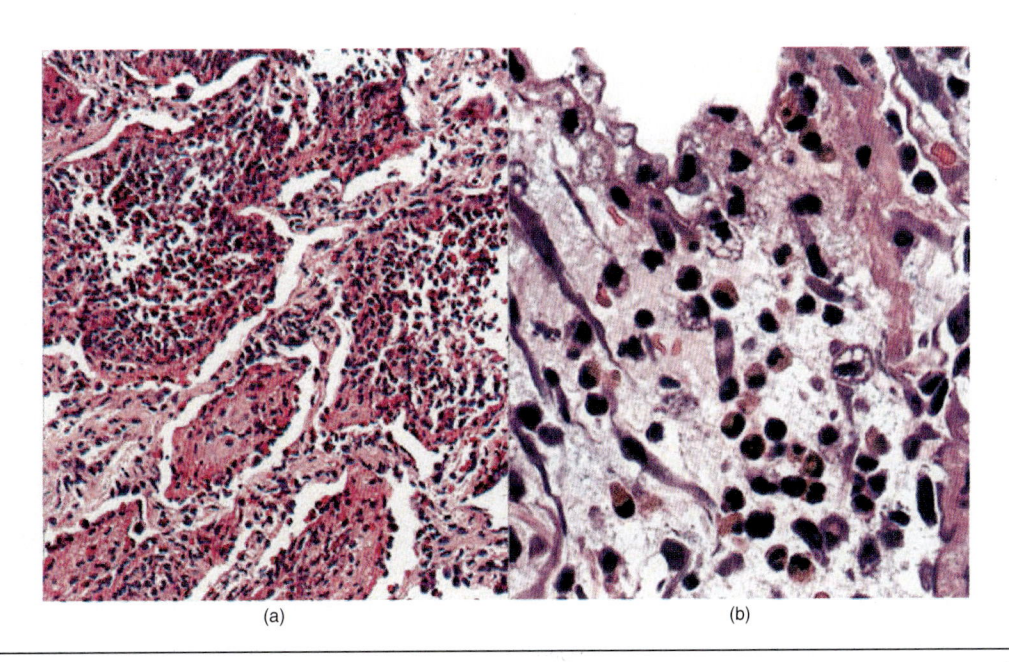

FIGURA 23.9 Eosinofilia pulmonar. (a) Exsudatos intra-alveolares ricos em eosinófilos dominam esse exemplo de pneumonia eosinofílica idiopática crônica. (b) Nesse exemplo de pneumonia eosinofílica aguda, os eosinófilos estão no interstício. *De Travis et al.* Atlas of Nontumor Pathology: Volume 2: Non-Neoplastic Disorders of the Lower Respiratory Tract, American Registry of Pathology, *2002.*

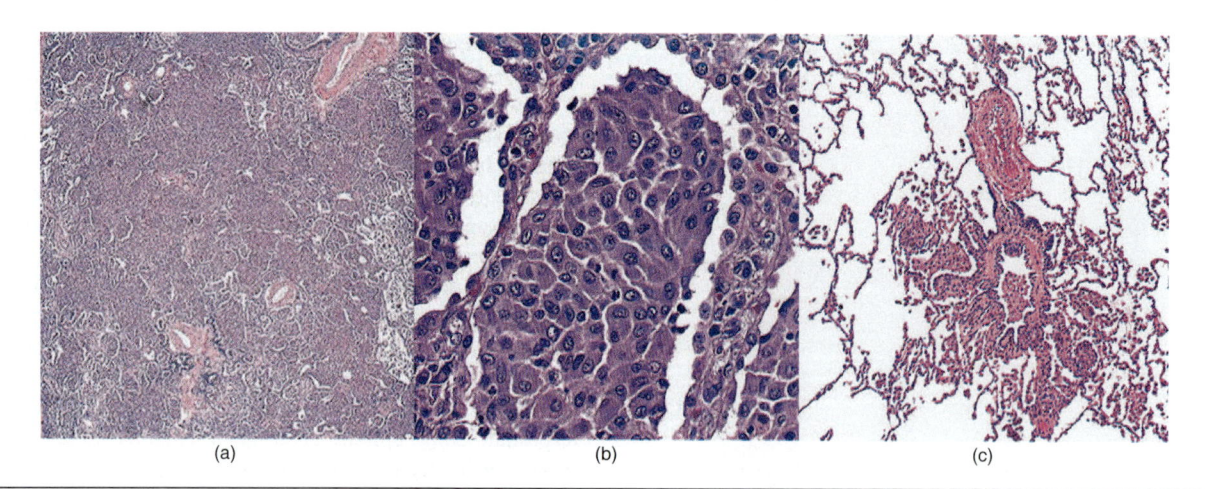

FIGURA 23.10 Doença pulmonar restritiva relacionada com o tabagismo. (a) PID sob baixo aumento. É difícil discernir os espaços de ar, devido ao acúmulo de aglomerados de macrófagos intra-alveolares. (b) PID sob grande aumento. Aglomerados de macrófagos intra-alveolares um pouco pigmentados lembram a coesão de células epiteliais. (c) Na bronquiolite respiratória, há distribuição em placas de macrófagos no lúmen bronquiolar e nos espaços de ar adjacentes. *De Travis et al. Atlas of Nontumor Pathology: Volume 2: Non-Neoplastic Disorders of the Lower Respiratory Tract, American Registry of Pathology, 2002.*

Congo e visto através de uma fonte de luz polarizada (Figura 23.11c).

A **pneumonia organizante criptogênica (POC)** é um padrão inespecífico de lesão pulmonar que se caracteriza por tampões polipoides de tecido fibroso frouxo. Em contraste com a maioria das doenças discutidas neste capítulo, na POC o tecido fibroso não está no interstício, e sim dentro do lúmen dos ductos alveolares, alvéolos e, em geral, nos bronquíolos (Figura 23.12). Geralmente, a distribuição das lesões é mais periférica que distal. A POC tem muitas etiologias, inclusive infecção (viral, bacteriana), doenças vasculares do colágeno, toxicidade medicamentosa, inalantes tóxicos e obstrução brônquica. A maioria dos pacientes exibe melhora gradual com a terapia com esteroide.

A **proteinose alveolar pulmonar (PAP)** é uma doença rara, com acometimento pulmonar bilateral, em placas e assintomático, que se manifesta como opacificação na radiografia do tórax. A PAP pode ser adquirida (mais comum em ~90% dos casos), congênita ou secundária. A PAP adquirida parece resultar de um autoanticorpo que inibe a atividade do fator estimulante de colônia de granulócitos e macrófagos (GM-CSF, de *granulocyte macrophage colony-stimulanting factor*), prejudicando assim a depuração do surfactante pulmonar pelos macrófagos. A PAP congênita é geneticamente heterogênea, com a lesão genética sendo desconhecida na maioria dos casos; como alternativa, pode surgir no contexto de mutações nos genes para o **membro A3 do cassete de proteína ligadora**

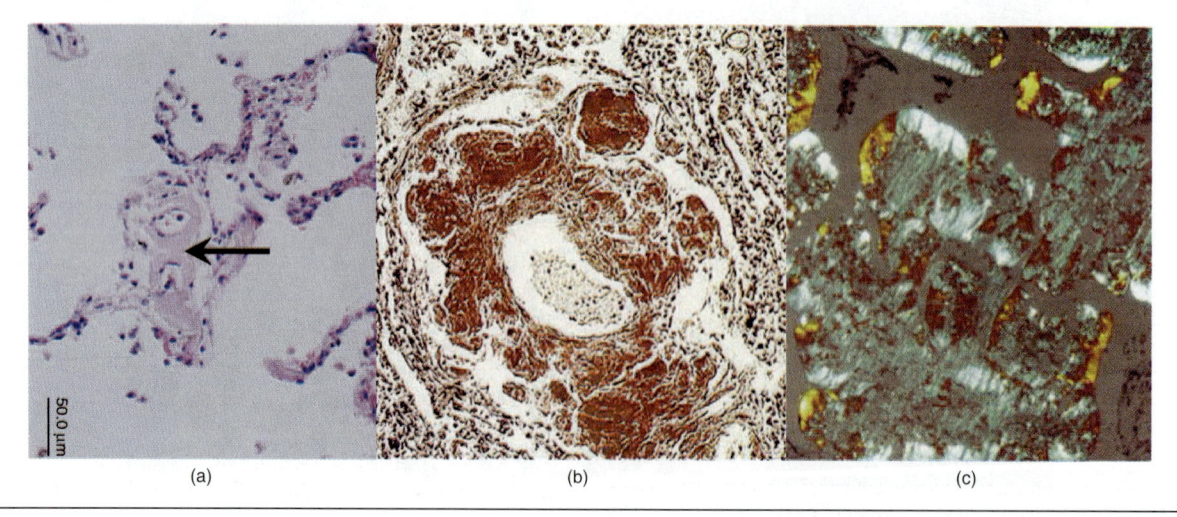

FIGURA 23.11 Amiloidose pulmonar. (a) À coloração rotineira com H&E, o amiloide aparece como material eosinofílico amorfo, mostrado aqui (seta) circundando dois vasos sanguíneos. (b) O amiloide cora-se em vermelho-escuro com o corante vermelho Congo. (c) Quando corado com o vermelho Congo e visto com luz polarizada, o amiloide mostra uma birrefringência "verde-maçã". (b) e (c): *De Travis et al. Atlas of Nontumor Pathology: Volume 2: Non-Neoplastic Disorders of the Lower Respiratory Tract, American Registry of Pathology, 2002.*

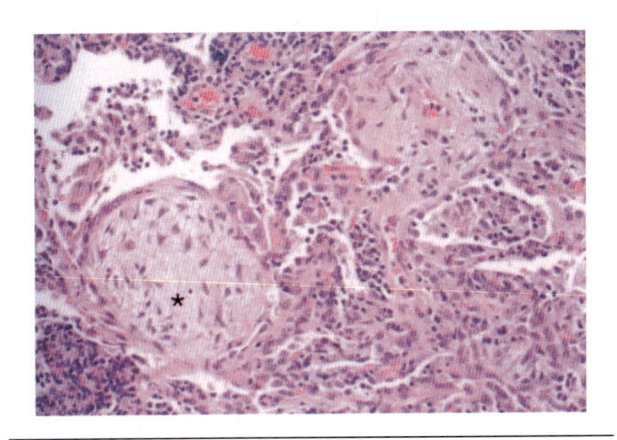

FIGURA 23.12 Pneumonia organizante criptogênica. Tampões fibrosos (*), representando exsudato organizado, ocluem os lumens das vias respiratórias distais. *De Klatt. Robbins and Cotran Atlas of Pathology, 2ª ed., 2010.*

de ATP (**ABCA3**, de *ATP-binding cassete protein member A3 gene*), proteína B do surfactante, GM-CSF ou o receptor de cadeia β do GM-CSF. A PAP secundária pode surgir no contexto de doença hematopoiética, malignidade, imunodeficiência, **intolerância à proteína lisinúrica**, ou na silicose aguda (e outras pneumoconioses, ver adiante). Em termos morfológicos, seja adquirida, congênita ou secundária, a PAP caracteriza-se por aumento e macicez anormal dos pulmões, que exsudam líquido turvo ao corte. À observação microscópica (Figura 23.13), há um acúmulo intra-alveolar de material eosinofílico denso e granular, contendo lipídeo e material PAS-positivo. Clinicamente, a PAP manifesta-se por dificuldade respiratória insidiosa e tosse produtiva de grumos gelatinosos abundantes. Com a progressão da doença, podem desenvolver-se dispneia, cianose e insuficiência respiratória. O tratamento para adultos com PAP abrange lavagem pulmonar, e aproximadamente metade dos adultos se beneficia da terapia com GM-CSF recombinante. A PAP congênita é fatal em 3 a 6 meses sem transplante pulmonar.

As doenças vasculares do colágeno podem ser complicadas por acometimento pulmonar. Na **esclerose sistêmica progressiva (esclerodermia)**, a lesão pulmonar caracteriza-se por fibrose intersticial difusa. No **lúpus eritematoso sistêmico (LES)**, a histopatologia pulmonar em geral consiste de infiltrados parenquimatosos transitórios mateados. Na **artrite reumatoide**, o acometimento pulmonar pode manifestar-se como pleurite crônica (com ou sem derrame pleural), pneumonite intersticial difusa e fibrose, hipertensão pulmonar (Capítulo 26) ou nódulos reumatoides intrapulmonares. A presença de nódulos reumatoides no contexto de pneumoconiose (ver adiante) é conhecida como **síndrome de Caplan**.

Pneumoconioses

O termo pneumoconiose é amplo e refere-se a reações pulmonares não neoplásicas à inalação de irritantes para o pulmão. Apesar disso, muitos usam o termo para referir-se às reações pulmonares à inalação de poeira mineral inorgânica. O desenvolvimento de pneumoconiose depende da quantidade de poeira retida no pulmão, da solubilidade da partícula e da reatividade física/química, bem como dos possíveis efeitos aditivos de outros irritantes, como a fumaça de cigarro. A quantidade de poeira retida no pulmão após inalação tem muito a ver com o tamanho da partícula (Capítulo 10). Partículas < 0,5 μm podem permanecer suspensas no ar inalado e em seguida ser inaladas. Partículas com 1 a 5 μm são as mais perigosas, pois são pequenas o suficiente para passar pelas vibrissas do nariz e sofrer a ação de depuração mucociliar pela parte de condução do trato respiratório, para se depositar nos pequenos espaços de ar distais. Partículas com mais de 10 μm são filtradas pelas vibrissas e depositam-se no muco da parte de condução do trato respiratório, sendo depuradas pela ação ciliar. Partículas menores têm uma proporção maior entre a área de superfície e o volume, de maneira que mostram desenvolvimento mais rápido de níveis tóxicos nos líquidos. Algumas partículas de poeira causam lesão celular direta, enquanto outras podem cruzar o epitélio para interagir diretamente com fibroblastos e macrófagos septais.

Pode ocorrer **pneumoconiose do trabalhador com carvão (PTC)** com a inalação de poeira de carvão. A exposição a baixo nível de poeira de carvão acarreta **antracose**, um acúmulo sintomático de pigmento de carbono sem resposta celular significativa. Com a exposição moderada à poeira do carvão, pode surgir **PTC simples**, que resulta

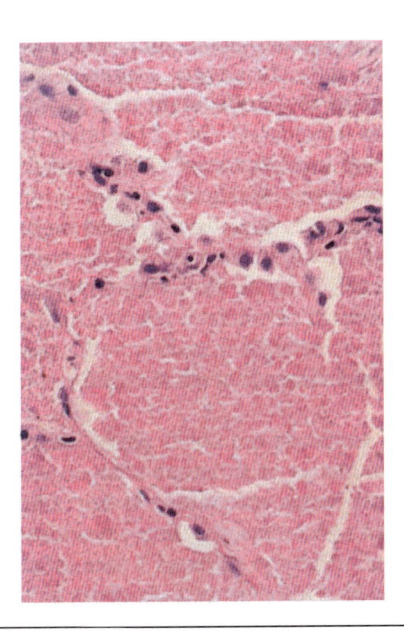

FIGURA 23.13 Proteinose alveolar pulmonar. Os septos alveolares são normais, mas os espaços de ar estão preenchidos com material eosinofílico granular. O edema líquido pulmonar (Capítulo 26) é menos granular que o material da PAP e geralmente não contém os restos PAS-positivos presentes na PAP. *De Klatt. Robbins and Cotran Atlas of Pathology, 2nd ed., 2010.*

em pouca ou nenhuma disfunção pulmonar. No entanto, com a exposição maciça, a PTC simples pode progredir para PTC complicada com insuficiência respiratória. Em termos morfológicos, a antracose caracteriza-se pelo acúmulo de pigmento negro nos macrófagos alveolares, histiócitos intersticiais (Figura 23.14a) e linfonodos, em especial os hilares. A PTC simples caracteriza-se por máculas de carvão de 1 a 2 mm e nódulos de carvão maiores, que têm uma rede delicada de colágeno (Figura 23.14b), encontrados predominantemente nos lobos pulmonares superiores e nas partes superiores dos lobos inferiores. As máculas e os nódulos da PTC simples em geral são adjacentes aos bronquíolos respiratórios. Após muitos anos de PTC simples, cicatrizes negras > 2 cm em sua dimensão maior assinalam o desenvolvimento de PTC complicada, que pode complicar-se ainda mais por **fibrose maciça progressiva (FMP)** (Figura 23.14c). À microscopia, essas cicatrizes negras representam pigmento de carbono e colágeno denso, em geral com uma região de necrose central. A maioria dos casos de PTC simples e PTC leve complicada mostra provas de função pulmonar normais. Em uma minoria dos casos de PTC complicada, a FMP acarreta disfunção pulmonar, hipertensão pulmonar (Capítulo 26) e *cor pulmonale*. É digno de nota o fato de que, assim que a FMP começa, pode progredir, apesar da cessação da exposição à poeira de carvão.

A **silicose**, a doença ocupacional mais comum no mundo, é causada pela inalação de dióxido de sílica, que pode ser cristalino ou amorfo. A sílica cristalina é muito mais fibrogênica que a sílica amorfa e existe nas seguintes formas: quartzo (a mais comum), cristobalita e tridimita. A silicose manifesta-se como fibrose nodular lentamente progressiva, que se desenvolve após décadas de exposição. Em termos patogênicos, os grupos SiOH na superfície das partículas ligam-se às proteínas e aos fosfolipídeos da membrana, ocasionando desnaturação proteica e dano lipídico. A exposição de macrófagos à sílica pode resultar em morte de macrófagos ou sua ativação, com liberação de numerosas moléculas sinalizadoras, incluindo IL-1, TNF-α, fibronectina, mediadores lipídicos, radicais livres derivados do oxigênio e citocinas fibrogênicas. Semelhante à PTC, as lesões da silicose localizam-se nas zonas pulmonares superiores; em contraste, são mais fibróticas e menos circulares que as lesões da PTC. No início do desenvolvimento da silicose, surgem nódulos pequenos, pálidos e pouco palpáveis nas zonas pulmonares superiores (Figura 23.15a). Com a progressão, esses nódulos coalescem, tornando-se cicatrizes duras e colagenosas (nódulos silicóticos) (Figura 23.15b). À observação microscópica, esses nódulos são compostos de camadas concêntricas de colágeno hialinizado, circundadas por uma cápsula densa de colágeno (Figura 23.15c). O parênquima pulmonar interveniente pode estar comprimido ou hiperexpandido. Também podem desenvolver-se nódulos silicóticos em linfonodos regionais, onde costumam sofrer calcificação periférica, o que lhes confere uma **aparência de casca de ovo** nas radiografias. Em alguns casos, a silicose evolui para FMP. Clinicamente, a apresentação em geral é a identificação radiográfica de nodularidade pulmonar superior fina em um trabalhador assintomático, em que as provas de função pulmonar no momento costumam ser normais ou quase. Se complicada por FMP, pode haver progressão mesmo sem exposição adicional à sílica. A relação da silicose com o desenvolvimento de câncer pulmonar em seres humanos é controversa.

A **asbestose** representa uma família de silicatos cristalinos hidratados que formam fibras de duas formas gerais: fibras em serpentina, encaracoladas e flexíveis (crisotila) e fibras retas, rígidas e quebradiças (anfibolita). Embora menos prevalentes que as primeiras, as fibras de anfibotila são mais patogênicas, provavelmente devido às propriedades

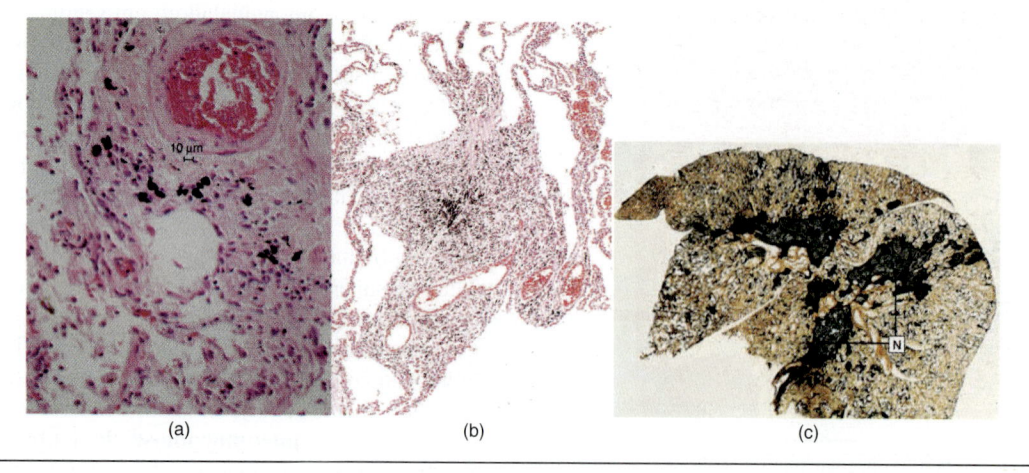

FIGURA 23.14 Doença pulmonar relacionada com o carbono. (a) Na antracose, o pigmento negro (carbono) acumula-se nos histiócitos intersticiais e nos macrófagos alveolares (não mostrados) e linfonodos regionais (não mostrados). (b) Na PTC simples, o pigmento de carbono nos macrófagos está associado a fibrose delicada. (c) Na PTC complicada, cicatrizes negras grandes, predominantemente na parte superior do pulmão, estão presentes e podem ocasionar FMP, conforme mostrado nesse corte de um pulmão inteiro (N = nódulos grandes de carvão com FMP). (b) e (c): *De Stevens et al.* Core Pathology, *3rd ed., 2010.*

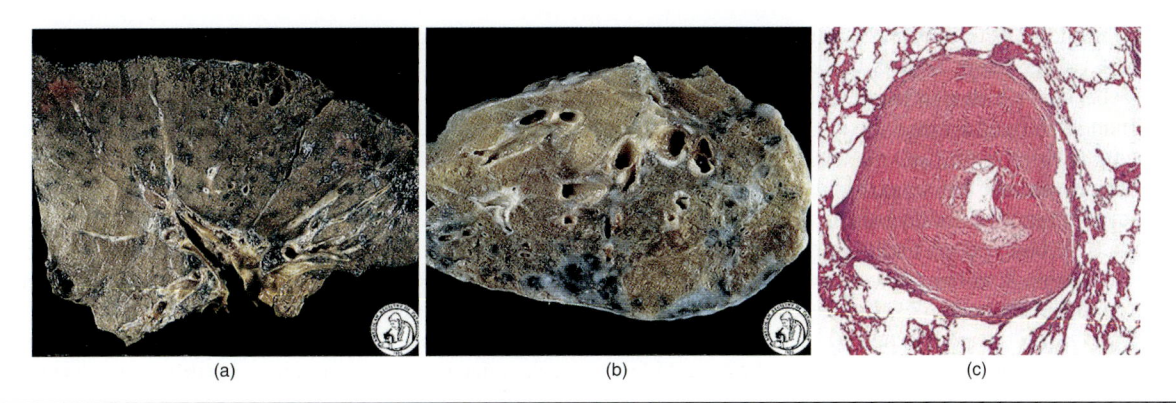

FIGURA 23.15 Silicose. (a) Na silicose inicial, surgem pequenos nódulos pálidos, predominantemente na parte superior do pulmão. (b) À medida que a silicose progride, os nódulos coalescem, tornando-se nódulos silicóticos. (c) Histologicamente, os nódulos silicóticos são compostos de camadas concêntricas de colágeno hialinizado; os nódulos fibróticos da silicose são paucicelulares. *De Travis et al.* Atlas of Nontumor Pathology: Volume 2: Non-Neoplastic Disorders of the Lower Respiratory Tract, American Registry of Pathology, *2002*.

aerodinâmicas que permitem que as fibras retas se alinhem na corrente de ar e sejam depositadas mais profundamente no pulmão. As fibras de anfibolita são menos solúveis que as de crisotila e, portanto, estas últimas são retiradas do tecido mais rapidamente. O asbesto mostra atividade como um iniciador e promotor de tumor, em parte devido à adsorção de substâncias químicas tóxicas. O asbesto causa ou contribui para o desenvolvimento de muitas doenças; uma delas – a **asbestose** – caracteriza-se por doença pulmonar restritiva com fibrose intersticial.

A asbestose começa com a inalação de fibras de asbesto, que ficam impactadas e penetram no tecido, na bifurcação de pequenas vias aéreas e ductos. Subsequentemente, os macrófagos tentam ingerir e depurar as fibras, liberando mediadores quimiotáticos e fibrogênicos. A deposição crônica de fibras, causando liberação persistente de mediador, culmina em fibrose e inflamação intersticiais (Figura 23.16a, b). A fibrose começa em torno dos bronquíolos respiratórios e ductos alveolares. Depois, estende-se para os sacos alveolares e alvéolos adjacentes, com distorção progressiva da arquitetura e desenvolvimento eventual de um aspecto em faveolamento, típico de muitas doenças pulmonares restritivas crônicas em estágio terminal. Além das alterações intersticiais, a asbestose caracteriza-se por espessamento fibroso da pleura visceral, em geral ocasionando aderências à pleura parietal, com o pulmão ficando ancorado à parede torácica. Em contraste com a PTC e a silicose, os achados patológicos na asbestose são mais proeminentes nas zonas pulmonares inferiores, mas podem estender-se para as zonas médias e superiores. Ao exame microscópico, dentro da fibrose intersticial haverá **corpúsculos de asbesto**, que consistem em bastões fusiformes ou encadeados castanho-dourados com um centro translúcido (Figura 23.16c). Os corpúsculos de asbesto são compostos

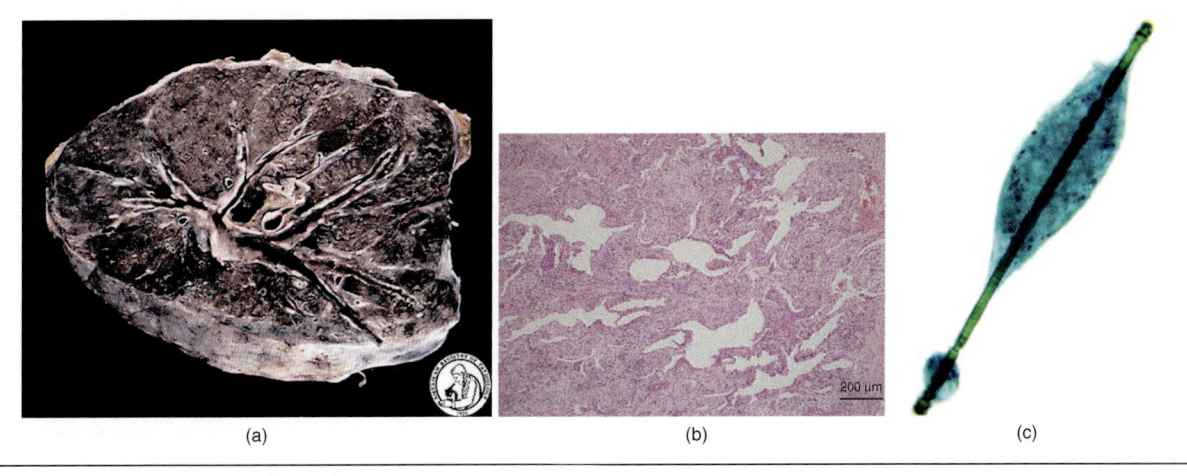

FIGURA 23.16 Asbestose. (a) À observação macroscópica, a asbestose caracteriza-se por fibrose intersticial, mais pronunciada perifericamente e em especial na área subpleural; em contraste com a PTC e a silicose, os achados patológicos na asbestose são mais predominantes nas zonas pulmonares inferiores. (b) Histologicamente, a asbestose caracteriza-se por expansão do interstício por fibrose. (c) São mostrados macrófagos corados de verde (corante GMS) tentando fagocitar um corpo ciliar de asbesto. (a): *De Travis et al.* Atlas of Nontumor Pathology: Volume 2: Non-Neoplastic Disorders of the Lower Respiratory Tract, American Registry of Pathology, *2002*.

de uma fibra de asbesto coberta com material proteináceo contendo ferro. É digno de nota que outro material inorgânico pode ficar coberto com material similar contendo ferro. Quando vistas fora do contexto de doença relacionada com o asbesto, tais estruturas denominam-se **corpúsculos ferruginosos**, uma designação menos específica. A manifestação clínica da asbestose em geral ocorre 10 a 20 anos após a exposição inicial e caracteriza-se por dispneia e tosse produtiva. Embora a asbestose possa permanecer estática, pode progredir e levar a insuficiência cardíaca congestiva, *cor pulmonale* e à morte.

Além da asbestose, a exposição ao asbesto está implicada no desenvolvimento de placas pleurais, fibrose pleural, derrame pleural, carcinoma brônquico, mesotelioma maligno e câncer laríngeo e outros tumores extrapulmonares. **Placas pleurais** (Figura 23.17) são a lesão mais comum associada ao asbesto e consistem em um foco bem circunscrito de colágeno denso, em geral calcificado, na pleura parietal (geralmente posterolateral e sobre o diafragma). Tais placas são uma indicação morfológica de exposição ao asbesto, mas sem outras consequências clínicas. A exposição ao asbesto aumenta o risco de mesotelioma maligno ~1.000 vezes e o de carcinoma brônquico cinco vezes em não fumantes e 55 vezes em fumantes; o mesotelioma e o carcinoma brônquico são discutidos no Capítulo 31.

A **talcose** pode resultar da inalação de grandes quantidades de talco, um silicato de magnésio bastante usado na indústria e em cosméticos. Morfologicamente, caracteriza-se por inflamação granulomatosa, nódulos hialinos e fibrose intersticial (raramente com FMP). O talco é altamente birrefringente quando examinado com luz polarizada.

A **beriliose** é causada pela exposição à poeira ou à fumaça de berílio metálico (número atômico 4) ou seus óxidos ou sais, muitos deles usados nas indústrias eletrônicas e da aviação. Na fase aguda, a beriliose caracteriza-se por pneumonia aguda com DAD. Na fase crônica, há inflamação granulomatosa e fibrose intersticial. A exposição maciça ao berílio está associada a carcinoma brônquico (Capítulo 31).

Outras pneumoconioses incluem as **doenças por metais pesados**, associadas à exposição ao carbeto de tungstênio e cobalto, que se caracterizam por pneumonia intersticial com células gigantes. A **pneumoconiose de Welder** está associada mais frequentemente aos óxidos de alumínio, ferro, titânio ou manganês, e os pacientes podem ter graus variáveis de fibrose intersticial, dependendo do óxido do metal específico envolvido.

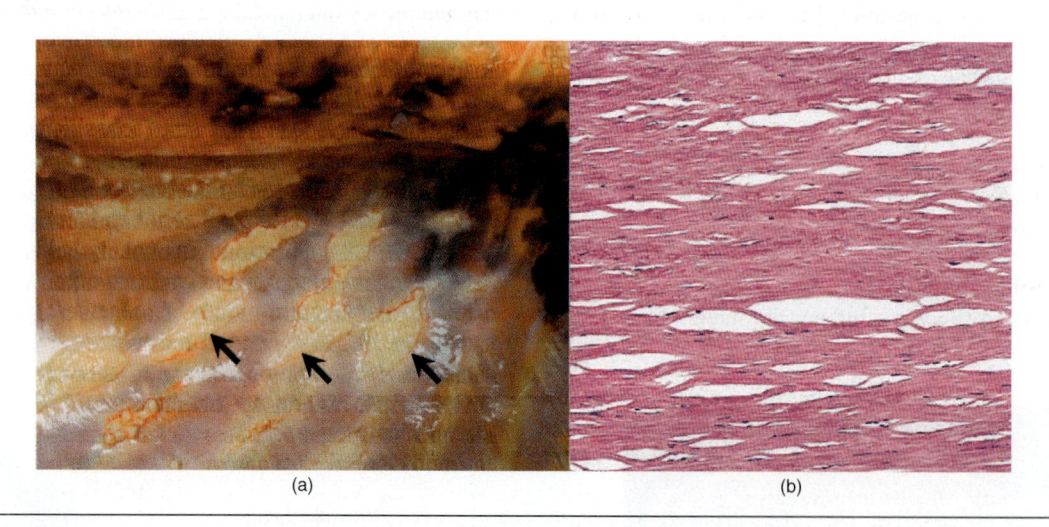

FIGURA 23.17 Placa pleural. (a) Embora clinicamente insignificantes, as placas na pleura parietal (setas) indicam exposição prévia ao asbesto. (b) Em termos histológicos, as placas pleurais são compostas de tecido conectivo fibroso paucicelular, em geral, como nessa imagem, com um aspecto de "cesta trançada". (a): *De Kemp et al.* Pathology: The Big Picture, 2008. (b): *De Travis et al.* Atlas of Nontumor Pathology, Volume 2: Non-Neoplastic Disorders of the Lower Respiratory Tract, American Registry of Pathology, *2002.*

Bibliografia comentada

1. Travis WD, Colby TV, Koss MN, Rosado-de-Christenson ML, Müller NL, King TE. *Atlas of Nontumor Pathology: Volume 2: Non-Neoplastic Disorders of the Lower Respiratory Tract*, American Registry of Pathology; 2002. Por muitos anos, o Armed Forces Institute of Pathology (AFIP) foi responsável pela publicação de numerosos atlas tumorais, muitas vezes citados como "Fascículos". Depois, o AFIP expandiu a publicação de atlas para incluir doença não neoplásica. O texto em questão oferece discussões bem organizadas e com ilustrações excelentes de doença pulmonar, com foco na morfologia, mas cobertura clínica e radiográfica abrangente. De acordo com a lei 2005 Defense Base Realignment and Closure (BRAC), o AFIP estava destinado a deixar permanentemente de existir em 15 de setembro de 2011.

2. Katzenstein AL. *Katzenstein and Askin's Surgical Pathology of Non-Neoplastic Lung Disease*, 4th ed. Saunders; 2006. Antes da publicação dos "Fascículos" não tumorais do AFIP, edições

anteriores deste livro eram para os patologistas cirúrgicos uma espécie de "padrão-ouro" para a interpretação de patologia pulmonar não neoplásica.
3. Kumar V, Abbas AK, Fausto N. *Robbins and Cotran Pathologic Basis of Disease*, 8th ed. Philadelphia, PA: Elsevier; 2007. Em todas as suas muitas edições, este trabalho de referência é o compêndio mais definitivo e acessível de imagens patológicas disponível.

ESTUDO DE CASOS E PROBLEMAS PRÁTICOS

CASO 23.1 A fotografia do pulmão a seguir (H&E) foi obtida de um homem com 60 anos e história de febre há sete dias, leucocitose, hipotensão sistêmica e insuficiência orgânica multissistêmica em evolução. De acordo com a estrutura indicada pela seta, qual o melhor diagnóstico?

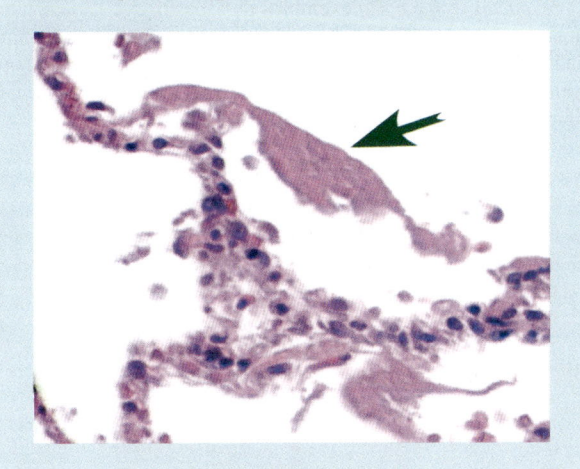

a) Dano alveolar difuso.
b) Doença da membrana hialina.
c) Pneumonia intersticial descamativa.
d) Proteinose pulmonar alveolar.
e) Infecção por *Pneumocystis jiroveci*.

CASO 23.2 Uma mulher com 33 anos está com dispneia crescente e tosse há 10 dias. Nas últimas 48 horas, expectorou grumos de escarro gelatinoso. Seu exame físico não revela febre, mas macicez extensa à percussão sobre todos os campos pulmonares. Sua radiografia do tórax mostra opacificação difusa bilateral. A biópsia evidencia os aspectos microscópicos mostrados na parte superior esquerda da figura a seguir (coloração com H&E); à microscopia eletrônica, há muitos corpúsculos lamelares. Anticorpos direcionados contra quais dos seguintes são a causa mais provável de sua doença?

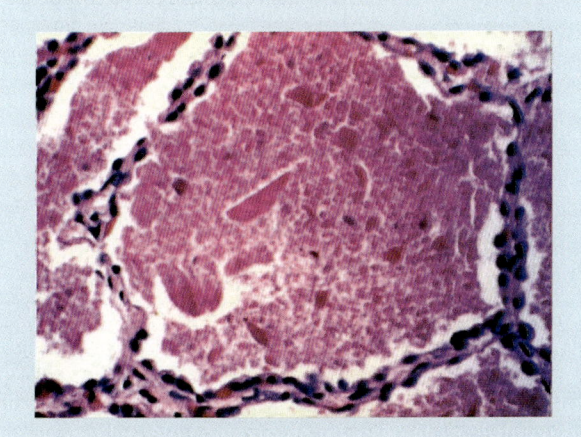

a) Proteína B surfactante.
b) GM-CSF.
c) Fator 2 do pneumócito epitelial.
d) Proteína C surfactante.
e) Cadeia α_3 de colágeno IV.

CASO 23.3 Um homem com 60 anos mostra nodularidade fina nos campos pulmonares superiores em uma radiografia do tórax. Dos 20 aos 50 anos, ele trabalhou em uma mina. Desde então, ajuda seu genro no trabalho e agora passa várias horas por dia instalando isolamento em casas. A inalação repetida ou crônica de qual das seguintes substâncias é mais provável de ter causado o desenvolvimento da lesão evidente à biópsia pulmonar e mostrada a seguir (coloração com H&E)?

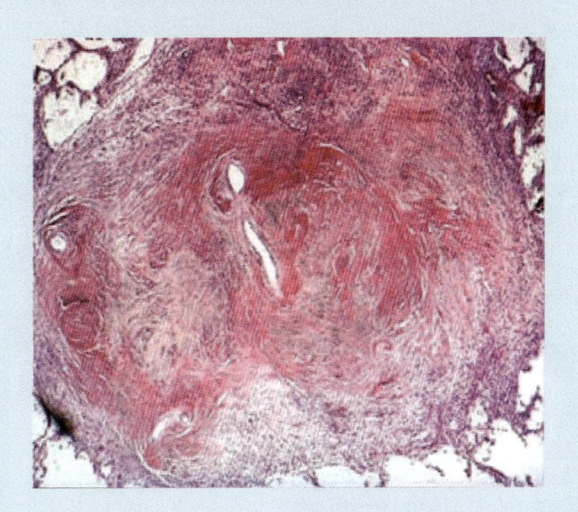

a) Tremolita.
b) Crocidolita.
c) Fibras de crisotila.
d) Poeira de carvão.
e) Quartzo.

Soluções para o estudo de casos e problemas práticos

CASO 23.1 A resposta mais correta é a, dano alveolar difuso.

A seta está apontando para uma membrana hialina, que poderia ser vista no dano alveolar difuso (*resposta a*) ou na doença da membrana hialina (*resposta b*). Como a doença da membrana hialina é uma afecção de neonatos, a idade do paciente elimina a *resposta b*; além disso, o tecido pulmonar na imagem parece mais maduro que seria de se esperar em um neonato. A pneumonite intersticial descamativa (*resposta c*) caracteriza-se por agregados de macrófagos pigmentados, em vez do material hialino mostrado. Na proteinose alveolar pulmonar (*resposta d*), o material intra-alveolar é mais granular que uma membrana hialina e costuma preencher os alvéolos. A infecção por *Pneumocystis jiroveci* caracteriza-se por um exsudato intra-alveolar espumoso, e não pela membrana hialina mostrada.

CASO 23.2 A resposta mais correta é b, GM-CSF.

A paciente tem proteinose pulmonar alveolar (PAP), que, em adultos, costuma ser causada por autoanticorpos direcionados para o GM-CSF. Mutações na proteína B do surfactante podem levar à ocorrência de PAP em neonatos. Autoanticorpos direcionados para a cadeia a_3 do colágeno IV são a causa da síndrome de Goodpasture. A denominação de fator 2 do pneumócito epitelial não foi dada a qualquer molécula conhecida.

CASO 23.3 A resposta mais correta é e, quartzo.

A história do paciente de ter trabalhado em uma mina implica risco de silicose e, possivelmente, pneumoconiose do trabalhador com carvão, enquanto a exposição a materiais de isolamento representa um fator de risco para asbestose. É mostrado um típico nódulo de silicose. O quartzo (*resposta e*) é uma forma de sílica. As *respostas a*, *b* e *c* são exemplos de asbesto, que não costuma mostrar nódulos de fibrose, e sim fibrose intersticial mais pronunciada na região subpleural. A exposição à poeira de carvão (*resposta d*) produziria nódulos de fibrose, mas os nódulos conteriam pigmento negro abundante.

Capítulo 24

Tratamento das doenças pulmonares restritivas

RAVI P. NAYAK, MD
GEORGE M. MATUSCHAK, MD

Objetivos de aprendizagem

O leitor deverá:
- Descrever os sintomas e sinais de pacientes com doenças pulmonares restritivas.
- Definir os mecanismos fisiopatológicos de doenças pulmonares restritivas específicas.
- Usar os dados clínicos, fisiológicos e de imagens do tórax para diferenciar pacientes com as várias formas de doenças pulmonares restritivas.
- Providenciar uma abordagem em etapas para o diagnóstico e o tratamento de pacientes com doenças pulmonares restritivas seletivas.

Introdução

As doenças pulmonares restritivas compreendem um grupo heterogêneo de mais de 100 distúrbios respiratórios diferentes cujo denominador comum é uma redução patológica no volume pulmonar, que pode resultar de lesão inflamatória difusa, bem como de proliferação fibrótica anormal e reparo dentro das paredes alveolares e de estruturas pulmonares intersticiais. Tais distúrbios são designados coletivamente **doenças pulmonares intersticiais (DPIs)**. Muitas DPIs não apenas acarretam espessamento de paredes alveolares e do interstício septal, como também dos lumens e paredes de pequenas vias aéreas (ductos alveolares, bronquíolos respiratórios e terminais) e da rede capilar pulmonar. Os **distúrbios da parede torácica** e certas **doenças neuromusculares** que influenciam de maneira adversa a eficiência mecânica dos músculos da respiração também culminam em restrição pulmonar, embora sem os aspectos fisiopatológicos das DPIs do parênquima pulmonar. Qualquer que seja a etiologia específica de uma DPI e seus mecanismos fisiopatológicos, as manifestações clínicas de apresentação em geral incluem três características marcantes: (1) dispneia progressiva ao exercício; (2) fisiologia restritiva nas provas de função pulmonar (PFPs); e (3) **infiltrados reticulares difusos** ou **opacidades em vidro fosco** nas imagens de radiografias do tórax ou tomografia computadorizada (TC).

Doenças pulmonares intersticiais

Para facilitar o diagnóstico diferencial de DPI, é válido ver a condição como associada a 10 categorias amplas de doenças que afetam o sistema respiratório (Tabela 24.1). A seguir, serão consideradas essas categorias gerais.

Pneumonias intersticiais idiopáticas

São um grupo de distúrbios pulmonares que compreendem **fibrose pulmonar idiopática (FPI)**, **pneumonia intersticial inespecífica (PINE)**, **pneumonia organizante criptogênica (POC)**, **pneumonia intersticial aguda (PIA)** ou **síndrome de Hamman-Rich**, **bronquiolite respiratória-doença pulmonar intersticial (BR-DPI)**, **pneumonia intersticial descamativa (PID)** e **pneumonia intersticial linfoide (PIL)**. Cada um desses distúrbios tem aspectos histopatológicos característicos, que permitem uma distinção presuntiva (Tabela 24.2; ver Capítulo 23).

A **fibrose pulmonar idiopática** (FPI) é a pneumonia intersticial idiopática mais importante e comum, sendo de muitas maneiras um protótipo de DPI e de doença pulmonar restritiva com relação aos sintomas, achados físicos e laboratoriais. A FPI afeta pelo menos 200.000 pessoas nos Estados Unidos, com sobrevida média de 3 a 5 anos a partir do diagnóstico. Sua causa exata não é conhecida. É interessante o fato de que 0,5 a 3,7% dos casos ocorrem em famílias e 60% dos pacientes diagnosticados têm uma história positiva de tabagismo. A incidência aumenta bastante em adultos idosos, sendo mais comum entre os 50 e 70 anos. Os achados à TC de alta resolução (TCAR) podem ser patognomônicos quando demonstram opacidades reticulares periféricas em placas, heterogêneas e subpleurais, e espessamento septal, geralmente encontrados com bronquiectasias por tração e faveolamento (Figura 24.1). À histopatologia, a FPI é uma etiologia idiopática comum, mas não exclusiva da **pneumonia intersticial usual (PIU)**. Os sintomas de apresentação incluem dispneia ao exercício em 90% dos pacientes e tosse improdutiva em mais de 70% dos indivíduos. **Estertores semelhantes ao som de Velcro®** inspiratórios bibasilares predominam em 85% dos pacientes com FPI ao exame físico, enquanto baqueteamento digital ocorre em pelo menos 25% (Capítulo 14).

Tabela **24.1** Categorias gerais de doença pulmonar intersticial

Pneumonias intersticiais idiopáticas	Sarcoidose
Doenças do tecido conectivo	Distúrbios pulmonares eosinofílicos
Pneumonia por hipersensibilidade	Vasculites pulmonares
Pneumoconioses	Síndromes hemorrágicas alveolares
Doença pulmonar medicamentosa	Outros distúrbios

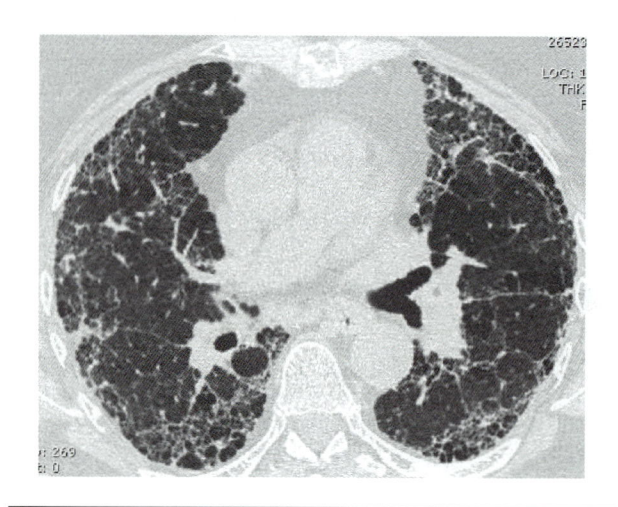

FIGURA 24.1 TC do tórax representativa em um paciente com FPI mostrando aumento das marcas reticulares grosseiras, espessamento septal disseminado e faveolamento, especialmente em localizações subpleurais.

Dentre as anormalidades nas PFPs, a principal é a limitação ventilatória restritiva que se caracteriza por uma proporção VEF_1/CVF normal ou aumentada, com capacidade pulmonar total (CPT) < 80% da prevista ou no limite inferior do normal (LIN). É típico a DL_{CO} medida pelo teste da respiração única estar reduzida, e os pacientes manifestam hipoxemia arterial leve a moderada ou queda da S_aO_2 durante o exercício (Capítulos 16 e 17).

Os preditores de sobrevida reduzida na FPI incluem enfisema coexistente e a presença de **hipertensão pulmonar**, conforme refletida pela P_{AP} elevada estimada usando-se a ecocardiografia transtorácica ou documentada durante cateterismo cardíaco direito. Os preditores fisiológicos são CVF, CPT e DL_{CO} diminuídas no momento do diagnóstico e, em seguida, o declínio na CVF e na DL_{CO} nos 6 a 12 meses subsequentes. Além disso, uma distância significativamente reduzida durante o **teste da caminhada de seis minutos (6-MWT**, de *six-minute walk test*) e queda da S_aO_2 ao exercício se correlacionam com aumento da mortalidade. As causas de morte na FPI incluem coronariopatia, carcinoma brônquico, infecção e embolia pulmonar.

Tabela **24.2** Classificação das pneumonias intersticiais idiopáticas

Padrão histológico	Diagnóstico clínico/Radiológico/Patológico
Pneumonia intersticial usual	Fibrose pulmonar idiopática
Pneumonia intersticial inespecífica	Pneumonia intersticial inespecífica
Pneumonia organizante	Pneumonia organizante criptogênica
Dano alveolar difuso	Pneumonia intersticial aguda
Bronquiolite respiratória	Bronquiolite respiratória doença pulmonar intersticial
Pneumonia intersticial descamativa	Pneumonia intersticial descamativa
Pneumonia intersticial linfoide	Pneumonia intersticial linfoide

A FPI em geral é um distúrbio crônico e lentamente progressivo. No entanto, podem ocorrer **exacerbações agudas e frequentemente fatais** em qualquer momento, sendo cada vez mais reconhecidas como uma das principais causas de morte durante as quais a progressão rápida da doença ocorre em quatro semanas. Tais exacerbações agudas da FPI não estão relacionadas com a gravidade das anormalidades subjacentes nas PFPs e em geral são anunciadas por febre baixa, sintomas de resfriado e agravamento da tosse com dispneia. Tais achados ocorrem em associação a hipoxemia arterial grave e surgimento recente de opacidades radiográficas difusas superpostas ao padrão reticular basal, geralmente na ausência de pneumonia infecciosa, insuficiência cardíaca, tromboembolismo pulmonar ou sepse. À histopatologia, costuma-se encontrar **dano alveolar difuso (DAD)** em pacientes com indício de PIU. A taxa de exacerbações agudas varia de 10 a 15% por ano, e os fatores de risco são desconhecidos. Essas exacerbações implicam uma mortalidade hospitalar de 78%, e a recorrência entre os que sobrevivem de outra exacerbação aguda é comum e costuma resultar na morte.

Sarcoidose

A sarcoidose é um distúrbio sistêmico que se caracteriza pela formação de granulomas bem formados não necrosantes em múltiplos sistemas orgânicos. Com relação aos pulmões, a **inflamação mediada por célula T auxiliar (CD4+)** desempenha um papel patogênico fundamental. A sarcoidose é uma causa relativamente comum de DPI em adultos jovens e de meia-idade, mas nem todos os pacientes com sarcoidose têm sintomas pulmonares. Independentemente disso, em geral há evidência radiográfica incidental de acometimento pulmonar e de linfonodos intratorácicos, o que se distingue classicamente por quatro estágios em radiografias simples (Tabela 24.3; Figuras 24.2 a 24.5).

Tabela 24.3 Estágios radiográficos torácicos da sarcoidose

Estágio	Manifestações intratorácicas
I	Adenopatia hilar bilateral
II	Adenomegalias bilaterais e infiltrados/opacidades reticulonodulares
III	Infiltrados/opacidades reticulonodulares bilaterais
IV	Alterações fibrocísticas com bolhas, cicatrização fibrótica do lobo superior e retração hilar cranial

▶▶ CORRELAÇÃO CLÍNICA 24.1

As características clínicas, laboratoriais, radiográficas e histopatológicas da sarcoidose são muito semelhantes às da **beriliose (doença crônica causada pelo berílio)**, uma resposta de hipersensibilidade crônica dos pulmões à fumaça ou poeira do berílio, que resulta em inflamação granulomatosa (Capítulo 23). As amostras de pulmão na beriliose mostrando granulomas não necrosantes (não caseosos) são indistinguíveis daquelas dos pulmões de pacientes com sarcoidose e, ocasionalmente, tuberculose. O diagnóstico requer biópsia pulmonar e evidência de sensibilidade ao berílio pelo **teste de proliferação de linfócitos** em sangue ou líquido de lavado broncoalveolar (LBA) do paciente. Ocupações associadas à exposição ao berílio incluem o trabalho com pedaços de metal, em indústria eletrônica automotiva ou de aviação e em algumas de petróleo e gás.

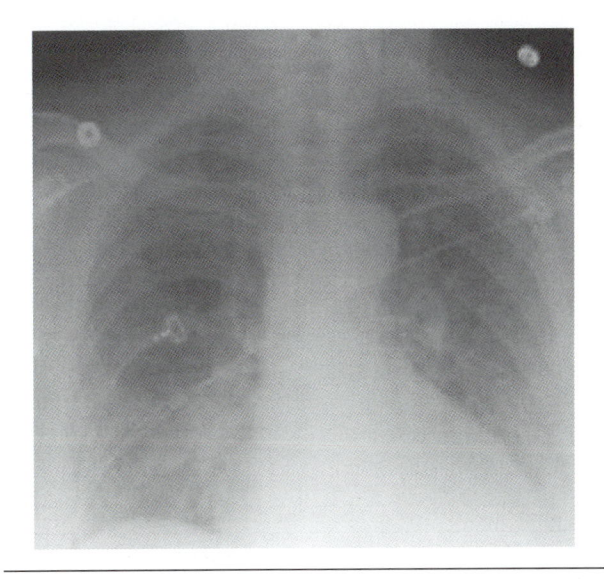

FIGURA 24.3 Sarcoidose pulmonar no estágio II, com a radiografia do tórax mostrando adenopatias hilares bilaterais com infiltrados pulmonares intersticiais bilaterais.

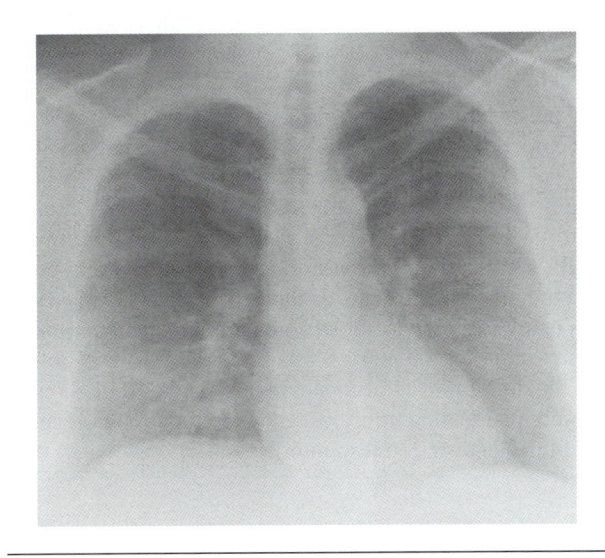

FIGURA 24.4 Sarcoidose pulmonar no estágio III, com a radiografia do tórax evidenciando infiltrados pulmonares intersticiais.

Distúrbios do tecido conectivo

O espectro radiográfico e histopatológico da DPI associada às doenças do tecido conectivo **lúpus eritematoso sistêmico (LES), polimiosite-dermatomiosite (PM-DM), doença mista do tecido conectivo, artrite reumatoide (AR), esclerose sistêmica progressiva (ESP;** tanto a forma difusa como a variante CREST), **síndrome de Sjögren** e **espondilite anquilosante** abrange todos os padrões observados nas pneumonias intersticiais idiopáticas. Em consequência, a história clínica, o exame físico e os resultados de exames laboratoriais sorológicos específicos são extremamente importantes.

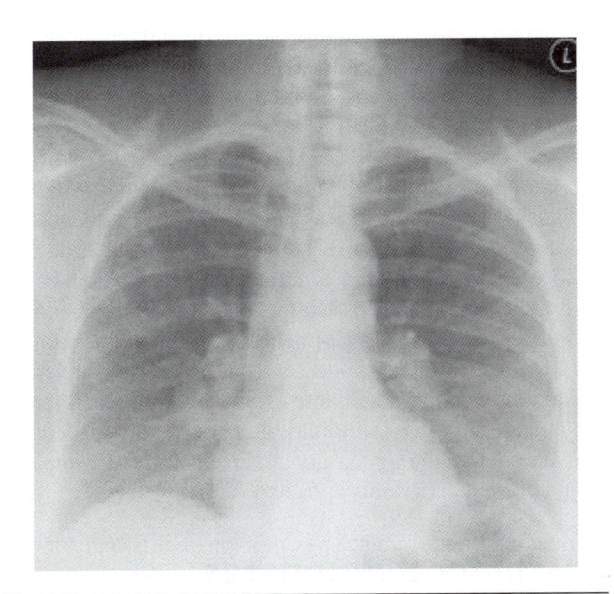

FIGURA 24.2 Sarcoidose pulmonar no estágio I, com a radiografia do tórax demonstrando adenopatias hilares bilaterais na ausência de anormalidades do parênquima pulmonar.

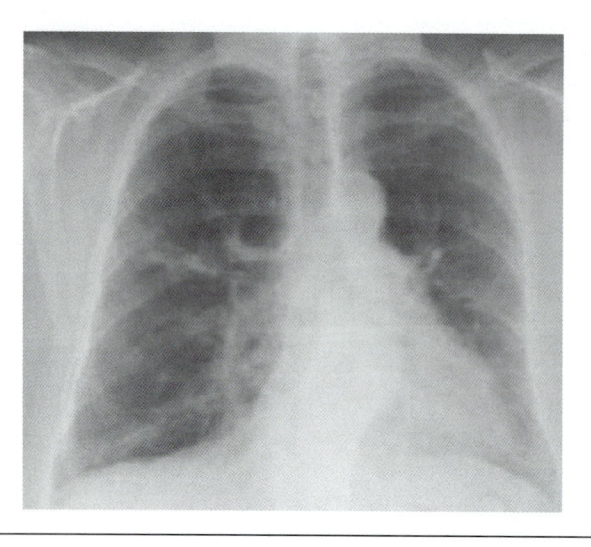

FIGURA 24.5 Sarcoidose pulmonar no estágio IV, com a radiografia do tórax demonstrando alterações fibróticas crônicas bilaterais.

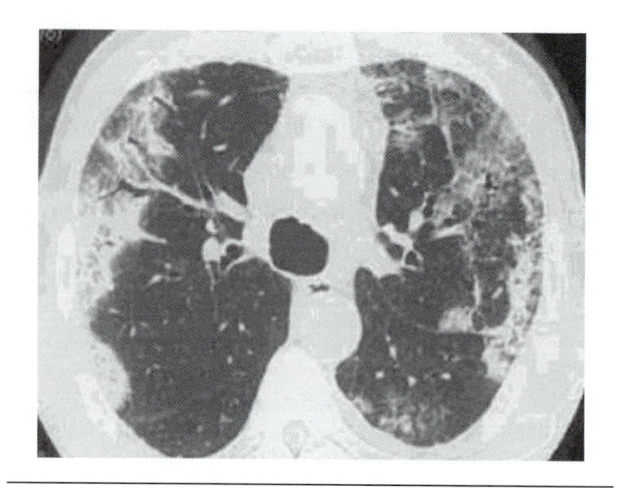

FIGURA 24.6 TC do tórax dos campos pulmonares superiores em um paciente com pneumonia eosinofílica crônica, demonstrando infiltrados intersticiais subpleurais periféricos bilaterais, que são o inverso das opacidades peri-hilares centrais do edema pulmonar.

Em termos gerais, o desenvolvimento de DPI em pacientes com doenças do tecido conectivo pode preceder sintomas e sinais reumatológicos; como alternativa, pode haver acometimento pulmonar concomitante, com ou após o início da doença reumatológica. A **pneumonia intersticial inespecífica** é a forma de DPI mais comum no contexto de doenças do tecido conectivo, ocorrendo em até 80% dos pacientes com ESP, síndrome de Sjögren e PM-DM. Entretanto, um padrão semelhante à PIU como também visto na FPI com frequência predomina na AR. Embora a DPI secundária a doenças do tecido conectivo em geral seja um processo crônico, as manifestações agudas e rapidamente progressivas de DPI podem complicar o quadro clínico, em especial no LES e na PM-DM. Essa DPI de início rápido, tipificada pela pneumonia aguda do LES, pode simular pneumonia infecciosa e/ou lesão pulmonar aguda/síndrome da distrição respiratória aguda.

Distúrbios pulmonares eosinofílicos

Esses distúrbios crônicos de DPI caracterizam-se por um influxo patológico de eosinófilos para o interstício pulmonar e os espaços aéreos distais, sendo exemplificados por **pneumonia eosinofílica aguda**, **síndrome de Löffler** e **pneumonia eosinofílica crônica**. A síndrome de Löffler, também conhecida como **eosinofilia pulmonar simples**, é o distúrbio pulmonar eosinofílico mais comum, que com frequência complica **infecção helmíntica** ou reações medicamentosas e manifesta-se clinicamente por tosse, sibilos e dispneia com eosinofilia do sangue periférico e infiltrados pulmonares transitórios que se resolvem espontaneamente e não retornam. Em contraste, a pneumonia eosinofílica crônica costuma ocorrer em mulheres asmáticas de meia-idade, em geral com febre, eosinofilia sanguínea e infiltrados pulmonares intersticiais. Em pelo menos 25% dos pacientes com esse tipo de pneumonia, ocorrem infiltrados pulmonares em um padrão que é o inverso das opacidades geralmente vistas no edema pulmonar. No último caso, os infiltrados ocorrem em localizações periféricas e subpleurais dos pulmões, poupando relativamente as áreas centrais e peri-hilares, onde o edema pulmonar de outras causas costuma se manifestar (Figura 24.6).

Pneumonia por hipersensibilidade

A DPI da pneumonia crônica por hipersensibilidade, também conhecida como **alveolite alérgica extrínseca**, é um processo granulomatoso que resulta da inalação repetida e da sensibilização a um grande número de antígenos orgânicos diversos, incluindo, por exemplo, aqueles relacionados com bactérias específicas, como tipificado pelo pulmão do fazendeiro e do trabalhador com cogumelos e pela bagaçose, envolvendo o mofo da cana-de-açúcar, em que bactérias termofílicas desempenham um papel, ou proteínas animais de penas ou excretas de aves, como na doença do criador de pássaros. Essa DPI também pode resultar da inalação e da sensibilização a antígenos químicos de baixo peso molecular, como os isotiocianatos em trabalhadores de indústrias. O desenvolvimento de pneumonia crônica por hipersensibilidade pode ser oculto e progredir lentamente com o tempo, mediante exposição contínua à inalação até que surjam os sintomas, ou pode seguir-se a episódios de pneumonia aguda por hipersensibilidade, que em geral ocorre 4 a 12 horas após exposições.

Vasculites pulmonares

Os distúrbios sistêmicos da regulação imune que se caracterizam por vasculite necrosante podem envolver os pulmões e resultar em DPI e disfunção pulmonar restritiva.

Os exemplos de tais distúrbios incluem a vasculite granulomatosa necrosante (**granulomatose de Wegener**) e a poliangiite microscópica. É digno de nota o fato de que os pacientes com esses distúrbios podem ter mais de uma causa de DPI, pois a evolução clínica pode incluir episódios de hemorragia alveolar difusa e toxicidade medicamentosa pulmonar.

Pneumoconioses

Exposições ocupacionais e ambientais a poeiras inorgânicas são as causas primárias de pneumoconiose que se manifesta como DPI (Tabela 24.4), a maioria delas ocorrendo em homens. Um conceito importante é que as DPIs decorrentes de pneumoconiose podem ter um **intervalo de latência prolongado**, que, no caso da asbestose, pode ser de 15 a 20 anos após a exposição inicial.

Síndromes hemorrágicas alveolares

A **hemorragia alveolar difusa (HAD)** associada a **capilarite** alveolar inflamatória ou HAD branda simula DPI ao causar dispneia e infiltrados intersticiais nas radiografias e/ou mais opacidades em vidro despolido nas TCs do tórax. A HAD é um processo intersticial comum no LES e em outras "síndromes pulmonares-renais", como doença mista do tecido conectivo, **síndrome de Goodpasture** e vasculites pulmonares, incluindo angiite microscópica (Figura 24.7). Pode ocorrer HAD com hemoptise mínima ou na sua ausência em até um terço dos pacientes, visto que o sangramento pode permanecer localizado na zona respiratória (alveolar) dos pulmões. O diagnóstico de HAD é confirmado pela **recuperação sanguínea progressivamente maior** de líquido de LBA instilado durante broncoscopia com fibra óptica (Capítulo 18).

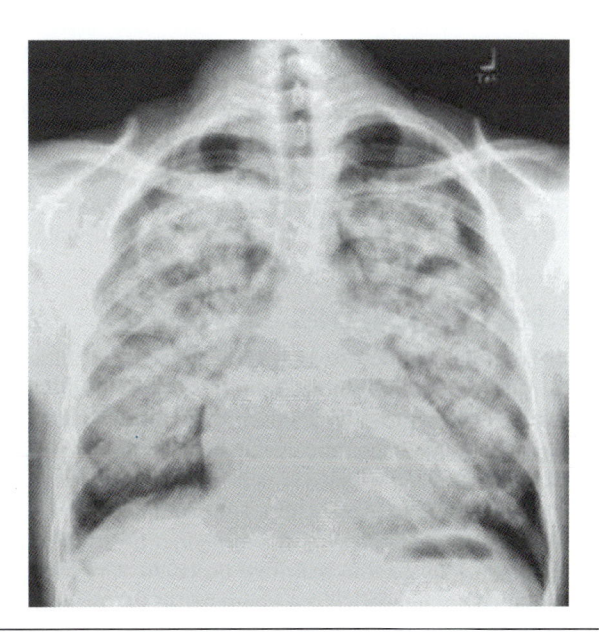

FIGURA 24.7 Hemorragia alveolar difusa com infiltrados pulmonares bilaterais em um paciente com cardiopatia reumática. *De Woolley K, Stark P:* Pulmonary parenchymal manifestations of mitral valve disease, Radiographics Jul-Aug; *19(4)965-972, 1999.*

Doença pulmonar medicamentosa

Tal afecção abrange um amplo espectro de reações dos pulmões, que inclui cicatrização parenquimatosa, culminando em DPI. Podem ocorrer reações pulmonares adversas a **agentes quimioterápicos** (bleomicina, bussulfan, ciclofosfamida, etc.), **antibióticos** como a nitrofurantoína, **anti-inflamatórios** incluindo o ouro, a penicilamina e o metotrexato, bem como outros agentes. Além de uma his-

▶▶ CORRELAÇÃO CLÍNICA 24.2

Entre os fármacos associados à DPI difusa, o antiarrítmico **amiodarona** é importante, devido à frequência de seu uso clínico, à meia-vida de eliminação média muito prolongada (50 dias) e à falta de metabolismo hepático ou renal significativo. Com base na dose diária, até 4 a 6% dos pacientes que recebem amiodarona podem desenvolver toxicidade pulmonar na forma de pneumonia intersticial, que progride para fibrose pulmonar. Os principais sintomas têm início insidioso de tosse improdutiva, dispneia progressiva ao exercício e febre baixa; o exame físico revela estertores crepitantes inspiratórios. Os achados radiológicos incluem inicialmente infiltrados iniciais intersticiais ou alveolares, assimétricos ou unilaterais, que progridem para envolver os pulmões de maneira difusa. É característico um LBA ou a biópsia pulmonar revelarem **macrófagos espumosos carregados de fosfolipídeos**, mas tais achados indicam apenas exposição ao fármaco, e não toxicidade. O tratamento consiste na interrupção do uso do fármaco e, em certas circunstâncias, na administração de corticoides. Apesar dessas manobras terapêuticas, desfechos fatais continuam sendo comuns.

Tabela 24.4 Aspectos clínicos de pneumoconioses selecionadas

Poeira inorgânica	Aspectos clínicos
Asbesto	Infiltrados intersticiais no lobo inferior Calcificação pleural e pericárdica
Sílica	Infiltrados nodulares coalescentes nas partes média e superior dos pulmões Maior suscetibilidade à tuberculose
Carvão	Opacidades arredondadas pequenas Pode evoluir para fibrose maciça progressiva
Berílio	Infiltrados intersticiais e adenomegalias intratorácicas Similaridade com a sarcoidose
Metais pesados (p. ex., cobalto, tungstênio)	Infiltrados intersticiais nos lobos inferiores Células gigantes multinucleadas à histopatologia

tória de tratamento com um desses ou outros agentes, não há achados clínicos exclusivos, nem aspectos radiográficos ou anormalidades fisiológicas capazes de distinguir a DPI medicamentosa de outras categorias de DPI. Em consequência, é preciso muita atenção com relação a todos os medicamentos atuais e prévios que o paciente com DPI tenha recebido para fazer-se um diagnóstico apropriado.

Outras condições

A **linfangioliomiomatose (LAM)** é uma forma rara de DPI, causada por proliferação anormal do músculo liso que envolve os septos alveolares, bronquíolos e vasos linfáticos, ocorrendo esporadicamente em mulheres na faixa etária reprodutiva. É digno de nota o fato de que, apesar da DPI aparente, a LAM resulta em obstrução de pequenas vias aéreas e, portanto, em um padrão obstrutivo nas PFPs, em vez do padrão restritivo esperado. Um aspecto radiográfico característico é a combinação de opacidades intersticiais bilaterais e formação generalizada de cistos pulmonares.

A **histiocitose (granulomatose) pulmonar de célula de Langerhans** é um distúrbio raro, responsável por menos de 5% dos casos de DPI e que se caracteriza por fibrose pulmonar intersticial ou formação extensa de cistos, em geral observada em fumantes. As radiografias do tórax costumam mostrar marcas reticulares difusas, infiltrados reticulonodulares e/ou cistos representando brônquios ou bronquíolos dilatados; há uma predileção pelas zonas pulmonares médias e superiores. É comum a ocorrência de **pneumotórax**. Nos estágios finais da doença, a fibrose pode ser extensa.

A **proteinose pulmonar alveolar (PPA)** é uma DPI incomum, em que há aumento de secreção e/ou processamento anormal pelos macrófagos alveolares de fosfolipídeos derivados do surfactante, que se acumulam nos espaços alveolares e coram-se de maneira positiva com o reagente **ácido periódico de Schiff (PAS,** de *periodic acid-Schiff*). A deficiência ou inativação do fator estimulante de colônia de granulócitos e macrófagos (**GM-CSF**, de *granulocyte macrophage colony-stimulating factor*) desempenha um papel causal nas formas autoimunes da doença. A PPA não é uma doença específica, e sim uma síndrome que depende da presença de uma doença subjacente associada à **disfunção do surfactante**. Em termos radiográficos, mostra **variação geográfica regional** em seu acometimento intersticial, com alternâncias semelhantes a um mapa de maior e menor densidade tecidual (Figura 24.8).

Características clínicas

Qualquer que seja a etiologia, os pacientes com doença pulmonar restritiva apresentam-se com dispneia progressiva ao exercício e tosse improdutiva. A dispneia na DPI resulta do comprometimento pulmonar restritivo, com **complacência pulmonar diminuída**, secundária a fibrose intersticial, com maior esforço dos músculos inspiratórios

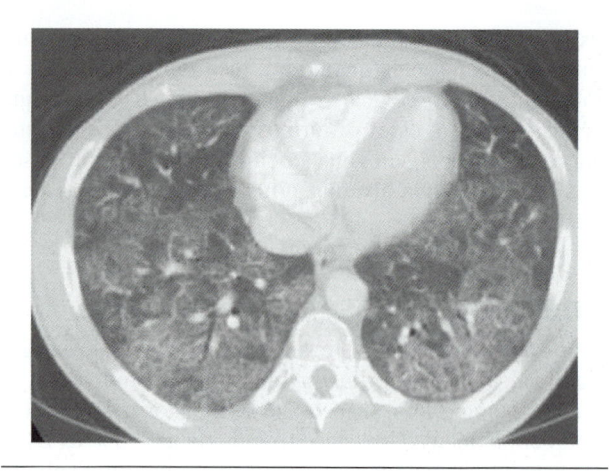

FIGURA 24.8 TC do tórax de um paciente com PPA demonstrando áreas de maior atenuação em forma de vidro fosco, alternadas em uma região de maneira geográfica com áreas de densidade pulmonar normal (mais escuras).

e maior consumo de O_2 durante a respiração, em particular durante exercício. Sintomas constitucionais como febre baixa e mal-estar também podem estar presentes no início da doença.

O achado clássico ao exame físico na maioria das formas de DPI são **crepitações inspiratórias bibasilares**, que podem estar presentes em um paciente sintomático, mesmo com radiografia do tórax aparentemente normal. Baqueteamento digital costuma indicar doença pulmonar fibrótica avançada e está presente em 25 a 50% dos pacientes com DPI à apresentação inicial. Contudo, uma exceção importante é a DPI medicamentosa, em que não é comum observar-se baqueteamento. Nos casos conhecidos de DPI, o início recente de baqueteamento pode ser indício do desenvolvimento concomitante de carcinoma brônquico. Pode ocorrer cianose acompanhando hipoxemia grave na doença pulmonar restritiva avançada. Devido à hipoxemia arterial crônica, os pacientes com doença pulmonar restritiva correm o risco de desenvolver **hipertensão pulmonar** e hipertrofia ventricular direita resultante.

Abordagem diagnóstica
História clínica

Considerando o impacto da exposição à inalação ambiental, as pneumoconioses e as reações pulmonares medicamentosas na patogenia das doenças pulmonares restritivas, uma história clínica abrangente com foco especial no ambiente e nos antecedentes ocupacionais do paciente é importante, bem como uma avaliação de todas as medicações atuais e da duração de seu uso. Da mesma forma, a determinação do tempo de progressão dos sintomas respiratórios é útil com relação ao diagnóstico diferencial. Por exemplo, as síndromes hemorrágicas alveolares tendem a estar presentes de modo agudo, enquanto a FPI ou a sarcoidose costumam evoluir de maneira mais crônica.

Exames laboratoriais

Por si mesmos, os exames laboratoriais têm utilidade limitada no estabelecimento do diagnóstico de uma DPI. Os resultados precisam ser integrados com os achados clínicos, as imagens torácicas e os resultados histopatológicos, quando disponíveis. Apesar disso, exames específicos podem ser úteis para estreitar o diagnóstico diferencial no contexto apropriado. Por exemplo, **eosinofilia do sangue periférico** pode ser um indício importante da presença de um distúrbio pulmonar eosinofílico subjacente ou de uma reação pulmonar medicamentosa. A sorologia para distúrbios específicos do tecido conectivo como a **AR** ou o **LES** tem utilidade semelhante, enquanto o teste do **anticorpo citoplasmático antineutrófilo (ANCA**, de *anti-neutrophil cytoplasmic antibody*) para diagnosticar a **granulomatose de Wegener** e a **panangiíte microscópica**, respectivamente, e a determinação do **anticorpo antiglomerular da membrana basal** para diagnosticar a **síndrome de Goodpasture** ajudam a apontar a causa das síndromes hemorrágicas alveolares.

Provas de função pulmonar

Os achados clássicos de DPI são um padrão ventilatório restritivo e uma diminuição na DL_{CO} (Capítulo 16). Tal limitação ventilatória restritiva caracteriza-se por uma redução dupla no VEF_1 e na CVF, com uma proporção VEF_1/CVF correspondente normal ou elevada. Nesse contexto, uma CPT ≤ 80% dos valores previstos confirma o diagnóstico de doença pulmonar restritiva. Embora a presença de DPI seja consistente com uma redução na CPT e na DL_{CO}, os distúrbios da parede torácica e neuromusculares costumam estar associados a redução da CPT, mas com DL_{CO} normal.

A gasometria arterial e especificamente a P_{aO_2} ou a S_{aO_2} podem estar normais em repouso nos pacientes com DPI. No entanto, com a progressão da doença, ocorrem alcalose respiratória com hipocapnia e hipoxemia leve a moderada e alargamento do gradiente (A – a) P_{O_2}. Nos pacientes com intercâmbio gasoso normal em repouso, os testes cardiopulmonares de exercício são especialmente úteis para desmascarar as anormalidades desse intercâmbio, principalmente a desoxigenação ao exercício pela oximetria. Estudos da fisiologia do exercício podem revelar ainda elevação de V_D/V_T, alargamento do gradiente (A – a) P_{O_2} e hipoxemia arterial com taquipneia progressiva.

Exames radiológicos

Um dos principais aspectos das DPIs é uma radiografia anormal do tórax, mostrando opacidades reticulares, nodulares ou reticulonodulares. É digno de nota que o diagnóstico diferencial deve incluir DPI quando indivíduos com dispneia, tosse e uma radiografia anormal do tórax com suspeita de terem uma doença infecciosa não respondem à terapia antimicrobiana empírica. No entanto, a radiografia do tórax padrão pode parecer normal em até 10% dos pacientes com DPI sintomática. Por isso, a TCAR é a modalidade de imagem preferida quando há suspeita de DPI, pois revela anormalidades em todos os pacientes com DPI sintomática. Tais anormalidades incluem desde opacidades reticulares e faveolamento consistentes com fibrose pulmonar, além de distorção da arquitetura com **bronquiectasias por tração**.

>> **CORRELAÇÃO CLÍNICA 24.3**

A distribuição regional geográfica e o tipo de anormalidades radiográficas nas imagens do tórax proporcionam indícios úteis para o diagnóstico de formas específicas de DPI. Portanto, o acometimento radiográfico anormal predominante nas zonas pulmonares médias e superiores deve levantar a possibilidade de sarcoidose, histiocitose de célula de Langerhans, silicose e pneumonia por hipersensibilidade. Em contraste, a FPI em geral manifesta-se por infiltrados reticulares sediados na pleura, nas bases pulmonares. É comum encontrar **adenomegalias intratorácicas** em pacientes com sarcoidose, disseminação linfática de câncer pulmonar, pneumonia intersticial linfocítica, beriliose e amiloidose. **Pneumotórax espontâneo** associado a uma DPI cística sugere LAM subjacente (Figura 24.9) e histiocitose de célula de Langerhans (Figura 24.10).

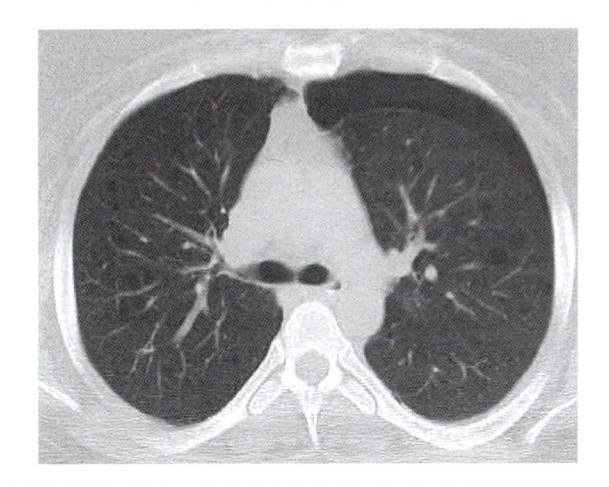

FIGURA 24.9 TC do tórax de um paciente com linfangioliomiomatose, demonstrando múltiplos cistos no parênquima pulmonar e um pneumotórax esquerdo.

Fibrobroncoscopia

A fibrobroncoscopia com LBA é útil na avaliação diagnóstica de várias formas de doenças pulmonares restritivas, mais notavelmente para confirmar síndromes hemorrágicas alveolares difusas e pneumonia eosinofílica. Também é válida para excluir infecções pulmonares associadas a infiltrados difusos como na **pneumonia** por *Pneumocystis jiroveci*. A fibrobroncoscopia com biópsia pulmonar transbrônquica também é mais simples e segura que a biópsia pulmonar cirúrgica em pacientes selecionados nos quais

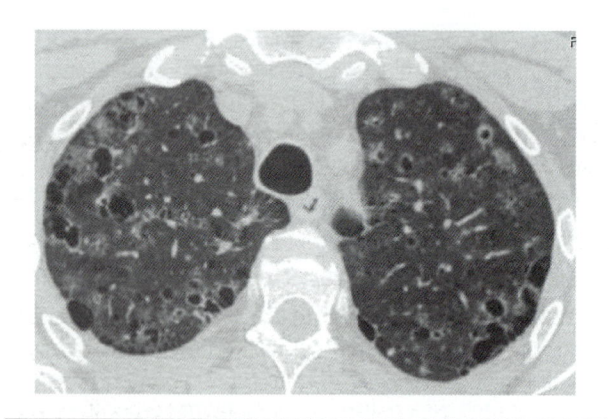

FIGURA 24.10 TC do tórax de um paciente com histiocitose pulmonar de célula de Langerhans, demonstrando a combinação de cistos no parênquima na zona pulmonar superior e opacidades nodulares intersticiais.

Tabela 24.5 Critérios diagnósticos para fibrose pulmonar idiopática na ausência de biópsia pulmonar cirúrgica

Critérios principais	Critérios menores
Exclusão de outras causas conhecidas de DPI	Idade > 50 anos
Resultados das PFPs mostrando restrição e trocas gasosas comprometidas	Início de dispneia ao exercício inexplicada de outra maneira
Anormalidades reticulares bibasilares com opacidades mínimas em vidro fosco à TCAR	Duração da doença > 3 meses
Biópsia pulmonar transbrônquica ou LBA não confirmando o diagnóstico alternativo	Estertores inspiratórios bibasilares semelhantes a Velcro®

se suspeita de infecções e nos distúrbios granulomatosos, como a sarcoidose e a beriliose, bem como na disseminação linfática de carcinoma brônquico (Capítulo 18). Em contraste, a **biópsia pulmonar transbrônquica** não é útil para estabelecer um diagnóstico ou discriminar tipos diferentes de pneumonia intersticial idiopática, incluindo FPI, por causa das limitações da técnica quanto ao tamanho da amostra pulmonar.

Biópsia pulmonar cirúrgica

A biópsia pulmonar cirúrgica é uma modalidade diagnóstica fundamental em pacientes com DPI e o procedimento de escolha para estabelecer um diagnóstico em pacientes com DPI secundária à suspeita de pneumonia intersticial idiopática. A localização da biópsia pulmonar cirúrgica é orientada pela distribuição da doença nas imagens da TCAR. O ideal é obter as maiores amostras de pulmão proporcionadas por essa técnica para análise patológica de uma região radiograficamente normal, bem como de uma área com doença leve a moderada. A biópsia por **cirurgia toracoscópica videoassistida (VATS,** de *video-assisted thoracoscopic surgery*) causa menos morbidade que a toracotomia aberta e é mais bem tolerada (Capítulo 18). Em certas circunstâncias de pneumonia intersticial idiopática suspeita de ser FPI, é possível fazer um diagnóstico clínico confiável sem submeter o paciente a uma biópsia pulmonar cirúrgica, quando tanto os achados clínicos como os aspectos da TCAR são confirmatórios (Tabela 24.5). Todos os principais critérios e pelo menos três dos menores devem estar presentes para aumentar a probabilidade de um diagnóstico correto de FPI.

Tratamento

Considerando a diversidade das doenças pulmonares restritivas, o tratamento depende da causa. Não se dispõe de terapia específica para a maioria dos distúrbios restritivos. Quanto às pneumonias intersticiais idiopáticas e à FPI em particular, há confirmação insuficiente baseada em evidência de que qualquer tratamento específico melhore a sobrevivência ou a qualidade de vida. Certos pacientes com FPI leve a moderada recebem terapia combinada com corticoides e imunossupressores, como **azatioprina** e **N-acetilcisteína**. Entretanto, tal abordagem baseia-se mais na opinião de especialistas que em ensaios clínicos. Como o tratamento farmacológico pode ser tóxico, os benefícios potenciais podem ser contrabalançados com o aumento do risco de complicações relacionadas com o tratamento, especialmente provável em pacientes com mais de 70 anos, indivíduos com obesidade mórbida ou aqueles com outras morbidades, como cardiopatia, diabetes melito, osteoporose e alterações fibróticas com faveolamento no estágio final, em que a reversão é improvável por qualquer tratamento.

É melhor solicitar estudos clínicos do paciente com FPI, para instituir uma terapia farmacológica benéfica. Os pacientes com FPI devem ser estimulados a seguir um esquema de **reabilitação pulmonar**, para evitar o descondicionamento. A hipoxemia grave (P_aO_2 < 55 mmHg em repouso ou durante exercício) é tratada com oxigenoterapia suplementar. **Agentes antitussígenos** ajudam a controlar a tosse e evitar complicações, como fraturas de costelas em idosos.

Quanto às demais pneumonias intersticiais idiopáticas, a forma celular de pneumonia intersticial não específica (PINE) tem prognóstico excelente, em comparação com o subtipo fibrótico da PINE. Em contraste com a FPI, a resposta aos esteroides na PINE celular é boa, com sobrevida global por cinco anos > 80%. Nas pneumonias intersticiais idiopáticas relacionadas com o tabagismo (BR-DPI e PID), o prognóstico costuma ser bom, embora a recuperação completa requeira a cessação do tabagismo. A pneumonia intersticial aguda tem alta taxa de mortalidade, mas a remissão é possível com altas doses de corticoides, embora os dados confirmatórios sejam limitados. A pneumonia organizante criptogênica mostra resposta excelente à terapia com corticoide.

A terapia anti-inflamatória com corticoides ocasionalmente combinada com tratamento imunossupressor também é empregada em outras formas de DPI com resultados variáveis, incluindo sarcoidose, doenças do tecido conectivo, distúrbios pulmonares eosinofílicos, pneumonia por hipersensibilidade, vasculites pulmonares, síndromes hemorrágicas alveolares e doença pulmonar medicamentosa. Na sarcoidose, a terapia com o corticoide **prednisona** depende de um diagnóstico seguro da doença com aspectos clínicos confirmatórios, evidência na radiografia do tórax e granulomas não caseosos na biópsia pulmonar, com exclusão de todas as outras causas de granulomas. O tratamento inicial da sarcoidose pulmonar com 20 a 40 mg de prednisona por dia em geral é instituído devido a dispneia, tosse e sibilos, com reduções no VEF_1 e CVF < 70% dos valores previstos. Agentes poupadores de esteroides, incluindo **hidroxicloroquina, metotrexato e antagonistas do fator α de necrose tumoral** como o infliximabe, também são utilizados em certos casos, dependendo da gravidade da doença e do acometimento orgânico. O tratamento farmacológico não é empregado em pacientes com pneumoconiose.

Transplante pulmonar

O transplante é considerado para pacientes com DPI que tenham deterioração fisiológica progressiva de acordo com critérios estabelecidos. Os critérios atuais para o encaminhamento de pacientes para transplante único de pulmão são idade < 70 anos, evidência histológica ou radiográfica de PIU e qualquer dos seguintes: DL_{CO} < 39% do previsto, queda de 10% ou mais na CVF durante seis meses de acompanhamento, diminuição na oximetria de pulso para menos de 88% durante um 6-MWT e faveolamento à TCAR.

Bibliografia comentada

1. American Thoracic Society/European Respiratory Society. International multidisciplinary consensus classifi cation of the idiopathic interstitial pneumonias. Am J Respir Crit Care Med. 2002;165:277. *Este consenso proporciona uma abordagem clínica, radiológica e metabólica integrada para a classificação das entidades clinicopatológicas do grupo da Pneumonia Intersticial Idiopática, que servem de referência para a evolução clínica e o prognóstico.*
2. American Thoracic Society. Idiopathic pulmonary fi brosis: diagnosis and treatment; International consensus statement. Am J Respir Crit Care Med. 2000;161:646. *Este consenso serve de orientação para os clínicos no diagnóstico e no tratamento da FPI.*
3. Ley B, Collard HR, King Jr TE. Clinical course and prediction of survival in idiopathic pulmonary fi brosis. Am J Respir Crit Care Med. Oct 8; 2010 (published ahead of print). *Esta revisão clínica concisa fornece dados atuais sobre a evolução clínica, os preditores individuais de sobrevida e os modelos de previsão clínica propostos na FPI. Também discute os desafios e as direções futuras relacionados com a previsão da sobrevida na FPI.*
4. Iannuzzi MC, Rybicki BA, Teirstein AS. Sarcoidosis. New Engl J Med. 2007;357:2153-2165. *Este artigo de revisão excelente é um resumo dos avanços recentes e das armadilhas no diagnóstico e no tratamento da sarcoidose.*

ESTUDO DE CASOS E PROBLEMAS PRÁTICOS

CASO 24.1 Uma mulher negra com 55 anos queixa-se de fadiga, tosse improdutiva e dispneia há três meses ao caminhar duas quadras em terreno plano ou subir 12 degraus. Ela tem dor leve, mas nenhum inchaço nas pequenas articulações das mãos. Não tem história de febre, sudorese noturna, dor torácica ou tabagismo, e trabalhou muitos anos como recepcionista em um consultório médico. Não tem animais domésticos e não está tomando quaisquer medicações. Uma nova radiografia do tórax e uma TC mostram opacidades em vidro despolido predominantes no lobo superior e adenomegalias hilares bilaterais e subcarinais. As PFPs do dia mostram CPT = 70% do previsto e DL_{CO} = 65% do previsto. Qual o melhor exame para confirmar o diagnóstico?

a) Broncoscopia com biópsia pulmonar transbrônquica.
b) Teste de proliferação de linfócitos no sangue ou no líquido do LBA.
c) Contagem de eosinófilos no sangue periférico ou no LBA.
d) Sorologia para doença do tecido conectivo.
e) Biópsia por VATS.

CASO 24.2 Um homem branco com 48 anos e história de depressão grave apresenta-se com respiração entrecortada e tosse improdutiva de um ano de duração. Ele fuma dois maços de cigarros por dia desde os 16 anos, mas não tem exposições ocupacionais significativas. Nega dores articulares, exantemas cutâneos, febre, perda de peso ou do apetite, ou dor torácica. O exame físico revela estertores basilares bilaterais. Uma TC do tórax mostra aspecto em vidro despolido difuso nas zonas pulmonares médias e inferiores, com infiltrados reticulares nas bases. Uma radiografia prévia do tórax realizada há dois anos revelou marcas reticulares discretas nas bases dos pulmões. As PFPs indicam CVF = 69%, VEF_1 = 68%, VEF_1/CVF = 84%, CPT = 65% e DL_{CO} = 64%. A broncoscopia com LBA nada tem de notável. Qual dos seguintes é mais provável que melhore a doença do paciente?

a) Corticoides.
b) Terapia citotóxica com ciclofosfamida.
c) Transplante de pulmão.
d) Reabilitação pulmonar.
e) Deixar de fumar.

Soluções para o estudo de casos e problemas práticos

CASO 24.1 A resposta mais correta é a, broncoscopia com biópsia pulmonar transbrônquica.

A paciente apresenta-se com as características clássicas de sarcoidose, incluindo fadiga e dores articulares. A incidência anual ajustada entre negros norte-americanos é cerca de três vezes a observada em brancos da mesma origem. A paciente tem sarcoidose pulmonar radiológica no estágio II e limitação ventilatória restritiva com comprometimento da DL_{CO}. Ao contrário das pneumonias intersticiais idiopáticas, a broncoscopia com biópsia transbrônquica confirma a presença de inflamação granulomatosa não necrosante. Na maioria dos casos, a VATS é indispensável. A apresentação clínica geral e os aspectos radiológicos não são sugestivos de doenças pulmonares eosinofílicas, de maneira que a contagem de eosinófilos não é útil para se chegar a um diagnóstico. Embora a paciente tenha dor articular leve ou artralgia, não tem qualquer inchaço nas articulações ou outra evidência de uma doença do tecido conectivo.

CASO 24.2 A resposta mais correta é e, o paciente deixar de fumar.

O paciente tem DPI relacionada com o tabagismo. Nada na história sugere imunocomprometimento e não há acometimento de outro órgão que sugira doença do tecido conectivo. O LBA normal reduz a probabilidade de etiologia infecciosa e também exclui HAD e doenças pulmonares eosinofílicas. O paciente parece ter DPI com base nos aspectos radiológicos, embora sua idade jovem e o aspecto de vidro despolido na TC não sejam consistentes com FPI, e sim sugestivos de pneumonia intersticial descamativa ou BR-DPI. Essas duas doenças são semelhantes clinicamente, e ambas têm bom prognóstico com a cessação do tabagismo.

Capítulo 25

Tratamento dos distúrbios respiratórios relacionados com o sono

JOSEPH R. D. ESPIRITU, MD
GEORGE M. MATUSCHAK, MD

Objetivos de aprendizagem

O leitor deverá:

- Usar os dados clínicos e polissonográficos para diferenciar pacientes com apneia obstrutiva do sono, apneia central do sono, apneia complexa do sono e apneia do sono relacionada com síndromes de hipoventilação/hipoxêmicas.
- Descrever os mecanismos fisiopatológicos subjacentes a cada uma dessas classes de distúrbios respiratórios relacionados com o sono.
- Resumir as terapias mais efetivas para cada tipo de distúrbio respiratório relacionado com o sono.

Síndrome da apneia obstrutiva do sono

Introdução

Os três tipos principais de distúrbios respiratórios relacionados com o sono são a **síndrome da apneia obstrutiva do sono (SAOS)**, a **síndrome de apneia central do sono** e as **síndromes de hipoventilação hipoxêmicas relacionadas com o sono**. Delas, a SAOS é o tipo mais comum desses distúrbios e caracteriza-se por episódios repetitivos de **apneia** completa ou **hipopneia** parcial, causados por obstrução de via aérea superior. Os episódios duram pelo menos 10 segundos, ocorrem durante o sono e em geral estão associados a uma redução na $S_aO_2\%$, terminando em despertares breves. A SAOS está associada não apenas a disfunção neurocognitiva, mas também a aumento da morbidade e da mortalidade cardiovasculares.

Epidemiologia da síndrome da apneia obstrutiva do sono

A SAOS é uma síndrome relativamente comum, com prevalência de 4% em homens e 2% em mulheres, quando definida por um **índice de apneia-hipopneia (IAH)** ≥ 5 eventos/h mais queixa de sonolência diurna excessiva. Os aspectos que predispõem à SAOS incluem sexo masculino, idade, obesidade, estado da menopausa, etnia, anormalidades craniofaciais com diminuição do espaço oro-hipofaríngeo, distúrbios endócrinos e certos distúrbios congênitos (Tabela 25.1).

A proporção entre a prevalência da SAOS em homens e mulheres de 2:1 é atribuída ao efeito protetor dos hormônios sexuais femininos que predominam nas mulheres antes da menopausa; a prevalência da SAOS em mulheres triplica após a menopausa e diminui para os níveis pré-menopausa com a terapia de reposição hormonal. Por sua vez, o aumento do **índice de massa corporal (IMC)** é o principal fator de risco para SAOS em adultos (Capítulo 12). Parece haver uma relação linear entre o IMC e a gravidade da SAOS: cada 10% de aumento no peso resulta em um aumento de 30% no IAH. Em crianças, a hipertrofia adenotonsilar é a principal causa de SAOS. No caso de pacientes sem sobrepeso nem obesos, certas características craniofaciais (p. ex., retrognatismo, úvula longa) podem predispor à SAOS. A maior resistência nasal decorrente da rinite ou o desvio do septo nasal podem agravar o colapso de via aérea devido ao maior esforço inspiratório necessário para respirar pelas vias nasais. Os asiáticos podem apresentar

Tabela **25.1** Fatores de risco para a síndrome da apneia obstrutiva do sono

Sexo masculino	Circunferência do pescoço > 40 cm
Idade	Aumento dos turbinados nasais
Obesidade	Desvio do septo nasal
Menopausa	Estreitamento da mandíbula e/ou da maxila
Tabagismo	Protuberância dentária/retrognatismo
Hipotireoidismo	Mordida cruzada e má oclusão dentária
Acromegalia	Palato duro alto e estreito
Síndrome de Down	Úvula alongada e baixa
Macroglossia	Aumento das tonsilas/adenoides, pilares tonsilares proeminentes

maior risco de SAOS devido à superposição da orofaringe posterior e a um plano tireomentoniano escalonado. O tabagismo causa edema da mucosa nasal e orofaríngea, o que pode agravar a obstrução da via aérea. Anormalidades hormonais podem alterar o esqueleto craniofacial e a estrutura de tecido mole, promovendo assim superposição orofaríngea, como se observa na macroglossia do **hipotireoidismo** e na **acromegalia**. Até 50% dos pacientes com **síndrome de Down** sofrem de SAOS devido a múltiplos fatores de risco, que podem incluir hipoplasia mesofacial e mandibular, vias aéreas superiores pequenas com tonsilas posicionadas superficialmente e invasão relativa tonsilar e das adenoides, hipotonia generalizada e maior prevalência de obesidade e hipotireoidismo.

Fisiopatologia da síndrome da apneia obstrutiva do sono

A SAOS ocorre devido ao fechamento dinâmico ou ao estreitamento de via aérea superior, que podem ser secundários a um volume faríngeo excessivo, em decorrência de obesidade, hipertrofia adenotonsilar e anatomia craniofacial, e acompanhar o tônus atenuado dos músculos faríngeos que dilatam durante o sono (Figura 25.1).

Efeitos adversos da síndrome da apneia obstrutiva do sono na saúde

Sem tratamento, a SAOS está associada a comprometimento neurocognitivo, disfunção cardiovascular, anormalidades endócrinas e mortalidade (Tabela 25.2). Em estudos prospectivos de coortes, a SAOS moderada a grave tem sido associada a uma incidência maior de hipertensão sistêmica e diabetes melito, bem como a maior risco de mortalidade geral. O **Sleep Heart Health Study**, feito com uma grande população cruzada, mostrou um aumento significativo na prevalência de insuficiência cardíaca congestiva (ICC) em indivíduos de meia-idade com SAOS moderada a grave. A disfunção neurocognitiva na SAOS é uma

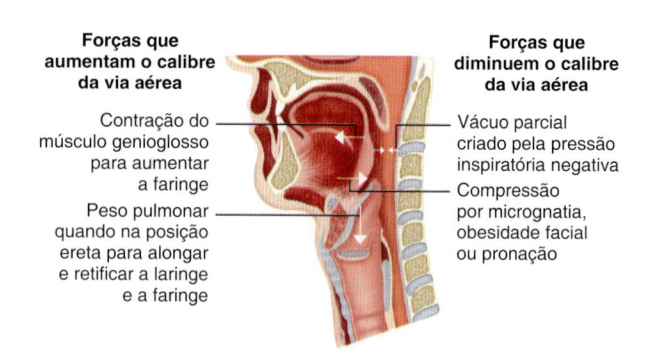

FIGURA 25.1 Fatores que influenciam o desenvolvimento da síndrome da apneia obstrutiva do sono (SAOS). Um desequilíbrio entre os fatores que promovem a patência das vias aéreas e os que promovem seu colapso causa obstrução completa ou parcial da via aérea superior e maior resistência dessa via na SAOS.

consequência da baixa eficiência do sono, bem como da redução das ondas lentas e do sono de movimento rápido dos olhos (REM, de *rapid eye movement*) causada pelos despertares noturnos frequentes em decorrência dos eventos respiratórios desordenados. A disfunção neurocognitiva pode manifestar-se como **hipersonolência**, **vigilância** diminuída, comprometimento da **memória de curto prazo**, **depressão** e maior risco de **acidentes com veículos motorizados**. A ocorrência de hipoxemia, hipercapnia e aumento das catecolaminas circulantes associadas à SAOS agora é implicada no desenvolvimento de hipertensão e no aumento da resistência à insulina.

Diagnóstico da síndrome da apneia obstrutiva do sono

O diagnóstico da SAOS requer a presença de seus aspectos clínicos (roncos, apneias inesperadas, sonolência diurna excessiva, etc.) e uma **polissonografia** mostrando um **índice de distúrbio respiratório (IDR)** ≥ 5 eventos respiratórios passíveis de mensuração (apneias obstrutivas, hipopneias e despertares relacionados com a respiração) por hora de sono (Figura 25.2 e Tabelas 25.3 e 25.4). Na ausência de aspectos clínicos ou comorbidades cardiovas-

Tabela **25.2** Efeitos adversos associados à síndrome da apneia obstrutiva do sono não tratada

Neurocognitivos	Cardiovasculares	Endócrinos
↑ Sonolência	Hipertensão sistêmica	Diabetes melito
↓ Memória	Hipertensão pulmonar	↓ Fator de crescimento 1 semelhante à insulina (IGF-1, de *insulin-like growth factor-1*) no plasma
↓ Vigilância	Insuficiência cardíaca congestiva	↓ Testosterona total
↓ Desempenho ao dirigir	Coronariopatia	↓ Globulina 1 de ligação do hormônio sexual (SHBG, de *sex hormone binding globulin-1*)
↑ Acidentes com veículos motorizados	Doença cerebrovascular Disfunção endotelial ↑ Mortalidade cardiovascular e geral	

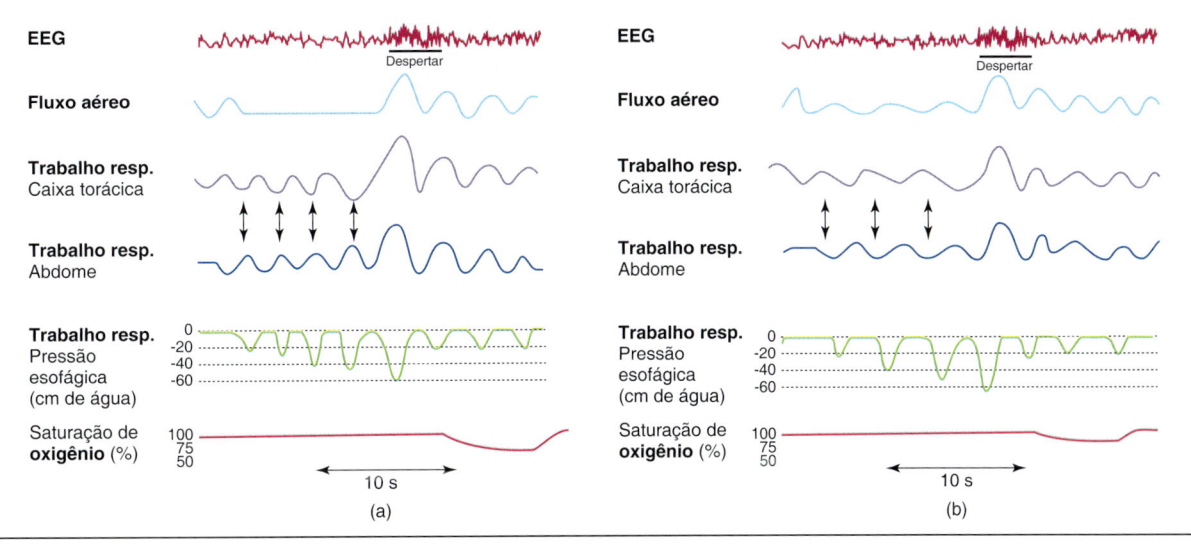

FIGURA 25.2 (a) Uma **polissonografia (PSG)** ilustrando a ausência completa do fluxo de ar no canal nasal-oral com movimentos respiratórios toracoabdominais paradoxais persistentes que duram pelo menos 10 segundos, consistentes com um episódio de **apneia obstrutiva**. Notar que a apneia termina com um despertar no canal do eletroencefalograma (EEG) e é seguida por um declínio na S_{aO_2}% à oximetria de pulso. (b) PSG ilustrando a redução no fluxo aéreo, acompanhada por um despertar e dessaturação de oxigênio típica de uma **hipopneia obstrutiva**.

culares, é necessário um IDR ≥ 15 eventos respiratórios por hora de sono para se estabelecer o diagnóstico. As **apneias obstrutivas** correspondem a episódios de obstrução completa de via aérea (Figura 25.2), enquanto as **hipopneias obstrutivas** são episódios de obstrução parcial de via aérea superior (Figura 25.3). Os **despertares relacionados com trabalho respiratório (DRTRs)** são "minidespertares" ou desvios nas ondas eletroencefalográficas. Esses DRTRs resultam de esforços inspiratórios progressivamente maiores (i.e., pressões intratorácicas negativas) por parte do paciente, na tentativa de superar a alta **resistência da via aérea superior**. Esses despertares são precedidos por embotamento da onda de pressão do fluxo de ar nasal, normalmente associado a aumento dos trabalhos respiratórios, sendo mais bem detectados medindo-se as pressões intratorácicas pela **manometria esofágica** (ver Figura 4.6). Os DRTRs não satisfazem os critérios para uma redução na S_{aO_2}% (≥ 3 a 4%) nem de redução do fluxo de ar (≥ 50%) que significam hipopneias obstrutivas.

Abordagens terapêuticas para a síndrome da apneia obstrutiva do sono

Demonstrou-se que, em pessoas obesas, a perda de peso diminui o IAH e melhora a S_{aO_2}% noturna nos pacientes com SAOS. Em comparação com os controles, verificou-se que os pacientes com apneia obstrutiva do sono (AOS) têm alta concentração sérica de leptina, um hormônio peptídico que regula o apetite e o metabolismo. Esses níveis mais altos de leptina em pacientes com AOS podem indicar resistência ao seu efeito anorexigênico, dificultando ainda mais a perda de peso.

▶▶ CORRELAÇÃO CLÍNICA 25.1

Os aspectos mais importantes que distinguem a SAOS em crianças e adultos podem ser resumidos da seguinte maneira:

Parâmetro da SAOS	Crianças	Adultos
Principal fator predisponente:	Hipertrofia adenotonsilar	Obesidade
Disfunção neurocognitiva:	Hiperatividade	Hipersonolência
Diagnóstico polissonográfico:	Mais de um evento apneico ou mais de dois hipopneicos por hora (um "evento" dura mais de duas respirações); OU	≥ 5/h com sintomas neurocognitivos ou morbidades cardiovasculares; OU
	$P_{ET}CO_2$ > 50 mmHg por mais de 10% do tempo total de sono mais respiração paradoxal ou roncos em um paciente sem distúrbios pulmonares	≥ 15/h sem tais sintomas ou comorbidades
Terapia de primeira linha:	Tonsilectomia e adenoidectomia	Terapia com pressão positiva contínua nas vias aéreas

Tabela 25.3 Critérios diagnósticos para a apneia obstrutiva do sono em adultos[a]

A combinação de (A + B + D) ou de (C + D) satisfaz os critérios para AOS

A. Pelo menos um dos seguintes se aplica:
   1. Queixas do paciente de episódios de sono não intencionais, sonolência diurna, sono que não proporciona repouso, fadiga ou insônia.
   2. O paciente desperta com falta de ar, ofegante ou asfixiado.
   3. O parceiro de cama relata ronco alto, respiração entrecortada ou ambos enquanto o paciente dorme.

B. O registro da polissonografia mostra o seguinte:
   1. Cinco ou mais eventos respiratórios mensuráveis (apneias, hipopneias ou DRTRs) por hora de sono.
   2. Evidência de trabalho respiratório durante todo um evento respiratório ou parte dele. No caso de DRTRs, isso é revelado mais facilmente com o uso da manometria esofágica.

C. O registro da polissonografia mostra o seguinte:
   1. Quinze ou mais eventos respiratórios mensuráveis (apneias, hipopneias ou DRTRs) por hora de sono.
   2. Evidência de trabalho respiratório durante todo um evento respiratório ou parte dele. No caso de DRTRs, isso é revelado mais facilmente com o uso da manometria esofágica.

D. O distúrbio não é mais bem explicado por outro distúrbio atual do sono, um distúrbio clínico ou neurológico, uso de medicação ou abuso de substância.

[a]Dados de The International Classification of Sleep Disorders, 2nd ed.

A **pressão positiva contínua nas vias aéreas (CPAP**, de *continuous positive airway pressure*) proporciona um ***stent* de ar** mecânico para as vias aéreas superiores, sendo a base do tratamento da SAOS em adultos. Demonstrou-se que a CPAP tem efeitos multissistêmicos, melhorando de maneira notável os déficits neurocognitivos, a disfunção cardiovascular e as anormalidades endocrinológicas (Figura 25.3, Tabela 25.5). O nível ideal de CPAP é a pressão (em cm de água) efetiva que abole as apneias, hipopneias, os DRTRs e os roncos durante um ensaio terapêutico com CPAP.

Diz-se que ocorre **apneia obstrutiva postural do sono** nos pacientes cujo IAH na posição supina é o dobro daquele em decúbito lateral e em que o IAH em decúbito lateral é < 10 eventos/h. Em tais pacientes, ajustes posturais relativamente simples para promover o sono em decúbito lateral podem diminuir o IAH por toda a noite e o índice de despertar relacionado com a respiração, bem como melhorar a sonolência diurna excessiva.

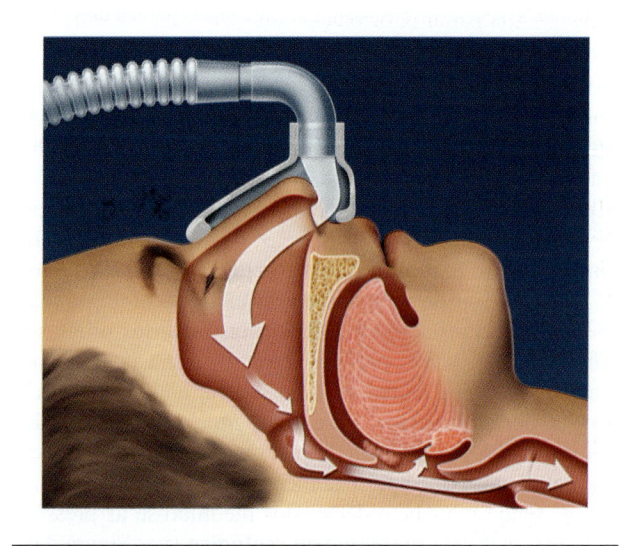

FIGURA 25.3 Terapia com pressão positiva contínua nas vias aéreas (CPAP) para apneia obstrutiva do sono.

Tabela 25.4 Definições de eventos respiratórios mensuráveis em adultos

Índice de distúrbio respiratório (IDR)[1] = número médio de episódios de apneia, hipopneia e DRTR por hora de sono.

Índice de apneia-hipopneia (IAH)[2] = número médio de episódios de apneia e hipopneia por hora de sono.

Apneia[3] = uma cessação do fluxo de ar com pelo menos 10 segundos de duração.

Hipopneia[4,5] = um evento respiratório anormal que dura pelo menos 10 segundos, com uma redução de no mínimo 30% no movimento toracoabdominal ou no fluxo de ar, em comparação com os níveis basais, e pelo menos 4% de declínio na S_aO_2%. Como alternativa, uma redução de 50% no fluxo de ar com 10 segundos de duração acompanhada por um declínio ³ 3% na S_aO_2% ou um despertar.

Despertar relacionado com trabalho respiratório (DRTR)[5] = um evento respiratório anormal que se caracteriza por uma redução evidente no fluxo de ar inspiratório, um aumento no esforço inspiratório (à manometria esofágica), associados a um despertar, mas não a uma queda discernível na S_aO_2%.

[1]Dados de The International Classification of Sleep Disorders, 2nd ed.
[2,3,4]Centers for Medicare & Medicaid Services' Medicare Coverage Issues Manual, Dezembro; 2001.
[5]Modificado de The AASM Manual for the Scoring of Sleep and Associated Events, Rules, Terminology and Technical Specifications.

Tabela 25.5 Benefícios multissistêmicos da terapia com CPAP para a síndrome da apneia obstrutiva do sono

Melhora da qualidade do sono:
  ↓ Índice de despertar, eficiência do sono
  ↓ Estágio 1 do sono, estágios 3 e 4 do sono

Diminuição da sonolência diurna

Melhora da função cardiovascular:
  ↑ Função ventricular esquerda
  ↓ Hipertensão sistêmica e pulmonar
  ↑ Desempenho nos exercícios
  ↓ Disfunção endotelial
  ↑ Tempo de sobrevida sem transplante (?)

Melhora da função neurocognitiva:
  ↑ Desempenho do simulador de direção
  ↑ Vigilância

Melhora do desempenho subjetivo no trabalho

Melhora do estado de saúde relatada pelo próprio indivíduo

Melhora do controle glicêmico, sensibilidade à insulina

Reversão das deficiências em:
  IGF-1 e SHBG no plasma
  Testosterona sérica

Aplicativos orais são dispositivos dentários capazes de avançar a mandíbula, aumentando assim o espaço oro-hipofaríngeo. Demonstrou-se que eles diminuem moderadamente o IAH em pacientes com AOS leve a moderada e, em menor grau, sua pressão sanguínea sistêmica no caso de serem hipertensos.

O melhor tratamento para crianças com SAOS e hipertrofia adenotonsilar (Correlação Clínica 25.1) é a **tonsilectomia com adenoidectomia**. A **uvulopalatofaringoplastia (UPFP)** é o procedimento cirúrgico mais comumente realizado em pacientes adultos com SAOS e consiste na remoção cirúrgica das tonsilas, do palato mole redundante e dos pilares tonsilares. Verificou-se que a UPFP tem uma taxa de sucesso global de 40%, quando definida como redutora de pelo menos 50% da gravidade da SAOS nos pacientes. Outros procedimentos cirúrgicos para a SAOS podem ajudar a corrigir anormalidades anatômicas específicas, responsáveis por causar obstrução da via aérea (Tabela 25.6).

Síndromes da apneia central do sono

Definições

A **apneia central do sono (ACS)** é uma condição que se caracteriza pela cessação recorrente da respiração durante o sono, com a apneia observada não tendo esforço ventilatório associado (Figura 25.4). Uma ACS pode ser decorrente de distúrbios idiopáticos/primários ou causada por condições clínicas ou neurológicas, fármacos ou subida a altitudes elevadas (Tabela 25.7).

A **respiração de Cheyne-Stokes (RCS)** é um subtipo de ACS em que um padrão respiratório consiste em hipopneias alternadas com hiperpneias. Durante tais episódios, o V_T do paciente sobe e desce gradualmente em um padrão crescendo-decrescendo (Figura 25.5).

Epidemiologia das síndromes da apneia central do sono

A **ACS primária** é um subtipo idiopático raro de ACS, diagnosticado após a exclusão de outras causas secundárias de ACS e RCS, em geral acometendo indivíduos de meia-idade a idosos. A ACS devida à RCS ocorre em indivíduos de 60 anos ou mais com ICC, doença cerebrovascular e insuficiência renal, com predominância masculina. A respiração periódica em altitude elevada é mais comum em homens que tenham subido recentemente a altitudes eleva-

Tabela 25.6 Técnicas cirúrgicas potenciais para tratar a síndrome da apneia obstrutiva do sono

Reconstrução nasal	Avanço maxilomandibular
Ablação tecidual por meio de radiofrequência controlada pela temperatura	Ressecção da base da língua
Uvulopalatoplastia assistida a *laser* (UPAL)	Uvulopalatofaringoplastia (UPFP)
Avanço do genioglosso mais miotomia e suspensão do hioide (AGMSH)	Cirurgia bariátrica
Osteotomia mandibular com avanço do genioglosso	Traqueotomia

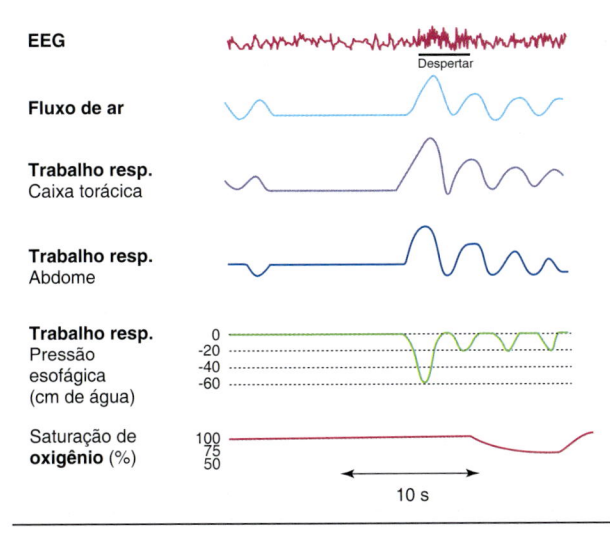

FIGURA 25.4 Polissonografia (PSG) mostrando ausência completa de fluxo de ar no canal nasal-oral, com ausência simultânea de trabalho respiratório que dura pelo menos 10 segundos, consistente com um episódio de ACS.

Tabela 25.7 Classificação das síndromes de apneia central do sono[a]

Primária/Idiopática	Causas secundárias
Apneia central do sono primária (adultos)	Padrão respiratório de Cheyne-Stokes:
Apneia do sono primária da infância	Insuficiência cardíaca congestiva
	Doença cerebrovascular
	Insuficiência renal
	Respiração periódica em altitude elevada
	Fármaco ou outra substância (p. ex., opioides de ação prolongada)
	Condição clínica que não envolve Cheyne-Stokes

[a]*De* The International Classification of Sleep Disorders, 2nd ed.

das ($\geq$ 4.000 m). A maior prevalência tanto da RCS como da respiração periódica em altitude elevada em homens em comparação com mulheres não é atribuída apenas à maior prevalência de doença cardiovascular e participação em atividades ao ar livre, mas também à maior resposta química ventilatória em homens. Os **opioides de ação prolongada** (p. ex., metadona, morfina de liberação controlada e hidrocodona) tomados por pelo menos dois meses são os fármacos mais comuns associados à ACS.

Fisiopatologia das síndromes da apneia central do sono

Acredita-se que uma resposta química ventilatória alta à P_{aCO_2} seja o fator predisponente subjacente para o desenvolvimento de ACS e RCS. Nos pacientes com ACS e tal aumento da resposta química ventilatória, os aumentos na P_{aCO_2} relacionados com o sono estimulam uma resposta ventilatória exagerada, resultando em decréscimos subsequentes da P_{aCO_2} para valores abaixo do limiar apneico do paciente. Essa hiperpneia exagerada de determinado distúrbio (apneia ou hipopneia com resultante aumento da P_{aCO_2} e/ou redução da P_{aO_2}), ou **ganho alto de alça**, é considerada mais propensa a ocasionar essas oscilações mantidas no sistema que acarretam respiração periódica ou RCS (Figura 25.6).

Nos pacientes com RCS decorrente de ICC, o **tempo de atraso circulatório**, medido do término da apneia central ao nadir da S_{aO_2}%, está inversamente relacionado com $\dot{Q}$. Atrasos circulatórios prolongados em pacientes com insuficiência cardíaca refletem o maior tempo necessário para o sangue oxigenado ir das veias pulmonares e do ventrículo direito para uma sonda do oxímetro de pulso adaptada no dedo ou na orelha por causa da insuficiência de sua bomba cardíaca. Demonstrou-se que o transplante cardíaco reduz o tempo de atraso circulatório em pacientes com ICC e ACS-RCS. No entanto, sua alta resposta química ventilatória e o controle desregulado da respiração parecem persistir após transplante nesse grupo.

Diagnóstico das síndromes da apneia central do sono

Um diagnóstico da síndrome da apneia central do sono (SACS) requer características clínicas (queixas de sonolência diurna excessiva, despertares frequentes e excesso de atenção, ou despertares durante apneia), mais uma polissonografia mostrando um índice de apneia central $\geq$ 5 eventos mensuráveis por hora de sono. **Apneia central** é um evento respiratório que se caracteriza pela cessação do fluxo aéreo com pelo menos 10 segundos de duração, não acompanhado por trabalho respiratório. O diagnóstico de RCS é confirmado por uma polissonografia mostrando no mínimo 10 apneias centrais e hipopneias por hora de sono, ocorrendo em um padrão em crescendo-decrescendo de V_T acompanhado por despertares frequentes e alteração da estrutura do sono.

Abordagens terapêuticas para a síndrome da apneia central do sono

A maioria dos ensaios publicados sobre a SACS enfoca o tratamento da ACS-RCS devida a ICC. O tratamento ideal dos pacientes com ICC (p. ex., anti-hipertensivos/vasodilatadores, diuréticos e agentes inotrópicos, revascularização coronariana, etc.) é a primeira etapa para tratar a ACS-RCS. A oxigenoterapia suplementar aumenta as reservas corporais de O_2 e bloqueia o impulso respiratório hipoxêmico, reduzindo assim as apneias centrais e o padrão respiratório periódico e aumentando a qualidade de vida nos pacientes com RCS decorrente de ICC. A **acetazolamida**, um **inibidor da anidrase carbônica**, induz

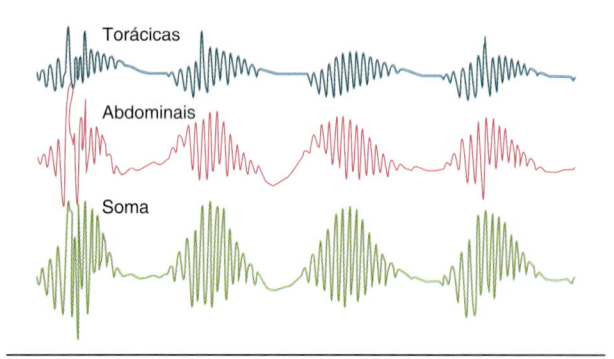

FIGURA 25.5 A respiração de Cheyne-Stokes caracteriza-se por oscilações em **crescendo-decrescendo** em V_T, mostradas pela pletismografia indutiva do tórax de um paciente e pelos movimentos abdominais.

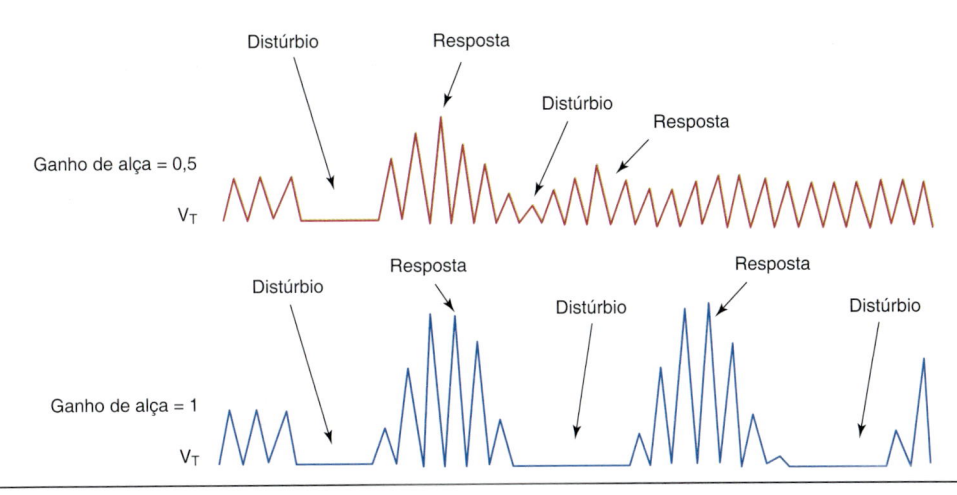

FIGURA 25.6 Resposta ventilatória a uma apneia (distúrbio) com um ganho de alça (GA) normal (traçado superior) característico do aumento da resposta química ventilatória em pacientes com ACS/RCS. *De White DP. Am J Respir Crit Care Med. Dez 1, 2005;172(11):1363-1370.*

uma acidose metabólica leve, que estimula a respiração ao aumentar a diferença entre a P_{aCO_2} prevalente do indivíduo e seu limiar apneico de P_{aCO_2}. A acetazolamida melhora a ACS, a oxigenação noturna e os sintomas diurnos relacionados. A **teofilina**, um **inibidor da fosfodiesterase**, tem efeitos excitatórios na respiração, aumenta a ventilação, reduz os distúrbios respiratórios e aumenta a oxigenação noturna. No entanto, a teofilina também quase duplica os níveis circulantes de renina em pacientes com ICC. Como no caso dos pacientes com AOS, mostrou-se que o uso de CPAP melhora a fração de ejeção ventricular esquerda, a fração de regurgitação mitral, o nível do peptídeo natriurético atrial e a eficiência da ventilação nos pacientes com ACS-RCS decorrente de ICC. Contudo, um grande ensaio clínico controlado e randomizado feito no Canadá revelou que a CPAP não afeta a sobrevida global em todos os pacientes com ACS-RCS decorrente de ICC, exceto naqueles cuja apneia central seja suprimida logo após o início da CPAP.

A ventilação com **pressão positiva de nível duplo nas vias aéreas (BiPAP**, de *bilevel positive airway pressure*) ou variável, em que a pressão positiva de via aérea aplicada é mais alta durante a inspiração que durante a expiração, parece ser tão efetiva quanto a CPAP para melhorar os distúrbios respiratórios, a oxigenação noturna e a arquitetura do sono em pacientes com RCS devida à ICC (Capítulo 30). A **servoventilação adaptativa de suporte (SVAS)** suprime a ACS e/ou a RCS nos pacientes com ICC e melhora mais sua qualidade de vida que a CPAP ou a suplementação com O_2. O uso da SVAS ajusta automaticamente a P_{AW} inspiratória positiva de acordo com o padrão de flutuação do V_T do paciente. Nos casos com **bradicardia sinusal** sintomática, o uso de um **marca-passo atrial** *overdrive* reduziu de modo significativo as apneias centrais em um estudo, presumivelmente por aumentar o $\dot{Q}$ via aumento na frequência cardíaca. A suplementação com CO_2 em fluxo baixo aumenta a P_{aCO_2} do paciente acima de seu limiar de apneia e demonstrou-se que melhora a ACS e a RCS naqueles com ICC. Entretanto, tal suplementação é ineficaz na redução dos despertares e está associada a ativação simpática, que pode ser prejudicial na ICC.

A descida para uma altitude de 500 a 1.000 m pode amenizar a maioria das síndromes clínicas observadas em altitudes elevadas, incluindo o mal agudo das montanhas, a respiração periódica em altitude elevada e o edema pulmonar de altitudes elevadas (Capítulo 13). Em altitudes, o enriquecimento noturno do ambiente com O_2 para uma $F_{IO_2} = 0{,}25$ efetiva pode amenizar as apneias centrais e a respiração periódica, bem como melhorar a qualidade do sono e o funcionamento diurno do indivíduo. Conforme dito antes, a teofilina e a acetazolamida normalizam as alterações do sono em altitudes elevadas. O **temazepam**, um **agonista do receptor benzodiazepínico**, reduz a respiração periódica em altitude elevada ao consolidar o sono. Todavia, seu uso foi associado a um decréscimo pequeno na $S_{aO_2}\%$ noturna. O **zolpidem**, um **agonista do receptor não benzodiazepínico**, melhora a qualidade do sono, sem afetar a respiração em altitudes elevadas.

Nos pacientes com ACS medicamentosa conhecida ou suspeita, a interrupção da administração de opioides de ação prolongada, sua substituição por medicações não narcóticas ou a redução da dose de narcóticos pode ajudar a melhorar a respiração periódica.

Síndrome da apneia complexa do sono

Definição

A **síndrome de apneia complexa do sono (SACompS)** é uma forma de apneia do sono identificada especificamente pela persistência ou pelo surgimento de apneias centrais ou hipopneias após a exposição de um paciente a CPAP quando quaisquer eventos obstrutivos tiverem desaparecido.

▶▶ CORRELAÇÃO CLÍNICA 25.2

Deve-se distinguir a designação de SACompS da expressão **apneia mista**. Embora a SACompS seja diagnosticada por apneias centrais não mascaradas quando se utiliza CPAP em um paciente com AOS, uma apneia mista é um padrão respiratório específico que começa como uma apneia central, mas termina como um evento obstrutivo (Figura 25.7). As apneias mistas são consideradas tradicionalmente eventos respiratórios "obstrutivos", embora também possam estar presentes na SACompS.

Epidemiologia da síndrome da apneia complexa do sono

A estimativa relatada da prevalência de SACompS entre pacientes com apneia do sono nos Estados Unidos é de 16%, embora isso tenha sido determinado por um estudo clínico de coorte relativamente pequeno. Um estudo maior com mais de 1.200 pacientes japoneses com todas as formas de síndromes de apneia do sono revelou uma prevalência de SACompS de 5%. Parece haver uma predominância masculina notável na SACompS, cerca de 80 a 90% entre os limites étnicos e nacionais.

Fisiopatologia da síndrome da apneia complexa do sono

A fisiopatologia desse distúrbio abrange a combinação de um estreitamento anatômico e uma via aérea excessivamente colapsável com um limiar apneico altamente sensível induzido por hipocapnia. A polissonografia basal em pacientes com SACompS costuma demonstrar SAOS e características de eventos respiratórios predominantemente obstrutivos (apneia, hipopneias e DRTRs). No entanto, com a administração de CPAP para eliminar obstrução da via aérea, o controle central desregulado da ventilação é revelado, levando ao surgimento de apneias centrais e um padrão respiratório de Cheyne-Stokes. É provável que a redução da P_aCO_2 abaixo do limiar apneico do paciente causada pela CPAP precipite as apneias centrais nos pacientes com SACompS e um sistema de controle ventilatório altamente sensível induzido por hipocapnia. Ao mesmo tempo, a CPAP excessiva que aumenta as pressões intratorácicas e a hiperinsuflação também pode desencadear apneias centrais via **reflexo de Hering-Breuer** (Capítulo 11).

Diagnóstico da síndrome da apneia complexa do sono

Em um paciente com as características clínicas de uma síndrome da apneia do sono, o diagnóstico de SACompS baseia-se em uma polissonografia basal inicial que demonstre predominantemente eventos respiratórios obstrutivos que ocorrem pelo menos cinco vezes por hora. Em seguida, um ensaio terapêutico subsequente com CPAP deve demonstrar a resolução dos eventos respiratórios obstrutivos e o surgimento de apneias centrais (novamente ≥ 5/h) e/ou um padrão respiratório de Cheyne-Stokes.

Tratamento da síndrome da apneia complexa do sono

Conforme dito antes, o uso de SVAS parece ser superior a outras terapias com pressão positiva nas vias aéreas no controle dos distúrbios respiratórios da SACompS. Várias terapias promissoras, inclusive a pressão positiva com modulação de gás nas vias aéreas (PAPGAM, de *positive airway pressure with gas modulation*) usando uma F_ICO_2 baixa, o espaço morto artificialmente melhorado e a prescrição de acetazolamida, todos ajudam a estabilizar o controle quimiorreceptor da respiração ao induzir acidose metabólica ou elevar a P_aCO_2 acima do limiar apneico do paciente.

Síndrome da hipoventilação/hipoxemia relacionada com o sono

Definição

A **síndrome de hipoventilação/hipoxemia relacionada com o sono (SHHRS)** é um grupo de distúrbios respiratórios que se caracterizam por diminuição do $\dot{V}_A$ decorrente de várias causas que excluem AOS, todos com redução da $S_aO_2\%$ e aumento da P_aCO_2 durante o sono. A maioria dos autores divide a SHHRS em duas categorias, com base em sua etiologia subjacente, que são os distúrbios primários ou idênticos, como a hipoventilação alveolar não obstrutiva relacionada com o sono e a **síndrome de hipoventilação alveolar central congênita (SHACC)**, também conhecida

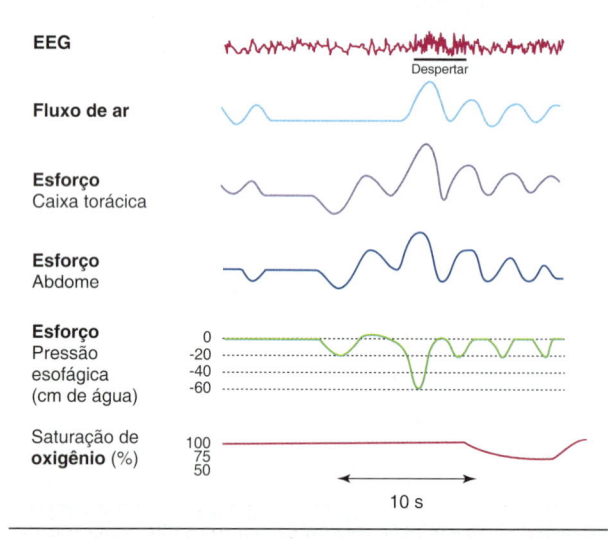

FIGURA 25.7 Demonstração de uma apneia mista por avaliação polissonográfica. Ver mais detalhes no texto.

como a **maldição de Ondine**, do folclore germânico sobre Ondine, uma ninfa das águas que amaldiçoou seu marido infiel, fazendo-o parar de respirar se adormecesse outra vez. Outros casos de SHHRS são secundários a uma anormalidade pulmonar, neuromuscular ou esquelética subjacente (Tabela 25.8).

Epidemiologia da síndrome da hipoventilação/hipoxemia relacionada com o sono

A demografia dos pacientes com SHHRS secundária é paralela à das condições clínicas causais subjacentes. As síndromes primárias de SHHRS são muito raras, com apenas 160 a 180 casos confirmados de SHACC relatados em todo o mundo. A SHACC acomete recém-nascidos e lactentes, estando associada a outras anormalidades congênitas, inclusive a **doença de Hirschsprung**, disfunção anatômica, tumores neurais, disfunções da deglutição e anormalidades oculares. Em geral, a SHACC é esporádica, mas alguns casos estão relacionados com mutações *de novo* do **gene PHOX2B**. Em contraste, sabe-se pouco sobre a epidemiologia da síndrome de hipoventilação alveolar não obstrutiva idiopática relacionada com o sono em adultos, com início durante a adolescência e o começo da idade adulta.

Fisiopatologia da síndrome de hipoventilação/hipoxemia relacionada com o sono

As formas idiopáticas e congênitas de SHHRS caracterizam-se por menor resposta ventilatória à hipercapnia ou à hipoxia, tanto durante o estado de vigília quanto durante o sono. Tal alteração na resposta deve-se a uma postulada lesão nos quimiorreceptores medulares (tipo idiopático adulto) ou a uma integração de quimiorreceptores aferentes no tronco cerebral (tipo congênito). As mutações de *PHOX2B*, que tem um modo autossômico dominante de transmissão com penetrância incompleta, parecem comprometer a função do controle respiratório do **núcleo trapezoide** na medula rostral em lactentes com SHACC (Capítulo 11). Por comparação, a SHHRS devida a condições clínicas na maioria das vezes está ligada a anormalidades da ventilação-perfusão (Capítulo 8), inclusive insuficiências ventilatórias mecânicas associadas a essas condições clínicas sérias.

Diagnóstico diferencial da síndrome de hipoventilação/hipoxemia relacionada com o sono

Suspeita-se de SHACC em um recém-nascido com respiração superficial mantida, cianose e apneia durante o sono (Figura 25.8). Em pacientes com mais idade, um diagnós-

Tabela **25.8** Classificação das síndromes de hipoventilação/hipoxêmicas relacionadas com o sono[a]

Primárias ou idiopáticas
Hipoventilação alveolar não obstrutiva relacionada com o sono
Síndrome de hipoventilação alveolar central congênita (maldição de Ondina)
Hipoventilação/hipoxemia secundária relacionada com o sono devida a uma condição clínica
Anormalidades do parênquima pulmonar, por exemplo, doença pulmonar intersticial
Anormalidades vasculares pulmonares, por exemplo, embolia pulmonar, desvio da direita para a esquerda
Obstrução de vias respiratórias inferiores, por exemplo, doença pulmonar obstrutiva crônica (DPOC)
Distúrbio neuromuscular, por exemplo, esclerose amiotrófica lateral
Distúrbios da parede torácica, por exemplo, cifoescoliose, hipoventilação relacionada com a obesidade

[a] *De* The International Classification of Sleep Disorders, 2nd ed.

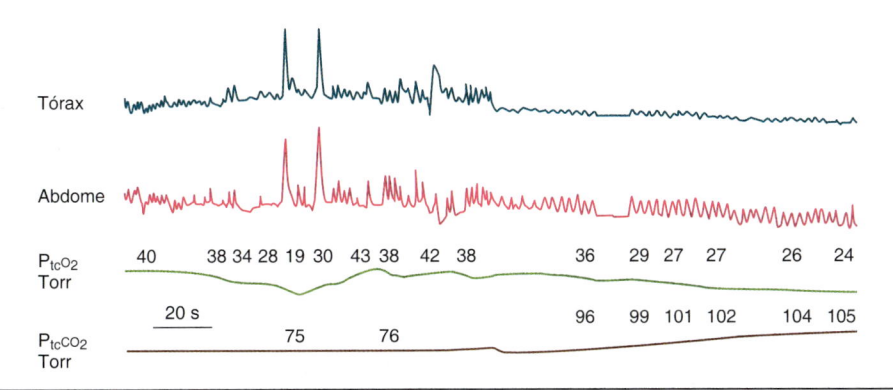

FIGURA 25.8 Monitoração respiratória em um recém-nascido com a síndrome de hipoventilação alveolar central congênita. Notar o padrão respiratório toracoabdominal errático associado a declínio profundo na oxigenação arterial e hipercapnia progressiva, conforme detectado por monitoração transcutânea do gás exalado ($P_{tc}O_2$ e $P_{tc}CO_2$, respectivamente).

tico de SHHRS idiopática é feito em adolescentes e adultos somente após a exclusão de condições clínicas que possam causar SHHRS secundária. A síndrome caracteriza-se por impedimento da resposta química que causa hipercapnia diurna e hipoxemia, apesar das propriedades mecânicas normais dos pulmões e do tórax. Quando não tratadas, essas síndromes primárias de hipoventilação alveolar podem progredir para hipertensão pulmonar e morte.

Na SHHRS secundária a condições clínicas, o diagnóstico requer uma polissonografia e/ou gasometria arterial que demonstrem hipoxemia e/ou hipercapnia noturnas persistentes na ausência de apneias obstrutivas óbvias ou respiração periódica em um paciente com alguma condição clínica, neurológica ou neuromuscular predisponente (Tabela 25.9).

> ▶▶ CORRELAÇÃO CLÍNICA 25.3
>
> Uma causa cada vez maior de SHHRS secundária é a **síndrome de obesidade e hipoventilação (SOH)**, antigamente conhecida como **síndrome de Pickwick**, por causa do "menino gordo e sonolento de face vermelha" do livro *As Aventuras do Sr. Pickwick*, de Charles Dickens. A SOH ocorre em pacientes com obesidade mórbida e hipersonolência diurna, hipercapnia e hipoxemia que se agravam durante o sono, policitemia e, se a síndrome não for tratada, hipertensão pulmonar. Os preditores clínicos independentes de SOH em um paciente com SAOS conhecida incluem uma [HCO_3^-] sérica ≥ 27 mM/L, um IAH elevado (teoricamente ≥ 100 eventos/h) e uma S_aO_2% anormalmente baixa.

Abordagens terapêuticas para a síndrome de hipoventilação/hipoxemia relacionada com o sono

O tratamento ideal de condições clínicas subjacentes melhora muitas SHHRSs secundárias, incluindo O_2 noturno e broncodilatadores de ação prolongada em pacientes com DPOC. Os fármacos que melhoram o impulso ventilatório (teofilina, progesterona, acetazolamida) ou aumentam a força muscular, como os esteroides anabolizantes, o hormônio do crescimento e o IGF-1, não foram efetivos de maneira confiável para amenizar a hipoventilação crônica da SHHRS. A ventilação com pressão positiva não invasiva, por via nasal ou máscara orofacial usando-se um dispositivo de BiPAP ou ventilador mecânico, está indicada para pacientes com fadiga, dispneia, cefaleia matinal ou insuficiência respiratória crônica. Em um subgrupo de pacientes com SOH, tanto a CPAP quanto a BiPAP são efetivas para reduzir a hipercapnia diurna, e a BiPAP melhora de modo substancial a oxigenação, a qualidade do sono e a de vida relacionada com a saúde. O **suporte ventilatório com pressão e volume médios assegurados (SVPVA)** combina os modos limitado pela pressão e limitado pelo volume de ventilação assistida para assegurar um V_T mais consistente, ao mesmo tempo em que proporciona conforto e as vantagens do suporte da pressão (Capítulo 30). Embora o SVPVA e a BiPAP ofereçam benefícios similares em termos de qualidade do sono e de vida, o SVPVA tem melhor eficácia ventilatória, conforme avaliado pela $P_{tc}CO_2$ em pacientes com SOH.

Tabela **25.9** Critérios da polissonografia e da gasometria arterial para síndrome de hipoventilação/hipoxemia relacionada com o sono[a]

Polissonografias ou gasometrias arteriais obtidas durante o sono, mostrando pelo menos um dos seguintes:
Uma S_aO_2 durante o sono < 90%, durando mais de cinco minutos com um nadir ≤ 85%; OU
> 30% do tempo total de sono com S_aO_2 < 90%; OU
Gasometrias arteriais com uma P_aCO_2 que é anormalmente alta ou aumentada de modo desproporcional com relação aos níveis durante a vigília.

[a]*De* The International Classification of Sleep Disorders, *2nd ed.*

Bibliografia comentada

1. Sateia, MJ, ed. *International Classification of Sleep Disorders*, 2nd ed. Westchester, IL: American Academy of Sleep Medicine; 2005;33-77. *O manual abrangente ICSD-2 fornece definições e critérios diagnósticos padronizados, além de resumir a informação a respeito da epidemiologia e das características clínicas distintivas.*
2. Epstein LJ, Kristo D, Strollo PJ, et al. Clinical guideline for the evaluation, management, and long-term care of obstructive sleep apnea in adults. *J Clin Sleep Med*. 2009;5:263-276;

Yumino D, Bradley TD. Central sleep apnea and Cheyne-Stokes respiration. *Proc Am Thorac Soc*. 2008;226-236; Gilmartin GS, Daly RW, Thomas RJ. Recognition and management of complex sleep-disordered breathing. *Curr Opin Pulm Med*. 2005;11:485-493; Casey KR, Cantillo KO, Brown LK. Sleep-related hypoventilation/hypoxemic syndromes. *Chest*. 2007;131:1936-1948. *Em conjunto, estes quatro artigos constituem uma revisão dos aspectos clínicos, do diagnóstico e do tratamento dos três tipos principais de distúrbios respiratórios relacionados com o sono.*

ESTUDO DE CASOS E PROBLEMAS PRÁTICOS

CASO 25.1 Um homem de 38 anos procura atendimento médico com dispneia noturna paroxística. Ele tem sentido fraqueza muscular progressiva nos braços e nas pernas, secundária a esclerose amiotrófica lateral. Também se queixa de cefaleia com cerca de 30 minutos de duração no início da manhã. As provas de função pulmonar mostram uma capacidade vital forçada (CVF) = 48% da prevista e uma pressão inspiratória máxima (PIM) de -15 cm de H_2O. Sua gasometria arterial em repouso alerta mostra pH_a = 7,35, P_aCO_2 = 55 mmHg e P_aO_2 = 78 mmHg. O uso de um oxímetro de pulso na orelha durante toda a noite revela episódios mantidos de S_aO_2 < 88% com 15 minutos de duração. Qual a causa mais provável de seu distúrbio respiratório relacionado com o sono?

a) Apneia complexa do sono.
b) Síndrome de hipoventilação/hipoxemia relacionada com o sono.
c) Apneia central do sono.
d) Hipoventilação de Cheyne-Stokes.
e) Apneia mista do sono.

CASO 25.2 Um homem de 75 anos é levado ao médico pela esposa, que testemunhou episódios frequentes de pausas na respiração e relata que o paciente ronca apenas levemente e de maneira intermitente. A pontuação do paciente na **Escala de Sono Epworth** é de 12 (variação: 0 [nunca sonolento] a 24 [muito sonolento]), o que denota sonolência leve. Sua polissonografia revela episódios frequentes do evento visto na ilustração adiante (seta com ponta dupla).

Qual das seguintes condições está mais frequentemente associada a esse evento?

a) Insuficiência cardíaca congestiva.
b) Doença pulmonar obstrutiva crônica.
c) Obesidade.
d) Cifoescoliose grave.
e) Hipertrofia adenotonsilar.

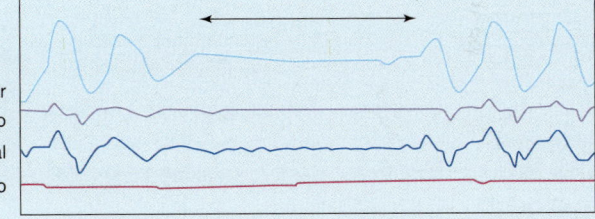

CASO 25.3 Ante a suspeita de AOS, uma polissonografia é realizada em um homem de 32 anos sem problemas clínicos conhecidos. Sua esposa relatou que ele ronca alto e de maneira persistente, tendo também asfixia e engasgo noturnos. Seu estudo do sono revela um índice de apneia-hipopneia (IAH) de 35 eventos/h, com S_aO_2 mínima = 84%. O paciente está relutante em experimentar a terapia com CPAP, mas seu médico quer usar a medicina baseada em evidência para convencê-lo a tentar. Qual dos seguintes é um efeito conhecido da terapia com CPAP para AOS?

a) Pontuação alta na Escala de Sono Epworth.
b) Índice de despertar alto.
c) Aumento do sono delta (onda lenta).
d) Baixa latência de sono durante cochilos.
e) Pouco sono de movimento rápido dos olhos (REM).

Soluções para o estudo de casos e problemas práticos

CASO 25.1 A resposta mais correta é b, síndrome de hipoventilação/hipoxemia relacionada com o sono (SHHRS).

O paciente tem fraqueza muscular (CVF e PIM reduzidas) em decorrência da esclerose amiotrófica lateral, bem como hipercapnia (P_aCO_2 > 45 mmHg), e a polissonografia confirma hipoxemia mantida (S_aO_2 < 90% por cinco minutos ou mais), resultados mais consistentes com SHHRS secundária decorrente de doença neuromuscular.

CASO 25.2 A resposta mais correta é a, insuficiência cardíaca congestiva (ICC).

A polissonografia revela ausência de fluxo de ar, acompanhada por trabalho respiratório ausente, o que é consistente com uma SACS. ICC, doença renal crônica e doença cerebrovascular são condições clínicas associadas a ACS e/ou RCS. A DPOC muito grave está associada a hipoventilação e hipoxemia noturnas, especialmente graves durante o sono REM. As anormalidades da parede torácica decorrentes de obesidade mórbida e cifoescoliose grave podem resultar em hipoventilação/hipoxemia relacionadas com o sono. A hipertrofia adenotonsilar é a principal causa da SAOS em crianças.

CASO 25.3 A resposta mais correta é c, aumento do sono delta (de onda lenta).

Os indicadores de um ensaio com CPAP bem-sucedido incluem melhora da arquitetura do sono, com menos despertares e desvios dos estágios do sono, maior proporção de sono delta e aumento do sono REM. Também se demonstrou que o uso prolongado de CPAP reduz a hipersonolência diurna, tanto de modo subjetivo (menor pontuação na Escala de Sono Epworth) quanto objetivo (aumento da latência durante um teste de latência múltipla do sono).

SEÇÃO IV

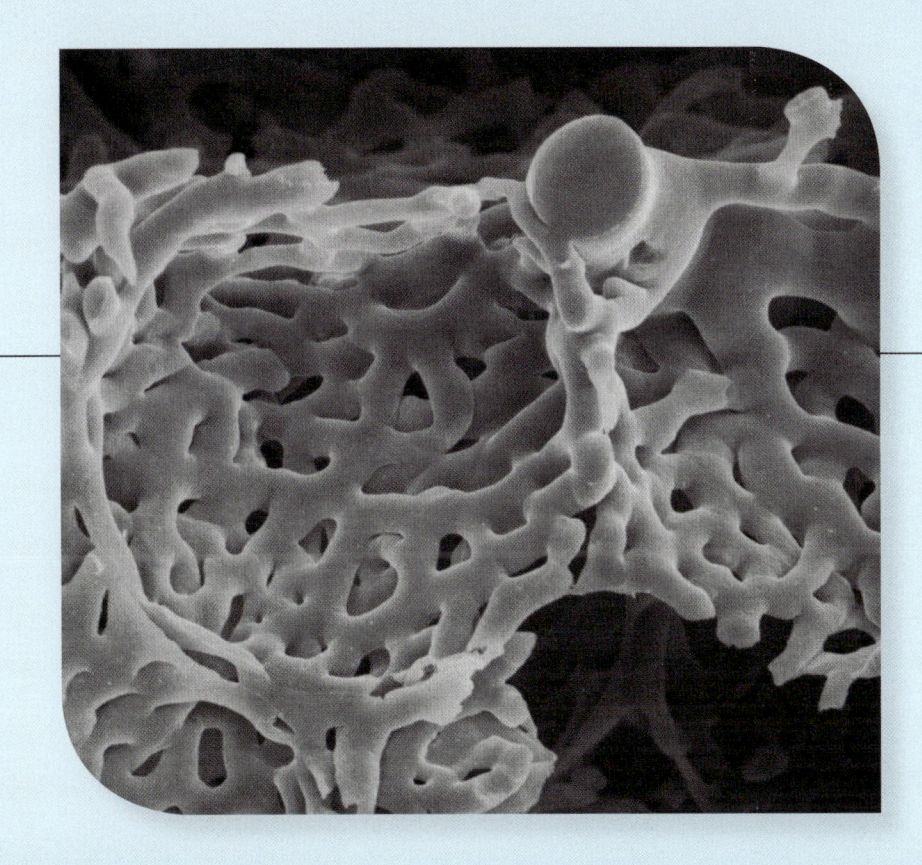

DOENÇAS INFLAMATÓRIAS, VASCULARES E PLEURAIS

Capítulo 26

Patologia das doenças atelectásicas, vasculares e iatrogênicas dos pulmões e do espaço pleural

DAVID S. BRINK, MD

Objetivos de aprendizagem

O leitor deverá:
- Definir atelectasia e distinguir suas várias formas.
- Descrever a fisiopatologia e a morfologia do edema pulmonar, do tromboembolismo, da hipertensão, da síndrome de Goodpasture e da granulomatose de Wegener.
- Distinguir a pneumonia por irradiação aguda da crônica e a rejeição aguda da crônica dos aloenxertos pulmonares.

Atelectasia

O termo **atelectasia** descreve uma redução no volume pulmonar, devida à expansão incompleta dos espaços de ar ou, mais comumente, ao colapso do parênquima pulmonar previamente insuflado. Na atelectasia, a perfusão de um pulmão assim não ventilado cria um desvio fisiológico que mistura inadequadamente o sangue oxigenado vindo das artérias pulmonares com o sangue mais bem oxigenado nas veias pulmonares (Capítulo 9). Se o desequilíbrio entre ventilação e perfusão for grave o suficiente, resulta em hipoxemia sistêmica. Além disso, o pulmão com atelectasia é propenso a ficar infectado. A atelectasia pode ser subdividida por sua patogenia.

Na **atelectasia por reabsorção** (também conhecida como **atelectasia obstrutiva**), o ar não alcança os espaços de ar distais por causa de obstrução da via aérea. Assim, à medida que mais ar distal é absorvido, o pulmão previamente expandido colapsa. A extensão do acometimento é determinada pelo nível de obstrução. A obstrução de um brônquio lombar pode resultar em colapso de todo um lobo. É mais comum um tampão mucoso ou mucopurulento ser responsável por essa oclusão, embora qualquer obstrução física seja suficiente. Na atelectasia por reabsorção, o mediastino sofre um desvio para o lado acometido.

Na **atelectasia por compressão** (também conhecida como **atelectasia passiva** e **atelectasia por relaxamento**), o acúmulo de material ocupando espaço comprime o parênquima pulmonar (Figura 26.1). Esse tipo de atelectasia complica o derrame pleural e o pneumotórax (ver adiante), bem como os tumores pleurais (Capítulo 31). Além disso, a atelectasia por compressão de zonas pulmonares basais complica o derrame peritoneal (**ascite**) e frequentemente ocorre em pacientes acamados devido à elevação diafragmática. Na atelectasia por compressão, o mediastino sofre um desvio na direção do lado acometido.

A **microatelectasia** complica a síndrome da distrição respiratória do adulto e neonatal (Capítulos 23 e 39), bem como doenças pulmonares intersticiais inflamatórias (Capítulo 23). Sua patogenia envolve um conjunto complexo de eventos, o mais importante sendo a desativação de surfactante no pulmão maduro ou sua síntese inadequada no pulmão neonatal.

No contexto de **fibrose pulmonar** localizada ou generalizada, os focos de fibrose se contraem em grande parte devido à ação de miofibroblastos, colapsando o tecido pulmonar adjacente e resultando em **atelectasia por contração** ou **atelectasia por cicatrização**.

Em geral, a atelectasia por reabsorção, a atelectasia por compressão e a microatelectasia são reversíveis, enquanto a atelectasia por contração não é.

Edema pulmonar

Quando se desenvolve edema no pulmão, o excesso de líquido move-se rapidamente do interstício para os espaços aéreos (Capítulos 7 e 28). Embora haja muitas causas específicas de **edema pulmonar** (ver Tabela 7.2), em geral ele se deve a uma alteração na hemodinâmica (pressões de perfusão *vs.* intersticiais) ou a lesão microvascular. A insuficiência cardíaca congestiva é a causa mais comum de um aumento na pressão venosa pulmonar e do edema pulmonar resultante. Menos comumente, a redução da pressão oncótica plasmática resulta na saída de líquido do espaço vascular para o interstício e, em seguida, para os alvéolos. Por outro lado, um aumento na permeabilidade dos capilares, como ocorre no contexto de lesão alveolar e microvascular, pode resultar em edema (Capítulo 28).

As manifestações macroscópicas de edema pulmonar incluem aumento do peso pulmonar e uma superfície de corte úmida com líquido espumoso visível nas vias aéreas

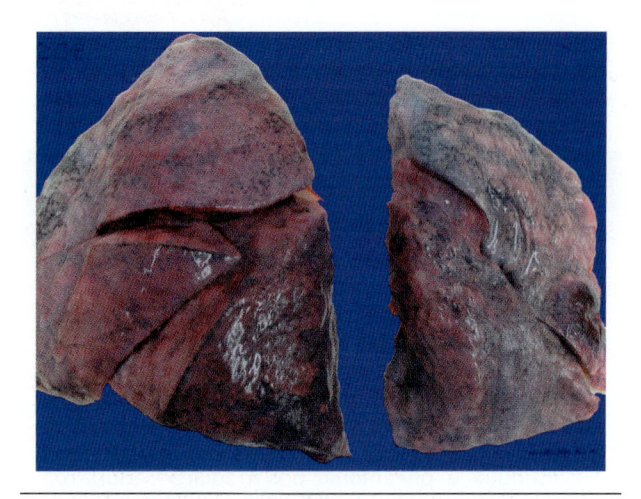

FIGURA 26.1 Atelectasia por compressão. O pulmão esquerdo (lado direito da imagem) está atelectásico devido ao hemotórax do lado esquerdo causado por um ferimento por arma de fogo. Notar que o pulmão esquerdo é bem menor do que o direito e tem a superfície pleural enrugada. *De Kemp et al. Pathology: The Big Picture, McGraw-Hill; 2008.*

maiores. À observação microscópica, o edema caracteriza-se por precipitado intra-alveolar pálido, eosinofílico, vítreo ou finamente granular (Figura 26.2a). No contexto de edema pulmonar secundário à elevação da pressão venosa, os capilares septais alveolares evidenciam congestão, que se caracteriza por ingurgitamento com sangue. Graças à natureza delicada dos septos alveolares, a congestão costuma ser acompanhada pela ruptura ocasional de capilares, resultando em micro-hemorragias que liberam elementos sanguíneos formados nos espaços alveolares. À medida que os eritrócitos são depurados pelos macrófagos, a hemoglobina sofre catabolismo progressivo, tornando-se hemossiderina, que persiste no citoplasma dos macrófagos. Portanto, a presença de macrófagos carregados de hemossiderina (ou **siderófagos**) reflete hemorragia remota e implica congestão crônica (Figura 26.2b). Embora qualquer forma de hemorragia pulmonar possa exibir siderófagos, a causa mais comum de congestão e hemorragia pulmonar é a insuficiência cardíaca congestiva, o que levou ao uso disseminado da expressão **"células da insuficiência cardíaca"** para descrever tais macrófagos intra-alveolares carregados de hemossiderina.

Embolia pulmonar

A grande maioria dos êmbolos pulmonares é de origem trombótica. Portanto, a menos que especificado de outra forma, a expressão "êmbolo pulmonar" costuma referir-se o **tromboembolismo pulmonar**, evento envolvido em cerca de 10% das mortes hospitalares. Em mais de 95% dos casos, a fonte de tromboêmbolos pulmonares é um trombo em uma veia profunda de um membro inferior (Capítulo 27). Os fatores de risco para trombose venosa e tromboembolia pulmonar incluem permanência prolongada no leito (em especial no caso de imobilização de um membro inferior), traumatismo grave, queimaduras, insuficiência cardíaca congestiva e estados de hipercoagulabilidade (Tabela 26.1).

Quando um trombo venoso emboliza, ele segue por veias sistêmicas cada vez maiores, na direção do coração. Após a ejeção do ventrículo direito, fragmentos do êmbolo

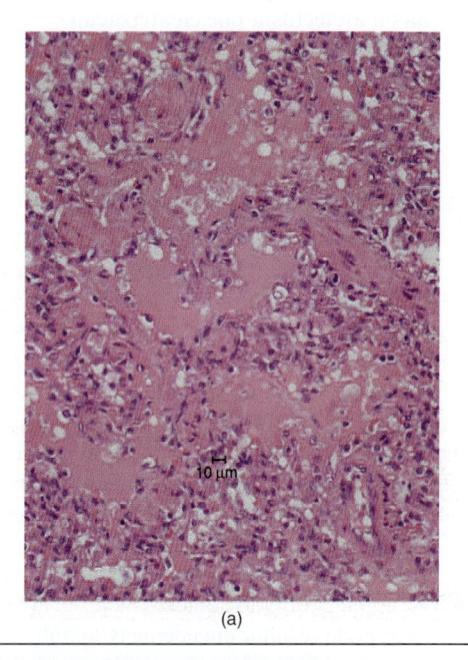

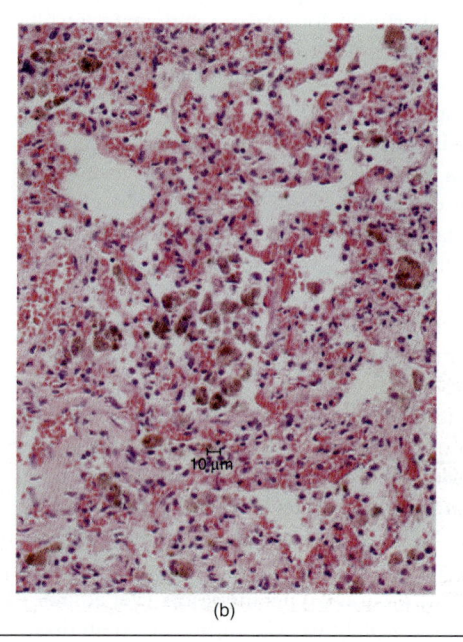

FIGURA 26.2 (a) O edema pulmonar é reconhecível à microscopia como um precipitado pálido, eosinofílico, vítreo ou finamente granular preenchendo os espaços aéreos. (b) Na congestão pulmonar, os capilares alveolares ficam ingurgitados com sangue. Além disso, há numerosos macrófagos carregados de hemossiderina ("células da insuficiência cardíaca") dentro dos alvéolos, o que reflete hemorragia remota.

Tabela 26.1 Causas de estados hipercoaguláveis

Primárias	Secundárias
Deficiência de antitrombina III	Obesidade
Deficiência de proteína C	Cirurgia recente
Fibrinólise defeituosa	Gravidez
Fator V de Leiden	Anticoncepcional oral com alto teor de estrogênio
Protrombina 20210A	Câncer
Hiper-homocisteinemia	
Síndrome antifosfolipídeo	

movem-se para ramos cada vez menores da artéria pulmonar, até alcançarem vasos muitos pequenos, pelos quais não podem passar, momento em que os tromboêmbolos ocluem uma artéria ou arteríola pulmonar e aumentam a resistência vascular, podendo induzir vasospasmo. Quando um vaso importante é ocluído, a hipertensão pulmonar resultante pode diminuir o débito cardíaco e induzir *cor pulmonale* e a morte. Caso não sobrevenha a morte, o tromboembolismo pulmonar resulta em hipoxemia devido ao desequilíbrio entre ventilação e perfusão, com aumento da ventilação do espaço morto (Capítulo 8). A isquemia também pode reduzir a liberação de surfactante e causar dor pleurítica, que aumenta o trabalho respiratório (Capítulos 5 e 6). Apesar do suprimento sanguíneo sistêmico (Capítulo 2), o tromboembolismo pode resultar em isquemia do parênquima pulmonar e **infarto pulmonar**. Nos pacientes com **persistência do forame oval** (~30% de todas as pessoas), a oclusão trombótica de uma artéria pulmonar pode causar desvio da direita para a esquerda e subsequente **embolia paradoxal**, em que um trombo venoso entra em artérias sistêmicas e as emboliza, causando isquemia distal.

Em termos macroscópicos, um tromboêmbolo pulmonar é um coágulo de sangue sinuoso, impactado em um ramo arterial pulmonar (Figura 26.3a). Um tromboêmbolo muito grande ocluindo as artérias pulmonares principais costuma ser chamado de "trombo em sela". À microscopia, o tromboêmbolo caracteriza-se por camadas alternadas de fibrina (eosinofílicas) e eritrócitos. O dano pulmonar isquêmico caracteriza-se por hemorragia intra-alveolar (Figura 26.3b). Um infarto pulmonar será cônico (ou em forma de cunha ao corte transversal) e hemorrágico (Figura 26.4a). De início, o infarto é vermelho-azulado, tornando-se pálido e depois vermelho-acastanhado, à medida que os eritrócitos sofrem lise e a hemoglobina é degradada em hemossiderina. Em seguida, conforme os fibroblastos substituem progressivamente o tecido necrótico por fibrose (cicatrizes), o infarto mostra uma zona periférica cinza-esbranquiçada. À microscopia, o tecido pulmonar infartado exibe **necrose coagulativa** com perda da basofilia nuclear, embora geralmente o aspecto microscópico predominante seja hemorragia alveolar (Figura 26.4b, c). Nos casos de morte súbita em decorrência de um êmbolo em sela, não costuma haver alterações macro nem microscópicas nos pulmões.

Em termos clínicos, 60 a 80% dos tromboêmbolos pulmonares são assintomáticos; cerca de 5% causam *cor pulmonale* agudo, choque ou morte súbita, e 10 a 15% afetam artérias de tamanho médio e, por um mecanismo desconhecido, causam dispneia. Na presença de um fator de risco

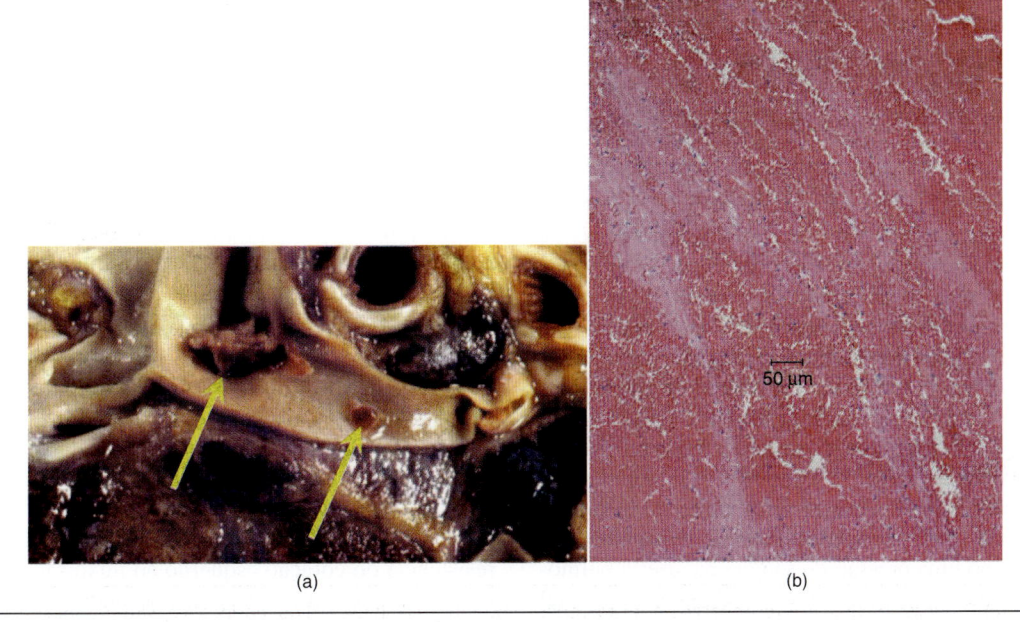

FIGURA 26.3 Tromboembolismo pulmonar. (a) A seta indica fragmentos de tromboêmbolo dentro de uma artéria pulmonar, que foi aberta longitudinalmente. (b) À microscopia, um trombo mostra lamelas de plaquetas com fibrina (em cor-de-rosa) e eritrócitos (em vermelho).

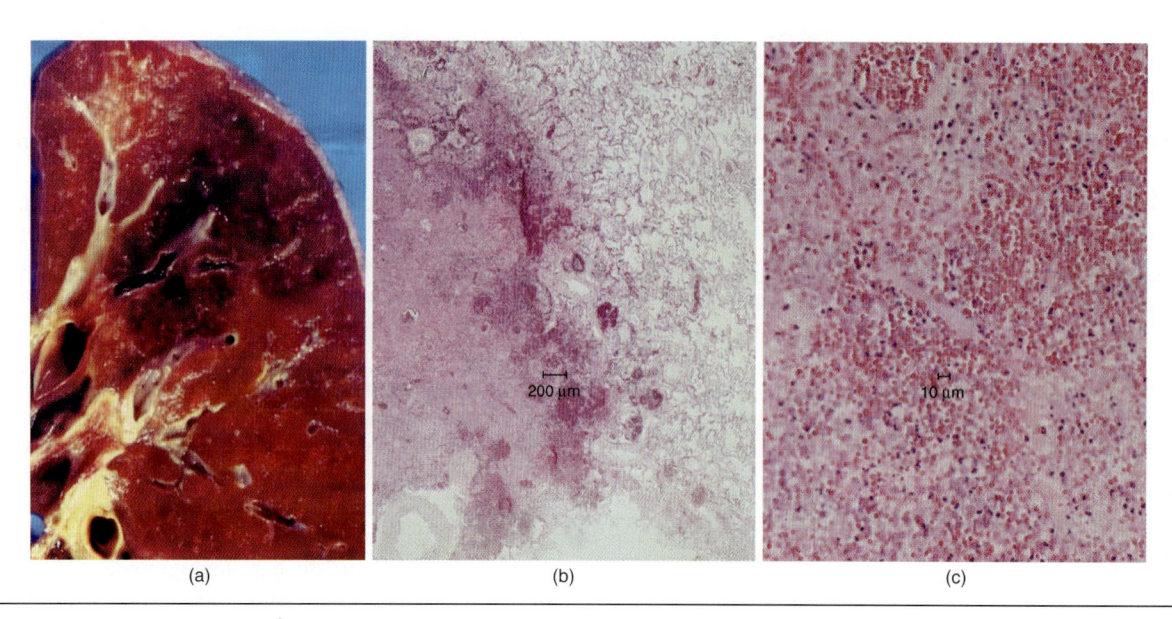

FIGURA 26.4 Infarto pulmonar. (a) À observação macroscópica, os infartos caracterizam-se por hemorragia aguda. A área mais escura em formato de cunha na metade superior da imagem é um infarto pulmonar. (b) A lesão sólida rosa-avermelhada é um infarto pulmonar sob pequeno aumento. (c) Sob grande aumento, um infarto pulmonar mostra hemorragia intra-alveolar aguda e necrose do parênquima pulmonar.

subjacente, um paciente que teve um tromboêmbolo tem uma chance de 30% de recorrência do evento. Uma minoria (menos de 3%) com recorrência de tromboembolismo pulmonar desenvolve hipertensão pulmonar (ver adiante), *cor pulmonale* crônico, esclerose vascular e agravamento da dispneia. O tratamento do tromboembolismo pulmonar envolve trombólise e anticoagulação. Se a anticoagulação estiver contraindicada ou não for suficiente, um filtro (Greenfield, guarda-chuva) pode ser colocado na veia cava inferior; os tromboêmbolos capturados pelo filtro sofrem fibrinólise.

Além dos trombos venosos, o estudante deve lembrar que a embolia pulmonar pode ser causada por ar, medula óssea, gordura, corpos estranhos e líquido amniótico. Na maioria das circunstâncias, os efeitos hemodinâmicos de tais materiais lembram aqueles causados por trombos (Capítulo 27). No entanto, a duração desses efeitos e a gravidade do comprometimento pulmonar que eles causam podem ser transitórias (como no caso do nitrogênio no ar) ou persistir (como se notou no caso de cristais ou talco usados para "cortar" certos fármacos antes de seu uso intravenoso abusivo). A embolia por líquido amniótico é um evento devastador, geralmente resultando em morte materna no período periparto.

Hipertensão pulmonar

Normalmente, a pressão arterial pulmonar é cerca de um oitavo da pressão arterial sistêmica. Define-se **hipertensão pulmonar** como uma pressão do sangue na artéria pulmonar maior do que ou igual a um quarto da pressão arterial sistêmica. Essa hipertensão pode ser um distúrbio primário ou secundário a uma condição subjacente. A hipertensão pulmonar primária é menos comum que as formas secundárias e costuma ser esporádica, embora exista uma forma familiar.

Em alguns casos de hipertensão pulmonar primária, a patogenia envolve uma mutação no gene que codifica o **receptor da proteína óssea morfogenética tipo 2 (BMPR2**, de *bone morphogenetic protein receptor type 2*), uma proteína da superfície celular (da superfamília fator transformador do crescimento β [TGF-β, de *transforming growth factor-β*]), que liga muitas citocinas (incluindo TGF-β, BMP, ativina e inibina). Nas células da musculatura lisa vascular da túnica média, a sinalização normal do BMPR2 diminui a proliferação e aumenta a apoptose. Uma mutação inativadora do gene *BMPR2*, portanto, resulta em proliferação de músculo liso. Tal mutação está presente em aproximadamente metade dos pacientes com hipertensão pulmonar primária familiar e em cerca de 25% dos pacientes com hipertensão pulmonar primária esporádica.

Na hipertensão pulmonar secundária, a disfunção de célula endotelial resulta do maior cisalhamento e da força mecânica, devido a aumento do fluxo e/ou da pressão, ou de lesão bioquímica (p. ex., pelos efeitos da fibrina no contexto do tromboembolismo). Subsequente à lesão endotelial, a redução nos níveis de prostaciclina e óxido nítrico acarreta vasoconstrição pulmonar, adesão e ativação plaquetárias, enquanto vários fatores de crescimento e citocinas induzem migração e replicação de células musculares lisas vasculares. Muitas condições causam aumento do fluxo sanguíneo pulmonar, da resistência vascular pulmonar ou da resistência do coração esquerdo ao fluxo sanguíneo, resultando em hipertensão pulmonar secundária (Tabela 26.2).

A morfologia da hipertensão pulmonar – primária ou secundária – manifesta-se na árvore arterial pulmonar. As

Tabela 26.2 Causas de hipertensão pulmonar secundária

Doença pulmonar obstrutiva crônica	Cardiopatia congênita ou adquirida
Êmbolos pulmonares recorrentes	Distúrbios autoimunes
Síndromes da apneia obstrutiva do sono	

principais artérias elásticas desenvolvem ateromas; as artérias de tamanho médio desenvolvem hiperplasia das túnicas íntima e média, resultando em espessamento da parede arterial e estenose luminal (Figura 26.5); pequenas artérias e arteríolas desenvolvem hipertrofia medial e reduplicação de membranas elásticas.

▶▶ CORRELAÇÃO CLÍNICA 26.1

Os patologistas em geral são solicitados a avaliar morfologicamente a gravidade da hipertensão pulmonar. Em adultos, o **Sistema de Graduação de Heath e Edwards** é útil (Tabela 26.3). Em crianças jovens, a hipertensão pulmonar costuma ser avaliada mediante critérios diferentes, notavelmente pelo **Sistema de Graduação de Rabinovitch-Reid**, pois a lesão está ocorrendo em um pulmão ainda em desenvolvimento (Tabela 26.4).

Clinicamente, a hipertensão pulmonar primária afeta pacientes jovens (com 20 a 40 anos), mais comumente mulheres, e manifesta-se por fadiga, síncope (em especial ao exercício), dispneia ao exercício e dor torácica. Por fim, os pacientes desenvolvem insuficiência respiratória grave e cianose, com a morte ocorrendo em 2 a 5 anos em mais

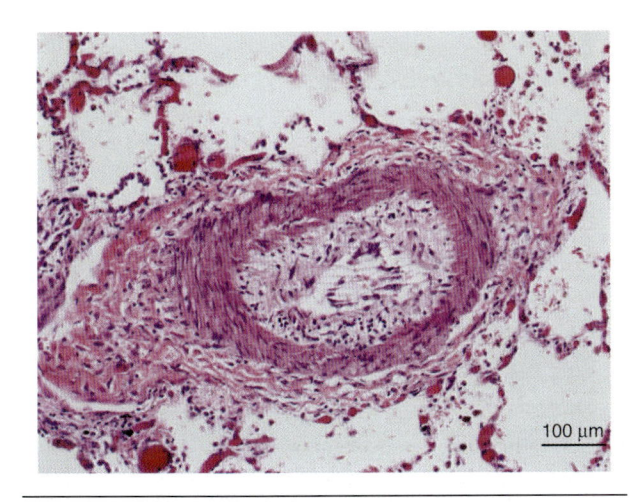

FIGURA 26.5 Hipertensão pulmonar. O vaso no centro da imagem tem o lúmen bastante estenótico devido a hiperplasia medial e da íntima.

Tabela 26.3 Graduação de Heath e Edwards da hipertensão pulmonar (em adultos)

Grau 1	Extensão do músculo nas arteríolas distais e espessamento medial de artérias musculares
Grau 2	Proliferação celular da íntima limitada a pequenas artérias musculares, em geral com predominância de reação celular endotelial
Grau 3	Hipertrofia medial e fibrose laminar concêntrica da íntima
Grau 4	Dilatação arterial generalizada progressiva com lesões plexiformes
Grau 5	Dilatação crônica com fibrose da média e da íntima; lesões plexiformes proeminentes, ramificações semelhantes a veias e lesões angiomatoides; hemossiderose pulmonar
Grau 6	Arterite necrosante

De Travis et al. Atlas of Nontumor Pathology: Volume 2: Non-Neoplastic Disorders of the Lower Respiratory Tract, *American Registry of Pathology*; 2002.

Tabela 26.4 Graduação de Rabinovitch-Reid da hipertensão pulmonar (pediátrica)

Grau A	Extensão do músculo em artérias menores e mais periféricas
Grau B	Alterações de Grau A mais espessamento da camada medial de artérias pequenas intra-acinares
Grau C	Alterações de Grau B mais redução em número de pequenas artérias

Dados de: Gilbert-Barness E. Cardiovascular disorders. Em: *Potter's Pathology of the Fetus, Infant and Child*, 2nd ed.: Mosby-Elsevier; 2007.

de 75% dos casos. O quadro clínico na hipertensão pulmonar secundária varia com a doença subjacente, embora acabem ocorrendo insuficiência respiratória e insuficiência cardíaca direita.

Síndromes pulmonares hemorrágicas difusas

A **síndrome de Goodpasture** é uma doença autoimune que se caracteriza pelo desenvolvimento simultâneo de **glomerulonefrite proliferativa** (geralmente crescente) e **pneumonia intersticial** hemorrágica necrosante. Em termos epidemiológicos, está associada a certos subtipos de HLA e mostra uma predominância masculina; a apresentação costuma ser em adolescentes ou jovens na faixa dos 20 anos. Em termos patogênicos, autoanticorpos IgG são direcionados contra um epítopo da cadeia α_3 do colágeno IV. O colágeno IV é não fibrilar e um componente fundamental das membranas basais. O dano à membrana basal induzido por autoanticorpo resulta em lesão glomerular e pulmonar clinicamente significativa. Quanto à doença pulmonar macroscópica, os pulmões ficam pesados, consolidados e vermelho-acastanhados. À microscopia, a síndrome de Goodpasture pulmonar mostra necrose focal da parede alveolar, com hemorragia intra-alveolar aguda e espessamento fibrótico dos septos alveolares (Figura 26.6).

> **▶▶CORRELAÇÃO CLÍNICA 26.2**
>
> No contexto de suspeita da síndrome de Goodpasture, a análise de pulmão e/ou rim por imunofluorescência pode ser informativa. Nessa doença, a marcação imunofluorescente com IgG mostrará uma **marca linear na membrana basal** de alvéolos (Figura 26.7) e glomérulos, em vez da marca **granular na membrana basal** típica da deposição de imunocomplexos. A análise por imunofluorescência requer tecido congelado não fixado. Por conseguinte, em qualquer situação em que a análise por imunofluorescência seja útil, é importante liberar rapidamente tecido fresco para o patologista congelar e fazer os cortes para marcação imunofluorescente, em vez de colocar o tecido em um fixador (p. ex., 10% de formol), conforme costuma ser feito com amostras de biópsia.

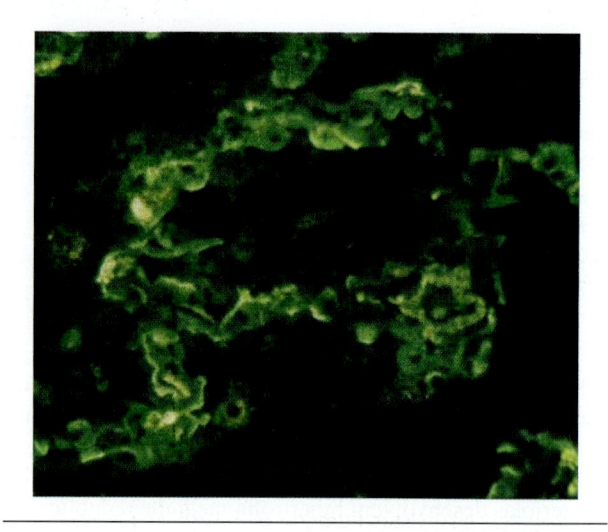

FIGURA 26.7 Marcação imunofluorescente do parênquima alveolar com IgG. Ver mais detalhes em Correlação Clínica 26.2. *De Travis et al.* Atlas of Nontumor Pathology: Volume 2: Non-Neoplastic Disorders of the Lower Respiratory Tract, *American Registry of Pathology; 2002.*

Clinicamente, a apresentação da síndrome de Goodpasture em geral abrange **hemoptise**, com o desenvolvimento subsequente de insuficiência renal rapidamente progressiva. A terapia envolve a retirada de autoanticorpos patológicos por **plasmaférese** e a redução da produção de autoanticorpo mediante imunossupressão.

A **granulomatose de Wegener** é uma vasculite sistêmica com incidência máxima na quinta década de vida. Em termos patogênicos, é provável que seja uma forma de hipersensibilidade, e os pacientes costumam ter **anticorpos citoplasmáticos antineutrófilos** com localização citoplasmática (**c-ANCAs**, de *anti-neutrophil cytoplasmic antibodies*). Em termos simplistas, os anticorpos ativam neutrófilos, que então atacam superfícies luminais, resultando em vasculite de vasos pequenos e médios. Como a síndrome de Goodpasture, o quadro clínico na granulomatose de Wegener é dominado por doença pulmonar e renal simultânea. Em termos morfológicos, o acometimento do trato respiratório na granulomatose de Wegener inclui vasculite do trato superior, granulomas de mucosa e úlceras delimitadas por inflamação, bem como **inflamação granulomatosa necrosante** (em geral com cavitação) e vasculite granulomatosa (Figura 26.8). O acometimento renal caracteriza-se por **glomerulonefrite necrosante**, em geral com formação crescente (proliferação extracapilar).

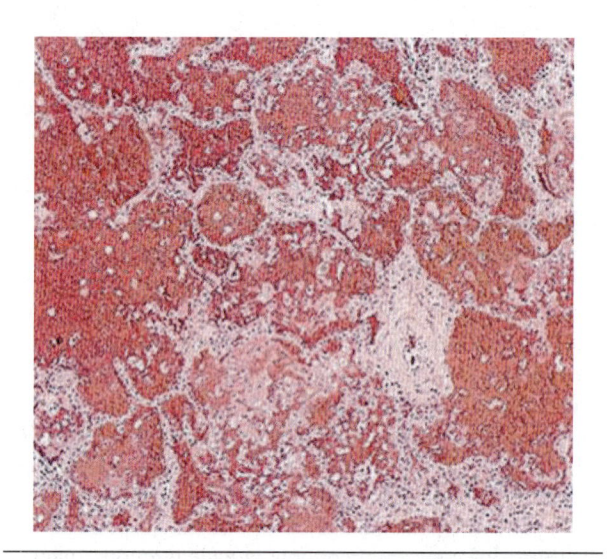

FIGURA 26.6 Nesse exemplo de síndrome de Goodpasture, o pulmão mostra hemorragia aguda extensa com espessamento intersticial focal. *De Travis et al.* Atlas of Nontumor Pathology: Volume 2: Non-Neoplastic Disorders of the Lower Respiratory Tract, *American Registry of Pathology; 2002.*

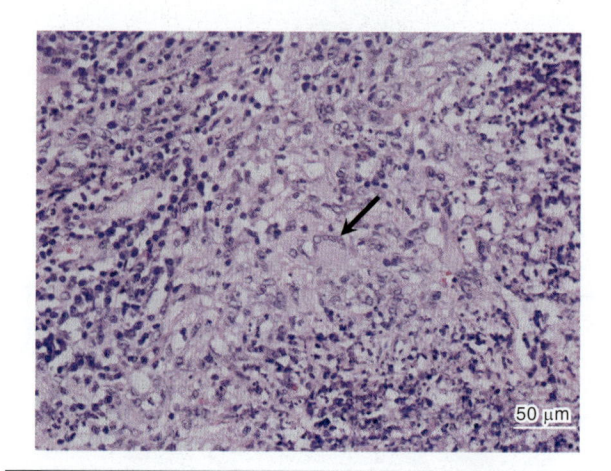

FIGURA 26.8 Granulomatose de Wegener. A inflamação granulomatosa com uma célula gigante multinucleada (seta) está no centro da imagem. À esquerda, há um infiltrado inflamatório mononuclear; à direita, observa-se necrose com infiltração por neutrófilos.

A **hemossiderose pulmonar idiopática** é uma doença de crianças e adultos jovens, que se caracteriza pelo desenvolvimento de hemoptise, anemia e perda de peso. Em termos morfológicos, os pulmões estão pesados, consolidados e vermelhos a vermelho-acastanhados. À microscopia, os pulmões mostram degeneração epitelial alveolar, esfacelamento e hiperplasia, siderófagos intra-alveolares, congestão acentuada de capilares alveolares septais e graus variáveis de fibrose.

> ▶▶ CORRELAÇÃO CLÍNICA 26.3
>
> A Figura 26.9 mostra uma coloração pelo azul da Prússia (reação de Pearl, coloração de ferro) da preparação de células por centrifugação ("**cytospin**") do líquido do lavado broncoalveolar no contexto de hemossiderose pulmonar idiopática. São vistos numerosos macrófagos carregados de hemossiderina, o que justifica a denominação da doença. Com essa coloração, a hemossiderina fica azul.

Doenças pulmonares iatrogênicas

Muitos fármacos induzem doença pulmonar, cuja morfologia varia de acordo com cada composto. As mais significativas estão resumidas no Tabela 26.5.

A lesão por **irradiação ionizante** no pulmão pode complicar a irradiação terapêutica dos pulmões, do mediastino, do esôfago e das mamas. Ocorre **pneumonia aguda por irradiação** 1 a 6 meses após radioterapia em 10 a 20% dos pacientes que recebem irradiação terapêutica envolvendo

Tabela 26.5 Doenças pulmonares medicamentosas

Fármaco	Tipo patológico de doença pulmonar
Bleomicina	Pneumonia e fibrose
Metotrexato	Pneumonia por hipersensibilidade
Amiodarona	Pneumonia e fibrose
Nitrofurantoína	Pneumonia por hipersensibilidade
Ácido acetilsalicílico	Broncospasmo
Antagonistas β	Broncospasmo

De Kumar et al. Robbins and Cotran Pathologic Basis of Disease, *8ª ed. Philadelphia, PA: Elsevier; 2007.*

os campos pulmonares. A pneumonia nesses pacientes caracteriza-se clinicamente por febre, dispneia e infiltrados aos raios X, correspondentes ao local de irradiação prévia. Em termos morfológicos, os pulmões mostram dano alveolar difuso (Capítulo 23), em geral com atipia grave de células epiteliais alveolares hiperplásicas do tipo II. Em alguns pacientes com pneumonia aguda por irradiação, há progressão, após cerca de seis meses, para **pneumonia crônica por irradiação**, que se caracteriza por fibrose intersticial nas áreas previamente irradiadas (Figura 26.10).

> ▶▶ CORRELAÇÃO CLÍNICA 26.4
>
> A atipia **citológica induzida** pela radiação no pulmão (e em qualquer lugar do corpo) pode simular morfologicamente a atipia citológica das neoplasias malignas. Assim, comunicar ao patologista uma história de irradiação pode ajudar a prevenir um diagnóstico errôneo de câncer no contexto de atipia por irradiação.

Com o transplante pulmonar, a manutenção da sobrevida do enxerto e da função envolve o controle das duas principais complicações do transplante: infecção e rejeição. Uma imunossupressão potente reduz a incidência de rejeição, embora aumente a de infecção. A queda na imunossupressão diminui a incidência de infecção, mas aumenta a de rejeição. Os pacientes submetidos a transplante pulmonar apresentam risco de infecção bacteriana, viral (especialmente citomegalovírus) e fúngica (incluindo candidíase, aspergilose e pneumonia por *Pneumocystis jiroveci*; Capítulo 34). **Rejeição aguda** costuma ocorrer três meses após o transplante e caracteriza-se por febre, dispneia, tosse e infiltrado observado na radiografia do tórax. Como os sintomas e sinais de rejeição aguda simulam os de infecção, pode ser necessária biópsia pulmonar para estabelecer o diagnóstico. A marca histológica da rejeição aguda no aloenxerto pulmonar é um infiltrado inflamatório linfocítico perivascular (Figura 26.11a). A **rejeição crônica** pode manifestar-se 6 a 12 meses após o procedimento e

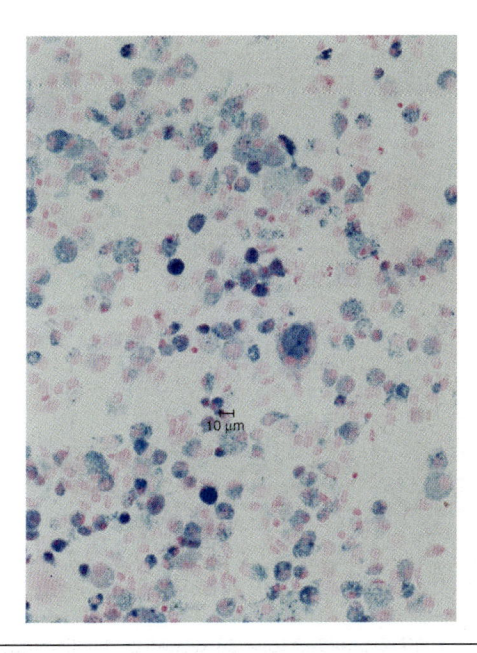

FIGURA 26.9 Coloração pelo azul da Prússia centrifugado de células recuperadas do lavado broncoalveolar. Ver detalhes em Correlação Clínica 26.3.

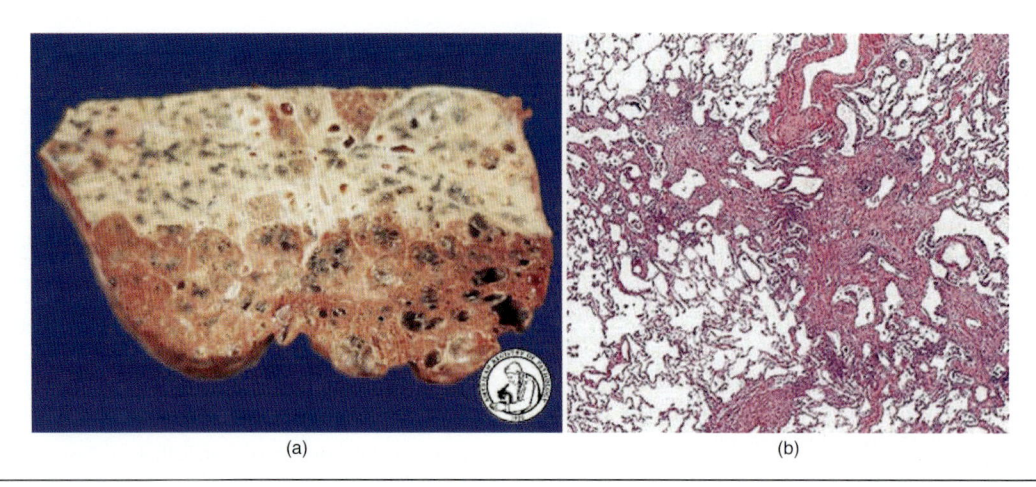

FIGURA 26.10 Pneumonia crônica por irradiação. (a) A parte superior do pulmão mostra fibrose marcante, bem distinta do tecido pulmonar normal. A área fibrótica corresponde a um local de irradiação prévia para câncer pulmonar. (b) À microscopia, a pneumonia crônica por irradiação mostra fibrose intersticial. *De Travis et al.* Atlas of Nontumor Pathology: Volume 2: Non-Neoplastic Disorders of the Lower Respiratory Tract, *American Registry of Pathology; 2002.*

está presente em mais da metade dos receptores de transplante pulmonar cinco anos após o transplante. A principal característica histológica da rejeição crônica é bronquiolite obliterativa, em que os lumens bronquiolares são obstruídos por um exsudato fibroso inflamatório (Figura 26.11b). A rejeição crônica de longa duração pode resultar em bronquiectasias (Capítulo 20).

Anormalidades do espaço pleural

Um **derrame pleural** é excesso de líquido no espaço pleural, podendo ser inflamatório ou não inflamatório (Capítulo 19). Os derrames pleurais inflamatórios costumam ocorrer no contexto de pleurite, que pode ser decorrente de infecção pulmonar (Capítulo 34), distúrbios vasculares do colágeno, uremia, infecção sistêmica ou câncer metastático. **Empiema** é um derrame pleural purulento, podendo ser causado pela disseminação de uma infecção intrapulmonar para o espaço pleural ou pela **disseminação linfo-hematogênica de infecção**. O empiema em geral sofre organização, com o desenvolvimento de aderências fibrosas que obliteram o espaço pleural. Na pleurite hemorrágica, o derrame pleural é sanguinolento; as condições subjacentes incluem diátese hemorrágica, doença causada por riquét-

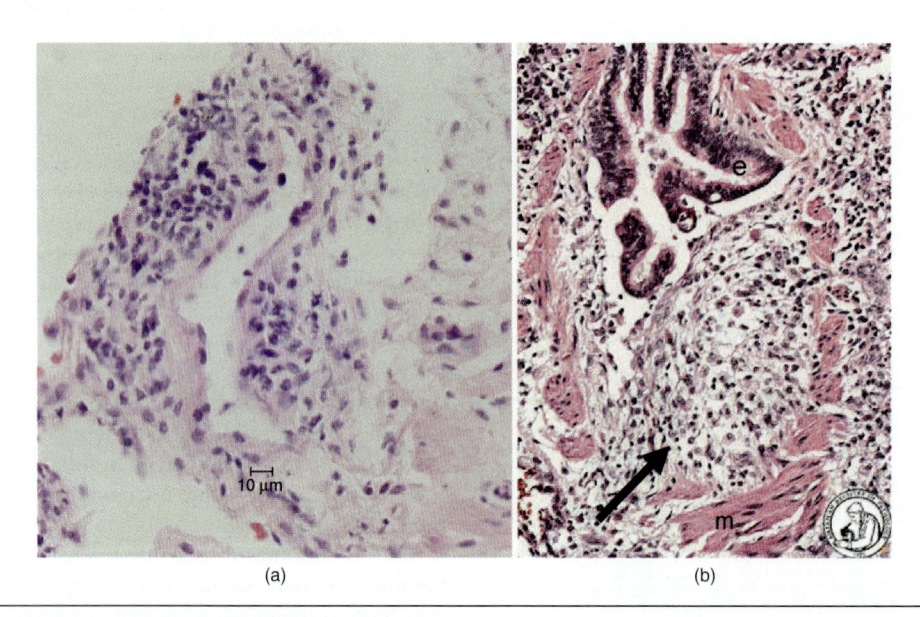

FIGURA 26.11 Patologia do transplante pulmonar. (a) A principal característica da rejeição aguda a um aloenxerto pulmonar é um infiltrado inflamatório linfocítico perivascular. (b) A rejeição crônica caracteriza-se por bronquiolite obliterativa, com um exsudato fibroso inflamatório (seta) entre o músculo liso (m) e o epitélio bronquiolar (e). (b): *De Travis et al.* Atlas of Nontumor Pathology: Volume 2: Non-Neoplastic Disorders of the Lower Respiratory Tract, *American Registry of Pathology; 2002.*

sia e acometimento neoplásico do espaço pleural. Outros derrames pleurais incluem **hidrotórax** (geralmente no contexto de insuficiência cardíaca congestiva), **hemotórax** (sangue no espaço pleural) e **quilotórax** (linfa no espaço pleural; em geral no lado esquerdo e devido a traumatismo ou obstrução do ducto torácico).

Pneumotórax descreve ar no espaço pleural e pode ser secundário a traumatismo, enfisema intersticial (Capítulo 20), asma (Capítulo 21), tuberculose (Capítulo 36) ou abscesso pulmonar (Capítulo 34) que se comunica com o espaço pleural. O **pneumotórax hipertensivo**, uma emergência clínica, é um pneumotórax em que o defeito age como uma válvula, de modo que o ar entra na cavidade pleural à inspiração, mas é impedido de deixar a cavidade à expiração.

Bibliografia comentada

1. Travis WD, Colby TV, Koss MN, Rosado-de-Christenson ML, Müller NL, King TE. *Atlas of Nontumor Pathology: Volume 2: Non-Neoplastic Disorders of the Lower Respiratory Tract*, American Registry of Pathology; 2002. *Por muitos anos, o Armed Forces Institute of Pathology (AFIP) foi responsável pela publicação de numerosos atlas tumorais, muitas vezes citados como "Os fascículos". Depois, o AFIP expandiu a publicação de atlas para incluir doença não neoplásica. O texto em questão oferece discussões bem organizadas e com ilustrações excelentes de doença pulmonar, com foco na morfologia, mas cobertura clínica e radiográfica abrangente. De acordo com a lei 2005 Defense Base Realignment and Closure (BRAC), o AFIP estava destinado a deixar permanentemente de existir em 15 de setembro de 2011.*
2. Katzenstein AL. *Katzenstein and Askin's Surgical Pathology of Non-Neoplastic Lung Disease*, 4th ed. Philadelphia, PA: Saunders; 2006. *Antes da publicação dos "fascículos" não tumorais do AFIP, edições anteriores deste livro eram para os patologistas cirúrgicos uma espécie de "padrão-ouro" para a interpretação de patologia pulmonar não neoplásica.*
3. Kumar V, Abbas AK, Fausto N. *Robbins and Cotran Pathologic Basis of Disease*, 8th ed. Philadelphia, PA: Elsevier; 2007. *Em todas as suas muitas edições, este trabalho de referência é o compêndio mais definitivo e acessível de imagens patológicas disponível para os estudantes.*

ESTUDO DE CASOS E PROBLEMAS PRÁTICOS

CASO 26.1 Um homem afro-americano de 40 anos é diagnosticado com síndrome nefrótica devida a glomerulopatia colapsante, uma doença renal em que a proteinúria é grave. Embora não tenha insuficiência cardíaca, o paciente tem edema pulmonar. Qual dos seguintes provavelmente está envolvido no mecanismo de seu edema pulmonar?

a) Obstrução linfática.
b) Aspiração de líquido.
c) Choque.
d) Diminuição da pressão oncótica.
e) Obstrução de veia pulmonar.

CASO 26.2 Um patologista forense faz uma necropsia em uma mulher não identificada com história clínica desconhecida. Ela aparenta ter aproximadamente 35 a 40 anos. A superfície de corte do pulmão mostra ateromas nas artérias pulmonares. Qual das seguintes condições mais provavelmente estava presente antes da morte dela?

a) Hipertensão pulmonar.
b) Hemossiderose pulmonar idiopática.
c) Granulomatose de Wegener.
d) Síndrome de Goodpasture.
e) Trombose venosa profunda em membro inferior.

CASO 26.3 Três meses após ter se submetido a radioterapia para câncer de mama, uma mulher de 50 anos apresentou febre e dispneia. Sua radiografia do tórax mostrou infiltrados correspondentes ao campo irradiado. O clínico considerou um diagnóstico de pneumonia aguda por irradiação, mas não conseguiu excluir a possibilidade de infecção. Em consequência, foi feita uma biópsia pulmonar e estabelecido um diagnóstico de pneumonia aguda por irradiação pelo patologista. Qual dos seguintes é mais provável de estar presente na amostra da biópsia pulmonar e ter sido útil para o patologista estabelecer tal diagnóstico?

a) Fibrose intersticial.
b) Infiltrado inflamatório linfocítico perivascular.
c) Bronquiolite obliterativa.
d) Hemorragia pulmonar e siderófagos intra-alveolares.
e) Membranas hialinas e hiperplasia epitelial alveolar do tipo II.

Soluções para o estudo de casos e problemas práticos

CASO 26.1 A resposta mais correta é d, diminuição da pressão oncótica.

Embora cada uma das opções possa estar envolvida no desenvolvimento de edema pulmonar, a síndrome nefrótica pode resultar em uma redução da pressão oncótica plasmática, que normalmente serve como uma força que move líquido do interstício para o sistema vascular, contrabalançando a força hidrostática da pressão sanguínea. A obstrução linfática (*resposta a*) pode causar edema pulmonar, mas é improvável nesse paciente. A aspiração de líquido (*resposta b*) e o choque (*resposta c*) podem causar edema pulmonar mediante lesão microvascular/alveolar, também improvável nesse paciente. A obstrução de veia pulmonar (*resposta e*) pode causar edema pulmonar devido a um aumento na pressão hidrostática, também improvável nesse caso.

CASO 26.2 A resposta mais correta é a, hipertensão pulmonar.

Na hipertensão pulmonar, grandes artérias desenvolvem ateromas, simulando artérias sistêmicas no contexto de aterosclerose relacionada com hipertensão. A presença de aterosclerose em artérias pulmonares é quase patognomônica de hipertensão pulmonar. A hemossiderose pulmonar idiopática (*resposta b*), a granulomatose de Wegener (*resposta c*) e a síndrome de Goodpasture (*resposta d*) são todas doenças pulmonares hemorrágicas, provavelmente indistinguíveis à observação macroscópica, em especial na ausência de informação clínica. A trombose venosa profunda de um membro inferior (*resposta e*) é um fator de risco para tromboembolismo pulmonar, não para ateromas pulmonares.

CASO 26.3 A resposta mais correta é e, membranas hialinas e hiperplasia epitelial alveolar do tipo II.

A morfologia da pneumonia aguda por irradiação é um dano alveolar difuso, em geral com hiperplasia de pneumócitos do tipo II e atipia; as membranas hialinas são a principal característica do dano alveolar difuso (Capítulo 23). A fibrose intersticial (*resposta a*) tipifica pneumonia *crônica* por irradiação, improvável logo após a irradiação. A infiltração inflamatória linfocítica perivascular (*resposta b*) e a bronquiolite obliterativa (*resposta c*) são típicas da rejeição aguda e crônica (respectivamente) a um aloenxerto pulmonar. A hemorragia pulmonar e os siderófagos alveolares (*resposta d*) são achados inespecíficos e podem ser vistos em qualquer distúrbio com hemorragia em andamento; tais achados não são típicos de pneumonia aguda por irradiação e, mesmo se presentes, não ajudam a estabelecer o diagnóstico.

Capítulo 27

Embolia pulmonar

ASHUTOSH SACHDEVA, MD
GEORGE M. MATUSCHAK, MD

Objetivos de aprendizagem

O leitor deverá:
- Definir atelectasia e distinguir suas várias formas.
- Descrever a fisiopatologia e a morfologia do edema pulmonar, do tromboembolismo, da hipertensão, da síndrome de Goodpasture e da granulomatose de Wegener.
- Distinguir a pneumonia por irradiação aguda da crônica e a rejeição aguda da crônica dos aloenxertos pulmonares.

Introdução

A estrutura anatômica da vasculatura pulmonar favorece sua capacidade de filtrar substâncias intravasculares que se desenvolvem dentro da circulação venosa ou têm acesso a ela. No que diz respeito a essa função de filtração, podem ocorrer várias síndromes clínicas, dependendo da natureza e da quantidade dos materiais intravasculares filtrados, bem como da reserva fisiológica do indivíduo. Embora diversas substâncias, incluindo **gordura**, **ar**, **líquido amniótico**, **células tumorais** e **material séptico**, possam embolizar para os pulmões, o **tromboembolismo agudo** é o foco deste capítulo, por sua elevada frequência e sua importância clínica.

Etiologia e epidemiologia da embolia pulmonar

A **embolia pulmonar** e a **trombose venosa profunda (TVP)** representam um contínuo do mesmo distúrbio subjacente de **tromboembolismo venoso (TEV)**, a coagulação intravascular anormal no sistema venoso. Os tromboêmbolos pulmonares originam-se de trombos grandes nas veias profundas dos membros inferiores, incluindo a ilíaca, a femoral, a femoral superficial e a pélvica em 75 a 90% dos casos. Os tromboêmbolos pulmonares restantes surgem de tromboses venosas dos membros superiores comumente associadas a cateteres venosos centrais ou de diálise, cardíacos e outros dispositivos. As taxas de TEV aumentam com a idade, com o risco praticamente duplicando a cada intervalo de 10 anos. A incidência anual estimada de EP nos Estados Unidos ultrapassa 600.000 casos, causando ou contribuindo para a morte em até 200.000 casos a cada ano (Figura 27.1). Em termos gerais, a EP é a terceira causa mais comum de morte em pacientes hospitalizados. Aproximadamente 10% dos pacientes com EP aguda morrem na primeira hora. Os indivíduos que se apresentam com instabilidade hemodinâmica, definida como disfunção ventricular direita e choque, têm um prognóstico pior (Capítulos 28 e 29) e manifestam uma taxa de mortalidade intra-hospitalar tão alta quanto 30%, sobretudo como resultado de embolia recorrente. No entanto, o diagnóstico correto e o tratamento efetivo reduzem de maneira significativa a taxa de mortalidade para 2 a 8%.

Fatores de risco para embolia pulmonar

Como descrito pelo patologista alemão Rudolf Virchow em 1856, os principais eventos que predispõem ao desenvolvimento de TEV são resumidos na **tríade de Virchow: estase venosa**, conforme ocorre após imobilização prolongada, **lesão endotelial** da parede vascular e **hipercoagulabilidade** com ativação do sistema de coagulação. Como a EP mais significativa no aspecto clínico emana das veias profundas dos membros inferiores, os principais fatores de risco para TEV são os processos que predispõem um paciente ao desenvolvimento de TVP. Portanto, a probabilidade de desenvolver TEV aumenta coletivamente por um estado pós-operatório com repouso prolongado no leito ou imobilização, traumatismo à parede de um vaso sanguíneo e fatores de risco adquiridos ou hereditários para hipercoagulabilidade.

Cirurgias ortopédicas do membro inferior há muito foram reconhecidas como um dos mais fortes fatores de risco para TEV. Portanto, pode ocorrer TVP em mais de 50% dos pacientes que não recebem terapia anticoagulante profilática ao serem submetidos a cirurgia de substituição do quadril ou do joelho. Em tais casos, mais de 90% dos trombos proximais nos pacientes com substituição do quadril ocorrem no lado operado. Outros fatores de risco adquiridos incluem traumatismo de grande magnitude, cirurgia abdominal com mais de 30 minutos de anestesia, lesão da medula espinal com paralisia associada dos membros inferiores, síndrome do anticorpo antifosfolipídeo e estado pós-parto (Tabela 27.1).

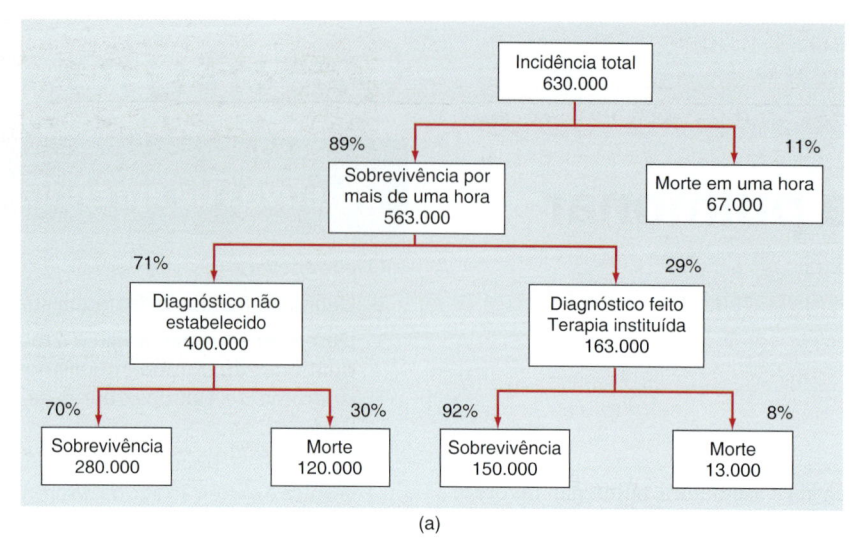

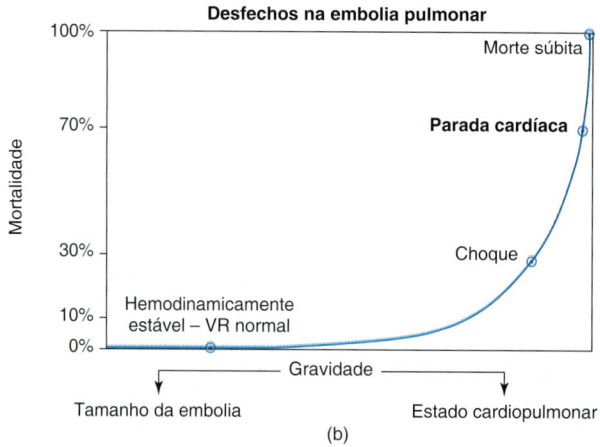

FIGURA 27.1 (a) Das cerca de 200.000 mortes anuais por EP nos Estados Unidos, 13.000 ocorrem em pacientes que receberam tratamento, enquanto 94% dos pacientes que morrem de EP não receberam tratamento porque o diagnóstico não foi feito. (b) Relação entre gravidade e mortalidade em pacientes com EPs múltiplas ou EP grave. *Adaptada de Wood et al.* Major pulmonary embolism: review of a pathophysiological approach to the golden hour of hemodynamically significant pulmonary embolism. Chest. *2002; 121*:877-905.

▶▶ CORRELAÇÃO CLÍNICA 27.1

Há um **aumento de quase oito vezes no risco** de TEV agudo em pacientes com história de TEV submetidos a cirurgia de grande porte, que passam por períodos de imobilidade ou ficam hospitalizados por enfermidades clínicas, em comparação com pacientes sem tais antecedentes. Aqueles pacientes e os demais com fatores de risco precisam de terapia profilática agressiva.

Anormalidades hereditárias da coagulação denominadas **trombofilias** também são fatores de risco reconhecidos para TEV e EP (Tabela 27.2). Essas trombofilias hereditárias em si não apenas predispõem à TEV, como interagem de maneira sinérgica com fatores de risco adquiridos cirúrgicos, clínicos, obstétricos e outros (Tabela 27.1), aumentando a probabilidade do desenvolvimento de TEV.

Deve-se suspeitar de tais trombofilias hereditárias quando um paciente tem TEV e EP recorrentes ou potencialmente fatais, antecedentes familiares de TEV, menos de 45 anos e poucos fatores de risco clínicos ou cirúrgicos ou nenhum fator. Pacientes do sexo feminino com trombofilias hereditárias podem ainda relatar uma história de abortos espontâneos múltiplos, natimortos ou ambos. A trombofilia hereditária mais importante sob o aspecto clínico associada à TEV em até 40% dos casos é a **mutação no Fator V de Leiden**. Em tais pacientes, o **Fator V ativado (Fator Va)** é resistente aos efeitos anticoagulantes da proteína C ou, em outras palavras, é responsável pela resistência à proteína C. A heterozigosidade para a mutação no Fator V aumenta 5 a 10 vezes o risco de TEV, enquanto a homozigosidade aumenta esse risco 80 vezes.

Tabela 27.1 Fatores de risco para tromboembolismo venoso

Fatores de risco fortes	Fatores de risco moderados
Fratura de quadril, pelve ou perna	TEV prévia
Cirurgia de substituição de joelho ou quadril	Período pós-parto
Lesão traumática importante	Malignidade
Lesão da medula espinal	Terapia com estrogênio, anticoncepcionais orais
Síndrome do anticorpo antifosfolipídeo	Insuficiência cardíaca congestiva
Fatores de risco fracos	Acidente vascular cerebral
Idade avançada > 60 anos	Insuficiência respiratória
Obesidade	Cateter venoso central permanente
Período anteparto	Cirurgia artroscópica do joelho
Veias varicosas	

Caso clínico

Um homem de 68 anos chegou ao departamento de emergência com tontura progredindo para quase síncope e dificuldade respiratória progressiva com três dias de duração. Seus sintomas começaram uma semana atrás, quando teve dor torácica pleurítica pela primeira vez, que se irradiava para o lado direito. Três semanas antes, ele fora submetido a uma cirurgia sinusal. Sua história clínica pregressa era significativa para hipertensão, apneia obstrutiva do sono e insuficiência cardíaca diastólica; 15 anos antes, teve uma TVP seguida por cirurgia. Ele deixou de fumar há 20 anos e não relata consumo de bebida alcoólica. O exame físico revelou taquipneia, taquicardia sinusal com frequência cardíaca (FC) = 118 batimentos/min, pressão arterial (PA) = 98/62 mmHg e S_{aO_2} = 90% enquanto recebia 6 L de O_2 inspirado suplementar por minuto. A auscultação do tórax mostrou sibilos dispersos e estertores basilares à esquerda (Capítulo 14). Não havia sensibilidade na panturrilha. Ante a suspeita clínica de EP aguda, foi feita uma tomografia computadorizada (TC) angiográfica do tórax, que revelou múltiplos defeitos de enchimento (Figura 27.2) (ver Capítulo 15). Em seguida, o paciente foi anticoagulado com **heparina de baixo peso molecular (HBPM)**.

Tabela 27.2 Fatores de risco hereditários para tromboembolismo venoso

Mutação no Fator V de Leiden	Mutação no gene 20210A da protrombina
Deficiência de proteína C ou S	Deficiência de antitrombina III
Hiper-homocisteinemia	

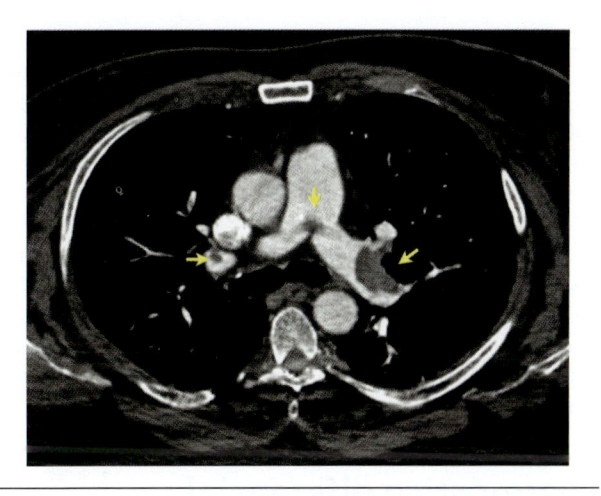

FIGURA 27.2 TC angiográfica contrastada do tórax, mostrando múltiplos defeitos do enchimento intravascular (setas amarelas) nos ramos esquerdo e direito da artéria pulmonar, secundários à obstrução por material tromboembólico.

Apresentação clínica da embolia pulmonar

A EP aguda pode estar presente com sintomas que variam de dispneia aguda leve e inexplicada a choque mantido. Às vezes, o paciente pode estar assintomático ou ter sintomas relativamente inespecíficos e ser diagnosticado apenas por procedimentos de imagem para outros fins. No estudo **Prospective Investigation of Pulmonary Embolism Diagnosis (PIOPED)**, feito com pacientes que tinham EP documentada, havia dispneia em 73% dos casos e dor torácica pleurítica em 66%, enquanto hemoptise ocorreu em apenas 13% deles. Portanto, a tríade clássica de início súbito de dispneia, dor torácica pleurítica e hemoptise na verdade ocorre em uma minoria dos casos. Acredita-se que a dispneia resulte da broncoconstrição reflexa secundária à liberação de mediadores endógenos, bem como do aumento da pressão na artéria pulmonar, da complacência pulmonar reduzida devido à depleção de surfactante e da estimulação das fibras C pulmonares (Capítulos 5, 6, 10 e 11). Nos pacientes com grandes tromboêmbolos ou comorbidades pulmonares preexistentes, o estiramento do ventrículo direito pode contribuir para a sensação de dispneia. É mais comum observar-se **hemoptise** com infarto pulmonar, mas ela também pode resultar da transmissão de pressão arterial sistêmica para a microvasculatura pulmonar via anastomoses broncopulmonares, com subsequente ruptura de capilares. De modo alternativo, a hemoptise pode refletir edema pulmonar hemorrágico decorrente da depleção de surfactante ou de lesão capilar associada a neutrófilos (Capítulos 10 e 28).

Quanto aos sinais na EP aguda, observa-se taquipneia, que se caracteriza por uma frequência respiratória > 20 respirações/min em 70% dos pacientes, com estertores em 51% (Capítulo 14). Manifestações cardiovasculares são menos comuns, com taquicardia caracterizada por uma

FC > 100 batimentos/min observada em 30%, um ritmo S_4 de galope em 24% e um componente pulmonar acentuado da segunda bulha cardíaca em 23%. Pelo menos 70% dos pacientes com EP não têm sintomas ou sinais nas pernas no momento do diagnóstico, como no caso clínico do tópico anterior. Em contrapartida, ocorre EP assintomática em até metade dos pacientes com TVP na perna. Em termos globais, o aspecto importante a ser notado é que esses sintomas e sinais discutidos não são sensíveis nem específicos e, portanto, podem ser encontrados tanto em pacientes com EP como sem EP, em conjunto com outras condições cardiopulmonares. Assim, um exame de imagem é sempre necessário para diagnosticar ou excluir EP.

Diagnóstico diferencial

Considerando que os sintomas e sinais de EP costumam ser inespecíficos, é preciso avaliar outros diagnósticos (Tabela 27.3). A radiografia do tórax é útil para diagnosticar pneumonia, derrames pleurais, pneumotórax ou edema pulmonar de origem cardiogênica ou não cardiogênica, todos podendo manifestar-se com dispneia ou dor torácica. A isquemia miocárdica pode apresentar-se com dor torácica aguda ou pressão associada a dispneia. Também com base nos antecedentes clínicos, exacerbações de asma ou doença pulmonar obstrutiva crônica (DPOC), doença do refluxo gastresofágico e dismotilidade esofágica são possibilidades no diagnóstico diferencial.

História natural de tromboêmbolos venosos

Conforme observado antes, os pulmões são os órgãos mais visados no caso de êmbolos intravasculares, pois todo o débito cardíaco passa pela vasculatura pulmonar a cada minuto. No **tromboembolismo pulmonar maciço** que causa **morte súbita**, o tronco da artéria pulmonar e geralmente as principais artérias pulmonares ficam bloqueados por tromboêmbolos grandes. Mesmo assim, a obstrução de uma única artéria pulmonar também pode ser fatal quando ataques prévios recorrentes de TEV já tiverem ocluído múltiplos ramos arteriais pulmonares. Os tromboêmbolos adquirem o tamanho e a forma de suas veias de origem, como **cilindros intravasculares**. Muitas vezes, têm forma de V ou Y quando sua fonte são veias profundas confluentes. Essa pode ser uma razão pela qual, na EP maciça, nem sempre êmbolos grandes ocluem completamente o fluxo sanguíneo pulmonar. Além disso, em geral os tromboêmbolos intravasculares grandes ficam retidos na bifurcação do tronco pulmonar ou em pontos mais distais da ramificação dentro da vasculatura pulmonar. Com frequência, ao ficar impactado em uma bifurcação, um **tromboêmbolo em sela** não oclui completamente os vasos envolvidos, o que impede a ocorrência de morte súbita (Capítulo 26).

Se um paciente sobrevive a um episódio tromboembólico agudo associado a EP, muitos coágulos serão removidos por trombólise, de modo que 60 a 80% desses coágulos desaparecem em questão de semanas ou meses. Os tromboêmbolos que permanecem ficam aderidos à parede arterial pulmonar, sofrem organização e são convertidos em massas fibrosas que podem ocupar grande parte do lúmen das artérias pulmonares principais e de seus ramos. Em seguida, ocorre retração do coágulo e/ou recanalização dos vasos. A presença de resquícios do tromboêmbolo original pode manifestar-se como septos ou redes fibrosos, denominados faixas ou membranas visíveis dentro dos vasos pulmonares acometidos (Capítulo 26).

O **infarto** de tecido pulmonar após uma EP aguda é mais provável quando ocorre insuficiência na **circulação arterial brônquica**, além da obstrução tromboembólica arterial pulmonar periférica. O quadro pode resultar de congestão vascular pulmonar, em particular associada a reduções no $\dot{Q}$ que acompanham a insuficiência cardíaca congestiva (Capítulo 28). É importante lembrar que o dano tromboembólico ao endotélio pulmonar pode ocasionar hemorragia pulmonar, com ou sem infarto. Os infartos pulmonares hemorrágicos em geral ocorrem em múltiplos segmentos vasculares pulmonares e, como tromboêmbolos, são vistos com maior frequência nos lobos inferiores do que nos superiores. Tais infartos são classicamente em forma de cunha e ocorrem nas margens da pleura, com seus ápices adjacentes à obstrução tromboembólica. A **dor torácica pleurítica** que costuma acompanhar o infarto pulmonar é causada por inflamação das pleuras visceral e parietal, podendo às vezes ser acompanhada por um **atrito de fricção pleural** (Capítulo 14).

Fisiopatologia da embolia pulmonar

Tromboêmbolos pulmonares potencialmente fatais podem ser causados por um único tromboêmbolo maciço em uma pessoa com fisiologia cardiopulmonar normal nos demais aspectos, ou resultar de tromboêmbolos submaciços discretos ou recorrentes em um indivíduo com fisiologia subjacente anormal. O tromboembolismo agudo da circulação pulmonar tem dois principais efeitos fisiopatológicos, sendo eles cardiovasculares e pulmonares.

Tabela 27.3 Diagnóstico diferencial de embolia pulmonar aguda

Pneumonia	Pneumotórax	Derrame pleural
Edema pulmonar	Exacerbação de asma	Exacerbação de DPOC
Infarto do miocárdio	Insuficiência cardíaca congestiva	Pericardite aguda
Dismotilidade esofágica	Doença do refluxo gastresofágico	

1. **Efeitos cardiovasculares**

Os principais efeitos cardiovasculares do tromboembolismo pulmonar dependem: (a) da magnitude e da extensão da obstrução embólica; (b) da reserva preexistente da vasculatura pulmonar do paciente; e (c) dos efeitos secundários na vasculatura pulmonar, causados pelo processo de embolização. A diminuição resultante na área de corte transversal total da árvore arterial pulmonar, com aumentos agudos na resistência ao fluxo de saída ventricular direito e à liberação de mediador humoral, determina a gravidade das consequências hemodinâmicas. É notável o fato de que os pacientes sem doença cardiopulmonar prévia podem tolerar elevações agudas máximas na P_{AP} média de cerca de 40 mmHg. Por sua vez, essa maior resistência ao fluxo sanguíneo pulmonar, acompanhada por elevação da P_{AP} e da pressão sistólica ventricular direita após tromboembolismo grave, acarreta insuficiência aguda da bomba ventricular direita. Além disso, o **encurvamento do septo ventricular** que altera o desempenho ventricular esquerdo diminui o débito cardíaco e, portanto, a PA sistêmica e o fluxo sanguíneo coronariano, o que pode ser letal (Figura 27.3). De fato, a perda da consciência (**síncope**) decorrente da redução do fluxo sanguíneo cerebral nesse contexto, com ou sem o acompanhamento de convulsões, ocorre em aproximadamente 15% dos pacientes com EP maciça.

Os efeitos secundários do tromboembolismo pulmonar na vasculatura pulmonar podem incluir as formas reflexa, humoral ou outras reativas de vasoconstrição. Após EP, agentes vasoconstritores pulmonares potentes como a **5-hidroxitriptamina** e o **tromboxano A_2** podem ser liberados durante a ativação plaquetária, diminuindo assim ainda mais a reserva vascular na presença de doença cardíaca ou pulmonar prévia. Em tais circunstâncias, mesmo tromboêmbolos relativamente pequenos podem provocar aumentos significativos na resistência vascular pulmonar (RVP), que acarretam insuficiência ventricular direita. É interessante notar que êmbolos de ar, líquido amniótico e gordura teoricamente causam mais efeitos hemodinâmicos sanguíneos que o esperado com base apenas no seu tamanho. É provável que seus efeitos secundários na ativação da coagulação intravascular e na liberação de substâncias humorais potencializem seus efeitos obstrutivos.

2. **Efeitos pulmonares**
   a. **Troca pulmonar de gases**. A interrupção súbita e aguda do fluxo sanguíneo na artéria pulmonar para uma região de um pulmão faz as unidades pulmonares serem ventiladas, mas não perfundidas, aumentando assim o V_D e a proporção V_D/V_T (Capítulos 6 e 8). Portanto, as principais anormalidades associadas à EP são reduções na P_aO_2 e na P_aCO_2, que refletem a elevada proporção V_D/V_T e, por fim, geram um gradiente $(A - a)$ P_{O_2} ampliado (Capítulos 9 e 12).
   b. **Hipoxia**. Embora possa ocorrer hipoxemia arterial na EP aguda, as razões subjacentes não são claras. Os mecanismos propostos incluem: (1) desequilíbrio $\dot{V}_A/\dot{Q}$; (2) ventilação de unidades pulmonares não perfundidas, ou seja, aumento do $\dot{V}_D$; (3) *shunt* arteriovenoso dentro do pulmão ou do coração; e (4) $\dot{Q}$ reduzido. A perfusão de um pulmão não ventilado pode ser devida à abertura de anastomoses pulmonares preexistentes em decorrência de pressões arteriais elevadas. Como alternativa, o desenvolvimento de áreas de atelectasia distais à obstrução embólica do leito vascular pulmonar pode ser induzido por perda de surfactante e hemorragia. Além disso, aumentos na P_{AP} causados pela EP podem ainda desviar sangue do átrio direito diretamente para o átrio esquerdo, por um forame oval patente (FOP) (Capítulo 39). Na maioria dos casos, é provável que tais mecanismos atuem em conjunto, com a importância relativa de cada um dependendo da doença pulmonar subjacente, da magnitude da obstrução tromboembólica, da extensão da queda do débito cardíaco e do desenvolvimento de colapso alveolar, edema ou hemorragia. É importante o fato de que a P_aO_2 está normal em até 10% dos pacientes diagnosticados com EP e, portanto, não se deve excluir a consideração de EP com base apenas na P_aO_2.
   c. **Hipocapnia**. É comum observar hipocapnia arterial e alcalose respiratória em pacientes com EP aguda decorrente de hiperventilação. Contudo, tais achados são inespecíficos, pois também podem ser encontrados em muitas outras formas de doença respiratória. Em um estudo retrospectivo com 78 pacientes com EP documentada, encontrou-se um gradiente $(A - a)$ P_{O_2} aumentado ou hipocapnia em 77 pacientes, apesar de nenhuma outra doença cardiopulmonar conhecida. Tais dados sugerem que a combinação

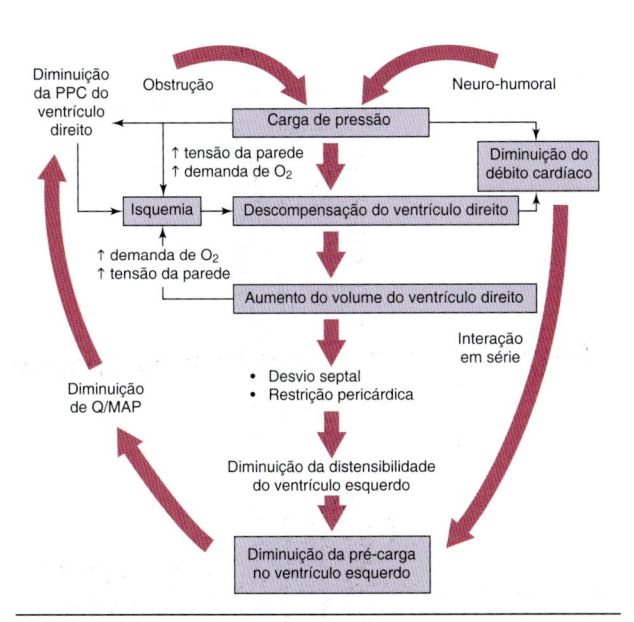

FIGURA 27.3 Interações fisiopatológicas durante EP hemodinamicamente significativa. Aí, PPC representa pressão de perfusão coronariana. *Adaptada de Wood et al.* Major pulmonary embolism: review of a pathophysiological approach to the golden hour of hemodynamically significant pulmonary embolism. Chest. *2002; 121*:877-905.

de um gradiente (A – a) P_{O_2} e uma $P_aC_{O_2}$ normais torna o diagnóstico de EP menos provável.

Modelo de probabilidade clínica

A **probabilidade clínica de EP** *a priori*, determinada pelo exame do paciente e pela avaliação de seus fatores de risco, é importante na interpretação dos resultados de uma cintilografia pulmonar de **ventilação/perfusão (V/Q)**. No estudo PIOPED, 67% dos pacientes que tinham alta probabilidade clínica de EP com base nos fatores de risco subjacentes mais uma apresentação clínica consistente com EP e sem diagnósticos alternativos aparentes na verdade demonstraram ter EP. Infelizmente, muitos pacientes avaliados vão cair na categoria de **probabilidade intermediária**. Um algoritmo para estabelecer a probabilidade clínica de EP é mostrado no Tabela 27.4. No entanto, a probabilidade clínica apenas é insuficiente para estabelecer de maneira definitiva ou excluir EP; além disso, sempre é necessária uma imagem diagnóstica.

Avaliação laboratorial em pacientes com suspeita de embolia pulmonar

Conforme observado antes, a estimativa da **gasometria arterial** pode revelar hipoxemia, hipocapnia e alcalose respiratória. Raramente, observa-se hipercapnia quando ocorre EP maciça no contexto de insuficiência respiratória ou choque. Embora um gradiente (A – a) P_{O_2} aumentado seja visto com frequência, o ensaio prospectivo PIOPED revelou que 8 a 23% dos pacientes com EP confirmada à angiografia tinham gradientes (A – a) P_{O_2} normais e 7% de todos os pacientes com EP confirmada tinham resultados da gasometria completamente normais.

Tabela **27.4** Determinação da probabilidade clínica de embolia pulmonar

Alta probabilidade clínica (60 a 70%)
A apresentação clínica é consistente com EP
Há fator de risco para EP
Um diagnóstico alternativo não é evidente (p. ex., pneumonia, insuficiência cardíaca congestiva)
Baixa probabilidade clínica (10%)
Não há fatores de risco identificáveis
Presença de um diagnóstico alternativo para explicar os achados pulmonares
Probabilidade clínica intermediária (20 a 30%)
Todos os demais pacientes

O **D-dímero** é o produto da degradação proteolítica da fibrina de ligação cruzada. Os níveis circulantes de D-dímero costumam estar elevados em pacientes com TEV aguda, mas a elevação da [D-dímero] ocorre em muitas outras condições, inclusive doença hepática, cirurgia, malignidade, infecções e com o envelhecimento. Mesmo assim, o **valor preditivo negativo** de uma determinação do D-dímero é de aproximadamente 94% (ver Capítulo 14). Portanto, um resultado positivo ao teste do D-dímero não é útil para estabelecer o diagnóstico de TEV e um resultado negativo é útil para excluir em pacientes com probabilidade clínica baixa ou intermediária antes do teste (Tabela 27.4). Além disso, o teste do D-dímero tem utilidade limitada na avaliação diagnóstica de pacientes com tromboembolia pulmonar crônica (recorrente).

▶▶ CORRELAÇÃO CLÍNICA 27.2

O ensaio com D-dímero tem valor limitado em pacientes com alta probabilidade clínica de EP. A especificidade de um aumento no nível de D-dímero é reduzida em pacientes com malignidade, mulheres grávidas e pacientes hospitalizados e idosos. Portanto, na maioria dos pacientes hospitalizados, a obtenção do nível de D-dímero tem utilidade limitada quando se suspeita de EP. Já nos pacientes hemodinamicamente estáveis com probabilidade clínica baixa ou intermediária de EP, uma [D-dímero] normal medida pelo ELISA sensível em geral evita investigação adicional desnecessária.

Mostrou-se que elevações do **peptídeo natriurético cerebral (BNP)** circulante como um marcador de estiramento ventricular e níveis sanguíneos de **troponinas** cardíacas indicativos de morte de miócitos correlacionam-se com a presença de sobrecarga ventricular direita. Como tais, eles refletem um risco maior de resultados adversos quando elevados em pacientes com EP, notavelmente incluindo insuficiência respiratória e morte.

O **eletrocardiograma (ECG)** padrão não é sensível nem específico para EP. Com maior frequência, mostra taquicardia sinusal, acompanhada por alterações inespecíficas do segmento ST e da onda T. Outros achados podem incluir um bloqueio de ramo incompleto e um padrão S1, Q3 e T3 (i.e., uma onda "S" profunda na derivação I, onda "Q" na derivação III acompanhada por inversão da onda "T"), representando um padrão eletrocardiográfico de estiramento ventricular direito ou *cor pulmonale* (Figura 27.4).

A **radiografia do tórax** em pacientes com EP pode revelar atelectasia unilateral, anormalidades do parênquima pulmonar e/ou derrames pleurais (Capítulo 15). Anormalidades menos frequentes em radiografias anteroposteriores incluem o **sinal de Westermark**, que é a assimetria de marcas pulmonares devida à ausência de perfusão distal a um coágulo, e a **corcova de Hampton**, descrevendo uma opacidade em forma de cunha na base pleural decorrente de infarto pulmonar. Infelizmente, esses achados nas ra-

FIGURA 27.4 ECG mostrando um padrão S1, Q3, T3 em um paciente com EP, sugestivo de estiramento ventricular direito.

diografias do tórax não são diagnósticos exclusivamente de EP, enquanto a TC angiográfica do tórax tem sensibilidade superior para tais achados (Capítulo 15).

Imagens diagnósticas para embolia pulmonar aguda e crônica

Tomografia computadorizada helicoidal angiográfica

Os avanços técnicos levaram ao uso crescente de angiogramas por TC helicoidal (espiral) para avaliar pacientes com suspeita de EP. O estudo recente PIOPED-II examinou a **TC angiográfica de quatro detectores** em 824 pacientes com suspeita de terem EP. Entre 773 pacientes nessa coorte com TCs angiográficas passíveis de interpretação, a sensibilidade e a especificidade globais dessa técnica foram de 83 e 96%, respectivamente. Além da capacidade da técnica de proporcionar a visualização direta de tromboêmbolos intravasculares (Figura 27.5), é possível detectar anormalidades do parênquima pulmonar que poderiam ser responsáveis pela dispneia e por outros sintomas cardiopulmonares do paciente se não forem vistos tromboêmbolos.

Apesar dessa utilidade diagnóstica, o uso da TC angiográfica para estabelecer o diagnóstico de EP ou excluí-lo tem desvantagens. Primeiro, o procedimento requer o uso de material de contraste intravenoso, cuja administração é problemática em pacientes com disfunção renal ou que tenham alergia ao contraste. Segundo, implica maior exposição à radiação do que em uma cintilografia V/Q e pode não revelar EP subsegmentar, cuja incidência varia entre 5 e 30% em estudos diferentes. Terceiro, esse tipo de TC requer que o paciente prenda a respiração por 15 a 20 segundos, e qualquer artefato de movimento devido à impossibilidade de prender a respiração leva à visualização subótima de segmentos arteriais. É importante notar que uma TC helicoidal angiográfica não exclui de maneira definitiva EP nos pacientes com alta probabilidade clínica (Tabela 27.4),

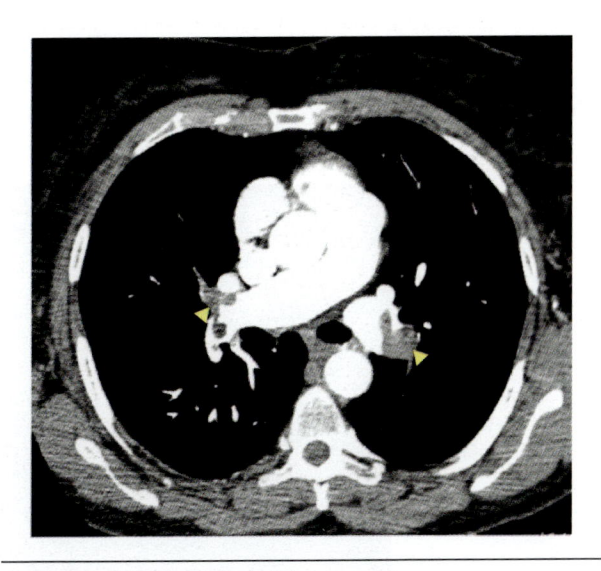

FIGURA 27.5 TC angiográfica contrastada do tórax, mostrando múltiplos defeitos do enchimento (pontas de seta) nas artérias pulmonares esquerda e direita, secundários à obstrução por material tromboembólico.

pois cerca de 5% dessa coorte terão EP. Do mesmo modo, permanece uma chance de 10% de que pacientes com alta probabilidade clínica tenham EP subjacente quando a TC é "tecnicamente insatisfatória".

Cintilografia de ventilação/perfusão

Devido ao melhor desempenho da TC espiral rotineira para detectar EP aguda, a cintilografia de ventilação/perfusão (V/Q) pulmonar vem sendo realizada com menos frequência, porém ainda é um exame diagnóstico válido. Na cintilografia de perfusão, utilizam-se microagregados ou microesferas de albumina humana marcada com ^{99}Tc. Assim que são injetados por via intravenosa, os agregados ou microesferas alojam-se nas arteríolas e nos capilares pulmonares, fornecendo um mapa da circulação pulmonar. Para a cintilografia de ventilação, após uma única inalação profunda de ^{133}Xe até a capacidade pulmonar total (CPT), o paciente prende a respiração por 20 segundos e em seguida respira por 45 segundos de volume corrente, seguindo-se um período de exaustão. Várias imagens são obtidas durante a cintilografia V/Q, com a justificativa de que a ventilação apenas está normal em áreas não perfundidas e, portanto, um desequilíbrio V/Q visual é diagnóstico de EP (Figura 27.6).

Nesse sentido, uma cintilografia V/Q normal pode praticamente excluir o diagnóstico de EP, embora uma cintilografia V/Q com alta probabilidade seja diagnóstica de EP (> 90%) na presença de uma probabilidade clínica intermediária a alta antes do exame. Em contrapartida, estão indicados outros exames diagnósticos se a probabilidade clínica antes desse exame for baixa, pois a cintilografia V/Q pode ser falsamente positiva (45 a 66%) nesse contexto clínico. Qualquer que seja o caso, os resultados da maioria das cintilografias V/Q são considerados probabilidades baixas (16%) ou intermediárias (41%) e, consequentemente, serão necessários outros tipos de exames na maioria dos pacientes para se estabelecer um diagnóstico clínico definitivo.

Ultrassonografia venosa dúplex dos membros inferiores

A avaliação não invasiva pela ultrassonografia venosa dúplex com **estudos do fluxo pelo Doppler** para TVP pode ser útil nos muitos pacientes que continuarão com probabilidade clínica e cintilográfica V/Q intermediária de EP. Essa modalidade de imagem tem sensibilidade de 89% e especificidade de 100%. Entretanto, é menos sensível (38%) em pacientes de alto risco, mas assintomáticos. A justificativa para a realização de estudos venosos dos membros inferiores pelo Doppler é de que, se for diagnosticada uma TVP proximal, a anticoagulação estará indicada, como se o paciente tivesse EP documentada. Ante tal situação, um único estudo ultrassonográfico venoso dúplex da perna negativo não exclui a possibilidade de uma TVP subsequente e, portanto, nos pacientes de alto risco, é recomendável repetir o exame uma semana depois.

Angiografia pulmonar

A angiografia pulmonar continua sendo o melhor padrão para o diagnóstico de EP e representa um exame importante para a avaliação de doença tromboembólica crônica. Uma angiografia pulmonar feita adequadamente tem sensibilidade e especificidade > 95% para detectar EP. O diagnóstico baseia-se na oclusão da artéria pulmonar confirmada visualmente, ou na presença de defeitos do enchimento intraluminal (Figura 27.7). Outros achados sugestivos incluem fluxo sanguíneo assimétrico, enchimento arterial lento e término arterial abrupto.

Uma angiografia pulmonar negativa com ampliação exclui EP de relevância clínica. Quando realizado da maneira apropriada, a mortalidade em decorrência do procedimento é extremamente baixa (< 0,5%) e a morbidade ocorre em cerca de 5% dos pacientes. Tais eventos relacionam-se principalmente com complicações da inserção do cateter, arritmias, hipotensão e reações aos materiais de contraste, entre outros fatores.

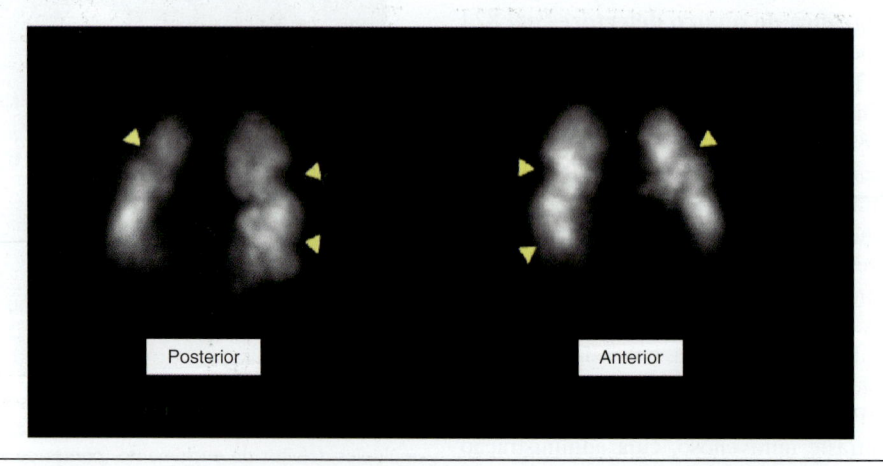

FIGURA 27.6 Imagens da perfusão de uma cintilografia V/Q. As pontas de seta apontam defeitos de desequilíbrio de perfusão, consistentes com êmbolos subsegmentares.

Estratificação do risco em pacientes com embolia pulmonar conhecida ou suspeita

A estratificação do risco deve ser feita sem demora em pacientes com suspeita de EP aguda, devido ao risco de desfechos adversos. Nesse contexto, o choque mantido identifica pacientes em alto risco de algum desses desfechos (Figura 27.8). Do mesmo modo, achados ecocardiográficos de disfunção do ventrículo direito (VD), hipocinesia e dilatação em pacientes hemodinamicamente estáveis, encurvamento do septo ventricular e evidência de disfunção do VD à TC têm sido associados a aumento da mortalidade a curto prazo. Além disso, biomarcadores plasmáticos de disfunção ou lesão miocárdica, inclusive elevação de [BNP] e [troponina], podem ser úteis para a estratificação do risco. Os marcadores de disfunção e lesão do VD têm alto valor preditivo negativo, de modo que a ausência de disfunção do VD mais a presença de uma [troponina] normal ajudam a identificar pacientes que possam ser elegíveis para alta hospitalar precoce.

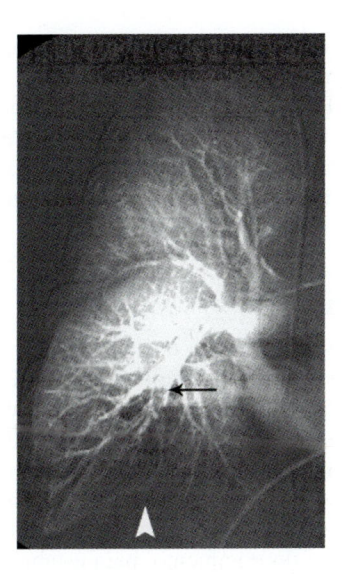

FIGURA 27.7 Angiografia do pulmão direito, mostrando uma embolia pulmonar aguda em uma mulher de 78 anos (seta preta). A ponta de seta branca aponta os campos pulmonares oligêmicos. *Adaptada de Wittram et al.* Acute and chronic pulmonary emboli: angiography-CT correlation. Am J Roentgenol. *Jun;186(6 Suppl 2):S421-9, 2006.*

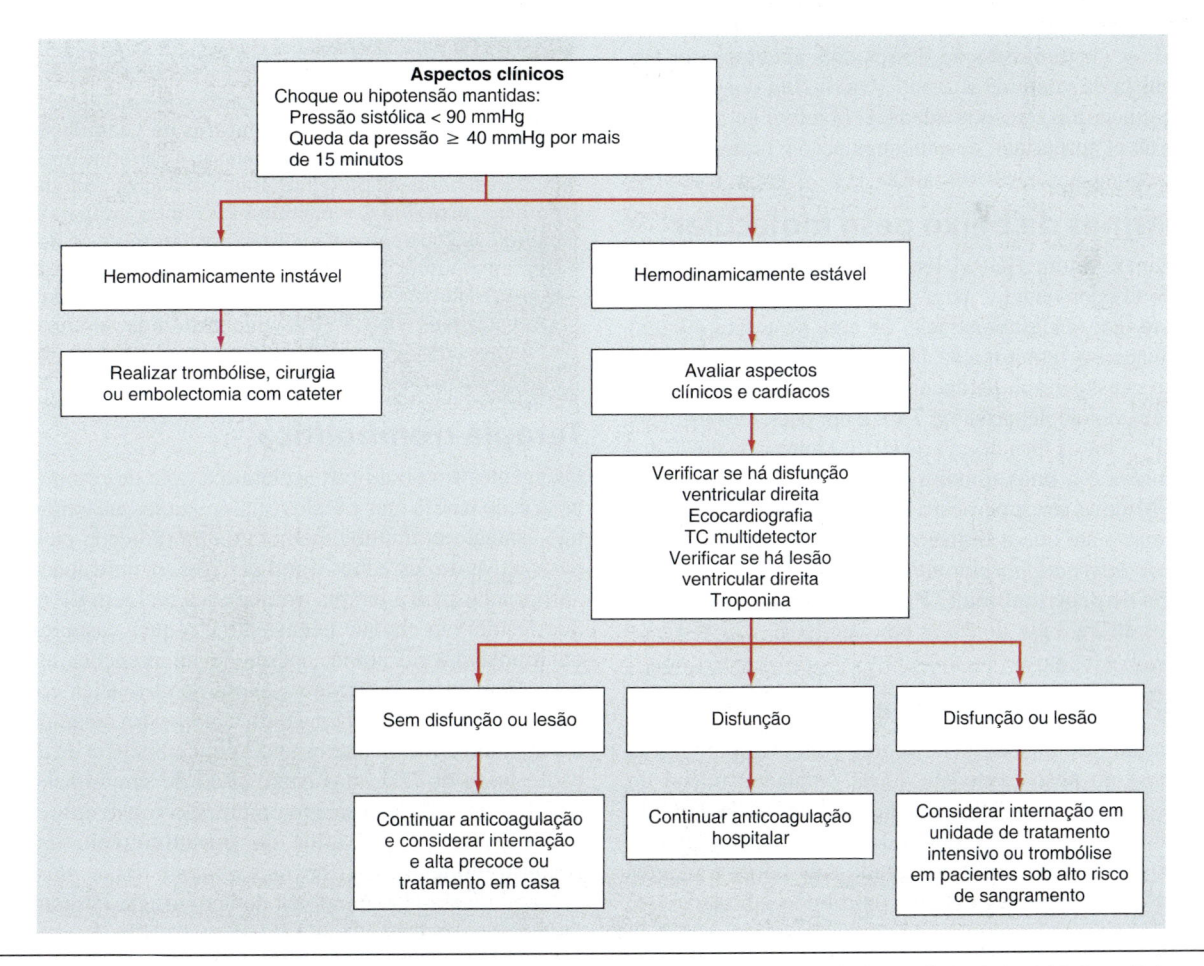

FIGURA 27.8 Estratificação do risco e tratamento clínico de uma EP aguda confirmada. *Adaptada de Agnelli G e Becattini C*: Acute Pulmonary Embolism, *N Engl J Med. Jul;363(3):266-274, 2010.*

Tratamento dos pacientes com embolia pulmonar

Os objetivos clínicos dos tratamentos atuais para a EP são seis: (1) redução da mortalidade, (2) melhora das trocas gasosas pulmonares, (3) estabilização das anormalidades circulatórias, (4) redução da obstrução no leito vascular pulmonar, (5) inibição da extensão do trombo e (6) prevenção de recorrências. Uma EP aguda requer tratamento inicial a curto prazo com anticoagulante de início rápido, seguido pelo tratamento com antagonista da vitamina K por pelo menos seis meses. Nos pacientes com alto risco de recorrência, o tratamento deve ser mais demorado. Deve-se fazer logo a estratificação do risco do paciente, assim que ele chega, para se determinar o tratamento farmacológico ideal. Como mostrado na Figura 27.8, a estabilidade hemodinâmica é fundamental para se estabelecer o algoritmo de tratamento para cada paciente.

Anticoagulação no tratamento da embolia pulmonar

Em geral, o tratamento começa com a administração IV de **heparina não fracionada (HNF)** ou doses subcutâneas de **HBPM**. A coadministração desses dois agentes com um antagonista da vitamina K como a **varfarina** por um período de cinco dias é recomendada. O objetivo geral é manter um nível apropriado de anticoagulação o tempo todo.

Heparinas de baixo peso molecular

O tratamento com HBPM tem diversas vantagens sobre a HNF: (1) conveniente para administração uma ou duas vezes ao dia, (2) administração de uma dose fixa, (3) em geral dispensa monitoração laboratorial, (4) menos propensa a causar trombocitopenia e (5) possibilidade de ser usada em vez de heparina na TVP e em pacientes estáveis com EP. A única formulação de HBPM aprovada nos Estados Unidos é a **enoxaparina**. Conforme afirmado antes, a HBPM deve ser superposta à varfarina por pelo menos cinco dias e até que o **índice normalizado internacional (INR**, de *international normalized ratio*) do paciente para o **tempo de protrombina (TP)** esteja nos parâmetros terapêuticos de 2 a 3 por dois dias consecutivos.

Heparina não fracionada

A heparina é administrada de acordo com um nomograma com base no peso como uma dose de ataque inicial de 80 U/kg IV, seguida pela infusão contínua de 18 U/kg/h, devendo-se monitorar o tempo de tromboplastina parcial ativado (TTPa) do paciente a cada seis horas e mantê-lo 1,5 a 2,5 vezes o valor de controle do laboratório. É indispensável que o paciente esteja bem anticoagulado nas primeiras 24 horas. Os principais efeitos colaterais do tratamento com HNF incluem sangramento, trombocitopenia e osteoporose. Em qualquer paciente que desenvolve trombocitopenia durante o tratamento com heparina, deve-se considerar a **trombocitopenia induzida pela heparina (TIH)**.

Varfarina

A dose inicial de varfarina costuma ser de 5 mg/dia nos primeiros dois dias e em seguida ajustada de acordo com a monitoração do INR do paciente para atingir valores estáveis entre 2 e 3. Como alguns indivíduos são metabolizadores rápidos ou lentos dessa substância, a escolha da dosagem correta tem de ser individualizada. Portanto, são necessárias determinações frequentes do INR, pelo menos no início do tratamento, para estabelecer um nível de anticoagulação terapêutico em cada paciente. O tratamento com varfarina está associado a interações frequentes com agentes terapêuticos de outras classes. Sempre que um paciente não atinge o nível esperado de anticoagulação, o médico deve verificar se há tais interações medicamentosas.

> ▶▶ CORRELAÇÃO CLÍNICA 27.3
>
> O efeito anticoagulante da varfarina é mediado por sua inibição da γ-carboxilação dos **fatores da coagulação II, VII, IX e X** dependente da vitamina K. A varfarina inibe simultaneamente as proteínas anticoagulantes endógenas normais, **proteína C e proteína S**, criando um paradoxo bioquímico que aumenta o estado pró-trombótico do paciente na ausência de outro anticoagulante. Por essa razão, os tratamentos com HBPM ou HNF e varfarina devem sobrepor-se a cada 4 a 5 dias se for instituída varfarina em pacientes com TEV.

Terapia trombolítica

Os agentes trombolíticos aceleram a taxa de resolução da obstrução na EP, mas estudos randomizados até o momento não estabeleceram uma melhora na mortalidade ou outros parâmetros de desfechos significativos. As indicações mais apropriadas para a terapia trombolítica incluem EP maciça que resulta em choque persistente e requer vasopressores ou hipoxemia refratária, apesar de intervenções agressivas. Além disso, a trombose iliofemoral maciça com EP maciça ou submaciça é uma indicação, assim como pacientes hemodinamicamente estáveis com evidência de disfunção e lesão do VD, mas baixo risco de sangramento. Os trombolíticos de uso mais comum são a **estreptocinase**, a **urocinase** e o **ativador do plasminogênio tecidual recombinante (rt-PA**, de *recombinant tissue plasminogen activator*). O risco global de hemorragia intracraniana mecanismos pulmonares específicos, notavelmente pneumonia grave, aspiração de conteúdo gástrico, embolia gordurosa, por ar ou líquido amniótico, traumatismo torácico, quase afogamento e inalação de gases nocivos. A LPA e a SDRA também podem ser causadas por **condições sistêmicas**, principalmente sepse bacteriêmica, peritonite, pancreatite, choque hemorrágico, queimaduras, transfusões maciças e *overdoses* de medicamentos. Tais fatores indiretos refletem manifestações pulmonares de inflamação sistêmica aguda e lesão endotelial generalizada que podem envolver muitos sistemas orgânicos. Aproximadamente 15% das mortes por LPA/SDRA devem-se a insuficiência respiratória progressiva com hipoxemia intratável, aumento da ventilação no espaço morto e hipercarbia. A principal causa subjacente de morte por LPA/SDRA (~75% dos pacientes) é a **síndrome de disfunção de múltiplos órgãos (SDMO)**, envolvendo o coração, os rins, o sistema de coagulação e o fígado, além dos pulmões.

Definições clínicas da lesão pulmonar aguda/síndrome da distrição respiratória aguda

Em 1994, a Conferência de Consenso Americano-Europeia sobre SDRA instituiu definições que foram adotadas em ampla escala por clínicos e pesquisadores. Elas incluem:

1. **Lesão pulmonar aguda**. Uma síndrome de inflamação pulmonar aguda e persistente com aumento da permeabilidade vascular, que se caracteriza por:
   a) *início agudo* (dias após a exposição a causas predisponentes diretas ou indiretas);
   b) *infiltrados bilaterais difusos* aos raios X, consistentes com edema não cardiogênico;
   c) $P_aO_2/F_IO_2 \leq 300\ mmHg$, qualquer que seja o nível de PEEP durante ventilação mecânica. A proporção P_aO_2/F_IO_2 estima a eficiência da oxigenação pulmonar de acordo com o O_2 suplementar fornecido aos pacientes. A P_aO_2 é medida em mmHg, e a F_IO_2 é um valor decimal entre 0 e 1. Por exemplo, em um indivíduo com $P_aO_2 = 100$ mmHg ao ar ambiente ($F_IO_2 = 0,21$), a $P_aO_2/F_IO_2 = 100/0,21 = 476$ mmHg;
   d) *nenhuma evidência clínica de insuficiência cardíaca esquerda ou elevação da pressão atrial esquerda*, ou seja, uma P_{PC} elevada se houver um **cateter arterial pulmonar (CAP)**, como nos casos de insuficiência cardíaca congestiva (Figura 28.1). Um coração de tamanho relativamente normal aos raios X confirma a ausência clínica de insuficiência ventricular esquerda como a explicação para o edema pulmonar. Se estiver sendo usado um CAP, a pressão em cunha será ≤ 18 mmHg. Evidência clínica de insuficiência cardíaca esquerda inclui disfunção sistólica do ventrículo esquerdo (VE) mais achados físicos apropriados, como galope S_3 no VE e edema periférico, especialmente quando confirmado por dilatação do VE ou fração de ejeção reduzida à ecocardiografia ou ao cateterismo, ou aumento da silhueta cardíaca mais derrames pleurais.

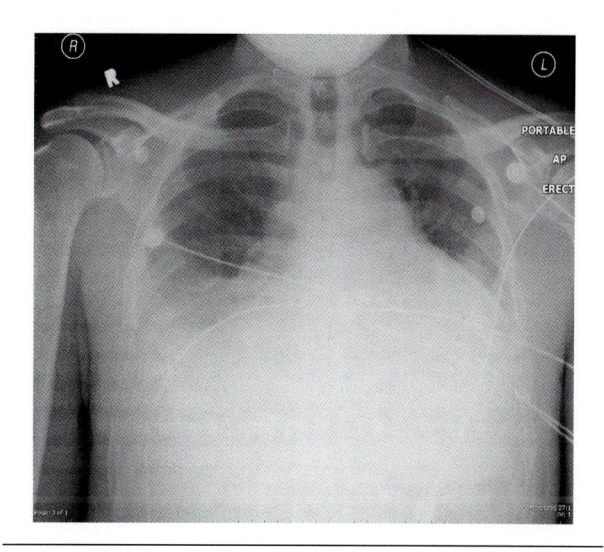

FIGURA 28.1 Radiografia do tórax mostrando cardiomegalia e derrames pleurais bilaterais, achados compatíveis com elevação da pressão atrial esquerda, edema intersticial cardiogênico e disfunção sistólica do VE, como vistos na insuficiência cardíaca congestiva.

2. **Síndrome da distrição respiratória aguda**. Uma expressão fisiológica mais grave de LPA, no final de um espectro de lesão pulmonar em evolução, que se caracteriza por:
   a) *início agudo*;
   b) *infiltrados bilaterais difusos* aos raios X, consistentes com edema pulmonar;
   c) $P_aO_2/F_IO_2 \leq 200\ mmHg$;
   d) *nenhuma evidência de insuficiência cardíaca esquerda*, incluindo tamanho normal do coração aos raios X (Figura 28.2). Se for utilizado um CAP, a P_{PC} medida será ≤ 18 mmHg.

Fisiopatologia da lesão pulmonar aguda/síndrome da distrição respiratória aguda

A função pulmonar normal requer alvéolos abertos e secos sobrepostos a capilares perfundidos com intercâmbio gasoso intacto e um trabalho respiratório normal. Requer ainda a interação coordenada de vários processos fisiológicos importantes, mais respostas pulmonares imunes e inflamatórias apropriadas. Três anormalidades fisiopatológicas inter-relacionadas tipificam eventos que causam ou precipitam LPA/SDRA.

1. **Aumento da permeabilidade microvascular (edema pulmonar não cardiogênico)**

Os capilares pulmonares normais são seletivamente permeáveis, com proteínas séricas confinadas aos espaços intravasculares, enquanto moléculas menores e a água cru-

Capítulo 28

Lesão pulmonar aguda e a síndrome da distrição respiratória aguda: fisiopatologia e tratamento

GEORGE M. MATUSCHAK, MD
ANDREW J. LECHNER, PhD

Objetivos de aprendizagem

O leitor deverá:
- Descrever a definição, a prevalência e o impacto da lesão pulmonar aguda (LPA) e da síndrome da distrição respiratória aguda (SDRA) na medicina multidisciplinar de cuidados críticos.
- Listar e definir os fatores de risco diretos e indiretos para LPA/SDRA e distinguir os aspectos clínicos de ambas.
- Resumir a fisiopatologia do início de LPA/SDRA e os fatores que perpetuam ou estão associados à sua não resolução, em especial a lesão pulmonar associada ao ventilador.
- Explicar e defender as diretrizes atuais para o tratamento e os cuidados de suporte para pacientes com LPA/SDRA.

Introdução

A **lesão pulmonar aguda (LPA)** e a **síndrome da distrição respiratória aguda (SDRA)** representam um espectro de insuficiência respiratória de início rápido, que se caracteriza por lesão pulmonar bilateral difusa e hipoxemia grave, causadas por **edema pulmonar não cardiogênico**. A LPA e a SDRA podem acometer pacientes de todas as faixas etárias e com qualquer condição preexistente, ambas predispondo a desfechos desfavoráveis. A insuficiência respiratória pode ser iniciada por agressões pulmonares ou extrapulmonares que aumentam a permeabilidade do epitélio e do endotélio alveolares, inundam os alvéolos e reduzem a complacência pulmonar em um padrão que reflete uma doença pulmonar restritiva aguda. Apesar dos numerosos ensaios clínicos prospectivos e duplos-cegos feitos com pacientes com LPA/SDRA, o único tratamento que melhora a sobrevida é a ventilação mecânica com o uso de uma **estratégia de proteção pulmonar** em que o volume corrente (V_T) seja titulado com cuidado em cerca de 6 mL/kg do peso corporal previsto. A ventilação com **pressão expiratória final positiva** (PEEP, de *positive end-expiratory pressure*) é útil para o **recrutamento alveolar** em pulmões propensos à **atelectasia**. A vigilância clínica precisa ser abrangente e antecipatória, para prevenir o desenvolvimento de pneumonia associada ao ventilador ou o agravamento da LPA. Embora a mortalidade possa ultrapassar 50%, os sobreviventes têm um bom prognóstico em termos de recuperação da função pulmonar.

Aspectos gerais de lesão pulmonar aguda/síndrome da distrição respiratória aguda

A **LPA** e a **SDRA** acometem mais de 190.000 pacientes anualmente nos Estados Unidos e causam 75.000 mortes. Elas ocorrem rapidamente e apresentam lesão pulmonar bilateral difusa de fácil visualização em radiografias ou tomografias computadorizadas (TCs). Os pacientes apresentam hipoxemia grave, apesar do uso de O_2 suplementar, sendo considerados emblemáticos quanto a um edema pulmonar não cardiogênico e com baixas proporções entre ventilação/perfusão ($\dot{V}_A/\dot{Q}$) e desvio fisiológico anormal de O_2. Tal insuficiência respiratória aguda em geral ocorre com inflamação pulmonar mediada por neutrófilos (polimorfonucleares [PMNs]). Aumentos patológicos na permeabilidade das células epiteliais e endoteliais alveolares acarretam dispneia, taquipneia e hipoxemia arterial. Esses defeitos na permeabilidade aumentam o efluxo de proteínas e líquidos do sangue para o interstício e os espaços de ar, embora os mecanismos de depuração de líquido fiquem comprometidos, os quais resolveriam o edema se estivessem funcionando normalmente. Em consequência, a troca alveolar de O_2 deteriora.

LPA/SDRA são um complexo multifásico. Os fatores desencadeantes capazes de causar lesão pulmonar precoce podem diferir daqueles que a perpetuam, complicam ou retardam sua resolução. As causas de LPA/SDRA podem ser gico. Seu ECG revela ritmo sinusal com PR e intervalo QRS normais, mas o estagiário de medicina registra o padrão S1, QIII e TIII. É feita uma TC helicoidal com protocolo para EP e achados de defeito de enchimento bilateral nas artérias pulmonares interlobares. Qual dos seguintes é o tratamento mais apropriado para essa paciente?

a) Encaminhar para colocação de filtro na VCI.
b) Iniciar tratamento com varfarina.
c) Iniciar HNF para alcançar um TTPa terapêutico.
d) Obter uma angiografia pulmonar para confirmar um diagnóstico de EP.
e) Colocar uma linha venosa central e iniciar a terapia trombolítica.

Soluções para o estudo de casos e problemas práticos

CASO 27.1 A resposta mais correta é d, solicitar uma ultrassonografia venosa dúplex das pernas com estudos do fluxo pelo Doppler.

A cintilografia de ventilação/perfusão (*resposta a*) é uma escolha razoável para diagnosticar EP, embora esse paciente tenha tumefação na perna e um teste mais simples daria uma resposta. A TC angiográfica (*resposta b*) não é isenta de risco para nefropatia induzida por contraste, em especial com creatinina sérica de 1,6 mg/dL, conforme notado nesse paciente. Uma angiografia pulmonar (*resposta c*) é o "padrão-ouro" em termos de exame diagnóstico, especialmente nas situações clínicas em que outros exames diagnósticos foram equívocos e a probabilidade de doença antes do exame era alta. Mesmo com a alta probabilidade de doença antes do exame (*resposta e*), é melhor fazer um estudo diagnóstico, pois a anticoagulação tem riscos inerentes. Na ausência de um diagnóstico estabelecido, devem ser consideradas outras possibilidades.

CASO 27.2 A resposta mais correta é c, iniciar tratamento com HNF.

Os pacientes com EP aguda podem apresentar-se com hemoptise, que não é uma contraindicação para anticoagulação, e assim um filtro na VCI não está indicado (*resposta a*). O tratamento com varfarina deve sobrepor-se a outro anticoagulante como HNF ou HBPM, pois poderia haver um aumento paradoxal nos fatores pró-coagulantes sem tal sobreposição (*resposta b*). A sensibilidade e a especificidade de uma TC angiográfica são bastante altas para se chegar a um diagnóstico de EP aguda, em especial no caso de tromboêmbolos nos ramos proximais; portanto, outro teste confirmatório só irá adiar o início do tratamento apropriado (*resposta d*). A situação atual dessa paciente enquadra-se nos critérios mais exigentes que seriam seguidos ao considerarem-se os tratamentos trombolíticos (*resposta e*).

(2,1%) e sangramento sério é substancialmente maior com trombolíticos do que com anticoagulantes apenas.

Filtros na veia cava inferior

O uso de filtros na veia cava inferior (VCI) deve ser reservado para pacientes com TEV e contraindicações para a terapia anticoagulante ou alguma complicação importante desse tratamento. Também são usados para tratar a TEV recorrente e a EP apesar da anticoagulação adequada e promover a sobrevida de pacientes em que uma EP inicialmente maciça implica alto risco de morte se ocorrer outro episódio de EP. Os filtros na VCI também devem ser considerados em pacientes selecionados sob tratamento com anticoagulantes para tromboembolismo recorrente apesar da anticoagulação adequada, que tenham embolia recorrente crônica com hipertensão pulmonar e/ou grandes trombos livres flutuantes na veia cava ou que tenham sido submetidos a embolectomia cirúrgica ou endarterectomia pulmonar. As complicações dos filtros na VCI incluem alta incidência de TVP, deslocamento ou migração do dispositivo e perfuração de vasos pelo dispositivo.

Embolectomia

A embolectomia pulmonar cirúrgica é considerada em pacientes com EP maciça, persistência de choque apesar do tratamento clínico e uma falha ou contraindicação para a terapia trombolítica.

Prognóstico

A maioria dos pacientes com EP consegue a resolução da maior parte dos seus sintomas. No entanto, certos pacientes podem ficar com sintomas debilitantes de dificuldade respiratória e hipertensão pulmonar crônica. A síndrome pós-flebítica com tumefação associada da perna em decorrência de TVP causa sintomas persistentes em cerca de 20% dos indivíduos. Uma pessoa com uma única TEV e TVP ou EP sob alto risco clínico pode nunca ter uma recorrência. Todavia, se um evento de TEV é idiopático ou há múltiplos eventos, o risco clínico de EP recorrente *versus* o de sangramento induzido por anticoagulante deve ser contrabalançado para se determinar a necessidade de anticoagulação pelo resto da vida.

Bibliografia comentada

1. Goldhaber SZ. Risk factors for venous thromboembolism. *J Am Coll Cardiol*. 2010;56:1-7. *Artigo de revisão excelente e fácil de ler, com foco na prevenção do tromboembolismo venoso.*
2. Wood KE. Major pulmonary embolism: review of a pathophysiological approach to the golden hour of hemodynamically significant pulmonary embolism. *Chest*. 2002;121:877-905. *Revisão excelente que trata dos conceitos de embolia pulmonar importante e da fisiopatologia das interações cardiopulmonares em pacientes com embolia pulmonar.*
3. Agnelli G, Becattini C. Current concepts: acute pulmonary embolism. *N Engl J Med*. 2010. *Artigo de revisão sucinto e atualizado sobre a estratificação do risco e o tratamento da embolia pulmonar aguda.*
4. Antithrombotic and Thrombolytic Therapy: American College of Chest Physicians Evidenced-Based Clinical Practice Guidelines, 8th ed. *Chest*. 2008;133:67S-938S. *Revisão atualizada e autorizada das diretrizes da prática baseada em evidência e referência importante para qualquer clínico que trate de pacientes com embolia pulmonar.*

ESTUDO DE CASOS E PROBLEMAS PRÁTICOS

CASO 27.1 Um homem de 59 anos é submetido à substituição total do joelho por causa de doença articular degenerativa grave. Dois dias após a cirurgia, apresenta início agudo de dificuldade respiratória e dor torácica pleurítica do lado direito. No momento, tem dificuldade respiratória com $f = 28$ respirações/min, FC = 120 batimentos/min (ritmo sinusal) e PA sistêmica = 110/70 mmHg. Sua S_aO_2 = 90% à oximetria de pulso ao ar ambiente. Seu exame pulmonar é normal e seu exame cardíaco revela taquicardia sinusal e nada mais de notável. O membro inferior direito é pós-cirúrgico, está cicatrizando bem, com edema com cacifo 2+, sensibilidade na panturrilha, eritema e calor; a perna esquerda está normal. Os exames de laboratório revelam creatinina sérica de 1,6 mg/dL. Qual a próxima etapa diagnóstica mais apropriada?

a) Cintilografia de ventilação/perfusão.
b) TC angiográfica do tórax.
c) Angiografia pulmonar.
d) Ultrassonografia venosa dúplex dos membros inferiores com Doppler do fluxo.
e) Nenhum outro exame, devido à alta probabilidade de EP antes do teste.

CASO 27.2 Uma mulher obesa de 52 anos que está se recuperando de uma doença viral chega com início agudo de dificuldade respiratória há três horas. Ela relata sintomas de tosse e está muito ansiosa porque notou sangue em seu escarro, na quantidade aproximada de 1 a 2 colheres das de chá. Ao chegar, sua PA = 90/50 mmHg, que então aumenta para 110/65 mmHg após a infusão IV de 1 L de soro fisioló-

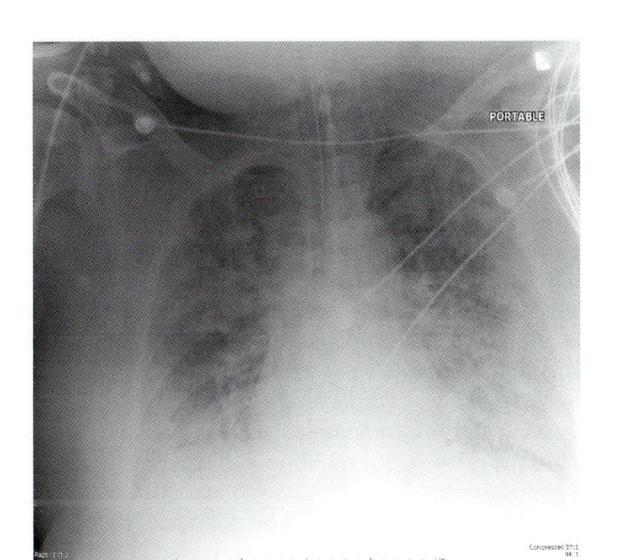

FIGURA 28.2 Radiografia do tórax mostrando infiltrados bilaterais difusos em todos os quadrantes pulmonares (doença aguda no espaço aéreo), típicos de LPA/SDRA. Os ângulos costofrênicos são relativamente claros, indicando a ausência de derrames pleurais.

zam as membranas endoteliais por meio de forças hidrostáticas e osmóticas. Conforme discutido no Capítulo 7, a **equação de Starling** descreve as forças que direcionam o movimento do líquido entre os vasos e o interstício:

$$F = K \cdot [(P_{MV} - P_{PMV}) - \sigma(\pi_{MV} - \pi_{PMV})]$$

onde: F = movimento resultante do líquido transvascular
K = coeficiente de filtração para a permeabilidade do endotélio capilar
P_{MV} = pressão hidrostática dentro da microvasculatura
P_{PMV} = pressão hidrostática no espaço perimicrovascular
σ = coeficiente de reflexão de proteína, normalmente 1 (unidades arbitrárias)
π_{MV} = pressão coloidosmótica de proteína na circulação
π_{PMV} = pressão coloidosmótica de proteína no espaço perimicrovascular

Pelo menos quatro mecanismos promovem retenção de líquido nos capilares, para prevenir a ocorrência de edema intersticial e transbordamento alveolar. Primeiro, o líquido do espaço aéreo é depurado por transportadores apicais de Na$^+$ nas células epiteliais alveolares. Segundo, as maiores proteínas plasmáticas como a albumina mantêm gradientes osmóticos que favorecem a reabsorção de água. Terceiro, as junções estreitas entre as células endoteliais pulmonares impedem o extravasamento. Quarto, linfáticos intersticiais levam o líquido alveolar de volta para a circulação. As anormalidades nas forças de Starling durante LPA/SDRA incluem:

a. Diminuição do σ durante sepse, fazendo com que as proteínas maiores como a albumina entrem no interstício, de modo que o edema rico em proteína flui para os alvéolos.
b. Redução da π_{MV} devido a infusões IV excessivas e/ou síntese diminuída de proteína da fase aguda, favorecendo o aumento do fluxo transvascular de líquido para os espaços de ar distais.
c. Aumento da P_{MV} por causa dos líquidos IV para tratar a hipovolemia, ou do retorno venoso diminuído devido ao aumento das pressões intratorácicas durante ventilação com pressão positiva.
d. Aumento da π_{PMV} em decorrência das proteínas plasmáticas que entram no interstício alveolar, ou da perda do transporte epitelial alveolar de Na$^+$, ambos retardando a depuração do líquido alveolar.

Tudo isso causa edema alveolar pendente por causa da gravidade, evidente primeiro nas zonas pulmonares inferiores de pacientes em posição supina (Figura 28.3), agravando o desequilíbrio $\dot{V}_A/\dot{Q}$ e reduzindo a P_aO_2.

2. **Instabilidade alveolar e ausência de recrutamento com diminuição da complacência pulmonar: fisiopatologia e potencial de lesão pulmonar associada ao ventilador**

Conforme descrito no Capítulo 5, a complacência quantifica as alterações nos volumes pulmonares (ΔV), causadas pela distensão das vias aéreas ou pelas pressões intrapleurais (ΔP), como ocorre durante a respiração espontânea. A complacência ($\Delta V/\Delta P$) em geral está reduzida nos casos de LPA/SDRA, ocasionando instabilidade alveolar e colapso quando se aproxima das pressões expiratórias finais. Essa **ausência de recrutamento** de alvéolos que antes funcionavam resulta de vários fatores:

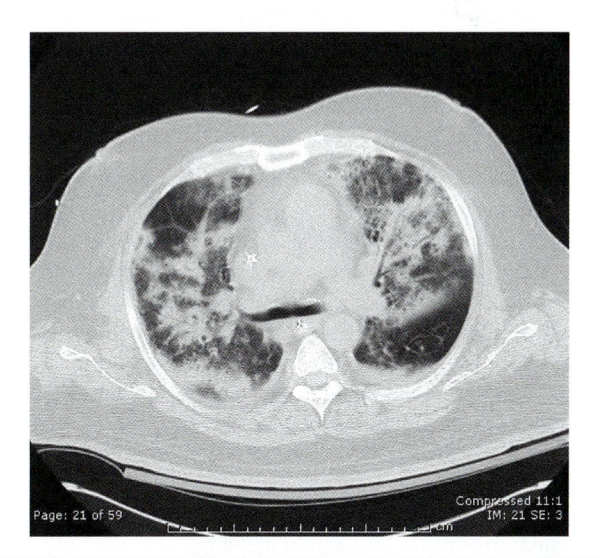

FIGURA 28.3 Tomografia computadorizada (TC) do tórax (janela de atenuação pulmonar) em um paciente com SDRA grave devida a pneumonia bilateral por *S. pneumoniae*. Notar a opacificação extensa de unidades alveolares e broncogramas aéreos proeminentes, em comparação com a pequena área residual de pulmão radiolucente (negro) normal nas partes superior direita e inferior esquerda dessa imagem.

a. *O edema alveolar inativa o surfactante* à medida que as proteínas plasmáticas transbordam para os espaços de ar.
b. *Alvéolos edematosos mostram aumento da tensão superficial* e ficam propensos a colapsar (i.e., sofrem **atelectasia**) durante pausas expiratórias finais em pacientes com LPA/SDRA. Tais espaços de ar distais não se expandem ciclicamente durante a inspiração, devido a pressões de abertura alveolar excessivamente altas (ver Capítulos 5 e 6).
c. A *capacidade residual funcional (CRF) declina* nos pacientes com LPA/SDRA, que em geral respiram rápida e superficialmente para maximizar seu $\dot{V}_E$ enquanto minimizam o trabalho respiratório que seria necessário para expandir os pulmões não complacentes ou "rígidos".
d. Pode ocorrer *lesão pulmonar associada ao ventilador* **(LPAV)** mecânica superposta, em especial quando o V_T excede 10 mL/kg do peso corporal previsto (PCP), usado antigamente para ventilar adultos com LPA/SDRA.

Quando alvéolos antes normais ficam atelectásicos devido à inundação alveolar e exsudatos inflamatórios, a ventilação mecânica de pacientes com alto V_T para manter o $\dot{V}_E$ é equivalente para forçar cada inspiração com pressão positiva para os pulmões de tamanho infantil. Ao mesmo tempo, alvéolos que ainda não estejam edematosos recebem ventilação excessiva, que é redirecionada para o pulmão aberto e para fora das regiões atelectásicas (Figuras 28.3 e 28.4). Esse dilema estabelece o estágio para três formas de LPAV, que não se excluem mutuamente:

a. **barotrauma**: lesão pulmonar relacionada com a pressão
b. **volutrauma**: lesão alveolar por hiperdistensão
c. **estresse por cisalhamento cíclico** em decorrência de oscilações tidais excessivas nos diâmetros alveolares

3. **Respostas pulmonares inflamatórias agudas desreguladas e excessivas**

LPA/SDRA são um reflexo de inflamação excessiva no interstício alveolar e nos espaços aéreos (Figura 28.5), envolvendo influxo maciço de neutrófilos devido à adesão suprarregulada de moléculas aos PMNs e endotélios vasculares. A inflamação é mantida por sinais quimiotáticos adicionais e mediadores derivados do hospedeiro. Como resultado, a quantidade de PMNs no **líquido do lavado broncoalveolar (LLBA)** pode aproximar-se de 50% de todas as células recuperadas, *versus* 3% ou menos de PMNs no LLBA de voluntários sadios. Os principais mediadores inflamatórios nessa fase aguda incluem:

a. **citocinas**, notavelmente TNF-α, IL-1β, IL-6, IL-8, IL-10, G-CSF e GM-CSF;
b. **quimiocinas**, como o fator inibidor de macrófagos e a proteína quimioatrativa;
c. **metabólitos do ácido araquidônico**, incluindo prostanoides e leucotrienos;
d. **oxirradicais/oxidantes**, inclusive ânion superóxido e peroxinitrito;
e. **proteases** que degradam estruturas alveolares e acentuam a inflamação;
f. **fibrina**, após ativação do fator tecidual e do sistema de coagulação.

Em conjunto, esses processos causam disfunção pulmonar aguda, taquipneia com desconforto, redução da P_{aO_2} à gasometria sanguínea ou declínio da S_{aO_2} à oximetria de pulso e radiografias ou TC do tórax mostrando infiltrados bilaterais. É importante notar que esses infiltrados podem ser assimétricos em pacientes com doença pulmonar obstrutiva crônica coexistente. Ocorre comprometimento progressivo do intercâmbio gasoso, com desequilíbrio $\dot{V}_A/\dot{Q}$ e desvio fisiológico, causando hipoxemia. Além disso, o espaço morto fisiológico pode aumentar, apesar do $\dot{V}_E$ constante, retardando a eliminação do CO_2. Aumentos na pressão intratorácica induzidos pelo ventilador também inibem o retorno venoso,

> **▶▶ CORRELAÇÃO CLÍNICA 28.1**
>
> **A lesão pulmonar aguda relacionada com transfusão (LPART)** é uma forma importante de LPA/SDRA, com características clínicas semelhantes, mas temporariamente relacionada com transfusão de hemoderivados. A LPART é a principal causa de morte relacionada com transfusão nos Estados Unidos. Os pacientes com LPART em geral desenvolvem febre com tosse, dispneia e hipoxemia seis horas após receberem uma transfusão de eritrócitos, plaquetas ou plasma fresco congelado.

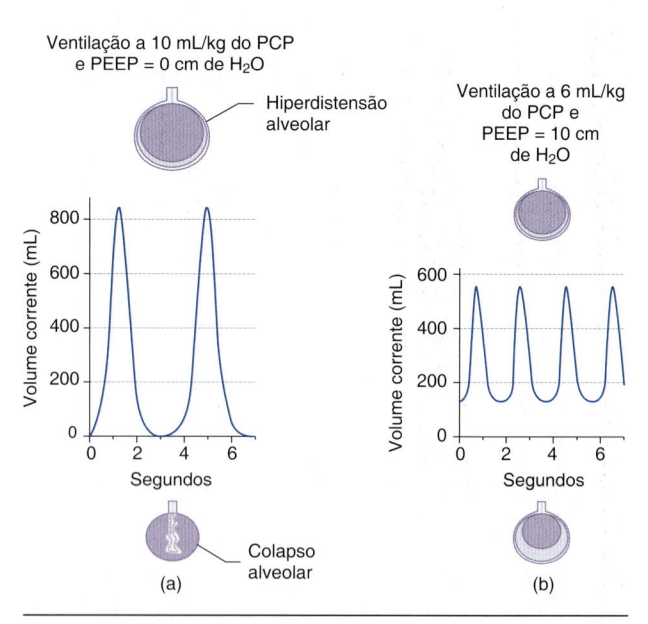

FIGURA 28.4 Efeito sobre os volumes correntes alcançados em pacientes sedados, usando-se uma estratégia convencional de ventilação de 10 mL/kg do PCP sem PEEP (a) *versus* a estratégia de ventilação pulmonar protetora de 6 mL/kg do PCP e PEEP cuidadosamente ajustada (b).

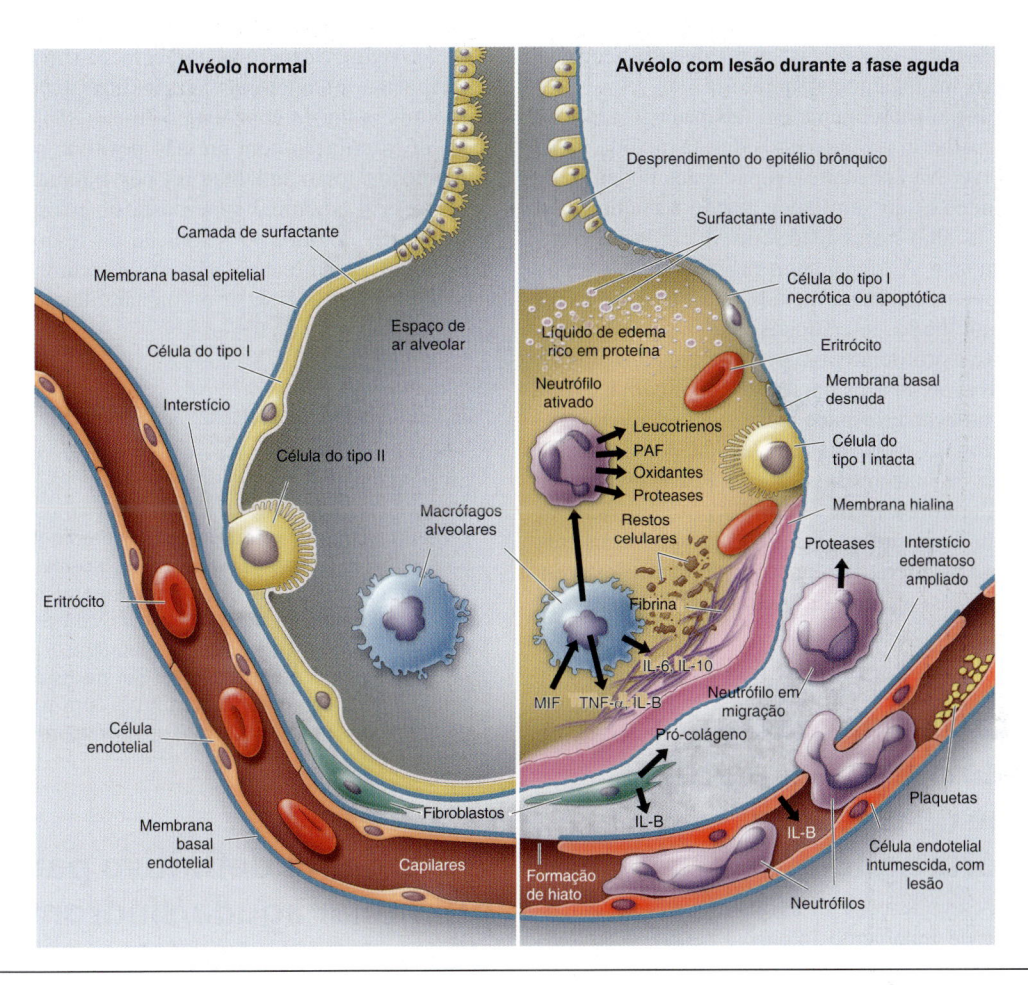

FIGURA 28.5 O alvéolo normal *versus* o alvéolo com lesão aguda nos casos de LPA/SDRA.

com menos alvéolos sendo perfundidos, apesar da ventilação em andamento. Nos casos avançados de LPA/SDRA, a excreção de CO_2 diminui e a P_{aCO_2} aumenta.

Apresentação típica e progressão da lesão pulmonar aguda/síndrome da distrição respiratória aguda

Apesar desses diversos fatores precipitantes, a maioria dos pacientes com LPA/SDRA apresenta evolução clínica semelhante, que se caracteriza inicialmente por hipoxemia grave, exigindo suporte ventilatório mecânico prolongado (dias a semanas). Em geral, os pacientes progridem por três estágios patológicos (ver Capítulo 26). Um **estágio exsudativo** inicial com dano alveolar difuso é seguido na primeira semana por um **estágio proliferativo**, com resolução do edema pulmonar, proliferação de células do tipo II, metaplasia escamosa, infiltração intersticial por miofibroblastos e deposição de colágeno. Por motivos incertos, alguns pacientes progridem para um terceiro **estágio fibrótico**, com deposição acelerada de colágeno, obliteração da arquitetura pulmonar normal, fibrose difusa e formação de cisto no parênquima. Esse último subgrupo corresponde à maioria dos pacientes que morrem "de" LPA/SDRA com hipoxemia intratável e aumento da ventilação no espaço morto que requer F_IO_2 progressivamente mais alta e com o risco associado de toxicidade pulmonar pelo O_2. A ventilação prolongada com $F_IO_2 \geq 0,60$ está associada a aumento da inflamação e fibrose.

O **exame físico** à beira do leito em geral revela taquicardia, taquipneia, crepitações difusas sobre o tórax, aumento do trabalho respiratório e dependência frequente dos músculos respiratórios acessórios (trapézio, escaleno, esternocleidomastóideo e peitoral). Os **achados laboratoriais** típicos nos casos de LPA/SDRA são inespecíficos e podem incluir **leucocitose**, evidência de **coagulação intravascular disseminada (CID)** e **acidose láctica**. A gasometria arterial costuma mostrar alcalose respiratória aguda, redução da S_aO_2 (< 90%), queda da proporção P_aO_2/F_IO_2 e hipoxemia grave, que coletivamente refletem desvio fisiológico da direita para a esquerda. Os **achados na radiografia do tórax**, embora distintivos, também são vistos na hemorragia pulmonar difusa e no edema intersticial agudo. É importante notar que LPA/SDRA é uma síndrome clínica, não uma doença específica, sendo sempre causada por condições subjacentes que precisam ser diagnosticadas e tratadas, além da insuficiência respiratória.

Com a evolução subsequente em tais pacientes, a oxigenação pode melhorar nos primeiros dias, à medida que o edema se resolve. Não obstante, os pacientes podem permanecer dependentes do ventilador devido à continuação da hipoxemia, às altas necessidades do $\dot{V}_E$ e à baixa complacência pulmonar. As densidades pulmonares aos raios X tornam-se menos opacas à medida que o edema se resolve, mas os infiltrados intersticiais podem persistir. Nas fases exsudativa e proliferativa, o transbordamento pulmonar pode resolver-se, mas os pacientes continuam a exibir aumento da ventilação no espaço morto, visto como um aumento do $\dot{V}_E$ com P_aCO_2 normal ou elevada. A oxigenação pode responder de maneira favorável à PEEP revertendo a atelectasia (Figura 28.4), ou continuar problemática por causa da disfunção do surfactante. Pode ocorrer fibrose organizada na fase proliferativa, causando aumento das pressões nas vias aéreas, hipertensão pulmonar e aspectos em faveolamento aos raios X.

Complicações em pacientes com lesão pulmonar aguda/ síndrome da distrição respiratória aguda

Podem ocorrer complicações sérias diariamente em pacientes na unidade de tratamento intensivo (UTI), e aqueles com LPA/SDRA e SDMO estão particularmente propensos a ter trombose venosa profunda, tromboembolismo pulmonar, sangramento gastrintestinal, desnutrição, efeitos indesejáveis dos medicamentos sedativos e bloqueadores neuromusculares, bem como infecções superpostas relacionadas com o cateter. Além disso, podem surgir várias complicações pulmonares específicas, em especial traumatismo relacionado com a ventilação, lesão por estresse do cisalhamento e a LPAV já descrita.

Além disso, a **pneumonia associada ao ventilador (PAV)** nosocomial nos pacientes sob ventilação mecânica é uma complicação temida, com taxas de mortalidade de até 50%. A "mortalidade atribuível" à PAV é de 33 a 50%, apesar dos cuidados de suporte agressivos e da terapia antimicrobiana direcionada nos pacientes acometidos. A PAV desenvolve-se em 9 a 27% dos pacientes ventilados e seu risco aumenta 1 a 3% por dia de intubação. A PAV de início tardio, que surge após cinco dias ou mais de intubação e ventilação, costuma ser causada por organismos resistentes a múltiplos fármacos, como *Staphylococcus aureus* resistente à meticilina, *Pseudomonas aeruginosa* ou *Acinetobacter baumannii*. O diagnóstico clínico de PAV é feito ante novo surgimento de febre, aumento de secreções purulentas no tubo endotraqueal e infiltrados novos ou mais graves vistos nas radiografias do tórax.

A maneira pela qual os pacientes com LPA/SDRA são ventilados mecanicamente tem consequências imediatas sobre a oxigenação, mas também causa impacto sobre as respostas inflamatórias agudas nos alvéolos. Portanto, como tais pulmões com lesões difusas são ventilados por meio de ventilação com pressão positiva, pode haver: (1) aumento da lesão inflamatória por traumatismo causado pela pressão adicional superposta ou relacionado com o volume, (2) demora na resolução da lesão pulmonar ou (3) aceleração da recuperação do intercâmbio gasoso pulmonar e da função celular pulmonar, além de homeostasia orgânica não pulmonar.

>> **CORRELAÇÃO CLÍNICA 28.2**

A hipoxemia, a hipotensão e a deterioração da complacência pulmonar de muitos pacientes com LPA/SDRA podem não ser imediatamente evidentes. Em tal contexto, pode ser difícil visualizar **pneumotórax** em radiografias obtidas à beira do leito com o paciente em posição supina. Tais pneumotóraces ocultos podem aumentar nos pacientes sob ventilação com pressão positiva, comprimindo veias centrais e causando choque cardiogênico por causa da pré-carga ventricular diminuída. São necessárias descompressão com agulha e toracostomia com tubo de emergência quando se detecta pneumotórax em um paciente assim ventilado.

Tratamento definitivo para lesão pulmonar aguda/síndrome da distrição respiratória aguda

A prioridade máxima em pacientes com LPA/SDRA é estabilizar a troca normal de gases e a hemodinâmica, principalmente para prevenir dano orgânico hipóxico, fadiga de músculo respiratório, maior trabalho respiratório e parada cardiopulmonar. A avaliação clínica rápida, seguida pela transferência para UTI, é importante. A maioria dos pacientes precisará de intubação e ventilação mecânica com F_IO_2 alta (comumente 1) para aliviar a hipoxemia, bem como de PEEP para aumentar sua CRF. O diagnóstico de causas subjacentes de LPA/SDRA também é muito importante. No caso de pacientes com sepse, está indicada a busca agressiva da causa (p. ex., pneumonia, sepse bacteriêmica relacionada com o cateter, abscesso abdominal pós-cirúrgico), pois infecções e purulência em espaços fechados precisam ser drenadas, e a terapia antimicrobiana empírica de amplo espectro deve ser iniciada sem demora.

Ante o aumento da permeabilidade nos casos de LPA/SDRA, os objetivos apropriados para a administração de líquido, o estado volumétrico e o tratamento hemodinâmico diferem de acordo com as categorias dos pacientes. A administração de líquidos IV suficientes para perfundir órgãos não pulmonares pode agravar o edema alveolar e causar hipoxemia potencialmente fatal. De maneira similar, a diurese agressiva pode melhorar o intercâmbio gasoso pulmonar ao diminuir a pressão arterial esquerda e assim o gradiente para transbordamento alveolar a partir dos capilares. O início precoce de nutrição suplementar após 72 horas de UTI, de preferência por via enteral, está indicado e tem sido associado a desfechos melhores em ensaios limitados.

A estratégia de ventilação mecânica com proteção pulmonar

Em termos históricos, um volume corrente (V_T) de 12 a 15 mL/kg do PCP era recomendado para pacientes com LPA/SDRA. No entanto, agora está claro que uma **estratégia de baixo V_T pulmonar protetor** reduz a mortalidade e é a única terapia importante baseada em evidência que deve ser iniciada em pacientes sob ventilação mecânica com LPA/SDRA. No ano 2000, a NIH ARDS Network publicou os resultados de um ensaio clínico controlado randomizado multicêntrico feito com 861 pacientes. Em tal ensaio, comparou-se uma estratégia de V_T baixo (6 mL/kg e um platô de pressão < 30 cm de H_2O) com uma coorte de V_T mais alto (12 mL/kg e um platô de pressão < 50 cm de H_2O). O platô de pressão (P_{PLAT}) *in vivo* é o da pressão nas vias aéreas durante a breve pausa após o término de uma inspiração mecânica e antes do começo da expiração subsequente (ver Capítulo 30). A P_{PLAT} medida em pacientes ventilados reflete a pressão de distensão estática nos pulmões quando o fluxo de ar (e, portanto, a resistência ao fluxo de ar causada pelo atrito) é zero. Como tal, a P_{PLAT} reflete a complacência pulmonar medida durante uma inspiração mantida de 0,5 s em um paciente sedado e relaxado. A principal meta terapêutica de minimizar a LPAV é alcançada quando a P_{PLAT} é < 30 cm de H_2O.

No ARDS Net Trial, a mortalidade hospitalar foi de 40% entre o grupo de 12 mL/kg, *versus* 31% no grupo de 6 mL/kg. Essa redução altamente significativa de 22% na mortalidade exigiu a interrupção precoce do ensaio por motivos éticos. Com uma redução absoluta do risco de 9% usando-se ventilação com baixo V_T, uma vida é salva a cada 11 pacientes com LPA/SDRA tratados por essa modalidade. Também houve mais dias sem ventilador, diminuindo assim a probabilidade de PAV, bem como mais dias sem insuficiência orgânica em pacientes do grupo com baixo V_T. As etapas descritas na estratégia de proteção pulmonar para estabelecer um V_T inicial no ventilador e ajustes na frequência (*f*) são as seguintes:

a) Calcular o **peso corporal previsto** (PCP) do paciente;
b) Ajustar o V_T inicial para 8 mL/kg do PCP e o modo do ventilador para "Controle Assistido do Volume";
c) Diminuir o V_T para 7 mL/kg após 1 a 2 horas, em seguida para 6 mL/kg do PCP após mais 1 a 2 horas;
d) Ajustar a *f* para manter um V_E adequado, mas < 35 respirações/min para reduzir a LPAV, mesmo que a P_{aCO_2} aumente ligeiramente, refletindo hipoventilação leve (**hipercapnia permissiva**);
e) Estabelecer uma P_{PLAT} < 30 cm de H_2O;
f) Verificar a P_{PLAT} com uma pausa inspiratória de 0,5 s a cada quatro horas e após cada alteração na PEEP ou no V_T.

> **▶▶ CORRELAÇÃO CLÍNICA 28.3**
>
> **Outras Abordagens Baseadas em Evidência para Tratar LPA/SDRA.** CAPs fornecem dados fisiológicos significativos de pacientes com LPA/SDRA, incluindo a pressão em cunha, o débito cardíaco, as pressões arterial e atrial direita, **a saturação venosa mista de O_2, $S_{\bar{v}O_2}$, e a pré-carga no VD**. Entretanto, um ensaio recente da NIH, comparando o tratamento orientado pelo CAP *versus* um cateter venoso central, não detectou melhora na mortalidade em 60 dias ou nos dias até o desmame do ventilador. Além disso, embora o complexo LPA/SDRA seja um processo inflamatório e as medicações esteroides tenham propriedades anti-inflamatórias potentes, nenhum ensaio clínico mostrou benefício significativo do uso de metilprednisolona ou outros esteroides na prevalência ou no tratamento da inflamação pulmonar decorrente de LPA/SDRA. Na verdade, a metilprednisolona em alta dose durante o estágio fibroproliferativo da SDRA aumentou a mortalidade em 60 e 180 dias quando iniciada antes de duas semanas após o diagnóstico.

Prognóstico

A sobrevivência melhorou nos pacientes com LPA/SDRA, em particular desde a instituição disseminada da estratégia de ventilação mecânica com proteção pulmonar. A mortalidade global da SDRA sem complicações pela SDMO continua a ser de 25 a 35%, apesar da melhora no tratamento em UTI, da disponibilidade de novas terapias antimicrobianas, do suporte nutricional e de outros fatores. No entanto, a mortalidade em pacientes com LPA/SDRA e SDMO aumenta proporcionalmente ao número de órgãos disfuncionais que não os pulmões, alcançando 50 a 75% com choque séptico concomitante mais SDMO. Portanto, a sepse grave, o choque séptico e a SDMO são preditores mais poderosos de sobrevida que os parâmetros respiratórios em si. Idade avançada e disfunção hepática preexistente também implicam um prognóstico desfavorável.

É difícil prever o desfecho em um paciente específico com LPA/SDRA com base na gravidade inicial do comprometimento fisiológico, inclusive a oxigenação. Tais achados não distinguem de maneira confiável os sobreviventes dos que não vão sobreviver, nem a complacência respiratória inicial, os achados radiográficos ou a PEEP necessária. Contudo, a ausência de melhora clínica nos primeiros dias, em particular na oxigenação, antevê uma evolução complicada e maior risco de mortalidade. O prognóstico a longo prazo em termos de recuperação da função pulmonar após LPA/SDRA é razoavelmente bom. Seis meses após a alta hospitalar, a maior parte dos volumes pulmonares à espirometria retorna aos valores anteriores ou previstos, exceto em pacientes com doença pulmonar preexistente. Um ano após a alta, o achado pulmonar fisiológico mais comum é redução leve a moderada na capacidade de difusão do dióxido de carbono, DL_{CO}, de uma única respiração (ver Capítulo 16). A desoxigenação com o exercício continua em talvez 6% dos sobreviventes, refletindo o remodelamento fibrótico persistente que retarda a troca de gás por difusão nas vias aéreas distais e nos alvéolos.

Bibliografia comentada

1. Bernard GR, Artigas A, Brigham KL, et al. for the American-European Consensus Conference on ARDS. Definitions, mechanisms, relevant outcomes, and clinical trial coordination. *Am J Respir Crit Care Med.* 1994;149:818-824. *Como o título e os dados da publicação sugerem, este artigo importante estabelece diretrizes práticas e internacionais para o reconhecimento de LPA/SDRA que continuam atualizadas.*
2. Ware LB, Matthay MA. The acute respiratory distress syndrome. *N Engl J Med.* 2000;342:1334-1349. *Entre as muitas revisões do assunto, esta proporciona uma visão geral excelente e antecipa os achados de vários ensaios clínicos subsequentes.*
3. Rubenfeld GD, Herridge MS. Epidemiology and outcomes of acute lung injury. *Chest.* 2007;131:554-562. *Atualização sucinta sobre os fatores predisponentes que agravam a SDRA e aumentam a mortalidade em 28 dias.*
4. The ARDS Network. Ventilation with lower tidal volumes as compared with traditional tidal volumes for acute lung injury and the acute respiratory distress syndrome. *N Engl J Med.* 2000;342:1301-1308. *Artigo que relatou o primeiro, e até o momento o único, ensaio baseado em evidência de uma intervenção que melhorou de maneira significativa o prognóstico da SDRA.*
5. Tobin MJ. Advances in mechanical ventilation. *N Engl J Med.* 2001;344:1986-1996. *Artigo excelente sobre as estratégias inovadoras que funcionam bem em pacientes com hipoxemia intratável, incluindo o papel da hipercapnia permissiva.*

ESTUDO DE CASOS E PROBLEMAS PRÁTICOS

CASO 28.1 Uma mulher de 59 anos chega com dificuldade respiratória que piorou nas últimas 24 horas. Ela tem dispneia grave e não consegue completar uma frase. Os sinais vitais incluem pulso radial = 116 batimentos/min e f respiratória = 40 respirações/min. Crepitações difusas bilaterais são audíveis no exame posterior; uma radiografia do tórax mostra doença difusa do espaço aéreo. Quais critérios seriam melhores para distinguir entre SDRA e insuficiência cardíaca congestiva na paciente?

a) O início subagudo dos sintomas.
b) Uma proporção P_aO_2/F_IO_2 calculada ≥ 250 nessa mulher.
c) Infiltrados bilaterais e uma pressão pulmonar em cunha ≤ 18 mmHg.
d) Um perfil clínico melhor após intubação e ventilação com PEEP.
e) Resposta a antibióticos contra patógenos adquiridos na comunidade.

CASO 28.2 Um homem de 41 anos é hospitalizado após tentar sintetizar metanfetamina. Ele foi encontrado inconsciente em um cômodo com muita fumaça de amônia. Uma radiografia do tórax mostra infiltrados nos lobos superior esquerdo e médio. A gasometria arterial com 100% de oxigênio mostra pH = 7,31, P_aCO_2 = 50 mmHg e P_aO_2 = 180 mmHg. Seu estado não melhora e, 72 horas depois, é repetida uma radiografia do tórax, que mostra infiltrados nos lobos superior e inferior esquerdos, superior e médio direitos. Qual a patologia pulmonar subjacente mais provavelmente envolvida?

a) Reabsorção de líquido alveolar e proteína facilitada pela amônia.
b) Liberação excessiva de surfactante com instabilidade alveolar resultante.
c) Depressão do sistema nervoso central, ventilação insuficiente e P_AO_2 reduzida.
d) Hiperdistensão alveolar, causando aumento da CRF.
e) Desprendimento epitelial, lesão de célula endotelial e inativação do surfactante.

Soluções para o estudo de casos e problemas práticos

CASO 28.1 A resposta mais correta é c.

Independentemente da maneira como a queixa da paciente surgiu, a presença de infiltrados bilaterais na ausência de uma pressão em cunha significativamente elevada seria definitiva de SDRA, enquanto uma $P_aO_2/F_IO_2 > 250$ mmHg em si (*resposta b*) tenderia a excluir SDRA. Na verdade, a paciente poderia ter pneumonia adquirida na comunidade, que se agravou à noite (*resposta a*) e responderia aos antibióticos (*resposta e*), mas só isso não exclui insuficiência cardíaca congestiva (ICC). Como tanto os pacientes com SDRA como aqueles com ICC podem ter edema pulmonar, ambos desenvolveriam atelectasia e, portanto, responderiam de maneira favorável à ventilação mecânica com PEEP (*resposta d*).

CASO 28.2 A resposta mais correta é e.

A LPA e a SDRA podem originar-se de agressões de cada lado dos septos alveolares. Nesse caso, a fumaça de amônia lesionou primeiro o epitélio descamativo delicado que cobre a maior parte das superfícies alveolares e, em seguida, o endotélio capilar também. Com tal lesão septal, o extravasamento de plasma dos capilares pulmonares entra nos espaços de ar. Esse líquido alveolar não é reabsorvido com facilidade se o epitélio estiver danificado (*resposta a*) e irá degradar surfactante, em vez de facilitar sua secreção (*resposta b*). A inativação de surfactante, por sua vez, causa instabilidade alveolar e não hiperdistensão (*resposta d*), com a atelectasia resultante disseminando-se até para lobos pulmonares sem lesão prévia. A hipoxemia sistêmica decorrente de LPA/SDRA certamente compromete outros órgãos além dos pulmões, inclusive o sistema nervoso central e/ou os grupos musculares respiratórios. Tais eventos acabariam acarretando fadiga dos músculos respiratórios e hipoventilação alveolar (*resposta c*).

Capítulo 29

Fisiopatologia e doenças do espaço pleural

GEORGE M. MATUSCHAK, MD
ANDREW J. LECHNER, PhD

Objetivos de aprendizagem

O leitor deverá:
- Descrever a fisiologia normal da formação do líquido pleural e de sua reabsorção.
- Explicar os diversos mecanismos fisiopatológicos responsáveis pelo desenvolvimento de derrames pleurais.
- Definir a categorização de derrames pleurais parapneumônicas e os estágios das infecções do espaço pleural.
- Reconhecer os sintomas e sinais comuns de doenças pleurais, bem como os princípios de seu tratamento.

Introdução

As doenças do espaço pleural são comuns na medicina clínica. Uma das manifestações mais frequentes de doença pleural é um derrame pleural. Consequentemente, o conhecimento da base fisiopatológica dos distúrbios que culminam em derrames pleurais é importante para seu diagnóstico em tempo hábil e o tratamento apropriado. Outras informações sobre a avaliação laboratorial dos vários tipos de derrames pleurais foram apresentadas no Capítulo 19.

Fisiologia do espaço pleural

O espaço pleural é um ambiente de baixa pressão entre a pleura parietal, que cobre a superfície interna das costelas e a musculatura torácica, e a pleura visceral, que cobre as regiões externas dos pulmões. Elas têm uma área de superfície combinada de cerca de 4.000 cm². As forças que regulam a formação do líquido pleural pelas pleuras parietal e visceral estão resumidas pela **equação de Starling** (conforme estabelecido nos Capítulos 7 e 19):

$$F = K \cdot [(P_{MV} - P_{PL}) - \sigma(\pi_{MV} - \pi_{PL})]$$

onde:
- F = fluxo de líquido pleural
- K = coeficiente de filtração, uma função da área de superfície e da permeabilidade dos microvasos pleurais
- P_{MV} = pressão hidrostática microvascular pleural
- P_{PL} = pressão pleural
- σ = coeficiente de reflexão para o movimento de proteína ao longo da pleura
- π_{MV} = pressão coloidosmótica nos microvasos pleurais
- π_{PL} = pressão coloidosmótica de proteína no espaço pleural

É digno de nota que o coeficiente de reflexão σ define a função de barreira das membranas pleurais, de modo que decréscimos no σ tipificados por condições inflamatórias correlacionam-se com aumento na permeabilidade às proteínas (ver também Capítulo 28). A concentração intravascular de albumina (peso molecular [PM] = 65 kDa) deve-se ao determinante primário da pressão coloidosmótica sérica. A taxa de entrada normal de líquido pleural no espaço pleural em seres humanos é considerada de aproximadamente 0,5 mL/h ou 12 mL/dia, e esse líquido deriva da filtração microvascular determinada pelas forças de Starling por meio das pleuras parietal e visceral. Embora ocorra alguma reabsorção de líquido dentro de ambas as membranas pleurais, a parietal e a visceral, a reabsorção real de líquido pleural do próprio espaço pleural ocorre via **estomas linfáticos** na pleura parietal (Figura 29.1). Portanto, em qualquer momento, o volume total de líquido pleural em indivíduos normais é de 0,1 a 0,2 mL/kg, ou aproximadamente 10 a 20 mL em uma pessoa que pese 70 kg. Esses estomas linfáticos na pleura parietal são aberturas fenestradas na camada de células mesoteliais, com cerca de 10 a 12 μm de diâmetro e especialmente prevalentes nas partes pendentes do espaço pleural, em particular na superfície diafragmática e nas regiões mediastinais (Figura 29.2).

Fisiopatologia dos derrames pleurais

Existem sete mecanismos gerais pelos quais os derrames pleurais podem desenvolver-se (Tabela 29.1). Os estudantes devem lembrar que tais mecanismos ocorrem isoladamente ou em combinação.

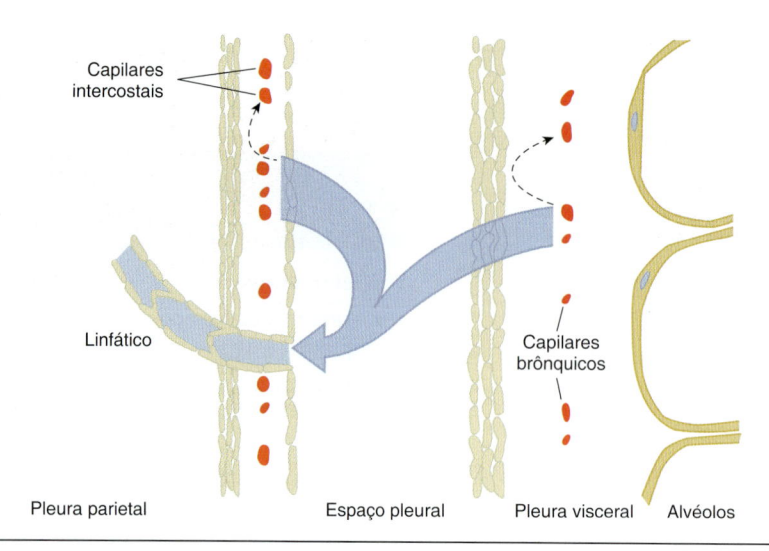

FIGURA 29.1 Representação da formação e da reabsorção normais de líquido pleural. O filtrado microvascular de microvasos nas pleuras parietal e visceral é reabsorvido em parte em cada membrana (*setas tracejadas*), enquanto o líquido intersticial restante com pouca proteína atravessa os mesotélios pleurais por fluxo de volume para o espaço pleural. O líquido pleural sai do espaço pleural via estomas linfáticos na pleura parietal. *Redesenhada de Chretien et al.* The Pleura in Health and Disease. *Marcel Dekker; 1985.*

Manifestações clínicas dos derrames pleurais

Uma anamnese e um exame físico do tórax abrangentes são elementos críticos para orientar a busca do diagnóstico em um paciente com derrame pleural. Os sintomas relacionados com um derrame pleural dependem do seu tamanho e do estado funcional subjacente do pulmão. Dificuldade respiratória em repouso e ao exercício, bem como tosse, é o principal sintoma. No entanto, a apresentação clínica pode ser dominada por outros sintomas respiratórios se houver asma coexistente, doença pulmonar obstrutiva crônica (DPOC) ou pneumonia. Os achados físicos primários em pacientes com derrame pleural são macicez à percussão sobre a área afetada, diminuição do frêmito tátil e dos sons respiratórios e, ocasionalmente, egofonia no nível superior de grandes derrames (Capítulo 14). Derrames pleurais muito grandes podem estar associados a abaulamento dos espaços intercostais ou desvio contralateral do mediastino.

A avaliação radiográfica é importante para confirmar a presença de um derrame pleural, bem como para formular as possibilidades mais prováveis de diagnóstico diferencial. Nas incidências frontais da radiografia do tórax com o paciente ereto, em geral os derrames pleurais maiores manifestam-se como uma **densidade em forma de menisco** no **sulco costofrênico** (Figura 29.3); derrames menores podem aparecer apenas escondendo o sulco costofrênico nas incidências com o paciente ereto. Em geral, pelo me-

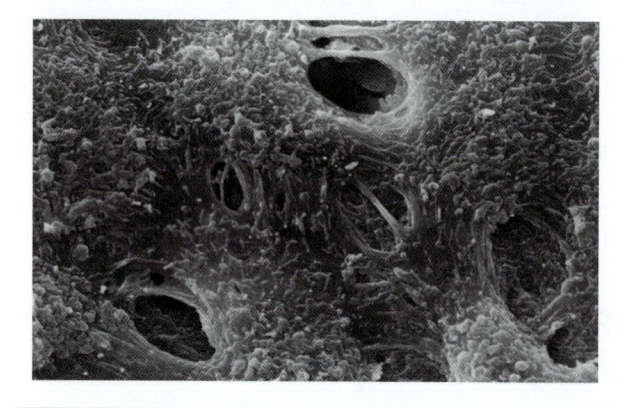

FIGURA 29.2 Eletromicrografia por varredura da pleura parietal de um macaco, demonstrando estomas linfáticos interpostos entre as menores células cuboides mesoteliais. *De Miura T et al.*: Lymphatic drainage of carbon particles injected into the pleural cavity of the monkey, as studied by video-assisted thoracoscopy and electron microscopy, *J Thorac Cardiovasc Surg Sep; 120(3):437-447, 2000.*

Tabela **29.1** Mecanismos para o desenvolvimento de derrames pleurais

Mecanismo	Exemplos clínicos
Aumento da P_{MV} nos microvasos da pleura parietal	Insuficiência cardíaca congestiva
Queda da π_{MV} no sangue	Cirrose, síndrome nefrótica
Aumento da permeabilidade de microvasos pleurais	Inflamação, infecção, tumor
Diminuição da drenagem linfática	Linfoma, síndrome da unha amarela
Diminuição da pressão perimicrovascular	Atelectasia, pulmão aprisionado
Fluxo transdiafragmático de líquido peritoneal	Hidrotórax hepático
Instilação iatrogênica de líquido	Cateteres venosos centrais mal direcionados

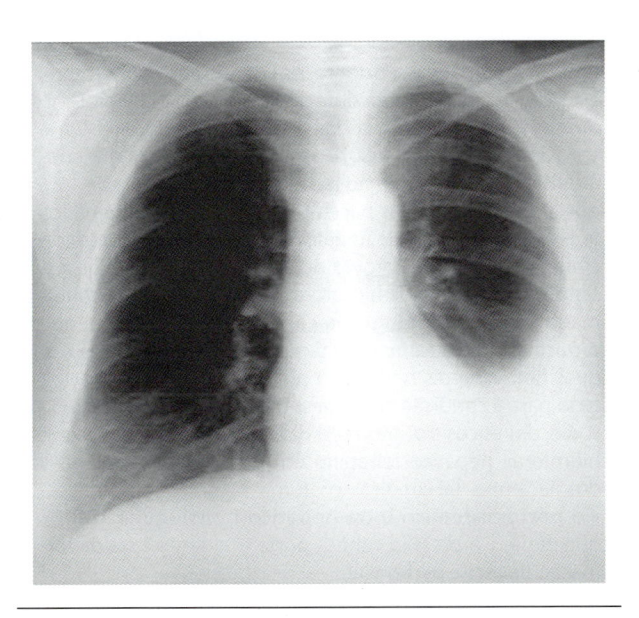

FIGURA 29.3 Densidade em forma de menisco na região do sulco costofrênico esquerdo em radiografia frontal do tórax, indicativa de um derrame pleural de tamanho moderado.

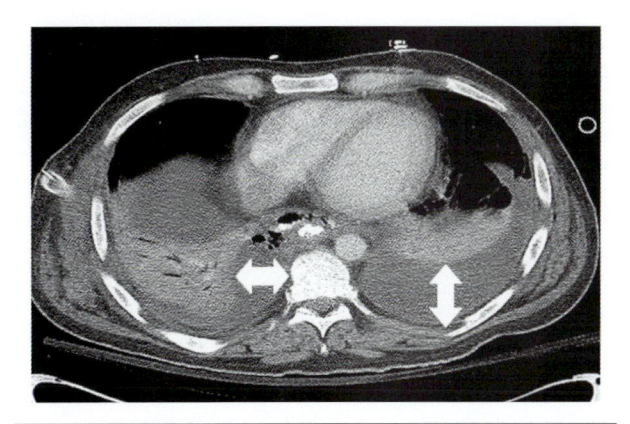

FIGURA 29.4 TC do tórax no nível mesotorácico (janela mediastinal), demonstrando grandes derrames pleurais bilaterais (*setas brancas com cabeças duplas*) com compressão pulmonar adjacente.

nos 300 a 500 mL de líquido no espaço pleural são necessários para a visualização aos raios X. De acordo com isso, incidências laterais são úteis para confirmação, bem como radiografias anteroposteriores em posição supina feitas com aparelhos portáteis, que podem revelar derrames com fluxo de líquido como aumentos unilaterais na densidade radiográfica por causa do arranjo gravitacional em camadas do líquido sobre o hemitórax envolvido.

Em tais situações, os derrames pleurais manifestam-se como uma nebulosidade generalizada difusa sobre o campo pulmonar ipsilateral com marcas pulmonares vasculares subjacentes visíveis, além da ausência de outros sinais de consolidação pulmonar como broncogramas aéreos (Capítulo 15). O principal valor de **radiografias em decúbito lateral** é confirmar a presença de um derrame pleural e avaliar a possibilidade de uma coleção loculada de líquido. O líquido que flui livremente forma uma camada com pelo menos 10 mm de espessura em tais incidências em decúbito, em contraste com as coleções loculadas, que têm aspecto e forma semelhantes, qualquer que seja a posição do paciente. A tomografia computadorizada (TC) do tórax é o método mais sensível para detectar coleções de líquido pleural e doença pleural (Capítulo 15). Os derrames pleurais podem ser identificados com facilidade por sua densidade homogênea mais baixa, com graus variáveis de compressão pulmonar (Figura 29.4).

Diagnóstico dos derrames pleurais

A principal indicação para toracocentese (Figura 19.6) é um derrame pleural clinicamente significativo de etiologia desconhecida ou incerta de acordo com a anamnese, o exame físico e as imagens torácicas. Nem todos os derrames requerem toracocentese diagnóstica. Por exemplo, em um paciente com derrames pleurais bilaterais e evidência clínica franca de insuficiência cardíaca congestiva sem febre, dor torácica ou dispneia desproporcional ao tamanho do derrame, é mais provável que o derrame seja transudativo, em especial se regredir durante os primeiros dias de terapia diurética e outros tratamentos cardíacos. Nesse contexto, a falta de resolução pelo menos parcial do derrame pleural, ou o achado de derrames unilaterais, ou a presença de febre e/ou dor torácica são indicações para toracocentese.

Derrames pleurais transudativos

Os derrames pleurais transudativos são causados por dois mecanismos primários: (1) aumentos na pressão hidrostática (p. ex., P_{MV}) de microvasos da membrana pleural e (2) reduções na pressão coloidosmótica sérica (p. ex., π_{MV}). Em outras palavras, as próprias membranas pleurais não estão doentes em um indivíduo com um derrame pleural transudativo simples. De acordo com isso, os derrames transudativos caracterizam-se por baixas concentrações de proteínas constituintes plasmáticas no líquido pleural (principalmente albumina), bem como de outros biomarcadores plasmáticos como a desidrogenase láctica (LDH, de *lactate dehydrogenase*) e o colesterol quando se obtém uma amostra de líquido pleural por toracocentese diagnóstica. Por extensão, as proporções dessas substâncias no líquido pleural e no soro também são baixas, ao contrário do que ocorre nos derrames exsudativos (Tabela 29.2).

A causa mais comum de um derrame pleural transudativo é **insuficiência cardíaca congestiva (ICC)**, com aproximadamente 500.000 derrames decorrentes dessa condição sendo diagnosticados por ano nos Estados Unidos. Na ICC, os derrames devem-se principalmente a elevações na pressão hidrostática microvascular nos microvasos pleurais e são bilaterais, com o volume de líquido no lado direito sendo maior do que no lado esquerdo em 85% dos

Tabela 29.2 Aspectos que diferenciam derrames pleurais transudativos e exsudativos

Derrames transudativos	Derrames exsudativos
Proporção de proteína no líquido pleural e no soro ≤ 0,5	Proporção de proteína no líquido pleural e no soro > 0,5
Proporção de LDH no líquido pleural e no soro ≤ 0,6 ou ≤ 2/3 do limite superior do normal no soro	Proporção de LDH no líquido pleural e no soro > 0,6 ou > 2/3 do limite superior do normal no soro
Colesterol no líquido pleural ≤ 60 mg/dL	Colesterol no líquido pleural > 60 mg/dL
Gradiente de albumina (sérica/pleural) > 1,2 g/dL	Gradiente de albumina (sérica/pleural) ≤ 1,2 g/dL

pacientes. Em geral, esses derrames são acompanhados por sintomas e sinais clinicamente francos de disfunção ventricular esquerda, inclusive crepitações pulmonares inspiratórias bilaterais. Em cerca de 5% dos pacientes, ocorrem derrames pleurais transudativos isolados no lado esquerdo. A **síndrome nefrótica** está associada a derrames pleurais pequenos a moderados em cerca de 20% dos pacientes (Figura 29.5). A causa primária do derrame na síndrome nefrótica é uma queda na pressão coloidosmótica, em particular quando a concentração sérica de albumina é < 1,5 g/dL.

▶▶ **CORRELAÇÃO CLÍNICA 29.1**

Observa-se **hidrotórax hepático** em 5 a 10% dos pacientes com doença hepática cirrótica e hipertensão venosa porta. Tais derrames costumam ser transudativos, devido ao movimento transdiafragmático de líquido ascítico abdominal do compartimento peritoneal para o espaço pleural via aberturas diafragmáticas. Portanto, em geral, mas nem sempre, estão associados a ascite detectável ao exame clínico. O hidrotórax hepático é unilateral e ocorre do lado direito em aproximadamente 50 a 80% dos pacientes; ocorrem derrames bilaterais e restritos ao lado esquerdo em cerca de 15% dos casos. Em geral, os pacientes com hidrotórax hepático têm outros estigmas de hepatopatia crônica, como icterícia e anormalidades nas provas de função hepática. Se necessário, o diagnóstico de hidrotórax hepático pode ser confirmado por uma **cintilografia com radionuclídeo**, em que o traçador injetado no compartimento peritoneal aparece duas horas depois no espaço pleural. O tratamento é voltado para a condição cirrótica subjacente, com restrição de sódio, diuréticos e outras medidas complementares. Ocorre hidrotórax hepático refratário em aproximadamente 10% dos pacientes. Tal condição costuma melhorar após um desvio **portossistêmico intra-hepático transjugular (DPIT)**, que diminui a pressão venosa porta e, assim, a taxa de formação de ascite peritoneal.

O tromboembolismo pulmonar (Capítulo 27) pode causar derrames pleurais transudativos ou exsudativos. O infarto pulmonar e a inflamação pulmonar associada em geral causam um derrame exsudativo. As causas comuns de derrames, tanto transudativos como exsudativos, estão resumidas no Tabela 29.3.

Derrames pleurais exsudativos

Os derrames pleurais exsudativos resultam primariamente de aumento da permeabilidade de microvasos nas membranas pleurais (i.e., um aumento no valor de σ). De acordo com isso, as concentrações de proteína e de outros biomarcadores plasmáticos estão elevadas no líquido pleural, bem como suas proporções (Tabela 29.2). A causa mais

Tabela 29.3 Causas comuns de derrames pleurais transudativos *versus* exsudativos

Derrames transudativos	Derrames exsudativos
Insuficiência cardíaca congestiva	Pneumonia
Cirrose	Derrame parapneumônico complicado
Hidrotórax hepático	
Tromboembolismo pulmonar	Empiema
Síndrome nefrótica	Malignidade
Hipotireoidismo	Tromboembolismo pulmonar
Líquido de diálise peritoneal	Derrame pleural benigno por asbesto
	Doença do tecido conectivo
	Síndrome da lesão pós-pericárdica
	Pancreatite
	Pleurisia tuberculosa
	Ruptura esofágica
	Reação medicamentosa
	Síndrome da unha amarela

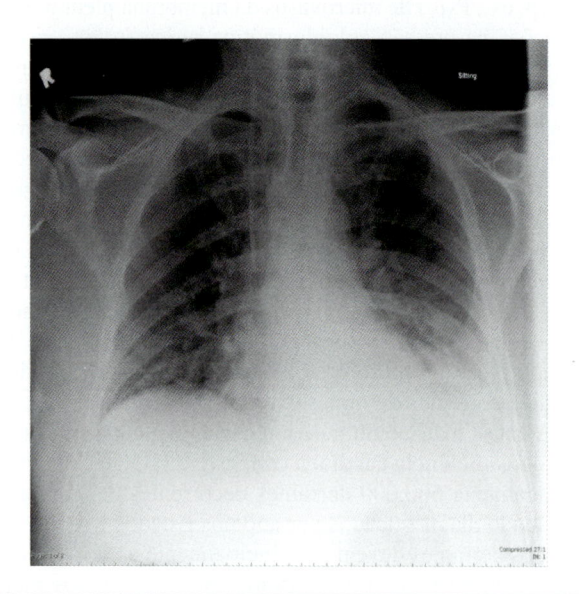

FIGURA 29.5 Derrame pleural pequeno a moderado no lado esquerdo em um paciente com **síndrome nefrótica.**

frequente de um líquido exsudativo é um **derrame parapneumônico**, que ocorre em cerca de 40 a 50% das pneumonias bacterianas (Capítulos 34 e 35). Anualmente, entre 250.000 e 500.000 derrames parapneumônicos desenvolvem-se em pacientes hospitalizados nos Estados Unidos. Os derrames pleurais parapneumônicos são categorizados em três grupos principais: (1) derrames parapneumônicos sem complicações, (2) derrames parapneumônicos complicados e (3) empiema torácico. A seguir, será apresentada uma breve revisão de cada um desses grupos.

Um **derrame parapneumônico sem complicações** é um derrame pleural exsudativo de fluxo livre que se desenvolve em conjunto com pneumonia infecciosa (Capítulos 34 a 36). Esses derrames em geral são pequenos e resolvem-se completamente após a terapia antimicrobiana apropriada voltada para a pneumonia. Em consequência, a maioria dos derrames pleurais parapneumônicos não tem complicações. No entanto, cerca de 10 a 15% evoluem para **derrames parapneumônicos complicados**, operacionalmente definidos como aqueles que requerem drenagem do espaço pleural para sua resolução, estando associados a morbidade e mortalidade significativas se não receberem o tratamento adequado, por causa do desenvolvimento de aderências pleurais, líquidos loculados persistentemente aprisionados e, por fim, **aprisionamento pulmonar**. A última situação refere-se a uma restrição da expansão pulmonar normal por causa do espessamento fibroso da pleura visceral. As características clínicas que predispõem ou são indicativas desse tipo de derrame incluem sintomas respiratórios protraídos (p. ex., 7 a 10 dias a várias semanas). Os derrames parapneumônicos complicados também estão associados clinicamente a grandes derrames que ocupam mais de 40 a 50% de um hemitórax, àqueles que contêm coleções de líquido loculadas ou multiloculadas à TC do tórax com a pleura visceral espessada ou ressaltada, em que os níveis intrapleurais de ar e líquido são discerníveis, ou quando infecções pulmonares anaeróbicas são acompanhadas por derrame pleural (Figura 29.6). Análises do líquido pleural mostrando um pH < 7,3, uma [LDH] > 1.000 U/L e um nível de glicose no líquido pleural < 40 mg/dL também confirmam o diagnóstico de um derrame parapneumônico complicado. **Empiema torácico** representa a presença evidente de pus no espaço pleural e, na maioria dos casos, resulta de um derrame parapneumônico complicado.

Há três estágios reconhecidos no desenvolvimento de derrames parapneumônicos complicados, com implicações importantes nos cuidados com o paciente. No **estágio exsudativo** ou **de extravasamento capilar** inicial, com duração de 2 a 5 dias após o início do derrame pleural, em geral o derrame é passível de drenagem por **toracostomia com tubo** (Capítulo 19). O **estágio fibrinopurulento** ou **de invasão bacteriana** estende-se por 3 a 14 dias desde o início, e o **estágio organizacional** ou **de empiema** tem duração de 10 a 21 dias. Devido à conversão rápida de um derrame com líquido livre, durante a fase exsudativa de um derrame parapneumônico complicado, para uma loculada de líquidos infectados da fase fibrinopurulenta, recomenda-se

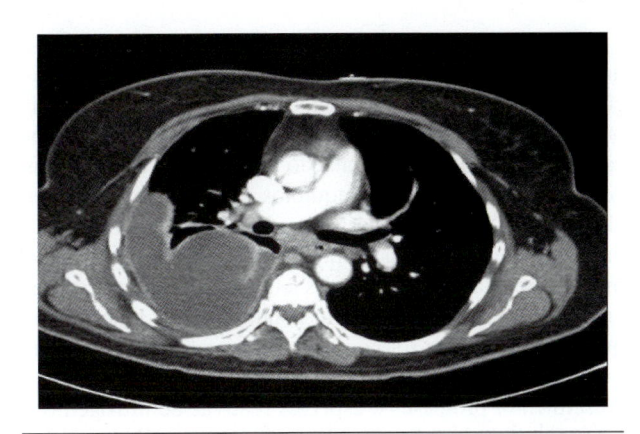

FIGURA 29.6 TC do tórax demonstrando o aspecto típico de um derrame parapneumônico complicado do lado direito, formando uma coleção de líquido pleural loculada e septada, com o contraste ressaltando a pleura visceral. A toracocentese mostrou que havia pus, confirmando empiema. *De Limsukon et al.* Parapneumonic pleural effusions and empyema thoracis: differential diagnosis and workup. Medscape.com, 2011. Disponível em http://emedicine.medscape.com/article/298485-overview.

com veemência que todos os pacientes com derrames pleurais parapneumônicos sejam submetidos à toracocentese diagnóstica, procedimento que serve para avaliar-se a possibilidade de o paciente ter um derrame parapneumônico complicado e documentar a necessidade de drenagem do espaço pleural, além de instituir a terapia antimicrobiana imediata.

Os derrames pleurais associados a extensão de doença neoplásica para o espaço pleural em geral são de natureza exsudativa, pois a inflamação pleural aumenta a permeabilidade da membrana, e a deposição de fibrina limita a taxa de egresso do líquido do espaço pleural via drenagem linfática. No entanto, os pacientes com doença neoplásica podem ter múltiplas razões para um derrame pleural de causas tanto exsudativas como transudativas. Assim, a toracocentese diagnóstica está sempre indicada para ajudar a distinguir essas possibilidades (Tabela 29.4).

Tabela 29.4 Causas potenciais de derrame pleural associado a malignidade

Inflamação pleural decorrente de acometimento tumoral metastático
Atelectasia decorrente de obstrução brônquica central no câncer pulmonar
Pneumonia obstrutiva (p. ex., derrame parapneumônico)
Diminuição da pressão coloidosmótica sérica por desnutrição e hipoalbuminemia
Tromboembolismo pulmonar
Efeitos cardiotóxicos de quimioterapia ou insuficiência cardíaca congestiva subjacente

O **derrame pleural benigno por asbesto (EPBA)** é uma coleção de líquido exsudativo que resulta da exposição prévia ao asbesto e caracteriza-se por um longo período de latência, em média de 20 a 25 anos, e inicia-se por causa da exposição por inalação e da deposição de fibras de asbesto dentro dos bronquíolos respiratórios e ductos alveolares. Devido à sua estrutura linear reta e à deposição pulmonar periférica, as fibras anfíbolas de asbesto estão mais associadas à EPBA. Após a inalação de fibras, sobrevém uma reação inflamatória conduzida por macrófagos que se estende para fora do espaço pleural, onde as citocinas, inclusive o TNF-α, são liberadas junto com fatores de crescimento, proteases e espécies reativas de nitrogênio e oxigênio, culminando em dano oxidativo ao DNA e inflamação pleural. Como não há aspectos diagnósticos exclusivos da EPBA no líquido pleural e às análises celulares, tal condição continua sendo um diagnóstico feito por exclusão. Entretanto, a exposição prévia ao asbesto sugerindo a possibilidade de EPBA comumente manifesta-se na forma de placas parietais, calcificadas ou não, nas regiões mesotorácicas ou envolvendo a pleura diafragmática (Capítulo 23). Podem coexistir anormalidades parenquimatosas relacionadas com o asbesto, como opacidades nodulares ou reticulares. Por fim, a síndrome da unha amarela é um distúrbio raro dos vasos linfáticos, que se caracteriza por derrames pleurais exsudativos recorrentes, linfedema e coloração amarelada das unhas.

>> CORRELAÇÃO CLÍNICA 29.2

A **síndrome da lesão pós-pericárdica** tem uma apresentação relativamente aguda, com dispneia, febre, sintomas de pericardite, dor torácica pleurítica e um derrame pleural exsudativo do lado esquerdo. A síndrome desenvolve-se no contexto de cirurgia cardíaca prévia, infarto do miocárdio ou instrumentação cardíaca, como intervenção coronariana percutânea ou implantação de marca-passo. A condição também é conhecida como **síndrome de Dressler** quando ocorre após infarto do miocárdio e persiste por várias semanas a meses. Está associada a autoanticorpos direcionados contra o tecido cardíaco. O tratamento com anti-inflamatórios não esteroides e glicocorticoides em geral é efetivo.

Terapia

A abordagem dos derrames pleurais deve empregar uma análise bayesiana, em que a probabilidade de distúrbios específicos antes da toracocentese, com base na apresentação clínica, deve ser considerada, após o que os resultados da análise do líquido pleural pós-toracocentese devem ser integrados para fazer-se uma lista de possibilidades diagnósticas mais bem enfocada. Apesar dessa análise bayesiana ou da probabilidade de um derrame exsudativo, deve-se realizar uma toracocentese nos pacientes com dispneia e comprometimento respiratório, com a intenção de remover o máximo possível de líquido (mesmo que em geral só se consiga retirar 1.500 mL ou menos por procedimento). Derrames pleurais associados a ICC com frequência são proporcionais à gravidade do edema pulmonar e respondem de maneira semelhante ao tratamento com diuréticos e a outros tratamentos para problemas cardíacos. A ausência de melhora de um derrame pleural que se julgava secundário a ICC, apesar de evidência clínica de uma resposta terapêutica global, é indicação para pesquisa diagnóstica adicional.

A antibioticoterapia para a pneumonia subjacente costuma resolver derrames parapneumônicos sem complicações, sem necessidade de drenagem por tubo torácico (toracostomia com tubo). Uma coloração de Gram positiva do líquido pleural para microrganismos ou uma cultura microbiana do líquido pleural positiva em um paciente com derrame pleural exsudativo constituem indicações para toracostomia com tubo e drenagem pleural. Por extensão, o achado de pus à toracocentese torna obrigatória a drenagem imediata do espaço pleural. Apenas a antibioticoterapia nunca é o tratamento adequado de uma infecção fechada no espaço pleural. Quando se coloca um tubo torácico para tratar um derrame parapneumônico complicado, ele deve ser retirado assim que a drenagem remover menos de 100 mL em um período de 24 horas. Coleções loculadas de líquido pleural em geral podem ser acessadas com sucesso à toracocentese orientada pelo ultrassom. Acúmulos menores e/ou loculações múltiplas podem ser drenados com sucesso por cateter percutâneo orientado pela TC. Pode haver necessidade de toracoscopia e/ou **cirurgia toracoscópica videoassistida (VATS**, de *video-assisted thoracoscopic surgery*) para se conseguir a lise de aderências pleurais (Capítulo 18).

Hemotórax

Tal ocorrência refere-se à presença de sangue no espaço pleural e, na maioria das vezes, resulta de traumatismo penetrante ou não penetrante ou anticoagulação excessiva. Os sintomas e achados físicos em um paciente com hemotórax em geral são semelhantes aos de um paciente com um derrame pleural. O hemotórax costuma requerer drenagem com tubos torácicos de maior calibre, para evitar o desenvolvimento de uma película fibrinosa na pleura visceral e causar aprisionamento pulmonar. Em pacientes com traumatismo ou no pós-operatório, é preciso monitorar com frequência a condição clínica do paciente e a drenagem, em busca de coagulação ou sangramento excessivo (p. ex., 200 mL/h ou mais), que podem resultar em hipovolemia e comprometimento cardiopulmonar.

Pneumotórax

Define-se um pneumotórax como a presença de ar ou outro gás no espaço pleural. Pode ocorrer inesperadamente como um **pneumotórax espontâneo primário** (Figura 29.7), conforme discutido no caso das bolhas enfisematosas con-

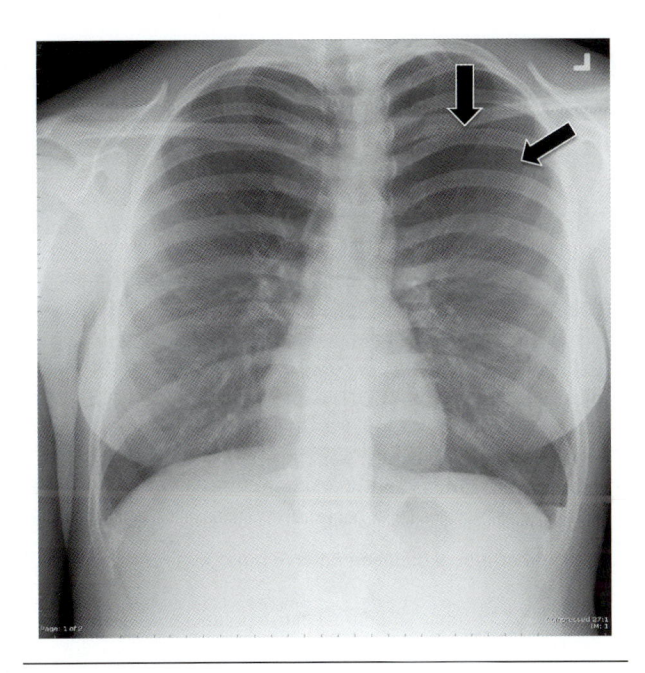

FIGURA 29.7 Radiografia do tórax demonstrando um pneumotórax espontâneo primário do lado esquerdo (notar a linha curva fina assinalada pelas pontas das duas setas) em um adulto jovem sadio nos demais aspectos. Notar a ausência de anormalidades no parênquima pulmonar.

e, assim, aumentar o gradiente de pressão parcial para reabsorção. Pneumotóraces pequenos (p. ex., < 15% do volume hemitorácico) em pacientes assintomáticos são observados com frequência na prática clínica, por causa de sua progressão ou resolução. Contudo, pneumotóraces maiores requerem a inserção de tubos torácicos de pequeno calibre (£ 28 French) conectados a um recipiente vedado à prova d'água com a aplicação de aspiração. Os tubos torácicos para pneumotóraces são deixados no lugar até pelo menos 24 horas após o vazamento ter terminado, de acordo com confirmação radiográfica.

>> **CORRELAÇÃO CLÍNICA 29.3**

O **edema pulmonar por reexpansão** é uma complicação unilateral rara e dramática, associada a edema pulmonar e consolidação alveolar, que pode ocorrer até 24 horas após a reexpansão rápida de um pulmão em colapso crônico, sendo observado mais comumente após a remoção de uma grande quantidade de ar de um pneumotórax ou do líquido de um derrame pleural. O edema pode progredir por 24 a 48 horas e durar 5 a 6 dias. Os sintomas dessa complicação incluem dispneia rapidamente progressiva e tosse; podem sobrevir dessaturação arterial de O_2 e hipoxemia.

gênitas (Capítulos 20 e 37). Pneumotóraces espontâneos também podem seguir-se a traumatismo à pleura parietal ou à pleura visceral ou, raramente, surgem devido à presença de organismos formadores de gás no espaço pleural. Nesse contexto, uma fístula broncopleural (BP) é uma conexão anormal entre a árvore traqueobrônquica ou os pulmões e o espaço pleural, resultando em pneumotórax. Um aspecto característico de uma fístula BP é o extravasamento de ar intrapleural contínuo após a inserção do tubo torácico.

A taxa de resolução de um pneumotórax depende principalmente do gradiente de pressão parcial do nitrogênio entre o gás pleural e o sangue venoso. Supondo que nenhum ar entre mais no espaço pleural, a taxa média de resolução de um pneumotórax em um indivíduo respirando ar ambiente sem aspiração ou drenagem pleural é de cerca de 5% de seu volume por dia. Em tais indivíduos, a respiração de misturas enriquecidas com O_2 aumenta a taxa de resolução de um pneumotórax, ao reduzir a P_{N_2} no sangue

O **pneumotórax hipertensivo** é uma emergência clínica em que elevações progressivas na pressão intrapleural decorrentes de uma grande coleção de gás aprisionado culminam em dessaturação arterial de O_2, redução do retorno venoso sistêmico e do débito cardíaco, bem como reduções precipitadas da pressão arterial. O pneumotórax hipertensivo é um diagnóstico clínico feito à beira do leito do paciente. A palpação de uma incisura supraesternal pode revelar desvio da traqueia para o lado oposto, além de sons respiratórios diminuídos, nota de percussão hiper-ressonante, bulhas cardíacas abafadas, taquicardia e cianose, que progridem para parada cardíaca (Capítulos 14 e 15). Quando se suspeita de um pneumotórax hipertensivo, está indicada a descompressão de espaço pleural por meio de uma toracostomia com agulha de emergência. A eficácia terapêutica desse procedimento em geral é confirmada pela melhora rápida na pressão arterial e na saturação arterial de O_2. A colocação de um tubo torácico imediatamente após está indicada.

Bibliografia comentada

1. Light RW. *Pleural Diseases*, 5th ed. Philadelphia, PA: Lippincott Williams & Wilkins; 2007. *Volume de excelente leitura, sucinto e voltado para a prática clínica, dedicado às doenças pleurais, suas manifestações e tratamentos.*

2. Cohen M, Sahn SA. Resolution of pleural effusions. *Chest.* 2001;119:1547-1562. *Revisão excelente do tempo de resolução de derrames pleurais não malignos, fornecendo ao médico informação clínica útil quanto ao diagnóstico diferencial e à avaliação.*

ESTUDO DE CASOS E PROBLEMAS PRÁTICOS

CASO 29.1 Um homem de 62 anos e história de ICC mal controlada chega com relato de tosse produtiva, dispneia e febre há 24 horas, cerca de uma semana após uma infecção antecedente do trato respiratório superior. Seus demais antecedentes clínicos nada acrescentam. Os achados físicos ao exame do tórax revelam macicez à percussão sobre 50% do hemitórax posterior direito, com frêmito tátil discretamente diminuído e sons respiratórios sobre a mesma área, bem como egofonia. O restante do exame físico é normal. Uma radiografia anteroposterior do tórax mostra congestão vascular pulmonar discreta. Há um derrame pleural direito moderado a grande, com broncogramas aéreos subjacentes, sugestivos de consolidação alveolar; o campo pulmonar esquerdo está normal. Além de continuar com as medicações cardíacas do paciente, qual a próxima etapa mais apropriada no seu tratamento?

a) Obter uma TC do tórax para melhor visualização do espaço pleural direito.
b) Receitar antibioticoterapia e repetir a radiografia do tórax em 48 horas.
c) Iniciar a antibioticoterapia e fazer uma toracocentese diagnóstica em 48 horas se os sintomas persistirem.
d) Receitar antibioticoterapia e fazer uma toracocentese diagnóstica o mais rapidamente possível.
e) Avaliar o paciente quanto a tromboembolismo pulmonar.

CASO 29.2 Uma mulher de 72 anos e história prolongada de ICC, tabagismo e DPOC é hospitalizada por causa de uma exacerbação aguda. O exame físico do tórax revela sibilos e crepitações difusos, com macicez à percussão e sons respiratórios diminuídos na base do pulmão esquerdo. Uma radiografia do tórax mostra uma massa de 2 cm × 3 cm perto do hilo esquerdo, consolidação do parênquima pulmonar distal e derrame pleural esquerdo moderado. A toracocentese diagnóstica revela os seguintes achados: [proteína] no líquido pleural = 3,1 g/dL, proporção entre proteína no líquido pleural e sérica = 0,8, [LDH] no líquido pleural = 1.200 U/L (limite superior do normal = 200 U/L) e proporção entre LDH no líquido pleural e sérica = 0,9. Qual das seguintes conclusões é a mais apropriada a respeito da fisiopatologia do derrame pleural dessa paciente?

a) Um derrame parapneumônico é uma possibilidade diagnóstica.
b) A ICC continua sendo uma causa potencial do derrame.
c) Tromboembolismo pulmonar foi excluído pelos valores bioquímicos do líquido pleural.
d) Um derrame pleural maligno é causado por elevações na pressão hidrostática dentro de microvasos das pleuras visceral e parietal.
e) O conhecimento da [albumina] sérica da paciente seria útil para facilitar o diagnóstico diferencial.

Soluções para o estudo de casos e problemas práticos

CASO 29.1 A resposta mais correta é d, receitar antibioticoterapia e fazer uma toracocentese diagnóstica de emergência.

Apesar da história de ICC desse paciente, a pressão com tosse produtiva, dispneia e febre é típica de uma pneumonia infecciosa, presumivelmente de etiologia bacteriana. Na verdade, a presença de broncogramas aéreos na radiografia do tórax é indicativa de consolidação alveolar. No contexto de suspeita de pneumonia bacteriana em um paciente com febre e derrame pleural unilateral moderadamente grande, é provável um derrame parapneumônico, estando indicada uma toracocentese diagnóstica tão logo seja possível. Só a antibioticoterapia é um tratamento inadequado para um derrame parapneumônico. A obtenção de uma TC do tórax para melhor visualização do espaço pleural direito (*resposta a*) não está indicada no momento, pois o derrame já está grande o bastante para ser necessária uma toracocentese, importante para a estratificação correta da condição como derrame complicado, derrame sem complicação ou possível empiema. Como o tempo é fundamental para diagnosticar um derrame parapneumônico em um paciente sintomático febril por causa da possível necessidade de drenagem com tubo torácico para evitar loculações fibrinosas, receitar antibioticoterapia e repetir uma radiografia do tórax em 48 horas (*resposta b*) ou receitar antibioticoterapia e fazer uma toracocentese diagnóstica em 48 horas (*resposta c*) se os sintomas persistirem são condutas inadequadas. Da mesma forma, a avaliação do paciente para tromboembolismo pulmonar (*resposta e*) é incorreta, pois a apresentação não é sugestiva desse distúrbio. Além disso, exames de imagem torácica não invasivos ainda não capacitam a categorização do derrame como transudativo ou exsudativo, e se a última, se está presente um derrame parapneumônico complicado que demanda uma conduta focada adicional.

CASO 29.2 A resposta mais correta é a, um derrame parapneumônico é uma possibilidade diagnóstica.

Essa paciente tem toda a probabilidade de ter câncer no pulmão esquerdo e disseminação linfangítica do tumor ou, como alternativa, uma pneumonia pós-obstrutiva distal em decorrência da massa tumoral. Devido à última possibilidade, um derrame pleural nesse contexto não a igualaria automaticamente a um derrame pleural maligno, em especial porque não há resultados relatados da citologia do líquido pleural. A ICC (*resposta b*) continua sendo uma causa potencial do derrame, mas é incorreta porque os valores químicos do líquido pleural demonstram com clareza um derrame exsudativo, enquanto seria esperado um derrame transudativo se o mecanismo predominante fosse ICC. A tromboembolia pulmonar (*resposta c*) foi excluída pelos valores químicos do líquido pleural e é incorreta, pois quase 50% dos derrames associados a tromboembolismo são exsudativos. A *resposta d* não é a escolha correta, pois elevações na pressão hidrostática microvascular dentro da pleura costumam ser observadas nos derrames transudativos, não nos exsudativos. Da mesma forma, a *resposta e* é incorreta nesse caso, porque a pressão coloidosmótica sérica (determinada em grande parte pela concentração sérica de albumina) não é um mecanismo operacional central de derrames pleurais exsudativos.

Capítulo 30

Princípios e objetivos da ventilação mecânica

DAYTON DMELLO, MD
GEORGE M. MATUSCHAK, MD

Objetivos de aprendizagem

O leitor deverá:
- Listar as indicações para ventilação mecânica (VM).
- Descrever os modos comuns de VM, dizer em que situações costuma-se usar o ventilador e monitorar as pressões nas vias aéreas durante VM.
- Descrever o processo de desmame do ventilador e a eventual liberação dos pacientes da VM.
- Distinguir modos alternativos de VM e os princípios básicos da ventilação não invasiva.

Introdução

O físico e filósofo grego Claudius Galeno (129-199 DC) foi o primeiro a reproduzir artificialmente o processo de ventilação. Ele insuflou os pulmões de um animal morto com foles durante um de seus numerosos experimentos, descrito no seu texto que se tornou um ícone, *Sobre as Partes do Corpo Humano*. Porém, só mais de 1.500 anos depois o paradigma da respiração artificial foi usado para reanimação humana. O primeiro relato aparentemente autêntico foi feito por Tossach em 1744, sobre a reanimação pela técnica boca a boca de um mineiro sufocado. Novamente, só durante a epidemia devastadora de poliomielite nas décadas de 1940 e 1950 na Europa e nos Estados Unidos é que a **ventilação mecânica (VM)** foi desenvolvida como uma estratégia terapêutica importante. Desde então, a ciência da VM passou por uma rápida expansão, abrangendo uma variedade de modalidades que asseguram a ventilação e a troca de gases adequadas por diversos processos mecânicos e fisiológicos. Simultaneamente, adquiriu-se uma consciência cada vez maior de que a insuflação desregulada dos pulmões pode ter consequências deletérias, que incluem estiramento excessivo e forças de cisalhamento no nível alveolar, que causam efeitos prejudiciais em termos fisiológicos tanto no sistema respiratório como no cardiovascular (Capítulo 28).

Indicações para ventilação mecânica

A VM está indicada em qualquer situação clínica em que a respiração espontânea não possa corrigir a hipoxemia ou a hipercarbia secundária à fisiopatologia pulmonar subjacente anormal ou disfuncional. Em geral, a VM é iniciada quando a troca pulmonar de gás é normal, mas é necessária proteção da via aérea anatômica por um **tubo endotraqueal com manguito** para evitar a aspiração de conteúdo orofaríngeo ou gastrintestinal, o que é comum no contexto de depressão da consciência com os reflexos laríngeos protegidos e fechamento incompleto da entrada da glote (Capítulo 11). Por fim, a VM pode ser necessária quando o trabalho respiratório, embora suficiente para eliminar CO_2 nos casos de acidose metabólica grave, acarreta taquipneia e fadiga de músculo respiratório. Um bom exemplo disso é a sepse grave, em que a intubação traqueal e a VM são instituídas para evitar **insuficiência respiratória** iminente, secundária ao trabalho respiratório excessivo. Usada dessa forma, a VM diminui tanto a fadiga da musculatura respiratória como as necessidades miocárdicas de O_2 e, portanto, promove a recuperação clínica. Outras indicações para instituir a VM são regular a P_{aCO_2} em pacientes com aumento da pressão intracraniana, ou fornecer ar para pacientes com lesão torácica maciça e **tórax instável**.

Revisão da mecânica da ventilação

A respiração normal envolve o processo ativo da inspiração, criado pela geração de pressão intrapleural negativa causada pelo movimento diafragmático caudal. A expiração normalmente é um processo passivo, em que o diafragma retorna à sua posição basal. O gradiente de pressão diferencial entre o espaço pleural e os espaços de ar alveolares que causa a inspiração e a expiração normais está representado de maneira esquemática na Figura 30.1.

Em geral, a VM inclui dois subtipos básicos:

1. **Ventilação com pressão negativa**: antigamente, o tórax ou o corpo inteiro abaixo do pescoço era circundado por um dispositivo capaz de criar um vácuo parcial cíclico que favorecia um gradiente normalmente negativo entre

Inspiração
- Pressão intra-alveolar abaixo da pressão atmosférica.
- A pressão intrapleural diminui progressivamente.
- O diafragma move-se para baixo progressivamente.
- Fluxo de gás

Fim da inspiração
- Nenhum fluxo de gás
- Pressão intra-alveolar em equilíbrio com a pressão atmosférica.
- A pressão intrapleural mantém-se em um nível abaixo daquela em repouso.
- O movimento do diafragma para baixo cessa.

Expiração
- Pressão intra-alveolar acima da pressão atmosférica.
- A pressão intrapleural aumenta progressivamente.
- O diafragma move-se para cima progressivamente.
- Fluxo de gás

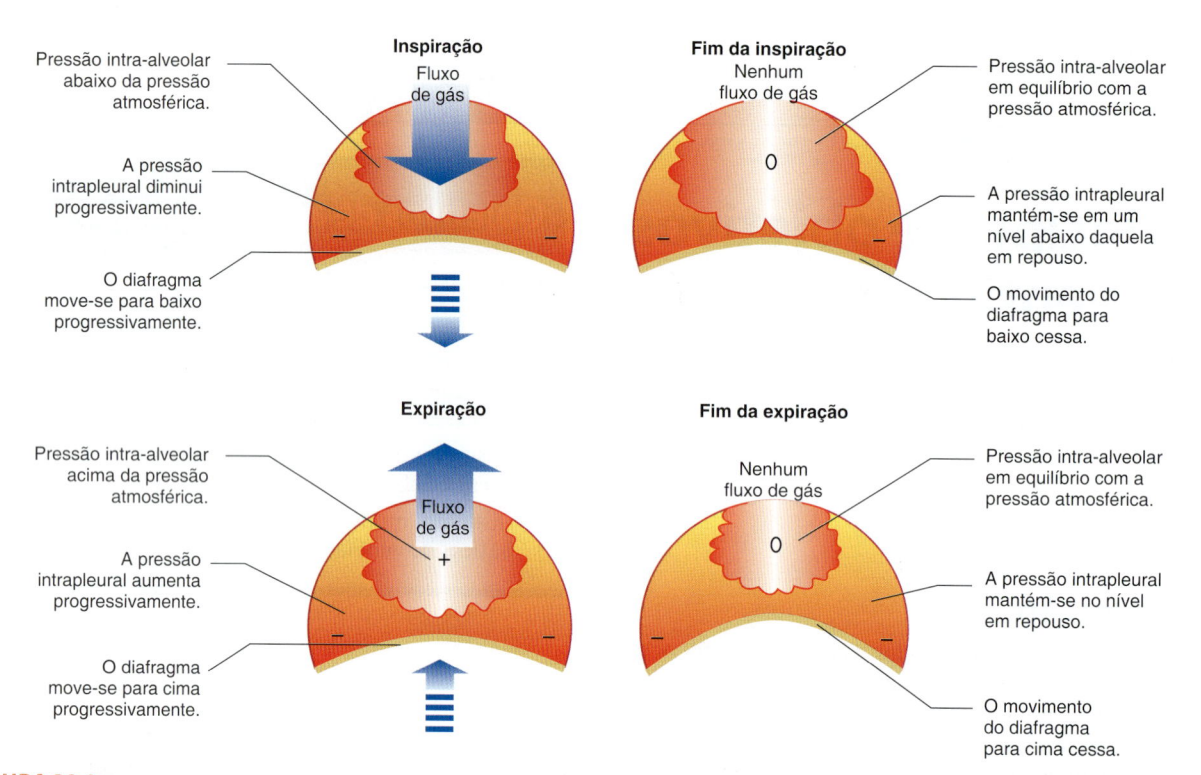

Fim da expiração
- Nenhum fluxo de gás
- Pressão intra-alveolar em equilíbrio com a pressão atmosférica.
- A pressão intrapleural mantém-se no nível em repouso.
- O movimento do diafragma para cima cessa.

FIGURA 30.1 Respiração e fluxo de gás normais, causados pelo movimento diafragmático. *De Des Jardins T*: Cardiopulmonary Anatomy and Physiology: Essentials of Respiratory Care, 5th ed. Thomas Delmar Learning, 2008.

a P_{IP} e a P_{AW}. A inspiração era iniciada por esse vácuo parcial, e a expiração ocorria quando a pressão negativa era liberada. Exemplos primários de ventilação com pressão negativa incluíam os ventiladores conhecidos como **pulmão de aço** e **capa de couro** (Figura 30.2). Tais formas de ventilação raramente são usadas hoje.

2. **Ventilação com pressão positiva**: um sistema de válvulas com base em pistão controlado por um microprocessador cria P_{AW} positiva com relação à P_B durante a inspiração, embora a expiração seja um processo passivo, causado pela retração elástica pulmonar e da parede torácica. Esse é o padrão atual de todos os VMs modernos, com a exceção de algumas formas de ventilação de alta frequência em que a expiração é um processo ativo. Os componentes de um sistema simples de ventilação estão esquematizados na Figura 30.3.

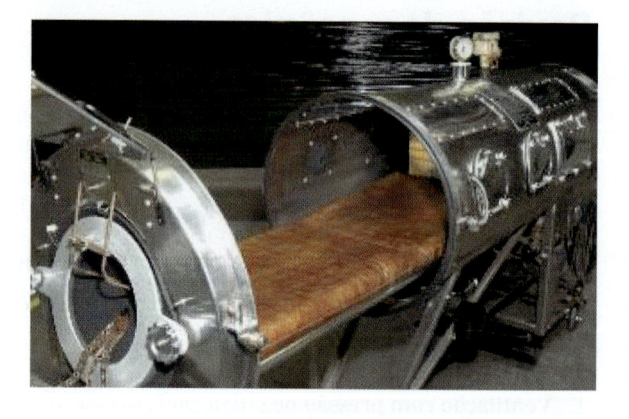

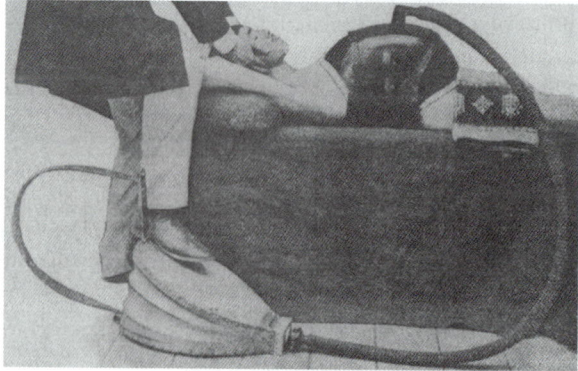

FIGURA 30.2 (a) Pulmão de aço Emerson, de cerca de 1950. O paciente fica dentro da câmara, com apenas a cabeça de fora; quando o aparelho é vedado, fornece uma pressão atmosférica efetivamente oscilante. (b) Ventilador capa de couro, de cerca de 1905, que aplicava pressão negativa ao tórax por meio de um fole operado com o pé.

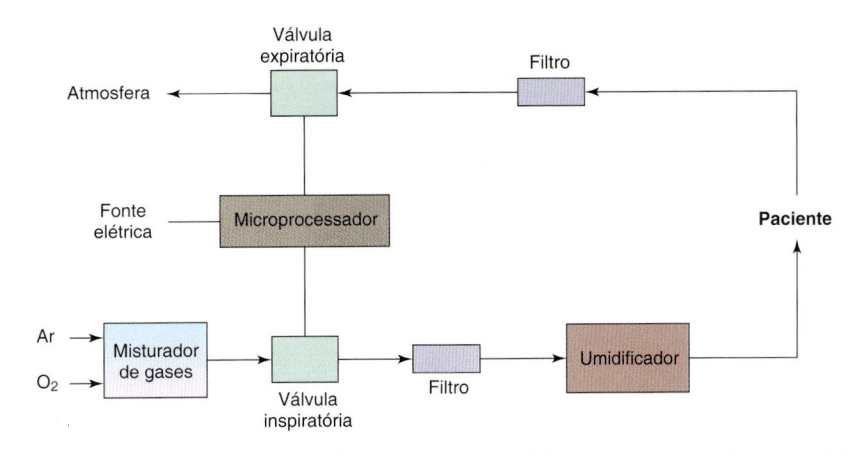

FIGURA 30.3 Diagrama em bloco de um ventilador de circuito simples. *Adaptada de Hess DR. Essentials of Mechanical Ventilation. 2nd ed. McGraw-Hill, 2002.*

Modos de ventilação mecânica com pressão positiva

Os modos de ventilador convencional normalmente envolvem limitação da **pressão de pico nas vias aéreas (P_{PICO})** ou do volume corrente inspirado máximo (V_T) que o paciente recebe. Os ventiladores mais novos expandiram essa abordagem tradicional, criando modos híbridos, em que tanto a P_{PICO} como o V_T podem ser regulados até certo ponto. Neste capítulo, serão apresentados os modos mais estabelecidos de cada.

1. **Ventilação com controle do volume**: também conhecida como **ventilação com limite do volume** ou **ventilação voltada para o volume**, esse modo envolve o ajuste do V_T, da *f* respiratória e da taxa de fluxo inspiratório em valores específicos, enquanto se deixa a P_{PICO} variar a cada respiração. Assim, o ventilador libera um V_T consistente, na taxa ajustada (**respiração controlada**) ou quando o esforço inspiratório é iniciado pelo paciente (**respiração assistida**). No último caso, o intervalo inspiratório e, portanto, a **proporção entre o tempo inspiratório e o expiratório (proporção I:E)** irão basear-se na *f* espontânea do paciente. Embora o V_T convencionalmente tenha sido ajustado em 10 a 12 mL/kg do peso corporal previsto (PCP) nos pacientes sem lesão pulmonar, ensaios recentes validaram o uso de um V_T mais baixo que fique mais próximo de 6 mL/kg do PCP em pacientes com lesão pulmonar aguda (LPA) ou síndrome da distrição respiratória aguda (SDRA) (Capítulo 28). Quando o V_T, a P_{AW} e as taxas de fluxo são colocados contra o tempo nesse modo de ventilador, as ondas de cada um lembram as da Figura 30.4.
2. **Ventilação com controle da pressão**: também conhecida como **ventilação limitada pela pressão** ou **ventilação voltada para a pressão**, esse modo envolve um limite superior na P_{PICO} durante a inspiração, enquanto se manipula a *f* e, portanto, a proporção I:E. Como resultado, o V_T flutua a cada respiração, com base na dinâmica pulmonar do paciente e na complacência da parede torácica. O ventilador está limitado pela P_{PICO} ajustada do paciente e mais uma vez ventila a uma taxa ajustada (respiração controlada) ou se a respiração é iniciada ou tentada pelo paciente (respiração assistida). Na última variação, a taxa de fluxo em que o V_T é liberado também permanece variável, com base no esforço e na demanda do paciente. O tempo inspiratório antes do ajuste para ultrapassar o tempo expiratório denomina-se **ventilação com controle da taxa inversa de pressão**, menos comumente usada na prática clínica, exceto na SDRA grave para terapia de salvamento ou para reduzir a **lesão pulmonar associada ao ventilador (LPAV)** (Capítulo 28). As ondas típicas para P_{AW}, taxa de fluxo e V_T liberado durante a ventilação controlada pela pressão são mostradas na Figura 30.5.

▶▶ CORRELAÇÃO CLÍNICA 30.1

Tanto a ventilação controlada pelo volume como a ventilação controlada pela pressão são exemplos de **ventilação assistida-controlada (A/C)**. As respirações A/C liberadas pela máquina em ambos os modos podem ser assistidas (iniciadas espontaneamente) ou controladas (iniciadas pelo ventilador). Usa-se a expressão mais antiga **ventilação obrigatória mantida (VOM)** quando todas as respirações liberadas são iniciadas pelo ventilador, e nenhuma respiração iniciada pelo paciente é assistida pela máquina. A VOM como um modo isolado em grande parte não existe nos ventiladores modernos. Em vez disso, a ventilação A/C emergiu e continua sendo o padrão.

3. **Ventilação com suporte de pressão (VSP)**: o modo VSP envolve a ajuda do ventilador no trabalho respiratório espontâneo do paciente, até o nível presente de pressão inspiratória. Como o paciente precisa iniciar

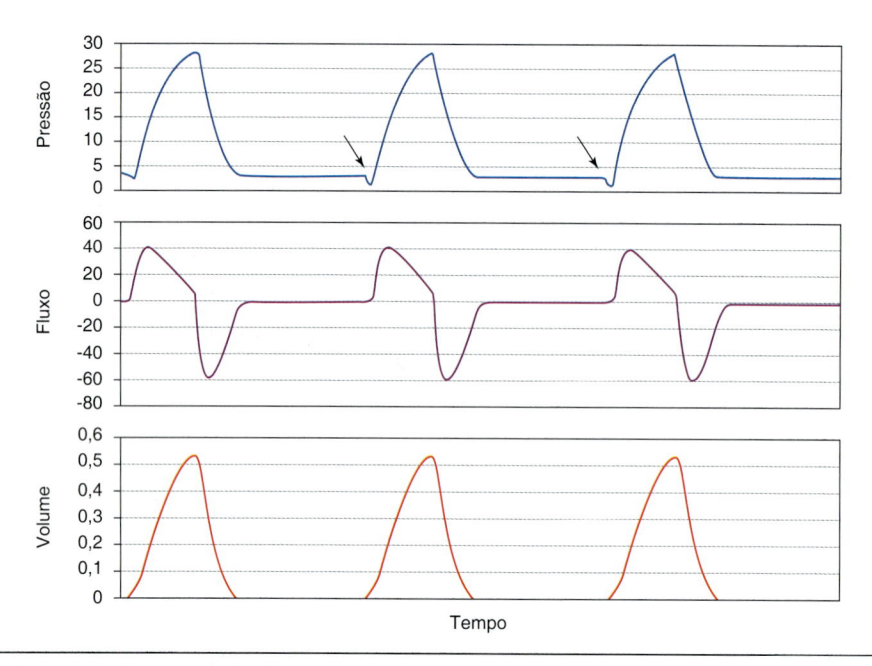

FIGURA 30.4 Ondas na ventilação controlada pelo volume. Aqui, a primeira respiração é iniciada pelo ventilador, enquanto a segunda e a terceira o são pelo paciente, como se vê pelas pequenas deflexões negativas decorrentes do esforço do paciente ao iniciar a respiração (setas). *Adaptada de MacIntyre NR, Branson RD. Mechanical Ventilation, ã Saunders, 2009.*

uma respiração espontânea antes que a assistência seja liberada, o ajuste de uma pressão de suporte inspiratório é tudo que é necessário. Portanto, o esforço do paciente determina a taxa respiratória, a taxa de fluxo e o V_T a cada respiração. Esse modo é de uso comum durante o processo de desmame da VM (ver adiante), pois todas as respirações são espontâneas e o nível de suporte de pressão pode ser diminuído de maneira sequencial para impor uma carga quase normal sobre o aparelho respiratório antes da extubação. As ondas típicas para pressão, fluxo e V_T liberado durante esse modo são mostradas na Figura 30.6.

4. **Ventilação obrigatória intermitente sincronizada (VOIS):** o modo VOIS representa uma mistura da

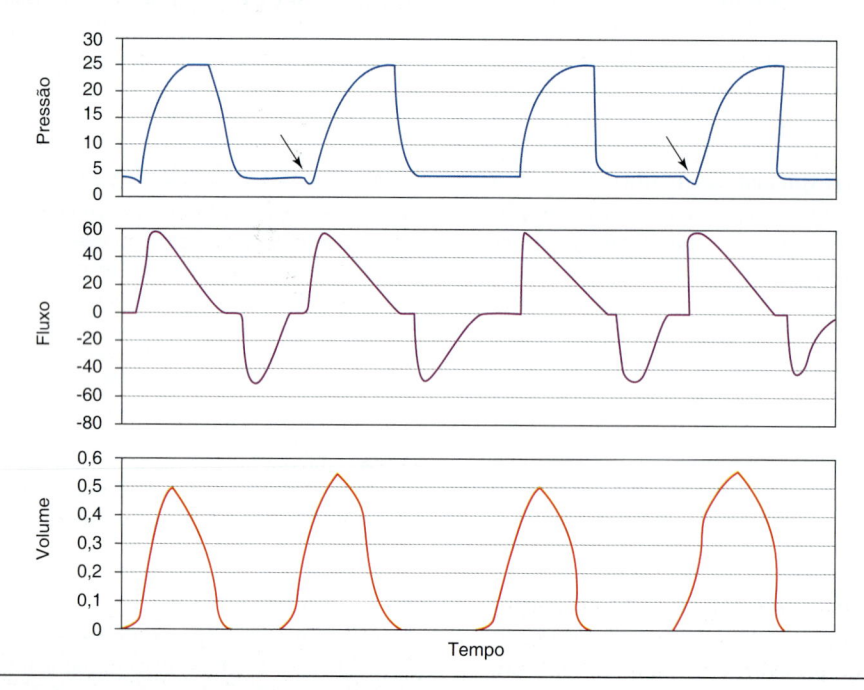

FIGURA 30.5 Ondas na ventilação controlada pela pressão. As respirações iniciadas pelo paciente estão indicadas pelas setas. Notar as variações no V_T entre as respirações. *Adaptada de MacIntyre NR, Branson RD. Mechanical Ventilation, ã Saunders, 2009.*

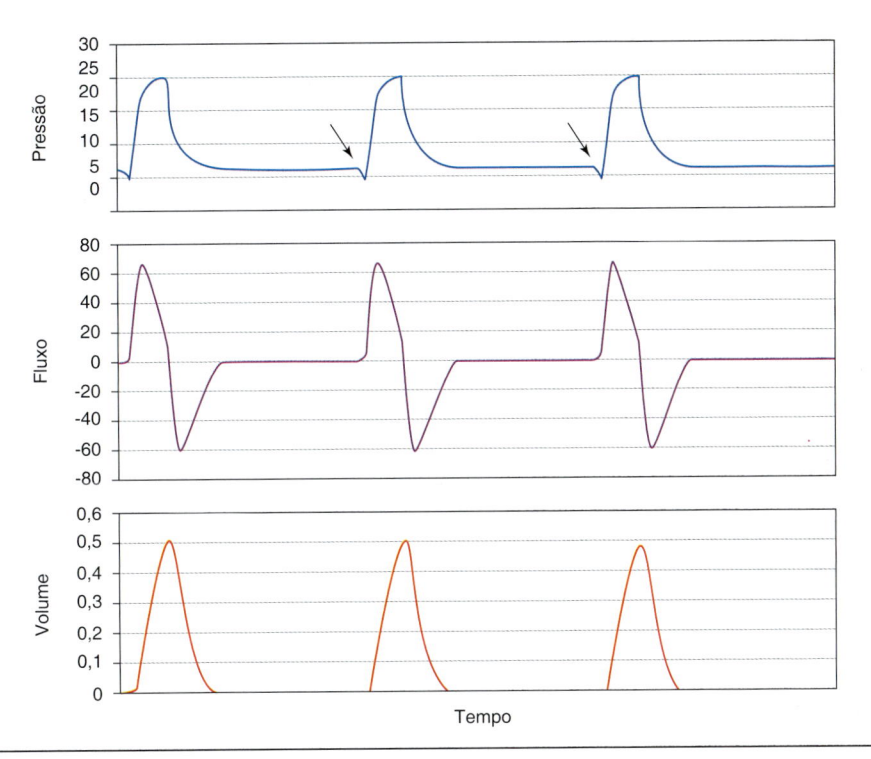

FIGURA 30.6 Ondas na ventilação com suporte de pressão (VSP). Todas as respirações são iniciadas pelo paciente (setas). Notar as pequenas variações no V_T entre cada respiração. *Adaptada de MacIntyre NR, Branson RD. Mechanical Ventilation, ã Saunders, 2009.*

ventilação com controle de volume e a ventilação com controle da pressão mais VSP, ou seja, VOIS com controle de volume (VOIS-CV) ou VOIS com controle de pressão (VOIS-CP). No caso também as respirações liberadas são de dois tipos: uma **respiração obrigatória liberada**, com base em uma f ajustada prévia mínima (com ajuste prévio do V_T durante VOIS-CV ou pressão inspiratória mínima pré-ajustada durante VOIS-CP), e uma **respiração espontânea iniciada pelo paciente**, que é mantida pela pressão (pela pressão de suporte pré-ajustada), como na VSP. O ponto importante é que as respirações obrigatórias podem ser controladas ou assistidas. Em ambos os casos, o objetivo é sincronizar ao máximo as respirações no ventilador com um padrão respiratório espontâneo do paciente. Em termos simples, esse modo estimula a respiração espontânea pelo paciente, mas fornece um nível mínimo predeterminado de VM que é ajustado pelo clínico. As ondas de pressão, fluxo e V_T durante esse modo estão ilustradas na Figura 30.7.

Distinção entre as pressões de pico e platô na via aérea

Conforme dito antes, a P_{PICO} é a P_{AW} máxima alcançada durante uma inspiração com VM e, quando exibida, é usada principalmente para medir a resistência total nas vias aéreas maiores proximais mais o circuito do ventilador, embora seu valor absoluto também seja afetado pela força de recolhimento elástico da parede torácica e dos pulmões. Portanto, quando o V_T inspiratório é constante, um aumento na P_{PICO} na maioria das vezes é indicativo de aumento da resistência na via aérea, por exemplo, broncospasmo agudo com estreitamento da via aérea por qualquer causa, supondo-se nenhuma alteração na complacência dos pulmões mais a caixa torácica. Em contrapartida, a P_{PLAT} representa a pressão de distensão necessária para equilibrar o recolhimento elástico no nível dos bronquíolos terminais e alvéolos quando o fluxo de ar é zero (Capítulo 6). A melhor maneira de medir essa P_{PLAT} é criar uma **pausa inspiratória** no final de cada inspiração com VM, comumente de 0,5 s, para permitir o equilíbrio entre as pressões inspiratória e alveolar, após o que ela é medida e/ou exibida (Figura 30.8). Em termos conceituais, a P_{PICO} sempre excede a P_{PLAT}, pois a resistência da via aérea nunca é zero, enquanto a P_{PLAT} pode ser quase igual à P_{PICO}, mas nunca excedê-la. Assim, um aumento absoluto na P_{PLAT} quando um V_T liberado mecanicamente é constante indica complacência diminuída dos pulmões mais da parede torácica, como na pneumonia, na SDRA, no pneumotórax e em algumas outras doenças pulmonares restritivas (Capítulos 23 e 28).

> ▶▶ CORRELAÇÃO CLÍNICA 30.2
>
> Causas comuns de aumento da P_{PICO} incluem broncoconstrição aguda e acúmulo de secreção no circuito do ventilador. Portanto, uma elevação isolada na P_{PICO} sem elevação

concomitante da P$_{PLAT}$ em geral é tratada com broncodilatadores e aspiração com tubo endotraqueal ou por traqueostomia. Além disso, dobras na tubulação do ventilador ou um tubo endotraqueal ou uma traqueostomia muito estreitos também podem aumentar a P$_{PICO}$ em virtude de seus efeitos sobre a resistência total do sistema ao fluxo de ar. Elevações simultâneas na P$_{PICO}$ e na P$_{PLAT}$ em geral refletem doença ou disfunção alveolar de várias etiologias. Nesse contexto, um aumento na P$_{PLAT}$ tem associação causal com LPAV e pneumotórax. Um objetivo central da recomendação da ARDS Network para tratar pacientes com SDRA usando V$_T$ = 6 mL/kg do PCP é manter a P$_{PLAT}$ < 30 cm de H$_2$O, mesmo à custa de baixo V$_T$ e **hipercapnia permissiva**, ou seja, uma elevação controlada da P$_{aCO2}$.

Ventilação mecânica com PEEP e auto-PEEP

Normalmente, não há fluxo de ar no final de uma expiração normal, pois a P$_{AW}$ e a pressão alveolar (P$_A$) são iguais. Durante respiração espontânea, a pequena P$_{IP}$ negativa presente no final da expiração cria uma capacidade residual funcional (CRF) normal (Capítulo 4). Pacientes com comprometimento respiratório que requer VM tendem a perder volume da CRF devido a anormalidades no surfactante e instabilidade alveolar que causam falta de recrutamento alveolar, atelectasia e hipoxemia. Portanto, pacientes sob VM costumam precisar de uma pequena quantidade de pressão expiratória final positiva (PEEP, de *positive end-expiratory pressure*) para manter o volume alveolar no final da expiração, aumentar a P$_{AW}$ e manter ou melhorar a S$_{aO2}$. O uso de um ventilador pré-ajustado com essa finalidade chama-se **PEEP extrínseca**.

No entanto, se esses espaços de ar alveolares ventilados não se esvaziam por completo no final da fase expiratória, então a P$_A$ irá exceder a P$_{AW}$ conforme se espera com a continuação do fluxo de ar para fora. Nessa situação, em que P$_A$ > P$_B$ no final da expiração, é induzida uma forma iatrogênica de PEEP, denominada de maneira variável **auto-PEEP**, **PEEP intrínseca** ou **PEEP oculta**. Em um contexto clínico que empregue ventilação com controle de volume, avalia-se a presença de auto-PEEP fazendo-se uma **manobra de manutenção do fim da expiração**. Análoga à medição da P$_{PLAT}$ no final da inspiração, como já foi descrito, a manobra em questão cria uma pausa de 0,5 s no final da expiração, ocluindo o circuito expiratório. Essa pausa permite que a P$_{AW}$ e a P$_A$ se equilibrem, e o aumento resultante na P$_{AW}$ iguala-se à auto-PEEP presente (Figura 30.9). Da mesma forma, uma falha no retorno da onda de fluxo ao nível basal no final da expiração e antes da fase inspiratória seguinte fornece um indício visual de que está ocorrendo auto-PEEP. Como alternativa, se a aplicação de PEEP nova ou maior durante VM falhar em aumentar a P$_{PICO}$, então um nível comensurável de auto-PEEP já existe e está sendo negado pela aplicação de PEEP extrínseca. Como a própria PEEP, qualquer auto-PEEP excessiva tem efeitos cardiovasculares e pulmonares deletérios, incluin-

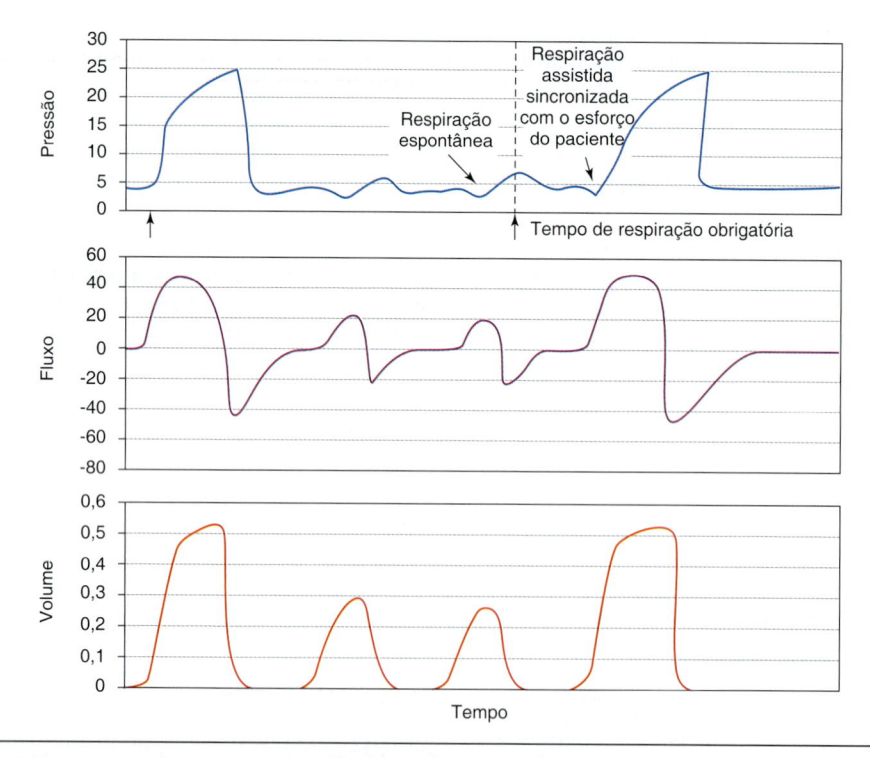

FIGURA 30.7 Ondas durante ventilação do modo VOIS. As respirações 1 e 4 são obrigatórias, enquanto as respirações 2 e 3 são com suporte. Notar variações no V$_T$ entre as respirações obrigatórias e com suporte. As respirações obrigatórias são controladas (respiração 1) ou assistidas (respiração 4). *Adaptada de MacIntyre NR, Branson RD. Mechanical Ventilation, ã Saunders, 2009.*

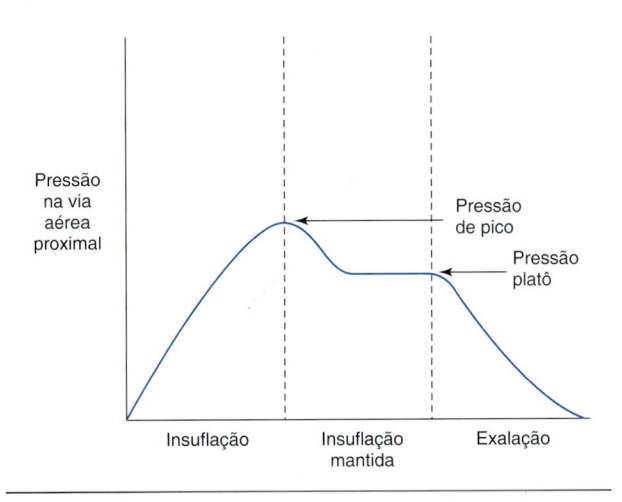

FIGURA 30.8 Curva de tempo e pressão demonstrando a pressão de pico e a pressão platô após manobra inspiratória mantida. *Adaptada de Marino PL. The ICU Book, 2nd ed. ã Lippincott, Williams & Wilkins, 1998.*

do hipotensão secundária à diminuição do retorno venoso (Capítulos 7, 8 e 9).

▶▶ CORRELAÇÃO CLÍNICA 30.3

Uma *f* excessivamente alta durante VM com controle de volume no modo A/C é uma causa muito comum de auto--PEEP gerada rapidamente devido a esvaziamento alveolar incompleto e leva a dessaturação e colapso hemodinâmico. Deve-se prestar atenção à redução da velocidade do ventilador, especialmente nos quadros que predispõem a aprisionamento de ar, como em pacientes com doença pulmonar obstrutiva crônica (DPOC) broncospástica.

Liberação de ventilação mecânica

A liberação de VM envolve o desmame do suporte ventilatório e, por fim, a remoção do tubo endotraqueal ou da traqueostomia, de modo que o paciente reassume a respiração espontânea. Não é necessário esperar a resolução completa de uma doença subjacente antes de iniciar o desmame do ventilador. O desmame deve prosseguir em conjunto com o tratamento de processos patológicos subjacentes, desde que não haja contraindicações para isso. Nesse sentido, vários parâmetros fisiológicos e clínicos foram sugeridos como indicadores do início do processo de desmame (Tabela 30.1), embora seu valor preditivo permaneça incerto quando aplicados a pacientes individuais. Portanto, o desmame do ventilador deve ser iniciado e tentado em uma base diária, de acordo com critérios clínicos quando a etiologia subjacente que requer VM está sob controle ou melhorando.

O desmame da VM normalmente começa com a troca de um modo de ventilador assistido ou controlado por um modo de suporte, como VSP ou VOIS. A monitoração subsequente do V_T tem importância primordial para se determinar a adequação de um indivíduo para a extubação. Nesse contexto, uma fórmula clínica de uso comum é o **Índice de Respiração Superficial Rápida (IRSR)**, obtido dividindo-se a *f* respiratória (por minuto) pelo V_T em litros quando o paciente é colocado sob suporte com pressão mínima. Os primeiros estudos clínicos sugeriram que um IRSR < 105 previa uma probabilidade de 95% de necessi-

▶▶ CORRELAÇÃO CLÍNICA 30.4

Até o momento, numerosos ensaios clínicos falharam em demonstrar a superioridade de uma técnica de desmame em particular sobre outra, sendo necessários outros ensaios para estabelecer um paradigma de desmame verdadeiro, com base em evidência. Atualmente, tenta--se um **ensaio de respiração espontânea (ERE)** diário, colocando-se o paciente ventilado em um nível mínimo de suporte de pressão. Tal estratégia assegura que a avaliação para o desmame é parte do plano terapêutico diário em andamento. A capacidade do paciente ventilado de tolerar um ERE de 30 a 120 minutos constitui boa evidência de extubação possível, se forem satisfeitos outros critérios clínicos, inclusive um reflexo da tosse adequado e um nível apropriado de resposta.

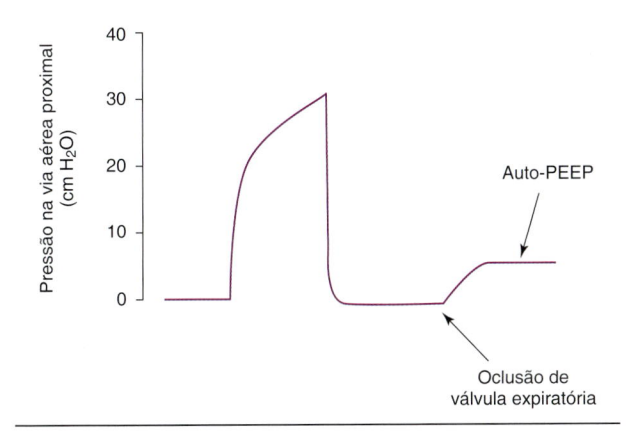

FIGURA 30.9 Curva de pressão e tempo, demonstrando a presença de auto-PEEP após manobra de manutenção expiratória. *Adaptada de MacIntyre NR, Branson RD. Mechanical Ventilation, ã Saunders, 2009.*

Tabela **30.1** Parâmetros sugeridos para início do desmame do ventilador

Parâmetro para desmame	Valor de limite
P_aO_2/F_IO_2	> 200
Capacidade vital	> 10 mL/kg do PCP
$\dot{V}_E$	< 10 L/min
Oclusão da pressão em via aérea em 1 s	< 3,5 a 6 cm de H_2O
Pressão inspiratória negativa máxima	< -25 cm de H_2O
Proporção de f/V_T	< 100

dade de reintubação. Atualmente, um IRSR < 100 costuma ser considerado evidência da adequação de um paciente para o desmame e a extubação subsequente.

Ventilação não invasiva

A ventilação não invasiva, ou **ventilação com pressão positiva não invasiva (NIPPV**, de *non-invasive positive pressure ventilation*), é o processo de ventilação assistida sem o uso de um tubo endotraqueal ou de traqueostomia. A NIPPV costuma ser conseguida usando-se máscara nasal ou facial total, que proporciona vedação completa, de modo que a pressão positiva pode ser liberada sem vazamento significativo de ar. Suas vantagens relacionam-se principalmente com a ausência de um tubo endotraqueal permanente e, portanto, das complicações da intubação endotraqueal prolongada. Tais complicações incluem lesão de prega vocal e, em geral, a necessidade de sedação ou paralisia neuromuscular. Embora haja numerosos modos de NIPPV, um sistema de liberação comum aplica **pressão positiva inspiratória nas vias aéreas** (IPAP, de *inspiratory positive airway pressure*) para descarga e ajudar os músculos inspiratórios, como durante ventilação invasiva. Um modo alternativo de NIPPV aplica **pressão positiva expiratória nas vias aéreas (EPAP**, de *expiratory positive airway pressure*) contínua que lembra a PEEP durante ventilação invasiva.

As indicações para NIPPV são tão diversas como as da ventilação invasiva. É notável que a melhor evidência clínica para utilizar a NIPPV no tratamento da insuficiência respiratória aguda seja quando há exacerbações agudas de DPOC (Capítulo 22), edema pulmonar cardiogênico ou não cardiogênico e fraqueza de músculo respiratório secundária a doença neuromuscular. É importante o fato de que pouca evidência confirme o uso da NIPPV em condições que se caracterizam por hipoxemia aguda sem um aumento concomitante no esforço da respiração, como embolia pulmonar. Além disso, o paciente considerado para NIPPV precisa estar com o reflexo da tosse razoavelmente preservado e alerta o suficiente para expelir as secreções durante o uso de NIPPV. A falha em fazer isso pode resultar em espessamento das secreções pulmonares e descompensação clínica durante uma tentativa de NIPPV. Nesse sentido, mostrou-se que o retardo em intubar pacientes nos quais uma tentativa de NIPPV tenha falhado afeta de maneira adversa os resultados clínicos. Portanto, deve-se fazer um julgamento clínico criterioso ao determinar a adequação de um candidato à NIPPV, além de avaliar com cuidado as contraindicações conhecidas para tal procedimento (Tabela 30.2).

Conclusões

A VM de pacientes criticamente enfermos continua a ser um processo dinâmico e em constante evolução, que se caracteriza por poucas evidências e ausência de ensaios clínicos em ampla escala. Além disso, há uma falta de consenso na padronização das terminologias sobre o ventilador, criando assim uma dificuldade na escolha dos modos de ventilador que possam ser promovidos como únicos por um fabricante do dispositivo, apesar de dados científicos rigorosos comprovados clinicamente. Por fim, um entendimento abrangente dos princípios básicos da fisiologia do paciente em ventilador precisa ser acoplado a critério clínico abalizado para se enfrentar esse labirinto complexo e desafiador de informação.

Tabela **30.2** Contraindicações para a ventilação com pressão positiva não invasiva

Contraindicações absolutas	Contraindicações relativas
Estado comatoso	Choque
Parada cardiorrespiratória	Sensório alterado
Sangramento gastrintestinal superior incontrolável	Baixa capacidade de eliminar as secreções orofaríngeas
Potencial de obstrução de via aérea superior, como compressão de via aérea ou tumores	Cirurgia recente do trato gastrintestinal Alto risco de aspiração
Qualquer doença ou condição patológica que requeira intubação endotraqueal ou estabilização de via aérea	Intolerância à máscara ou falta de cooperação por parte do paciente

Bibliografia comentada

1. Marino PL. *The ICU Book*, 3rd ed. Philadelphia, PA: Lippincott, Williams & Wilkins; 2008. *Leitura essencial para qualquer médico em treinamento com interesse na especialidade pulmonar e/ou de cuidados intensivos.*
2. Hess DR, Kacmarek RM. *Essentials of Mechanical Ventilation*, 2nd ed. New York, NY: McGraw-Hill; 2002; Tobin MJ. *Principles & Practice of Mechanical Ventilation*, 2nd ed. New York, NY: McGraw-Hill; 2006. *Ambos os textos, agora revistos desde que surgiram pela primeira vez há 20 anos, oferecem treinamento aprofundado e diagramas operacionais claros de todas as principais estratégias ventilatórias.*
3. Fink MP, Abraham E, Vincent J, Kochanek PM. *Textbook of Critical Care*, 5th ed. Philadelphia, PA: Elsevier Saunders; 2005. *A contínua popularidade deste texto é derivada da experiência extraordinária de seus editores como profissionais da medicina de cuidados intensivos do mais alto nível nos Estados Unidos e na Europa.*

ESTUDO DE CASOS E PROBLEMAS PRÁTICOS

CASO 30.1 Um homem de 70 anos está recebendo VM por causa de insuficiência respiratória aguda secundária a uma exacerbação de DPOC subjacente. Ele está sedado e paralisado sob ventilação de suporte com controle de volume e os seguintes ajustes iniciais: $V_T = 560$ mL (8 mL/kg); $f = 20$ respirações/min; PEEP = 5 cm de H_2O; e $F_{IO_2} = 0{,}40$. Em dois minutos, apresenta $S_aO_2\% = 94\%$, PA = 140/100 mmHg, FC = 90 batimentos/min e P_{PICO} e P_{PLAT} de 24 e 21 cm de H_2O, respectivamente. Uma hora depois, ele está hemodinamicamente instável, com PA = 90/70 mmHg, FC = 126 batimentos/min, $S_aO_2 = 85\%$, $P_{PICO} = 34$ cm de H_2O e $P_{PLAT} = 32$ cm de H_2O. Os resultados de uma radiografia do tórax feita com aparelho portátil e da gasometria arterial são aguardados. Qual deve ser a próxima intervenção para tratar esse paciente?

a) Aumentar o V_T para 700 mL (10 mL/kg), para melhorar a expansão pulmonar do paciente.
b) Aumentar a f para 24/min, para aumentar o $\dot{V}_E$, pois o paciente está sedado e paralisado.
c) Diminuir a f para 12/min e então verificar novamente as pressões nas vias aéreas após cinco minutos.
d) Realizar aspiração endotraqueal agressiva e percussão do tórax.

CASO 30.2 Um homem de 34 anos é admitido em uma unidade de tratamento intensivo (UTI) por causa de ruptura do apêndice. Ele nunca fumou e seu histórico clínico nada tem de notável. No segundo dia na unidade, sua peritonite piora e ele exibe insuficiência respiratória que requer intubação e VM. O médico assistente decide implementar um $V_T = 500$ mL, ordena que a f do ventilador seja modificada apenas quando necessário para manter os gases arteriais estáveis e diz que "uma pequena hipercapnia não tem problema". Qual dos eventos seguintes ocorridos nas próximas quatro horas alertaria a equipe da UTI quanto a uma piora abrupta e significativa da LPA suspeita do paciente?

a) Uma queda de 6 cm de H_2O na P_{PICO} do paciente.
b) A fração de desvio calculada à beira do leito diminui de 45 para 28%.
c) Sua $[HCO_3^-]$ plasmática calculada aumenta de 17 para 20 mM.
d) A S_aO_2 do paciente diminui de 92 para 89% de acordo com a oximetria de pulso.
e) A P_{PICO} e a P_{PLAT} aumentam 8 cm de H_2O.

CASO 30.3 Um homem de 44 anos e 90 kg de peso está na UTI há quatro dias por causa de traumatismo craniano e abdominal grave em acidente com veículo motorizado. Ele recebeu emulsão IV de lipídeo nesse período. O agravamento de déficits neurológicos agora requer intubação e VM. Os ajustes atuais do ventilador são a liberação de 400 mL de ar ambiente/respiração em 14 respirações/min. A gasometria arterial 10 minutos atrás revelou $pH_a = 7{,}31$, $P_aCO_2 = 56$ mmHg e $P_aO_2 = 60$ mmHg; a oximetria de pulso mostra $S_aO_2 = 72\%$. Qual das seguintes é a próxima etapa mais apropriada no tratamento desse paciente?

a) Substituir sua solução de alimentação IV por glicose a 5%.
b) Acrescentar 15 cm de H_2O de PEEP.
c) Converter de ar ambiente para uma $F_{IO_2} = 0{,}50$.
d) Dobrar a frequência respiratória na VM.
e) Aumentar seu V_T 150 mL/respiração na VM.

Soluções para o estudo de casos e problemas práticos

CASO 30.1 A resposta mais correta é c, diminuir a frequência respiratória e verificar novamente a P_{AW}.

O paciente demonstra o quadro clássico de aumento da auto-PEEP. Ante a exacerbação de sua DPOC subjacente, acompanhada por distensão alveolar e aprisionamento de ar, a f inicial de 20/min é muito rápida para permitir o esvaziamento alveolar completo e causa mais hiperinsuflação alveolar, com comprometimento hemodinâmico. Isso se reflete no aumento comensurável da pressão de pico, com aumento da pressão platô. A diminuição da velocidade do ventilador irá facilitar o esvaziamento alveolar, ao aumentar a duração da expiração, revertendo assim a fisiopatologia do aprisionamento do ar e da auto-PEEP, com queda resultante tanto na pressão de pico como na pressão platô. O aumento do V_T (*resposta a*) ou da velocidade do ventilador (*resposta b*) agravaria a auto-PEEP. Embora a aspiração traqueobrônquica ajudasse a eliminar os tampões de muco e as secreções das vias aéreas (*resposta d*), não alteraria o processo subjacente de auto-PEEP.

CASO 30.2 A resposta mais correta é e.

A P_{PICO} e a P_{PLAT} aumentam em paralelo, como seria de esperar em um paciente com início agudo ou agravamento de um processo parenquimatoso restritivo, nessa circunstância causado por edema. Uma queda na P_{PICO} (*resposta a*) ou na fração de desvio (*resposta b*) em um período de quatro horas seria interpretada como sinal bem-vindo de que a LPA do paciente estabilizou-se e a VM é apropriada. Da mesma forma, um aumento modesto na [HCO_3^-] (*resposta c*) seria considerado um efeito colateral aceitável da VM, em particular em um paciente propenso a ter acidose metabólica que consome as reservas corporais de bicarbonato. Embora sua $S_aO_2 = 89\%$ esteja próxima de um valor crítico (*resposta d*), uma alteração de 3% não seria o maior problema nesse paciente.

CASO 30.3 A resposta mais correta é e, aumentar 150 mL/respiração o V_T do paciente.

O ajuste atual do ventilador libera menos de 5 mL/kg e está induzindo acidose respiratória, com uma proporção V_D/V_T excessivamente alta, que não será corrigida simplesmente aumentando-se a f do ventilador (*resposta d*). Pela lei de Dalton, sua P_aO_2 baixa é causada por hipoventilação alveolar, e é provável que O_2 suplementar seja desnecessário (*resposta c*). Da mesma forma, a alteração na solução alimentar para glicose a 5% só aumentará a P_aCO_2 do paciente por causa do aumento no quociente respiratório que ocorre com o catabolismo de carboidrato (*resposta a*). É prematuro considerar o uso de PEEP nesse ponto (*resposta b*).

SEÇÃO V

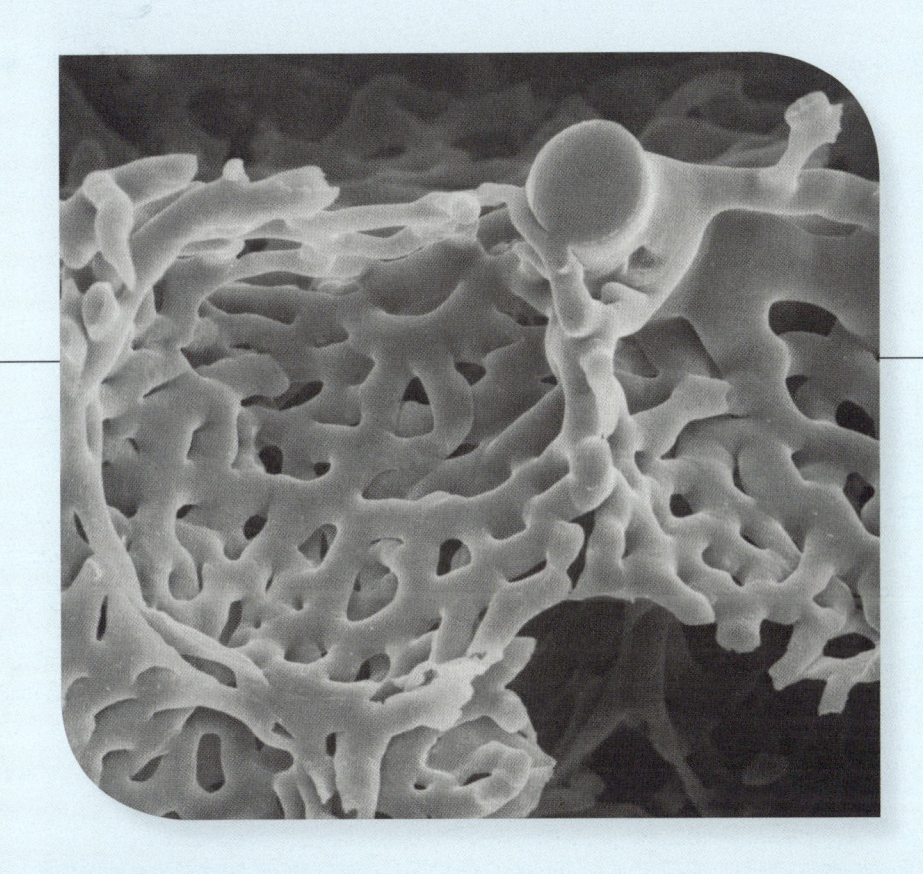

CÂNCER E MASSAS PULMONARES RELACIONADAS

Capítulo 31

Patologia dos tumores pulmonares

DAVID S. BRINK, MD

Objetivos de aprendizagem

O leitor deverá:
- Definir e descrever o carcinoma brônquico, distinguindo seus vários subtipos.
- Definir e descrever o tumor carcinoide brônquico, distinguindo os subtipos típicos dos atípicos.
- Identificar o tumor pulmonar benigno mais comum, o tumor pulmonar maligno mais comum e a neoplasia primária mais comum nas mortes relacionadas com o câncer nos Estados Unidos.

Introdução

Embora o termo "tumor" seja usado como sinônimo de uma neoplasia, seu significado central é tumefação ou massa. Usando essa definição mais ampla de "tumor", os tumores pulmonares incluem massas não neoplásicas, bem como neoplasias benignas e malignas.

O tumor pulmonar benigno mais comum é um **condroadenoma pulmonar**, normalmente uma massa em forma de pipoca, constituída por cartilagem, gordura, tecido fibroso e vasos sanguíneos (Figura 31.1). Um condroadenoma é uma massa não neoplásica de tecido em uma localização anatômica normal, mas com arquitetura anormal. Apesar do nome, evidência citogenética sugere que o condroadenoma pulmonar seja neoplásico. As neoplasias benignas do pulmão incluem o **fibroma** (uma proliferação de células fusiformes que lembram fibroblastos maduros), o **leiomioma** (uma proliferação de células fusiformes que lembram células musculares maduras), o **hemangioma** (uma proliferação de células endoteliais maduras que formam vasos sanguíneos de tamanho variável), o **condroma** (uma proliferação de células que lembram condrócitos maduros misturados com matriz extracelular condroide) e o **pseudotumor inflamatório** (uma proliferação miofibroblástica).

A neoplasia maligna mais comum no pulmão é uma metástase. Entre as neoplasias malignas primárias do pulmão, 90 a 95% são derivados do epitélio brônquico e conhecidos coletivamente como carcinoma brônquico; os 5 a 10% restantes compreendem um grupo heterogêneo de cânceres. A menos que especificado de outra forma, a expressão "câncer pulmonar" em geral refere-se mais ao carcinoma brônquico que à metástase ou a malignidades não brônquicas.

Carcinoma brônquico

Excluindo os cânceres cutâneos que não o melanoma (carcinoma epidermoide da pele e carcinoma basocelular da pele), o **carcinoma brônquico** é o segundo câncer mais comum nos Estados Unidos (ver Figura 32.1) e a causa mais comum de morte relacionada com câncer em homens e mulheres. O desenvolvimento de um carcinoma brônquico é um processo de múltiplas etapas, em que numerosas mutações específicas acumulam-se em uma sequência temporal. Os oncogenes comuns envolvidos na patogenia dos carcinomas brônquicos incluem o *c-MYC*, o *k-RAS*, o *EGFR*, o *c-MET* e o *c-KIT*. Os genes supressores tumorais comumente deletados ou inativados na patogenia do carcinoma brônquico incluem o *p53*, o *RB*, o *p16* e genes desconhecidos no braço curto do cromossomo 3. Os fatores de risco para o desenvolvimento de carcinoma brônquico serão discutidos no Capítulo 32 e incluem o tabagismo. É digno de nota que a fumaça do tabaco também aumenta o risco de desenvolver câncer de lábio, da língua, do assoalho da boca, de faringe, laringe, esôfago, bexiga, pâncreas e rins.

O carcinoma brônquico é ainda subclassificado por critérios morfológicos microscópicos. De um modo geral, há quatro tipos principais de carcinoma brônquico, e cada um pode ser dividido ainda em subtipos. Todos os tipos estão associados ao tabagismo e são agressivos, localmente invasivos e frequentemente já metastáticos ao serem diagnosticados. Além disso, todos os tipos estão associados a síndromes paraneoplásicas (Capítulo 32). Os quatro tipos principais de carcinoma brônquico são o **carcinoma epidermoide**, o **adenocarcinoma**, o **carcinoma de grandes células** e o **carcinoma de pequenas células** (Figura 31.2).

O **carcinoma epidermoide (CE)** é mais comum em homens e geralmente é uma doença central (Figura 31.3), na maioria das vezes com necrose central, cavitação e acometimento de linfonodo hilar. No entanto, sua incidência em localizações pulmonares mais periféricas está aumentando. À microscopia, caracteriza-se pela produção de ceratina e/ou pela presença de pontes intercelulares entre células epiteliais malignas. No CE bem diferenciado, é fácil identificar ceratina e/ou pontes intercelulares, enquanto no CE menos diferenciado a atividade mitótica costuma estar

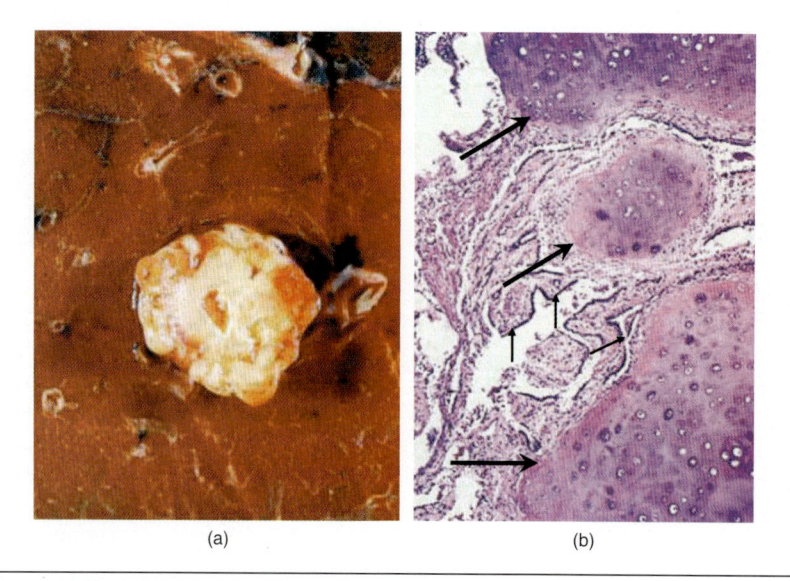

FIGURA 31.1 Condroadenoma pulmonar. (a) À observação macroscópica, o condroadenoma consiste em uma massa lobulada bem circunscrita, com superfície de corte brilhante. (b) Ao exame histológico, o condroadenoma mostra ilhas de cartilagem (setas maiores). *De* Rosai and Ackerman's Surgical Pathology, *9th ed. Mosby-Elsevier, 2004.*

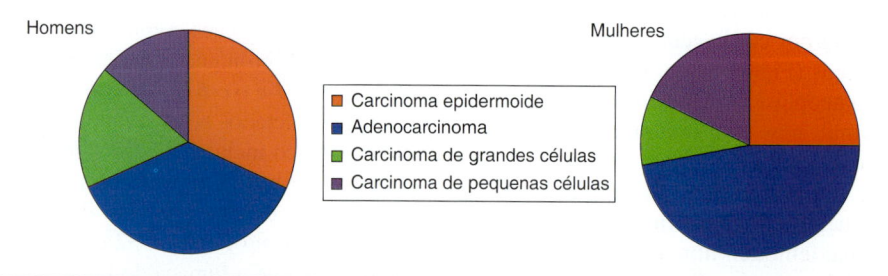

FIGURA 31.2 Frequências relativas de carcinoma brônquico em homens e mulheres, por padrão morfológico. *Dados de Wahbah et al. Ann Diagn Pathol. 2007;11:89.*

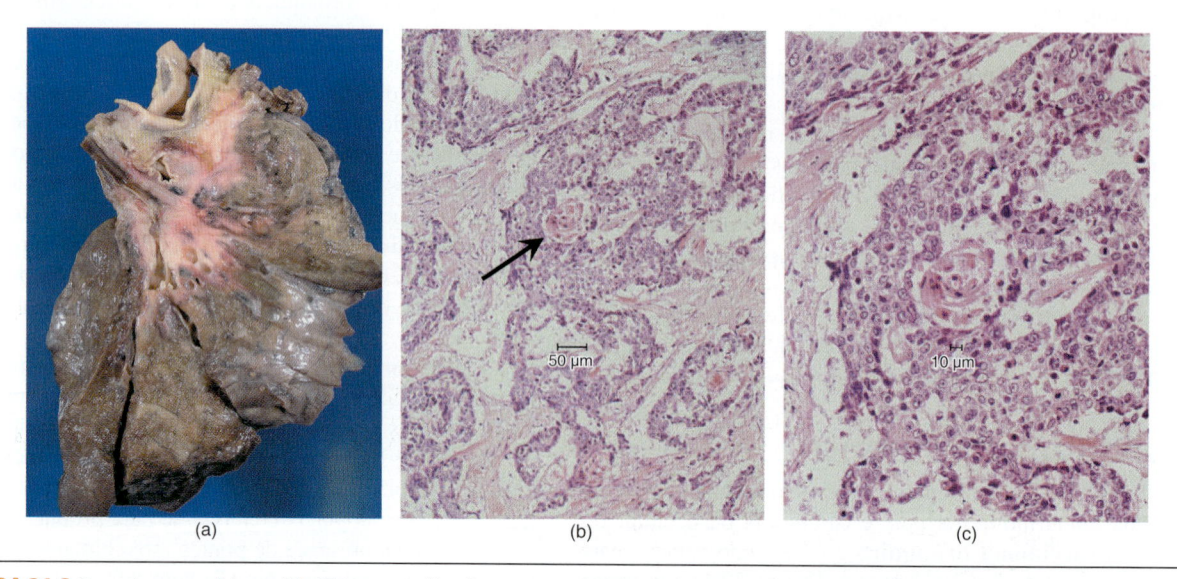

FIGURA 31.3 O **carcinoma epidermoide (CE)** em geral localiza-se perto do hilo, como nesse exemplo (a). (b) À histologia, as células malignas do CE têm pontes intercelulares entre células (não identificáveis nesse aumento). Nesse CE bem diferenciado, a produção de ceratina está presente; a seta indica uma **pérola de ceratina**, vista em maior aumento em (c). (a): *De Kemp et al.* Pathology: the Big Picture, *McGraw-Hill; 2008.*

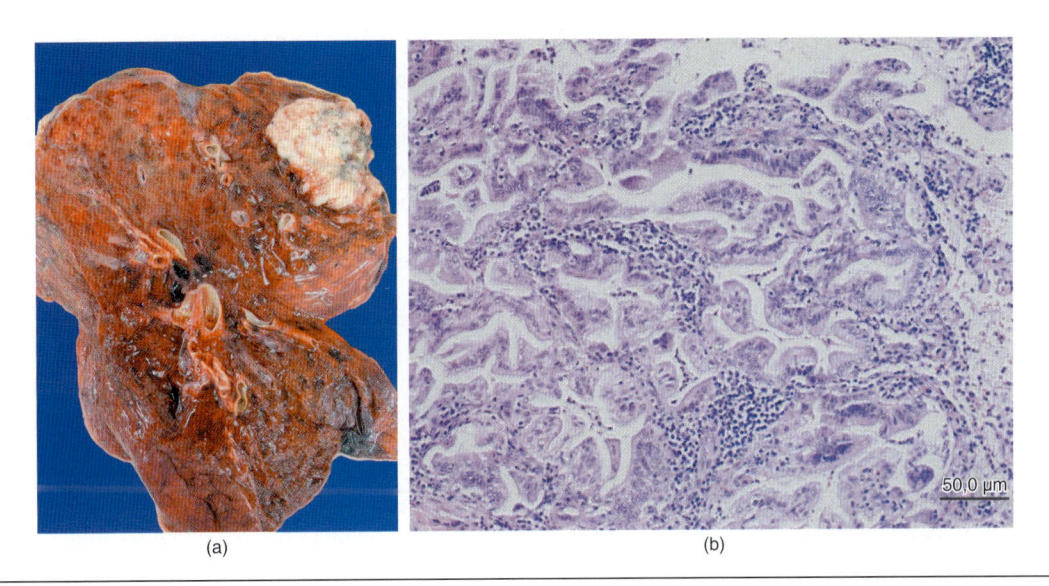

FIGURA 31.4 O **adenocarcinoma** costuma localizar-se na periferia do pulmão, bem afastado do hilo, como no exemplo (a). (b) Esse exemplo de adenocarcinoma mostra uma neoplasia bem diferenciada, com glândulas facilmente reconhecíveis. No contexto de uma neoplasia menos diferenciada, podem ser necessários corantes especiais e/ou análise imuno-histoquímica para demonstrar diferenciação celular. (a): *De Kemp et al. Pathology: the Big Picture, McGraw-Hill; 2008.*

aumentada, sendo mais difícil identificar a ceratina e as pontes intercelulares. Variantes do CE incluem o papilar, o de célula clara, o de célula pequena (não confundir com o carcinoma de pequenas células, ver adiante) e o basaloide. Os genes comuns implicados na patogenia do CE incluem o *p53*, o *RB*, o *p16* e muitos outros.

O **adenocarcinoma** é mais comum em mulheres e, em geral, é uma doença pulmonar periférica (Figura 31.4). É o câncer pulmonar primário mais frequente em não fumantes e o tipo mais comum de carcinoma brônquico em homens e mulheres (antigamente, o CE era mais comum em homens). À microscopia, o adenocarcinoma mostra produção de mucina e/ou formação de glândula, aspectos mais facilmente reconhecíveis nos tumores bem diferenciados que nos pouco diferenciados. Variantes do adenocarcinoma incluem o acinar, o papilar, o bronquioloalveolar e o sólido. O **carcinoma bronquioloalveolar** é o subtipo que se distingue mais, não apenas à observação macroscópica e microscópica, mas também clinicamente, sendo discutido adiante. Os genes comuns implicados no desenvolvimento de adenocarcinoma incluem o *k-RAS*, o *p53*, o *RB*, o *p16*, o *EGFR* e o *c-MET*.

O adenocarcinoma bronquioloalveolar normalmente é uma lesão multinodular periférica que cresce ao longo da rede preexistente de ácinos, sem destruir sua arquitetura. Esse padrão de crescimento denomina-se **lepídico**, termo um tanto pitoresco para o crescimento de células neoplásicas em forma de borboletas sobre uma cerca (Figura 31.5). O subtipo bronquioloalveolar de adenocarcinoma, em contraste com outros tipos de adenocarcinoma, não exibe associação significativa com o tabagismo. O carcinoma bronquioloalveolar é ainda subclassificado nos subtipos

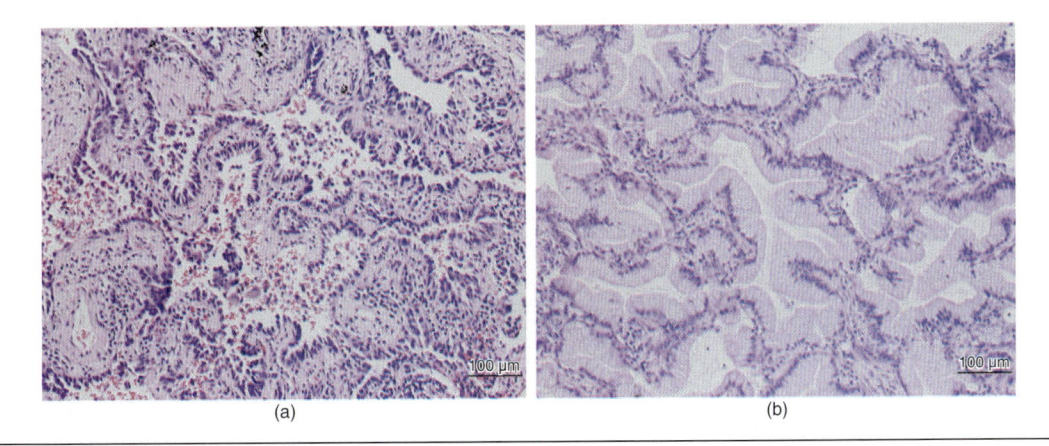

FIGURA 31.5 O **carcinoma bronquioloalveolar** é um subtipo de adenocarcinoma que se caracteriza pelo crescimento de células malignas ao longo de septos alveolares. Esse carcinoma é subdividido ainda nos subtipos não mucinoso (a) e mucinoso (b).

mucinoso e não mucinoso, sendo o último mais propenso à disseminação aerógena e, portanto, a ser multinodular (Figura 31.6).

O **carcinoma de grandes células** é um carcinoma anaplásico em que as grandes células malignas são tão pouco diferenciadas que desafiam qualquer subclassificação. Como muitos mostram diferenciação escamosa ou glandular mínima no nível ultraestrutural, a maioria representa exemplos pouco diferenciados de CE ou adenocarcinoma (Figura 31.7). No entanto, a diferenciação neuroendócrina está presente em alguns exemplos de carcinoma de grandes células com aspectos genéticos semelhantes aos do carcinoma de pequenas células. Pode-se pensar que tais carcinomas de grandes células com diferenciação neuroendócrina são uma variante de grandes células do carcinoma de pequenas células, uma designação um tanto paradoxal. Os subtipos de carcinoma de grandes células incluem o **carcinoma de células gigantes**, o **carcinoma de células claras** e o **carcinoma de células fusiformes**.

Como o CE, o **carcinoma de pequenas células** geralmente é uma doença central (Figura 31.8) e fortemente associada ao tabagismo. O carcinoma de pequenas células é uma lesão neuroendócrina que quase invariavelmente metastatizou na época do diagnóstico. Seu nome deve-se a suas células malignas características, menores do que as células malignas em outros tipos de carcinoma brônquico. As células malignas não mostram morfologia escamosa ou glandular, e o carcinoma de pequenas células é considerado universalmente de alto grau. Refletindo sua diferenciação neuroendócrina, a coloração imuno-histoquímica normalmente será positiva para marcadores neurais, por exemplo, neurofilamento, cromogranina, sinaptofisina e enolase específica do neurônio (EEN). A análise ultraestrutural mostra grânulos secretores de centro denso, ligados à membrana. Os genes comuns implicados na patogenia do carcinoma de pequenas células incluem o *p53* e o *RB*.

Cerca de 10% dos casos de carcinoma brônquico mostram um padrão combinado, em geral de CE e adenocarcinoma, ou de CE e carcinoma de pequenas células.

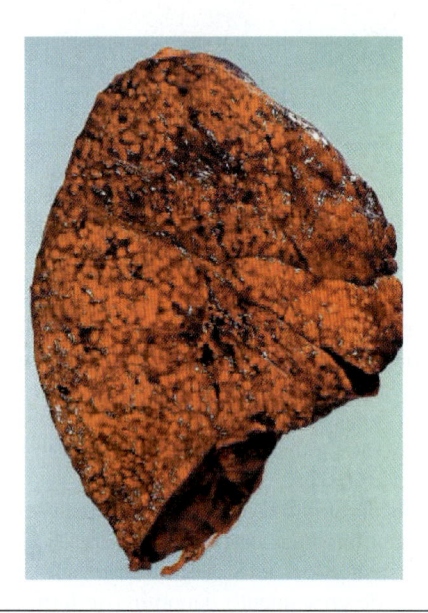

FIGURA 31.6 O **carcinoma bronquioloalveolar** costuma ser multinodular, em especial se for não mucinoso. Notar os numerosos nódulos espalhados por toda a superfície de corte do pulmão. *Cortesia do Dr. R. A. Cooke, Brisbane, Austrália.*

▶▶ CORRELAÇÃO CLÍNICA 31.1

A análise citológica do escarro e/ou de escovados brônquicos (Capítulos 18 e 19) pode estabelecer um diagnóstico de carcinoma brônquico em 80 a 90% dos casos, eliminando potencialmente a necessidade de biópsia diagnóstica. No entanto, podem ser feitos diagnósticos falsos-positivos, normalmente na vigência de infarto pulmonar, bronquiectasias, infecção fúngica/viral, pneumonia lipídica ou após irradiação. Quanto ao subtipo específico de carcinoma brônquico,

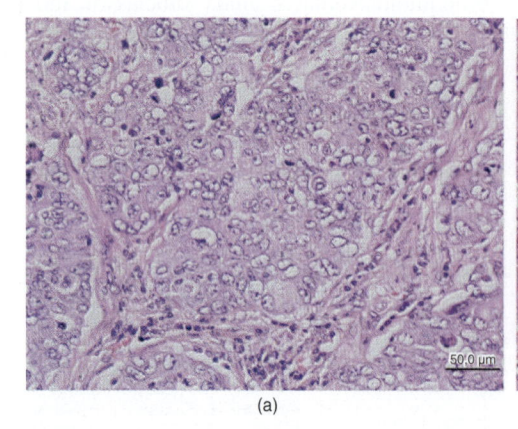

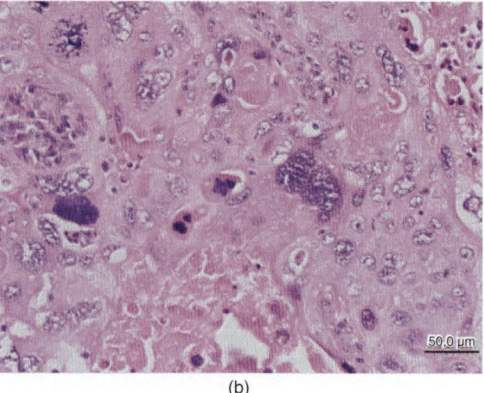

(a) (b)

FIGURA 31.7 Carcinoma de grandes células. Acredita-se que a maioria dos carcinomas de grandes células seja de carcinomas epidermoides pouco diferenciados ou adenocarcinomas. (a) As células neoplásicas são muito grandes, com pleomorfismo acentuado, e não mostram diferenciação escamosa ou glandular definitiva. (b) Sob maior aumento, mesmo as células neoplásicas maiores são notadas em um exemplo da variante de célula gigante do carcinoma de grandes células.

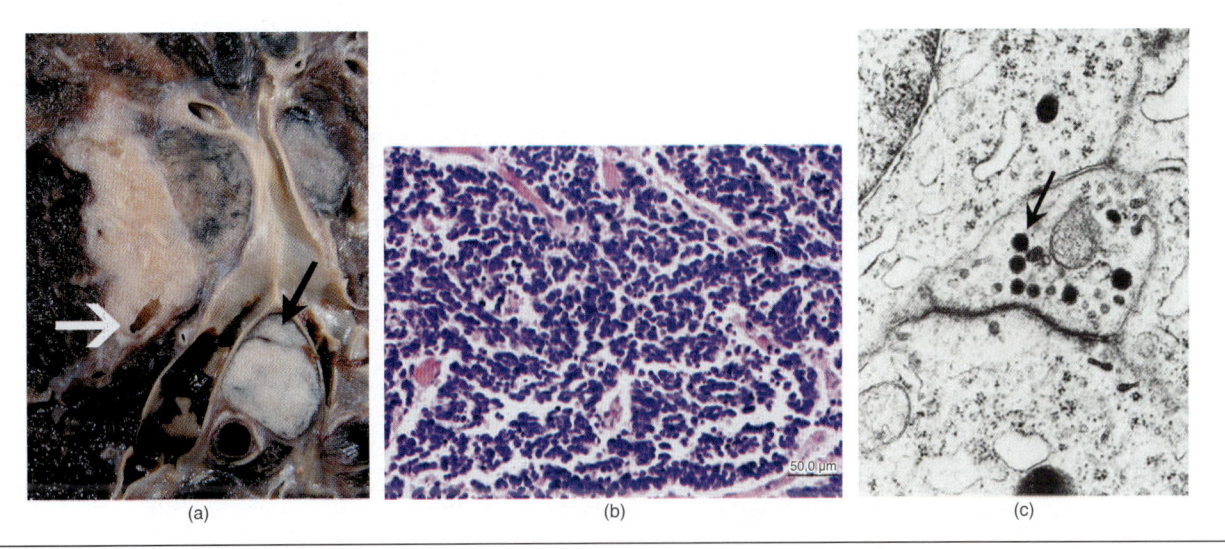

FIGURA 31.8 (a) A localização típica do **carcinoma de pequenas células**, como a do carcinoma epidermoide, é perto do hilo; a seta branca indica um lúmen brônquico, e o tumor é a lesão quase esbranquiçada que circunda o lúmen. A seta preta indica um linfonodo com doença metastática aparente. (b) À microscopia, as células malignas do carcinoma de pequenas células mostram uma proporção nuclear/citoplasmática muito alta e exibem de maneira característica "modelamento" nuclear, termo usado para descrever o aspecto de núcleos sendo indentados por células vizinhas. (c) Ao exame ultraestrutural, a natureza neuroendócrina da neoplasia manifesta-se pela presença de grânulos secretores de centro denso (seta). (a): De Kemp et al. Pathology: the Big Picture, McGraw-Hill; 2008. (c): De Rosai and Ackerman's Surgical Pathology, 9th ed., Mosby-Elsevier, 2004.

> a concordância do diagnóstico citológico com o histológico (o "padrão-ouro") é de 70 a 80%. A melhor confirmação por tais ensaios é para o carcinoma de pequenas células, os CEs bem diferenciados e os adenocarcinomas.

O carcinoma brônquico começa como um foco de atipia epitelial progredindo para uma excrescência granulosa que se eleva ou erode o epitélio. À medida que a neoplasia cresce, pode estender-se para o lúmen brônquico e causar obstrução, penetrar na parede brônquica e invadir o tecido peribrônquico, ou crescer dentro do parênquima, deslocando outras estruturas. Dependendo da localização dentro do trato respiratório, o carcinoma brônquico pode envolver a superfície pleural e disseminar-se pela cavidade pleural ou para o pericárdio. Além de metastatizar pelo líquido pleural, esse carcinoma pode metastatizar via vasos linfáticos e sanguíneos. Na maioria dos casos de carcinoma brônquico, há metástases em linfonodos na época do diagnóstico; os linfonodos habitualmente envolvidos incluem os traqueais, os brônquicos e os mediastínicos. Os locais mais comuns de metástases distantes desse carcinoma incluem as suprarrenais, o fígado, o cérebro e os ossos. A apresentação do carcinoma brônquico é acentuadamente variável e será discutida, junto com o estadiamento da doença, no Capítulo 32.

Carcinoide brônquico

Os **carcinoides** (ou **tumores carcinoides**) são neoplasias neuroendócrinas com potencial maligno e representam 1 a 5% de todas as neoplasias pulmonares primárias. Têm incidência igual em homens e mulheres e costumam manifestar-se em pacientes com menos de 40 anos. O desenvolvimento de tumor carcinoide brônquico não tem relação conhecida com o tabagismo ou outros fatores ambientais.

À observação macroscópica, os carcinoides brônquicos (Figura 31.9a) normalmente ocorrem em um brônquio principal, como uma massa polipoide esférica intraluminal ou uma placa mucosa ("lesão em botão de colarinho"). Geralmente são amarelos, em contraste com o carcinoma brônquico, que costuma ser branco ou esbranquiçado, exceto quando tingido por hemorragia. À observação microscópica (Figura 31.9b), as células neoplásicas do tumor carcinoide são monótonas, com núcleos arredondados uniformes e dispostas em ninhos, cordões e ilhotas separadas por um estroma fibroso delicado. De modo similar ao carcinoma de pequenas células, as células dos carcinoides brônquicos contêm grânulos centrais densos (típicos de diferenciação neuroendócrina), visíveis à microscopia eletrônica. Muitos dos corantes imuno-histoquímicos neuroendócrinos que são positivos no carcinoma de pequenas células também tendem a ser positivos nos carcinoides brônquicos (Figura 31.10). Os carcinoides brônquicos são subdivididos em dois subtipos: típicos e atípicos. Os **carcinoides típicos** não têm necrose e possuem pouco mais de duas figuras mitóticas por campo de grande aumento, e as taxas de sobrevivência dos pacientes por 5 e 10 anos são de 87%. Os **carcinoides atípicos** exibem necrose focal e/ou duas ou mais figuras mitóticas por campo de grande aumento, além de taxas de sobrevida por 5 e 10 anos de 56 e 35%, respectivamente.

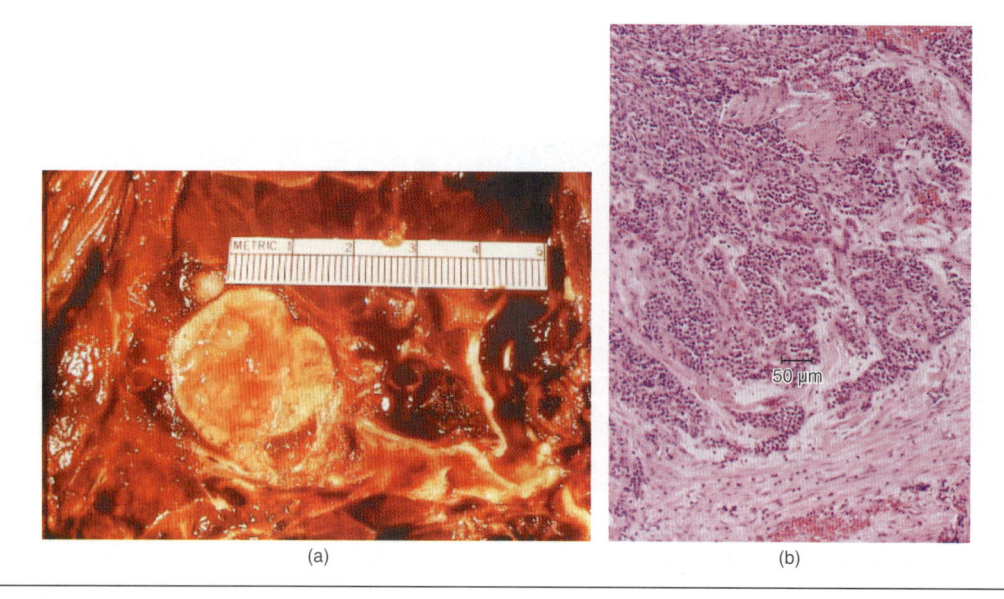

FIGURA 31.9 (a) À observação macroscópica, um **tumor carcinoide** normalmente é bem circunscrito e mais amarelo que a maioria das neoplasias. (b) Em termos histológicos, as células do carcinoide brônquico estão dispostas em ninhos, cordões e ilhotas. (a): *De* Rosai and Ackerman's Surgical Pathology, 9th ed., Mosby-Elsevier, 2004.

Os tumores carcinoides não são exclusivos do trato respiratório e ocorrem em outras partes do corpo, notavelmente o trato alimentar. A **síndrome carcinoide** abrange crises intermitentes de diarreia, rubores e cianose quando tais tumores carcinoides do trato alimentar metastatizam para o fígado. Os pacientes com carcinoi-

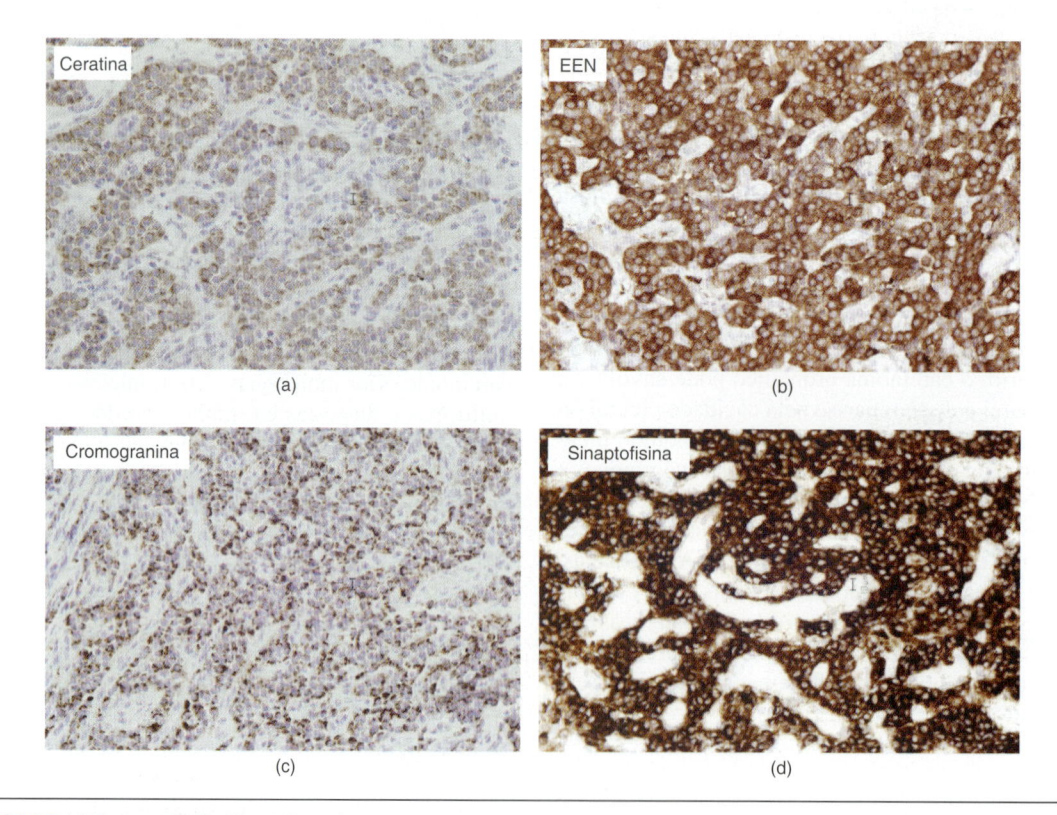

FIGURA 31.10 (a) **Tumor carcinoide**. Refletindo a natureza epitelial da neoplasia, a coloração imuno-histoquímica para ceratina é positiva. Como um reflexo da natureza neuroendócrina do tumor carcinoide, vários marcadores neuroendócrinos serão positivos: são mostradas a enolase específica do neurônio (EEN) (b), a cromogranina (c) e a sinaptofisina (d). O carcinoma de pequenas células, também uma neoplasia neuroendócrina, frequentemente cora-se bem com esses marcadores.

des brônquicos apenas raramente desenvolvem síndrome carcinoide.

▶▶ CORRELAÇÃO CLÍNICA 31.2

Um menino com 15 anos procura atendimento com história de tosse há mais de um ano, hemoptise intermitente e infiltrado no lobo inferior direito, tempo durante o qual foi tratado com antibióticos. Meses depois, foi hospitalizado com tosse, fadiga acentuada, dispneia, febre e dor torácica do lado direito; durante a permanência no hospital, foi tratado com ceftriaxona. Subsequentemente, a tosse intermitente continuou, em especial quando corria ao jogar futebol americano, basquete e beisebol. Ele então teve uma recorrência de hemoptise, foi diagnosticado com faringite estreptocócica e tratado com azitromicina e clindamicina. Em um período de 17 meses, várias radiografias do tórax e uma tomografia computadorizada (TC) mostraram persistência de um infiltrado no lobo inferior direito (Figura 31.11).

Foi feita uma broncoscopia, demonstrando obstrução brônquica. Também foi feita biópsia da massa intraluminal para análise de um corte congelado, em que o tecido é congelado e cortado "em tempo real", enquanto o paciente permanece na sala de operações. O corte congelado (Figura 31.11) mostrou achados morfológicos suspeitos de tumor carcinoide, diagnóstico confirmado em cortes subsequentes embebidos em parafina (ver Figuras 31.9b e 31.10). A hemoptise recorrente do paciente devia-se à hemorragia espontânea do carcinoide brônquico, uma neoplasia altamente vascularizada cuja biópsia costuma ser complicada por hemorragia difícil de controlar. Devido à obstrução luminal, o menino corria o risco de desenvolver pneumonia lipídica e pneumonia bacteriana recorrente distal à obstrução, que foi responsável pelo infiltrado persistente no lobo inferior direito visto em radiografias e na TC.

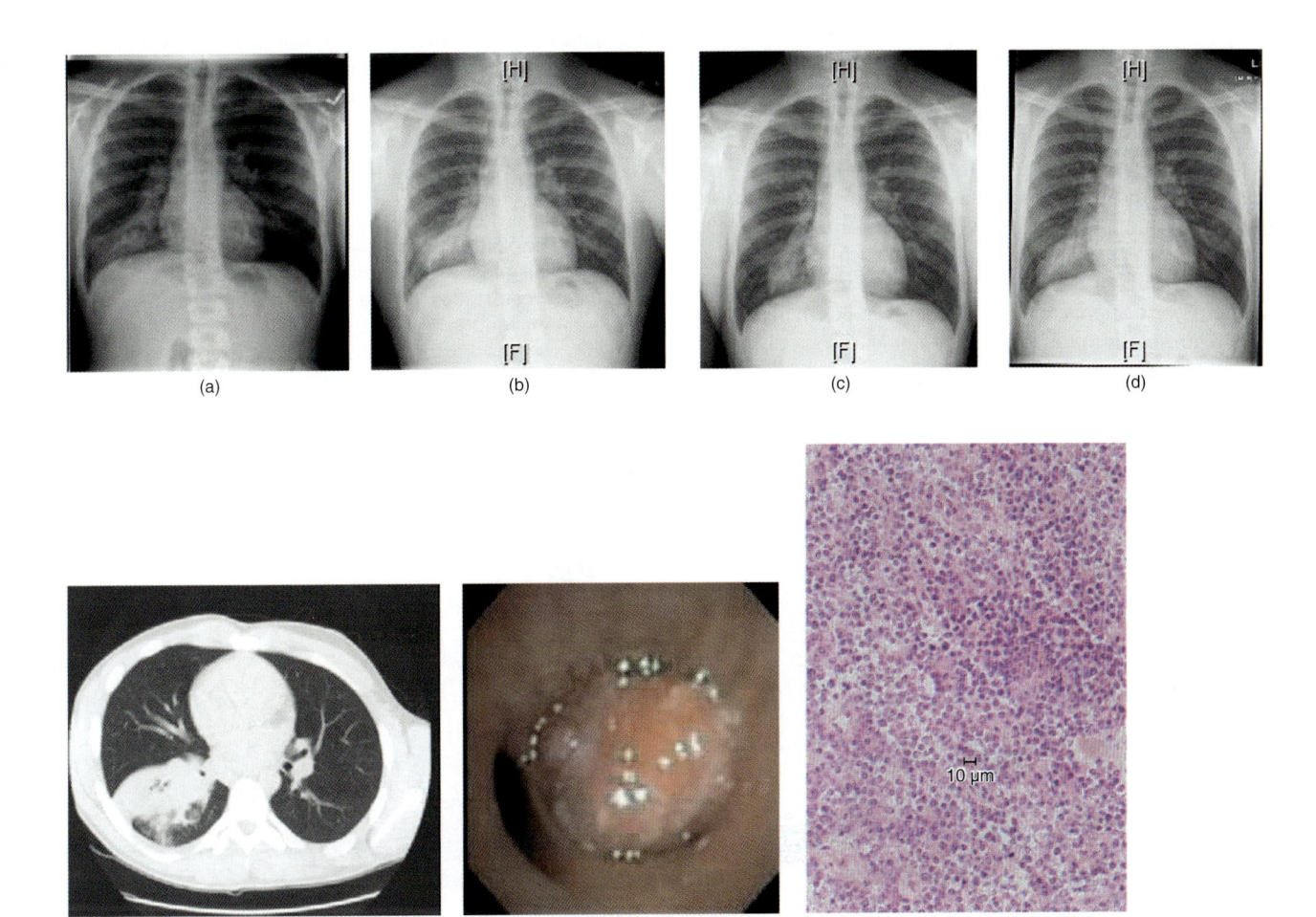

FIGURA 31.11 Quatro radiografias, mostradas em (a), (b), (c) e (d), obtidas depois de 17 meses, cada uma mostrando um infiltrado no lobo inferior direito. (e) Uma TC subsequente realçou tal infiltrado. (f) A broncoscopia mostrou obstrução luminal. (g) A análise de corte congelado da massa endobrônquica mostrou células monótonas dispostas em cordões e ninhos, suspeitas de tumor carcinoide brônquico, diagnóstico confirmado pela análise de tecido fixado com corante imuno-histoquímico (ver Figuras 31.9b e 31.10).

Malignidades não brônquicas do trato pulmonar

A malignidade pulmonar mais comum é uma metástase. Cerca de 5% das malignidades pulmonares primárias não são carcinoma brônquico. Os exemplos incluem **fibrossarcoma** (proliferação maligna de células que lembram fibroblastos), **leiomiossarcoma** (proliferação maligna de células que lembram as de músculo liso), **hemangiopericitoma** (proliferação maligna de células que lembram pericitos), **doença de Hodgkin** (proliferação maligna **de células de Reed-Sternberg**, cuja natureza original talvez seja linfoide ou histiocitoide) e **linfoma não de Hodgkin** (proliferação maligna de células com diferenciação linfoide). **Pseudolinfoma** e **pneumonia intersticial linfocítica** não são malignidades francas, mas é provável que representem um estágio inicial de distúrbio linfoproliferativo, e às vezes são citadas como **lesões limítrofes**.

Tumores pleurais

O tumor pleural mais comum é uma metástase. A metástase pleural é comum entre carcinoma brônquico, mama e ovário, em geral sendo acompanhada por derrame pleural (Capítulos 19, 26 e 29) normalmente de composição serosa ou serossanguinolenta.

O **tumor fibroso solitário** (**fibroma pleural**, **mesotelioma** benigno) é um crescimento localizado de tecido conectivo fibroso, normalmente aderido à pleura por um pedículo (Figura 31.12). A maioria dos tumores fibrosos solitários é benigna, embora existam versões malignas.

O **mesotelioma maligno** costuma surgir na pleura parietal ou visceral, mas pode ocorrer na cavidade peritoneal.

O fator de risco mais importante para seu desenvolvimento é a exposição ao asbesto (Capítulo 23), que aumenta o risco mais de 1.000 vezes. Com a exposição maciça ao asbesto, o risco de ter essa neoplasia durante a vida é de 7 a 10%. Em contraste com a sinergia do asbesto com o tabagismo no desenvolvimento do carcinoma brônquico, o tabagismo não aumenta de maneira significativa o risco de mesotelioma maligno.

À observação macroscópica, o mesotelioma maligno costuma formar uma bainha em torno do pulmão e é mole e gelatinoso, com sua cor variando de cinza a rosa. Costuma estar associado a derrame pleural extenso (Capítulos 19, 26 e 29) e invasão direta de estruturas torácicas adjacentes (Figura 31.13). À microscopia, o mesotelioma maligno é subdividido em uma variante sarcomatoide (composta de células fusiformes) e uma variante epitelioide (com arquitetura papilar e geralmente lembrando adenocarcinoma), além de uma variante bifásica com aspectos de ambas. A análise ultraestrutural pode ser útil para distinguir a variante epitelioide de mesotelioma maligno do adenocarcinoma: no mesotelioma, as células neoplásicas mostrarão microvilosidades proeminentes. A coloração imuno-histoquímica substituiu em grande parte a análise ultraestrutural para estabelecer o diagnóstico (ver "Correlação Clínica 31.3").

▶▶ CORRELAÇÃO CLÍNICA 31.3

Na vigência de malignidade pleural com arquitetura epitelioide papilar, o patologista pode defrontar-se com um dilema diagnóstico: a lesão é um adenocarcinoma de pulmão metastático para a pleura ou um mesotelioma pleural maligno primário? É importante fazer o diagnóstico correto para instituir o tratamento clínico apropriado;

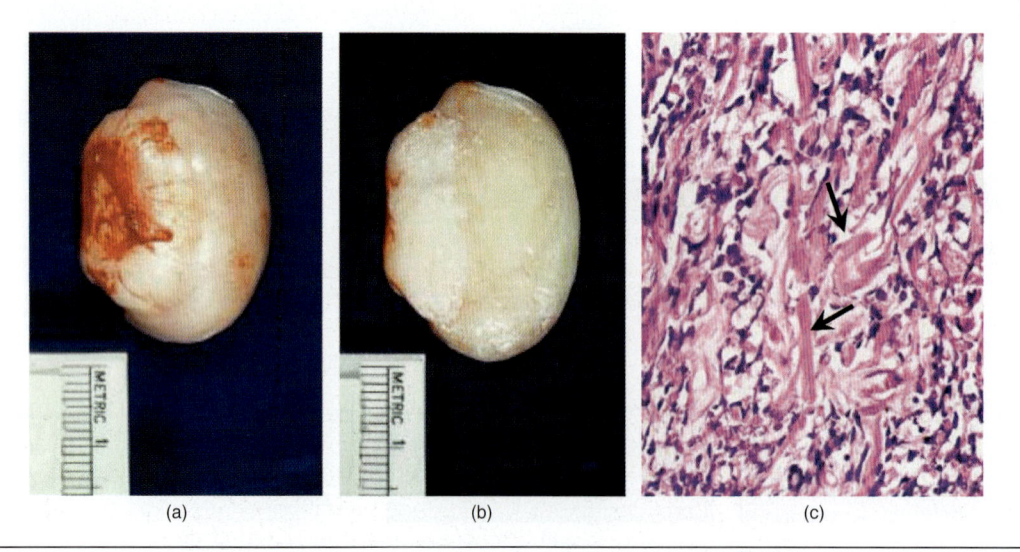

FIGURA 31.12 Tumor fibroso solitário da pleura. (a) À observação macroscópica, um tumor fibroso solitário normalmente é polipoide; a parte hemorrágica do lado esquerdo da imagem representa o pedículo que fez o tumor aderir à superfície pleural. (b) A superfície de corte mostra tecido conectivo semelhante a borracha e pálido. (c) Histologicamente, faixas largas de colágeno (setas) estão separadas por células fusiformes. Essa lesão, como a maioria dos tumores fibrosos solitários, é benigna, mas há a versão maligna. De Rosai and Ackerman's Surgical Pathology, 9th ed., Mosby-Elsevier, 2004.

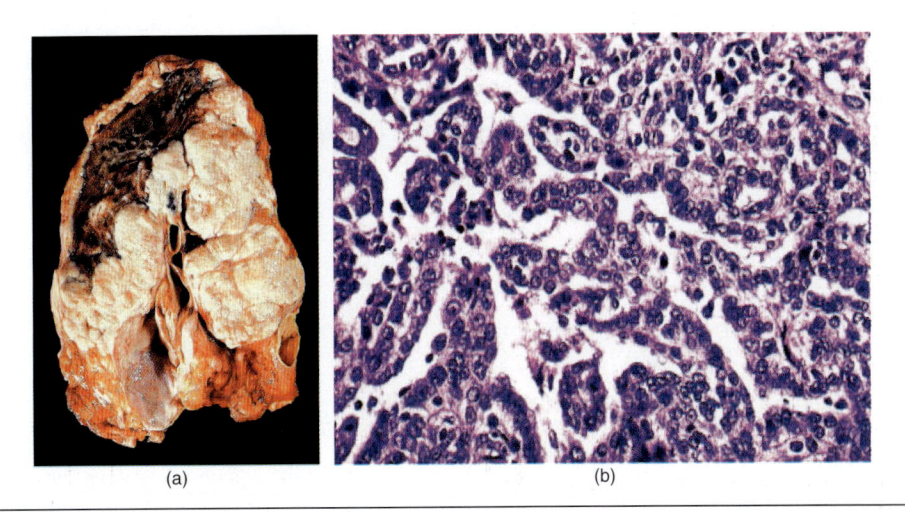

FIGURA 31.13 Mesotelioma maligno. (a) À observação macroscópica, o mesotelioma maligno avançado costuma formar uma bainha em torno do pulmão, conforme visto aqui. (b) Histologicamente, o mesotelioma maligno pode mostrar uma morfologia epitelioide papilar; como alternativa, o aspecto microscópico pode ser sarcomatoide ou bifásico (não mostrado). *De Rosai and Ackerman's Surgical Pathology, 9th ed., Mosby-Elsevier, 2004.*

no caso de exposição ocupacional histórica ao asbesto, o diagnóstico não tem implicações legais significativas. Antigamente, a análise ultraestrutural tinha muito valor para distinguir as duas neoplasias (Figura 31.14).

No entanto, o papel da análise ultraestrutural foi substituído em grande parte pela análise imuno-histoquímica, na qual o patologista tem diversos recursos de corantes que podem ajudar a chegar ao diagnóstico correto. Na Tabela 31.1 há um exemplo dos muitos corantes aplicáveis para distinguir um mesotelioma maligno de um adenocarcinoma. É digno de nota que os itens marcados como "+" ou "-" *em geral* são positivos ou negativos, respectivamente; é raro a especificidade da análise imuno-histoquímica alcançar 100%. Devido ao grande número de corantes potenciais disponíveis, os patologistas costumam consultar referências antes de solicitar certos corantes, inclusive livros (p. ex., Dabbs DJ, *Diagnostic Immunohistochemistry*, 3rd ed. Philadelphia, PA: Elsevier-Saunders, 2010) e *sites* (p. ex., PathIQ immunoquery 2.8 em https://immunoquery.pathiq.com/PathIQ/Login.do).

Em termos clínicos, o mesotelioma maligno apresenta-se com dor torácica, dispneia e derrame pleural recorrente. A asbestose pulmonar concomitante (Capítulo 23) está presente em aproximadamente 20% dos pacientes com mesotelioma maligno pleural e cerca da metade dos pacientes com mesotelioma maligno peritoneal. O mesotelioma maligno é uma doença particularmente mórbida, com taxa de sobrevida em um ano em torno de 50% e em dois anos por volta de 0%.

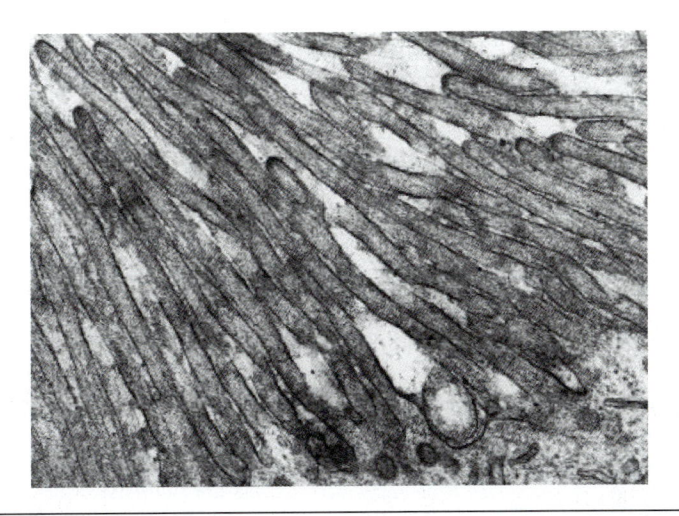

FIGURA 31.14 A análise ultraestrutural de mesotelioma maligno mostra microvilosidades alongadas proeminentes, aspecto que ajuda a diferenciar a lesão de um adenocarcinoma em casos com morfologia equívoca à microscopia óptica. *De Rosai and Ackerman's Surgical Pathology, 9th ed., Mosby-Elsevier, 2004.*

Tabela **31.1** Corantes imuno-histoquímicos potenciais para distinguir adenocarcinoma pulmonar de mesotelioma maligno

Imunocorante	Adenocarcinoma pulmonar	Mesotelioma maligno
Panceratina	+	+
Antígeno da membrana epitelial	+	+
S-100	+	+
Antígeno carcinoembrionário	+	–
CD 15B72.3	+	–
Ber-EP4	+	–
Bg8	+	–
MOC-31	+	–
TTF-1	+	–
Calretinina	–	+
WT-1	–	+
Ceratina 5/6	–	+
Trombomodulina	–	+
Vimentina	–	+

Bibliografia comentada

1. Kumar V, Abbas AK, Fausto N. *Robbins and Cotran Pathologic Basis of Disease*, 8th ed. Philadelphia, PA: Elsevier; 2007. *Em suas muitas edições, este trabalho de referência é o compêndio mais definitivo e abrangente de imagens patológicas disponível para os estudantes.*

2. Rosai J. *Rosai and Ackerman's Surgical Pathology*: 9th ed. New York, NY: Mosby-Elsevier; 2004. *Texto clássico em dois volumes sobre patologia cirúrgica, com mais detalhes morfológicos que em textos de patologia geral como* Robbins and Cotran's Pathologic Basis of Disease, *e um padrão em termos de texto de referência no âmbito clínico, interpretando amostras de patologia cirúrgica.*

ESTUDO DE CASOS E PROBLEMAS PRÁTICOS

CASO 31.1 Fumantes apresentam maior risco de qual dos seguintes?

a) Carcinoma brônquico, variante carcinoma de pequenas células.
b) Carcinoma brônquico, variante carcinoma bronquioloalveolar.
c) Mesotelioma maligno.
d) Tumor carcinoide brônquico.
e) Condroadenoma pulmonar.

CASO 31.2 Qual dos seguintes achados afeta de maneira adversa o prognóstico de tumor carcinoide brônquico?

a) Padrão de crescimento obstruindo o lúmen brônquico.
b) Padrão de crescimento como placa mucosa.
c) Duas ou mais figuras mitóticas por campo de grande aumento.
d) História de tabagismo.
e) História de exposição ao asbesto.

CASO 31.3 Qual dos seguintes é um achado que seria mais útil para distinguir um tumor carcinoide de um carcinoma de pequenas células?

a) A presença de grânulos citoplasmáticos de centro denso em células neoplásicas.
b) Positividade imuno-histoquímica para ceratina.
c) Positividade imuno-histoquímica para sinaptofisina.
d) Positividade imuno-histoquímica para cromogranina.
e) Células monótonas com núcleos redondos crescendo em cordões e trabéculas separados por septos de tecido conectivo fibroso delicado.

Soluções para o estudo de casos e problemas práticos

CASO 31.1 A resposta mais correta é a, variante carcinoma de pequenas células de carcinoma brônquico.

Nenhuma das outras respostas possíveis (*b*, *c*, *d* ou *e*) mostra associação significativa com o tabagismo.

CASO 31.2 A resposta mais correta é c, duas ou mais figuras mitóticas por campo de grande aumento.

O aumento da atividade mitótica distingue o tumor carcinoide atípico do típico. O prognóstico de tumor carcinoide atípico é pior do que o de tumor carcinoide típico. O padrão de crescimento (*respostas a* e *b*) não altera de maneira significativa o prognóstico diretamente; contudo, poderia haver uma influência indireta por um padrão de crescimento que dificultasse a excisão. O tabagismo e o asbesto não têm relação significativa com o desenvolvimento de um tumor carcinoide ou seu prognóstico.

CASO 31.3 A resposta mais correta é e, células monótonas com núcleos redondos crescendo em cordões e trabéculas separados por septos de tecido conectivo fibroso delicado.

As *respostas a, b, c* e *d* são aspectos que o carcinoma de pequenas células compartilha com o tumor carcinoide, refletindo a natureza epitelial (*resposta b*) e neuroendócrina (*respostas a, c* e *d*) de ambas as neoplasias.

Capítulo 32

Carcinoma brônquico

DAVID A. STOECKEL, MD
GEORGE M. MATUSCHAK, MD

Objetivos de aprendizagem

O leitor deverá:
- Descrever a epidemiologia e os fatores de risco do câncer pulmonar.
- Enumerar os principais tipos histológicos de câncer pulmonar e diferenciar como os tipos celulares afetam o crescimento e o comportamento tumorais.
- Reconhecer os sintomas e sinais comuns de câncer pulmonar torácico e extratorácico, bem como as síndromes paraneoplásicas comuns associadas ao câncer pulmonar.
- Resumir os princípios gerais do estadiamento do câncer pulmonar e descrever como os estágios tumorais afetam as opções de tratamento e os resultados.

Epidemiologia e fatores de risco

O carcinoma brônquico é a principal causa de mortalidade relacionada com câncer nos Estados Unidos. Em 2009, foram diagnosticados mais de 200.000 casos de carcinoma brônquico e, infelizmente ocorreram quase 160.000 mortes em decorrência dele (Figura 32.1). De acordo com um levantamento confiável sobre sua letalidade, o carcinoma brônquico é responsável por apenas 15% de todos os cânceres diagnosticados (excluindo os não melanomas cutâneos), mas por 28% das mortes por câncer. O carcinoma brônquico tem sido a principal causa de morte de homens por câncer nos Estados Unidos desde meados da década de 1950 e em mulheres desde o final da década de 1980. Isso tem importância especial porque o carcinoma brônquico era uma ocorrência rara na virada para o século XX (Figura 32.2).

A incidência de carcinoma brônquico aumenta com a idade. Durante a vida, 1 em 13 homens e 1 em 16 mulheres dos Estados Unidos serão diagnosticados com esse tipo de câncer. Felizmente, a taxa de morte por carcinoma brônquico vem diminuindo em homens e parece ter alcançado um platô em mulheres. Homens afro-americanos são acometidos desproporcionalmente, em comparação com outras raças e etnias.

A exposição à fumaça do tabaco é sem dúvida o fator de risco mais substancial e, pelo menos em parte, evitável para o desenvolvimento de carcinoma brônquico. Cerca de 80 a 90% de todos os pacientes diagnosticados com carcinoma brônquico são fumantes atuais ou prévios. A associação entre o tabagismo e o carcinoma brônquico foi postulada há um século e demonstrada com clareza por estudos epidemiológicos na década de 1950 (Figura 32.3). Nos Estados Unidos, o risco de um não tabagista ter carcinoma brônquico durante a vida é < 1% e aumenta para 15 a 30% com o uso prolongado de tabaco. O risco de carcinoma brônquico aumenta com a quantidade e a duração da exposição ao tabaco, declinando quando o indivíduo deixa de fumar. É possível demonstrar uma queda no risco cinco anos após o indivíduo ter parado de fumar e, com 15 anos, há uma redução de 80 a 90% no risco de desenvolver carcinoma brônquico, embora esse risco permaneça maior do que para quem nunca fumou. Os cigarros parecem conferir maior risco do que cachimbos e charutos. A exposição passiva ou "de segunda mão" ao tabaco também aumenta o risco de carcinoma brônquico, embora muito menos que o tabagismo ativo. Mulheres que nunca fumaram mas são casadas com homens que fumam correm o dobro do risco de ter carcinoma brônquico em comparação com mulheres cujos maridos não são fumantes.

A exposição ao radônio, um gás radioativo liberado pela queda natural do urânio 238, é a segunda causa de carcinoma brônquico nos Estados Unidos e responsável por até 10% de todos os casos desse tipo de câncer. O gás radônio acumula-se nas partes pouco ventiladas de algumas casas e edifícios. A poluição do ar pode ser responsável por 2% dos casos de carcinoma brônquico nos Estados Unidos, porém é um fator mundial mais significativo, notavelmente onde se usam **combustíveis fósseis** para o aquecimento de residências e para cozinhar. A exposição ao asbesto isoladamente aumenta pouco o risco de carcinoma brônquico, porém, quando combinada ao uso de tabaco, tal risco aumenta muito, cerca de 50 a 60 vezes (Figura 32.4). Outros fatores de risco de carcinoma brônquico incluem a doença pulmonar obstrutiva crônica (DPOC), a doença pulmonar intersticial e antecedentes familiares de carcinoma brônquico. Por fim, o risco desse tipo de câncer é inversamente proporcional ao consumo de frutas, legumes e verduras, embora ensaios prospectivos envolvendo tal suplementação dietética não tenham mostrado um benefício claro.

Patogenia do carcinoma brônquico

A patogenia do carcinoma brônquico envolve um processo de múltiplas etapas ainda não completamente

Estimativa de Novos Casos

Homens

Próstata	217.730	28%
Pulmão e brônquio	116.750	15%
Colo e reto	72.090	9%
Bexiga	52.760	7%
Melanoma cutâneo	38.870	5%
Linfoma não de Hodgkin	35.380	4%
Rim e pelve renal	35.370	4%
Cavidade oral e faringe	25.420	3%
Leucemia	24.690	3%
Pâncreas	21.370	3%
Todos os locais	**789.620**	**100%**

Mulheres

Mama	207.090	28%
Pulmão e brônquio	105.770	14%
Colo e reto	70.480	10%
Corpo uterino	43.470	6%
Tireoide	33.930	5%
Linfoma não de Hodgkin	30.160	4%
Melanoma cutâneo	29.260	4%
Rim e pelve renal	22.870	3%
Ovário	21.880	3%
Pâncreas	21.770	3%
Todos os locais	**739.940**	**100%**

Estimativa de Óbitos

Homens

Pulmão e brônquio	86.220	29%
Próstata	32.050	11%
Colo e reto	26.580	9%
Pâncreas	18.770	6%
Fígado e ducto biliar intra-hepático	12.720	4%
Leucemia	12.660	4%
Esôfago	11.650	4%
Linfoma não de Hodgkin	10.710	4%
Bexiga	10.410	3%
Rim e pelve renal	8.210	3%
Todos os locais	**299.200**	**100%**

Mulheres

Pulmão e brônquio	71.080	26%
Mama	39.840	15%
Colo e reto	24.790	9%
Pâncreas	18.030	7%
Ovário	13.850	5%
Linfoma não de Hodgkin	9.500	4%
Leucemia	9.180	3%
Corpo uterino	7.950	3%
Fígado e ducto biliar intra-hepático	6.190	2%
Cérebro e outra parte do sistema nervoso	5.720	2%
Todos os locais	**270.290**	**100%**

FIGURA 32.1 Dez tipos principais de câncer com a estimativa de novos casos e mortes nos Estados Unidos em 2010. *De Jemal A et al.* Cancer statistics, 2010, *CA Cancer J. Clin Sep-Oct;60(5):277-300, 2010.*

entendido. Na maioria dos casos, o carcinoma brônquico começa por interações adversas entre carcinógenos e o epitélio respiratório, que acarretam alterações genéticas, as quais podem ser encontradas em tecido histologicamente normal dos pulmões de fumantes. Com as novas tecnologias de sequenciamento do DNA, foram descobertas múltiplas e variadas anormalidades genéticas que revelam a natureza heterogênea do carcinoma brônquico, mesmo em um único tipo de célula. As alterações genéticas e moleculares comuns incluem mutações no **gene supressor tumoral p53**, no **proto-oncogene K-ras** e no **fator de crescimento epidérmico (EGF**, de *epidermal growth factor*), bem como anormalidades no receptor do EGF. Evidência genética de infecção pelo **papilomavírus humano (HPV)** também sugere um papel dos vírus na patogenia do carcinoma brônquico. As características genéticas e moleculares de um câncer afetam sua promoção, sua progressão e sua capacidade de invadir e metastatizar. Embora a heterogeneidade do carcinoma brônquico possa frustrar a esperança de um único tratamento efetivo, o conhecimento das variadas anormalidades possibilita uma abordagem individualizada ao tratamento e ao prognóstico. Em alguns casos, certas mutações genéticas sugerem uma probabilidade de boa resposta a muitos agentes quimioterápicos específicos.

Revisão da histopatologia do carcinoma brônquico

A classificação do carcinoma brônquico pela Organização Mundial da Saúde (OMS) em 2004 baseia-se no aspecto das células tumorais à microscopia óptica (Tabela 32.1; ver Capítulo 31). A coloração imuno-histoquímica diagnóstica pode corroborar e refinar a classificação com base nas colorações rotineiras e na microscopia óptica. No conjunto, o

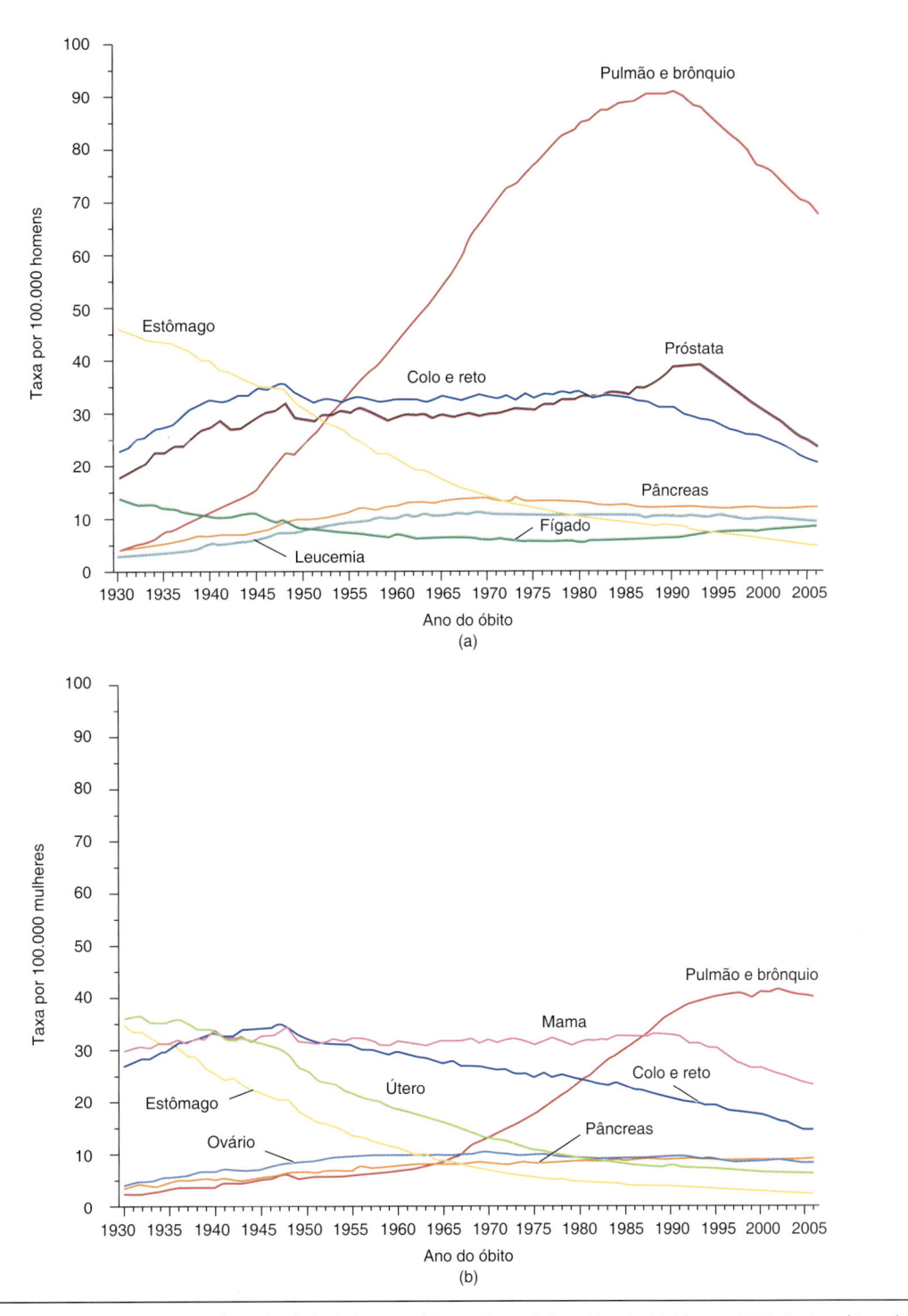

FIGURA 32.2 Taxas de morte anuais ajustadas pela idade de homens (a) e mulheres (b) nos Estados Unidos em 2010. *De Jemal A et al.* Cancer statistics, 2010, *CA Cancer J. Clin Sep-Oct;60(5):277-300, 2010.*

adenocarcinoma, o carcinoma epidermoide e o carcinoma de pequenas células são responsáveis por cerca de 85% dos carcinomas brônquicos.

O **adenocarcinoma** é o tipo histológico mais comum de carcinoma brônquico, sendo responsável por até 35% de todos os cânceres pulmonares, proporção que parece aumentar quando comparada com outros tipos celulares. É mais frequente em mulheres e é o tipo de carcinoma brônquico encontrado em quase todos os não fumantes. À observação macroscópica, o adenocarcinoma é irregularmente lobulado, de cor cinza-esbranquiçada, e costuma mostrar pigmento antracótico aprisionado. À histologia, os

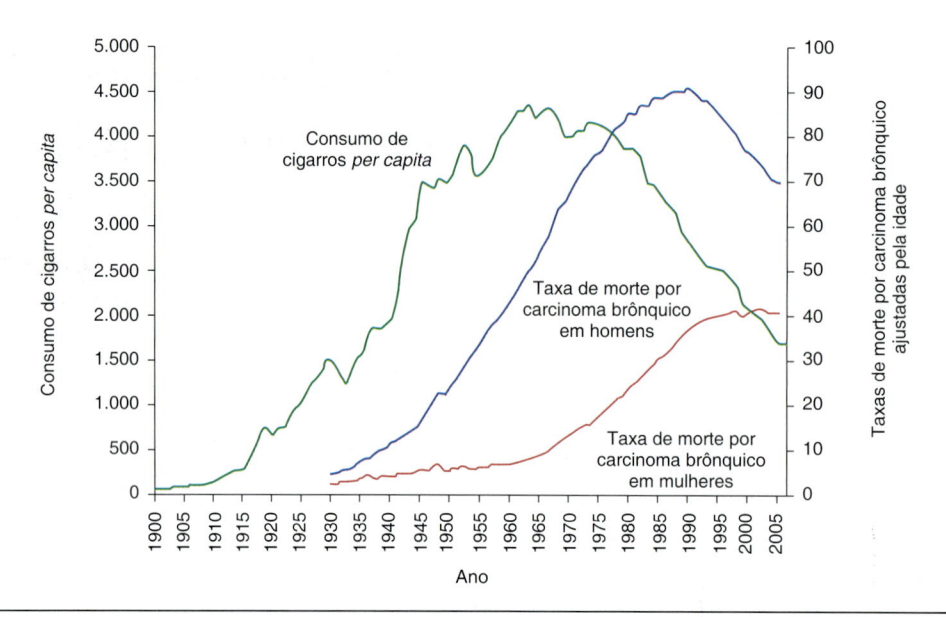

FIGURA 32.3 Relação entre o consumo de cigarros e as taxas de morte por carcinoma brônquico. *De* Cancer Statistics 2009. ã *American Cancer Society*.

adenocarcinomas têm aspecto glandular e podem mostrar mucina no citoplasma (Figura 32.5).

Em termos clínicos, os adenocarcinomas tendem a ocorrer na periferia do pulmão (Figura 32.6), de maneira sincrônica com mais de um tumor primário ao mesmo tempo, ou de forma metacrônica com múltiplos tumores primários desenvolvendo-se em momentos diferentes. O **carcinoma bronquioloalveolar** é um subtipo de adenocarcinoma que requer atenção especial, pois pode simular pneumonia nas radiografias, na forma de uma opacidade focal ou de opacidades mais difusas. Em termos histológicos, o carcinoma bronquioloalveolar é um tumor bem diferenciado que cresce ao longo de septos alveolares intactos no chamado **padrão lepídico** (Figura 32.7).

O **carcinoma epidermoide** é o segundo tipo histológico mais comum de carcinoma brônquico. Embora sua ocorrência esteja em declínio, atualmente é responsável por cerca de 30% dos novos casos. É possível que tal declínio tenha relação com a maior preferência por cigarros com baixo teor de alcatrão e com filtro; é incomum entre não fumantes. À observação macroscópica, os cânceres epidermoides têm superfícies cinzentas a brancas irregulares e friáveis, sendo comum necrose com cavitação central (Capítulo 31). Os aspectos histológicos incluem produção de ceratina e pontes intercelulares (Figura 32.8). Clinicamente, em geral envolvem as grandes vias aéreas centrais, e os sintomas iniciais podem incluir tosse e hemoptise. As imagens podem revelar colapso obstrutivo de uma parte do pulmão ou uma **lesão cavitária** (Figura 32.8).

O **carcinoma de pequenas células** é responsável por até 25% de todos os carcinomas brônquicos e, dentre todos os tipos histológicos, é o mais fortemente associado ao

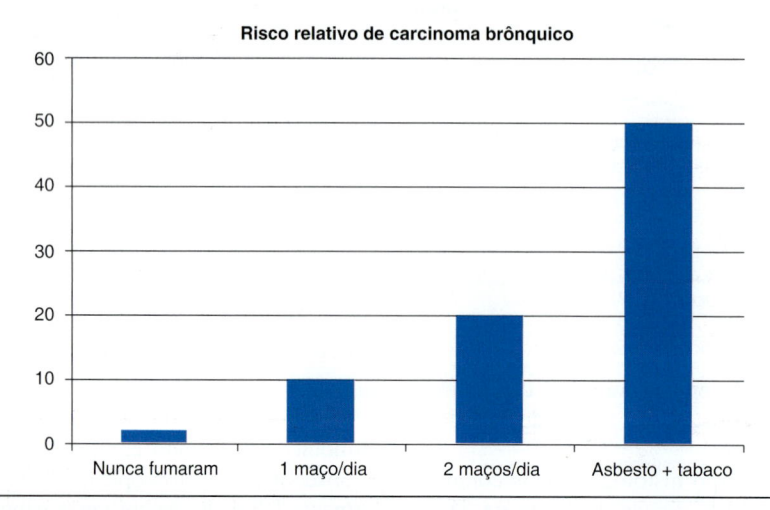

FIGURA 32.4 Risco relativo de desenvolver carcinoma brônquico em decorrência de tabagismo e exposição ao asbesto. *Adaptada de Albert R. et al.* Clinical Respiratory Medicine, *3rd ed. 2008.*

Tabela 32.1 Classificação da Organização Mundial da Saúde dos tumores pulmonares epiteliais malignos invasivos

Carcinoma epidermoide	Variantes: papilar, de célula clara, de pequenas células, basaloide
Carcinoma de pequenas células	Variantes: carcinoma de pequenas células combinado
Adenocarcinoma – Subtipo misto – Acinar – Papilar – Bronquioloalveolar – Sólido	 Variantes: mucinoso, não mucinoso, misto Variantes: fetal, mucinoso, cistadenocarcinoma mucinoso, em anel de sinete, de célula clara
Carcinoma de grandes células	Variantes: neuroendócrino de grandes células, combinado, basiloide, similar ao linfoepitelioma, de célula clara, raboide
Carcinoma adenoescamoso	
Carcinoma sarcomatoide	Variantes: pleomórfico, de célula fusiforme, de célula gigante, carcinossarcoma, blastoma pulmonar
Tumor carcinoide	Variantes: típico, atípico
Tumores de glândula salivar	Variantes: mucoepidermoide, cístico adenoide, epitelial-mucoepitelial

Dados de Travis et al., eds.: Pathology and genetics of tumours of the lung, pleura, thymus, and heart, IARC Press, 2004.

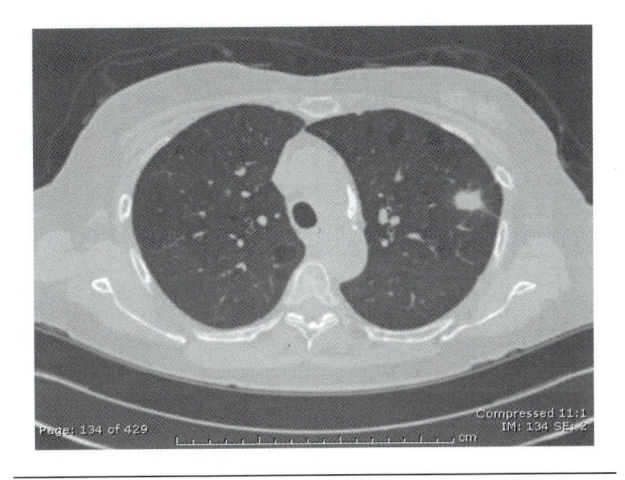

FIGURA 32.6 Lesão com aspecto de moeda de um adenocarcinoma no lobo superior esquerdo. Bolhas enfisematosas são notadas incidentalmente nos lobos superiores esquerdo e direito.

tabagismo. Em termos macroscópicos, os tumores de pequenas células normalmente são de cor cinza ou bronzeada e têm textura de carne. Os achados histológicos variam, mas as células em geral são pequenas, com núcleos hipercromáticos, e frágeis, quebrando-se facilmente à biópsia (Figura 32.9). No âmbito clínico, esses tumores costumam se apresentar como massas centrais com adenomegalias acentuadas em imagens do tórax (Figura 32.9). É o tipo ce-

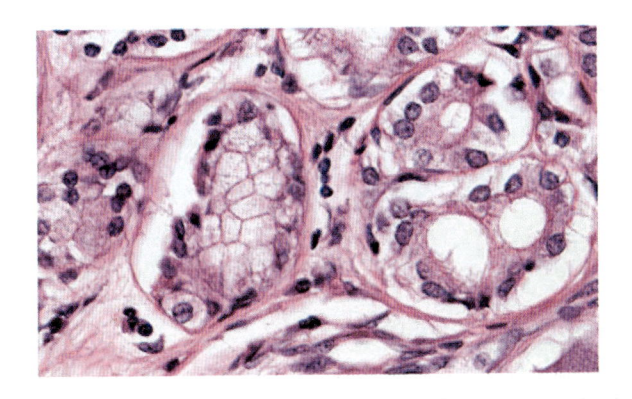

FIGURA 32.5 Adenocarcinoma do pulmão. *De* www.microscopyu.com.

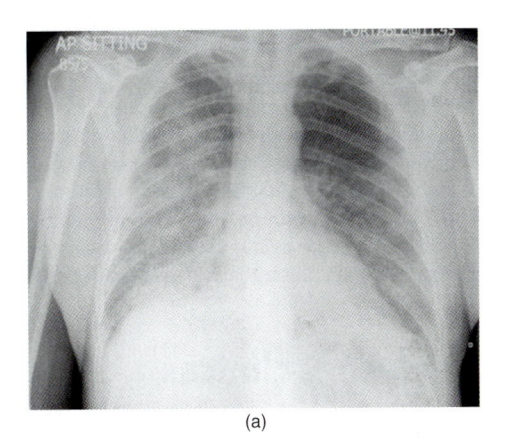

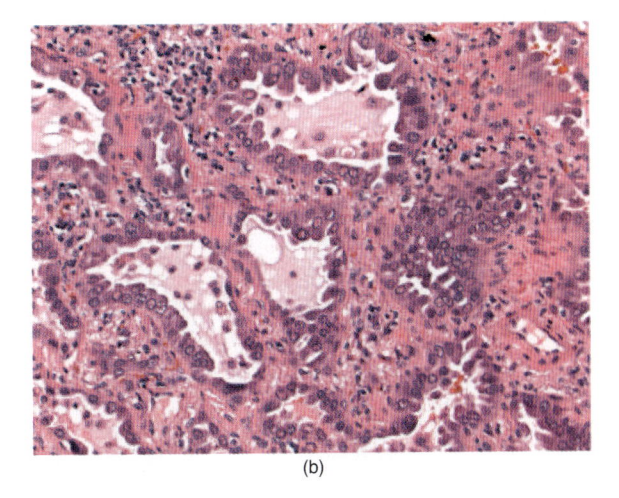

FIGURA 32.7 (a) Carcinoma bronquioloalveolar em radiografia do tórax. (b) Padrão de crescimento lepídico de carcinoma bronquioloalveolar. (a): *De* www.radiopaedia.org. (b): *De Yousem e Beasley*, Archives of Pathology & Laboratory Medicine, vol. 131, p. 1027-1032; 2007.

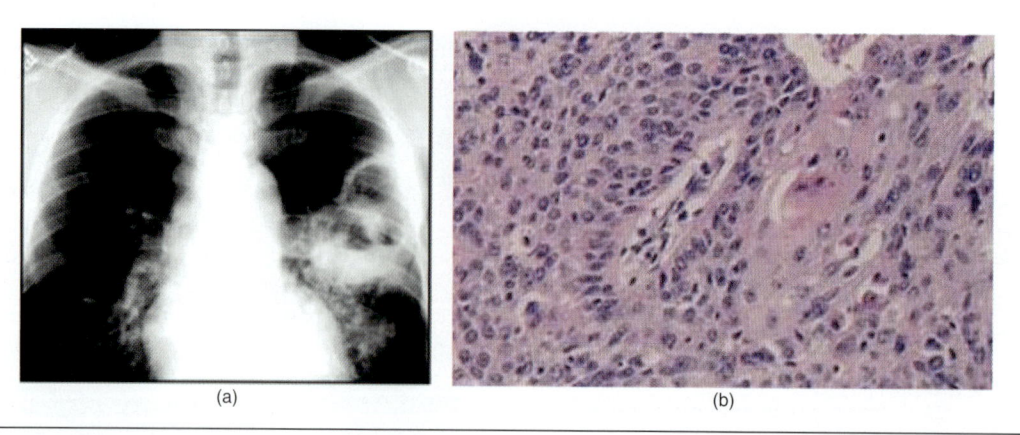

FIGURA 32.8 (a) Carcinoma epidermoide do pulmão esquerdo, apresentando-se com massa cavitária na radiografia do tórax. (b) Carcinoma epidermoide do pulmão (coloração H&E). (a): *De Gill RR, Matsusoka S, Hatabu H*: Cavities in the lung in oncology patients: Imaging overview and differential diagnosis, Applied Radiology June; *36(6):10-21, 2010.* (b): *De* www.surgical-pathology.com.

lular mais provavelmente presente com doença metastática e **síndromes paraneoplásicas**.

> **▶▶ CORRELAÇÃO CLÍNICA 32.1**
>
> A classificação acurada pelo tipo celular é indispensável para tratar os pacientes com carcinoma brônquico, permitindo maior exatidão no prognóstico e na escolha do tratamento. Identificar os carcinomas como "de pequenas células" ou "não de pequenas células" já foi suficiente para orientar o tratamento, mas agora é importante determinar os tipos histológicos exatos entre os carcinomas brônquicos não de pequenas células para otimizar a avaliação e a terapia.

Manifestações clínicas

Os sintomas e sinais de carcinoma brônquico são divididos naqueles causados por crescimento tumoral local e invasão, disseminação metastática ou síndromes paraneoplásicas. Os sintomas e sinais associados ao crescimento e à invasão variam com a localização do tumor (Tabela 32.2).

Os tumores que surgem em uma localização central, ou seja, nas grandes vias aéreas ou em torno delas, são os mais propensos a causar tosse e hemoptise. O acometimento de uma grande via aérea também pode ocasionar sibilos. Os tumores periféricos que envolvem a pleura ou a parede torácica podem causar dor torácica, como os tumores centrais que obstruem as vias aéreas e subsequentemente causam o colapso de parte do pulmão ou dele todo. Dificuldade respiratória e dispneia ao exercício podem resultar de obstrução de grande via aérea ou do comprometimento da circulação pulmonar por tumores centrais. Derrames pleurais ou pericárdicos associados também podem causar dispneia. Pode ocorrer rouquidão devido à ruptura do nervo laríngeo recorrente, mais comumente à esquerda. A **síndrome de Horner** é uma tríade clínica de ptose, miose e anidrose que resulta do dano a neurônios simpáticos que atravessam o ápice pulmonar e está associada a **tumores do sulco superior**, também conhecidos como **tumores de Pancoast** (Figura 32.10).

Os tumores do sulco superior também podem afetar o plexo braquial, causando dor e fraqueza na extremidade

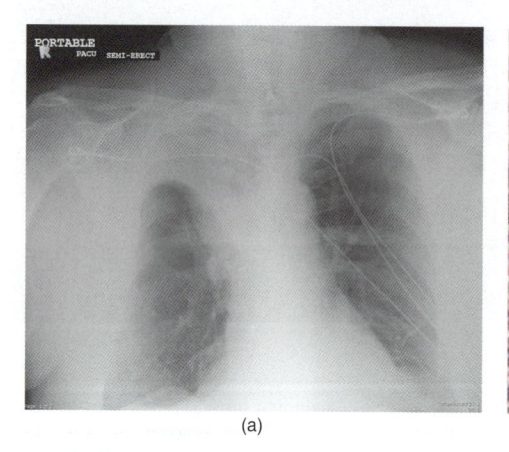

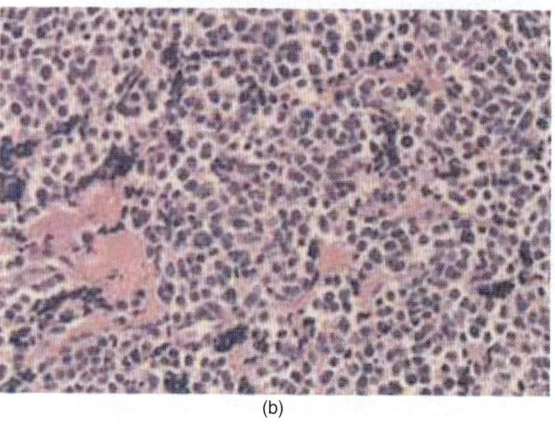

FIGURA 32.9 (a) Carcinoma de pequenas células do pulmão direito com obstrução do brônquio no lobo superior direito. (b) Carcinoma de pequenas células do pulmão (H&E). (b): *De* www.surgical-pathology.com.

Tabela 32.2 Variações da frequência dos sintomas e sinais iniciais de carcinoma brônquico

Sintoma	Variação da frequência
Perda de peso	0 a 68%
Dispneia	3 a 60%
Dor torácica	20 a 49%
Hemoptise	6 a 35%
Dor óssea	6 a 25%
Baqueteamento digital	0 a 20%
Febre	0 a 20%
Fraqueza	0 a 10%
Obstrução da veia cava superior	0 a 4%
Disfagia	0 a 2%
Sibilos e estridor	0 a 2%

superior mais distal, além de dor no ombro. Um hemidiafragma elevado com movimento paradoxal à inspiração sugere ruptura do nervo frênico ipsilateral por um tumor central (Figura 32.11). Por fim, tumores centrais podem comprometer o fluxo sanguíneo na veia cava superior. Os pacientes com a **síndrome da veia cava superior** relatam uma sensação de plenitude na cabeça e dispneia. O exame físico pode revelar edema da cabeça e do pescoço, com pletora e veias superficiais proeminentes sobre o tórax.

Quase metade dos pacientes com carcinoma brônquico tem **doença metastática** na época do diagnóstico inicial e muitos mais desenvolvem doença metastática depois. O acometimento metastático de outros órgãos pode desencadear uma ampla gama de sinais e sintomas. Os órgãos que mais comumente exibem metástases são o fígado, as glândulas suprarrenais, os ossos e o cérebro. O acometimento hepático costuma ser assintomático e descoberto apenas em imagens do fígado. O acometimento mais extenso do fígado causa dor abdominal, icterícia e elevação das transaminases séricas. As metástases suprarrenais também costumam ser assintomáticas e encontradas em imagens da parte superior do abdome durante o processo de estadiamento. Uma pequena porcentagem de pacientes com metástases suprarrenais pode desenvolver insuficiência suprarrenal, que se manifesta por fraqueza, náusea, hipotensão ortostática, hiponatremia e hipercalemia. Em contraste, as metástases ósseas em geral são sintomáticas e associadas a lesões osteolíticas, evidentes nas radiografias; podem ocorrer fraturas patológicas. Cefaleias, convulsões, vômitos, déficits de nervos cranianos e perda do campo visual em um paciente com carcinoma brônquico devem levantar a suspeita de metástase cerebral. Achados mais sutis incluem alterações da personalidade, distúrbio do humor, dificuldade cognitiva e perda da memória.

Por fim, os sinais e sintomas de carcinoma brônquico podem ser o resultado de fenômenos paraneoplásicos, ou seja, distúrbios mediados por produtos secretores de cé-

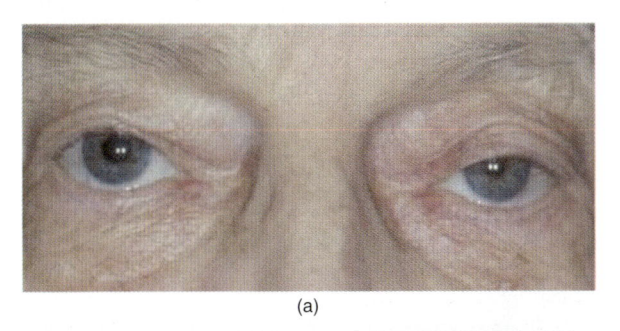

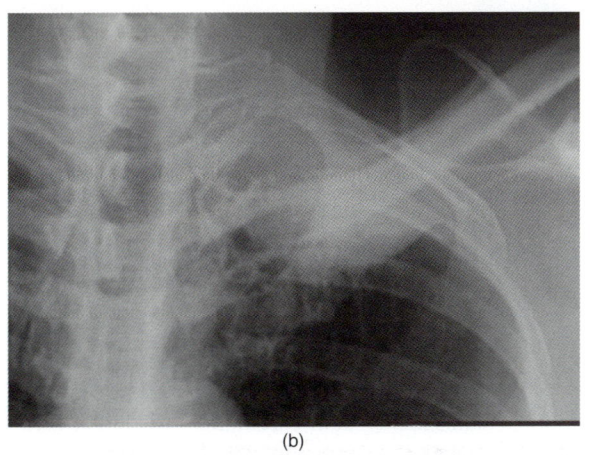

FIGURA 32.10 (a) Ptose e miose evidentes à esquerda, secundárias a um tumor (de Pancoast) do sulco superior do lado esquerdo. (b) Tumor do sulco superior em uma radiografia. (a): *De* www.atlasophthalmology.com. (b): *De* www.learningradiology.com.

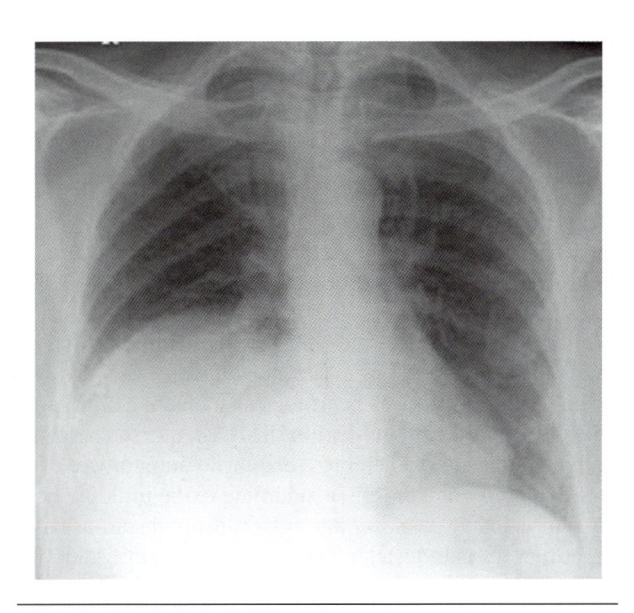

FIGURA 32.11 Hemidiafragma elevado como resultado da ruptura do nervo frênico direito por um carcinoma brônquico não de pequenas células. *Contribuição do Dr. Hani Alasalam. De* www.radiopaedia.org.

Tabela 32.3 Síndromes paraneoplásicas associadas ao carcinoma brônquico

Esqueléticas e sistêmicas		Hematológicas
Osteoartropatia hipertrófica	Anorexia, caquexia	Anemia
Baqueteamento digital	Febre, mal-estar	Leucocitose
Síndromes renais, nefróticas	Síndromes vasculares do colágeno	Reações leucemoides
Glomerulonefrite	Dermatomiosite	Trombocitose, púrpura trombocitopênica trombótica
Hipouricemia	Polimiosite	Coagulopatias, coagulação intravascular disseminada
Síndromes metabólicas	Vasculite	Tromboflebite
Acidose láctica	Lúpus eritematoso sistêmico	Eosinofilia

Cutâneas	Endócrinas	Neurológicas
Hipertricose lanuginosa adquirida	Produção de SIADH	Neuropatia sensorial
Eritema *gyratum repens*	Hipercalcemia não metastática	Mononeurite múltipla
Eritema multiforme	Síndrome de Cushing	Pseudo-obstrução intestinal
Tilose	Ginecomastia	Miastenia de Lambert-Eaton
Eritrodermia	Hipercalcitonemia	Encefalomielite
Dermatite esfoliativa	Elevação de [LSH], [FSH]	Mielopatia necrosante
Acantose *nigricans*	Hipoglicemia	Retinopatia associada ao câncer
Síndrome de Sweet	Hipertireoidismo	
Prurido e urticária	Síndrome carcinoide	

lulas tumorais ou anticorpos antitumorais que apresentam reação cruzada com outros tecidos (Tabela 32.3). As síndromes paraneoplásicas ocorrem em até 20% dos pacientes com carcinoma brônquico, com hipercalcemia causando constipação, desidratação, letargia e confusão sendo comum. Ao contrário da maioria das síndromes paraneoplásicas, que são associadas a cânceres pulmonares de pequenas células, a hipercalcemia é mais comum entre pacientes com carcinoma epidermoide.

A **síndrome de hipersecreção inadequada de hormônio antidiurético (SIADH**, de *syndrome of inappropriate antidiuretic hormone hypersecretion*) é outra entidade paraneoplásica comum, resultando em hiponatremia, que, por sua vez, pode ocasionar confusão, convulsões e coma. A **síndrome de Cushing** devida à produção de hormônio adrenocorticotrópico (ACTH, de *adrenocorticotropic hormone*) pelas células tumorais pode acarretar hipertensão, hipocalemia e hiperglicemia. Baqueteamento digital e osteoartropatia pulmonar hipertrófica são síndromes paraneoplásicas com manifestações esqueléticas (Figura 32.12). A osteoartropatia hipertrófica caracteriza-se por periostite proliferativa dolorosa, que mais comumente envolve os punhos, os cotovelos, os tornozelos ou os joelhos. As síndromes paraneoplásicas neurológicas incluem a **síndrome miastênica de Lambert-Eaton (SMLE)**, que se caracteriza por fraqueza nos membros, disfunção autônoma e déficits de nervo craniano. Essa síndrome exibe uma melhora característica na resposta muscular à estimulação nervosa repetitiva durante testes neurofisiológicos. Um estado hipercoagulável, trombocitose, caquexia e mal-estar são todos síndromes paraneoplásicas comuns. O tratamento do carcinoma brônquico subjacente é fundamental ao serem tratadas as síndromes paraneoplásicas, pois muitas delas

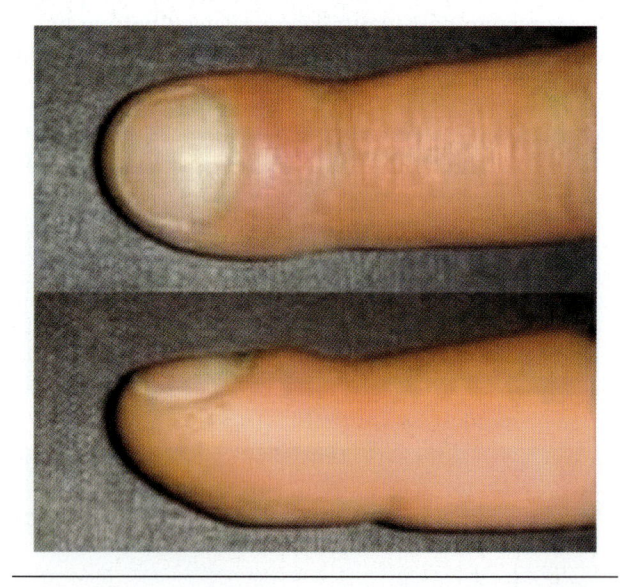

FIGURA 32.12 Exemplo representativo de baqueteamento digital. *Imagem cortesia da Universidade de Leeds. De www.sciencedaily.com.*

melhoram, quando não se resolvem completamente, com o tratamento efetivo da malignidade.

Diagnóstico e estadiamento

Sintomas consistentes com carcinoma brônquico, com ou sem os resultados de procedimentos de imagem, podem sugerir sua presença, mas é necessária a análise histológica ou citológica para fazer o diagnóstico. O meio menos invasivo para obter-se uma amostra para análise é a colheita de escarro. Embora não seja particularmente sensível, a citologia do escarro pode ser útil ante tumores centrais maiores com acometimento endobrônquico (Capítulo 19). A análise citológica de aspirados feitos com agulha do tumor primário, dos linfonodos envolvidos ou de metástases distantes é um meio cada vez mais comum para estabelecer o diagnóstico. Muito ocasionalmente, aspirados com agulha podem ser obtidos de estruturas superficiais sem o uso de imagens ou endoscopia. Mais comumente, imagens de tomografia computadorizada (TC) ou ultrassom, broncoscopia ou uma combinação dessas, como o ultrassom endobrônquico, podem ser usadas para orientar a aspiração com agulha para a localização correta. Também é possível usar a broncoscopia para obter escovados e lavado para análise citológica (Capítulo 18). Além disso, a broncoscopia pode fornecer tecido para biópsia direta para análise histológica se houver acometimento endobrônquico de uma grande via aérea. Por fim, procedimentos cirúrgicos mais invasivos como mediastinoscopia, toracoscopia ou toracotomia às vezes são necessários para se obter tecido para fazer o diagnóstico.

Acompanhando tal diagnóstico está o processo de estadiamento clínico, em que se consideram as características do tumor primário e de metástases nodais ou distantes, para possibilitar predições acuradas em termos de sobrevivência e opções de tratamento. O estadiamento preferido no momento usa o **Sistema TNM da Associação Internacional do Carcinoma brônquico (IASLC,** de International Association of Lung Cancer) (7ª edição) (Tabela 32.4). Esse

Tabela 32.4 Visão geral do sistema de estadiamento TNM para o carcinoma brônquico e outros cânceres*

Descritores	Definições
T	**Tumor primário**
T0	Nenhum tumor primário
T1	Tumor ≤ 3 cm,[†] circundado por pulmão ou pleura visceral, não mais proximal que o brônquio lobar
T1a	Tumor ≤ 2 cm[†]
T1b	Tumor > 2, mas ≤ 3 cm[†]
T2	Tumor > 3, mas ≤ 7 cm[†] ou tumor com qualquer dos seguintes:[†]
	Invade a pleura visceral, envolve o brônquio principal ≥ 2 cm distais à carina, atelectasia/pneumonia obstrutiva estendendo-se para o hilo, mas não envolvendo todo o pulmão
T2a	Tumor > 3, mas ≤ 5 cm[†]
T2b	Tumor > 5, mas ≤ 7 cm[†]
T3	Tumor > 7 cm;
	ou invadindo diretamente a parede torácica, o diafragma, o nervo frênico, a pleura mediastinal ou o pericárdio parietal;
	ou tumor no brônquio principal < 2 cm distais à carina;
	ou atelectasia/pneumonia obstrutiva de todo o pulmão;
	ou nódulos tumorais separados no mesmo lobo
T4	Tumor de qualquer tamanho com invasão do coração, de grandes vasos, da traqueia, do nervo laríngeo recorrente, do esôfago, de corpo vertebral ou da carina;
	ou nódulos tumorais separados em um lobo ipsilateral diferente
N	**Linfonodos regionais**
N0	Nenhuma metástase em nodo regional
N1	Metástases em linfonodos peribrônquicos ipsilaterais e/ou peri-hilares e intrapulmonares, incluindo envolvimento por extensão direta
N2	Metástase em linfonodos mediastínicos ipsilaterais e/ou subcarinais
N3	Metástase em linfonodos mediastínicos contralaterais, hilares contralaterais, escalenos ipsilaterais ou contralaterais, ou supraclaviculares
M	**Metástase distante**
M0	Sem metástase distante
M1a	Nódulos tumorais separados em um lobo contralateral;
	ou tumor com nódulos pleurais ou disseminação pleural maligna
M1b	Metástase distante
Situações especiais	
TX, NX, MX	Inviável avaliar estado T, N ou M
Tis	Foco de câncer *in situ*
T1	Disseminação tumoral superficial de qualquer tamanho, mas confinada à parede da traqueia ou ao brônquio principal

* Quadro adaptado de Detterbeck F. et al.: The new lung cancer staging system, Chest Jul;*136(1):260-271, 2010.*
[†] Em sua maior dimensão.

processo de estadiamento para um paciente com carcinoma brônquico conhecido ou suspeito começa com uma anamnese e um exame físico abrangentes, mas focados, seguidos por uma TC do tórax que inclua o fígado e as glândulas suprarrenais. Na maioria dos casos, se fará uma TC do corpo inteiro do paciente ou uma PET-TC (PET de *positron emission tomography*, tomografia por emissão de pósitrons) integrada como forma de avaliação de doença metastática. Em geral, não se deve usar apenas imagem para determinar o estágio. Deve-se fazer a biópsia do local suspeito, que forneceria o estágio mais alto, e também de uma metástase distante, se houver, para confirmar o estágio suspeito.

O **descritor T** no sistema TNM baseia-se nas características do tumor primário e varia de T1, no caso de pequenos tumores periféricos que não envolvem estruturas vitais, a T4, tumores que envolvem estruturas vitais e são irressecáveis. O descritor T também aumenta com o tamanho primário do tumor; "T0" indica que não foi encontrado tumor primário. O **descritor N** aumenta de N1 a N3 conforme progressivamente mais linfonodos distantes hilares e mediastínicos estão envolvidos; "N0" indica nenhum linfonodo envolvido com o câncer. Por fim, o **descritor M** indica a ausência ou a presença de metástases distantes; "M0" indica que não foi encontrada metástase distante, enquanto M1 indica a presença de metástase distante ou de um derrame pleural maligno.

Embora se possa usar o estadiamento TNM tanto para o carcinoma brônquico de pequenas células como para o não de pequenas células, os clínicos frequentemente distinguem os pacientes com carcinoma brônquico de pequenas células entre aqueles com doença limitada *versus* extensa. Pacientes com **doença limitada** incluem aqueles sem evidência de doença fora de um hemitórax. Todos os demais têm **doença extensa**.

Tratamento

O tratamento do carcinoma brônquico depende do tipo celular e do estágio da doença. A ressecção cirúrgica é preferida para o carcinoma brônquico não de pequenas células nos estágios I e II e para alguns no estágio III (Figura 32.13), pois oferece uma chance de cura e melhor sobrevivência. Sem tratamento, o carcinoma brônquico não de pequenas células implica uma sobrevida mediana de cerca de 13 meses, enquanto mais de 50% dos pacientes tratados estão vivos cinco anos depois. A **lobectomia** é o tratamento de escolha, com a **pneumonectomia** mais extensa reservada para os pacientes com a doença em localizações não passíveis de lobectomia. As **ressecções em cunha** mais limitadas são uma opção para pacientes com função pulmonar precária, idade avançada ou tumores muito pequenos. As provas de função pulmonar no pré-operatório são essenciais para se predizer quanto do pulmão pode ser removido sem morbidade pós-operatória indevida (Capítulo 16). A radioterapia, inclusive em alta dose no alvo correto, conhecida como **radiocirurgia**, é uma opção para pacientes com carcinoma brônquico não de pequenas células em estágio inicial que não podem ou não querem submeter-se à cirurgia. Os pacientes com a doença nos estágios II e III submetidos à cirurgia devem receber quimioterapia no pós-operatório ou adjuvante, se não puderem tolerar os agentes quimioterápicos.

A ressecção cirúrgica não é uma opção para pacientes com carcinoma brônquico não de pequenas células no estágio IV mais avançado, ou para muitos com o mesmo câncer no estágio III. Para os pacientes sem metástase distante, a radioterapia simultânea com a quimioterapia proporciona a melhor sobrevida. Nos pacientes com doença metastática, a quimioterapia oferece uma vantagem em termos de

T/M	Subgrupo	N0	N1	N2	N3
T1	T1a	Ia	IIa	IIIa	IIIb
	T1b	Ia	IIa	IIIa	IIIb
T2	T2a	Ib	IIa	IIIa	IIIb
	T2b	IIa	IIb	IIIa	IIIb
T3	T3 >7	IIb	IIIa	IIIa	IIIb
	T3 Inv	IIb	IIIa	IIIa	IIIb
	T3 Satell	IIb	IIIa	IIIa	IIIb
T4	T4 Inv	IIIa	IIIa	IIIb	IIIb
	T4 Ipsi nod	IIIa	IIIa	IIIb	IIIb
M1	M1a Contra nod	IV	IV	IV	IV
	M1a Pl disem	IV	IV	IV	IV
	M1b	IV	IV	IV	IV

FIGURA 32.13 Grupos de estágios com base nos descritores TNM do sistema de estadiamento TNM da IASLC (7ª ed.). *De Detterbeck F. et al.:* The new lung cancer staging system, Chest Jul;*136(1)*:260-271, 2010.

sobrevida, mas apenas com relação aos cuidados de suporte. Em geral, a quimioterapia para o carcinoma brônquico não de pequenas células consiste em um agente à base de platina mais outro fármaco.

O carcinoma brônquico de pequenas células costuma ser considerado uma doença disseminada à apresentação, e, portanto, a ressecção cirúrgica com intenção curativa em geral não é uma opção. Para os pacientes com doença limitada, a quimioterapia com radioterapia concomitante proporciona a melhor sobrevida global e uma chance de sobrevida a longo prazo. No caso de pacientes com doença extensa, emprega-se apenas a quimioterapia. Como no carcinoma brônquico não de pequenas células, o esquema costuma ser um agente à base de platina mais um segundo fármaco.

Com o maior conhecimento da biopatologia do carcinoma brônquico, estão sendo desenvolvidos e usados com sucesso agentes anticancerosos com características genéticas específicas ou outras alterações moleculares. Tais agentes requerem uma avaliação diagnóstica mais abrangente de cada tumor, como uma análise para mutação genética, mas permitem maior eficácia e, possivelmente, menos toxicidade com o tratamento.

Bibliografia comentada

1. Albert A, Spiro S, Jett J. "Lung Tumors" in: *Clinical Respiratory Medicine* 2nd ed. Philadelphia, PA: Mosby; 2004. *Revisão geral completa e de fácil leitura de todos os aspectos clínicos do câncer pulmonar. Contém muitas fotografias e ilustrações de boa qualidade.*

2. Pelosof LC, Gerber DE. Paraneoplastic syndromes: an approach to diagnosis and treatment. *Mayo Clin Proc*. 2010;85:838-854. *Revisão profunda, embora sucinta, das síndromes paraneoplásicas, incluindo as associadas ao câncer pulmonar.*

ESTUDO DE CASOS E PROBLEMAS PRÁTICOS

CASO 32.1 Uma mulher de 75 anos apresenta-se com confusão, desidratação e constipação. Verifica-se que ela tem hipercalcemia, sendo internada para observação e outros exames. Uma nova radiografia do tórax revela uma massa hilar direita. Uma PET-TC de todo o corpo não revela evidência de acometimento de linfonodo mediastínico ou metástase distante. Qual a explicação mais provável para a hipercalcemia nessa paciente?

a) Osteoartropatia pulmonar hipertrófica secundária a adenocarcinoma do pulmão.
b) Síndrome paraneoplásica secundária a carcinoma brônquico de pequenas células.
c) Síndrome paraneoplásica secundária a carcinoma brônquico epidermoide.
d) Lesões ósseas osteolíticas secundárias a adenocarcinoma pulmonar.
e) Emergência recente de síndrome de Cushing.

CASO 32.2 Um homem de 75 anos com história de abuso de tabaco de 60 anos-maço procura atendimento com dispneia progressiva de quatro semanas. Ele tem história de tosse improdutiva, anorexia e perda de 8 kg de peso, mas nega febre, calafrios ou sudorese noturna. Ao exame físico, seus sinais vitais estão normais, assim como a pressão na veia jugular. Não há adenomegalia. O exame cardíaco mostra diminuição das bulhas cardíacas, mas nenhuma outra anormalidade. Ao exame pulmonar, o paciente tem macicez sobre o campo pulmonar inferior esquerdo, além de diminuição do frêmito tátil e dos sons respiratórios. O exame do pulmão direito é normal. A radiografia do tórax mostra consolidação no pulmão esquerdo, com derrame pleural moderado. Qual o tratamento mais apropriado para esse paciente no momento?

a) Broncoscopia.
b) Biópsia com agulha orientada por TC.
c) Broncodilatadores inalados.
d) Antibióticos intravenosos.
e) Toracocentese.

CASO 32.3 Uma mulher de 50 anos realiza avaliação prévia com oncologista para o tratamento de um adenocarcinoma pulmonar recém-diagnosticado que é irressecável devido ao acometimento de linfonodo mediastínico contralateral. Ela queixa-se de dificuldade para abrir a porta do carro quando sentada ao volante, mas nenhum problema para fazer isso quando no banco do passageiro. Ela nega cefaleias, alterações visuais, náuseas, vômitos, artralgias, exantemas, alterações sensoriais ou fraqueza nos membros. Ao exame, tem fraqueza sutil na extremidade superior esquerda, que se manifesta por um desvio do pronador para a esquerda. O tônus muscular e os reflexos parecem normais. Qual a causa mais provável de seus sintomas?

a) Osteoartropatia pulmonar hipertrófica secundária ao seu carcinoma brônquico.
b) Síndrome miastênica de Lambert-Eaton secundária ao seu carcinoma brônquico.
c) Polimiosite secundária ao seu carcinoma brônquico.
d) Hipercalcemia secundária ao seu carcinoma brônquico.
e) Metástase cerebral secundária ao seu carcinoma brônquico.

Soluções para o estudo de casos e problemas práticos

CASO 32.1 A resposta mais correta é c, síndrome paraneoplásica secundária a carcinoma brônquico epidermoide.

A *resposta a* está incorreta, uma vez que geralmente uma osteoartropatia pulmonar hipertrófica secundária a adenocarcinoma do pulmão não está associada a hipercalcemia, mesmo que estruturas ósseas estejam envolvidas por periostite e baqueteamento digital. A *resposta b* é improvável porque, ao contrário da maioria das síndromes paraneoplásicas associadas aos carcinomas brônquicos de pequenas células, a hipercalcemia é mais comum entre pacientes com carcinoma brônquico epidermoide. A *resposta d* é incorreta porque a doença metastática para os ossos já foi excluída pela PET-TC. A *resposta e* não se aplica, porque o espectro de anormalidades laboratoriais na síndrome de Cushing em geral não inclui hipercalcemia.

CASO 32.2 A resposta mais correta é e, toracocentese.

O paciente tem história de longa exposição aos produtos do tabaco e, portanto, corre risco de ter malignidade pulmonar, estando sintomático com dificuldade respiratória e achados físicos consistentes com seu derrame pleural do lado esquerdo demonstrado na radiografia. A *resposta a*, broncoscopia, não é o procedimento diagnóstico recomendado, pois a toracocentese pode melhorar a dispneia do paciente e fornecer material diagnóstico para ajudar a determinar se o derrame pleural tem uma causa maligna, que, se for o caso, representa doença M1a. A *resposta b*, biópsia com agulha orientada por TC, não é apropriada, considerando-se a presença de líquido pleural fácil de obter com a toracocentese. A *resposta c*, broncodilatadores inalados, não é o tratamento mais apropriado nesse ponto ante a ausência de sibilos ao exame físico. Da mesma forma, a *resposta d* representa tratamento empírico para a pneumonia. Além disso, o paciente não tem febre nem calafrios que confirmem tal diagnóstico; também é improvável que tal tratamento melhore os sintomas rapidamente, e não fornece material diagnóstico para análise adicional.

CASO 32.3 A resposta mais correta é e, metástase cerebral.

A *resposta a* seria uma explicação improvável para o déficit neurológico focal da paciente, que está limitado ao membro superior esquerdo, pois o aspecto principal da osteoartropatia pulmonar hipertrófica é periostite proliferativa simétrica e dolorosa, associada a baqueteamento digital. Da mesma forma, a *resposta b* está incorreta, considerando que a síndrome miastênica de Lambert-Eaton em geral manifesta-se de maneira simétrica, com disfunção autônoma associada e déficits de nervos cranianos, e não fraqueza isolada de uma extremidade. Mais uma vez, a *resposta c*, polimiosite, não é apropriada no caso devido à natureza focal dos sintomas da paciente e da ausência de sensibilidade muscular. A *resposta d*, hipercalcemia, é incorreta no caso, considerando-se a ausência de sintomas associados de confusão ou constipação e o exame físico sem sinais notáveis de desidratação.

Capítulo 33

Doenças das vias aéreas superiores e dos seios paranasais

DAVID S. BRINK, MD
ANDREW J. LECHNER, PhD

Objetivos de aprendizagem

O leitor deverá:
- Distinguir as formas crônicas e agudas de rinite e sinusite, em termos de suas etiologias, seu aspecto histológico e sua resolução.
- Enumerar as doenças neoplásicas comuns dos seios paranasais e da nasofaringe, bem como a frequência de crescimento benigno versus maligno.
- Descrever os tipos de doença e sua gravidade que podem envolver a laringe, incluindo as cordas vocais e a parte superior da traqueia, e, em caso de doença neoplásica, a probabilidade de sua progressão para malignidade e metástase.

Introdução

Dada a proximidade com o ambiente, não surpreende que as cavidades nasais, os seios paranasais, a orofaringe e a traqueia sejam todos locais de doenças infecciosas, inflamatórias e neoplásicas. Conforme detalhado nos Capítulos 2 e 10, grande parte da zona de condução do pulmão é bem construída para aquecer, umidificar e limpar a corrente de gás inspiratória, ao mesmo tempo em que mantém as barreiras físicas contra eventos de aspiração durante os atos de comer, beber e falar. Este capítulo terá como foco a medicina pulmonar e as doenças que afetam diretamente a função respiratória, não sendo um compêndio sobre todas as doenças que seriam consideradas mais adequadamente o domínio clínico da otolaringologia. Recomenda-se aos estudantes que consultem outros capítulos deste livro quanto a detalhes específicos a respeito dos marcos anatômicos, das configurações histológicas e dos mecanismos regionais de defesa do hospedeiro.

Doenças do nariz, dos seios paranasais e da nasofaringe

Infecções e processos inflamatórios

As doenças inflamatórias são os distúrbios mais comuns do nariz e de seus seios paranasais acessórios. A **rinite**, ou inflamação da mucosa nasal, pode ter etiologia infecciosa ou alérgica. Em geral, as infecções do nariz e dos seios paranasais são de origem viral, em particular **adenovírus**, **ecovírus** e **rinovírus**. Em termos macroscópicos, as áreas afetadas parecem vermelhas e intumescidas, podendo expressar exsudatos aquosos em abundância, tudo isso estreitando ou ocluindo as vias nasais de ar e aumentando a resistência dinâmica da via aérea superior. A apresentação histológica é de edema da mucosa respiratória, geralmente com infiltrados de células inflamatórias.

Infecções bacterianas são comuns nesse contexto, caso em que o influxo neutrofílico e a purulência são proeminentes. Os casos de rinite aguda sem complicações normalmente resolvem-se em 5 a 7 dias no hospedeiro imunocompetente, embora possa ocorrer infecção sequencial de vias aéreas mais profundas. Como nas infecções virais e bacterianas do parênquima pulmonar, as opções de tratamento para a rinite variam de curativas a paliativas, dependendo do patógeno.

A **rinite alérgica**, ou **febre do feno**, é causada por reações mediadas pela IgE a qualquer um dos numerosos alérgenos conhecidos que afetam indivíduos específicos. Até 20% das pessoas nos Estados Unidos são afetadas por tal doença sazonal, com os irritantes mais comuns, como na asma, sendo o pólen de plantas, os fungos, a caspa de animais e os dejetos de insetos (Capítulo 21). Em tais situações, também há edema acentuado da mucosa e vermelhidão das vias nasais acometidas, enquanto histologicamente os infiltrados inflamatórios em geral são de composição nitidamente eosinofílica. Os **pólipos nasais** são protrusões focais, geralmente não neoplásicas, que costumam surgir na vigência de rinite crônica, podendo ter até 3 a 4 cm em sua dimensão maior. Os pólipos em geral são assintomáticos e encontrados apenas durante exame físico de rotina, mas podem estar presentes com queixas de **rinorreia** persistente ("nariz escorrendo"), ruídos nasais e roncos. Em termos histológicos, o pólipo costuma estar coberto por um epitélio respiratório intacto que reveste um estroma de tecido conectivo com edema acentuado, em geral com hiperplasia mucoide e formação visível de cisto, bem como infiltrados crônicos de células inflamatórias (Figura 33.1). Pólipos persistentes tornam-se infectados, mesmo quando

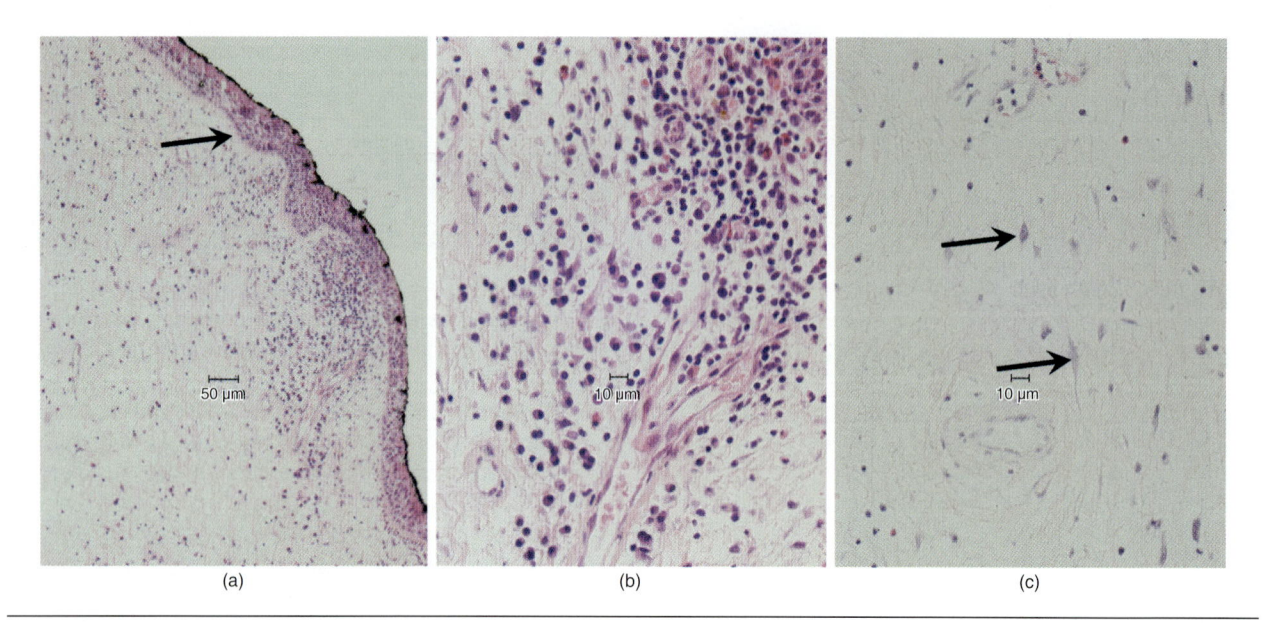

FIGURA 33.1 Pólipo nasal inflamatório. (a) Sob pequeno aumento, o pólipo mostra epitélio respiratório sobre uma membrana basal espessada (seta) e estroma edematoso com um infiltrado inflamatório. (b) Sob grande aumento, o infiltrado inflamatório visto é composto por linfócitos, plasmócitos e eosinófilos dispersos. (c) Mais profundamente no pólipo, a inflamação é menos grave, e o edema domina a morfologia; alguns pólipos inflamatórios mostram atipia de fibroblastos (setas), simulando o aspecto de neurônios.

invadem os lumens de vias aéreas e prejudicam a drenagem dos seios paranasais. O tratamento clínico é primordialmente com corticoides nasais ou orais, sendo a excisão cirúrgica a melhor opção para pacientes em que tais intervenções clínicas falham.

A **sinusite aguda** em geral resulta de microbiota orofaríngea anormal causando inflamação e edema da mucosa sinusal. A obstrução ao fluxo de saída de um seio paranasal pode causar **empiema** ou levar à formação de uma **mucocele**, o acúmulo de muco localizado na ausência de colonização bacteriana. De fato, os diabéticos podem desenvolver **mucormicose**, em geral uma sinusite fúngica potencialmente fatal. A progressão de sinusite aguda para **sinusite crônica** é comum, em particular com a exposição repetida a um agente causal, na população imunossuprimida e em pacientes com anomalias anatômicas, como desvio do septo nasal, que bloqueiam a drenagem sinusal. A sinusite crônica (Figura 33.2) pode superpor-se a infecção bacteriana ou ser complicada por **meningite, osteomielite, celulite orbitária** e **trombose de veia cavernosa**. Os

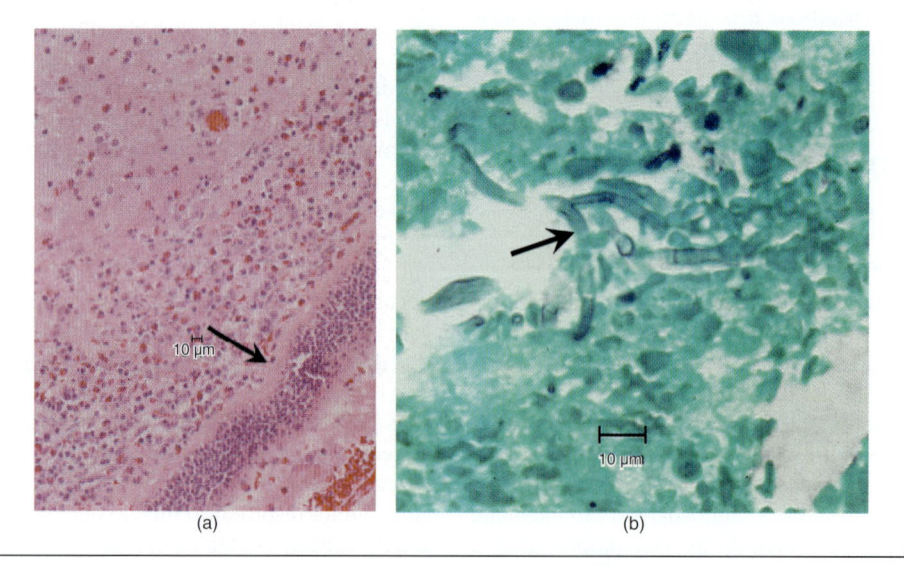

FIGURA 33.2 Sinusite. (a) Nesse exemplo de sinusite, o espessamento da membrana basal é aparente (seta), típico de muitos processos inflamatórios crônicos envolvendo mucosas. Aí, a dominância de eosinófilos no infiltrado inflamatório leva à suspeita de sinusite fúngica alérgica. (b) A coloração GMS identifica hifas septadas (seta), morfologia consistente com espécie de *Aspergillus*.

pacientes com **granulomatose de Wegener** em geral exibem doença nasal e intrapulmonar, em que há achados microscópicos de vasculite, necrose geográfica, acúmulo de histiócitos, inflamação granulomatosa e ulceração epitelial. A sinusite crônica é um dos primeiros sintomas da **síndrome de Kartagener**, devido aos mecanismos de depuração ciliar defeituosos, junto com bronquiectasias e *situs inversus*.

Lesões necrosantes das vias nasais e dos seios paranasais podem surgir de várias etiologias descritas antes, notavelmente as que refletem doenças sistêmicas atuais ou potenciais, como mucormicose e granulomatose de Wegener. Também pode ocorrer necrose focal dessas regiões, como consequência de infecção bacteriana superposta, inflamação granulomatosa relacionada com tumor e alguns processos neoplásicos que envolvem outros leucócitos, incluindo as células destruidoras naturais (NK, de *natural killer*).

A inflamação da orofaringe e de seus tecidos linfoides associados causa **faringite** e **tonsilite**, respectivamente. Conforme dito antes, essas condições em geral acompanham, tanto em termos cronológicos como anatômicos, infecções respiratórias superiores antecedentes com rinovírus, adenovírus, influenza e **vírus sincicial respiratório** (**RSV**, de *respiratory syncytial virus*). Como as vias nasais e os seios paranasais, a faringe fica vermelha e tumefeita, com a mucosa edematosa e exsudatos pseudomembranosos. A **tonsilite folicular** é comum e dolorosa, com o exame físico mostrando aumento das tonsilas avermelhadas cobertas por exsudatos puntiformes que aderem às criptas tonsilares ou parecem estar emergindo delas. Superinfecção é comum com estreptococos β-hemolíticos e *Staphylococcus aureus*, cujas sequelas tardias podem ocasionar **febre reumática** e **glomerulonefrite** (Capítulos 26 e 40).

Tumores do nariz, dos seios paranasais e da nasofaringe

Papilomas sinusais são neoplasias benignas que surgem da mucosa sinusal e ocorrem com mais frequência em homens adultos cuja queixa primária é obstrução nasal. Histologicamente, consistem em epitélio descamativo proliferativo entre outras células positivas para mucina. Como tais, sua atipia citológica nada tem de impressionante e, como um grupo, as células em geral são maduras e bem diferenciadas. A presença do **papilomavírus humano** (**HPV**, de *human papilloma virus*) dos tipos 6 e 11 é detectada em muitos papilomas sinusais. Os papilomas que se originam no septo nasal são mais comuns; a maioria em geral tem um padrão de **crescimento exofítico**, emergindo da mucosa como um cogumelo, com um cerne de tecido conectivo (Figura 33.3a). Os papilomas que se originam do meato médio ou dos turbinados médio ou inferior são do **tipo invertido**, com um padrão de **crescimento endofítico** que lembra raízes de plantas que são tubérculos penetrando no estroma subjacente (Figura 33.3b). Tais papilomas invertidos têm alta taxa de recorrência se não forem completamente excisados à cirurgia, e também são do tipo associado com mais frequência a carcinomas coexistentes ou subsequentes, em 3 a 10% dos pacientes.

Os **angiofibromas nasofaríngeos** são crescimentos benignos e relativamente incomuns que ocorrem de maneira quase exclusiva em adolescentes do sexo masculino, presumivelmente refletindo a dependência de androgênios do

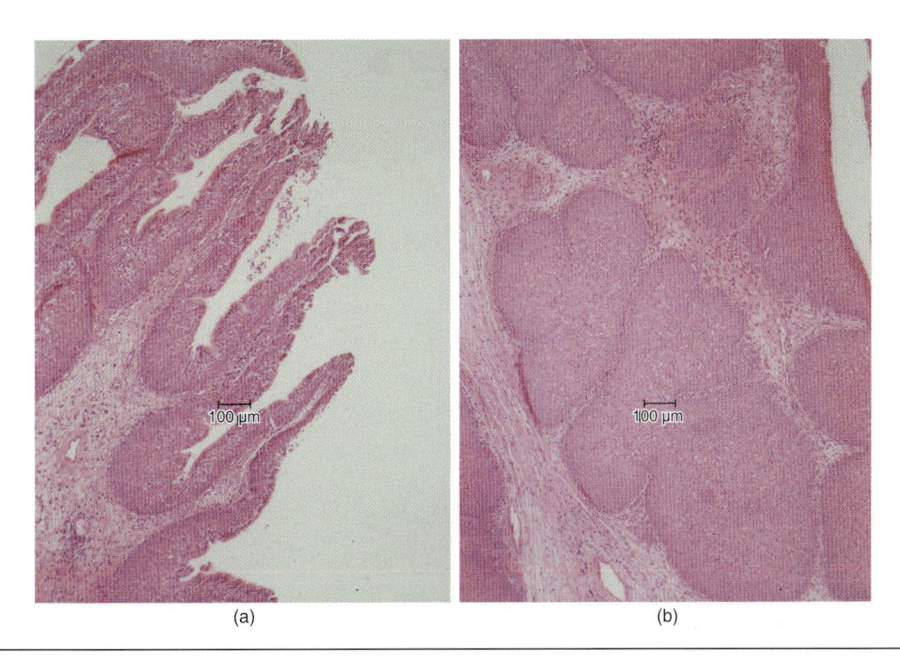

FIGURA 33.3 No papiloma sinusal, o epitélio é escamoso estratificado. (a) No padrão evertido/exofítico, o epitélio cobre projeções digitiformes de tecido conectivo frouxo. (b) Papilomas que surgem da parede lateral normalmente mostram um padrão de crescimento invertido/endofítico, com crescimento para dentro do epitélio para o estroma, ocasionalmente simulando carcinoma invasivo.

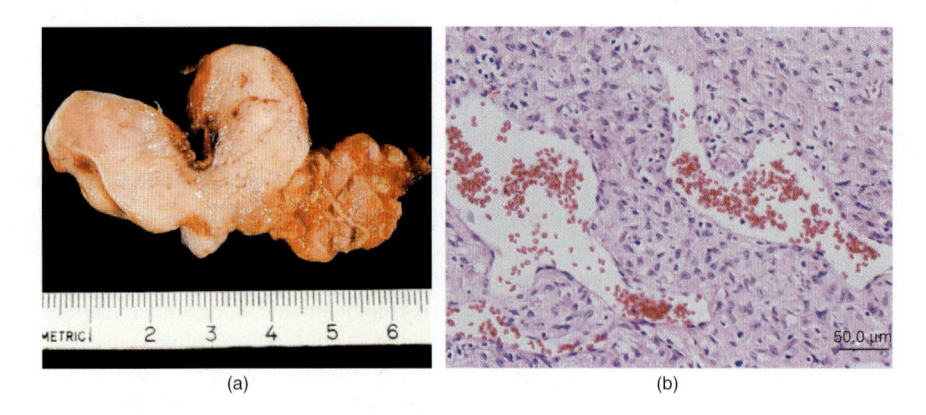

FIGURA 33.4 Angiofibroma nasofaríngeo. (a) O aspecto macroscópico do angiofibroma nasofaríngeo é o de uma lesão bem circunscrita, pálida e esponjosa, que ocupa a parte esquerda da imagem. (b) Histologicamente, o angiofibroma mostra numerosos vasos de paredes finas, separados por estroma fibroso denso, a morfologia de tecido erétil, similar à do pênis e do clitóris. (a): *De Rosai.* Rosai and Ackerman's Surgical Pathology, 9th ed. New York, NY: Mosby-Elsevier, 2004.

tumor. Eles surgem principalmente da parede posterolateral da nasofaringe, de onde podem crescer até obstruir por completo as narinas (Figura 33.4). Em termos histológicos, esses tumores parecem compostos principalmente de uma mistura intricada de vasculatura e estroma fibrótico. Como resultado dessa composição vascular, em geral eles sangram profusamente durante a excisão cirúrgica.

Neuroblastomas olfatórios ou **estesioneuroblastomas** são tumores de célula pequena incomuns, mas altamente malignos, de origem neuroendócrina. A análise à microscopia eletrônica mostra grânulos neurossecretores, e os cortes para microscopia óptica podem ser submetidos à coloração imuno-histoquímica para **enolase específica do neurônio (EEN)**, **neurofilamentos** e **cromogranina** (Figura 33.5). Eles surgem na parte superior e lateral do nariz, onde costumam ser localmente invasivos e causar metástases distantes em cerca de 20% dos pacientes. A sobrevida global por cinco anos é relativamente baixa, embora a maioria dos neuroblastomas olfatórios seja radiossensível se tratada cedo ou em combinação com cirurgia.

Carcinomas nasofaríngeos são tumores epiteliais malignos raros nos Estados Unidos, mas muito comuns no Sudeste Asiático e em partes da África. Evidência epidemiológica indica que, na maioria das vezes, resultam dos efeitos combinados de uma predisposição genética da pessoa, fatores ambientais locais e infecção pelo **vírus de Epstein-Barr (EBV**, de *Epstein-Barr virus*). Em termos histológicos, lembram outros carcinomas epidermoides,

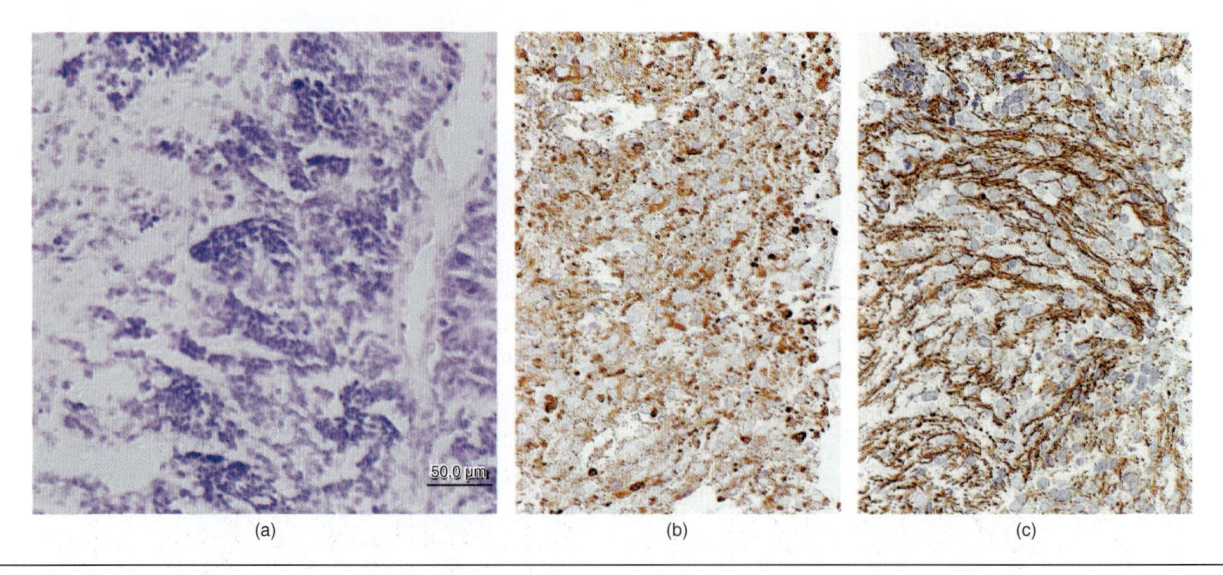

FIGURA 33.5 Neuroblastoma olfatório (estesioneuroblastoma). (a) As "células azuis pequenas" que predominam na parte direita da imagem tipificam o neuroblastoma; o fundo neurológico fibrilar rosa-pálido, aparente à esquerda, dá um indício da natureza das "células azuis pequenas" indiferenciadas nos demais aspectos. A coloração imuno-histoquímica pode ajudar no reconhecimento de tais células como neuroendócrinas. São mostradas colorações imuno-histoquímicas para cromogranina (b) e neurofilamento (c). (b) e (c): *De Rosai.* Rosai and Ackerman's Surgical Pathology, 9th ed. New York, NY: Mosby-Elsevier, 2004.

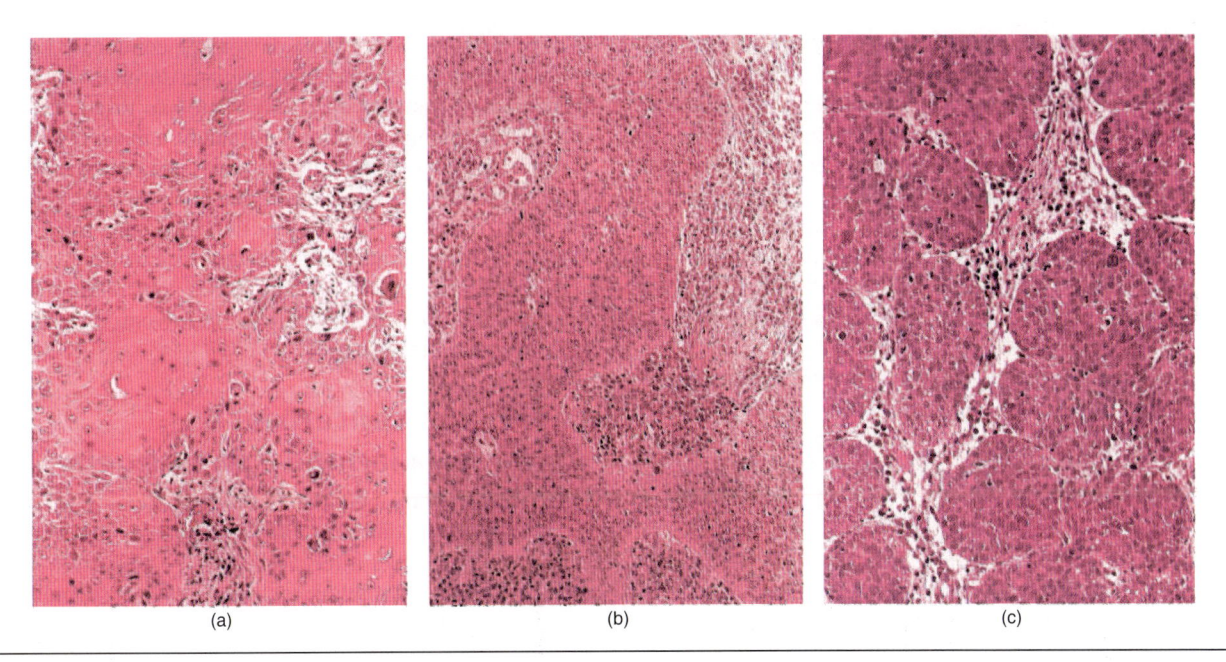

FIGURA 33.6 Carcinomas nasofaríngeos. O carcinoma epidermoide ceratinizado (a) não costuma estar associado a infecção pelo EBV, em contraste com o carcinoma epidermoide não ceratinizado, que é dividido nos subtipos diferenciado (b) e não diferenciado (c). *De Shanmugaratumk Sobin LH: Histological typing of upper respiratory tract tumors. Genebra, 1978. Organização Mundial da Saúde.*

com grandes células de nucléolos proeminentes e margens celulares indistintas. Esses tumores têm forte tendência a disseminar-se para linfonodos regionais, de modo que **linfadenopatia cervical** é um sintoma comum à apresentação. Como crescem em silêncio, em geral esses carcinomas são irressecáveis quando descobertos. Em muitos países, são o câncer pediátrico mais comum. Atualmente, a radioterapia é considerada o tratamento de escolha, e a sobrevida em três anos varia de 50 a 70%.

São reconhecidos três principais subtipos de carcinoma nasofaríngeo. O **carcinoma epidermoide ceratinizado** é a forma mais comum desse tumor nos Estados Unidos e não está associada a infecção pelo EBV (Figura 33.6a). É também a que tem o pior prognóstico, presumivelmente por ser a variante menos radiossensível. É provável que o **carcinoma epidermoide não ceratinizado** (Figura 33.6b) seja a forma mais comum desse tumor no hemisfério oriental; está nitidamente associado à infecção pelo EBV e exibe radiossensibilidade intermediária. Por fim, os **carcinomas indiferenciados** (Figura 33.6c) também são comuns em todo o mundo, mostram associação ao EBV e são considerados os mais radiossensíveis. Como em geral são encontrados acompanhados por um infiltrado linfocítico, às vezes são chamados de **linfoepiteliomas**.

Pode ocorrer uma ampla variedade de outros tumores nos seios paranasais e na nasofaringe. Na maioria dos casos, lembram similares encontrados em outros locais. Notável entre eles são os **plasmacitomas**, que surgem em estruturas linfoides adjacentes ao nariz e aos seios paranasais; ocasionalmente, podem exibir crescimento polipoide que lembra os pólipos já descritos em outra seção deste capítulo. Além disso, os pacientes podem apresentar-se menos comumente com **adenocarcinoma**, **carcinoma sarcomatoide**, **carcinoma basaloide**, **linfoma maligno**, **melanoma maligno** e alguns tumores de glândulas salivares, inclusive o **carcinoma adenoide cístico**.

Doenças da laringe e da traqueia
Infecções e processos inflamatórios

Como a nasofaringe, a laringe fica exposta a uma variedade de condições inflamatórias e infecciosas. Coletivamente, elas causam **laringite**, o distúrbio laríngeo mais comum. A **laringite inespecífica crônica** pode resultar de infecção ou exposição persistente ao tabaco, ao álcool, ao ácido gástrico ou a outras toxinas. Histologicamente, a parede laríngea mostra um infiltrado inflamatório submucoso típico, contendo linfócitos, histiócitos e plasmócitos. O próprio epitélio pode parecer hiperplásico sobre a mucosa afetada. Em tabagistas inveterados, a laringite crônica é considerada uma importante condição predisponente para alterações epiteliais descamativas e possivelmente carcinoma. Entre as infecções sistêmicas que podem causar laringite, os fungos são particularmente comuns e incluem *Histoplasma*, *Aspergillus*, *Blastomyces*, *Candida* e *Cryptococcus* spp. O *Mycobacterium tuberculosis* também pode acometer a laringe. Certas doenças granulomatosas sistêmicas, notavelmente a sarcoidose, são mais raras, mas é possível que atuem como agentes causais.

A **laringoepiglotite aguda** manifesta-se por tumefação e edema acentuados da epiglote, que podem envolver as pregas vocais o suficiente para ocasionar uma emergência médica. É comum em crianças e pode ser causada por *Haemophilus influenzae* ou, menos frequentemente, por algumas cepas de estreptococos **β-hemolíticos**. As infecções pelo RSV ou pelo vírus da parainfluenza são causas comuns de **laringotraqueobronquite** ou **crupe**. Nesse caso também, mais comumente em crianças, os pacientes com a última condição apresentam estridor respiratório acentuado, devido à inflamação e ao edema significativos nas vias aéreas superiores (Capítulos 14 e 40). Com o uso da **vacina do tipo B (HIB)** anti-*H. influenzae*, a incidência continua a declinar entre lactentes.

Os **nódulos laríngeos**, ou **nódulos/pólipos do cantor**, representam uma condição não inflamatória que surge do uso excessivo/abuso da voz. Na maior parte, essas lesões pequenas (em geral < 5 mm), arredondadas, lisas e benignas ocorrem no terço anterior das pregas vocais verdadeiras e são mais comuns em homens adultos (Figura 33.7). Histologicamente, os nódulos laríngeos são cobertos por epitélio escamoso, sobre uma parte central de tecido conectivo frouxo que caracteriza edema e proliferação de fibroblastos. Com o tempo, os nódulos tornam-se vascularizados e passam a conter tecido hialino, o que origina uma denominação errônea para esses nódulos, a de **tumor amiloide**. Embora os nódulos laríngeos possam ocasionar rouquidão progressiva, não apresentam associação conhecida com o câncer. Pode ocorrer deposição amiloide verdadeira na laringe, mas não é um componente dos nódulos laríngeos clássicos.

As condições não neoplásicas que envolvem a traqueia incluem **amiloidose**, **nódulos reumatoides** e *traqueopatia osteoplásica*, esta última idiopática e consistindo em numerosos nódulos pequenos compostos de osso e cartilagem que surgem na submucosa traqueal. É evidente que a traqueia torna-se infectada e/ou inflamada devido aos mesmos tipos de patógenos e agressões ambientais já descritos com relação às regiões nasofaríngeas. No entanto, não há uma propensão particular da traqueia a ser mais sensível a tais condições que o restante da zona de condução. Lesões sérias à mucosa respiratória da traqueia durante ventilação mecânica ou broncoscopia felizmente são raras. Como a aspiração acidental de objetos estranhos, a maioria envolve abrasões simples do epitélio traqueal, que cicatrizam sem problemas. Hemorragia catastrófica nas vias aéreas distais em geral é atribuível à ruptura de vasos sanguíneos que irrigam massas intratraqueais durante sua inspeção ou excisão. Embora algumas dessas lesões sem dúvida sejam emergências clínicas, também se resolvem espontaneamente na maioria das vezes.

Lesões pré-cancerosas e tumores da laringe e da traqueia

Os **papilomas laríngeos** são neoplasias escamosas benignas, em geral encontradas nas pregas vocais verdadeiras, estando associadas à infecção pelo HPV (tipos 6 e 11) e tendo apresentações clínicas diferentes nas populações pediátricas e adultas. Em crianças, esses papilomas costumam ser múltiplos e recorrer com frequência, ocasionando a **papilomatose laríngea juvenil**, que pode disseminar-se das pregas vocais da criança para regiões adjacentes da laringe, onde tem uma pequena chance de transformação maligna; às vezes os papilomas podem causar obstrução de via aérea e, raramente, a morte. Em adultos, um papiloma laríngeo em geral é solitário, em raros casos dissemina-se ou volta a ocorrer se for excisado, e praticamente não tem potencial maligno. À observação macroscópica, os papilomas laríngeos são nódulos moles em forma de framboesa, com menos de 1 cm de diâmetro (Figura 33.8a). Em termos histológicos, ao corte transversal parecem projeções digitiformes compostas por um centro fibrovascular e cobertas por epitélio escamoso (Figura 33.8). É provável que os **papilomas traqueais** sejam as neoplasias benignas mais comuns nessa via aérea central. Sua complexidade e recorrência também diferem de acordo

(a)

(b)

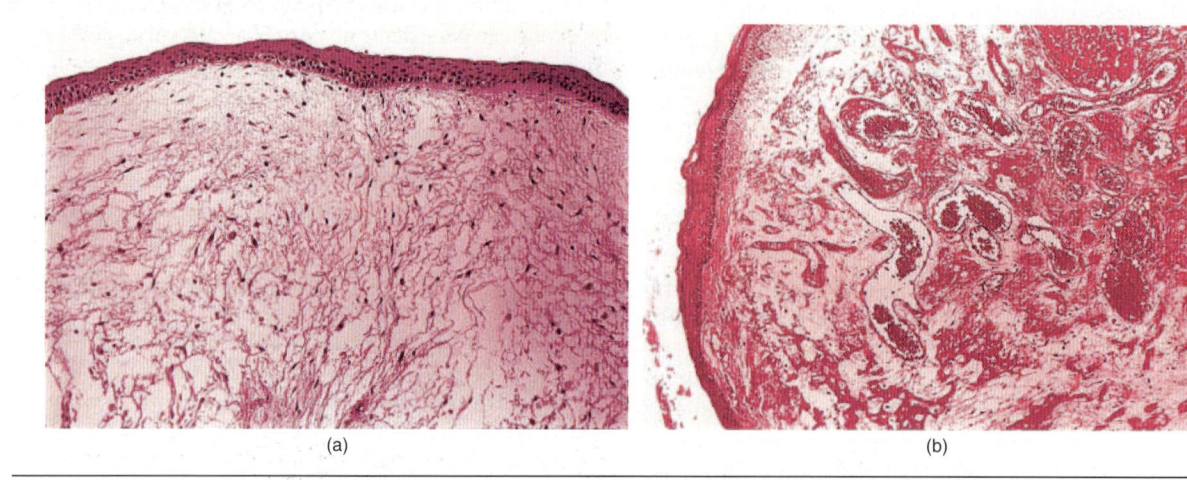

FIGURA 33.7 Nódulo laríngeo. (a) O exemplo mostra mucosa estratificada escamosa sobre tecido conectivo frouxo com qualidade fibromixoide. (b) O exemplo tornou-se extensamente vascularizado. (a): *De Rosai. Rosai and Ackerman's Surgical Pathology, 9th ed. New York, NY: Mosby-Elsevier, 2004.*

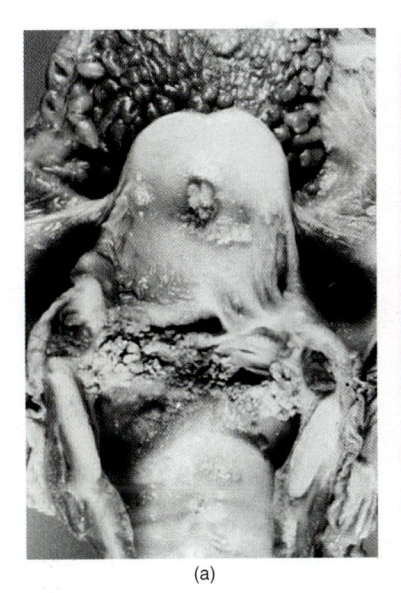

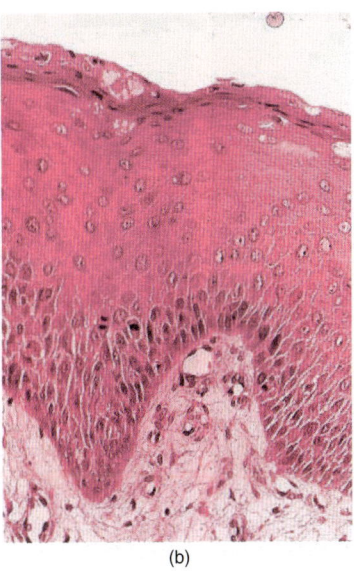

FIGURA 33.8 Papilomatose laríngea. (a) Laringe de um rapaz de 18 anos que morreu sufocado devido a papilomatose laríngea extensa. O órgão foi aberto posteriormente. Tendo começado aos 7 anos, ele foi submetido a quase 50 ressecções de papilomas laríngeos. (b) À microscopia, o epitélio de um papiloma mostra maturação ordenada, com células cuboides na camada basal fazendo a transição para células achatadas em direção à superfície. (a): *De Rosai. Rosai and Ackerman's Surgical Pathology, 9th ed. New York, NY: Mosby-Elsevier, 2004.*

com a idade do paciente, e eles podem apresentar-se como **papilomatose traqueal**.

Ceratose laríngea é uma hiperplasia benigna epitelial ou epidermoide que ocorre em fumantes e nos que usam excessivamente ou abusam da voz ("Correlação Clínica 33.1"). À laringoscopia, a ceratose mostra-se como uma superfície mucosa espessada branca. À microscopia, essas lesões exibem **hiperceratose** (síntese excessiva de ceratina) e **acantose** (epitélio hiperplásico espessado).

>> CORRELAÇÃO CLÍNICA 33.1

Muitas abordagens de treinamento vocal consideram uma heresia a ideia de que o *uso excessivo* das pregas vocais acarrete rouquidão, formação de nódulos laríngeos ou qualquer outra doença da laringe. Na verdade, muitos professores de canto enfatizam que as doenças laríngeas relacionadas com a voz resultam de *abuso* da voz, não de seu uso excessivo. Nesse contexto, pais inexperientes logo percebem que um lactente é capaz de emitir um som prolongado em alto volume, ainda que raramente fique rouco de tanto chorar na ausência de uma infecção viral respiratória superior ou comorbidade comparável. Em contraste, adultos sadios nos demais aspectos que são fãs de esportes passam dias com problemas na voz depois de um evento que os entusiasmou. Talvez o lactente não tenha aprendido ainda a abusar da voz da mesma forma que os pais.

Pode ocorrer **displasia laríngea** com ceratose ou independentemente, além de características de atipia celular e maturação desordenada sobre uma ampla gama de aspectos. A displasia é classificada como leve, moderada ou grave, dependendo do grau de atipia e da extensão do acometimento pela camada epitelial. A atipia de toda a espessura (com a lâmina basal intacta) que não invade a camada submucosa denomina-se **carcinoma *in situ*** (**CIS**). Em sua maioria, as formas de displasia do CIS são consideradas lesões precursoras de **carcinoma invasivo**; o risco estimado do desenvolvimento de malignidade é de 23 a 28% quando uma biópsia mostra ceratose e atipia grave ao mesmo tempo. Mais de 75% dos pacientes com carcinomas invasivos têm CIS em sua história. A maioria dos casos de CIS é encontrada apenas nas pregas vocais verdadeiras, pois elas evocam um sintoma inicial de rouquidão que não se resolve.

Pelo menos 95% das malignidades laríngeas consistem em **carcinomas epidermoides laríngeos** normalmente classificados como bem, moderadamente ou pouco diferenciados. Em geral, essas malignidades são responsáveis por cerca de 2% de todos os cânceres em homens e por cerca de 0,5% em mulheres. Como nos cânceres mais profundos do pulmão (Capítulos 31 e 32), o fator de risco mais importante é o uso de tabaco, seguido de longe por consumo de álcool, infecção pelo HPV, irradiação prévia, metástase e displasia laríngea (ver anteriormente). Os carcinomas laríngeos seguem padrões distintos de disseminação longitudinal para estruturas glóticas específicas (Figura 33.9). A frequência de ocorrência em cada local influencia a probabilidade de metástase para linfonodo e a taxa esperada de sobrevida em cinco anos (Tabela 33.1). Não surpreende que o tumor maligno mais comum na traqueia seja o **carcinoma epidermoide traqueal**. A maioria dessas malignidades ocorre no terço distal da traqueia e/ou adjacente ao hilo e implica um prognóstico desfavorável.

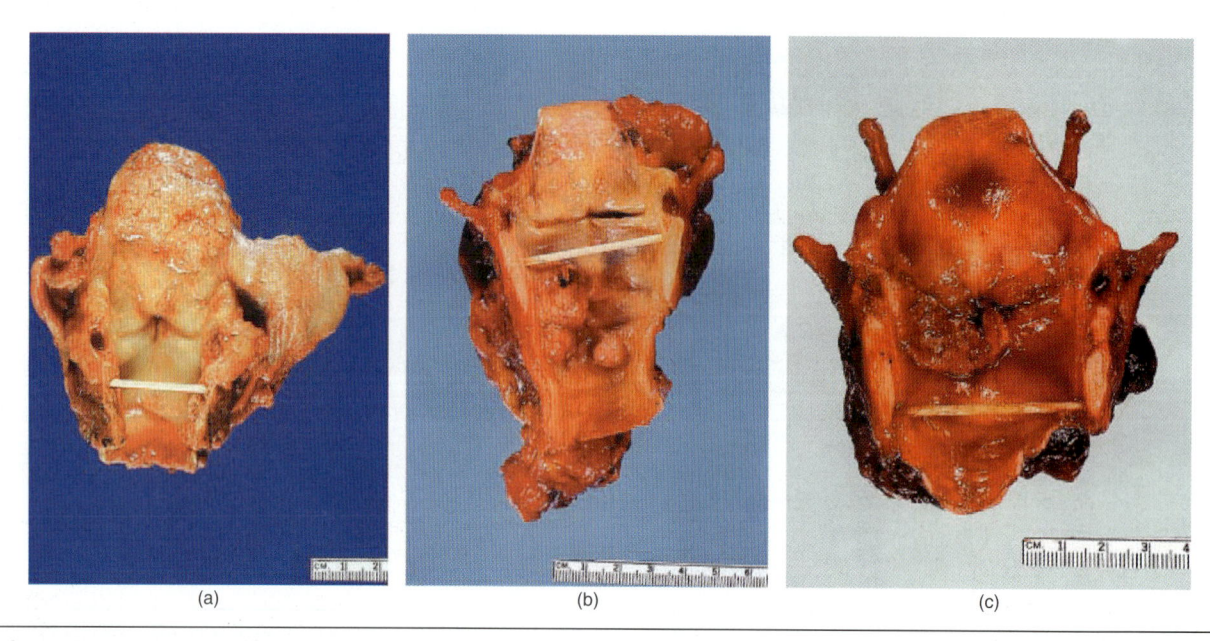

FIGURA 33.9 Carcinoma laríngeo. A relação anatômica do carcinoma laríngeo com a prega vocal verdadeira é um dos principais determinantes da probabilidade de metástase para linfonodos, da taxa de sobrevida e, se pequeno, da extensão da excisão. São mostrados três espécimes de laringectomia, cada um aberto posteriormente com pinças dente-de-rato, mantendo a cartilagem tireóidea aberta para permitir visibilidade da superfície mucosa anterior. (a) Um tumor supraglótico substituiu grande parte da epiglote. (b) Um carcinoma infraglótico é visível como múltiplas massas polipoides. (c) Um carcinoma transglótico no lado esquerdo envolve as pregas vocais falsas e verdadeiras e cruza a linha média. *De Rosai. Rosai and Ackerman's Surgical Pathology, 9th ed. New York, NY: Mosby-Elsevier, 2004.*

As considerações importantes sobre o carcinoma laríngeo incluem tanto a circulação linfática limitada como a escassez de glândulas mucosserosas nas proximidades das pregas vocais. Como resultado, os carcinomas glóticos tendem a permanecer localizados por longos períodos e, portanto, são curáveis se detectados e ressecados no início de sua evolução. Já os carcinomas glóticos invasivos requerem uma laringectomia total. Os tumores supraglóticos podem ser tratados com uma laringectomia supraglótica mais limitada, poupando as pregas vocais. No entanto, os pacientes precisam de boas reservas pulmonares e reflexos intactos para evitar eventos de aspiração subsequentes. Os tumores infraglóticos em geral acarretam dispneia, que se agrava a ponto de exigir traqueostomia de emergência. Em pelo menos 30% dos pacientes com carcinoma laríngeo, a lesão cruza a linha média (por extensão direta ou metástase em linfonodo contralateral), o que piora o prognóstico. Os carcinomas laríngeos e traqueais podem ser estadiados pelo mesmo **Sistema TNM da Associação Internacional do Câncer Pulmonar (IASLC,** de *International Association of Lung Cancer*) usado para o carcinoma brônquico (Capítulo 32). Entretanto, a categorização exata dos carcinomas laríngeos e traqueais nas subclasses TNM vai além do âmbito deste livro.

Há tumores laríngeos e traqueais muito mais raros e com histologia distinguível. Em termos clínicos, os mais agressivos na laringe incluem o **carcinoma de pequenas células**, o **carcinoma epidermoide basaloide** e o **carcinoma sarcomatoide** (ou de **célula fusiforme**). O **carcinoma verrucoso** é um tipo polipoide extremamente bem diferenciado de carcinoma epidermoide que pode mostrar invasão local acentuada da laringe, mas raramente metastatiza. O **carcinoma cístico adenoide** pode envolver a laringe ou a traqueia e é a segunda malignidade traqueal mais comum. Podem desenvolver-se adenocarcinomas na laringe e na traqueia, bem como tumores carcinoides e sarcomas, porém coletivamente representam uma porcentagem muito pequena de todos os casos.

Tabela 33.1 Efeito da localização sobre o resultado do carcinoma epidermoide laríngeo

Local anatômico	% Total de casos	Taxa de metástase para linfonodo (%)	Sobrevida em cinco anos (%)
Glótico	60 a 65	< 1	80
Supraglótico	30 a -35	30 a 40	65
Transglótico[a]	< 5	50 a 60	50
Infraglótico	< 5	50	40

[a] Os tumores transglóticos cruzam os ventrículos laríngeos, envolvendo a supraglote e a infraglote.

Bibliografia comentada

1. Kumar V, Abbas AK, Fausto N. *Robbins and Cotran's Pathologic Basis of Disease*, 7th ed. Philadelphia, PA: Elsevier; 2005. *Texto excelente que oferece mais detalhes e muitas imagens desse grupo de doenças.*
2. Rosai J. *Rosai and Ackerman's Surgical Pathology*, 9th ed. New York, NY: Mosby-Elsevier; 2004. *Texto clássico em dois volumes sobre patologia cirúrgica, com muito mais detalhes morfológicos que em textos de patologia geral como* Robbins and Cotran's Pathologic Basis of Disease, *e um padrão em termos de texto de referência no âmbito clínico, interpretando amostras de patologia cirúrgica.*

ESTUDO DE CASOS E PROBLEMAS PRÁTICOS

CASO 33.1 Um homem de 55 anos procura atendimento médico por causa de rouquidão há três semanas. Ele não teve um episódio recente de abuso da voz. Após anamnese e exame físico abrangentes, qual das seguintes seria a próxima etapa mais apropriada?

a) Tomografia computadorizada do pescoço.
b) Laringoscopia direta.
c) Biópsia laríngea.
d) Radiografia do pescoço.
e) Tranquilização do paciente.

CASO 33.2 Uma mulher de 35 anos tem uma consulta com um clínico geral por causa de rouquidão há sete dias. O exame físico da paciente revela um nódulo solitário em forma de baga na laringe, sobre a prega vocal verdadeira. Qual dos seguintes é o prognóstico mais acurado para a queixa dessa mulher?

a) É provável que a lesão retorne, qualquer que seja o tratamento.
b) Esse carcinoma em geral dissemina-se das pregas verdadeiras para outros locais na laringe.
c) O nódulo não tem correlação com infecção pelo HPV.
d) A biópsia mostrará que o nódulo está coberto com mucosa respiratória.
e) Esse nódulo é benigno, praticamente não tendo potencial maligno.

CASO 33.3 Um menino de 12 anos que emigrou com seu tio paterno da África subsaariana há seis semanas tem uma massa na nasofaringe. A biópsia mostra um tumor indiferenciado com grandes células epiteliais misturadas com linfócitos; os nucléolos são proeminentes, mas as margens celulares são indistintas. Qual das seguintes afirmações descreve com mais acurácia o tumor do menino?

a) Ele não tem associação conhecida à infecção pelo EBV.
b) Esse tipo de tumor é altamente sensível à radioterapia.
c) Tais malignidades são fortemente negativas para ceratina à imuno-histoquímica.
d) Sem tratamento, esse subtipo tem um prognóstico muito desfavorável.
e) Esse tipo de tumor cresce muito rapidamente e ocorre apenas na América do Norte.

Soluções para o estudo de casos e problemas práticos

CASO 33.1 A resposta mais correta é b, laringoscopia direta.

O diagnóstico diferencial de rouquidão estende-se quando há acometimento laríngeo e varia de processos infecciosos simples, que se resolvem por si, causando laringite com nódulos, papilomas, CIS e então carcinoma laríngeo. O clínico atento irá inspecionar a área diretamente antes de decidir por antibióticos, imagens tidas como o padrão ou avançadas, broncoscopia, um procedimento invasivo de biópsia ou paliação da dor com tranquilização.

CASO 33.2 A resposta mais correta é e, benigno sem potencial maligno.

O papiloma laríngeo dessa mulher é caracteristicamente solitário e posicionado para provocar rouquidão, mas a probabilidade de que volte a crescer após excisão e seu potencial metastático são muito baixos. Se submetido a biópsia, mostraria epitélio escamoso sobre centros fibrovasculares. Se ainda não foi estabelecido, deve-se fazer um teste para infecção pelo papilomavírus, pois esse papiloma está altamente associado aos tipos 6 e 11 do HPV.

CASO 33.3 A resposta mais correta é b, altamente sensível à radioterapia.

Os carcinomas nasofaríngeos indiferenciados do tipo observado nesse jovem não têm a camada externa nítida de ceratina que é o achado histológico dominante entre os tumores bem diferenciados na população dos Estados Unidos; apesar da ausência de uma camada de ceratina, as células elaboram ceratina e mostrariam coloração imuno-histoquímica positiva para ceratina, como é típico dos carcinomas epidermoides em geral. Eles têm forte associação com a infecção pelo EBV e são o subtipo predominante de tumor entre indivíduos criados na Ásia ou na África. Com a radioterapia, à qual os carcinomas indiferenciados são suscetíveis, o prognóstico em termos de não recorrência nesse jovem é muito bom.

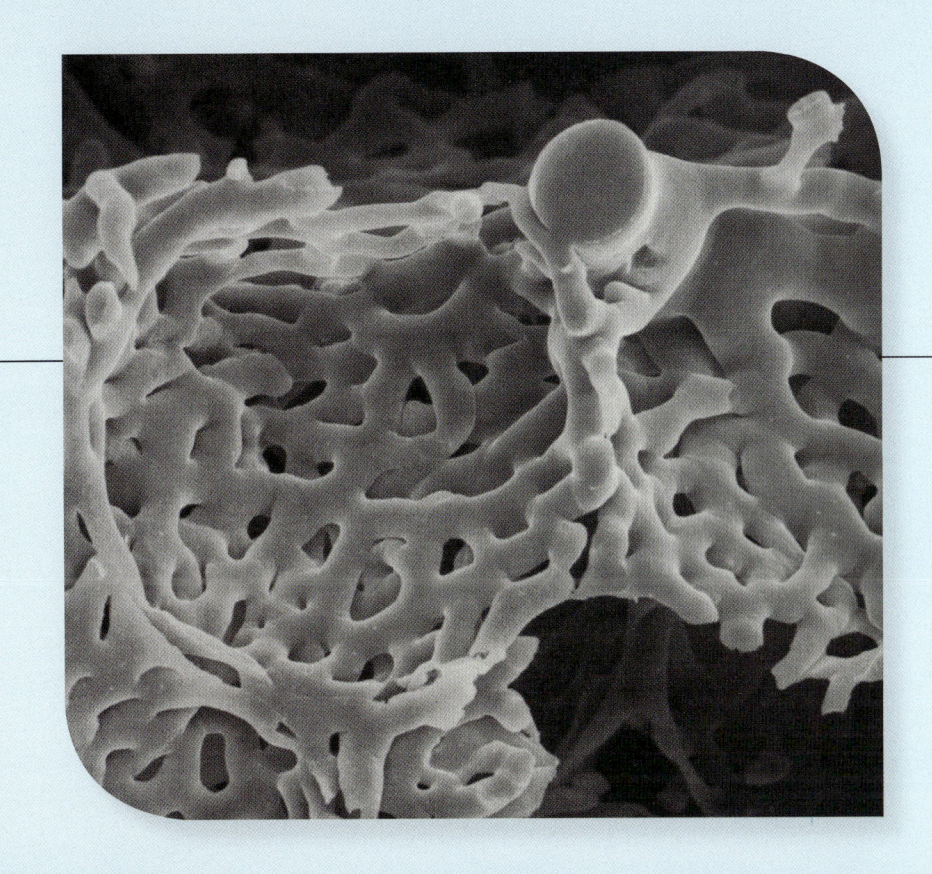

SEÇÃO VI
INFECÇÕES DO PULMÃO

Capítulo 34

Patologia das infecções pulmonares

DAVID S. BRINK, MD

Objetivos de aprendizagem

O leitor deverá:

- Descrever as três principais respostas inflamatórias à infecção pulmonar (supurativa intra-alveolar, intersticial mononuclear e granulomatosa) e identificar as etiologias microbiológicas características de cada.
- Distinguir broncopneumonia de pneumonia lobar e identificar as etiologias específicas de cada.
- Descrever as situações clínicas em que um abscesso pulmonar pode desenvolver-se e identificar os microrganismos que podem causar a formação de abscesso.
- Distinguir tuberculose primária de secundária (reativação), com base nos aspectos morfológicos e clínicos.
- Reconhecer os fungos comuns que causam infecção pulmonar.
- Descrever a pneumonia causada por *Pneumocystis jiroveci* e reconhecer o microrganismo causador.

Introdução

Conforme resumido no Capítulo 10, o sistema respiratório tem muitas defesas contra doença infecciosa. As vibrissas no nariz e a cobertura mucociliar da mucosa na parte condutiva do sistema respiratório aprisionam partículas e microrganismos, movendo-os em sentido cefálico para a faringe, para serem expectorados ou deglutidos. Os macrófagos dentro do parênquima pulmonar fagocitam pequenas partículas e microrganismos e, quando conseguem subjugá-los, recrutam neutrófilos dos capilares septais alveolares. Por fim, a imunoglobulina A nas secreções mucosas mantém a imunidade humoral. Em geral, a imunidade humoral subótima e/ou os sistemas de defesa não imune subótimos aumentam o risco de infecção bacteriana piogênica, enquanto a imunidade subótima mediada por célula aumenta o risco de infecção por organismos intracelulares de baixa virulência, normalmente vírus e algumas bactérias. Outros fatores de risco para o desenvolvimento de infecção do trato respiratório incluem diminuição ou ausência do reflexo da tosse, ativação fagocítica ou bactericida reduzida dos macrófagos alveolares (p. ex., por álcool, tabagismo, anoxia, intoxicação por oxigênio), congestão/edema pulmonar, acúmulo de secreções nas vias aéreas (p. ex., fibrose cística ou distal a uma obstrução) e disfunção mucociliar, tanto congênita (p. ex., **síndrome dos cílios imóveis**, **síndrome de Kartagener**) como adquirida (p. ex., doença viral, efeitos tóxicos da inalação de fumaça).

Este capítulo terá como foco a patologia de doenças infecciosas, organizada pelas similaridades morfológicas gerais. Há três principais padrões morfológicos nas infecções do trato respiratório: acúmulo intra-alveolar de neutrófilos (com ou sem formação de abscesso), expansão intersticial por células inflamatórias mononucleares e inflamação granulomatosa. As infecções pulmonares também podem ser organizadas com base nos contextos clínicos, em vez dos padrões morfológicos (Tabela 34.1).

▶▶ **CORRELAÇÃO CLÍNICA 34.1**

Cabe aqui uma nota sobre o termo "pneumonia". Alguns autores usam a palavra com referência a **pneumonia** (inflamação pulmonar), causada por infecção bacteriana. Outros a utilizam para referir-se a qualquer pneumonia infecciosa, e outros ainda como sinônimo de "pneumonite", sem qualificá-la. Em grande parte, se a doença é mencionada mais comumente como pneumonia ou pneumonite reflete mais o uso clínico tradicional que a diferenciação racional dos termos.

Pneumonia bacteriana supurativa

Na pneumonia bacteriana supurativa, há **consolidação** (i.e., solidificação) do parênquima pulmonar em decorrência do acúmulo de exsudato intra-alveolar rico em neutrófilos (Figura 34.1). A consolidação da pneumonia bacteriana é classicamente subclassificada em dois padrões: **pneumonia lobar** e **broncopneumonia** (ou **pneumonia lobular**).

Na pneumonia lobar, há consolidação de espaços de ar contíguos, normalmente um lobo inteiro (Figura 34.2). Esse tipo de pneumonia é identificável em uma radiografia por uma radiopacidade bem circunscrita, correlacionada com o lobo acometido. A pneumonia lobar evolui pelas fases de **congestão**, **hepatização vermelha**, **hepatização cinzenta** e **resolução** (Figura 34.3).

Tabela **34.1** As síndromes de pneumonia organizadas pelo contexto clínico

Pneumonia aguda adquirida na comunidade	Pneumonias atípicas adquiridas na comunidade	
Streptococcus pneumoniae	*Mycoplasma pneumoniae*	
Haemophilus influenzae	*Chlamydia* spp.	
Moraxella catarrhalis	*Coxiella burnetii* (febre Q)	
Staphylococcus aureus	Vírus sincicial respiratório	
Legionella pneumophila	Vírus parainfluenza (crianças)	
Klebsiella pneumoniae	Vírus influenza A e B (adultos)	
Pseudomonas spp.	Adenovírus, vírus SARS	
Pneumonia hospitalar	**Pneumonia por aspiração (em geral microbiota mista)**	
Klebsiella spp.	*Bacteroides* spp.	*Prevotella* spp.
Serratia marcescens	*Fusobacterium* spp.	*S. pneumoniae*
Escherichia coli	*Peptostreptococcus* spp.	
S. aureus	*S. aureus*	*H. influenzae*
Pseudomonas spp.	*Pseudomonas aeruginosa*	
Pneumonia crônica	**Pneumonia necrosante e abscesso pulmonar**	
Nocardia asteroides	Bactérias anaeróbias	
Actinomyces israelii	*S. aureus*	
Mycobacterium tuberculosis	*Klebsiella pneumoniae*	
Espécies de micobactérias atípicas	*Streptococcus pyogenes*	
Histoplasma capsulatum	*S. pneumoniae* tipo 3	
Blastomyces dermatitidis		
Pneumonia no paciente imunocomprometido		
Citomegalovírus	*Pneumocystis jiroveci*	
Aspergillus spp.	*Candida* spp.	
Mycobacterium avium-intracellulare	Bactérias, vírus e fungos comuns mencionados acima	

Adaptada de Husain AN. The Lung. In: Kumar V., et al. Robbins and Cotran Pathologic Basis of Disease, 8th ed. Philadelphia, PA: Saunders-Elsevier, 2010.

Durante a fase de congestão, o lobo acometido está pesado, vermelho e "lamacento"; em termos histológicos, há congestão vascular, acúmulo intra-alveolar de neutrófilos e edema pulmonar. Por fim, os pulmões desenvolvem a consistência do fígado (hepatização). No início da hepatização, o aspecto macroscópico é vermelho, e a morfologia microscópica compreende alvéolos compactados com neutrófilos, eritrócitos e fibrina; exsudatos pleurais fibrosos ou fibrinopurulentos são comuns nessa fase. Mais tarde na fase de hepatização, o lobo fica cinzento, à medida que o exsudato inflamatório fibrinoso persiste, mas fica sem eritrócitos. Conforme a reação inflamatória se resolve, o exsudato consolidado é digerido, deixando um líquido semissólido granular para ser reabsorvido. Devido à disponibilidade e à eficácia da antibioticoterapia, a pneumonia lobar agora é rara.

Na broncopneumonia, o padrão de consolidação é de espaços de ar não contíguos e normalmente envolve mais de um lobo, com distribuição **bronquiolocêntrica**. Macroscopicamente, as placas de consolidação são cinza--avermelhadas a amarelas, com uma borda circundante de hiperemia e edema (Figura 34.4). Em termos histológicos, a broncopneumonia progride por estágios similares aos da pneumonia lobar (Figura 34.3). O envolvimento pleural na broncopneumonia é menos comum que na pneumonia lobar. Nas radiografias, a broncopneumonia é tipificada por focos múltiplos de radiopacidade.

A apresentação clínica da pneumonia lobar e da broncopneumonia inclui mal-estar, febre e uma tosse produtiva, ocasionalmente com pleurisia e atrito de fricção pleural. A antibioticoterapia apropriada (Capítulo 35) em geral resulta na restauração da estrutura e da função pulmonar. As

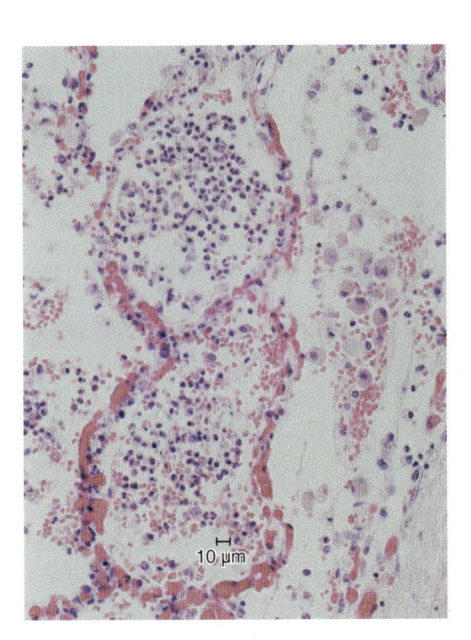

Capítulo 34   Patologia das infecções pulmonares   **337**

FIGURA 34.1 Na **pneumonia bacteriana supurativa**, os alvéolos são preenchidos com um exsudato inflamatório rico em neutrófilos. Embora essa imagem tenha sido obtida de um caso de broncopneumonia, sob grande aumento não é possível distingui-la da pneumonia lobar.

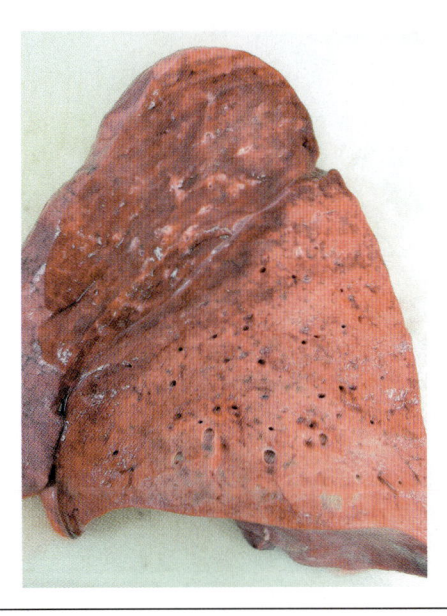

FIGURA 34.2 Pneumonia lobar. É mostrada a superfície de corte de um pulmão esquerdo com pneumonia lobar afetando o lobo inferior, acentuadamente mais pálido que o lobo superior. À palpação, o lobo inferior estaria consolidado, com crepitação bastante reduzida ou ausente. *De Kemp et al.* Pathology: the Big Picture, *McGraw-Hill, 2008.*

complicações incluem formação de **abscesso** (ver adiante) em decorrência de destruição tecidual e necrose, empiema (Capítulos 26 e 29), organização do exsudato intra-alveolar em tecido fibroso sólido (Figura 34.3c) e disseminação do organismo infeccioso, possivelmente ocasionando meningite, artrite, endocardite ou sepse. A mortalidade de pacientes hospitalizados por causa de pneumonia bacteriana é < 10%, com a morte estando comumente relacionada com o desenvolvimento de uma das complicações supraci-

tadas ou ocorrendo devido à presença de uma predisposição significativa, como debilitação ou alcoolismo crônico. Existem numerosas etiologias para a pneumonia bacteriana supurativa, muitas delas discutidas a seguir.

O *Streptococcus pneumoniae* (antigamente denominado *Pneumococcus pneumoniae*) é um coco gram-positivo, com seus cocos normalmente sendo pareados. É a causa mais comum de pneumonia lobar (mais de 90% dos casos) e de pneumonia adquirida na comunidade (15 a 25% dos

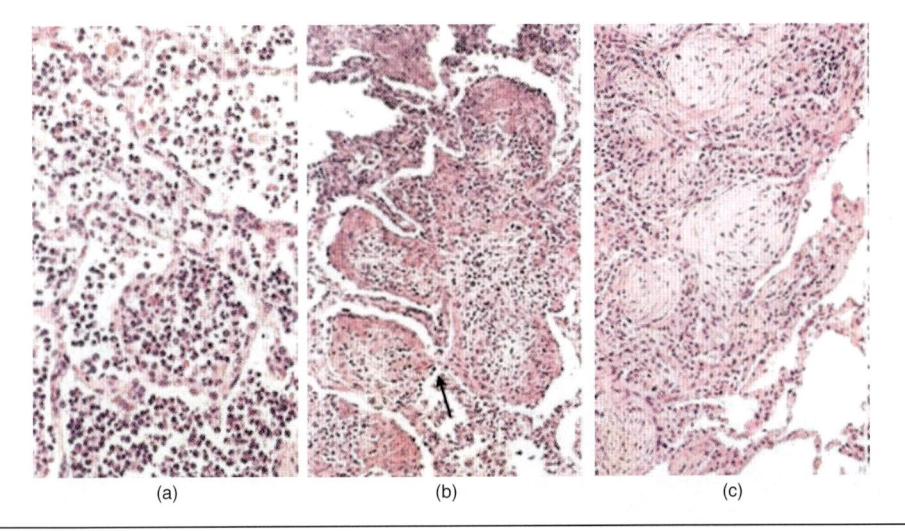

(a)   (b)   (c)

FIGURA 34.3 Fases da pneumonia aguda. (a) Após a fase de congestão (com poucos neutrófilos), a pneumonia aguda entra no estágio de hepatização vermelha, com os alvéolos preenchidos por neutrófilos e eritrócitos. (b) Subsequentemente, à medida que o estágio de hepatização cinzenta evolui, neutrófilos e fibrina preenchem os espaços alveolares. (c) Após a hepatização cinzenta, a pneumonia pode resolver-se ou, como alternativa, o exsudato intra-alveolar pode sofrer organização, em que os alvéolos são preenchidos por nódulos ou fibroblastos, colágeno e macrófagos. *De Kumar et al.* Robbins and Cotran Pathologic Basis of Disease, *8th ed. Philadelphia, PA: Saunders-Elsevier, 2010.*

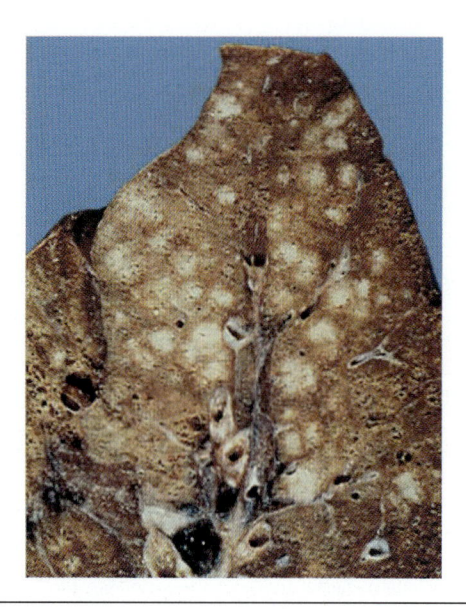

FIGURA 34.4 Broncopneumonia. A superfície de corte do pulmão mostra numerosas placas de consolidação. *De Travis et al.* Non-Neoplastic Disorders of the Lower Respiratory Tract. ã *American Registry of Pathology, 2002.*

casos). Os isolados microbiológicos mais comuns são os tipos 1, 2, 3 e 7. É digno de nota o fato de que o *S. pneumoniae* do tipo 7 também causa abscesso pulmonar (ver adiante). O *Staphylococcus aureus* é outro coco gram-positivo, porém, em contraste com o *S. pneumoniae*, os cocos do *S. aureus* normalmente são aglomerados em forma de cacho de uvas (Figura 34.5). Em geral, o *S. aureus* causa broncopneumonia com abscessos múltiplos (ver adiante), mas pode causar pneumonia lobar. Os fatores de risco para pneumonia por *S. aureus* incluem infecção recente por sarampo em crianças, infecção recente por influenza em adultos e abuso de drogas intravenosas.

Haemophilus influenzae é um cocobacilo gram-negativo, em geral causador de broncopneumonia que, principalmente em crianças, pode ser complicada por empiema (Capítulos 26 e 29) e infecção extrapulmonar. Os fatores de risco para pneumonia por *H. influenzae* incluem infecção viral recente, fibrose cística, bronquite crônica e bronquiectasia (Capítulos 20, 22 e 38). *Moraxella catarrhalis* é outro cocobacilo gram-negativo que em geral causa broncopneumonia. Os fatores de risco para pneumonia por *M. catarrhalis* incluem idade avançada e doença pulmonar obstrutiva crônica (Capítulos 20 e 22).

Klebsiella pneumoniae é o bacilo (bastonete) gram-negativo mais comum causador de pneumonia bacteriana. A morfologia é de broncopneumonia ou pneumonia lobar, bem como formação de abscesso pulmonar (ver adiante). Clinicamente, a pneumonia por *K. pneumoniae* tem início abrupto, com tosse produtiva de escarro gelatinoso. Os fatores de risco para pneumonia por *K. pneumoniae* incluem debilitação, subnutrição e alcoolismo. A recuperação em geral é complicada por formação de abscesso, fibrose e/ou bronquiectasias (Capítulo 20), e a taxa de mortalidade pela pneumonia por *K. pneumoniae* é significativa, mesmo com tratamento. *Pseudomonas aeruginosa*, outro bacilo gram-negativo, costuma causar broncopneumonia com formação de abscesso (ver adiante) e, frequentemente, empiema (Capítulos 26 e 29). A pneumonia por *P. aeruginosa* comumente é nosocomial, e os fatores de risco incluem neutropenia, queimaduras extensas, fibrose cística e ventilação mecânica. *Legionella pneumophila*, a causa da **doença dos legionários**, é um bacilo gram-negativo que vive em água tépida. A morfologia da doença dos legionários é broncopneumonia. Os fatores de risco incluem idade avançada, transplante de órgão e doença cardíaca, renal, imunológica ou hematológica. A doença dos legionários é fatal em aproximadamente 15% dos casos.

Nocardia asteroides é uma bactéria filamentosa gram-positiva, aeróbica, parcialmente acidorresistente, delgada e ramificada (Figura 34.6), causadora de broncopneumonia

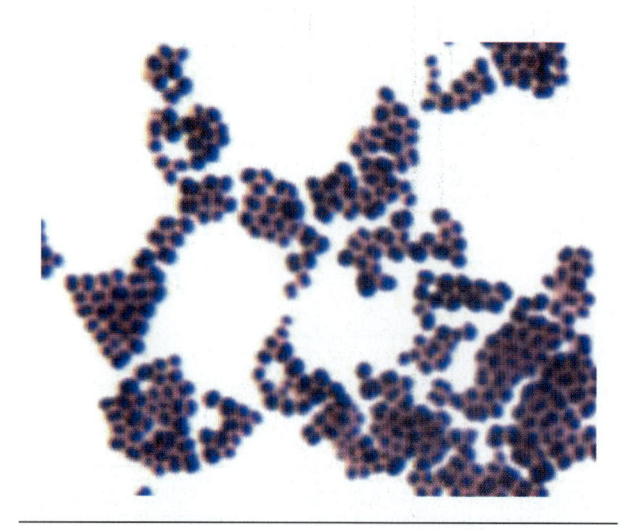

FIGURA 34.5 *Staphylococcus aureus*. É mostrada uma coloração de Gram de *S. aureus* em cultura. Os cocos estão dispostos em aglomerados em forma de cacho de uvas.

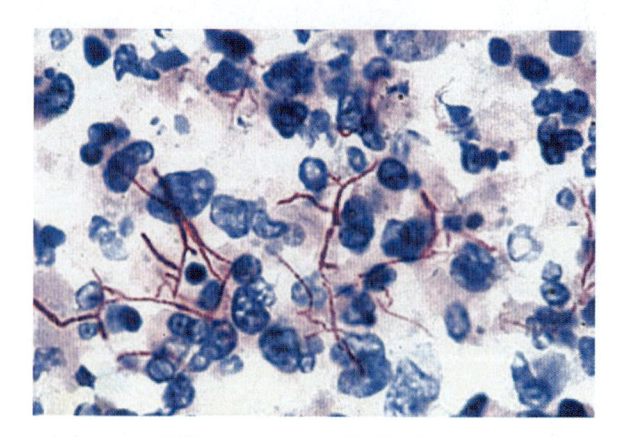

FIGURA 34.6 A natureza parcialmente acidorresistente da bactéria filamentosa delgada e ramificada *Nocardia asteroides* é mostrada nessa imagem. *De Travis et al.* Non-Neoplastic Disorders of the Lower Respiratory Tract. ã *American Registry of Pathology, 2002.*

com formação de abscesso (ver adiante), normalmente em hospedeiros imunocomprometidos.

Actinomyces israelii, como *N. asteroides*, é uma bactéria gram-positiva filamentosa, delgada e ramificada (Figura 34.7) que causa broncopneumonia com formação de abscesso (ver adiante). No entanto, ao contrário da *N. asteroides*, é anaeróbica e não parcialmente acidorresistente. Um fator de risco comum para pneumonia por *A. israelii* é a doença pulmonar obstrutiva crônica. As colônias de *Actinomyces* são amarelas e de odor desagradável, sendo conhecidas como **grânulos de enxofre**, devido às suas semelhanças morfológicas com tal elemento.

▶▶ CORRELAÇÃO CLÍNICA 34.2

É comum observar grânulos de enxofre nas criptas tonsilares em amostras de tonsilectomia. Sua presença nesse local é responsável em parte pelo odor desagradável persistente da respiração, mesmo quando o paciente escova os dentes e usa antissépticos para enxágue.

A última forma de pneumonia bacteriana aguda a ser considerada é a **pneumonia por aspiração** (Figura 34.8), que difere de outras formas de pneumonia bacteriana porque a pneumonia é em parte química (em decorrência da lesão causada pelo ácido gástrico) e em parte bacteriana (normalmente microbiota mista de residentes da cavidade oral). Necrose focal com formação subsequente de abscesso (ver adiante) é comum na pneumonia por aspiração. Os fatores de risco incluem intoxicação alcoólica aguda, coma, anestesia, sinusite, sepse gengivodentária e diminuição ou ausência do reflexo da tosse.

Como já foi dito, muitas das causas de pneumonia bacteriana também podem resultar na formação de **abscesso pulmonar** (Figura 34.9). Os microrganismos normalmente cultivados a partir do líquido do abscesso pulmonar

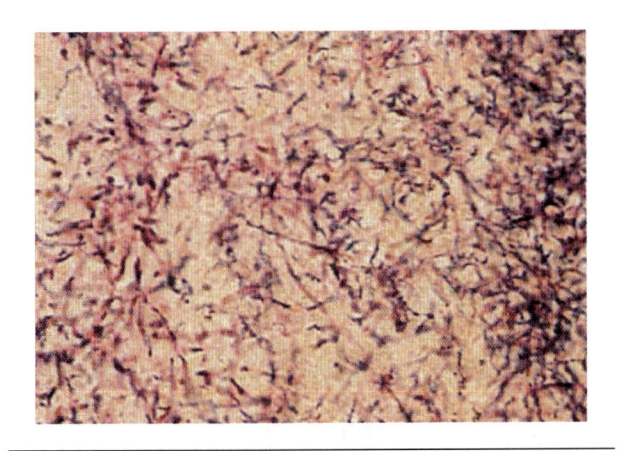

FIGURA 34.7 O *Actinomyces*, mostrado em um tecido corado pelo Gram, ilustra a natureza gram-positiva, filamentosa e ramificada dessa bactéria. *De Travis et al.* Non-Neoplastic Disorders of the Lower Respiratory Tract. ã *American Registry of Pathology; 2002.*

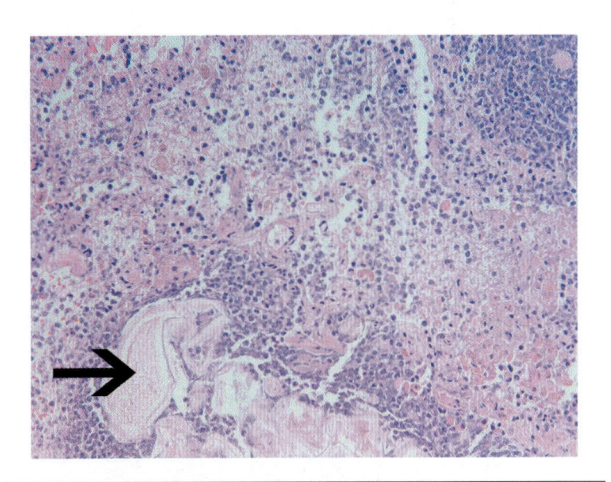

FIGURA 34.8 Pneumonia por aspiração. Embora os neutrófilos dominem a resposta inflamatória, um indício de que a aspiração é a etiologia é a presença de material estranho (seta) dentro do parênquima. *De Kemp et al.* Pathology: the Big Picture, *McGraw-Hill, 2008.*

incluem estreptococos aeróbicos e anaeróbicos, *Staphylococcus aureus*, muitos microrganismos gram-negativos e anaeróbicos da cavidade oral (p. ex., *Bacteroides*, *Fusobacterium*, *Peptococcus*). A causa mais comum de abscesso pulmonar é aspiração, mas o abscesso pulmonar também pode complicar a pneumonia bacteriana aguda devida a *S. aureus*, *K. pneumoniae* e *S. pneumoniae* do tipo 3. A **embolia séptica**, resultante de tromboflebite com embolia subsequente ou endocardite bacteriana direita, pode resultar em formação de abscesso, da mesma forma que lesão pulmonar traumática. Outras situações em que pode surgir um abscesso pulmonar incluem disseminação de uma infecção de tecido próximo, bronquiectasias (Capítulo 20) e disseminação hematogênica; 10 a 15% dos abscessos estão relacionados com carcinoma (Capítulo 31) obstruindo uma via aérea. Os abscessos podem ser únicos ou múltiplos e afetar qualquer parte do pulmão, embora o padrão específico de acometimento ofereça um indício da etiologia. Os abscessos decorrentes de aspiração em geral são únicos e à direita; os que seguem broncopneumonia aguda ou na vigência de bronquiectasias costumam ser múltiplos e basais; e os secundários a embolização séptica ou disseminação hematogênica geralmente são múltiplos, com distribuição casual. Os abscessos pulmonares variam de alguns milímetros a vários centímetros de diâmetro em sua maior dimensão. Graças aos drenos anatômicos (p. ex., as vias aéreas) nos pulmões, os abscessos podem ficar apenas parcialmente preenchidos com pus, o restante ficando cheio de ar. Os sinais/sintomas de abscesso pulmonar incluem tosse, febre, escarro abundante e de odor desagradável (purulento ou sanguinolento), perda de peso e baqueteamento digital. As complicações do abscesso pulmonar incluem empiema (Capítulos 26 e 29), hemorragia, embolização séptica (que pode resultar em abscesso cerebral ou meningite) e **amiloidose reativa**.

Na vigência de imunocomprometimento, alguns fungos podem infectar o pulmão e induzir uma reação infla-

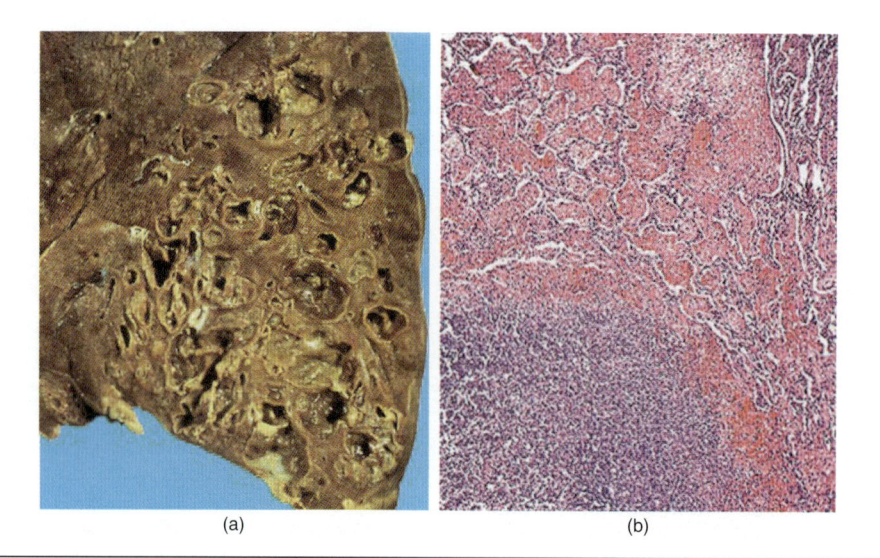

FIGURA 34.9 Abscesso pulmonar. (a) À observação macroscópica, a superfície de corte do pulmão mostra numerosas cavidades de abscesso nesse exemplo de pneumonia por estafilococo. Embora o pus dentro de um abscesso pulmonar possa ser drenado pelas vias aéreas, nem sempre isso acontece, como se vê na parte inferior esquerda de (b), um exemplo de pneumonia causada por *Klebsiella*. De Travis et al. Non-Neoplastic Disorders of the Lower Respiratory Tract. ã *American Registry of Pathology*, 2002.

matória supurativa. Espécies de *Candida* ocasionalmente infectam o pulmão, embora infecções esofágicas, vaginais e cutâneas sejam mais comuns. A morfologia de *Candida* é levedura em brotamento, frequentemente com **pseudo-hifas** (Figura 34.10). A reação inflamatória normalmente é supurativa, mas em alguns casos pode ser granulomatosa.

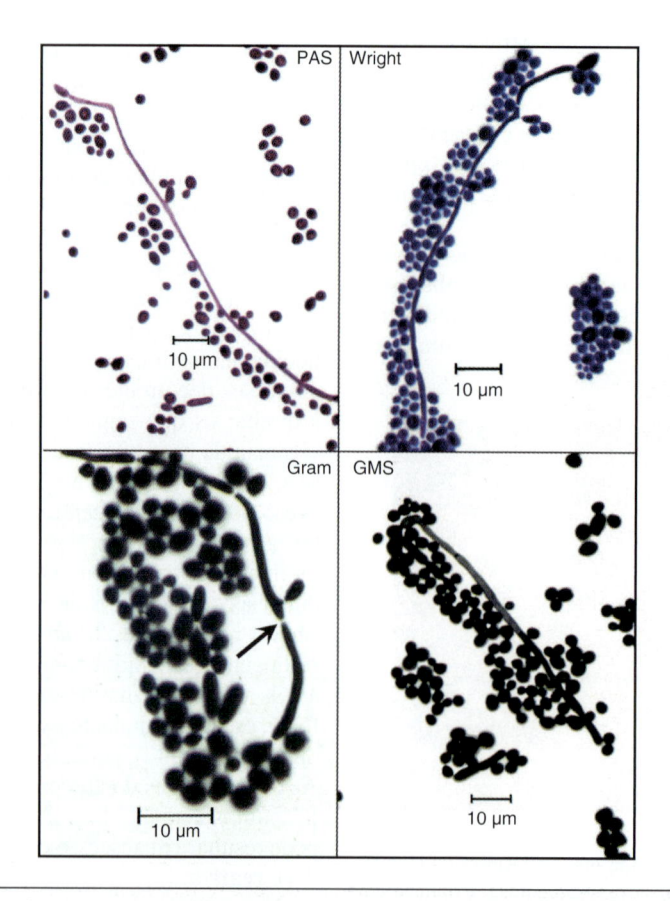

FIGURA 34.10 *Candida albicans*. É mostrada *C. albicans* em cultura com uma variedade de corantes. As estruturas longas são pseudo-hifas. A chave para distinguir pseudo-hifas de hifas verdadeiras é o aspecto "estreitado" na sua conexão (seta).

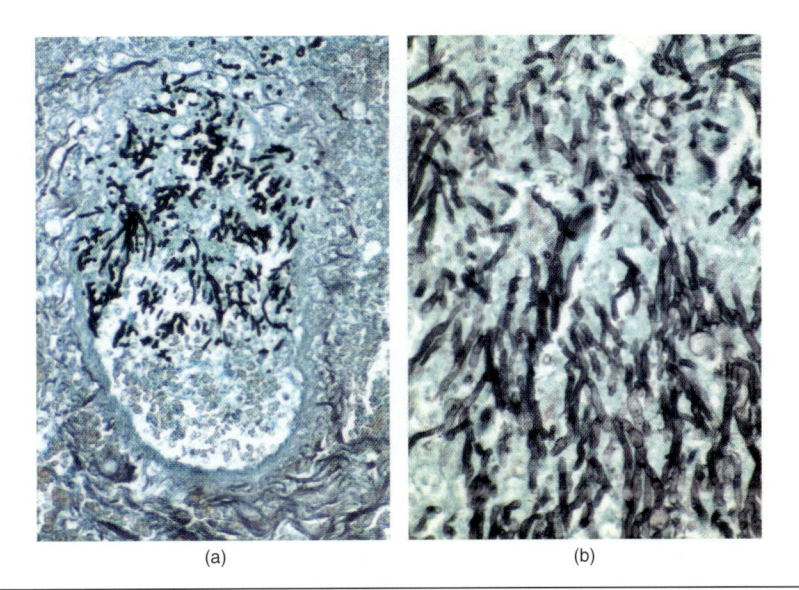

FIGURA 34.11 *Aspergillus* spp. são mofos angioinvasivos que normalmente causam trombose. (a) Numerosas hifas coradas de preto estão dentro do lúmen de um vaso sanguíneo e se estendem por sua parede (alto da imagem). (b) A morfologia da hifa é aparente, com hifas rígidas, septos facilmente identificados e tendência a ramificar-se em 45°.

As espécies de *Aspergillus* são **mofos angioinvasivos** que costumam induzir trombose e infarto, com supuração subsequente. Sua morfologia é de hifas com 5 a 10 μm, de aparência rígida e com tendência a ramificar-se em um ângulo de 45°, critério comumente considerado, mas que na realidade tem pouco valor diagnóstico (Figura 34.11). A **disseminação hematogênica** é comum, com acometimento de valvas cardíacas e do cérebro.

Uma infecção fúngica menos comum, a **mucormicose (zigomicose)** é um similar clínico da **aspergilose** e pode ser causada por vários mofos da classe dos **Zigomicetos**, incluindo *Rhizopus* (causa mais comum), *Mucor*, *Rhizomucor*, *Absidia* e *Cunninghamella*. Como *Aspergillus*, esses fungos são angioinvasivos, causando trombose e infarto (Figura 34.12a, b), com inflamação supurativa subsequente. As hifas dos zigomicetos têm poucos septos (embora comumente sejam descritas como asseptadas), apresentam largura bastante variável e têm o aspecto de tiras e tendência a ramificar-se em um ângulo de 90°, no caso também um critério que na realidade tem pouco valor diagnóstico (Figura 34.12c).

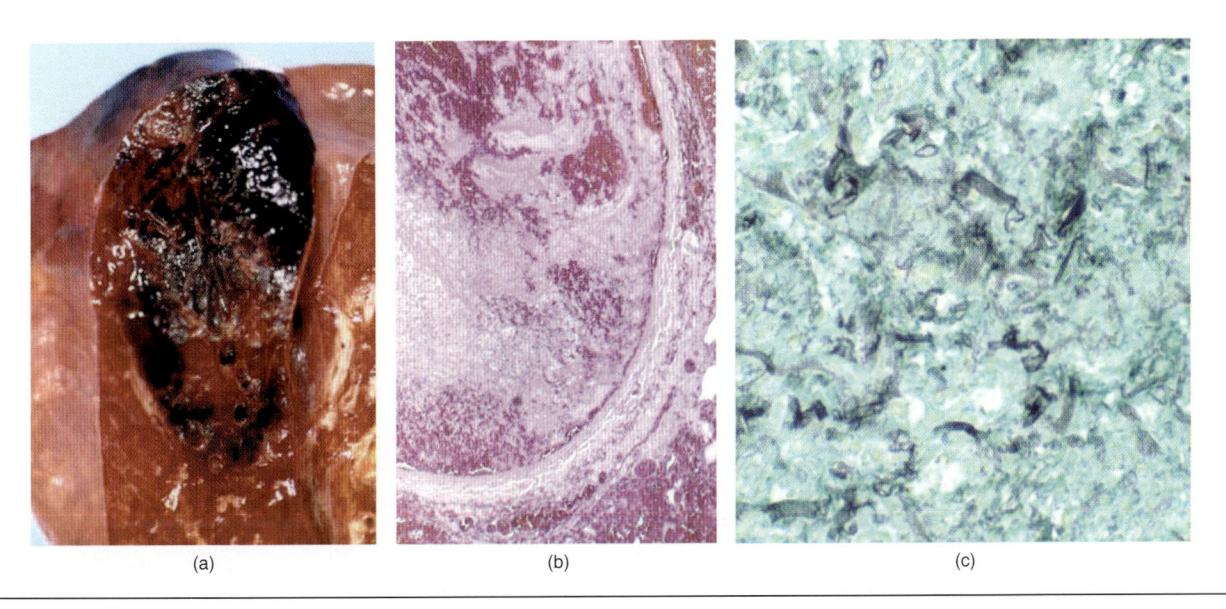

FIGURA 34.12 Mucormicose. (a) À observação macroscópica, a superfície de corte do pulmão mostra uma lesão vermelha profunda em forma de cunha, um infarto pulmonar. (b) Associada ao infarto, há trombose de um ramo arterial pulmonar. (c) A coloração GMS mostra hifas consistentes com mofos da classe dos zigomicetos. As hifas mostram largura mais variável que as de *Aspergillus* e têm aspecto de tiras, com septos raros.

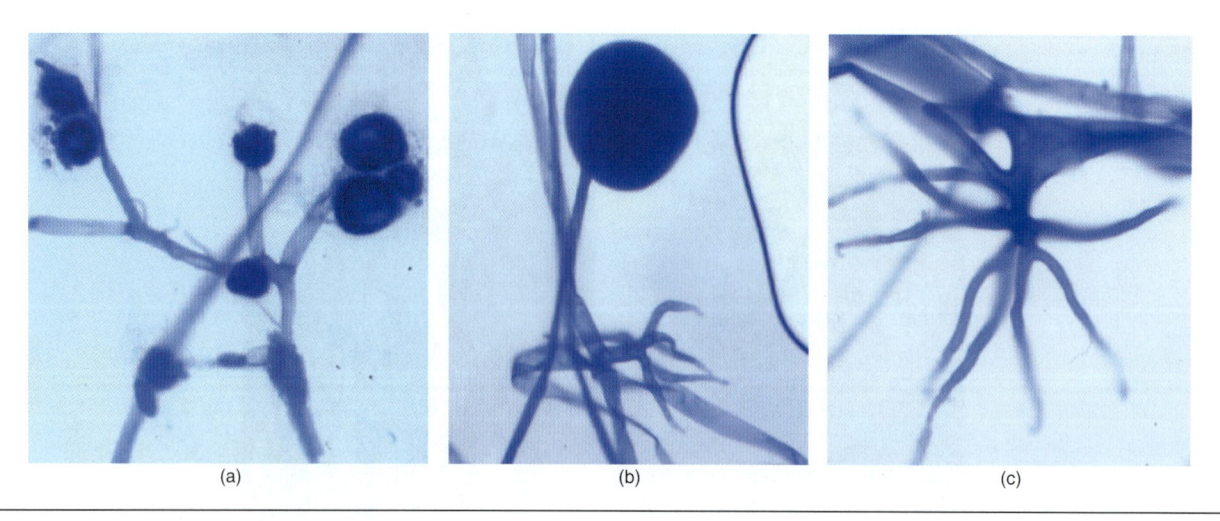

FIGURA 34.13 Fungos que cresceram em cultura. (a) *Mucor*. (b) e (c) Fotos de *Rhizopus*; notar os rizoides em forma de raízes em ambas as imagens. Estruturas como essas ajudam na identificação morfológica dos fungos.

>> CORRELAÇÃO CLÍNICA 34.3

Os fungos podem ser identificados pela análise microscópica de culturas. Embora muitas leveduras e muitos mofos tenham aspectos similares nos tecidos, existem características morfológicas específicas mais bem observadas em cultura que podem ser identificadas. A Figura 34.13 mostra culturas de *Mucor* e *Rhizopus*, o último com estruturas em forma de raízes (rizoides), enquanto *Mucor* não as tem.

Pneumonia intersticial infecciosa

Muitas pneumonias virais e algumas bacterianas mostram um infiltrado inflamatório dominado por células mononucleares intersticiais, em vez das células polimorfonucleares intra-alveolares que tipificam a pneumonia bacteriana aguda. À observação macroscópica, a pneumonia intersticial infecciosa é vermelho-azulada, congestionada e **hipocrepitante**. Nos casos graves, pode desenvolver-se dano alveolar difuso (Capítulos 23 e 28). A patogenia da pneumonia intersticial infecciosa começa com a entrada do microrganismo no alvéolo, onde pneumócitos do tipo 1 ficam infectados e perdem sua integridade como uma membrana, resultando em edema pulmonar (Capítulos 7 e 26). O líquido proteináceo do edema e os restos celulares necróticos formam **membranas hialinas**, e há hiperplasia de pneumócitos do tipo 2. Mais uma vez, o infiltrado inflamatório é predominantemente intersticial e mononuclear, compreendendo linfócitos, plasmócitos e macrófagos.

Clinicamente, a pneumonia intersticial infecciosa em geral é conhecida como **pneumonia atípica**, a causa mais comum sendo *Mycoplasma pneumoniae*. Os fatores de risco de pneumonia por *M. pneumoniae* incluem infância, adolescência e vida adulta em comunidades fechadas como escolas, acampamentos militares ou prisões. Outros micróbios que podem causar pneumonia intersticial infecciosa incluem a bactéria *Chlamydia pneumoniae*, além de numerosos vírus (influenza, parainfluenza, vírus sincicial respiratório, adenovírus, da rubéola, do sarampo, varicela-zóster e rinovírus). A maioria também causa infecção do trato respiratório superior, com **coriza**, faringite, laringite e traqueobronquite (Capítulo 33). No paciente imunocomprometido, o citomegalovírus pode causar uma pneumonia potencialmente fatal, com inflamação intersticial mononuclear, necrose focal e células com inclusões virais características (Figura 34.14).

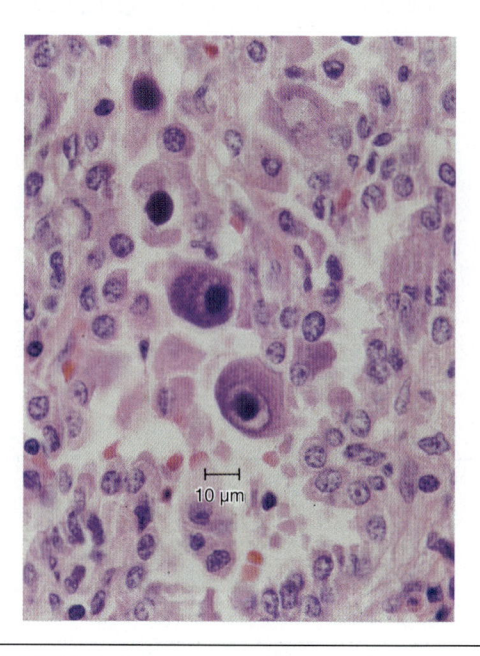

FIGURA 34.14 Citomegalovírus (CMV). As alterações citopáticas da infecção por CMV incluem citomegalia, inclusões basofílicas citoplasmáticas pequenas e nucleares grandes.

Pneumonia infecciosa granulomatosa

A **tuberculose (TB)** é uma doença granulomatosa comunicável, causada pelo *Mycobacterium tuberculosis* (**MTB**), um **bacilo acidorresistente (BAAR)** (Figura 34.15), e que, embora geralmente acometa o pulmão, pode afetar qualquer órgão. Em termos morfológicos, a característica da TB é inflamação granulomatosa caseosa (Figura 34.16). Um granuloma é uma coleção circunscrita de **histiócitos epitelioides**. O termo "epitelioide" descreve um aumento no citoplasma, conferindo um aspecto que lembra células epiteliais descamativas. Os granulomas na TB normalmente mostram necrose central que, no nível macroscópico, tem consistência de queijo, daí ser conhecida como **caseosa**. A virulência da TB deve-se em grande parte à destruição tecidual por uma reação de hipersensibilidade do tipo IV (tardia, mediada por célula) mediada pelo hospedeiro e explorada no teste de triagem com o **derivado proteico purificado (PPD**, de *purified protein derivative*). A evolução clínica da TB é descrita em mais detalhes em outra parte deste livro (Capítulo 36).

Aproximadamente 5% das pessoas recém-infectadas com o MTB desenvolvem a doença, denominada **TB primária**. Os microrganismos inalados implantam-se nos espaços de ar distais dos lobos pulmonares superiores mais baixos ou inferiores mais altos; subsequentemente, desenvolve-se um foco de 1 a 1,5 cm de consolidação granulomatosa, o **foco Ghon**. Segue-se o acometimento de um linfonodo hilar ipsilateral, e a combinação do foco Ghon com o linfonodo envolvido é denominada **complexo Ghon**. A TB primária em geral é assintomática, com as lesões acabando por sofrer fibrose e calcificação (Figura 34.17). Entretanto, cerca de 5% dos casos de TB primária, principalmente em pacientes imunocomprometidos, mostram disseminação para outros locais. As lesões na doença disseminada costumam ser pequenas, do tamanho de grãos de milho, fato que justifica a designação de **TB miliar**.

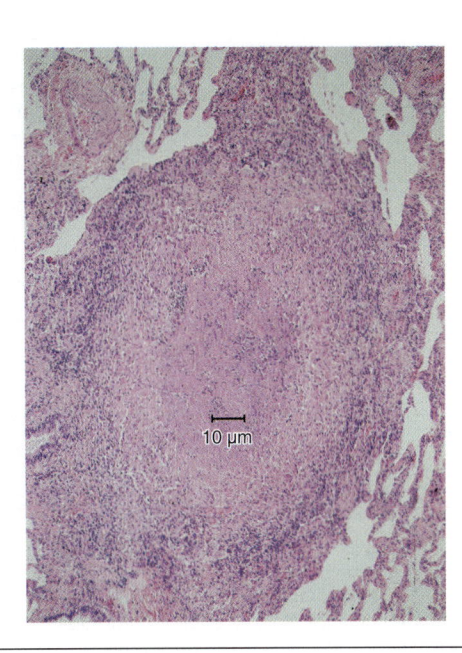

FIGURA 34.16 Um **granuloma necrosante** é mostrado com necrose central. O termo **caseoso** refere-se à morfologia macroscópica do tecido necrótico, que tem a consistência de queijo mole.

Aproximadamente 5 a 10% dos casos de TB primária progridem para TB secundária.

TB secundária descreve reativação de uma infecção primária latente em um hospedeiro previamente infectado. Em termos clássicos, as lesões na TB secundária estão localizadas no ápice de um ou de ambos os pulmões, e a cavitação das lesões é típica; elas em geral têm menos de 2 cm na maior dimensão e costumam ficar a 2 cm da pleura visceral (Figura 34.18). O acometimento de linfonodos na TB secundária é menos comum que na TB primária. Outras formas de TB secundária incluem a **TB pulmonar progressiva (TB fibrocaseosa)**, em que as lesões apicais apresentam cavitação e há envolvimento pleural, ocasionando derrame pleural seroso, empiema tuberculoso e pleurite fibrosa obliterativa. **TB pulmonar miliar** descreve o envolvimento difuso do pulmão por focos pequenos (~2 mm) de inflamação granulomatosa com derrame pleural, empiema ou pleurite. Também pode ocorrer **TB endobrônquica, endotraqueal** e/ou **laríngea**. A **TB miliar sistêmica** envolve mais comumente o fígado, a medula óssea, o baço, as suprarrenais, as meninges, os rins, as tubas uterinas e o epidídimo. Também foi descrita **TB de um órgão isolado**. Em contraste com a TB primária, a TB secundária normalmente é sintomática, com sinais/sintomas sistêmicos insidiosos graduais de mal-estar, anorexia, perda de peso, febre baixa, sudorese noturna e sintomas localizados de tosse produtiva, hemoptise e/ou dor pleurítica.

Infecções com micobactérias atípicas também causam uma resposta inflamatória granulomatosa e serão discutidas no Capítulo 36. Várias pneumonias fúngicas exibem resposta inflamatória granulomatosa e são discutidas resumidamente a seguir.

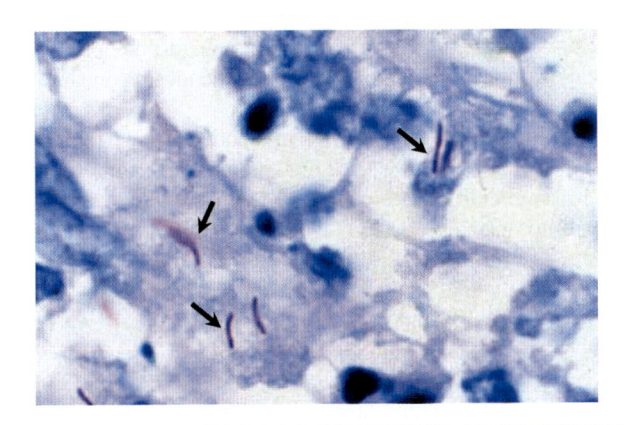

FIGURA 34.15 Bacilos acidorresistentes (BARs) são mostrados pelas setas. Os patologistas em geral referem-se de maneira coloquial aos organismos como **fiapos vermelhos**.

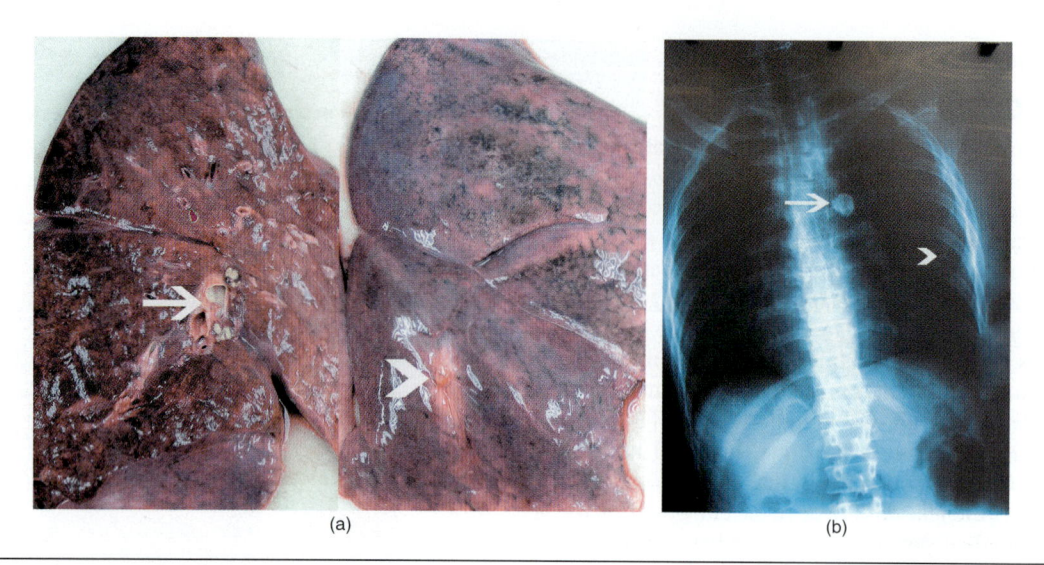

FIGURA 34.17 TB primária cicatrizada. Após a cicatrização, o complexo Ghon em geral calcifica. (a) Um pulmão cortado em dois, com seu hilo indicado pela seta branca. No lado direito, é mostrada a superfície da pleura visceral. São mostrados ainda linfonodos calcificados no hilo (seta branca) e a superfície pleural perto do **foco Ghon** calcificado (ponta de seta branca). (b) TB primária cicatrizada é evidente nessa radiografia como um linfonodo calcificado (seta branca) e uma calcificação pouco visível no pulmão (ponta de seta branca). *De Kemp et al.* Pathology: the Big Picture, McGraw-Hill, 2008.

A **histoplasmose** simula a TB clínica e morfologicamente (Figura 34.19). O agente etiológico, *Histoplasma capsulatum*, é um fungo dimórfico não encapsulado (apesar do nome), endêmico no Vale do Rio Mississipi e no sudeste dos Estados Unidos, que vive como um mofo em solos úmidos e quentes enriquecidos por dejetos de aves ou morcegos. A inalação dos esporos leva à germinação. Em contraste com a morfologia do mofo no ambiente, sua forma a 37 °C é a de levedura com 2 a 5 μm de diâmetro.

A **blastomicose** é causada pelo *Blastomyces dermatitis*, outro fungo dimórfico endêmico no Vale do Rio Mississipi e no sudeste dos Estados Unidos. Como o *H. capsulatum*, o *B. dermatitis* existe como mofo no ambiente e como levedura à temperatura corporal (Figura 34.20b). No entanto, sua forma de levedura é maior (até 25 μm) do que a do *Histoplasma*. Morfologicamente, um indício de que a levedura é de fato *Blastomyces* é a presença de **brotamento de base larga** (Figura 34.20c). A inflamação granulomatosa da blastomicose é um pouco diferente daquela citada antes das pneumonias granulomatosas, pelo fato de que os granulomas normalmente estão misturados com um infiltrado inflamatório neutrofílico, conhecido como **inflamação granulomatosa supurativa** (Figura 34.20a). Quando um foco de blastomicose está perto de um epitélio, aquela superfície pode sofrer **hiperplasia pseudoepiteliomatosa**, denominação devida à semelhança morfológica com o carcinoma epidermoide (antigamente chamado de epitelioma epidermoide), podendo ser diagnosticado erroneamente como câncer.

O terceiro fungo dimórfico que pode causar pneumonia granulomatosa é o *Coccidioides immitis*, o agente etiológico da **coccidioidomicose** e endêmico no sudoeste e no extremo oeste dos Estados Unidos. A inflamação granulomatosa lembra a da histoplasmose e contém esférulas de 20 a 60 μm que não brotam, em geral preenchidas por endosporos (Figura 34.21).

No hospedeiro imunocomprometido, o *Cryptococcus neoformans* pode infectar o pulmão e produzir uma reação inflamatória granulomatosa normalmente assintomática. A virulência do *C. neoformans* tem relação primária com o acometimento do sistema nervoso central. Morfologicamente, o *C. neoformans* é uma levedura de 5 a 10 μm

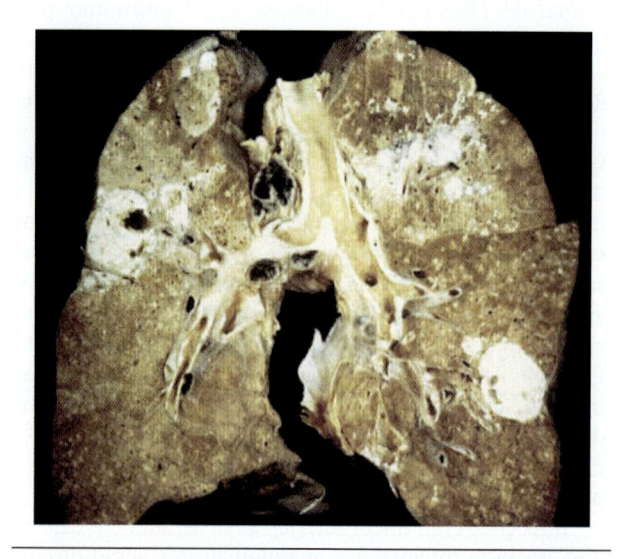

FIGURA 34.18 TB secundária, em que os focos de inflamação granulomatosa normalmente estão dentro de 2 cm da superfície pleural e não raro sofrem cavitação. *De Travis et al.* Non-Neoplastic Disorders of the Lower Respiratory Tract. ã *American Registry of Pathology, 2002.*

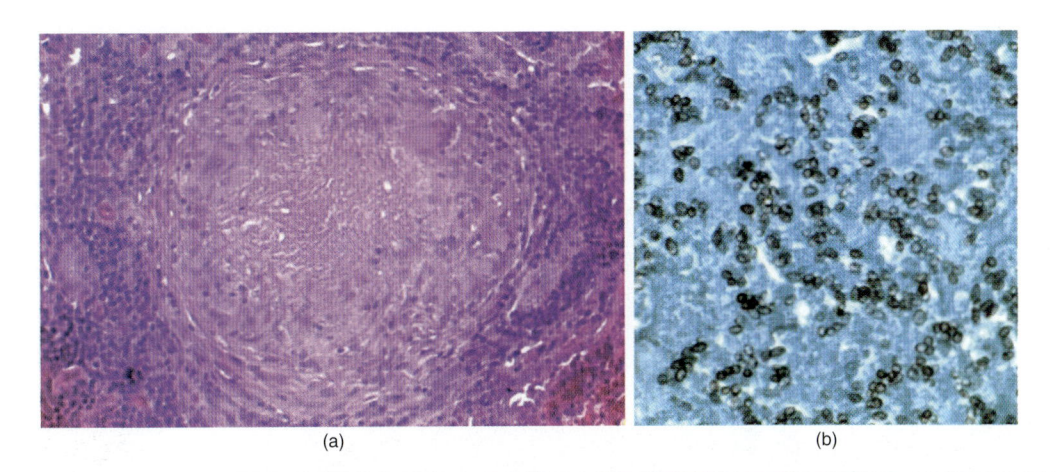

FIGURA 34.19 Histoplasmose. (a) Um granuloma pulmonar necrosante no contexto de histoplasmose. (b) A coloração por GMS mostra levedura de 2 a 5 μm, morfologicamente consistente com *Histoplasma capsulatum*. A análise de cultura subsequente confirmou o diagnóstico.

com halo espesso, devido à sua cápsula gelatinosa (Figura 34.22).

Síndrome respiratória aguda grave

A **síndrome respiratória aguda grave (SRAG)** foi detectada pela primeira vez na China em 2002 e subsequentemente disseminou-se para outros continentes. Seu agente etiológico é um **coronavírus** recém-descoberto, que infecta o trato respiratório inferior (em contraste com a maioria dos outros coronavírus, causadores de aproximadamente um terço das infecções respiratórias *superiores*) e em seguida dissemina-se por todo o corpo. Após um período de incubação de 2 a 10 dias, a pessoa infectada apresenta tosse seca, mal-estar, mialgia, febre e calafrios, com sintomas respiratórios superiores menos comuns. A patogenia não está bem entendida. Em um terço dos pacientes com SRAG, a condição melhora e a infecção se resolve, mas o restante progride para dificuldade respiratória grave, com dispneia, taquipneia e pleurisia. O tratamento é em grande parte de suporte, e a mortalidade é de aproximadamente 10%. Nos casos fatais, a morfologia do acometimento pulmonar é dano alveolar difuso (Capítulos 23 e 28), com células gigantes multinucleadas.

Pneumonia por *Pneumocystis*

Entre os muitos outros microrganismos que podem infectar o pulmão, será considerada uma infecção adicional comum em pacientes imunocomprometidos. O *Pneumocystis jiroveci* (antigamente *Pneumocystis carinii*) é um microrganismo com características de protozoário e de fungo, mas

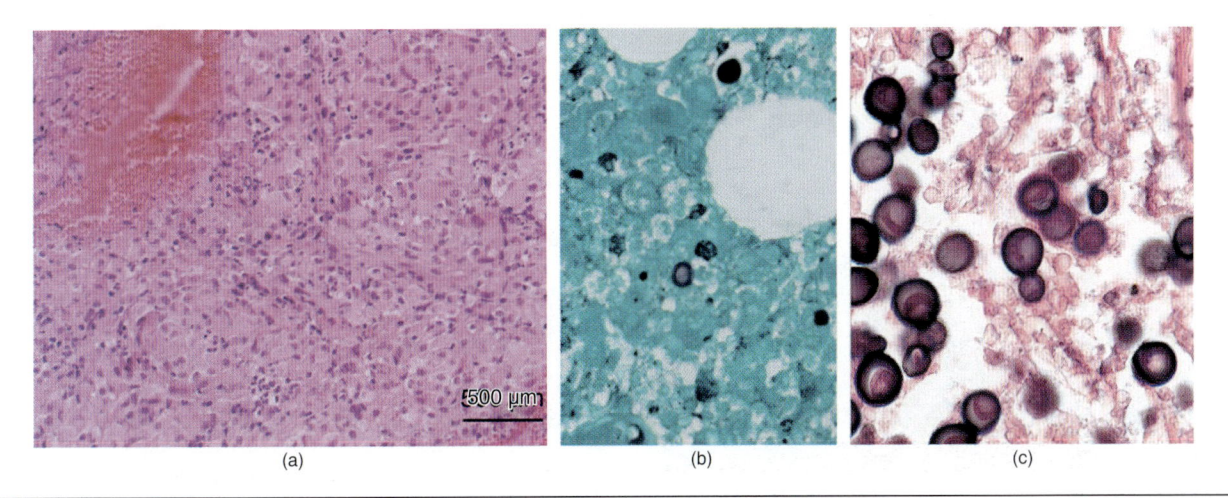

FIGURA 34.20 Blastomicose. (a) Os granulomas da blastomicose normalmente mostram neutrófilos misturados com os histiócitos epitelioides, combinação conhecida como inflamação granulomatosa supurativa. (b) À coloração GMS, o *Blastomyces dermatitis* é uma levedura à temperatura corporal, geralmente um pouco maior do que o *Histoplasma capsulatum*. (c) Brotamento de base larga é um indício morfológico que distingue o *Blastomyces* de outras leveduras. (c): De Travis et al. Non-Neoplastic Disorders of the Lower Respiratory Tract. ã *American Registry of Pathology, 2002.*

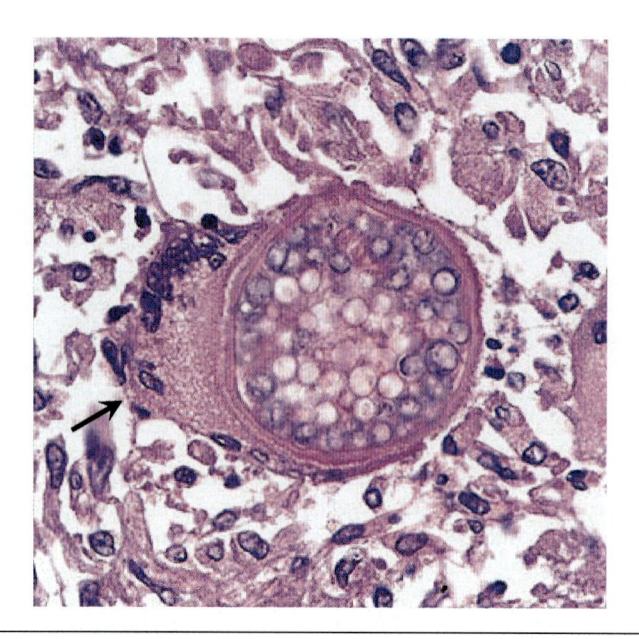

FIGURA 34.21 *Coccidioides*. Uma célula gigante multinucleada (seta) tentando fagocitar a esférula madura de *Coccidioides*. *De Travis et al.* Non-Neoplastic Disorders of the Lower Respiratory Tract. ã *American Registry of Pathology, 2002*.

atualmente é considerado um fungo. Embora induza inflamação intestinal mononuclear, o achado morfológico mais impressionante é um exsudato intra-alveolar eosinofílico espumoso pálido. Quando corado para fungo, observa-se que esse exsudato contém microrganismos em forma de taça, em geral dentro de macrófagos no citoplasma (Figura 34.23).

▶▶ CORRELAÇÃO CLÍNICA 34.4

A designação clínica abreviada comum, PPC, originalmente vinha de pneumonia por *Pneumocystis carinii*. Apesar da modificação taxonômica no nome do microrganismo, a abreviatura persiste, e os defensores de seu uso dizem que agora ela significa pneumonia por *Pneumocystis*.

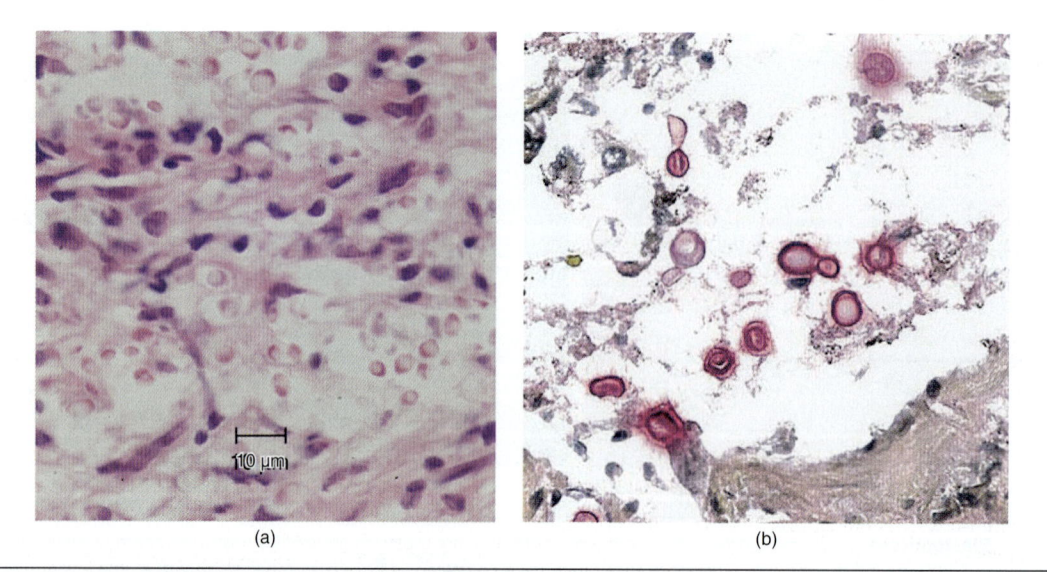

FIGURA 34.22 (a) À coloração com H&E, as leveduras de *Cryptococcus* estão circundadas por um halo pálido (a cápsula). (b) A coloração com mucicarmim ressalta a cápsula. (b): *De Travis et al.* Non-Neoplastic Disorders of the Lower Respiratory Tract. ã *American Registry of Pathology, 2002*.

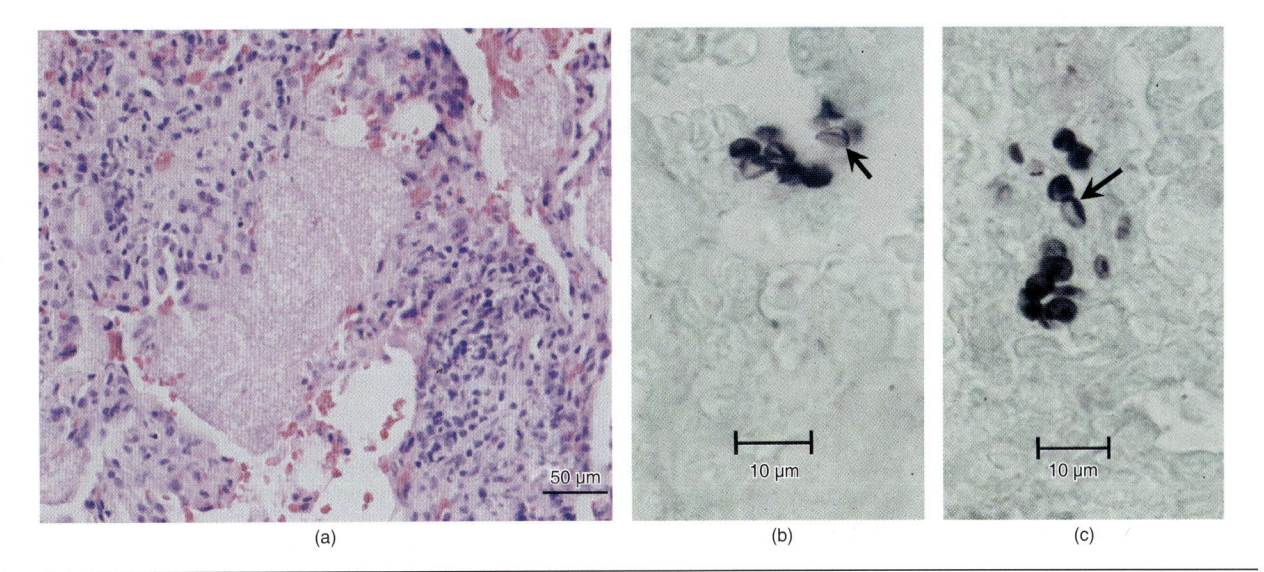

FIGURA 34.23 *Pneumocystis jiroveci.* (a) O achado dominante na pneumonia por *P. jiroveci* é um exsudato intra-alveolar espumoso. (b) e (c) A coloração GMS ressalta os organismos de *P. jiroveci.* Quando visto do ângulo correto, a forma de taça do organismo é evidente (setas).

Bibliografia comentada

1. Travis WD, Colby TV, Koss MN, Rosado-de-Christenson ML, Müller NL, King TE. *Atlas of Nontumor Pathology: Volume 2: Non-Neoplastic Disorders of the Lower Respiratory Tract.* American Registry of Pathology; 2002. Por muitos anos, o Armed Forces Institute of Pathology (AFIP) foi responsável pela publicação de numerosos atlas tumorais, muitas vezes citados como "Os fascículos". Depois, o AFIP expandiu a publicação de atlas para incluir doença não neoplásica. O texto em questão oferece discussões bem organizadas e com ilustrações excelentes de doença pulmonar, com foco na morfologia, mas cobertura clínica e radiográfica abrangente. De acordo com a lei 2005 Defense Base Realignment and Closure (BRAC), o AFIP estava destinado a deixar permanentemente de existir em 15 de setembro de 2011.
2. Katzenstein AL. *Katzenstein and Askin's Surgical Pathology of Non-Neoplastic Lung Disease*, 4th ed. Philadelphia, PA: Saunders; 2006. Antes da publicação dos "fascículos" não tumorais do AFIP, edições anteriores deste livro eram para os patologistas cirúrgicos uma espécie de "padrão-ouro" para a interpretação de patologia pulmonar não neoplásica.
3. Kumar V, Abbas AK, Fausto N. *Robbins and Cotran Pathologic Basis of Disease*, 8th ed. Philadelphia, PA: Elsevier; 2009. Em suas muitas edições, este trabalho de referência é o compêndio mais definitivo e abrangente de imagens patológicas disponível para os estudantes.

ESTUDO DE CASOS E PROBLEMAS PRÁTICOS

CASO 34.1 Um homem de 75 anos com diabetes melito, doença pulmonar obstrutiva crônica e insuficiência cardíaca congestiva procura atendimento com mal-estar, febre e tosse produtiva. Uma radiografia do tórax mostra radiopacidade bem circunscrita de todo o lobo pulmonar inferior esquerdo. É mais provável que a coloração de Gram do escarro mostre qual dos seguintes?

a) Bacilos gram-negativos.
b) Cocobacilos gram-negativos.
c) Cocos gram-positivos em pares.
d) Cocos gram-positivos em aglomerados em forma de cacho de uvas.
e) Bacilos acidorresistentes.

CASO 34.2 Um homem de 40 anos chega à emergência depois de ter caído alguns degraus e sofrido lesão traumática nas costas. É feita uma radiografia do tórax, que se mostra negativa para fraturas, mas há um foco de calcificação que parece estar na parte inferior do lobo pulmonar superior esquerdo e um segundo foco de calcificação no hilo esquerdo. Qual dos seguintes é o diagnóstico correto mais provável?

a) TB primária atual.
b) TB primária no passado.
c) TB secundária (reativação).
d) TB miliar.

CASO 34.3 Uma criança sob tratamento para leucemia desenvolve um infarto pulmonar e subsequentemente morre de acidente vascular encefálico. À necropsia, vê-se que o infarto está associado a um trombo. Histologicamente, o infarto está infiltrado por neutrófilos, e o trombo contém hifas com 5 a 10 μm de largura, mais septos facilmente identificáveis. Qual dos seguintes é o melhor diagnóstico?

a) Aspergilose.
b) Mucormicose.
c) Candidíase.
d) Blastomicose.
e) Histoplasmose.

Soluções para o estudo de casos e problemas práticos

CASO 34.1 A resposta mais correta é c, cocos gram-positivos em pares.

O paciente tem pneumonia lobar. *Streptococcus pneumoniae* (*Pneumococcus*) é a causa de mais de 90% dos casos de pneumonia lobar, o paciente tem vários fatores de risco para pneumonia e a morfologia do *S. pneumoniae* é a de cocos gram-positivos em pares (*resposta c*). *Klebsiella pneumoniae* pode causar pneumonia lobar menos comumente e sua morfologia é de bacilos gram-negativos (*resposta a*). *Haemophilus influenzae* e *Moraxella catarrhalis* são ambos cocobacilos gram-negativos (*resposta b*), mas costumam causar broncopneumonia, embora possam causar pneumonia lobar menos comumente que *Pneumococcus*; sua morfologia é de cocos gram-positivos em aglomerados (*resposta d*). Bacilos acidorresistentes (*resposta e*) causam inflamação granulomatosa (p. ex., TB) e não seriam visíveis em uma coloração de Gram.

CASO 34.2 A resposta mais correta é b, TB no passado.

As localizações das calcificações são características de um complexo Ghon, típico de TB primária. A calcificação ocorre com cicatrização e não estaria presente se o paciente atualmente tivesse TB primária (*resposta a*). As lesões da TB secundária (reativação) (*resposta c*) normalmente ficam dentro de 2 cm da pleura do ápice pulmonar. As lesões da TB miliar (*resposta d*) são amplamente disseminadas pelos pulmões inteiros e, por serem muito pequenas, provavelmente não seriam visíveis em uma radiografia do tórax. Embora o paciente possa ter TB miliar (*resposta d*), em termos estatísticos é mais provável que não.

CASO 34.3 A resposta mais correta é a, aspergilose.

As espécies de *Aspergillus* são angioinvasivas e normalmente causam trombose e infarto, com supuração subsequente. A mucormicose (*resposta b*) simula clinicamente a aspergilose, porém as hifas dos zigomicetos têm septos apenas esparsos. O paciente corre risco de candidíase (*resposta c*), mas a morfologia de *Candida* é levedura em brotamento com pseudo-hifas. Os organismos causadores de blastomicose (*resposta d*) e histoplasmose (*resposta e*) são leveduras à temperatura corporal, com suas formas de hifas sendo esperadas apenas em temperaturas mais baixas que a corporal, como geralmente ocorre no solo.

Capítulo 35

Tratamento das pneumonias

DAVID A. STOECKEL, MD
GEORGE M. MATUSCHAK, MD

Objetivos de aprendizagem

O leitor deverá:
- Definir a categorização de pneumonia clínica como adquirida na comunidade *versus* hospitalar.
- Descrever a epidemiologia da pneumonia adquirida na comunidade *versus* a pneumonia hospitalar.
- Reconhecer os sinais e sintomas comuns de pneumonia infecciosa.
- Resumir os princípios gerais de tratamento da pneumonia infecciosa.

Introdução

Embora os sinais e sintomas de pneumonia infecciosa sejam conhecidos e descritos tanto por pacientes como por clínicos há muito tempo, a fisiopatologia da pneumonia só foi esclarecida recentemente. Em consequência, o tratamento efetivo da pneumonia bacteriana está disponível há menos de 100 anos. A presença de bactérias no tecido respiratório de pacientes com pneumonia foi identificada pela primeira vez na última metade do século XIX. No entanto, sem as medicações antimicrobianas efetivas, a morbidade e a mortalidade por pneumonia continuou alta durante a primeira metade do século XX. Assim, antes da disponibilidade da penicilina na década de 1940, 80% dos pacientes nos Estados Unidos com pneumonia pneumocócica bacteriêmica morriam. A taxa de mortalidade diminuiu para cerca de 20% após a introdução clínica da penicilina, sendo atualmente de cerca de 4% no caso da pneumonia adquirida na comunidade. Mesmo assim, a pneumonia continua a causa mais comum de morte infecciosa nos Estados Unidos. Também é digno de nota que muitas das medicações antimicrobianas antes altamente efetivas no tratamento da pneumonia tornaram-se ineficazes com o surgimento de organismos resistentes.

Na prática clínica, a pneumonia infecciosa é dividida em duas categorias principais: (1) **pneumonia adquirida na comunidade (PAC)** e (2) **pneumonia hospitalar (PH)**. Pode-se definir a primeira como qualquer pneumonia infecciosa em pacientes que não estiveram hospitalizados ou que o tenham sido por menos de 48 horas e não tenham permanecido em um hospital ou clínica nos últimos 90 dias. Em contraste, a PH inclui as pneumonias que se desenvolvem em pacientes hospitalizados por mais de 48 horas ou que tenham ficado em hospitais ou clínicas nos últimos 90 dias. É válido categorizar as pneumonias como PAC ou PH porque o espectro de patógenos infecciosos prováveis difere bastante nos dois grupos. Portanto, as decisões terapêuticas podem ser adaptadas aos patógenos mais prováveis em cada situação, mesmo antes do isolamento potencial de um patógeno específico. Pessoas imunossuprimidas apresentam risco especial de desenvolver pneumonia por qualquer dos organismos comumente associados à PAC ou à PH, bem como **patógenos oportunistas** que em geral não causam doença em pacientes imunocompetentes.

Tratamento da pneumonia adquirida na comunidade

A primeira etapa no tratamento da PAC é a prevenção. Dispõe-se de vacinas contra três patógenos comuns de PAC: influenza, *Streptococcus pneumoniae* (pneumococo) e *Haemophilus influenzae*. A vacinação sazonal anti-influenza é recomendada para crianças dos 6 aos 23 meses, adultos com mais de 50 anos, profissionais de saúde e outros indivíduos de alto risco, incluindo aqueles com comorbidades clínicas importantes. Da mesma forma, a vacinação antipneumocócica é recomendada para adultos a partir dos 65 anos e outros indivíduos de risco, mais uma vez incluindo aqueles com comorbidades clínicas importantes.

A avaliação de um paciente com suspeita de PAC começa com uma anamnese abrangente, que inclui a presença ou ausência de febre, calafrios, mal-estar, tosse, produção de escarro, dispneia e dor torácica entre os sintomas. Os achados físicos compatíveis com pneumonia incluem taquipneia, aumento do frêmito tátil, macicez à percussão e estertores inspiratórios ou egofonia à auscultação do tórax (Capítulo 14). Opacidades ou consolidação do parênquima em imagens torácicas confirmam o diagnóstico clínico (Figuras 35.1 e 35.2; ver também Capítulo 15).

Como a PAC por definição envolve pacientes que desenvolvem pneumonia fora de uma instituição de saúde, uma das primeiras etapas é decidir a melhor situação para providenciar o tratamento seguro do paciente. Deve-se avaliar, por exemplo, se o tratamento ambulatorial será suficiente, ou o paciente precisará ser hospitalizado e, no caso,

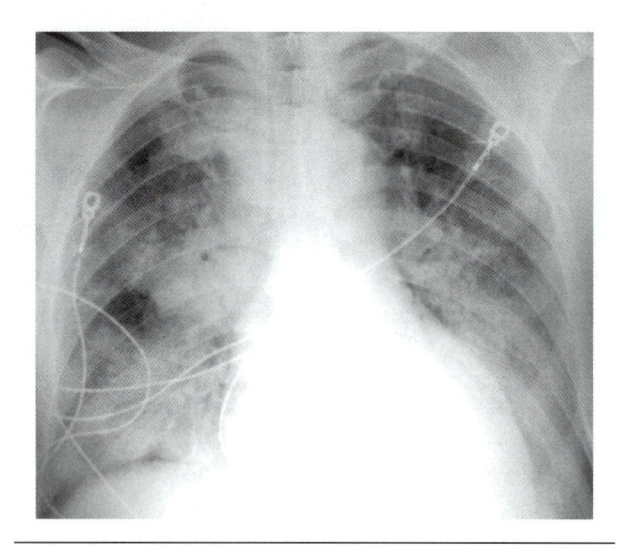

FIGURA 35.1 Radiografia do tórax de um homem de 53 anos com pneumonia grave adquirida na comunidade e insuficiência respiratória aguda, demonstrando opacidades bilaterais maiores no lado direito.

se a instituição tem uma unidade de tratamento intensivo (UTI). A melhor maneira de responder a essas questões é fazendo uma avaliação inicial da gravidade da pneumonia do paciente. Para tanto, um recurso útil é a **pontuação CURB-65**, um refinamento de um instrumento elaborado pela British Thoracic Society. CURB-65 é o acrônimo para os cinco componentes pontuados: **c**onfusão, nível sanguíneo de **u**reia nitrogenada, frequência **r**espiratória, pressão arterial (de *b*lood, sanguínea) e **idade de 65 anos** ou mais (Tabela 35.1).

O risco de mortalidade aumenta com valores crescentes na pontuação CURB-65. Portanto, pacientes com uma pontuação de 0 a 1 são considerados sob risco baixo de complicações e em geral podem ser encaminhados para tratamento laboratorial. Contudo, nessa situação, outros fatores clínicos, como o ambiente em que o paciente vive e o apoio social, bem como as comorbidades, precisam ser considerados para se garantir a segurança e a eficácia do tratamento. A internação hospitalar é recomendada quando a pontuação CURB-65 do paciente é ≥ 2, e muitos pacientes com pontuação ≥ 3 precisam de internação em UTI. A **American Thoracic Society (ATS)** e a **Infectious Disease Society of America (IDSA)** também desenvolveram critérios relacionados com consenso para **PAC grave** (Tabela 35.2). De acordo com esses critérios, os pacientes com um ou mais critérios principais ou três ou mais dos menores precisam de internação em UTI.

Os testes diagnósticos para determinar o organismo específico responsável pela PAC dos pacientes que serão

Tabela 35.1 Pontuação CURB-65 de um paciente

Fator clínico	Pontos
Confusão	1
Ureia sanguínea > 19 mg/dL	1
Frequência respiratória > 30 respirações/min	1
Pressão sistólica < 90 mmHg ou diastólica < 60 mmHg	1
Idade ≥ 65 anos	+1
Total máximo de pontos	5

Tabela 35.2 Critérios para pneumonia grave adquirida na comunidade

Critérios principais
Ventilação mecânica invasiva
Choque séptico com necessidade de vasopressores
Critérios menores
Frequência respiratória ≥ 30 respirações/min
Proporção P_aO_2/F_IO_2 ≤ 250 (ver Capítulo 28)
Infiltrados multilobares em imagens do tórax
Confusão/desorientação
Uremia (nível de ureia sanguínea ≥ 20 mg/dL)
Leucopenia (contagem de leucócitos < 4.000/μL)
Trombocitopenia (contagem de plaquetas < 100.000/μL)
Hipotermia (temperatura central < 36°C)
Hipotensão exigindo reanimação agressiva com líquido

De Mandell LA et al. Infectious Disease Society of America/American Thoracic Society consensus guidelines on the management of community-acquired pneumonia in adults. *Clin Infect Dis. Mar 1;44 Suppl 2:S27-72, 2007.*

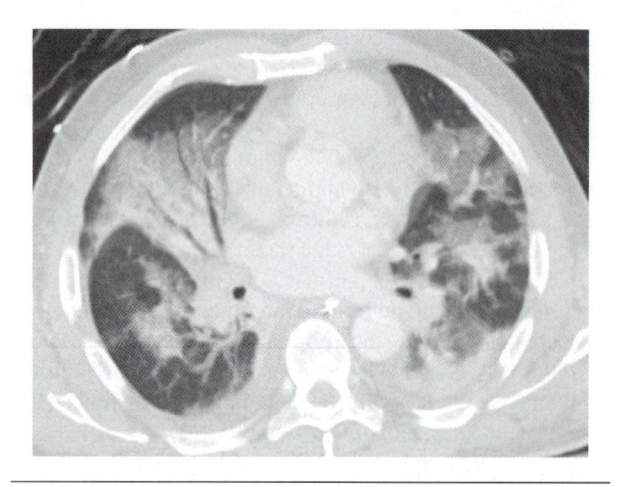

FIGURA 35.2 Tomografia computadorizada (TC) do tórax no nível mesotorácico do mesmo caso da Figura 35.1, demonstrando opacidades bilaterais nos espaços aéreos, nesse paciente com PAC. Broncogramas de ar são notáveis no lado direito do paciente. Pequenos derrames pleurais bilaterais também estão presentes.

tratados de maneira ambulatorial são opcionais e incluem hemoculturas, coloração de Gram e cultura de escarro, bem como testes com antígeno urinário para *Legionella* spp. e *S. pneumoniae* (Capítulo 19). Os pacientes com história de exposições ambientais incomuns, viagem internacional nas duas últimas semanas, derrame pleural e comorbidades subjacentes graves, como abuso ativo de álcool, hepatopatia crônica, doença pulmonar obstrutiva crônica e asplenia, representam subpopulações em que tais testes adicionais para um organismo específico estão indicados. No caso de pacientes com PAC hospitalizados, culturas de sangue e escarro mais coloração de Gram deste antes do tratamento estão indicadas se o paciente tiver PAC grave ou comorbidades. Devem ser obtidas amostras do trato respiratório inferior na forma de aspirados endotraqueais ou **lavado broncoalveolar** dos pacientes que precisam de intubação endotraqueal (Capítulo 18).

A escolha do(s) antibiótico(s) inicial(is) na PAC é orientada pela suscetibilidade esperada dos patógenos mais prováveis. Em alguns casos, identifica-se o patógeno em esfregaços de escarro, culturas, testes diagnósticos sorológicos ou outros. Infelizmente, tais resultados raras vezes estão disponíveis quando é preciso iniciar o tratamento. Na melhor das hipóteses, a identidade de um patógeno é conhecida nas primeiras 24 horas, embora o processo de identificação em geral seja mais prolongado. Muitas vezes, nenhum patógeno é identificado. Clinicamente, os patógenos prováveis são determinados pela gravidade da pneumonia e pelas comorbidades específicas do paciente (Tabela 35.3). *Streptococcus pneumoniae* é o patógeno mais comumente identificado na maioria das PACs graves, enquanto *Mycoplasma pneumoniae*, *Chlamydia pneumoniae* e vírus respiratórios são patógenos mais comuns em pacientes com doença menos grave. Em contraste, *Staphylococcus aureus*, *Legionella* spp. e bacilos gram-negativos são encontrados com maior frequência em pacientes com pneumonia grave. Comorbidades específicas e os patógenos prováveis na PAC constam da Tabela 35.4. Patógenos menos comuns e cenários clínicos associados estão relacionados na Tabela 35.5.

Forças-tarefa de médicos da ATS e da IDSA desenvolveram diretrizes elaboradas em evidências que sugerem que a antibioticoterapia inicial para a PAC se baseie na gravidade da pneumonia e nas comorbidades específicas do paciente em questão. Nos indivíduos tratados em esquema laboratorial, prefere-se um antibiótico **macrolídeo**, a menos que o paciente tenha comorbidades significativas, caso em que se recomenda uma **fluoroquinolona**. É possível usar um antibiótico **β-lactâmico** mais um macrolídeo em vez de uma fluoroquinolona respiratória. Se a gravidade da pneumonia exigir tratamento hospitalar, a terapia preferida é uma fluoroquinolona respiratória ou uma combinação de um antibiótico β-lactâmico e um macrolídeo. Por fim, no caso do paciente gravemente enfermo com PAC que precisa de UTI, recomenda-se um antibiótico β-lactâmico ou ampicilina-sulbactam, além de uma fluoroquinolona respiratória ou um macrolídeo. Se um patógeno específico é identificado, o esquema antimicrobiano então é adaptado à sensibilidade antimicrobiana do organismo.

Tabela **35.3** Causas mais comuns de pneumonia adquirida na comunidade

Tipo de paciente	Etiologia
Ambulatorial	*Streptococcus pneumoniae* *Mycoplasma pneumoniae* *Haemophilus influenzae* Vírus respiratórios
Hospitalizado (não em UTI)	*Streptococcus pneumoniae* *Mycoplasma pneumoniae* *Chlamydia pneumoniae* *Haemophilus influenzae* *Legionella* spp. Aspiração (de microbiota orofaríngea mista) Vírus respiratório
Hospitalizado (em UTI)	*Streptococcus pneumoniae* *Staphylococcus aureus* *Legionella* spp. Bacilos gram-negativos *Haemophilus influenzae*

De Mandell LA et al. Infectious Disease Society of America/American Thoracic Society consensus guidelines on the management of community-acquired pneumonia in adults. *Clin Infect Dis.* Mar 1;44 Suppl 2:S27-72, 2007.

▶▶ CORRELAÇÃO CLÍNICA 35.1

Os pacientes com PAC devem ser tratados com terapia antimicrobiana por no mínimo cinco dias e estar afebris por pelo menos 48 horas antes de se interromper a administração dos antibióticos. Um tratamento mais duradouro está indicado para pacientes que não estejam clinicamente estáveis após cinco dias. Se o paciente inicialmente precisar de antibioticoterapia intravenosa, então em geral institui-se o tratamento oral apenas quando houver estabilidade hemodinâmica e melhora clínica. Pode ocorrer uma falha na melhora ou a deterioração das condições do paciente apesar do tratamento antimicrobiano por uma variedade de razões. O clínico deve considerar a possibilidade de infecção por um patógeno resistente aos antibióticos escolhidos e a disseminação da infecção intrapulmonar além dos pulmões. Portanto, o desenvolvimento de um **derrame parapneumônico complicado** ou **empiema** franco no espaço pleural é uma causa comum de falha do tratamento (Capítulo 29). Além disso, o desenvolvimento *de novo* de infecções pulmonares superpostas, como a **pneumonia associada ao ventilador**, pode resultar na ausência de melhora clínica do paciente (Capítulo 28). O estresse da PAC sobre as respostas inflamatórias sistêmicas do paciente também pode exacerbar comorbidades subjacentes, ou causar o desenvolvimento de outros problemas clínicos. Por último, o clínico precisa considerar se o diagnóstico inicial de PAC estava correto.

Tabela 35.4 **Fatores de risco para patógenos resistentes a múltiplos fármacos que causam pneumonia hospitalar**

Terapia antimicrobiana nos últimos 90 dias
Hospitalização atual de cinco dias ou menos
Alta frequência de resistência a antibiótico na comunidade ou na unidade hospitalar específica
Fatores de risco para pneumonia relacionada com instituição de saúde
Hospitalização por dois dias ou mais nos últimos 90 dias
Residência em enfermaria ou instituição de saúde por tempo prolongado
Terapia de infusão domiciliar (incluindo antibióticos)
Cuidados com feridas no domicílio
Membro da família com patógeno resistente a múltiplos fármacos
Doença e/ou terapia imunossupressora

De American Thoracic Society; Infectious Disease Society of America: Guidelines for the management of adults with hospital-acquired, ventilator-associated pneumonia, Am J Respir Crit Care Med Feb 15;17(4):388-416, 2005.

Tratamento da pneumonia hospitalar

A **pneumonia hospitalar (PH)** é definida como a que ocorre 48 horas ou mais após a internação em um hospital e inclui as que se desenvolvem após o paciente ter sido intubado e colocado sob ventilação mecânica (i.e., **pneumonia associada ao ventilador [PAV]**; Capítulo 28). Também inclui as que se desenvolvem em pacientes que permaneceram em uma instituição de cuidados ou hospital por muito tempo nos 90 dias anteriores (p. ex., uma **pneumonia associada à instituição de saúde**). Além disso, a pneumonia em pacientes sob hemodiálise, quimioterapia ou tratamento de feridas fora de casa também é considerada uma pneumonia associada a uma instituição de saúde. Tal definição abrange esses vários grupos de pacientes porque todos correm o risco de ter infecção com um espectro similar de patógenos, inclusive organismos **resistentes a múltiplos fármacos (RMFs)**. Dados atuais sugerem que a PH ocorre em até 1% de todos os pacientes hospitalizados e talvez em um terço daqueles sob ventilação mecânica (Capítulos 28 e 30). A importância clínica da PH é destacada pelo fato de que, como uma categoria de doença, foi demonstrada uma taxa de mortalidade atribuível de até 50%, apesar dos melhores cuidados de suporte.

Como na PAC, o tratamento da PH começa com a prevenção. Evitar intubação traqueal, se possível utilizando ventilação mecânica não invasiva com máscara facial, reduz o risco de surgirem PH e processos que tendem a reduzir a duração da intubação. Manter o paciente em uma posição de semidecúbito com a cabeça elevada 30 a 45° acima da posição supina diminui o risco de aspiração de substâncias orais ou gástricas para os pulmões, diminuindo assim a incidência de PH em pacientes com PAC. Por fim, a higiene adequada das mãos por parte de toda a equipe médica e o uso apropriado de antibióticos são importantes na prevenção da PH.

O surgimento de febre, leucocitose ou leucopenia, escarro purulento e dificuldade respiratória em geral anunciam o desenvolvimento de PH. Além disso, a presença de infiltrado(s) pulmonar(es) novo(s) ou progressivo(s) nas imagens do tórax costuma ser necessária para o diagnóstico de PH (Figura 35.3).

Em tal situação, uma cultura positiva de escarro ou de aspirados traqueais corrobora o diagnóstico de PH e proporciona orientação valiosa para a escolha inicial do tratamento antimicrobiano. Além da imagem do tórax e da cultura do trato respiratório, de preferência via aspirado endotraqueal ou broncoscopia, é preciso fazer uma avalia-

Tabela 35.5 **Terapia antimicrobiana inicial para a pneumonia hospitalar de início precoce em pacientes sem fatores de risco significativos para patógenos resistentes a múltiplos fármacos**

Patógenos potenciais		
S. pneumoniae	Escherichia coli	Klebsiella pneumoniae
H. influenzae	Proteus spp.	Enterobacter spp.
S. aureus resistente à meticilina	Serratia marcescens	
Antibioticoterapia recomendada		
ceftriaxona OU	levofloxacina OU	ampicilina OU ertapenem
	moxifloxacina	sulbactam
	ou ciprofloxacina	

De American Thoracic Society; Infectious Disease Society of America: Guidelines for the management of adults with hospital-acquired, ventilator-associated pneumonia, Am J Respir Crit Care Med Feb 15;171(4):388-416, 2005.

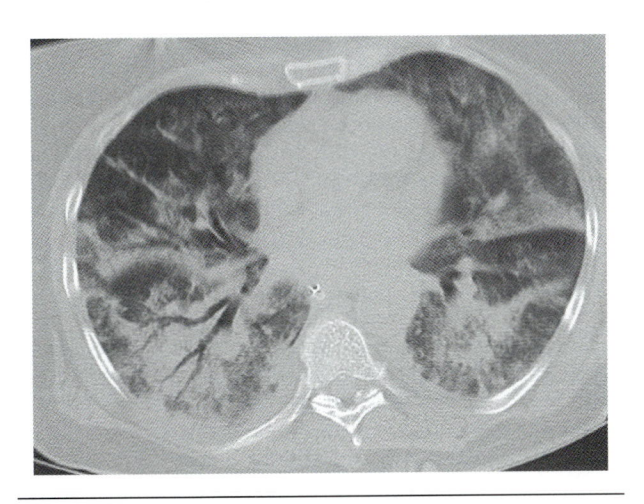

FIGURA 35.3 Pneumonia hospitalar devida a *S. aureus* **resistente à meticilina (SARM ou "MRSA")** em uma mulher com 59 anos. Essa tomografia computadorizada de alta resolução (TCAR) demonstra opacidades difusas bilaterais em espaços aéreos.

ção da oxigenação dos pacientes com suspeita de PH, via **oximetria de pulso** ou amostra para gasometria arterial (Capítulos 17 a 19). Também devem ser obtidas hemoculturas. Recomenda-se que as amostras para cultura do trato respiratório inferior e de sangue sejam colhidas antes de iniciar ou alterar a administração de antibióticos.

O início imediato da antibioticoterapia apropriada está indicado em todos os pacientes sob suspeita de terem PH, pois a mortalidade aumenta com a demora na instituição desse tratamento ou com o início de uma antibioticoterapia inadequada. O esquema inicial de antibiótico é escolhido de maneira empírica, com base nos fatores de risco com relação a microrganismos específicos e nos padrões locais de prevalência de organismos e resistência antimicrobiana. A primeira consideração ao escolher o tratamento empírico para PH é determinar o risco de patógenos RMFs. Os pacientes são considerados de baixo risco para patógenos RMFs se a PH surge nos primeiros quatro dias de hospitalização e eles não apresentam outros fatores de risco para patógenos RMFs (Tabela 35.4).

Os patógenos prováveis nesses pacientes são *Streptococcus pneumoniae*, *Haemophilus influenzae*, *Staphylococcus aureus* resistente à meticilina e bacilos entéricos gram-negativos sensíveis a antibióticos (Tabela 35.5). De acordo com isso, as escolhas apropriadas de antibióticos incluem ceftriaxona, ampicilina/sulbactam, ertapenem e as quinolonas com boa atividade contra *S. pneumoniae*.

Se os pacientes estiverem em risco de ter um patógeno RMF, ou a PH surgir no quinto dia de hospitalização ou após, ou com um fator de risco descrito (Tabela 35.4), então os patógenos potenciais incluem *Pseudomonas aeruginosa*, *Klebsiella pneumoniae* **produtora de β-lactamase de espectro estendido (BLEE)**, *Acinetobacter* spp. ou *Staphylococcus aureus* **resistente à meticilina (SARM)**. De maneira correspondente, a escolha inicial do antibiótico apropriado inclui uma cefalosporina antipseudomonas, um carbapenem ou uma combinação de β-lactâmico/inibidor da β-lactamase mais um aminoglicosídeo ou fluoroquinolona antipseudomonas mais vancomicina ou linezolida (Tabela 35.6). Tais opções incluem "cobertura antibiótica

Tabela **35.6** Antibioticoterapia empírica inicial para a pneumonia hospitalar em pacientes com doença de início tardio ou fatores de risco para patógenos resistentes a múltiplos fármacos

Patógenos potenciais	
S. pneumonia	Patógenos RMFs:
H. influenzae	Pseudomonas aeruginosa
Bacilos gram-negativos sensíveis a antibiótico	Klebsiella pneumoniae (BLEE)
Legionella pneumophila	Acinetobacter spp.
	S. aureus resistente à meticilina

Antibioticoterapias combinadas recomendadas (abordagem em três partes)				
1. Cefalosporina antipseudomonas (cefepima ou ceftazidima)	OU	carbapenem antipseudomonas (imipenem ou meropenem)	OU	β-lactâmico/inibidor da β-lactamase (piperacilina/tazobactam)
		MAIS		
2. Fluoroquinolona antipseudomonas (ciprofloxacina ou levofloxacina)		OU		Aminoglicosídeo (amicacina, gentamicina, tobramicina)
		MAIS		
3. Linezolida ou vancomicina				

De American Thoracic Society; Infectious Disease Society of America: Guidelines for the management of adults with hospital-acquired, ventilator-associated pneumonia, *Am J Respir Crit Care Med Feb 15;171(4):388-416, 2005*.

dupla" de organismos gram-negativos e SARM. Essa cobertura aumenta a probabilidade de que o organismo seja suscetível a pelo menos um dos antibióticos. Os padrões locais de resistência antimicrobiana devem ser considerados na escolha das combinações de antimicrobianos.

Após 48 a 72 horas, é importante fazer uma reavaliação clínica do paciente com suspeita de PH. Se ele tiver melhorado e as culturas identificarem um patógeno específico, o esquema de antibiótico pode ser "modificado" para incluir um único agente ao qual o patógeno seja sensível. Se o paciente apresentar melhora clínica, mas as culturas forem negativas, deve-se considerar interromper a cobertura antibiótica para PH, em especial se as hemoculturas forem negativas e a amostra do trato respiratório inferior não tiver um número significativo de células inflamatórias.

> **CORRELAÇÃO CLÍNICA 35.2**
>
> Se o paciente com PH não melhorar após 48 a 72 horas de tratamento com antibiótico, então deve-se fazer uma avaliação para verificar se ele tem empiema, abscesso pulmonar, locais remotos de infecção ou outros processos patológicos que poderiam simular pneumonia. A duração total recomendada de antibioticoterapia para PH com organismos não RMFs é de pelo menos sete dias, enquanto a duração da antibioticoterapia para organismos RMFs em geral é de 14 dias. Um perigo importante de prolongar o tratamento com antibiótico além de 14 dias é a colonização, que pode predispor a futuros episódios de PH. A cobertura empírica dupla para bactérias gram-negativas pode ser interrompida após cinco dias nos pacientes que estiverem demonstrando melhora e uma boa resposta clínica à terapia.

Bibliografia comentada

1. Mandell LA, Wunderink RG, Anzueto A, et. al. Infectious Disease Society of America/American Thoracic Society consensus guidelines on the management of community-acquired pneumonia in adults. *Clin Infect Dis. 44 (Suppl. 2):S27;2007*. *Uma referência abrangente e de fácil leitura, detalhando todos os aspectos do tratamento da PAC.*
2. Official Statement of the American Thoracic Society and the Infectious Disease Society of America. Guidelines for the management of adults with hospital-acquired, ventilatorassociated, and healthcare-associated pneumonia. *Am J Respir Crit Care*. 2005;171:388. *Diretrizes abrangentes e bem documentadas, baseadas em evidências, detalhando a patogenia, os fatores de risco, várias abordagens diagnósticas e estratégias, bem como as abordagens recomendadas e as justificativas para a antibioticoterapia de todos os tipos de PH.*

ESTUDO DE CASOS E PROBLEMAS PRÁTICOS

CASO 35.1 Um homem de 65 anos com história clínica pregressa de doença pulmonar obstrutiva crônica (DPOC) grave procura atendimento queixando-se de febre, diminuição do apetite, dificuldade respiratória progressiva, tosse produtiva de escarro purulento e dor torácica pleurítica. Ao exame físico, o paciente está desperto mas confuso, com dificuldade respiratória moderada e frequência respiratória de 32 respirações/mim. Seus sinais vitais incluem pressão arterial de 120/70 mmHg, pulso de 102 batimentos/min e temperatura axilar de 38,7 °C. O exame do tórax mostra aumento do frêmito tátil sobre a base posterior do pulmão direito, bem como macicez à percussão e sons respiratórios brônquicos sobre essa área; estertores respiratórios são evidentes sobre a parte anterossuperior esquerda do tórax. Os achados laboratoriais são significativos para uma proporção P_aO_2/F_IO_2 de 225, contagem elevada de leucócitos circulantes de 17.000/μL e nível sanguíneo de ureia nitrogenada de 30 mg/dL. Uma radiografia do tórax do dia revela consolidação no pulmão inferior esquerdo e infiltrados no lobo superior esquerdo. São obtidas amostras de sangue e escarro para coloração pelo Gram e culturas, mas os resultados ainda são aguardados. O tratamento mais adequado desse paciente agora inclui qual das seguintes ações?

a) Hospitalização em enfermaria para tratamento com um antibiótico macrolídeo.
b) Hospitalização em UTI e observação.
c) Hospitalização em enfermaria e tratamento com uma fluoroquinolona respiratória.
d) Hospitalização em UTI e tratamento com um antibiótico β-lactâmico.
e) Hospitalização em UTI e tratamento com um antibiótico β-lactâmico mais um macrolídeo.

CASO 35.2 Um homem de 26 anos envolveu-se em um acidente com veículo motorizado e tem uma lesão craniana fechada com um hematoma subdural, laceração esplênica e fraturas bilaterais de fêmur. O paciente está intubado no setor de emergência para proteção da via aérea e em seguida é submetido a drenagem cirúrgica do hematoma subdural e redução operatória com fixação das fraturas de fêmur. A laceração esplênica não requer intervenção cirúrgica. Uma semana após a hospitalização, o paciente apresenta febre, leucocitose e aumento das secreções purulentas no tubo endotraqueal. Uma radiografia do tórax feita com aparelho portátil revela um infiltrado no lobo inferior direito e um derrame pleural. Suspeita-se de uma pneumonia associada ao ventilador, obtendo-se amostras para cultura de aspirado traqueal e sangue. Inicia-se então a antibioticoterapia com vancomicina, piperacilina/tazobactam e gentamicina. Nos três dias seguintes, o paciente continua febril e cada vez mais taquicárdico e hipotenso, com a contagem de leucócitos aumentando de maneira progressiva. O aspirado traqueal revela *Staphylococcus aureus* sensível à vancomicina. As hemoculturas continuam negativas. É feita uma TC do tórax, que revela um infiltrado no lobo inferior direito com derrame pleural moderado no lado direito. Qual das seguintes seria a próxima etapa mais apropriada para o tratamento desse paciente?

a) Realizar broncoscopia para obtenção de uma amostra de lavado para coloração e cultura, mantendo o esquema de tratamento em curso.
b) Interromper a administração de vancomicina e iniciar a de linezolida, continuando a de piperacilina/tazobactam e gentamicina.
c) Interromper a administração de vancomicina piperacilina/tazobactam e gentamicina, e iniciar a de linezolida, cefepima e levofloxacina.
d) Fazer toracocentese diagnóstica e continuar o esquema de antibiótico em curso.
e) Continuar os antibióticos em curso e ordenar observação sem mais exames diagnósticos no momento.

Soluções para o estudo de casos e problemas práticos

CASO 35.1 A resposta mais correta é e, hospitalização em UTI e tratamento com um antibiótico β-lactâmico mais um macrolídeo.

O paciente é idoso, está confuso, tem infiltrados pulmonares multilobares de origem presumivelmente infecciosa e já manifesta sinais de insuficiência respiratória hipoxêmica aguda, bem como disfunção renal. Além disso, ele tem uma pontuação CURB-65 de 4, que o coloca sob maior risco de morte por complicações da PAC. Por todas essas razões, é importante que seja internado na UTI e não em enfermaria (*respostas a, c*). Considerando essa apresentação de caso, a observação na UTI sem tratamento com antibiótico em quatro horas aumenta muito a probabilidade de um prognóstico desfavorável e nunca é uma conduta apropriada para a PAC grave (*resposta b*). Embora o tratamento com um antibiótico β-lactâmico seja um aspecto importante da conduta na PAC grave (*resposta d*), representa cobertura incompleta, em particular para *Legionella* spp., que não são sensíveis a essa classe de antibiótico. Portanto, o tratamento simultâneo com um macrolídeo está indicado para os pacientes que precisam de tratamento em UTI.

CASO 35.2 A resposta mais correta é d, fazer toracocentese diagnóstica e continuar o esquema de antibiótico em curso.

O paciente desenvolveu uma pneumonia associada ao ventilador, e o aspirado traqueal revela SARM como o patógeno. Infelizmente, apesar da terapia apropriada, o paciente não respondeu após 72 horas de tratamento. A razão mais provável nessa circunstância é o desenvolvimento recente de um empiema envolvendo o espaço pleural direito. Deve-se fazer uma toracocentese diagnóstica e, se os achados forem consistentes com um empiema, uma toracostomia com tubo para drenagem e resolução do empiema. Portanto, é incorreto solicitar uma broncoscopia (*resposta a*) ou não fazer qualquer intervenção diagnóstica adicional (*resposta e*); é improvável que a broncoscopia forneça qualquer informação adicional, pois a coloração de Gram e a cultura do aspirado são consistentes com uma pneumonia associada ao ventilador secundária ao SARM. As *respostas b* e *c* também são incorretas para esse paciente porque o organismo SARM demonstrou sensibilidade à vancomicina. De acordo com isso, a alteração para um esquema antibiótico diferente incluindo linezolida no lugar de vancomicina provavelmente não traria benefícios, supondo que a dose de vancomicina estivesse correta.

Capítulo 36

Doenças micobacterianas no pulmão

ASHUTOSH SACHDEVA, MD
GEORGE M. MATUSCHAK, MD

Objetivos de aprendizagem

O leitor deverá:
- Descrever as características da infecção latente e da doença causada por *Mycobacterium tuberculosis*.
- Reconhecer os padrões radiográficos característicos da doença pulmonar causada por *Mycobacterium* spp.
- Explicar a epidemiologia das doenças micobacterianas não tuberculosas em condições clínicas específicas, inclusive fibrose cística, bronquiectasias, doença pulmonar obstrutiva crônica (DPOC) e outras doenças estruturais dos pulmões.
- Elaborar estratégias de tratamento para os casos clínicos de doença micobacteriana pulmonar.

Introdução

As doenças micobacterianas do pulmão abrangem as tuberculosas e as não tuberculosas, que têm diferenças importantes em termos de patogenia, transmissibilidade, abordagem terapêutica e implicações de saúde pública. A incidência de **tuberculose (TB)** causada por *Mycobacterium tuberculosis* começou a ter um aumento significativo de cerca de 20% nos Estados Unidos após 1985. Isso se deve a uma combinação de fatores, como a emergência da infecção pelo **vírus da imunodeficiência humana (HIV)** e o aumento da imigração de pessoas de regiões com alta atividade de TB e resistência a fármacos, bem como o número maior de indivíduos sem o tratamento clínico adequado, como usuários de drogas e populações sem teto. Embora pelo menos 15 milhões de pessoas estejam infectadas com TB nos Estados Unidos, o número real de casos vem diminuindo desde 1992, principalmente graças a políticas de saúde pública mais efetivas, à maior conscientização resultando em diagnósticos mais rápidos e à implementação da **terapia observada diretamente (TOD)** como padrão de cuidados nas situações apropriadas.

A incidência atual de TB nos Estados Unidos varia muito, dependendo do local de nascimento, chegando a 20,6 casos por 100.000 pessoas entre os que nasceram no exterior *versus* 2,1 casos por 100.000 indivíduos nascidos no país. Além disso, em 2007, cerca de 60% dos casos novos nos Estados Unidos foram de pessoas nascidas no exterior. Tais dados destacam a importância da triagem além-mar constante para TB com avaliação de acompanhamento após a chegada de imigrantes nas fronteiras do país. Portanto, a eliminação da TB nos Estados Unidos torna obrigatórios o controle e a prevenção dessa doença em pessoas nascidas em outros países.

Infecção pelo *Mycobacterium tuberculosis*

O desenvolvimento da doença causada pelo ***Mycobacterium tuberculosis* (MTB)** é a causa infecciosa global mais comum de morte. Tal doença causada por bactérias do complexo MTB afeta de maneira proeminente os pulmões, embora em até um terço dos casos outros órgãos estejam envolvidos. A transmissão da TB ocorre quando um paciente contagioso tosse, espirra ou dissemina de outra forma os bacilos pela geração de núcleos em gotículas no ar para indivíduos próximos que compartilhem o mesmo espaço ventilatório. É digno de nota que o *M. bovis* pertencente ao complexo MTB é transmitido pela ingestão de laticínios contaminados não pasteurizados, provenientes de gado infectado. O MTB é uma bactéria aeróbica fina em forma de bastonete, não formadora de esporos, não móvel, que mede 0,5 μm × 3 μm. As micobactérias, incluindo o MTB, em geral são neutras à coloração de Gram, mas, uma vez corados, os bacilos não são descoloridos com facilidade por álcool ácido, daí a classificação de **bacilos acidorresistentes (BAARs)** (Figura 36.1; ver também Figura 34.15).

Outros microrganismos também podem exibir tal característica acidorresistentes, incluindo espécies de *Nocardia* e *Rhodococcus*, *Legionella micdadei* e os protozoários *Isospora* e *Cryptosporidium*. Com relação às micobacté-

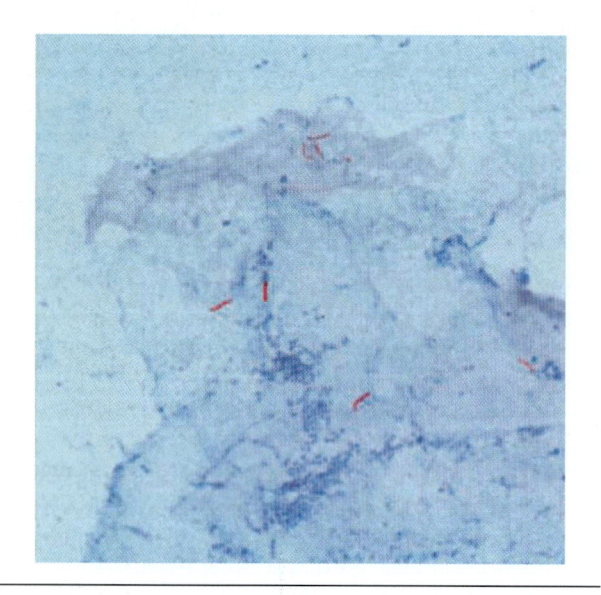

FIGURA 36.1 Esfregaço com BAAR mostrando MTB. Ver também Figura 34.15. *Cortesia dos CDC, Atlanta.*

rias, a parede celular contém lipídeos (p. ex., **ácidos micólicos**) ligados a resíduos subjacentes de arabinogalactam e peptidoglicano que, coletivamente, conferem características de baixa permeabilidade à parede celular, reduzindo assim a eficácia da maioria dos antimicrobianos.

Patogenia e manifestações clínicas

A TB é classificada de modo amplo como pulmonar ou extrapulmonar, a primeira representando a maioria dos casos de doença. Os bacilos da TB em núcleos de gotículas são inalados para a zona respiratória dos pulmões do hospedeiro, após exposição a indivíduos contagiosos, especialmente em condições de superpopulação. Os bacilos MTB depositam-se nas pequenas vias aéreas e nos alvéolos das áreas mais bem ventiladas dos pulmões, geralmente as regiões médias a inferiores (lobos inferiores) em adultos. Após a fagocitose por macrófagos alveolares, os organismos MTB sofrem replicação intracelular. A resposta inflamatória inicial à infecção por MTB no pulmão é conhecida como **foco primário** ou **Ghon**. Subsequentemente, os organismos MTB podem disseminar-se, durante esse estágio inicial, via linfáticos para os linfonodos de drenagem e resultar em adenomegalia hilar ou mediastinal. Como alternativa, os bacilos podem entrar na corrente sanguínea e disseminar-se por via hematogênica para outros órgãos do corpo. Nesse estágio, a doença é conhecida como **TB primária** (Figura 36.2).

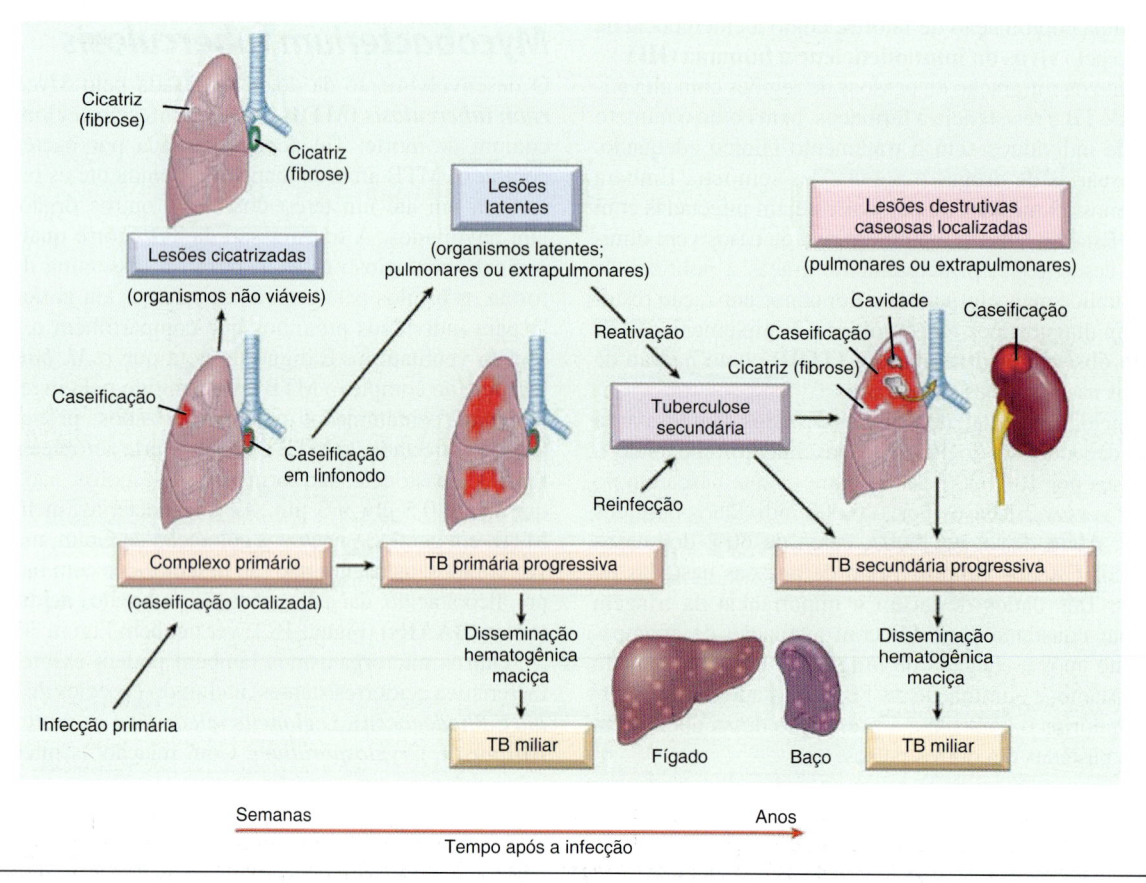

FIGURA 36.2 A evolução clínica variável da TB. *Adaptada de um esboço fornecido pelo Professor R. K. Kumar, Departamento de Patologia da Escola de Ciências Médicas da Universidade de New South Wales, Sydney, Austrália.*

No entanto, mais comumente o hospedeiro desenvolve reação imune mediada por célula, envolvendo macrófagos alveolares, que fagocitam os bacilos da TB, e linfócitos T $CD4^+$, que induzem proteção mediante a produção de citocinas, principalmente interferon gama (IFN-γ). Coincidente com o desenvolvimento de imunidade, desenvolve-se hipersensibilidade do tipo tardia ao MTB. Esse estágio é conhecido como **infecção tuberculosa latente** e é a base do teste cutâneo com tuberculina. Na maioria das vezes, a resposta imune bem-sucedida controla a *infecção* por TB, embora 3 a 5% dos indivíduos infectados progridam para a *doença* ativa em dois anos, denominada **TB primária progressiva** (Figura 36.2). A TB primária é comum em crianças de alto risco até os quatro anos. Além disso, entre indivíduos infectados, a incidência é maior no final da adolescência e no início da idade adulta.

Como os focos pulmonares infectados primários cicatrizados em geral contêm bacilos viáveis por muitos anos, pode ocorrer progressão subsequente para *doença* se a imunidade diminuir, o que é conhecido como TB pulmonar **pós-primária** ou **reativação** da TB. Os indivíduos infectados com o MTB correm um risco de 5 a 10% de reativação durante a vida, em particular na vigência de vários **fatores de risco** bem definidos que culminam em graus relativos de imunossupressão (Tabela 36.1). Nesse contexto, o risco de desenvolver TB como doença após infecção depende em grande parte da suscetibilidade inata do hospedeiro à doença e do nível de função das respostas imunes mediadas por célula. A reativação da doença tem predileção pelos lobos pulmonares superiores e propensão à cavitação (Figura 36.3), sem adenomegalia acompanhante. Contudo, toda a sequência patogênica representa um contínuo e fica menos distinta em condições de deficiência imune, como nos indivíduos soropositivos para o HIV. É importante lembrar que a distinção entre TB primária e pós-primária tem relevância clínica questionável, pois a TB ativa sempre deve ser tratada e a terapia farmacológica continua semelhante.

O desenvolvimento de imunidade específica resulta em ativação de macrófagos e seu acúmulo em grande número no local primário, ocasionando a lesão patológica característica, o **granuloma necrosante**. A necrose resulta do efeito danoso tecidual da hipersensibilidade do tipo tardio. Como o material necrótico lembra queijo mole, chama-se **necrose caseosa** (Figura 36.4).

A TB extrapulmonar pode envolver os linfonodos (linfadenite), a pleura (empiema e derrames), o trato geniturinário, os ossos e as articulações (osteomielite), as meninges (meningite), o peritônio (peritonite), o pericárdio

Tabela **36.1** Fatores de risco para progressão da tuberculose

Infecção pelo HIV	Câncer subjacente	Silicose	Quimioterapia
Diabetes melito	Desnutrição	Leucemia	Linfoma
Idade avançada	Abuso de drogas IV	Pós-gastrectomia	Derivação jejunoileal
Insuficiência renal	Hemodiálise		
Terapia imunossupressora (p. ex., esteroides, fármacos citotóxicos, bloqueadores do fator de necrose tumoral α).			

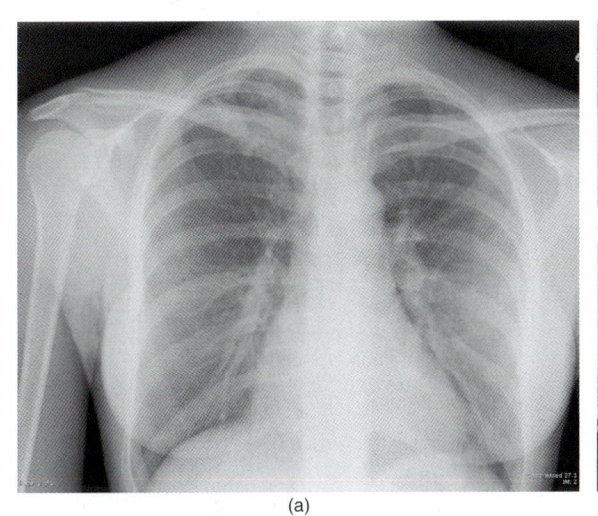

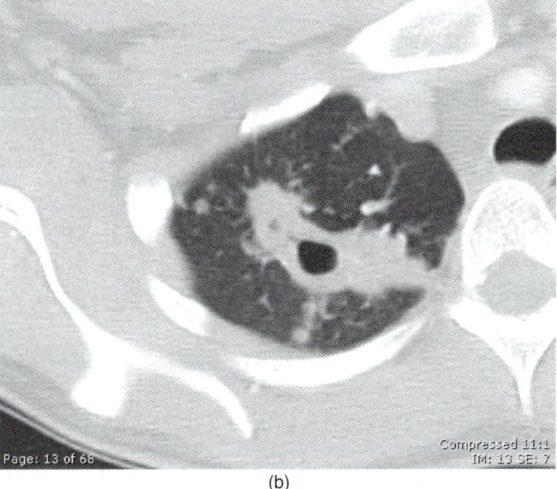

FIGURA 36.3 (a) Radiografia de um paciente diagnosticado com reativação da TB. Notar as opacidades no espaço aéreo do lobo superior direito, sugestivas de processo cavitário. (b) Tomografia computadorizada (TC) do tórax (janela de atenuação pulmonar) do mesmo paciente com reativação da TB (pós-primária). Notar a cavitação extensa devida à necrose do parênquima pulmonar e a nódulos satélites. O paciente (um residente da Colômbia, na América do Sul) chegou ao hospital com hemoptise enquanto visitava os Estados Unidos em uma viagem de negócios.

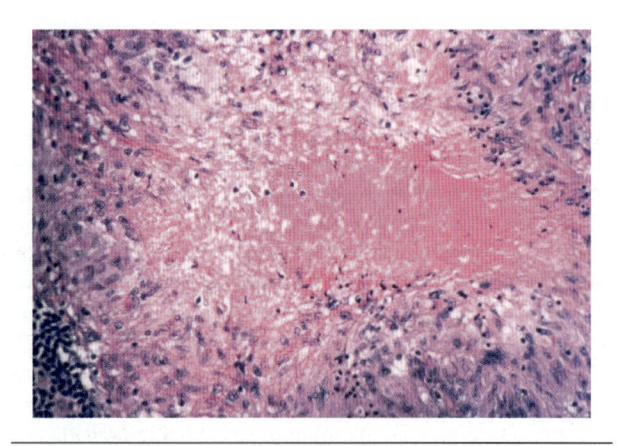

FIGURA 36.4 Microfotografia de inflamação granulomatosa necrosante com caseificação. Ver também Figura 34.16. *De* granuloma. homestead.com/tb_microscopic.html.

(pericardite) e o trato gastrintestinal, além de doença disseminada como resultado de disseminação hematogênica, especialmente em hospedeiros imunocomprometidos, como aqueles com infecção concomitante pelo HIV.

> ▶▶ **CORRELAÇÃO CLÍNICA 36.1**
>
> A TB é uma doença oportunista importante em pacientes infectados pelo HIV. Um indivíduo com infecção tuberculosa latente documentada pelo teste cutâneo corre um risco relativo quase 100 vezes maior de progressão para doença ativa, um aumento aproximado de 8% por ano no risco anual de desenvolver TB ativa, bem como uma história acelerada natural de TB e mortalidade. As manifestações clínicas e radiográficas de TB relacionada com o HIV dependem do nível de imunossupressão. Quando a imunidade mediada por célula está apenas parcialmente comprometida (p. ex., uma contagem de linfócitos T $CD4^+$ circulantes > 200 células/μL), a TB pulmonar manifesta-se como um padrão típico de opacidades no lobo superior e cavitação, sem adenomegalia significativa ou derrame pleural (**doença pós-primária**). Entretanto, à medida que a contagem de linfócitos T $CD4^+$ declina em pacientes não tratados ou com infecção pelo HIV, a manifestação mais comum é um padrão semelhante à TB primária de opacidades intersticiais difusas ou miliares, opacidades em espaços aéreos com pouca ou nenhuma cavitação e adenopatia intratorácica. Também é digno de nota que a TB extrapulmonar costuma ocorrer entre pacientes infectados pelo HIV, com as formas mais comuns sendo doença linfática, disseminada, pleural e pericárdica.

Testes diagnósticos para tuberculose

Deve-se obter uma anamnese clínica abrangente, explorando os riscos de exposição à TB, TB como infecção ou doença prévia e fatores de risco para progressão em um indivíduo com sintomas clínicos de tosse produtiva, hemoptise ou dificuldade respiratória junto com sintomas sistêmicos como febre, calafrios, sudorese noturna, perda de peso e fadiga. No entanto, testes objetivos são essenciais para estabelecer um diagnóstico com segurança. A cultura de escarro ou de outras amostras do trato respiratório para MTB confirma o diagnóstico de TB pulmonar e de outros tecidos ou líquidos corporais acometidos com TB extrapulmonar (Capítulo 19). Em média, a cultura leva cerca de duas semanas e identifica o MTB no laboratório, mesmo com técnicas de cultura rápidas. Ainda assim, pode ser estabelecido um diagnóstico preliminar quando são observados BAARs em um esfregaço de escarro ou de outros tecidos ou líquidos corporais no contexto clínico adequado. Quanto à TB pulmonar, são necessárias três amostras de escarro para esfregaço e cultura se as primeiras amostras forem negativas; se isso não for possível porque o paciente não expectora escarro, em geral é necessária a obtenção de amostra do trato respiratório com indução de escarro ou broncoscopia com fibra óptica.

Reatividade ao teste cutâneo com tuberculina

A hipersensibilidade do tipo tardio ao MTB desenvolve-se com o aparecimento de imunidade e é a base do **teste cutâneo para TB**, feito mediante a injeção intradérmica de 0,1 mL de cinco unidades de tuberculina de **derivado proteico purificado (PPD**, de *purified protein derivative*) e lido 48 a 72 horas depois, de acordo com o tamanho em milímetros da induração resultante. Foram estabelecidos pontos de corte diferentes quanto à quantidade de induração para a interpretação de reatividade positiva ao teste cutâneo com tuberculina, com base no risco de infecção por MTB e progressão para doença ativa (Tabela 36.2). Os linfócitos T $CD4^+$ previamente sensibilizados são atraídos para o local do teste cutâneo e produzem citocinas com proliferação celular. A positividade ao teste cutâneo

Tabela 36.2 Interpretação da reatividade ao teste cutâneo com tuberculina indicativa de infecção por tuberculose

Induração de 5 mm
- Alta probabilidade de infecção
- Contatos próximos de pacientes com TB ativa
- Evidência de doença antiga por TB na radiografia do tórax
- Infecção pelo HIV
- Pacientes imunocomprometidos
- Receptores de transplante de órgão

Induração de 10 mm
- Condições clínicas que aumentam o risco de progressão da TB ativa
- Imigrantes de regiões endêmicas da doença TB
- Residentes e equipe de instituições

Induração de 15 mm
- Indivíduos imunocompetentes

com PPD, embora sugestiva de imunidade protetora, não garante proteção contra doença pós-primária (reativação).

Tratamento da tuberculose

Os dois objetivos globais do tratamento da TB são: (1) a cura da doença e (2) a interrupção da transmissão, ao tornar o paciente não infeccioso. É indispensável que os pacientes identificados ou suspeitos sejam isolados e se inicie o tratamento adequado. O isolamento efetivo de pacientes hospitalizados é conseguido em quartos com pressão negativa e trocas de ar de alto nível. O isolamento só cessa depois de três esfregaços de escarro negativos para BAAR (Capítulo 19) ou melhora clínica com o tratamento com vários fármacos por pelo menos duas semanas e, nos casos de **TB resistente a múltiplos fármacos (RMF)**, não até que a cultura seja negativa. Quatro fármacos principais são considerados agentes de primeira linha para tratar a TB: **isoniazida (INH), rifampicina (RIF), pirazinamida e etambutol**. Tais agentes são recomendados com base em sua atividade bactericida contra o MTB, ou seja, sua capacidade de reduzir rapidamente o número de organismos viáveis e tornar o paciente não infeccioso. A atividade esterilizante desses fármacos contribui para limitar a recidiva da doença, graças às suas baixas taxas de indução de resistência medicamentosa.

O esquema ideal de tratamento, como confirmado por ensaios clínicos em praticamente todas as formas de TB tanto em crianças como em adultos, consiste em uma fase inicial ou bactericida de dois meses de INH, RIF, pirazinamida e etambutol, seguida de uma fase de continuação ou esterilização de quatro meses com INH e RIF. Tal esquema também pode ser administrado de maneira intermitente pela **terapia observada diretamente (TOD)**, várias vezes por semana, que é o padrão de tratamento, por melhorar as taxas de cumprimento das prescrições e, portanto, limitar o desenvolvimento de cepas resistentes. O tratamento de pacientes com TB é mais bem-sucedido em um contexto abrangente, que considera tanto as questões clínicas como as sociais de relevância para o paciente. Após o início do tratamento, o médico precisa monitorar os efeitos sobre os sinais e sintomas do paciente, bem como avaliar possíveis efeitos adversos específicos dos fármacos antituberculose. Nesse aspecto, são dignas de nota a hepatotoxicidade da INH e da RIF, a hepatotoxicidade e os sintomas semelhantes aos da gota causados pela pirazinamida, a neurite óptica causada pelo etambutol e a neurite periférica secundária à deficiência de vitamina B_6 (piridoxina) relacionada com a INH, razão pela qual todos os pacientes sob tratamento com INH também devem receber 50 mg/dia de vitamina B_6.

Nos indivíduos infectados pelo HIV com doença pela TB ativa, a terapia antirretroviral pode paradoxalmente agravar os sintomas e sinais via **síndrome da reconstituição imune**, em que pode haver febre, novas lesões pulmonares, derrames pleurais e outras manifestações de TB. É importante reconhecer esse fenômeno em indivíduos que de outra forma poderiam levantar suspeita de falha terapêutica de seu esquema antimicrobiano para TB.

Tuberculose resistente a múltiplos fármacos

Merece menção especial a TB-RMF, por sua alta prevalência e o novo desafio que requer termos de tratamento e controle efetivos da TB. Define-se RMF quando as micobactérias demonstram resistência pelo menos à INH e à RIF. A prevalência mediana é > 4% em todo o mundo; mais de 80% dos casos ocorrem em indivíduos infectados pelo HIV, com alta taxa de mortalidade. Além da prescrição de esquemas prolongados de terapia combinada, os pacientes com TB-RMF e doença localizada podem beneficiar-se da ressecção cirúrgica. No entanto, as taxas de complicação são altas nesse grupo de pacientes.

Infecção tuberculosa latente

Quase um terço da população mundial provavelmente esteja infectada com MTB. Na maioria das pessoas, essa infecção inicialmente é contida pelas defesas do hospedeiro e permanece latente. A **infecção tuberculosa latente (ITBL)** tem o potencial de desenvolver-se em TB a qualquer momento, em especial com imunidade reduzida. Tais indivíduos com TB ativa tornam-se fontes de novas infecções. Portanto, uma prioridade importante nos países com baixa incidência da doença como os Estados Unidos é identificar e tratar essas pessoas. O tratamento da infecção latente reduz bastante a probabilidade de desenvolvimento de TB ativa. O diagnóstico de ITBL requer não apenas um teste cutâneo positivo com tuberculina, como também que a TB ativa seja excluída mediante anamnese clínica minu-

▶▶ CORRELAÇÃO CLÍNICA 36.2

Uma estudante de medicina com 23 anos nascida nos Estados Unidos completou sua residência clínica em um hospital há várias semanas e faz anualmente o teste cutâneo com tuberculina. Ela relata possível exposição a um paciente com TB ativa, embora não tenha certeza do diagnóstico definitivo do paciente. Ao teste cutâneo com tuberculina, ela apresenta uma induração de 16 mm, em comparação com uma reação negativa no ano anterior. A estudante não tem sintomas, e a radiografia feita agora parece normal. Ela deve receber tratamento para ITBL? O **tratamento para ITBL** é uma iniciativa importante de saúde pública para a eliminação da TB nos Estados Unidos. O objetivo de tratar a ITBL é identificar os pacientes infectados que terão benefícios com o tratamento, incluindo aqueles sob alto risco de infecção recém-adquirida ou com condições clínicas que aumentem o risco de progressão para TB ativa. Assim, essa estudante de medicina deve receber tratamento com INH por nove meses, mais 50 mg/dia de piridoxina.

ciosa, avaliação dos sintomas e radiografia do tórax. As condições clínicas que aumentam o risco de desenvolver TB na presença de ITBL estão relacionadas na Tabela 36.1.

Infecção micobacteriana não tuberculosa

Micobactérias oportunistas do ambiente são aquelas recuperadas de ambientes naturais e influenciados pelos seres humanos, podendo infectar e causar doenças em humanos, animais e aves. A terminologia para esses organismos é a de **micobactérias não tuberculosas (MNTs)**, embora causem lesões tuberculosas conhecidas como "**atípicas**", o que as distingue do MTB. As MNTs são onipresentes no ambiente, incluindo fontes de água e o solo. São patógenos oportunistas em indivíduos com imunodeficiência mediada por célula, doença broncopulmonar estrutural subjacente ou lesão cutânea localizada. Essas MNTs abrangem muitas espécies e têm sido associadas a infecções e doenças pulmonares e extrapulmonares, apresentando padrões variáveis de suscetibilidade aos antimicrobianos. Portanto, o isolamento, a identificação e o teste de suscetibilidade da micobactéria são essenciais para se instituir o tratamento apropriado e efetivo.

A epidemiologia da doença pulmonar por MNT pode ser um desafio, pois não é necessário comunicar os casos às autoridades de saúde pública. Também, como os organismos comumente são isolados de fontes ambientais, seu crescimento em cultura pode levantar a questão de contaminação da amostra. Há evidência de que a frequência de doença pulmonar por MNT esteja aumentando. Entretanto, ao contrário da infecção com o MTB, não há evidência de transmissão interpessoal de organismos oportunistas MNT.

Como o MTB, os organismos MNT são **bacilos acidorresistentes (BAAR)**, classificados de maneira convencional de acordo com o tempo necessário para que amostras clínicas mostrem crescimento visível em meios sólidos. Os chamados organismos de crescimento rápido (em sete dias) incluem *M. abscessus*, *M. fortuitum* e *M. chelonae*, enquanto os de crescimento lento (em 2 a 3 semanas) incluem *M. avium*, *M. kansasii*, *M. ulcerans* e *M. marinum*, entre outros. É digno de nota que *M. avium* e *M. intracellulare* são agrupados em conjunto no **complexo *Mycobacterium avium* (CMA)**. Eles tornaram-se prevalentes em indivíduos infectados pelo HIV, causando não apenas doença pulmonar, como também doença disseminada. A doença pulmonar relacionada com o CMA também é encontrada em indivíduos com **leucemia de células pilosas**, pacientes com doença renal crônica subjacente a hemodiálise e, cada vez mais, indivíduos com fibrose cística.

Os **fatores de risco** para adquirir doença por MNT são semelhantes em muitos aspectos aos observados para TB (Tabela 36.1), pois a imunidade mediada por célula é importante para conter a doença. O comprometimento da imunidade e das defesas pulmonares como na infecção pelo HIV e na fibrose cística confere alto risco. Doenças pulmonares preexistentes, incluindo silicose e outras pneumoconioses, bronquiectasias, DPOC e alterações radiográficas consistentes com TB prévia foram identificadas como fatores de risco importantes. Diabetes melito, alcoolismo, malignidade e tabagismo também têm sido associados a MNT.

Diagnóstico de doença pulmonar por micobactéria não tuberculosa

O maior desafio ao diagnosticar doença pulmonar relacionada com MNT é distinguir um indivíduo com doença relacionada com MNT daquele apenas "colonizado", pois as MNTs em geral são encontradas em secreções respiratórias, graças à natureza onipresente desses organismos. A declaração mais recente da **American Thoracic Society (ATS)** em 2007 é o melhor guia para o diagnóstico e o tratamento da doença pulmonar causada por MNT (Tabela 36.3). Os critérios clínicos, radiológicos e microbiológicos citados são igualmente importantes e devem ser considera-

Tabela **36.3** Critérios clínicos, radiológicos e microbiológicos para infecção por micobactéria não tuberculosa[a]

1. *Critérios Clínicos*
a. Sintomas pulmonares, opacidades nodulares ou cavitárias na radiografia do tórax, ou na TCAR que mostrem bronquiectasias multifocais com múltiplos nódulos pequenos.
e
b. Exclusão apropriada de outro diagnóstico.
2. *Critérios Microbiológicos*
a. Resultados positivos das culturas de pelo menos duas amostras separadas de escarro expectorado.
e
b. Resultados positivos das culturas de pelo menos um lavado brônquico.
ou
c. Biópsia transbrônquica ou outra biópsia pulmonar com aspectos histopatológicos de micobactérias (inflamação granulomatosa ou BAAR) e cultura positiva para MNT ou uma ou mais amostras de escarro ou lavados brônquicos que mostrem cultura positiva para MNT.

[a]ATS, *Infectious Disease Society of America, CDC "Treatment of tuberculosis". Am J Respir Crit care med 167:603, 2003*: CDC. "Control of tuberculosis in the United States: Recommendations from the American Thoracic Society, CDC and the Infectious Diseases Society of America". *MMWR 54:RRI, 2005*.

dos ao se estabelecer um diagnóstico de doença pulmonar por MNT. Esses critérios aplicam-se a pacientes sintomáticos com opacidades radiográficas (nodulares ou cavitárias) ou uma TC de alta resolução (TCAR) que mostre bronquiectasias multifocais com múltiplos nódulos pequenos. Além disso, esses critérios adaptam-se melhor à infecção pelo CMA, pelo *M. kansasii* e pelo *M. abscessus*.

De acordo com isso, a avaliação mínima de um paciente em que se suspeita de doença pulmonar com MNT deve incluir: (1) realização de uma radiografia do tórax e, na ausência de cavitação, uma TCAR do tórax; (2) três ou mais amostras de escarro para BAARs; e (3) exclusão de outros diagnósticos, como de TB.

Doença pulmonar devida a infecção por micobactéria não tuberculosa no hospedeiro imunocompetente

A infecção por MNT é uma causa cada vez mais importante de doença pulmonar no hospedeiro imunocomprometido. Nessa população, a infecção pulmonar ocorre após inalação de vapores aerossolizados. A apresentação clínica da doença em tais pacientes é discutida aqui porque duas espécies importantes de MNT são responsáveis pelos casos de doença pulmonar. A doença pulmonar relacionada com o **CMA** é mais comum que a TB como causa de doença micobacteriana nos Estados Unidos. A doença pulmonar típica por CMA manifesta-se na forma nodular/bronquiectásica, em especial como em sua forma primária, *versus* a forma fibrocavitária, como ocorre quando se desenvolve como uma complicação secundária da doença pulmonar subjacente. É notável o fato de que os aspectos fibrocavitários da doença pelo CMA são radiograficamente indistinguíveis da TB. **Antibióticos macrolídeos** (p. ex., **claritromicina** ou **azitromicina**) são a classe de fármacos primária no tratamento da infecção pelo CMA. Portanto, os isolados do CMA de pacientes com uma história de exposição prévia prolongada a macrolídeos ou de falha do tratamento devem ser testados quanto à suscetibilidade à claritromicina.

Pneumonia por hipersensibilidade – doença pulmonar do "banho quente em banheira"

Uma manifestação bem definida de doenças pulmonares por MNT mais comumente devidas ao CMA em pacientes imunocompetentes sem doença pulmonar prévia foi descrita em associação a banhos quentes em banheiras e *spas*. Assim, essa apresentação de MNT é uma forma infecciosa de pneumonia por hipersensibilidade, e quase todos os pacientes acometidos apresentam-se com opacidades pulmonares bilaterais difusas que consistem em nódulos centrolobulares ou em vidro moído, em conjunto com tosse, dispneia e febre periódica. O tratamento envolve a obrigatoriedade de evitar água quente e, em alguns casos de doença grave, o uso de corticoides adjuvantes para suprimir a resposta inflamatória granulomatosa.

> ## ▶▶CORRELAÇÃO CLÍNICA 36.3
>
> **Síndrome de Lady Windermere.** Há muitas apresentações típicas do CMA pulmonar. Uma delas merece menção especial: a combinação de bronquiectasias e nódulos pulmonares pequenos que se denomina síndrome de Lady Windermere. Essa condição está associada à infecção pelo CMA em pacientes sem fatores predisponentes. Em sua descrição inicial, foram relatados seis casos de mulheres idosas sem as características típicas da infecção pulmonar clássica pelo CMA em que se encontrou isolado lingular ou doença do lobo médio direito (Figura 36.5). Seus médicos aventaram a hipótese de que a supressão voluntária habitual da tosse poderia ser responsável pelos aspectos clínicos e radiográficos dessa doença. A síndrome recebeu esse nome por causa da comédia de Oscar Wilde, *O Fã de Lady Windermere*, devido à natureza obstinada do personagem principal.

O *M. kansasii* é a espécie de MNT mais patogênica que afeta os pulmões. As características da infecção por *M. kansasii* lembram as da TB, incluindo acometimento do lobo pulmonar com cavitação (Figura 36.6). A maioria dos pacientes tem fatores predisponentes, mas há relatos de infecções pulmonares sem fatores de risco notáveis. Recomenda-se o teste para isolados de *M. kansasii* quanto à suscetibilidade à RIF. Ocorre doença disseminada prima-

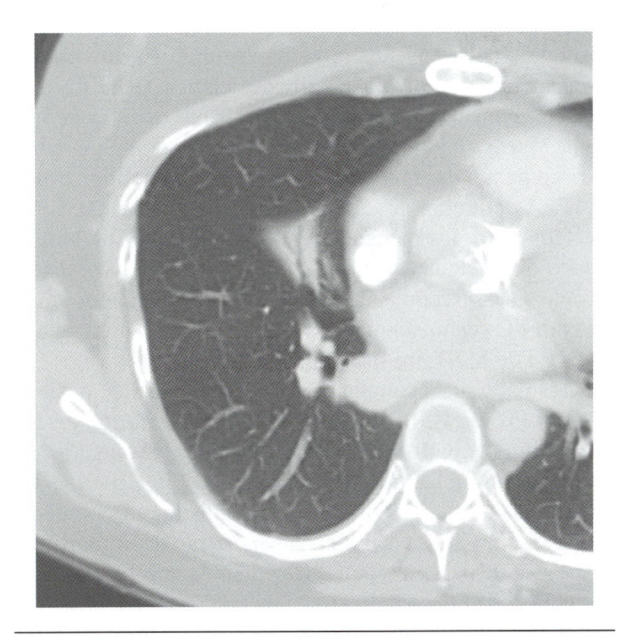

FIGURA 36.5 Esse paciente com síndrome de Lady Windermere tem doença no lobo médio direito (LMD), com culturas de escarro positivas para CMA. Notar as bronquiectasias com consolidação adjacente e sinal de broncograma aéreo resultante. O paciente foi submetido a lobectomia do LMD, devido a falha da terapia antimicrobiana.

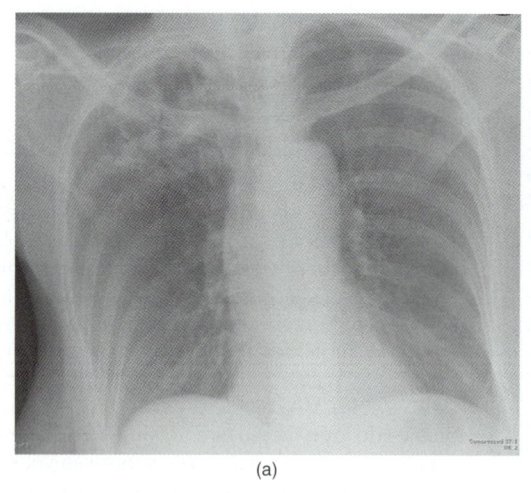

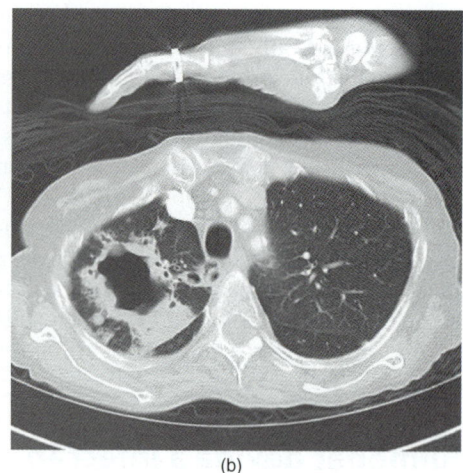

FIGURA 36.6 (a) Radiografia do tórax mostrando opacidade cavitária no lobo superior direito em um paciente com *M. kansasii*. (b) TC obtida do mesmo paciente confirmando a natureza da lesão, depois diagnosticada como doença pulmonar fibrocavitária por *M. kansasii*. Notar que é difícil distinguir uma infecção por MNT de TB real em uma radiografia ou na TC apenas.

riamente entre pacientes com Aids avançada e contagens de linfócitos T CD4+ < 100/μL, bem como em pacientes com leucemia, linfoma ou receptores de transplante de órgãos sólidos.

Doenças pulmonares por micobactéria não tuberculosa na fibrose cística

A **fibrose cística (FC)** é um distúrbio autossômico recessivo que resulta em uma proteína **reguladora da condutância transmembrana na fibrose cística (RTFC)** que acarreta secreção respiratória e gastrintestinal extremamente viscosa (Capítulo 38). A FC é considerada um fator de risco para o desenvolvimento de infecção pulmonar por MNT. As culturas de escarro em casos de FC em geral revelam múltiplos patógenos e, com o aumento da longevidade do paciente, mais infecções por MNT vão sendo reconhecidas. Recomenda-se que todos os pacientes adultos com FC sejam submetidos a uma triagem anual para a presença de MNT em suas secreções pulmonares.

O isolado mais comum de MNT no escarro de pacientes com FC é o CMA, embora *M. kansasii*, *M. abscessus*, *M. fortuitum* e outros tenham sido isolados. O diagnóstico de doença pulmonar por MNT em casos de FC é particularmente desafiador, pois pode ser difícil distinguir colonização de doença ativa. A presença persistente de organismos no escarro de pacientes com FC pode indicar infecção. Um paciente com FC com culturas repetidas para MNT e sintomas persistentes apesar da terapia antimicrobiana adequada deve ser avaliado para doença micobacteriana. As opacidades radiográficas características (Figura 36.7) incluem bronquiectasias concomitantes e pequenos nódulos ou consolidação associada, favorecendo um diagnóstico de infecção ativa. O tratamento da infecção por MNT na FC em si pode ser desafiador, devido à variação e à alteração nos padrões de absorção e eliminação do fármaco, à necessidade de terapia mais prolongada e às implicações para candidatar-se a transplante pulmonar na maioria dos centros que realizam esse procedimento.

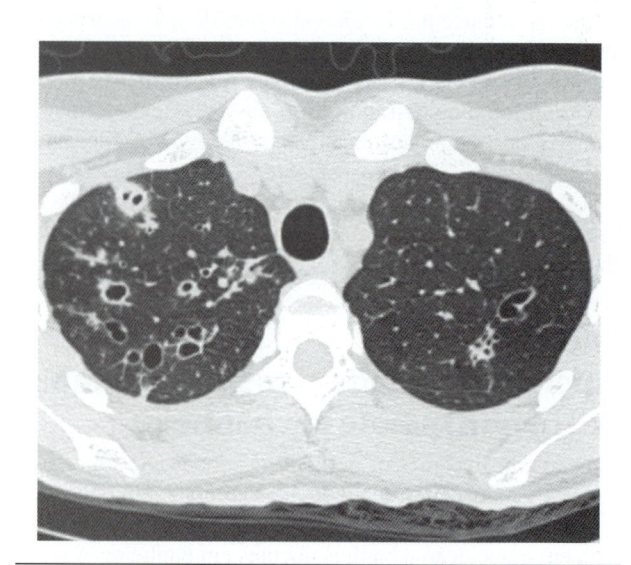

FIGURA 36.7 Esse paciente apresentou-se com hemoptise e crescimento de *M. abscessus* na amostra broncoscópica e subsequentemente foi diagnosticado com fibrose cística aos 26 anos. Nesse caso, as alterações císticas são mais pronunciadas do lado direito.

Bibliografia comentada

1. ATS, Infectious Diseases Society of America, CDC. "Treatment of tuberculosis." *Am J Respir Crit Care Med*. 2003;167:603; CDC. "Control of tuberculosis in the United States: Recommendations from the American Thoracic Society, CDC, and the Infectious Diseases Society of America." *MMWR* 54:RR1, 2005; and ATS, CDC. "Targeted tuberculin testing and treatment of latent tuberculosis infection." *Am J Respir Crit Care Med*. 2000;161:S221. *Três resumos que serviram como guias para o tratamento do ressurgimento da TB, tanto nos Estados Unidos como no resto do mundo, desde a epidemia do HIV no início da década de 1980.*

2. Griffith DE, Aksamit T, Brown-Elliott BA, et al. for the ATS. "An Official ATS/IDSA Statement: Diagnosis, Treatment, and Prevention of Nontuberculous Mycobacterial Diseases." *Am J Respir Crit Care Med*. 2007;175:367. *Declaração igualmente importante que ajudou a orientar o tratamento clínico das muitas variantes de infecção por MNT vistas nos últimos 15 anos.*

ESTUDO DE CASOS E PROBLEMAS PRÁTICOS

CASO 36.1 Uma estudante de medicina está fazendo sua primeira participação em Medicina Interna e é solicitada pelo chefe de sua residência, que está muito ocupado, a fazer uma avaliação preliminar de um paciente. A enfermeira já verificou os sinais vitais e avisa que o paciente tosse constantemente, acrescentando que ele é um imigrante asiático recente que não fala inglês, mas membros da família que o acompanham disseram à enfermeira que ele expectorou sangue na última semana. O que a estudante de medicina deve fazer antes de ir ao quarto do paciente?

a) Solicitar uma radiografia do tórax do paciente em caráter de urgência.
b) Obter uma amostra de escarro do paciente.
c) Rever o prontuário médico do paciente.
d) Solicitar uma máscara N-95 para si e para os outros membros da equipe hospitalar.
e) Enviar o paciente para a clínica de TB do local.

CASO 36.2 Uma mulher de 40 anos que nasceu na Índia e emigrou para os Estados Unidos aos cinco anos procura atendimento com história de dificuldade respiratória progressiva há 10 dias e desconforto pleurítico associado, febre, sudorese noturna e tosse improdutiva. No último ano, a paciente viajou para a África do Sul e a Índia. Seus sinais vitais atuais incluem pulso radial = 96 batimentos/min e f = 20 respirações/min. Observa-se diminuição dos sons respiratórios ao exame posterior esquerdo, bem como uma nota de macicez à percussão; uma radiografia do tórax do dia é mostrada na Figura 36.8. Qual a próxima etapa mais apropriada na avaliação ou no tratamento dessa paciente?

a) Realizar broncoscopia com fibra óptica.
b) Realizar biópsia pulmonar toracoscópica.
c) Solicitar toracocentese diagnóstica.
d) Iniciar tratamento com isoniazida (INH) para TB latente.
e) Iniciar a administração de antibióticos para pneumonia adquirida na comunidade e solicitar outra radiografia do tórax em uma semana.

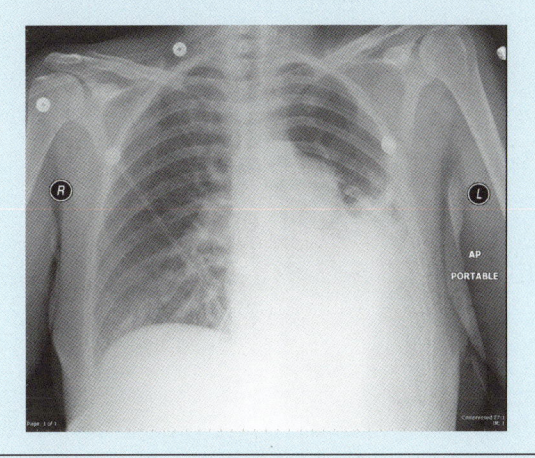

FIGURA 36.8 Radiografia do tórax da paciente de 40 anos do Caso 36.2.

Soluções para o estudo de casos e problemas práticos

CASO 36.1 A resposta mais correta é d, solicitar máscaras N-95.

Um médico em treinamento deve ter alto índice de suspeita de TB, em especial no caso de pacientes vindos de regiões com alta atividade endêmica de TB e que se apresentam com hemoptise. Embora outros diagnósticos diferenciais possam explicar os sintomas do paciente e imagens sejam necessárias (*resposta a*) para diferenciar os processos, é indispensável seguir as etapas preventivas para minimizar a transmissão para outros indivíduos em risco. É importante obter uma amostra de escarro (*resposta b*) para diagnosticar TB positiva em escarro, ou ajudar a estabelecer outro diagnóstico, mas é recomendável isolar o paciente até que três esfregaços de escarro sejam negativos. Embora seja altamente válido rever os prontuários médicos pregressos de qualquer paciente nesse tipo de situação (*resposta c*), uma preocupação mais imediata é providenciar máscaras N-95 para reduzir a transmissibilidade da doença e o risco de infecção (*resposta d*). Assim que o diagnóstico for estabelecido, o paciente provavelmente precisará ser encaminhado para um programa estatal de TB (*resposta e*), pois a TOD é o padrão de cuidados e sem dúvida tem contribuído para a redução na incidência de falha do tratamento, graças ao melhor cumprimento das prescrições.

CASO 36.2 A resposta mais correta é c, solicitar toracocentese. A radiografia da paciente demonstra uma opacidade homogênea ocupando metade do hemitórax esquerdo que está obscurecendo o diafragma, sinais mais consistentes com derrame pleural grande. Portanto, a próxima etapa pode ser fazer toracocentese diagnóstica e obter líquido pleural. Há pouca razão para acreditar que a paciente tenha aspirado um corpo estranho, e a radiografia não demonstra perda de volume no lado da opacidade, portanto a broncoscopia não está indicada (*resposta a*). A biópsia pulmonar toracoscópica (*resposta b*) é um procedimento mais invasivo e em geral necessário se a toracoscopia não for diagnóstica, especificamente para a obtenção de biópsias pleurais e/ou pulmonares. Todos os pacientes precisam ser submetidos a uma avaliação diagnóstica para excluir TB ativa antes de iniciar a administração de INH para TB latente (*resposta d*). Isso é especialmente importante porque a monoterapia com INH em um paciente com TB ativa pode levar ao desenvolvimento de TB resistente à INH. Embora o início da administração de antibiótico deva ser imediato nos pacientes com suspeita de pneumonia, essa etapa não abole a avaliação diagnóstica desse derrame pleural muito significativo para excluir um derrame complicado ou empiema e, portanto, (*resposta e*) não é correta.

SEÇÃO VII

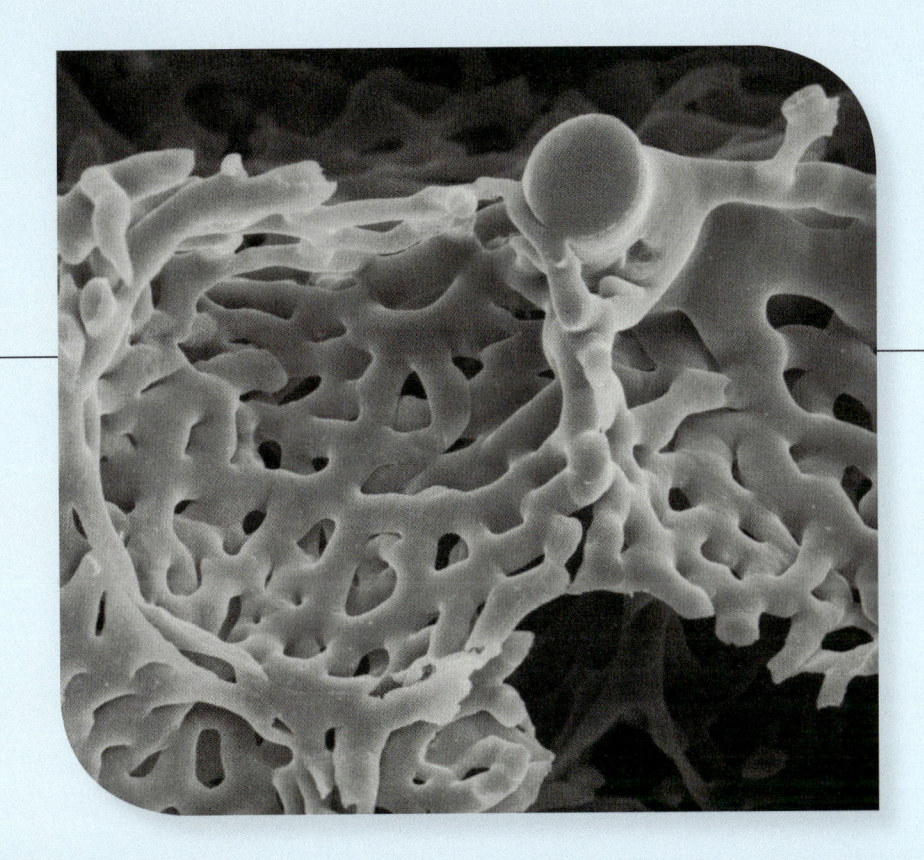

DOENÇAS PULMONARES PEDIÁTRICAS

Capítulo 37

Anomalias congênitas do sistema respiratório

GARY M. ALBERS, MD
ANDREW J. LECHNER, PhD

Objetivos de aprendizagem

O leitor deverá:
- Descrever as anormalidades anatômicas e/ou fisiológicas subjacentes às principais malformações congênitas dos pulmões.
- Identificar índices úteis de função pulmonar, para avaliar a gravidade do comprometimento com base na anamnese e na descrição do paciente.
- Tabular os valores relativos da anamnese, do exame físico, da broncoscopia e de modalidades de imagem para estabelecer a probabilidade de anomalias específicas em partes diferentes do sistema respiratório.

Introdução ao estudo do desenvolvimento anormal do trato respiratório

A identificação acurada e em tempo hábil de anomalias congênitas em geral faz a diferença entre a sobrevivência e a morte de um lactente. Tais defeitos do sistema respiratório também ilustram como os médicos precisam ter cuidado ao escolher entre as muitas modalidades diagnósticas disponíveis para chegar da maneira mais efetiva e apropriada a um diagnóstico e um plano de tratamento. A anamnese obtida de quem cuida da criança e um exame físico adaptado ao paciente muito jovem (Capítulo 14) em geral apontam apenas a necessidade de procedimentos diagnósticos mais avançados. Embora seja possível ver diretamente algumas lesões, imagens costumam ser essenciais. Cada modalidade diagnóstica tem seus próprios riscos e benefícios. Radiografias podem ser úteis, em particular quando é viável usar contrastes (Capítulo 15), mas implicam o risco de lesões por aspiração. Endoscopia ou broncoscopia em geral são modalidades definitivas em regiões anatômicas específicas, notavelmente na traqueia e nas vias aéreas superiores (Capítulo 18), mas podem não ser necessárias antes de uma avaliação e intervenção operatórias. Progressos importantes nas imagens como a tomografia computadorizada (TC) levaram a maior acurácia diagnóstica de lesões encontradas em todos os níveis do trato respiratório, sendo mais úteis para delinear o âmbito de anomalias suspeitas do parênquima (Capítulo 15), inclusive aquelas em que os limites tradicionais entre as zonas de condução e respiratórias não ficam claros pela presença de estruturas inesperadas. Neste capítulo, os valores relativos desses testes diagnósticos serão enfatizados para cada tipo de desvio anatômico do padrão normal de desenvolvimento pulmonar.

Defeitos congênitos da laringe

A suspeita de algum defeito na anatomia da laringe em geral surge durante um exame físico com estridor, retrações torácicas e dificuldade respiratória visível. A visualização direta pode revelar a lesão durante uma tentativa de intubação para fixar a via aérea da criança, enquanto as modalidades de imagem costumam acrescentar pouco, a menos que se utilize contraste para confirmar eventos de aspiração ou uma suspeita de massa laríngea. O uso de um endoscópio rígido é o meio preferido para confirmar fendas laríngeas (ver adiante).

Epiglote bífida é uma lesão rara, que se caracteriza por uma fenda na linha média da epiglote. Os pacientes podem estar assintomáticos ou ter dificuldades para se alimentar e ocorrer aspiração. A visualização direta dessa lesão é o único meio de fazer o diagnóstico. Raramente é necessário tratamento específico.

Atresia laríngea é a anomalia mais catastrófica das vias aéreas em recém-nascidos. Tal lesão extremamente rara resulta de falha na recanalização do orifício laríngeo *in utero*. Em geral, não há uma causa específica. Dependendo do momento da parada no desenvolvimento, tanto estruturas subglóticas como supraglóticas podem estar envolvidas. Ao nascimento, o neonato tem dificuldade respiratória grave imediata, com retrações esternais e costais, podendo exibir trabalhos respiratórios extremos, mas nenhum fluxo de ar detectável. É necessária uma traqueostomia de emergência para a sobrevivência. Na maioria das vezes, o diagnóstico só é feito à necropsia, mas pode ser reconhecido durante uma tentativa de intubação laríngea.

Membranas laríngeas resultam de falha parcial da recanalização da laringe (Figura 37.1). Em geral, uma membrana laríngea é relativamente fina e incompleta, com o aspecto posterior da glote aberta. A apresentação de uma membrana laríngea depende de sua extensão. A maioria dos pacientes manifesta o problema no período neonatal, com estridor, choro fraco ou ausente e dificuldade respi-

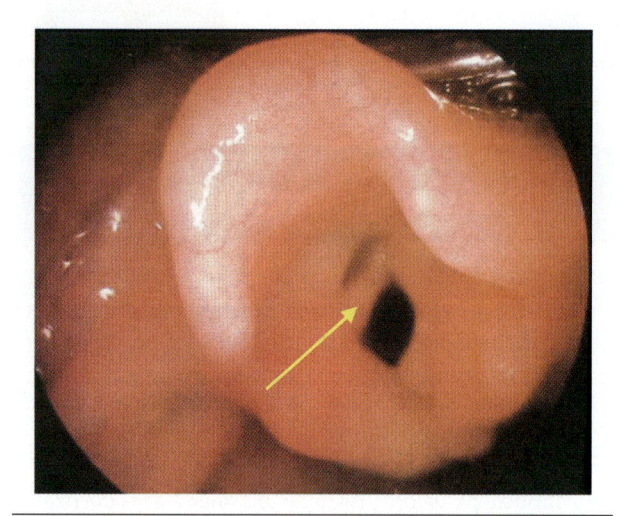

FIGURA 37.1 Foto de uma membrana laríngea (seta) no momento da laringoscopia direta.

ratória. No entanto, os pacientes com uma abertura glótica maior podem manifestar o problema bem mais tarde, com sintomas vistos apenas ao exercício ou simplesmente rouquidão. O diagnóstico é feito com laringoscopia. O tratamento varia com a extensão, a posição e a espessura da membrana.

Fendas laringotraqueoesofágicas (LTEs) são lesões raras em que há comunicação direta entre a traqueia e o esôfago, começando na laringe. Uma lesão do tipo 1 envolve apenas a musculatura interaritenóidea e manifesta-se por choro fraco e estridor, podendo ser indistinguível de laringomalacia (ver adiante). Se a lesão do tipo 1 tornar a laringe incompetente, a criança acometida pode aspirar ou ter dificuldade para se alimentar. As lesões do tipo 2 estendem-se pela cartilagem cricoide, e as do tipo 3 estendem-se para a traqueia. As lesões do tipo 3 tornam a laringe incompetente, com as crianças apresentando choro fraco e estridor, geralmente acompanhados por aspiração maciça. O diagnóstico precoce de qualquer fenda LTE é importante para evitar as complicações respiratórias sérias da aspiração. A demonstração radiológica de uma aspiração "alta" durante um exame com deglutição de bário leva a testes diagnósticos mais específicos. A laringoscopia direta com a capacidade de manipular as aritenoides é a técnica diagnóstica primária. Uma fenda pode passar despercebida se for usado um endoscópio flexível para inspecionar a laringe, pois a fenda pode não estar facilmente aparente sem a separação das aritenoides. Ocorrem anomalias associadas em cerca de 60% dos casos, em geral envolvendo o trato gastrintestinal ou outros níveis do trato respiratório. A presença dessas anomalias pode levar à avaliação de anormalidades nas vias aéreas, como na criança com **síndrome Opitz G/BBB** (hipertelorismo, occipúcio e fronte proeminentes, orelhas viradas posteriormente, estridor, choro rouco e anomalias genitais), em que se deve suspeitar de uma fenda LTE até prova em contrário. O tratamento é cirúrgico e pode exigir traqueostomia temporária. As fendas LTEs que se estendem para a carina ou além são casos cirúrgicos difíceis, mas têm sido reparadas com sucesso quando com o apoio de **oxigenação por membrana extracorpórea (OMEC)**.

Laringomalacia (estridor laríngeo congênito) é a anormalidade laríngea mais comum, considerada mais uma anormalidade funcional que anatômica da laringe, como o prolapso de estruturas supraglóticas na via aérea durante a inspiração. A epiglote em geral tem uma forma característica de ômega (Figura 37.2), ou as aritenoides podem ser grandes, com pregas epiglóticas curtas, mas são notáveis pela tendência ao prolapso sobre as pregas vocais. A apresentação clínica mais comum é uma criança sadia nos demais aspectos, sem dificuldade respiratória, mas com um som respiratório áspero característico que varia com a atividade. Em geral, esse som é de alta tonalidade, com caráter de *flutter* (palpitação). Se grave, a laringomalacia pode resultar em falha no desenvolvimento, devido às dificuldades para alimentar-se ou a episódios cianóticos decorrentes de obstrução de via aérea. Na maioria das vezes, o diagnóstico é estabelecido em bases clínicas, ou seja, por anamnese e exame, que costumam ser suficientes na criança com falha no desenvolvimento. A história natural de laringomalacia é variável, mas a maioria das crianças manifesta a anormalidade no segundo ano de vida. Se a obstrução de via aérea for grave, pode ser necessário tratamento cirúrgico.

Anomalias traqueais

Como o maior comprimento da traqueia é intratorácico, o achado mais comum ao exame físico é sibilância. Entretanto, anormalidades menos acentuadas podem ficar evidentes apenas quando a criança está se exercitando ou chorando ou há movimento intestinal. Nessa situação, o fluxo

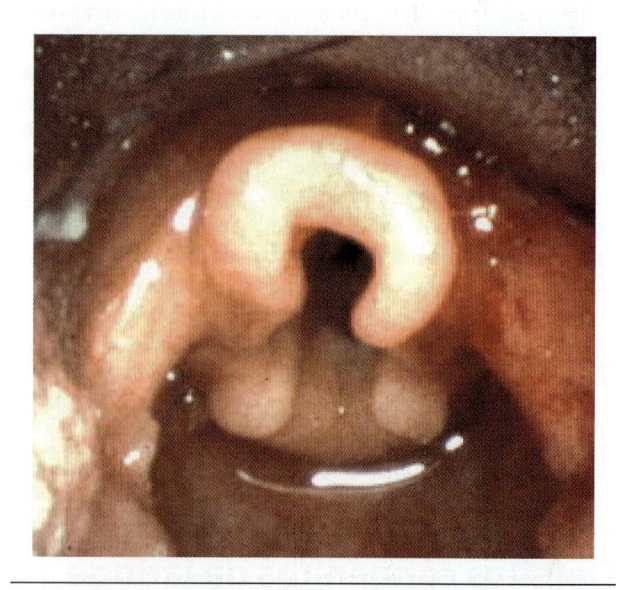

FIGURA 37.2 Laringomalacia em um neonato, mostrando uma epiglote em forma de ômega. *Imagem da Wikipedia.*

aéreo pode cessar e a criança ficar cianótica. As lesões traqueais são bem vistas à broncoscopia, que dá informação útil sobre suas propriedades dinâmicas durante a respiração. A TC ou imagem por ressonância magnética (RM) com reconstrução de cortes seriados da via aérea é muito útil para avaliar a extensão distal e o calibre da estenose traqueal e/ou a posição de estruturas circundantes que possam estar forçando a traqueia.

A **agenesia traqueal** manifesta-se por atresia laríngea imediata e catastrófica. É extremamente rara, com pouco mais de 50 casos relatados. É possível detectar a ausência da traqueia abaixo da laringe à palpação do pescoço, e a intubação é impossível. A etiologia dessa lesão é desconhecida, mas a incidência de anomalias associadas é alta. No momento, não há tratamento efetivo que assegure a sobrevivência a longo prazo.

A **estenose traqueal** congênita é uma lesão incomum de estreitamento intrínseco da traqueia (Figura 37.3). Na maioria dos casos, deve-se à ausência da parte membranosa posterior da traqueia, resultando em paredes traqueais completamente circundadas por anéis cartilaginosos. A estenose pode envolver segmentos traqueais curtos ou toda a extensão da traqueia. Sua etiologia é desconhecida, pois não há período no desenvolvimento normal com anéis traqueais completos. Os pacientes podem manifestar a condição nos primeiros anos de vida, em geral com sintomas de sibilos recorrentes que não respondem a broncodilatadores, dependendo da gravidade da estenose. Quanto mais estreita a estenose, mais jovem o paciente (e, portanto, seu tamanho) quando os sintomas se manifestam. Os sintomas são inespecíficos e requerem alto nível de suspeita para se prosseguir com a avaliação diagnóstica. O diagnóstico pode ser sugerido em uma radiografia simples do tórax, com a TC e a broncoscopia definindo a anormalidade. Uma estenose segmentar curta pode ser tratada com sucesso por excisão, mas estenoses maiores são mais problemáticas.

Pode-se tentar aumentar o lúmen traqueal inserindo-se uma variedade de materiais de enxerto para agirem como *stents*, incluindo cartilagem e tecido pericárdico. Contudo, uma técnica cirúrgica desenvolvida mais recentemente, denominada "traqueoplastia em lâmina", que preserva a traqueia nativa, tornou-se a intervenção cirúrgica padrão, com bons índices de sucesso em lesões menos extensas.

Um **brônquio traqueal** é um brônquio anormal que surge diretamente da traqueia, em geral no lobo superior direito (Figura 37.4). Como um brônquio, pode suprir todo ou parte do lobo superior acometido, ou pode compreender uma via aérea extra para o lobo acometido. Brônquios traqueais em geral são um achado incidental à broncoscopia, ocorrendo em 2 a 5% da população normal. Embora brônquios traqueais geralmente sejam assintomáticos, podem manifestar-se com infecção recorrente ou atelectasia no lobo envolvido. A lobectomia só é necessária em pacientes que sofrem infecções recorrentes graves no(s) lobo(s) acometido(s).

Traqueomalacia é uma lesão dinâmica em que o lúmen traqueal colapsa durante a respiração. Em contraste com a estenose, a traqueomalacia resulta mais comumente de anéis traqueais malformados ou achatados que não se estendem o suficiente em torno da circunferência da traqueia, conferindo maior mobilidade à parte membranosa da traqueia (Figura 37.5). Em seguida, quando a pressão intratraqueal (P_{AW}) é inferior à dos tecidos circundantes, a traqueia tende a colapsar. Durante a respiração em repouso, só se pode notar traqueomalacia grave como um sibilo expiratório central áspero. Durante expiração forçada ou tosse, as paredes traqueais posterior e anterior podem tocar-se, produzindo um som áspero característico. A traqueomalacia na traqueia cervical pode resultar em colapso inspiratório dinâmico, com estridor (Capítulo 14).

Em geral, a traqueomalacia é uma lesão isolada em uma criança normal nos demais aspectos, mas quase universalmente encontrada em crianças com **atresia esofá-**

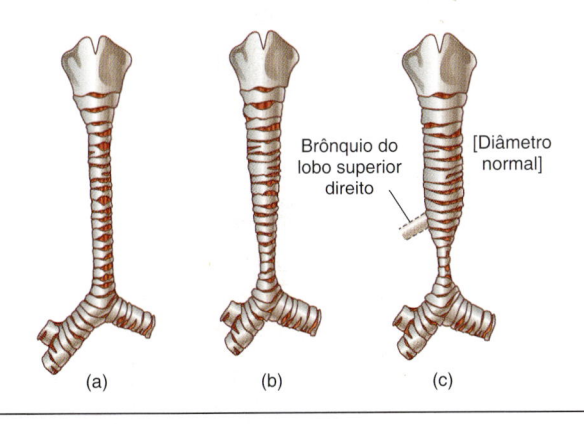

FIGURA 37.3 Vários tipos de estenose traqueal. (a) Subdesenvolvimento generalizado, com diâmetro traqueal uniformemente estreito. (b) Uma estenose em forma de funil que se afila em direção à carina. (c) Uma variante comum de estenose segmentar, em que um brônquio anômalo emerge acima da carina. Como referência visual para todas as três imagens, o terço superior até metade da traqueia em (c) é mostrado no diâmetro normal.

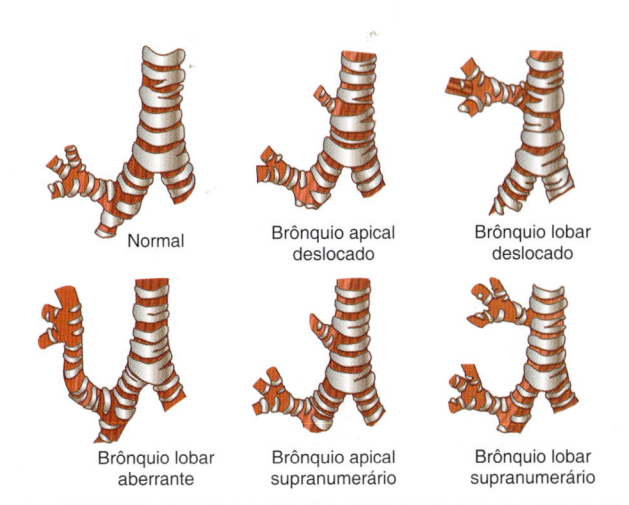

FIGURA 37.4 Variações observadas no aspecto anatômico de um brônquio traqueal. As que envolvem o lobo superior direito tendem a ser mais comuns.

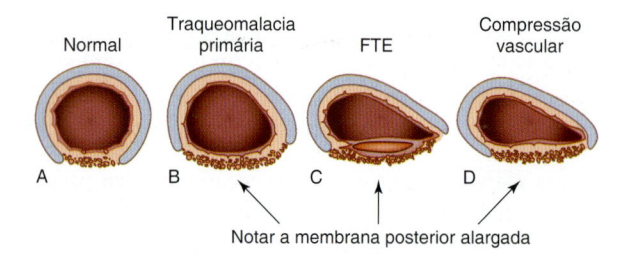

FIGURA 37.5 Várias formas de traqueomalacia, inclusive defeitos congênitos primários e aqueles causados por pressão externa exercida pelo esôfago ou por grandes vasos sanguíneos. FTE = fístula traqueoesofágica (ver adiante).

gica demonstrada e naquelas com fístula esofágica (ver adiante), em que a distensão esofágica comprime a via aérea. A traqueomalacia secundária geralmente está associada a anomalias cardiovasculares ou outras compressões extrínsecas da traqueia, produzindo uma deformidade localizada ou **condromalacia**. Pode ocorrer traqueomalacia adquirida em um lactente prematuro após ventilação mecânica prolongada, provavelmente devido ao estiramento dos anéis traqueais. O diagnóstico definitivo de traqueomalacia é feito por endoscopia com o paciente respirando espontaneamente. A traqueomalacia raras vezes é aparente em radiografias anteroposteriores (Capítulo 15), mas um diâmetro traqueal estreito em uma radiografia do tórax lateral deve levantar suspeita se houver outros sintomas. A história natural de formas mais discretas de traqueomalacia é de uma melhora lenta com o crescimento. O acometimento grave pode requerer traqueostomia com apoio de pressão positiva.

Fístulas traqueoesofágicas (FTEs) compreendem uma variedade de comunicações anatômicas anormais entre a traqueia e o esôfago (Figura 37.6). A maioria dos pacientes com FTE também tem atresia esofágica. As fís-

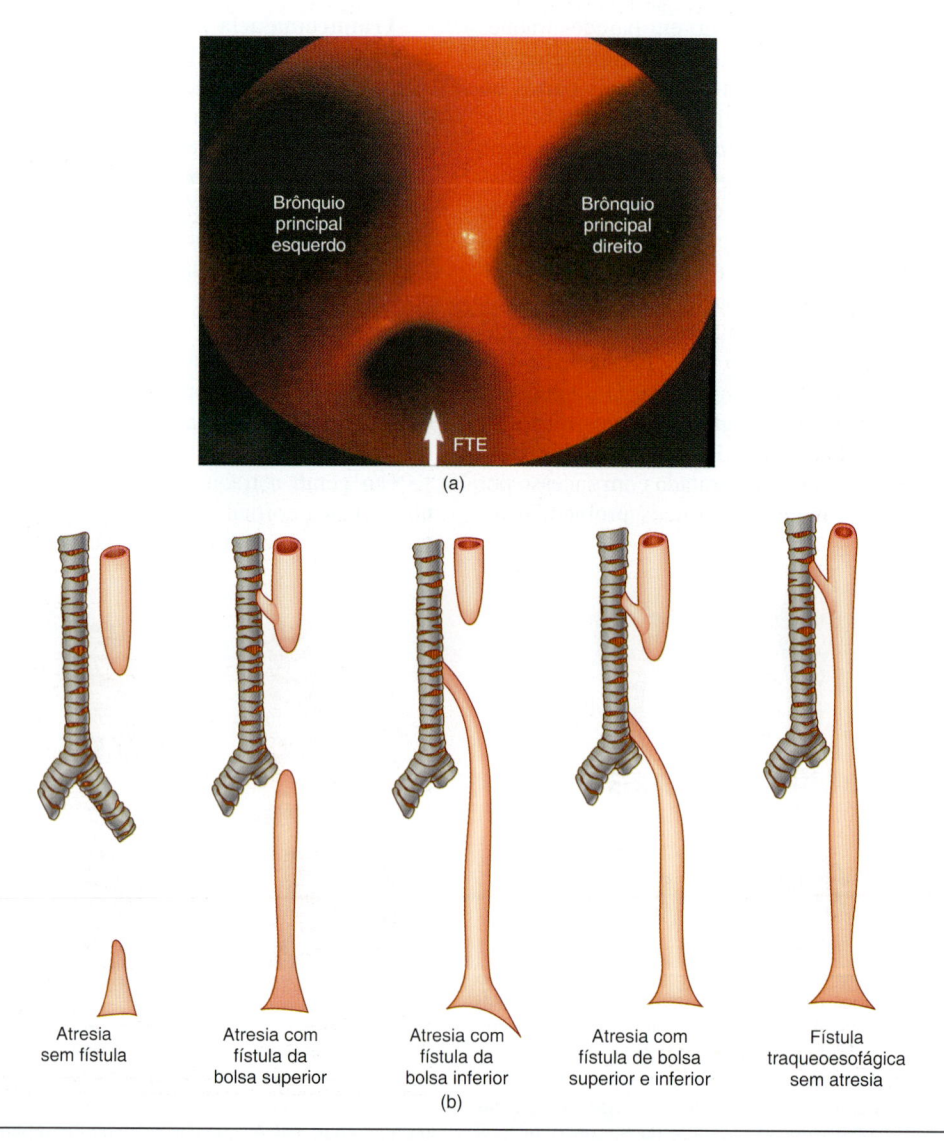

FIGURA 37.6 (a) Vista endoscópica de fístula traqueoesofágica (FTE). (b) Variantes típicas de FTE.

tulas podem consistir em uma única conexão entre o esôfago distal e a traqueia ou ser múltiplas; praticamente toda combinação e permutação foi descrita. O diagnóstico de FTE pode ser difícil, mas deve-se suspeitar dele em lactentes com episódios recorrentes de aspiração em que outras causas tenham sido eliminadas. A apresentação clínica da maioria dos pacientes com FTE/atresia esofágica começa cedo na vida, com dificuldades à alimentação, baba e dificuldade respiratória. Pode-se notar distensão abdominal, pois o ar da traqueia é forçado para o estômago. Fístulas proximais ou atresia esofágica podem manifestar-se por aspiração. Em lactentes com atresia esofágica, a passagem de uma sonda alimentar radiopaca no esôfago revela o tubo enrolando-se em uma bolsa proximal na radiografia anteroposterior do tórax. Radiografias contrastadas delineiam as lesões, mas devem ser obtidas com cuidado para minimizar a aspiração do material do contraste. A avaliação broncoscópica como um recurso diagnóstico só é necessária quando as radiografias contrastadas não demonstram as fístulas e continua a existir um alto índice de suspeita. Um exemplo seria uma criança mais velha que não tem atresia esofágica, mas tem evidência de aspiração não ocorrendo no nível da laringe. Em geral, tal procedimento é feito com broncoscópio rígido, para permitir a sondagem cuidadosa da membrana posterior em busca de defeitos.

Desenvolvimento brônquico defeituoso

Como descrito no Capítulo 14, o exame físico detecta anomalias brônquicas como sons respiratórios focalmente anormais. Os brônquios maiores são visíveis em radiografias convencionais, mas os achados em geral são inespecíficos, a menos que se use um meio de contraste para melhor definição das vias aéreas superiores e médias. A broncoscopia pode detectar anormalidades mais proximais, enquanto a TC e a RM definem acometimento mais distal do parênquima.

Estenose brônquica e **atresia brônquica** são anormalidades focais de um segmento brônquico estreitado (até mesmo ausente) ou atrésico, respectivamente, em que vias aéreas distais e alvéolos geralmente são preservados. Os brônquios estenóticos manifestam-se em crianças jovens por sintomas de sibilos, tosse e pneumonia recorrente. Tais pacientes podem apresentar hiperinsuflação e aprisionamento de ar, devido a comunicações residuais entre vias aéreas proximais e distais ou vias colaterais de ventilação. Brônquios atrésicos em geral manifestam-se em idades mais adiantadas, quando a anormalidade é notada como um achado incidental.

Cistos broncogênicos são estruturas de parede fina causadas pelo brotamento anormal de tecido respiratório no desenvolvimento do trato respiratório (Figura 37.7), podendo ocorrer em qualquer local ao longo das vias aéreas embrionárias, inclusive em localização paratraqueal, subcarinal e intrapulmonar. Em geral são revestidos por mucosa respiratória (Capítulo 2), incluindo células funcionais secretoras de muco. A maioria dos cistos broncogênicos manifesta-se na segunda década de vida, como um achado incidental em uma radiografia do tórax feita por outros motivos. No entanto, sintomas de tosse, dispneia, sibilos persistentes ou infecções recorrentes podem levar à sua detecção. Em uma radiografia do tórax, os cistos aparecem como massas arredondadas, mas podem causar compressão de via aérea observável à broncoscopia. A TC demonstra a maioria dos cistos como tendo bordas bem demarcadas, com densidades internas variáveis. O tratamento cirúrgico é curativo, em particular quando as lesões císticas são bem circunscritas, podendo assim ser facilmente dissecadas dos tecidos que as circundam.

Defeitos congênitos do sistema respiratório

O exame físico é útil para detectar anomalias do parênquima, se elas criarem alterações focais nos sons respira-

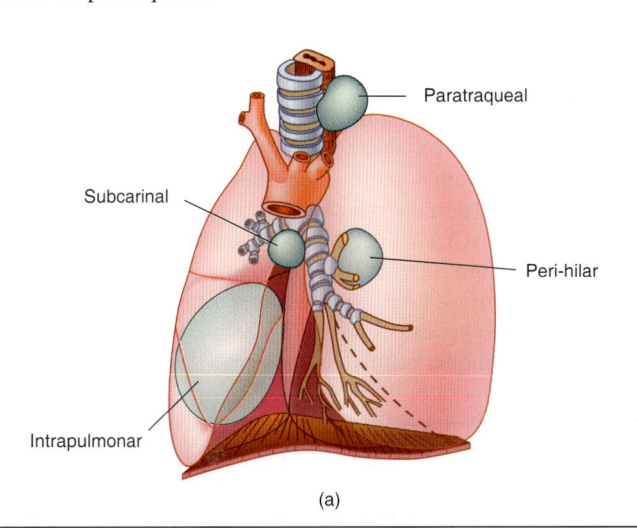

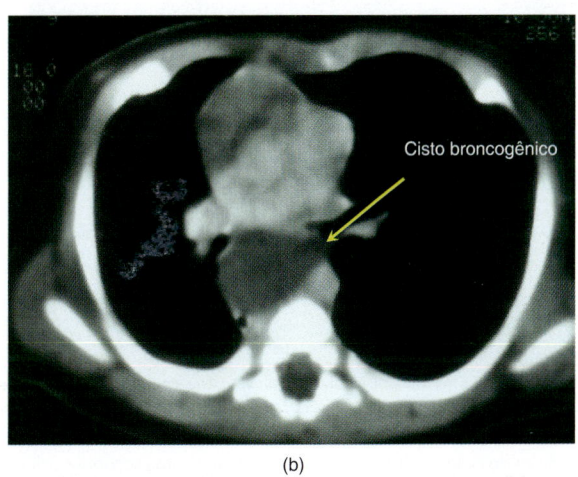

FIGURA 37.7 Localizações comuns de cistos broncogênicos (a) e aspecto típico à TC (b).

tórios (Capítulo 14). Tais defeitos podem ser visualizados em radiografias convencionais, porém são inespecíficos e em geral não acentuados por agentes de contraste. A broncoscopia pode detectar ausência de vias aéreas, mas o procedimento costuma ser mais útil para cultura de lesões parenquimatosas que poderiam ser de pneumonia. A TC é particularmente útil para estabelecer o tamanho e a consistência de lesões suspeitas, bem como para se notar a presença ou ausência de estruturas como as vias aéreas e a vasculatura.

Agenesia ou **aplasia pulmonar** é a ausência de parênquima pulmonar funcional (Figura 37.8). Agenesia denota ausência de vias aéreas, vasculatura e tecido pulmonar, enquanto aplasia refere-se à presença de um brônquio principal rudimentar sem vasculatura nem tecido pulmonar no lado acometido. A maioria dos casos manifesta-se em neonatos com dificuldade respiratória, cianose, estridor, dificuldade para alimentar-se e um exame de tórax anormal, mas alguns lactentes acometidos podem estar assintomáticos. Geralmente, a radiografia do tórax revela um infiltrado homogêneo denso no lado acometido, desvio mediastínico acentuado em direção a ele e obscurecimento ou perda da borda cardíaca. Pode ser difícil diferenciar aplasia pulmonar de atelectasia maciça apenas em tais radiografias, enquanto a TC pode ser mais acurada para confirmar a presença ou ausência de tecido pulmonar no lado em questão. A broncoscopia permite a avaliação de lesões endobrônquicas, de compressão de via aérea e da presença de um coto brônquico, mas pode não ser necessária se os resultados da TC forem conclusivos. Um exame com deglutição de bário pode ser importante para verificar se há uma comunicação que requeira intervenção cirúrgica precoce.

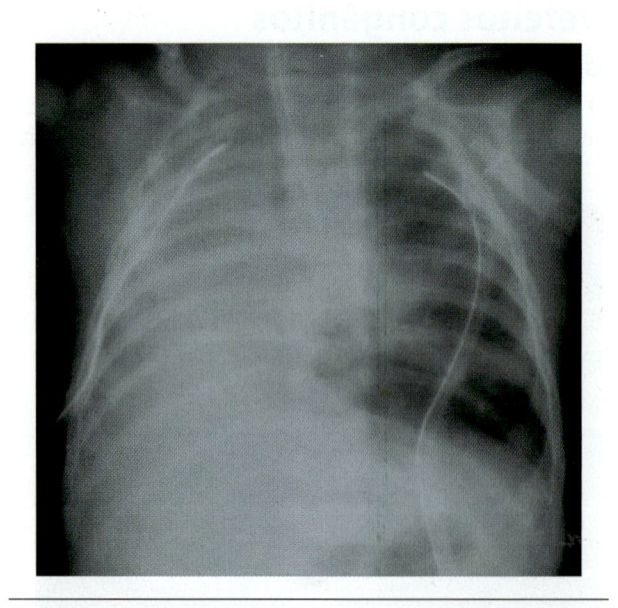

FIGURA 37.8 Radiografia do tórax de um lactente mostrando ausência congênita do pulmão direito. Notar a ausência de uma sombra cardíaca normal no campo pulmonar esquerdo, devido ao deslocamento do coração pelo pulmão esquerdo funcional, se hiperinsuflado.

Há sugestões de que a agenesia pulmonar tenha uma associação significativa com estenose traqueal. Ocorre agenesia pulmonar bilateral, evidentemente uma lesão fatal. O prognóstico da agenesia unilateral varia, tendo uma mortalidade relatada de 30 a 50%, com a maioria das mortes ocorrendo ainda no primeiro ano de vida. Sobrevivência por mais de cinco anos em geral é consistente com uma expectativa de vida normal. O prognóstico pode ser grave na agenesia do lado direito, provavelmente devido à maior incidência de lesões cardiovasculares vistas com anomalias desse lado. Provas de função pulmonar longitudinais revelam que, com a idade, a capacidade vital forçada (CVF) do paciente chega até 50 a 70% dos valores previstos. O desenvolvimento coincidente de hipertensão pulmonar limita-se aos pacientes cujas anomalias cardiovasculares associadas aumentam o fluxo sanguíneo pulmonar, como *shunts* da esquerda para a direita. A maioria dos pacientes é assintomática em repouso, mas não surpreende que eles demonstrem comprometimento pulmonar óbvio durante o teste de esforço (Capítulo 12).

Uma **malformação adenomatoide cística congênita (MACC)** é uma massa de tecido respiratório que se desenvolveu de maneira anormal, composta principalmente por elementos brônquicos terminais sem estruturas alveolares distais, sendo classificada por um de dois sistemas: (1) macrocística *versus* microcística e (2) do tipo 1 (vários cistos grandes), do tipo 2 (múltiplos cistos pequenos) e do tipo 3 (uma única massa quase sólida e homogênea). Em termos histológicos, esses tipos de MACC correlacionam-se com os estágios de desenvolvimento em que a anormalidade surgiu: cistos maiores começam mais tarde na gestação. Como a MACC em geral está associada a poli-hidrâmnio, pode ser notada ao ultrassom fetal, permitindo um planejamento pré-natal subsequente para otimizar o crescimento pulmonar. O tipo 1 e as MACCs macrocísticas manifestam-se mais comumente nos primeiros meses de vida em lactentes a termo que apresentam dificuldade respiratória, cianose e dificuldade para alimentar-se. A expansão pós-natal de uma MACC com ar ou líquido pode criar uma emergência cirúrgica, devido à compressão pulmonar e do tecido cardíaco. A expansão por aeração parcial de uma lesão macrocística de parede fina dificulta a distinção em radiografias simples de enfisema lobar congênito, hérnia diafragmática ou abscesso pulmonar. Contudo, a TC em geral revela um aspecto cístico característico de MACC.

Quando descobertas prematuramente e de grande tamanho, as MACCs às vezes podem ser tratadas por meio de aspiração intrauterina, para diminuir o tamanho do cisto, ou por cirurgia fetal, para remover a massa (Figura 37.9). Tais intervenções permitem que haja espaço para o crescimento pulmonar normal. Na ausência de **hidropsia fetal**, é preferível monitorar a MACC com o tempo, pois em alguns casos ela resolve-se espontaneamente. No período pós-natal, a ressecção cirúrgica de uma MACC costuma ser feita porque as lesões podem apresentar infecções recorrentes e sua aeração e expansão podem comprometer ainda mais o tecido pulmonar em volta. A lobectomia tornou-se o trata-

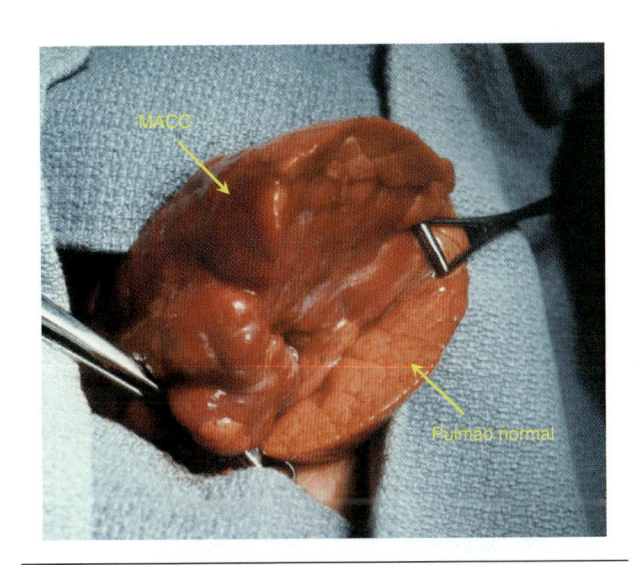

FIGURA 37.9 Excisão cirúrgica de uma malformação adenomatoide cística congênita (MACC). Notar seu aspecto denso cheio de líquido, em contraste com o pulmão aerado sadio visto abaixo e ainda aderido à massa cística.

sões causadas pela compressão extrínseca do brônquio. A maioria dos casos manifesta-se nos primeiros seis meses de vida, com sintomas de dificuldade respiratória, taquipneia ou períodos cianóticos. Ao exame físico, há diminuição dos sons respiratórios no lado acometido, conforme se observa em outras formas de enfisema (Capítulo 14). Radiografias simples do tórax revelam um lobo hiperinsuflado característico, com marcas vasculares diminuídas. O lobo hiperinsuflado em geral comprime o tecido pulmonar em torno e causa desvio do mediastino. Embora qualquer lobo possa ser acometido, o médio direito e o superior esquerdo foram responsáveis por 74% dos casos em uma série pediátrica relatada. A TC do tórax pode ser útil para diferenciar os casos difíceis. Os pacientes assintomáticos podem ser acompanhados sem intervenção, enquanto aqueles sintomáticos devem ser submetidos à ressecção cirúrgica, que é essencialmente curativa. Entretanto, em pelo menos um estudo, a cirurgia não ofereceu benefício significativo para a função pulmonar a longo prazo, com relação ao tratamento clínico apenas.

Sequestro pulmonar descreve tecido pulmonar que perdeu a comunicação com as vias aéreas centrais e recebe seu principal suprimento vascular da circulação sistêmica, não da pulmonar (Figura 37.10). Um segmento pulmonar sequestrado envolto em sua própria pleura denomina-se extralobar, enquanto o tecido pulmonar sequestrado dentro da pleura visceral do pulmão normal nos demais aspectos é denominado intralobar. Uma parte sequestrada do pulmão que se comunica diretamente com o intestino é conhecida como **malformação broncopulmonar no intestino anterior**. Devido à sua comunicação brônquica anormal, muitos sequestros pulmonares são propensos a infecções recorrentes com drenagem inadequada, o que em geral acarreta degeneração cística e possível hemorragia. A apresentação

mento cirúrgico preferido para evitar extravasamentos de ar após a ressecção, quando são removidos volumes menores de tecido, mas pode ser necessária pneumonectomia na vigência de MACCs extensas. As MACCs do tipo 1 ou macrocísticas geralmente têm bom prognóstico cirúrgico. Lactentes com MACCs microcísticas ou dos tipos 2 e 3 costumam ter hidropsia fetal associada, hipoplasia pulmonar ou outras anomalias que agravam o prognóstico de maneira significativa.

O **enfisema lobar congênito** é uma hiperinsuflação idiopática de um ou mais lobos pulmonares, excluindo le-

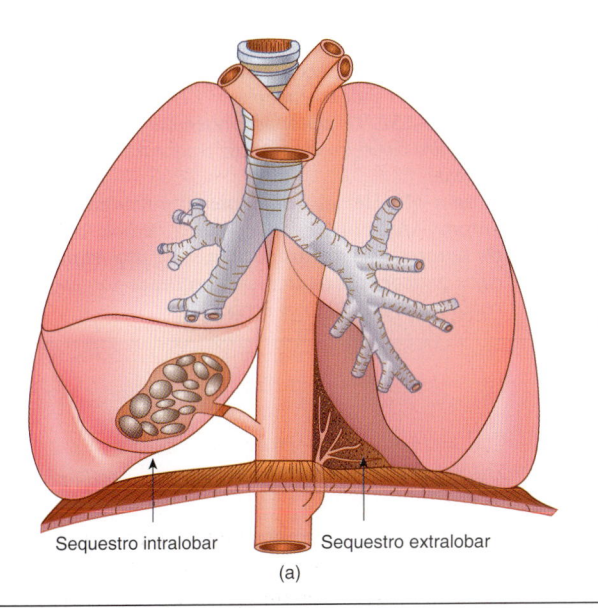

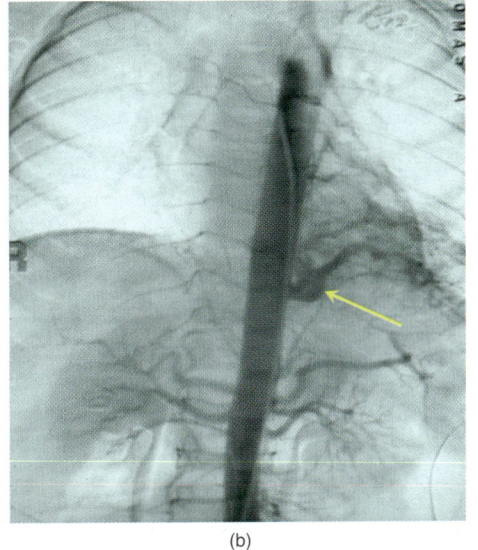

FIGURA 37.10 (a) Sequestros pulmonares intra e extralobar. (b) Angiografia aórtica, mostrando um ramo arterial subdiafragmático anômalo a um sequestro extralobar do lado esquerdo (seta).

mais comum é um paciente avaliado por causa de infecções torácicas recorrentes, embora alguns sequestros sejam descobertos como densidades em radiografias torácicas rotineiras. É fácil remover sequestros extralobares em seu próprio revestimento pleural. Os sequestros intralobares em geral são tratados por lobectomia ou ressecção segmentar. Qualquer que seja a situação, é preciso muito cuidado com a terminação do suprimento vascular, pois ele surge de uma localização anormal. As malformações broncopulmonares no intestino anterior às vezes são identificadas por um esofagograma baritado que mostra comunicação entre o intestino e os brônquios.

Hipoplasia pulmonar refere-se a um pulmão pequeno com desenvolvimento defeituoso ou incompleto, desproporcional à idade gestacional ou pós-natal (Figura 37.11). Costuma haver menor geração de vias aéreas e alvéolos, afetando assim as dimensões tanto da zona de condução como da respiratória (Capítulo 4). A causa mais comum de hipoplasia pulmonar é um espaço intratorácico reduzido para o crescimento e a expansão pulmonares, como ocorre nos casos de **hérnia diafragmática** ou **oligo-hidrâmnio**, mas sua etiologia é multifatorial. Por exemplo, em lactentes com **síndrome de Down** e algumas outras síndromes congênitas, podem desenvolver-se poucos alvéolos e haver um grau relativo de hipoplasia pulmonar. O diagnóstico é sugerido pela diminuição do tamanho pulmonar em uma radiografia do tórax, na ausência de atelectasia. Embora promissora, a capacidade do ultrassom pré-natal de prever o desenvolvimento de hipoplasia pulmonar ainda está evoluindo. Na criança que apresenta o problema no período pós-natal, o tratamento é de suporte, com o objetivo de maximizar o futuro crescimento pulmonar, a menos que haja uma lesão expansiva que possa ser removida cirurgicamente ou mitigada, como a correção de uma hérnia. Apresentações pré-natais só agora estão começando a ter a oportunidade de intervenção cirúrgica fetal como uma alternativa viável.

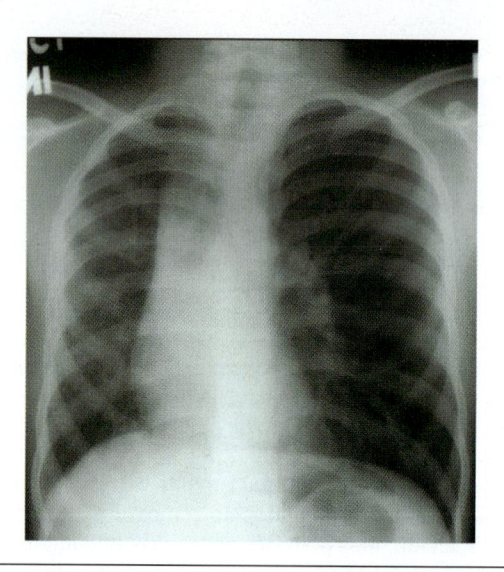

FIGURA 37.11 Radiografia anteroposterior do tórax de um paciente jovem com hipoplasia do pulmão direito. Notar que o pulmão direito normalmente maior é menor do que o esquerdo, devido à hiperinsuflação compensatória do último, que também deslocou a silhueta cardíaca.

Bibliografia comentada

1. Geiduschek JM, Inglis AF, O'Rourke PP, et al. Repair of a laryngotracheoesophageal cleft in an infant by means of extracorporeal membrane oxygenation. *Ann Otol Rhinol Laryngol*. 1993;102:827-833. *Artigos como este ilustram bem a necessidade de combinar tratamentos cirúrgicos com clínicos para anomalias congênitas difíceis.*
2. Wood RE. Spelunking in the pediatric airways: explorations with the flexible fiberoptic bronchoscope. *Pediatr Clin North Amer*. 1984;31:785-799. *O autor oferece uma perspectiva pessoal e histórica sobre os primeiros usos da broncoscopia para diagnosticar e tratar neonatos e crianças em geral.*
3. Grillo HC, Wright CD, Vlahakes GJ, et al. Management of congenital tracheal stenosis by means of slide tracheoplasty or resection and reconstruction, with long-term follow-up of growth after slide tracheoplasty. *J Thorac Cardiovasc Surg*. 2002; 123:145-152. *Os autores apresentam uma história detalhada de reparo cirúrgico de estenose traqueal com o resultado para o paciente.*
4. Husain AN, Hessel RG. Neonatal pulmonary hypoplasia: an autopsy study of 25 cases. *Pediatr Pathol*. 1993;13:475-484. *Os autores apresentaram uma série importante de pacientes cujos pulmões congenitamente pequenos não poderiam ter sido restaurados até 20 anos atrás.*

ESTUDO DE CASOS E PROBLEMAS PRÁTICOS

CASO 37.1 Um lactente a termo mostra dificuldade respiratória meia hora após o parto, cianose com taquipneia, retrações esternais acentuadas e sons respiratórios diminuídos no hemitórax esquerdo. Um examinador ouve sons intestinais sobre o lobo inferior esquerdo; uma radiografia do tórax mostra marcas vasculares normais, múltiplas áreas císticas à esquerda, aeração diminuída à direita e desvio do mediastino para a direita. Qual o diagnóstico mais provável nesse paciente?

a) Pneumonia bacteriana neonatal grave.
b) Hérnia diafragmática congênita.
c) Malformação adenomatoide cística congênita.
d) Sequestro extralobar.
e) Enfisema lobar congênito.

CASO 37.2 Um menino de 2 anos apresentou sibilos desde muito cedo na vida e não reagiu como esperado ao tratamento para asma. As pessoas que cuidam dele o descrevem como estando frequentemente com o peito congestionado e parecer sufocar com secreções. Ele está crescendo bem, mas recentemente passou a apresentar dificuldade respiratória enquanto brinca. Uma TC reconstruída do tórax do menino revela a imagem mostrada à direita. Qual dos seguintes descreve melhor o diagnóstico do paciente?

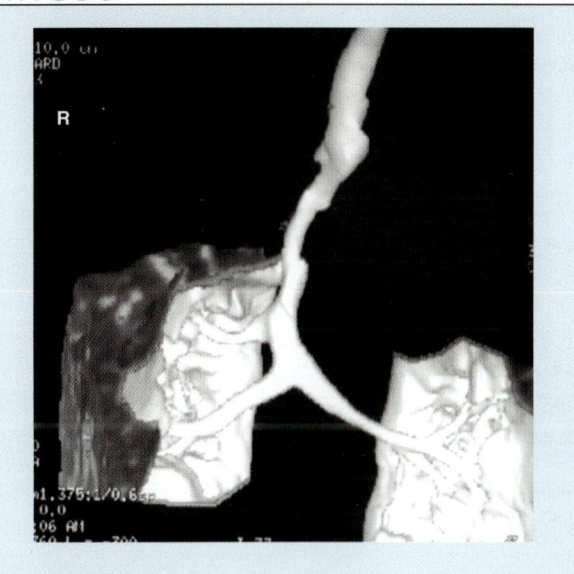

a) Estenose traqueal.
b) Sequestro extralobar.
c) Hipoplasia do pulmão esquerdo.
d) Cisto broncogênico.
e) Laringomalacia primária.

Soluções para o estudo de casos e problemas práticos

CASO 37.1 A resposta mais correta é b.

Hérnia diafragmática congênita do lado esquerdo desloca ou comprime estruturas adjacentes. O início precoce de dificuldade respiratória e a ausência de sons respiratórios normais, porém com sons intestinais nitidamente audíveis à esquerda, sugerem intrusão gástrica no hemitórax esquerdo. Pneumonia (*resposta a*), MACC (*resposta c*) e sequestro lobar (*resposta d*) raras vezes manifestam-se como potencialmente fatais ao nascimento e não explicam os sons intestinais. Enfisema lobar esquerdo (*resposta e*) seria plausível em um paciente mais velho, ante a ausência de sons respiratórios e desvio mediastínico, notavelmente se a hiperinsuflação pulmonar real tivesse comprimido a vasculatura hilar.

CASO 37.2 A resposta mais correta é a.

Estenose traqueal é evidente nesse caso como uma via aérea nitidamente afilada próxima à carina. O sibilo persistente do paciente que se agrava com a atividade e não responde aos broncodilatadores é consistente com uma obstrução de via aérea fixa, como estenose. A TC não fornece detalhes suficientes para se avaliar o volume pulmonar (*resposta c*), ou verificar se há sequestro pulmonar (*resposta b*) ou intrusão de vias aéreas centrais por um cisto broncogênico (*resposta d*). A ausência de estridor ou outros sons respiratórios divergentes mais audíveis e o perfil traqueal estreitado tornam a laringomalacia (*resposta e*) uma causa muito menos provável da dispneia dessa criança ao exercício.

Capítulo 38

Apresentação e tratamento da fibrose cística

BLAKESLEE E. NOYES, MD
ANDREW J. LECHNER, PhD

Objetivos de aprendizagem

O leitor deverá:
- Descrever a genética, as mutações gênicas mais comuns e as anormalidades proteicas que caracterizam a fibrose cística (FC).
- Definir as hipóteses divergentes, propostas como causas das manifestações clínicas de FC.
- Delinear as abordagens para identificar pacientes com FC, mediante a triagem de recém-nascidos, e descrever os sinais e sintomas típicos de apresentação da FC pulmonar e de doença gastrintestinal.
- Identificar a sequência de eventos que ocorre na FC e a justificativa para as intervenções terapêuticas, incluindo em órgãos não pulmonares.

Introdução e fundamento histórico

A **fibrose cística** (FC) foi descrita formalmente pela primeira vez em 1938 pela patologista Dorothy Andersen, que reconheceu vários pacientes com lesões características do pâncreas e uma síndrome clínica de falha do desenvolvimento, diarreia e infecções respiratórias recorrentes. No entanto, a FC era reconhecida no folclore europeu há centenas de anos, e já previa as **anormalidades eletrolíticas no suor** observadas na doença. Uma fonte medieval germânica anônima escreveu: *"Aflição é a criança com sabor de sal quando se beija sua testa, uma verdadeira maldição, pois logo vai morrer"*. Pouco depois da descrição de Andersen, a FC foi reconhecida como um distúrbio **autossômico recessivo**. Em meados da década de 1950, as anormalidades eletrolíticas no suor foram identificadas na FC, e a técnica descrita para a realização de um teste com suor continua sendo o padrão até hoje. A descoberta do gene da FC em 1989 levou a um avanço fundamental no entendimento do defeito básico e da fisiopatologia da doença, desencadeando progressos importantes no tratamento dos pacientes. Como resultado direto, o prognóstico dos pacientes com FC continua a melhorar (ver adiante).

Agora, a FC é reconhecida como a doença genética letal mais comum na população de etnia branca, com uma estimativa de 30.000 pacientes nos Estados Unidos e 27.000 na Europa. A FC é mais comum em descendentes de brancos do norte europeu, com prevalência de cerca de 1 em 3.000 nascimentos, e a frequência de ser um portador de um gene defeituoso da FC é estimada como 1 em 29. A doença é menos comum em outros grupos étnicos, tendo incidências aproximadas de 1 em 4.000 a 10.000 latino-americanos, 1 em 15.000 afro-americanos e 1 em 35.000 ásio-americanos.

Etiologia e genética da fibrose cística

A FC é um distúrbio autossômico recessivo causado por mutações no gene que codifica a proteína **reguladora da condutância transmembrana na fibrose cística (CFTR**, de *cystic fibrosis transmembrane conductance regulator*). Esse gene está localizado no braço longo do cromossomo 7, na posição 7q31. Foram identificadas mais de 25.000 mutações distintas na CFTR, mas a **deleção de fenilalanina na posição 508 (DF508)** da proteína CFTR é de longe a mais comum. Entre 65 e 75% dos pacientes com FC nos Estados Unidos são homozigotos ou heterozigotos compostos para uma mutação em DF508.

A proteína CFTR se expressa primariamente na membrana apical de células epiteliais, onde funciona como um regulador do **canal de íon cloreto (Cl^-)**. No entanto, a CFTR tem outros papéis reguladores importantes no movimento iônico, influenciando notavelmente o transporte de Na^+ e o movimento da água através de muitas células epiteliais. A proteína CFTR se expressa nas células epiteliais de muitos órgãos, porém as consequências fisiopatológicas mais importantes envolvem os epitélios respiratórios, as células que revestem os ductos do pâncreas e as glândulas sudoríparas serosas. A proteína CFTR madura é um polipeptídeo de 1.480 aminoácidos e cerca de 170 kDa (Figura 38.1).

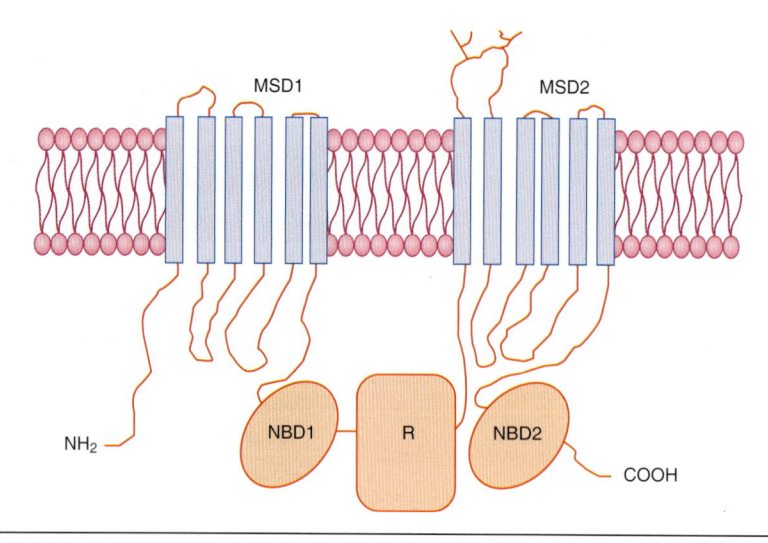

FIGURA 38.1 Estrutura da proteína CFTR madura mostrando os domínios de distribuição na membrana (MSDs), os domínios de ligação de nucleotídeo (NBDs) e a unidade reguladora (R).

A proteína CFTR compreende dois **domínios de distribuição na membrana (MSDs**, de *membrane spanning domains*) hidrofóbicos e dois **domínios de ligação de nucleotídeo (NBDs**, de *nucleotide binding domains*) citoplasmáticos que hidrolisam o ATP. A CFTR também tem uma unidade reguladora com vários **resíduos de serina** que são alvos de fosforilação da **proteinocinase dependente do AMP cíclico**. A mutação DF508 está localizada dentro do **NBD1**, e o mecanismo pelo qual esse tipo de disfunção da CFTR leva a manifestações clínicas da FC baseia-se em hipóteses discordantes, entre elas a do **baixo volume** sendo a mais aceita na comunidade que pesquisa a FC, postulando que o comprometimento da função da CFTR causa reabsorção excessiva de Na^+ e água. Na mucosa respiratória, essa CFTR defeituosa desidrata ou torna sólida a **camada periciliar (CPC)** que fica abaixo do muco secretado (Capítulo 10), tornando lentos ou impedindo os movimentos ciliares coordenados (Figura 38.2).

Esse defeito inibe o movimento ciliar normal e a eliminação de muco com a tosse (Capítulo 10), permitindo que se desenvolvam nichos hipóxicos que promovem a infecção com bactérias, notavelmente ***Pseudomonas aeruginosa***. Devido a essa desidratação relativa, o muco de pacientes com FC é espesso e muito viscoso, sendo, portanto, difícil de ser eliminado. Essa mesma hipótese do baixo volume explica igualmente bem a situação nas vias aéreas e nos ductos pancreáticos, os últimos sendo importantes para as manifestações gastrintestinais em muitos pacientes com FC (ver adiante). A **hipótese do sal alto** propõe que a $[Na^+]$ e a $[Cl^-]$ excessivas no líquido da submucosa da via aérea prejudicam diretamente a defesa local inata do hospedeiro (Capítulo 10). Questiona-se que esse comprometimento induzido pelo sal permitiria a proliferação de bactérias que em geral são depuradas das vias aéreas de pessoas sem FC. Outras hipóteses sugerem ainda que a disfunção da CFTR comprometa diretamente as respostas inflamatórias de leucócitos que expressam tal proteína, ou reduza pouco aspectos definidos de imunidade inata no pulmão.

Manifestações clínicas da fibrose cística

Os sinais e sintomas que sugerem um diagnóstico de FC incluem aqueles recorrentes como tosse, sibilos e dificuldade respiratória, episódios de bronquite ou pneumonia combinados com complicações ligadas a insuficiência pancreática exócrina, incluindo **esteatorreia**, **falha no desenvolvimento**, apetite excessivo ou "voraz", desnutrição e **deficiências de vitaminas** lipossolúveis. Até 15% dos pacientes com FC ainda recém-nascidos apresentam **íleo meconial**, que causa sintomas de obstrução do intestino delgado e ausência de movimentos intestinais. No entanto, é preciso enfatizar que 5 a 10% dos pacientes com FC têm suficiência pancreática, o que permite absorção e crescimento normais. No Tabela 38.1 há um resumo dos sinais e sintomas relacionados à faixa etária que podem sugerir ou confirmar um diagnóstico de FC.

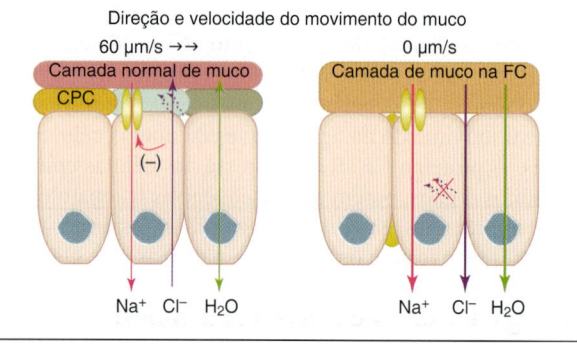

FIGURA 38.2 A **hipótese do baixo volume** na FC, com uma CPC reduzida devido à absorção excessiva de sal e água por causa da função anormal da CFTR. Efeitos subsequentes sobre o transporte mucociliar normal são mostrados com um epitélio normal à esquerda e com FC à direita.

Tabela 38.1 Sinais e sintomas possíveis de fibrose cística por faixa etária[a]

Geral	Neonatal	Lactância
História familiar de FC	Íleo meconial	Infiltrados persistentes na radiografia do tórax
Pele salgada	Icterícia protraída	Falha no crescimento, diarreia crônica
Baqueteamento digital	Calcificações abdominais	Distensão abdominal, colestase
Tosse produtiva	Calcificações escrotais	Anasarca, hipoproteinemia
P. aeruginosa mucoide nas vias aéreas	Atresia intestinal	Pneumonia por *S. aureus*
Alcalose metabólica com hipocloremia		Hipertensão intracraniana idiopática (deficiência de vitamina E)
Infância	**Adolescência e idade adulta**	
Pansinusite crônica	Aspergilose broncopulmonar alérgica	
Polipose nasal	Pansinusite crônica	
	Polipose nasal	
Esteatorreia, prolapso retal	Bronquiectasias, hemoptise	
Síndrome de obstrução intestinal distal ou intussuscepção	Pancreatite hepática recorrente Hipertensão porta	
Pancreatite idiopática recorrente ou crônica	Puberdade tardia, azoospermia secundária à ausência congênita bilateral de ductos deferentes	
Doença hepática		

[a]Modificado do relatório de O'Sullivan BP e Freedman SD: Cystic fibrosis, Lancet May 30;373(9678): 1891-1904, 2010.

O diagnóstico de FC pode ser feito na presença de aspectos fenotípicos específicos, combinados com evidência de disfunção da CFTR. A medida mais útil e amplamente disponível de disfunção da CFTR é o **teste de cloreto no suor**, realizado pela técnica da iontoforese quantitativa da pilocarpina. Valores acima de 60 mM são considerados diagnósticos de FC; valores entre 40 e 59 mM são graduados como intermediários, e valores < 40 mM são considerados normais. No caso de lactentes de até seis meses, valores de cloreto no suor < 30 mM são normais, e valores entre 30 e 59 mM são considerados intermediários.

A obtenção de sangue para análise de mutação gênica é uma alternativa aceitável para estabelecer o diagnóstico de FC, desde que sejam identificadas duas mutações causadoras da doença na CFTR. Contudo, ante as mais de 2.500 mutações descritas até o momento, é impraticável e financeiramente proibitivo fazer análises expandidas de mutação na FC em amostras rotineiras de sangue. Portanto, em laboratórios comerciais que fazem a triagem de um número pequeno das mutações mais comuns, o resultado do teste pode ser falsamente negativo. Apesar disso, o teste do suor continua sendo o padrão ideal para o diagnóstico da FC clássica.

Um desfecho importante da identificação do gene da CFTR foi o reconhecimento de formas não clássicas ou atípicas de FC nas quais alguma função do canal de cloreto é preservada (Figura 38.3). Esses pacientes atípicos com FC têm manifestações clínicas mais leves, inclusive infertilidade masculina, doença sinusal crônica, pancreatite recorrente ou doença hepática. Nesses casos, os valores de cloreto no suor podem estar normais ou na faixa intermediária. A análise da sequência completa do gene da FC pode ser necessária para estabelecer um diagnóstico de doença relacionada com a CFTR.

▶▶ CORRELAÇÃO CLÍNICA 38.1

A identificação do gene da FC em 1989 levou à maior identificação de pacientes mais velhos com manifestações variáveis e discretas de FC, mesmo aqueles já na faixa dos 60 e 70 anos. Esses pacientes têm mutações identificáveis dentro do *locus* do gene da FC que podem ocorrer em um único paciente que serve de índice, representando uma pequena fração de todos os pacientes com FC. Além disso, foi encontrado um subconjunto de homens com infertilidade decorrente da ausência congênita bilateral dos ductos deferentes com mutações no gene da FC sem outros sintomas dessa doença (Tabela 38.1).

Triagem de recém-nascidos para fibrose cística

No final de 2009, todos os 50 estados norte-americanos tinham programas de triagem para FC em recém-nascidos. O objetivo dessa triagem é identificar pacientes em

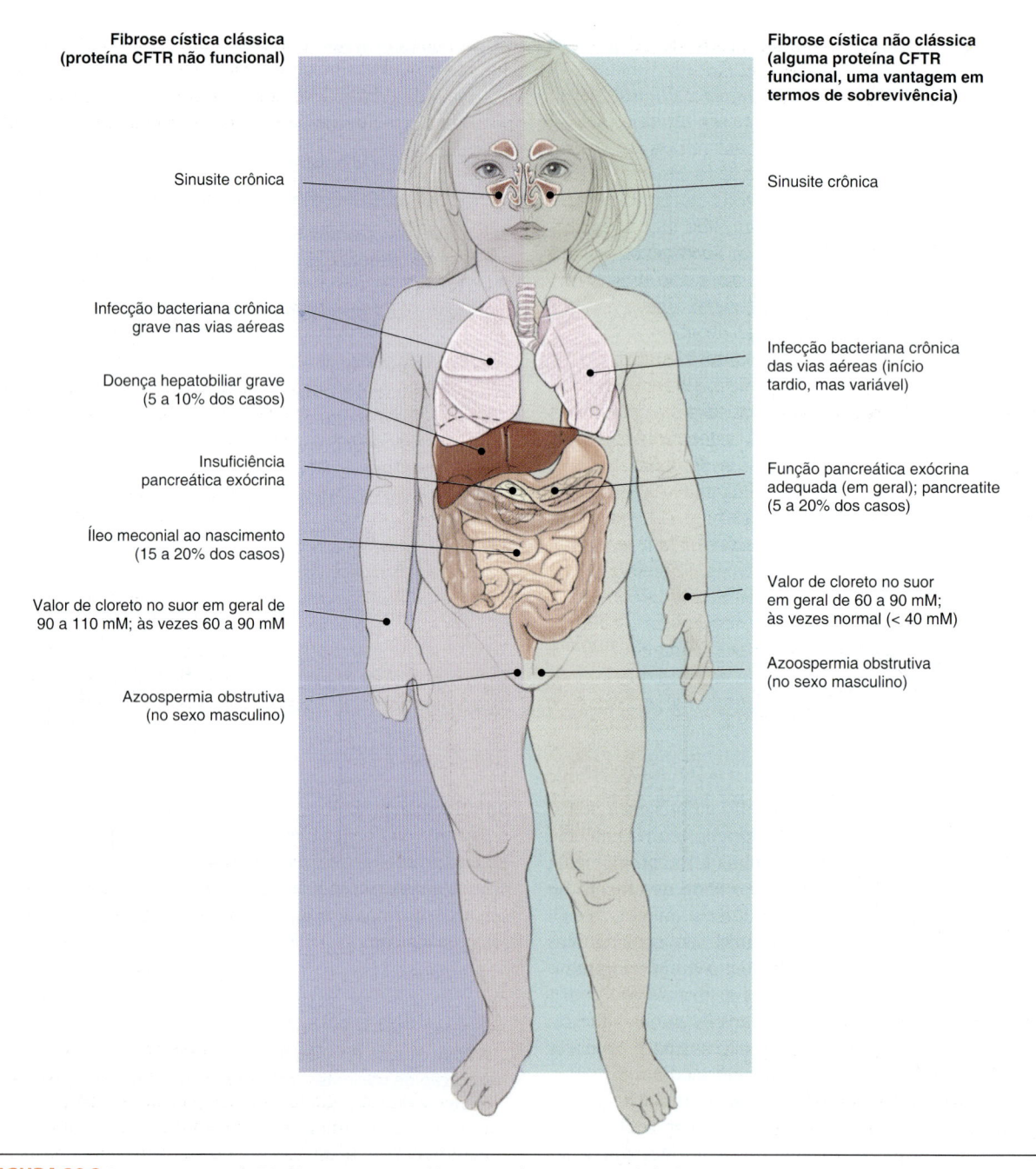

Fibrose cística clássica
(proteína CFTR não funcional)

- Sinusite crônica
- Infecção bacteriana crônica grave nas vias aéreas
- Doença hepatobiliar grave (5 a 10% dos casos)
- Insuficiência pancreática exócrina
- Íleo meconial ao nascimento (15 a 20% dos casos)
- Valor de cloreto no suor em geral de 90 a 110 mM; às vezes 60 a 90 mM
- Azoospermia obstrutiva (no sexo masculino)

Fibrose cística não clássica
(alguma proteína CFTR funcional, uma vantagem em termos de sobrevivência)

- Sinusite crônica
- Infecção bacteriana crônica das vias aéreas (início tardio, mas variável)
- Função pancreática exócrina adequada (em geral); pancreatite (5 a 20% dos casos)
- Valor de cloreto no suor em geral de 60 a 90 mM; às vezes normal (< 40 mM)
- Azoospermia obstrutiva (no sexo masculino)

FIGURA 38.3 Sinais e sintomas de FC clássica *versus* não clássica, com base na quantidade de CFTR expressa.

um estágio pré-sintomático, antes do início de desnutrição significativa ou doença pulmonar, e instituir sem demora intervenções agressivas voltadas para as manifestações respiratórias e gastrintestinais da FC. Todos os programas de triagem de recém-nascidos baseiam-se em elevações do **tripsinogênio imunorreativo (TIR)**, enzima pancreática encontrada em níveis aumentados em praticamente todos os pacientes com FC, mesmo aqueles com suficiência pancreática. Os pacientes com valores elevados de TIR nas primeiras 24 horas de vida ou têm o valor repetido às duas semanas de idade ou seu sangue de recém-nascido é amplificado pela PCR para um número pequeno de mutações da FC, dependendo do programa de triagem de recém-nascidos. Os pacientes com valores persistentemente elevados de TIR ao nascimento e em duas semanas (o **método TIR/TIR**) ou aqueles com TIR elevado ao nascimento e uma ou duas mutações de FC identificadas (o **método TIR/DNA**) são encaminhados para um centro de FC certificado para fazer o teste diagnóstico do suor. Com o advento da triagem universal de recém-nascidos para FC, o que se espera é que poucos pacientes sejam identificados com doença sintomática. Consequentemente, espera-se que sua avaliação inicial e o tratamento em um centro de FC tenham um impacto substancial sobre os resultados nas provas de função pulmonar (PFPs), o estado nutricional e a sobrevivência.

> **CORRELAÇÃO CLÍNICA 38.2**
>
> O intento de um programa de triagem de recém-nascidos para FC é fazer um diagnóstico definitivo da doença (em geral pelo teste de cloreto no suor) com um mês de idade. No entanto, vários estudos mostraram que, mesmo com o diagnóstico precoce de FC e com os pacientes sendo acompanhados em um centro de FC, aspectos radiográficos e clínicos anormais podem ser evidentes em crianças com apenas seis meses de idade. Isso destaca a importância de os clínicos que tratam de FC serem vigilantes e agressivos em sua abordagem ante um lactente com a doença, para obter todos os benefícios da triagem de recém-nascidos.

Manifestações de fibrose cística nos sistemas orgânicos

Os sintomas de FC de órgãos específicos variam substancialmente em termos de seu momento de apresentação, sua gravidade e a sequência de complicações. As tentativas de correlacionar o início e a gravidade dos sintomas respiratórios (fenótipo) com o genótipo têm sido notoriamente não confiáveis. Em contrapartida, os sintomas gastrintestinais se correlacionam bem com certos genótipos; por exemplo, todos os pacientes homozigotos para DF508 têm insuficiência pancreática. Os principais órgãos com fisiopatologia significativa relacionada com a FC são mencionados individualmente a seguir.

Doença pulmonar e infecções respiratórias relacionadas com a fibrose cística

Os pulmões de lactentes com FC são normais ao nascimento, mas é comum surgir inflamação excessiva da via aérea logo após, incluindo um aumento dos neutrófilos e liberação de citocinas pró-inflamatórias como a IL-8. Em conjunto com esse processo, em geral os lactentes se infectam com uma variedade de patógenos, mais notavelmente *H. influenzae* e *S. aureus*. Por fim, a maioria dos pacientes com FC infecta-se com *Pseudomonas aeruginosa*. A infecção crônica da via aérea segue com tampões de muco, ciclos viciosos de inflamação e infecção, mais lesão de via aérea decorrente do desenvolvimento eventual de bronquiectasias (Capítulo 20). Em termos coletivos, esses eventos pioram a função pulmonar e assim acarretam hipoxemia crônica e hipercarbia.

Portanto, o período de duração indeterminada em que um recém-nascido com FC é infectado por patógenos bacterianos é seguido por uma "janela de oportunidade", durante a qual as infecções bacterianas são transitórias e passíveis de erradicação com antibiótico. Por exemplo, é possível a erradicação de *P. aeruginosa* não mucoide pelo hospedeiro em conjunto com antibioticoterapia específica. Por fim, a maioria dos pacientes com FC desenvolve infecções crônicas com *P. aeruginosa* mucoide, que forma **biofilmes**. Tais biofilmes representam colônias de bactérias que secretam uma cobertura protetora e aderem-se às superfícies mucosas. Uma vez presentes na via aérea, os biofilmes contendo *P. aeruginosa* mucoide tornam-se resistentes aos efeitos de antibióticos parenterais, orais e nebulizados, iludindo assim tanto a defesa normal do hospedeiro como os melhores e mais modernos antimicrobianos. À medida que essa colonização microbiana evolui, a inflamação e a destruição da via aérea progridem, com declínios inexoráveis nos valores de função pulmonar característicos de padrões obstrutivos graves. O reconhecimento de que a infecção precoce com *P. aeruginosa* não mucoide é passível de ser erradicada levou às recomendações para maior vigilância de pacientes com FC e ao tratamento agressivo com antibióticos nebulizados quando as bactérias são isoladas pela primeira vez.

Outros patógenos ligados a doença pulmonar incluem ***S. aureus* resistente à meticilina (SARM)** e à oxacilina, *Stenotrophomonas maltophilia* e *Burkholderia cepacia* (que consiste em nove variantes distintas ou **genomovars**). Houve aumento da evidência de que a infecção por SARM em pacientes com FC piora os valores da função pulmonar e diminui as taxas de sobrevida. Em até 15% dos pacientes com FC isola-se *S. maltophilia* de culturas de vias aéreas, mas o impacto desse organismo sobre o desfecho da FC continua pouco definido. Dos membros do complexo *B. cepacia*, ***B. cenocepacia*** (**genomovar III**) está associada a um prognóstico particularmente ruim, sendo uma causa da **síndrome cepácia**, um processo de doença associado a declínio acelerado da função pulmonar, febre, bacteriemia e altas taxas de mortalidade.

A infecção pulmonar com **micobactérias atípicas** é uma questão cada vez mais importante em pacientes com FC. A vigilância rotineira desses pacientes é responsável em parte pelo maior reconhecimento do papel desses organismos nas exacerbações sérias da doença. Entre tais espécies, o **complexo *Mycobacterium avium* (CAM)** e o *M. abscessus* são os mais comumente encontrados na FC. As implicações de obter um diagnóstico definitivo quando se suspeita de doença miocárdica são significativas, pois esquemas triplos de tratamento com antibiótico contra o CAM são recomendados por até um ano. A infecção com *M. abscessus*, mesmo com uma variedade de esquemas terapêuticos, em geral não é considerada passível de erradicação, exceto quando se apresenta como doença focal.

Além disso, os pacientes com FC podem desenvolver **aspergilose broncopulmonar alérgica (ABPA)**, uma resposta grave ao *Aspergillus fumigatus*, que se caracteriza por aumento da [IgE] circulante, em geral > 1.000 UI/mL. Os pacientes com ABPA costumam mostrar níveis elevados de anticorpos precipitantes de IgG e IgE contra o *A. fumigatus*, bem como reatividade cutânea aos extratos de *Aspergillus*. Tais pacientes podem ter sintomas respiratórios agravados que não respondem ao tratamento-padrão para a FC, notavelmente sibilância grave, declínio dos resultados das PFPs, aumento dos infiltrados em radiografias e bronquiectasias centrais. O tratamento da ABPA consiste em uma combinação de *itraconazol* e um esquema prolongado de corticoides sistêmicos.

Aspectos da doença gastrintestinal da fibrose cística

Como dito antes, até 15% dos lactentes com FC clássica apresentam íleo meconial. Cerca de 85 a 90% de todos os pacientes com FC têm evidência de **insuficiência pancreática exócrina**, que se desenvolve de maneira variável no primeiro ou segundo ano de vida. Os sintomas associados à disfunção pancreática na FC incluem: fezes grandes e oleosas com odor fétido; distensão abdominal, desconforto e flatulência, e aumento do consumo de alimentos e água. Coletivamente, esses sintomas da doença FC no trato gastrintestinal acarretam crescimento deficiente, desnutrição, falha no desenvolvimento e deficiências das **vitaminas lipossolúveis** A, D, E e K. A terapia de reposição regular com enzimas pancreáticas e o fornecimento de suplementação vitamínica são componentes essenciais do tratamento nutricional na FC. A ligação crítica entre melhora do **estado nutricional** e da função pulmonar foi reconhecida clinicamente há anos. Na verdade, ela destaca a importância de uma abordagem multidisciplinar ao tratamento nutricional, que inclui um dietista e um gastrenterologista.

Os pacientes com FC apresentam um risco significativo de disfunção hepática em decorrência de obstrução do ducto biliar, mais uma vez secundária a defeitos na secreção de glândulas serosas e ao aumento resultante na viscosidade da secreção. Em recém-nascidos e lactentes, isso pode ser notado como elevações transitórias nas **transaminases hepáticas** ou, em casos raros, como elevações persistentes na **hiperbilirrubinemia conjugada**. Em pacientes mais velhos com FC, a doença hepática pode apresentar-se como **cirrose biliar focal**, com os riscos inerentes do desenvolvimento de **hipertensão porta**, **esplenomegalia**, varizes esofágicas, hemorragia gastrintestinal multifocal e **trombocitopenia**. Nos pacientes com FC e função pulmonar relativamente bem preservada, o transplante hepático é uma opção de tratamento para a doença hepática grave. A **síndrome de obstrução intestinal distal (SOID)** é outra complicação potencial em pacientes com FC, em particular nos que receberam reposição inadequada de enzimas pancreáticas ou não seguiram os esquemas de tratamento. Os sintomas de SOID lembram os do lactente com FC que nasce com íleo meconial, ou seja, vômitos, dor e distensão abdominal, ausência de fezes. As abordagens terapêuticas incluem enemas baritados e o uso regular de produtos orais que melhoram o trânsito intestinal, como soluções **eletrolíticas de polietilenoglicol**.

Aspectos endócrinos comuns da fibrose cística

A obstrução de ductos pancreáticos com mucosa anormal na FC acarreta a deficiência pancreática exócrina característica citada antes, mas também resulta em **autodigestão** do pâncreas e eventual substituição de tecido pancreático por gordura. À medida que a função das ilhotas pancreáticas declina no decorrer desse processo, seguem-se **deficiência de insulina** e possivelmente **resistência à insulina**, de modo que o diabetes manifesta-se. Cerca de 10% dos pacientes com FC desenvolvem **diabetes melito relacionado com fibrose cística (DMRFC)** na segunda década de vida, com taxas de prevalência tão altas como 30 a 40% relatadas em adultos jovens. Embora a cetose não seja um aspecto típico do DMRFC em si, a glicemia elevada nesses pacientes acarreta glicosúria e prejudica o crescimento. É importante notar que o DMRFC tende a desenvolver-se em pacientes com a doença mais grave. Pode ser que chame a atenção do clínico a observação de hiperglicemia problemática nas primeiras fases do tratamento de uma exacerbação pulmonar grave em um paciente com FC. Os hipoglicemiantes orais em geral não são úteis em pacientes com DMRFC, de modo que são necessárias injeções de insulina para que fiquem euglicêmicos.

Defeitos no sistema reprodutivo na fibrose cística

Em lactentes do sexo masculino com FC, a obstrução do **ducto deferente** é a primeira anormalidade patológica observada, indicando anormalidades nos pulmões, de modo que todos os pacientes masculinos com **FC clássica** têm **azoospermia** obstrutiva, ausência do ducto deferente e **infertilidade** (Tabela 38.1). Embora haja relatos de pacientes do sexo feminino com FC tendo muco cervical anormal, em geral elas são férteis e podem ter um parto normal de um bebê normal se receberem nutrição perinatal apropriada e tiverem uma função pulmonar adequada na época do parto.

Tratamento e monitoração da doença pulmonar na fibrose cística

A cascata geralmente reconhecida de eventos que surgem do gene anormal da FC e da proteína serve de base para a abordagem à doença pulmonar na FC (Figura 38.4). Até recentemente, muitas terapias disponíveis para os pacientes com FC eram associadas de acordo com essa cascata, embora abordagens experimentais tivessem como alvo as fases iniciais. Por exemplo, a possibilidade de sucesso da terapia gênica para corrigir ou substituir proteínas CFTRs defeituosas gerou entusiasmo considerável na comunidade voltada para a FC no início da década de 1990. Em sua maior parte, essa abordagem não satisfez as expectativas.

Patogenia da doença pulmonar na FC

Gene da FC defeituoso
⇓
Produto gênico defeituoso/deficiente
⇓
Depuração mucociliar anormal das vias aéreas
⇓
Obstrução brônquica
⇓
Infecção pulmonar pós-obstrutiva
⇓
Inflamação de via aérea distal ou parênquima
⇓
Bronquiectasias

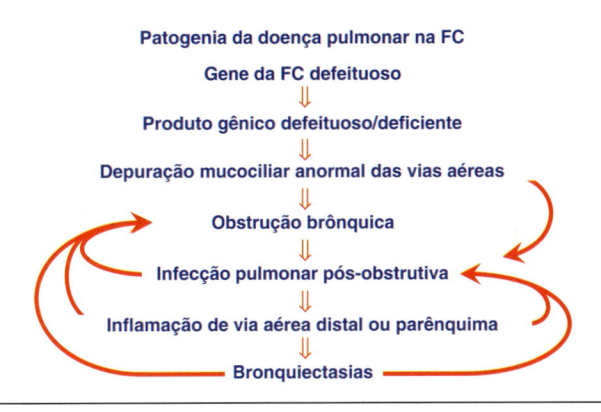

FIGURA 38.4 Uma ideia geral da patogenia da doença pulmonar na FC.

Na verdade, os ensaios clínicos de fase inicial com terapias proteicas com compostos como o **VX809**, o **VX770** e o **atalureno** tiveram resultados estimulantes, que pareceram benéficos em pacientes com produtos gênicos aberrantes de CFTR ("Correlação Clínica 38.3"). O sucesso futuro de tais terapias proteicas provavelmente dependa de uma abordagem adaptada usando compostos que tenham como alvo as mutações discretas na CFTR.

▶▶ CORRELAÇÃO CLÍNICA 38.3

O agente oral **VX770** é denominado **potencializador de CFTR**, pois parece ativar a atividade do canal da proteína CFTR nos pacientes com a mutação gênica específica **G551D**. A proteína CFTR sintetizada em pacientes com essa substituição de aminoácido costuma se expressar nos ápices das células epiteliais respiratórias, mas funciona anormalmente. Os ensaios clínicos com o VX770 têm sido promissores, mas a [Cl$^-$] no suor de pacientes com G551D diminui, e seu transporte epitelial de Cl$^-$ normaliza-se quando medido *in vitro*. Atualmente, acredita-se que tanto o **corretor de CFTR** como o **VX809** que move os canais sintetizados de CFTR para sua localização celular apical apropriada, mais um potencializador como o VX770, serão necessários em pacientes com FC que sejam homozigotos para DF508, o defeito gênico mais comum.

Demonstrou-se que a nebulização de **solução fisiológica hipertônica** (uma solução a 7% de NaCl estéril) melhora a função pulmonar e reduz a frequência de exacerbações pulmonares. Sua eficácia confirma a hipótese do baixo volume da patogenia da FC (Figura 38.2), em que a solução hipertônica liberada na via aérea irá retirar água por osmose do epitélio subjacente para si. Essa água acrescenta-se à subfase aquosa de secreções respiratórias, independentemente do tipo de disfunção da proteína CFTR. A maior hidratação da CPC permite então pelo menos uma restauração parcial do movimento ciliar normal e, portanto, melhor depuração de secreções carregadas com bactérias. Supondo que esse seja o mecanismo de ação da solução fisiológica hipertônica, parece prudente começar com a terapia cedo na vida e talvez mesmo antes do início da doença pulmonar. Essa solução também pode aliviar a obstrução brônquica ao melhorar a viscosidade do escarro e a eliminação pela tosse.

As fontes de obstrução de via aérea na FC são muitas e incluem retenção de muco, restos inflamatórios, micróbios e seus subprodutos, bem como células inflamatórias recrutadas do hospedeiro para focos de infecção. Essas células inflamatórias incluem neutrófilos que sofrem apoptose, liberando seus constituintes intracelulares, incluindo DNA e fragmentos de DNA. Tal DNA parece contribuir para a viscosidade das secreções anormais das vias aéreas. Soluções nebulizadas de **DNase recombinante humana** (Pulmozyme®) hidrolisam esse DNA, diminuindo a viscosidade do muco, melhorando a depuração das vias aéreas e reduzindo a frequência de exacerbações pulmonares. Embora mais da metade dos pacientes com FC nos Estados Unidos receba tal terapia, não há consenso quanto à gravidade dos achados nas PFPs ou à idade apropriada que determinariam o início desse tratamento.

As técnicas de depuração das vias aéreas que melhoram a remoção do muco e aliviam a obstrução brônquica foram a base do tratamento da FC por décadas. Tradicionalmente, a depuração das vias aéreas assumiu a forma de **terapia torácica manual** e **drenagem postural**, instituídas por um cuidador treinado. As técnicas mais modernas dão maior independência ao paciente, incluindo as vestimentas de alta frequência da parede torácica (Figura 38.5), os dispositivos de pressão expiratória positiva, os dispositivos oscilantes de pressão da via aérea ("valvas de *flutter*") e a drenagem autogênica. Embora os estudiosos da FC endossem muitas dessas técnicas para melhorar a depuração das vias aéreas, poucos estudos randomizados controlados documentaram sua eficácia. As recomendações gerais aprovadas pela **Cystic Fibrosis Foundation** são de que alguma forma de depuração das vias aéreas deve fazer parte do esquema diário de todo paciente com FC. Um esquema regular de exercício é outro aspecto importante dos cuidados na FC, melhorando a qualidade de vida e mantendo a função pulmonar (Capítulo 12). Entretanto, há pouca evidência de que o exercício represente uma substituição adequada das técnicas de depuração das vias aéreas que são o padrão.

Os agentes antimicrobianos, seja por via parenteral, oral ou em aerossol, continuam sendo parte integrante dos cuidados na FC, em particular durante uma exacerbação de sintomas pulmonares. Estatísticas do **CF Foundation Patient Registry** mostram que os pacientes com FC tratados de maneira mais agressiva com antibióticos tiveram desfechos clínicos melhores do que aqueles que receberam menos antibióticos. A escolha dos antibióticos é determinada por culturas rotineiras de vigilância, idealmente obtidas a cada três meses. A necessidade de tratamento agressivo ante um primeiro isolamento de *P. aeruginosa* na tentativa de erradicar esse organismo já foi mencionada. No caso de pacientes com infecção persistente por *P. aeruginosa*, ciclos alternados de 28 dias com **tobramicina** aerossolizada

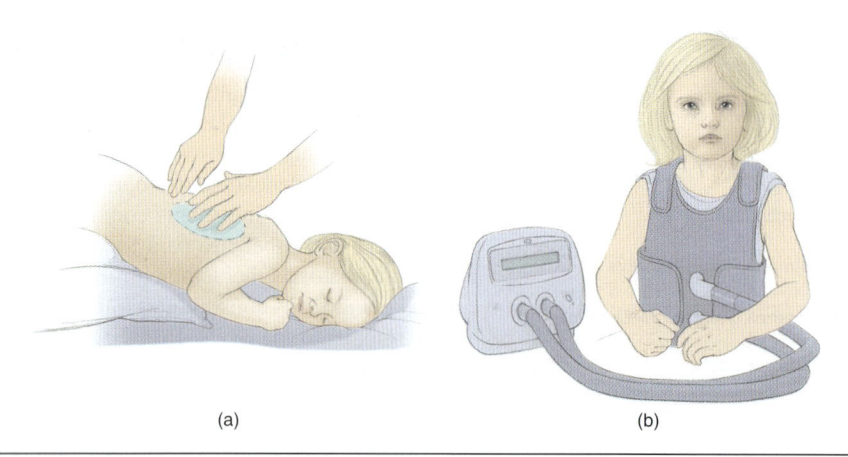

FIGURA 38.5 Técnicas tradicionais de depuração das vias aéreas na FC, envolvendo terapia torácica manual (a) e uma abordagem mais contemporânea, em que se usa um compressor torácico oscilante que os pacientes vestem como uma roupa regular (b).

melhoraram a função pulmonar e reduziram a proporção de organismos de *P. aeruginosa* isolados, assim como a frequência de infecções recorrentes. O agente mais novo anti-*Pseudomonas*, o **lisato de aztreonam para inalação**, administrado por um novo dispositivo de nebulização, encurta o tempo de administração para menos de três minutos. No momento, não há recomendações específicas que incorporem esse fármaco aos esquemas terapêuticos considerados padrão, mas ele oferece uma alternativa para os pacientes que desenvolveram **resistência aos aminoglicosídeos**.

A **azitromicina** pode combater o impacto deletério tanto da infecção como da inflamação na FC, talvez por inibir a síntese de citocinas pró-inflamatórias. A eficácia desse fármaco em pacientes com mais de seis anos e FC infectados por *P. aeruginosa* foi moderada, mostrando melhora no volume expiratório forçado em um segundo (VEF_1) e poucas exacerbações respiratórias. Quando a azitromicina foi estudada em pacientes que não estavam infectados por *P. aeruginosa*, a melhora clínica foi menor e, portanto, insuficiente para se recomendar seu uso rotineiro nesses casos.

A resposta inflamatória neutrofílica intensa nos pulmões de pacientes com FC levou a um interesse considerável nas terapias anti-inflamatórias. Embora os esteroides orais melhorem as medidas de função pulmonar, podem ter efeitos adversos inaceitáveis, inclusive formação de catarata, hiperglicemia e atraso persistente do crescimento (observado até dois anos após ter sido completado o esquema terapêutico). Os corticoides inalados parecem uma alternativa atraente, mas tem sido difícil documentar sua eficácia, em parte por causa dos obstáculos na liberação do fármaco para vias aéreas intermediárias e distais, bem como pela dificuldade de penetração na camada espessa de muco nessas vias. Altas doses de **ibuprofeno** têm uma variedade de efeitos imunomoduladores sobre os neutrófilos, incluindo seu recrutamento, sua aderência e a liberação de citocinas pró-inflamatórias. Tais doses altas de ibuprofeno também reduziram a taxa de declínio do VEF_1 em pacientes tratados durante um período de quatro anos *versus* controles, embora tenham melhorado seu estado nutricional quando medido pelo ganho de peso. Apesar dos benefícios potenciais, a preocupação generalizada com os efeitos colaterais potenciais do ibuprofeno levou à demora em sua aceitação pelos especialistas em FC.

Transplante pulmonar na fibrose cística

O transplante é a única opção terapêutica para pacientes com doença pulmonar em estágio terminal na FC. Os critérios específicos para encaminhar um paciente para transplante pulmonar são inexatos, mas um VEF_1 consistentemente < 30% do previsto em geral é usado como limiar para o encaminhamento para um centro de transplante. Nos Estados Unidos, cerca de 150 a 200 pacientes com FC são submetidos a transplante pulmonar anualmente, com muito mais desses pacientes morrendo antes que consigam doadores. Embora os critérios de seleção para receptores potenciais variem entre os centros de transplante, infecção preexistente com certos genomovars de *B. cepacia* (em particular *B. cenocepacia*) é uma contraindicação absoluta na maioria dos centros. A sobrevida por um ano após transplante pulmonar é de 85 a 95%, mas em geral uma sobrevivência mais prolongada é limitada pelo desenvolvimento de **bronquiolite obliterante**, uma das manifestações de rejeição crônica a aloenxerto (Capítulo 26).

Monitoração da doença pulmonar na fibrose cística

O acompanhamento da evolução da doença pulmonar na FC utiliza os sintomas clínicos, as radiografias, as PFPs e, em alguns casos, a gasometria arterial. Os sintomas clínicos que indicam agravamento da doença pulmonar incluem: aumento da tosse e/ou da produção de escarro, menor tolerância ao exercício e desconforto torácico ou dispneia. O exame físico mostra a presença de novos estertores ou sibilos e a presença ou o agravamento de baqueteamento digital. Radiografias ou tomografia computadorizada (TC) do tórax podem mostrar novos achados ou documentar a progressão de doença pulmonar subjacente. As PFPs (Capítulo 16) representam a melhor medida objetiva da progressão da doença pulmonar, bem como o impacto de esquemas terapêuticos novos ou mais agressivos na FC (Figura 38.6).

As PFPs para monitorar a evolução da doença pulmonar na FC devem incluir determinações da capacidade vital forçada (CVF), do VEF_1, da proporção VEF_1/CVF e da FEF_{25-75} (Capítulo 16). Uma redução em qualquer desses valores sugere a necessidade de alguma forma de intervenção, variando entre um esquema de antibióticos orais, outros tratamentos ou até mesmo hospitalização para a administração IV de antibióticos e medidas agressivas de limpeza das vias aéreas (Figura 38.6). Os resultados da gasometria arterial tendem a ser normais até que a doença pulmonar na FC torne-se muito grave, limitando seu valor à monitoração rotineira.

Sobrevivência na fibrose cística

O novo conhecimento básico da ciência sobre a função da CFTR, combinado com o melhor entendimento da fisiopatologia básica da FC e os avanços na tradução e na pesquisa clínica, levou a aumentos contínuos na sobrevida mediana entre os pacientes com FC (Figura 38.7). Na verdade, os últimos dados disponíveis do Cystic Fibrosis Foundation Patient Registry mostram que a sobrevida mediana agora se estende bem além da quarta década. Embora essa sobrevida reflita uma melhora bastante significativa nos últimos 20 anos, ainda há um atraso nas estatísticas de sobrevivência para a população geral nos Estados Unidos. Os benefícios claros da triagem de recém-nascidos para FC e o progresso contínuo na correção dos defeitos básicos na FC levaram a aprimoramentos acentuados, talvez mesmo normalizando as taxas de sobrevida dentro do período de vida do leitor jovem.

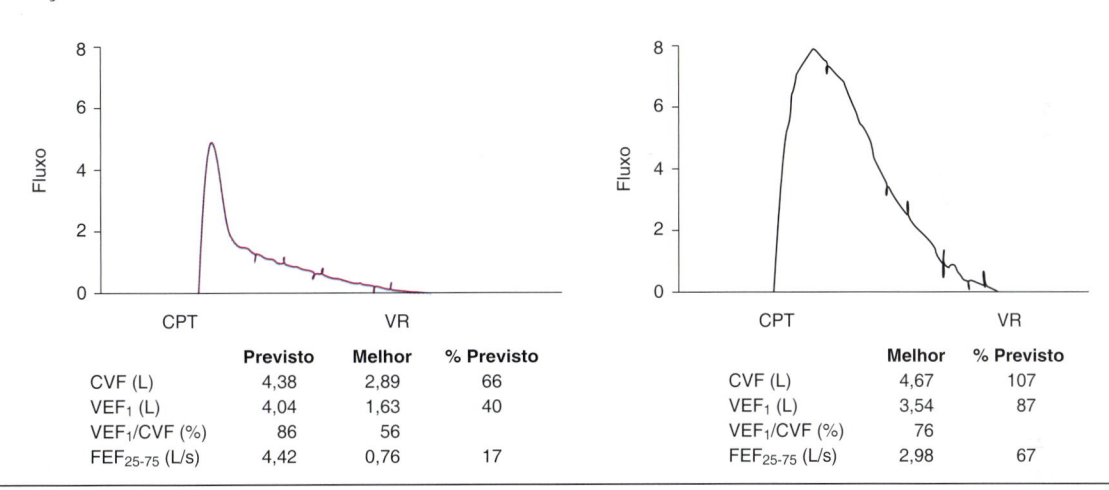

	Previsto	Melhor	% Previsto
CVF (L)	4,38	2,89	66
VEF_1 (L)	4,04	1,63	40
VEF_1/CVF (%)	86	56	
FEF_{25-75} (L/s)	4,42	0,76	17

	Melhor	% Previsto
CVF (L)	4,67	107
VEF_1 (L)	3,54	87
VEF_1/CVF (%)	76	
FEF_{25-75} (L/s)	2,98	67

FIGURA 38.6 (a) Espirometria e alças de fluxo expiratório mostrando obstrução grave em um menino de 15 anos com FC que se apresentou com aumento da tosse e da produção de escarro, dispneia e novos estertores ao exame do tórax. (b) Dados comparáveis do mesmo jovem após completar uma hospitalização de duas semanas, que incluiu administração de antibióticos IV e limpeza agressiva da via aérea.

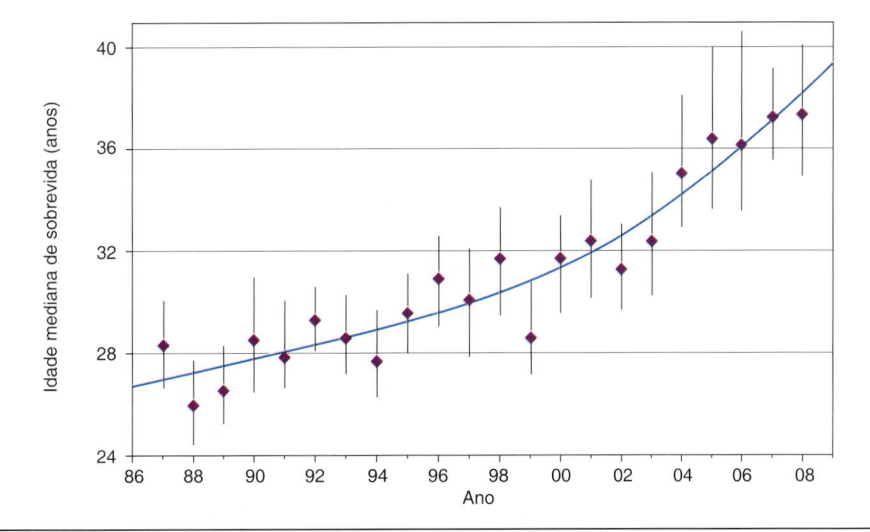

FIGURA 38.7 Dados de sobrevida mediana entre todos os pacientes com FC identificados nos Estados Unidos de 1986 a 2008, conforme compilados pelo National Cystic Fibrosis Foundation Registry.

1. Rowe SM, Miller S, Sorscher EJ. Mechanisms of disease: cystic fi brosis. *N Engl J Med*. 2005;352:1992-2001. *Como muitos dos artigos de revisão patrocinados pela Massachusetts Medical Society, este contém gráficos excelentes e várias referências relevantes para o leitor que busca mais profundidade.*
2. O'Sullivan BP, Freedman SD. Cystic fi brosis. *Lancet*. 2009; 373:1891-1904. *O resumo excelente dos sinais de FC mostrados na Tabela 38.1 reflete o trabalho destes autores, aos quais somos muito gratos.*
3. Mogayzel PJ, Flume PA. Update in cystic fi brosis, 2009. *Am J Respir Crit Care Med*. 2010;181:539-544. *A American Thoracic Society é outro grupo clínico profissional confiável no sentido de fornecer revisões atualizadas, abalizadas e de fácil leitura sobre todos os tópicos relacionados aos pulmões.*

ESTUDO DE CASOS E PROBLEMAS PRÁTICOS

CASO 38.1 Um paciente com 18 anos e FC é internado em uma enfermaria com aumento acentuado de tosse, produção de escarro e história recente de febre. A auscultação revela estertores inspiratórios ásperos em ambas as bases posteriormente; S_aO_2 = 90% ao ar ambiente pela oximetria no lobo da orelha. Uma nova radiografia do tórax mostra infiltrados no lobo inferior esquerdo. O médico que o atende planeja iniciar antibioticoterapia IV, mas ainda não tem os resultados da cultura. Além de combater a infecção por *Pseudomonas aeruginosa*, tal tratamento será mais importante contra possível infecção por qual dos seguintes?

a) *Klebsiella* spp.
b) *Haemophilus influenzae*.
c) *Burkholderia cepacia*.
d) *Staphylococcus aureus*.
e) *Streptococcus pneumoniae*.

CASO 38.2 Uma menina de 15 anos com FC queixa-se de início recente de noctúria e perda de peso. O exame físico revela baqueteamento digital discreto. O peso da jovem está no 25º percentil para sua idade, mas até então sempre esteve no 50º. Sua altura está no 50º percentil. Seus exames cardíaco, torácico e gastrintestinal são normais no momento. Qual a explicação mais provável para a noctúria nessa paciente?

a) Infecção do trato urinário.
b) Insuficiência cardíaca congestiva.
c) Aumento do consumo de líquido.
d) Comprometimento da produção de hormônio antidiurético.
e) Início de diabetes melito.

CASO 38.3 Um menino de 12 anos com FC chega ao setor de emergência com vômito e dor abdominal em cãibra há 24 horas. A êmese é descrita como biliosa, e ele não consegue tolerar líquidos leves. A mãe do paciente diz que ele não tem movimento intestinal há pelo menos 24 horas, e acrescenta que em geral o menino deixa de tomar seus suplementos de enzima pancreática quando está na escola. Qual a explicação mais provável para os sintomas dele?

a) Gastrenterite viral.
b) Síndrome de obstrução intestinal distal.
c) Apendicite.
d) Cálculos biliares.
e) Pancreatite.

Soluções para o estudo de casos e problemas práticos

CASO 38.1 A resposta mais correta é d, *S. aureus*.

Embora praticamente todos os organismos citados possam causar infecções nos pacientes com FC, a possibilidade de que esse jovem tenha infecção por SARM implica o potencial de maior risco, em particular devido à exposição nosocomial enquanto estiver hospitalizado. *Klebsiella*, *H. influenzae* e *B. cepacia*, embora sejam patógenos potenciais na FC, são muito menos comuns que *S. aureus*.

CASO 38.2 A resposta mais correta é e.

Ocorre início de diabetes melito relacionado com FC devido a insuficiência pancreática exócrina em até 10% dos pacientes adolescentes com FC. Eles podem ter perda de peso (ou queda nos percentis de peso) e noctúria. Uma infecção do trato urinário nessa paciente (*resposta a*) certamente é mais provável que insuficiência cardíaca congestiva (*resposta b*), mas ela não teria dor ou febre e não haveria perda de peso acompanhante. O acúmulo de líquido devido ao consumo excessivo ou à redução dos níveis de hormônio antidiurético provavelmente seria evidente tanto ao exame físico como em uma radiografia torácica (*respostas c e d*).

CASO 38.3 A resposta mais correta é b, síndrome de obstrução intestinal distal (SOID).

Os aspectos descritos são típicos dessa entidade com vômito, desconforto abdominal e a cessação de padrões fecais normais. Os pacientes com gastrenterite viral (*resposta a*) costumam ter uma combinação de vômitos e diarreia. Alguns dos aspectos descritos podem representar apendicite (*resposta c*), mas em geral tais pacientes têm febre alta e desconforto abdominal mais grave. Cálculos biliares (*resposta d*) são muito menos prováveis, e os pacientes com FC que precisam de enzimas pancreáticas em geral não desenvolvem pancreatite (*resposta e*).

Capítulo 39

Síndrome da distrição respiratória neonatal e síndrome da morte súbita infantil

ROBERT E. FLEMING, MD
W. MICHAEL PANNETON, PhD
ANDREW J. LECHNER, PhD

Objetivos de aprendizagem

O leitor deverá:
- Descrever os aspectos clínicos da síndrome da distrição respiratória (SDR) neonatal e como eles se relacionam com a fisiologia do aumento da tensão da superfície alveolar.
- Fornecer as bases científicas dos tratamentos clínicos para a SDR neonatal, inclusive esteroides pré-natais, pressão positiva contínua na via aérea, ventilação mecânica e surfactante exógeno.
- Caracterizar a resposta ao mergulho e o reflexo laríngeo quimiorreceptor como usados para estudar a síndrome da morte súbita infantil (SMSI).

Síndrome da distrição respiratória neonatal

Introdução à síndrome

O desenvolvimento intrauterino normal ocorre em estágios que abrangem proliferação celular para aumento do tamanho total do pulmão e diferenciação celular, na qual são elaboradas as arquiteturas das vias aérea e alveolar, a partir de botões primordiais (Capítulos 2 e 37). Na época em que o feto atinge a gestação a termo normal (~38 semanas), há alveolarização em andamento, e os pulmões costumam estar preparados estrutural e bioquimicamente para a transição para a função extrauterina da troca de gases. Entre as alterações mais profundas no pulmão no momento do nascimento estão: (1) a substituição de líquido por gás nas vias aéreas, com consequente geração de forças de tensão na superfície alveolar que precisam ser superadas; e (2) uma redução na resistência vascular pulmonar, com aumento resultante no fluxo pulmonar. Essas alterações precisam ocorrer em um tempo relativamente curto, para que se estabeleça a função pulmonar normal. Como um desafio adicional, os pulmões do recém-nascido são circundados pelas costelas e estruturas relacionadas, consideravelmente mais complacentes que no adulto, devido à ossificação incompleta. Essa maior complacência torácica ao nascimento limita a tração expansiva que pode ser exercida pela parede extratorácica sobre a pleura visceral dos pulmões, alterando assim o equilíbrio inerente que define a capacidade residual funcional (CRF) e o esforço da respiração (Capítulo 6). Ante tais desafios, não é surpreendente que a insuficiência respiratória seja um dos principais fatores contribuintes para a morbidade e a mortalidade nos recém-nascidos.

Sem dúvida, a causa mais comum de doença respiratória potencialmente fatal em recém-nascidos é a prematuridade. O desenvolvimento e a maturidade insuficientes das células epiteliais do tipo 2 secretoras de surfactante deixam o lactente pré-termo despreparado para superar as forças de tensão superficial na interface alveolar de gás e líquido, como descrito pela lei de Laplace (Capítulo 5). As consequências da insuficiência de surfactante no pulmão pré-termo e o tratamento clínico para superá-las serão discutidos em profundidade aqui. À medida que são elaboradas a seguir, o estudante deve lembrar que a disfunção do surfactante contribui para a patogenia da doença pulmonar além do período pós-natal imediato, como lesão pulmonar aguda (LPA) e síndrome da distrição respiratória aguda (SDRA) (Capítulo 28), enfatizando as implicações mais amplas dos conceitos delineados neste capítulo.

Perspectiva histórica: falha no tratamento com oxigênio

Antes de discutir a fisiopatologia da SDR e as modalidades atuais de tratamento, primeiro é útil considerar por que o modo histórico de tratamento em si, a administração de oxigênio, não teve sucesso. Isso enfatiza as consequências particulares do colapso alveolar difuso na geração de *shunt* intrapulmonar. Também enfatiza as consequências de canais cardiovasculares fetais abertos no surgimento de *shunt* extrapulmonar.

A hipoxemia observada em recém-nascidos pré-termo com SDR só pode ser superada parcial e transitoriamente colocando-se o lactente em alta F_IO_2, como em uma tenda de oxigênio (Figura 39.1). Nos casos mais graves, a situação continua a piorar até que mesmo 100% de O_2 não consigam manter a normoxemia. O exemplo mais dramático de falha do tratamento exclusivamente com oxigenotera-

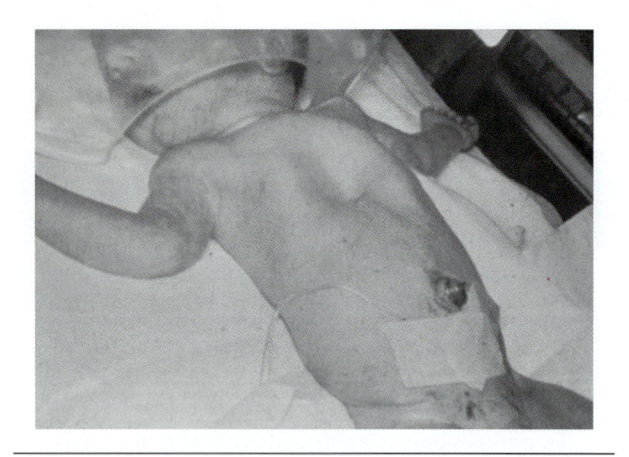

FIGURA 39.1 Imagem de arquivo de um lactente prematuro desconhecido que estava recebendo oxigenoterapia suplementar (com P_B ambiente) por uma tenda de plástico posicionada sobre a cabeça e o pescoço. Notar a concavidade esternal extrema associada aos trabalhos respiratórios da criança.

pia foi o esforço heroico para tratar lactentes pré-termo no início da década de 1960 com oxigênio hiperbárico. Para aumentar a liberação de oxigênio para os pulmões doentes além daquela fornecida à pressão atmosférica, os lactentes pré-termo eram colocados em uma câmara hiperbárica. Um lactente tratado dessa maneira foi Patrick Bouvier Kennedy, filho do então Presidente norte-americano John F. Kennedy. Infelizmente, os benefícios do oxigênio hiperbárico foram no máximo transitórios em cada um dos lactentes relatados (Figura 39.2), pois todos que o receberam, inclusive Patrick Kennedy, acabaram morrendo de hipoxemia.

Entendimento da fisiopatologia da síndrome da distrição respiratória neonatal

Lamentavelmente, a evolução clínica instável e em deterioração de Patrick Kennedy era muito comum quando os métodos de intervenção bem-sucedida na SDR ainda não tinham sido desenvolvidos. Nas décadas seguintes, surgiu uma grande quantidade de informação sobre a natureza do surfactante pulmonar e a biologia do desenvolvimento da célula do tipo 2. Isso incluiu um entendimento do tempo necessário para que ocorra sua maturação e da composição normal dos fosfolipídeos do surfactante e de suas proteínas associadas (Capítulos 5 e 10). A anormalidade primária na SDR neonatal é uma deficiência na produção ou secreção de surfactante pulmonar, que ocorre durante o desenvolvimento. Os achados físicos, laboratoriais, radiográficos e patológicos na SDR neonatal (Tabela 39.1) podem ser entendidos com base no papel fisiológico fundamental do surfactante pulmonar (Capítulos 5, 15 e 16). É importante enfatizar que a SDR neonatal não é a mesma condição que a **lesão pulmonar aguda (LPA)** e a **síndrome da distrição respiratória aguda (SDRA)**, discutidas no Capítulo 28. No entanto, as anormalidades do sistema de surfactante podem contribuir para a patogenia de ambos os tipos de SDR e, portanto, há superposição considerável nos achados clínicos.

Manifestação da síndrome da distrição respiratória neonatal

Lembrar do Capítulo 5 que a insuflação e a desinsuflação pulmonares podem ser modeladas como uma bolha na extremidade de um canudo de palha, com sua expansão e sua contração determinadas por forças descritas pela lei de Laplace. A partir desse princípio fisiológico, seguem-se várias consequências:

1. Na ausência de uma substância para diminuir as forças de tensão superficial, os alvéolos menores colapsam nos maiores;
2. A pressão positiva nas vias aéreas aplicada durante a inspiração insufla tais pulmões apenas em pequenos volumes, com altas **pressões críticas de abertura (P_{CO})**; e

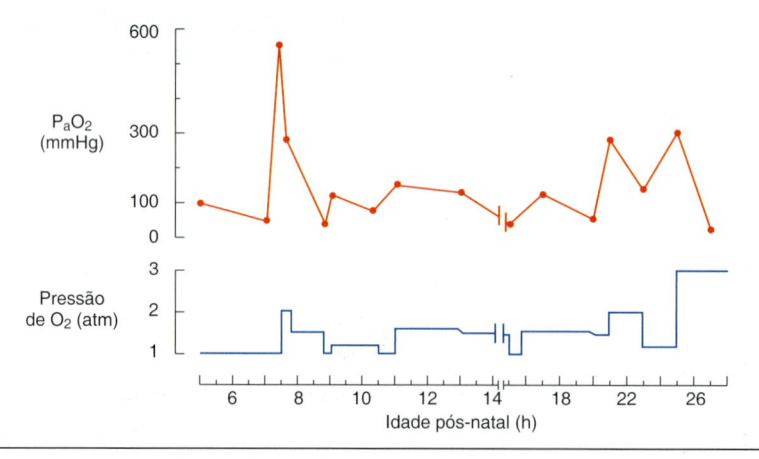

FIGURA 39.2 Resposta da P_aO_2 de um neonato à exposição ao O_2 e ao aumento da pressão atmosférica em uma câmara hiperbárica. Notar o uso cada vez mais agressivo de múltiplas atmosferas de O_2 puro e as respostas resultantes apenas transitórias da P_aO_2. *Adaptada de Cochran WD: A clinical trial of high oxygen pressure for the respiratory distress syndrome, New Engl J Med Feb 18;272:347-51, 1965.*

Tabela 39.1 Achados típicos em infantes em síndrome da distrição respiratória neonatal

Físicos	Laboratoriais	Radiográficos	Patológicos
Taquipneia	↓ P_{aO_2} e, se grave, ↑ P_{aCO_2}	↓ Volume pulmonar	Membranas hialinas
Grunhidos		Opacidades "em vidro moído"	Vias aéreas distais atelectásicas
Retrações esternais		Broncogramas aéreos	Subinsuflação
Alargamento nasal			

3. Quaisquer unidades pulmonares abertas são propensas a colapso prematuro na direção de volumes pulmonares muito baixos durante a expiração.

Muito do que se apresenta como SDR neonatal em um lactente prematuro segue como as consequências previsíveis desses princípios e pode iniciar ou ser sinérgico com desempenhos subótimos por parte de outros sistemas orgânicos, incluindo o coração.

Fatores de risco para o desenvolvimento de síndrome da distrição respiratória neonatal

Foram identificados vários fatores inespecíficos que aumentam ou diminuem a probabilidade de um lactente desenvolver SDR (Tabela 39.2). É importante enfatizar que um único fator de risco como prematuridade não é 100% preditivo, em parte porque pode depender de outros fatores, como sexo feminino, parto vaginal ou glicocorticoides pré-natais, que reduzem o risco e serão discutidos em seções subsequentes deste capítulo.

Como um processo celular e bioquímico, os glicocorticoides, o hormônio tireóideo e o hormônio liberador do último aumentam a síntese de surfactante, que diminui ante níveis elevados de insulina ou androgênios. Os agonistas adrenérgicos β e as catecolaminas endógenas liberadas durante o estresse físico do próprio parto também aumentam a secreção de surfactante. Graças a essas e outras variáveis

Tabela 39.2 Fatores de risco relativos para síndrome da distrição respiratória neonatal

Alto risco	Baixo risco
Prematuridade	"Estresse" fetal
Sexo masculino	Hipertensão materna
Etnia branca	Insuficiência placentária
Cesariana	Corticoides pré-natais
Diabetes materno	
Nascimento do segundo gêmeo	
História familiar de SDR neonatal	

(Tabela 39.2), nem todo lactente pré-termo desenvolve SDR, enquanto em alguns de gestações relativamente tardias isso acontece.

Exame físico na síndrome da distrição respiratória neonatal

Taquipneia

Como os pacientes com SDR movimentam menos ar que o normal a cada esforço inspiratório, ou seja, o V_T é menor, sua frequência respiratória (f) precisa aumentar para manter o $\dot{V}_E$. Esse trabalho extra da respiração pode acabar fatigando neonatos, ao ponto de sua P_{aO_2} diminuir e a P_{aCO_2} aumentar. Apneia episódica também é comum em lactentes com SDR.

Grunhidos

Um paciente com SDR tenta de maneira reflexa superar a tendência dos alvéolos ao colapso durante a expiração, fechando parcialmente a glote, para criar um *stent* de ar (ver Capítulos 25 e 30). O aumento da P_{AW} gerado à expiração contra a glote parcialmente fechada estabiliza os alvéolos. Em seguida, à medida que o paciente abre a glote para completar a expiração e iniciar a inspiração, a P_{AW} aumentada é liberada subitamente e causa um grunhido audível. Para ouvir o registro de um grunhido, os estudantes podem consultar o *site* da Internet http://rale.ca/grunting.htm.

Retrações da parede torácica

Os pacientes com SDR precisam gerar P_{IP} mais negativa para mover um volume equivalente de ar para os pulmões, que são menos complacentes (ver Figura 5.2). Uma P_{IP} grande negativa retrai interiormente a parede torácica não ossificada durante a inspiração. Embora possam ser observadas **retrações** esternais e torácicas em muitos lactentes, elas são particularmente proeminentes entre os prematuros cujas paredes torácicas são excessivamente complacentes (Figura 39.1).

Alargamento nasal

As narinas são propensas a colapsar para dentro durante a inspiração se sua patência não for mantida pela contração dos músculos das asas nasais. O neonato com SDR tenta minimizar a resistência nasal ao fluxo de ar durante a inspiração forçada contraindo esses músculos de maneira reflexa e, desse modo, exibe o achado clínico de alargamento nasal.

Achados laboratoriais na síndrome da distrição respiratória neonatal

A P_{aO_2} e/ou a S_{aO_2} diminuem nos lactentes com SDR pelas mesmas razões que se desenvolve hipoxemia em adultos (Capítulos 8, 9 e 28). Isso está resumido na Tabela 39.3 e, como na SDRA, pode ser categorizado pela resposta a apenas um aumento na F_{IO_2}.

O neonato incapaz de manter um $\dot{V}_E$ devido a fadiga ou cuja proporção V_D/V_T aumenta devido a hipoplasia do parênquima acumula CO_2 e apresenta aumento da P_{aCO_2}. Pela lei de Dalton, a P_{aO_2} diminui proporcionalmente (Capítulos 1 e 9). Muitos bebês com SDR não hipoventilam, mas sua hipoxemia pode surgir de **bloqueio de difusão**, que pode ser causado pela progressão tardia para o estágio alveolar (Capítulo 2), produzindo septos alveolares espessos ao nascimento, que impedem a troca de gases (Capítulos 2 e 9). Também pode ocorrer bloqueio da difusão em decorrência do acúmulo de material proteináceo (**membranas hialinas**) nas vias e nos espaços respiratórios, representando em parte células epiteliais descamadas do parênquima (Capítulo 26).

Talvez uma contribuição maior para a hipoxemia neonatal seja o **desequilíbrio $\dot{V}_A/\dot{Q}$**, devido à perfusão de alvéolos subdesenvolvidos, subventilados ou atelectásicos (Capítulo 8). O mais importante é que cada uma dessas três primeiras causas de hipoxemia em geral pode ser tratada pelo aumento da F_{IO_2} e, portanto, da P_{AO_2} do paciente. A quarta causa de hipoxemia neonatal, persistência de desvio da direita para a esquerda, não pode ser superada apenas pelo fornecimento de O_2, pois o oxigênio não será liberado com efetividade para vias aéreas distais colapsadas e subventiladas. Se essas vias aéreas distais continuarem a ser perfundidas, haverá um shunt "intrapulmonar" da direita para a esquerda, que não pode ser superado pelo aumento da concentração de oxigênio inspirado. Os alvéolos precisam ser "recrutados" para participarem da troca de gás, por exemplo, proporcionando-se pressões de distensão para superar suas forças de tensão superficial, ou fornecendo-se surfactante para reduzir tais forças, de modo a superar esse shunt intrapulmonar.

Além de tal shunt intrapulmonar da direita para a esquerda, os recém-nascidos têm dois locais extrapulmonares importantes onde pode ocorrer shunt, o **forame oval** e o **canal arterial**. Uma combinação de fatores nos recém-nascidos com SDR, inclusive hipoxemia e acidemia, pode causar elevação da resistência vascular pulmonar que, se grave, pode ocasionar shunt da direita para a esquerda através dos canais fetais. O tratamento dessa forma de shunt depende da redução da resistência vascular pulmonar.

Conforme já foi dito, o lactente com SDR precisa respirar rapidamente para superar um V_T funcional pequeno. Se essa resposta for insuficiente, ou o lactente cansar-se, então a P_{aCO_2} irá aumentar. Assim, a hipoventilação pode ser um fator contribuinte adicional para a hipoxemia observada em lactentes com SDR. A acidose respiratória resultante (Capítulo 17) tenderá a aumentar a resistência vascular pulmonar e o shunt da direita para a esquerda através dos canais fetais. Nos casos muito graves, a C_{aO_2} pode ficar muito baixa, os tecidos sistêmicos podem reverter para metabolismo anaeróbico, e uma acidose metabólica (láctica) adicional também pode ocorrer. É essa combinação de problemas que acarreta mortalidade muito alta e resistência à oxigenoterapia no grupo de pacientes descrito antes.

Achados radiográficos na síndrome da distrição respiratória neonatal

A instabilidade alveolar difusa e a atelectasia da SDR neonatal diminuem a capacidade pulmonar total (CPT) a um ponto em que pode ser evidente na radiografia anteroposterior (AP) do tórax. Além disso, o pulmão colapsado é radiograficamente mais denso que o normal, aumentando o contraste entre o parênquima e as vias aéreas de condução no filme e tornando facilmente visíveis **broncogramas aéreos** (Figura 39.3; ver Figura 15.8). O contraste entre alvéolos abertos e as regiões onde ocorreu colapso ou consolidação causa uma granulação escura contra um fundo mais claro na radiografia torácica, o chamado aspecto "de vidro despolido" (comparar com imagens nos Capítulos 15, 24 e 28).

Patologia pulmonar na síndrome da distrição respiratória neonatal

Macroscopicamente, os pulmões de um lactente com SDR neonatal parecem menores do que o normal. No entanto, eles não são hipoplásicos, e sim estão subinsuflados. Como seria de esperar, têm baixa complacência, ou seja, sua insuflação até um volume similar requer mais pressão do gás, e exibem um aumento acentuado na P_{CO}, em comparação com os pulmões normais a termo. Portanto, o pulmão com SDR neonatal também é considerado "rígido", como o de pacientes com LPA e SDRA (Capítulo 28). Entretanto, os pulmões do paciente com SDR podem ser insuflados com

Tabela 39.3 Principais causas de hipoxemia na síndrome da distrição respiratória neonatal

Causa	Efeito sobre a P_{aCO_2}	Responsiva ao aumento da F_{IO_2}?
Hipoventilação	Aumenta	Sim
Bloqueio da difusão	Não altera	Sim
Desequilíbrio $\dot{V}_A/\dot{Q}$	Não altera ou diminui	Sim
Shunt da direita para a esquerda	Não altera ou diminui	Intrapulmonar: não sem PEEP Extrapulmonar: não

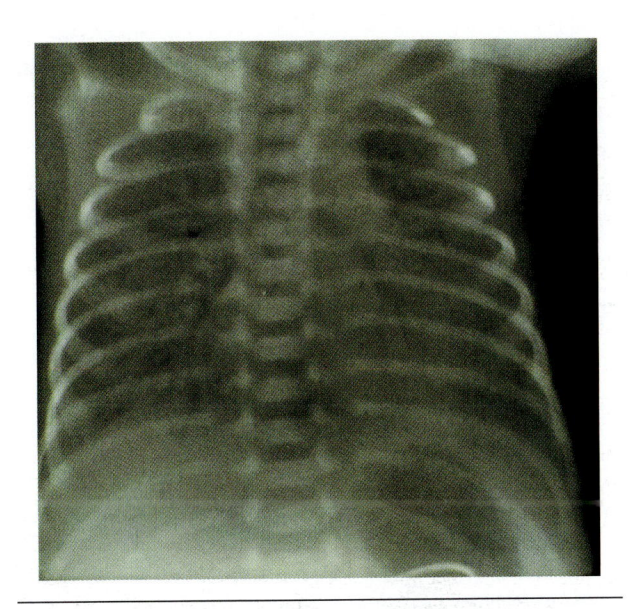

FIGURA 39.3 Radiografia AP do tórax de um latente prematuro em que broncogramas aéreos longos são visíveis como faixas escuras quase verticais contra campos bilaterais de parênquima pulmonar, que mostram o aspecto característico de "vidro moído" da imaturidade.

líquido em vez de ar a pressões normais, pois as forças de tensão superficial não estão mais atuando e a retração do tecido elástico é normal (Capítulo 5).

Microscopicamente, o pulmão com SDR neonatal parece difusamente atelectásico, mas com áreas microscópicas de hiperinsuflação que podem ser confundidas com bolhas enfisematosas (Capítulos 26 e 37). À coloração convencional com H&E, tais cortes pulmonares mostram líquido e restos proteináceos que inundaram os alvéolos, compreendendo as membranas hialinas (Figura 39.4) do **dano alveolar difuso (DAD)** também observado nos pulmões de alguns pacientes que morreram de SDRA (Capítulos 26 e 28).

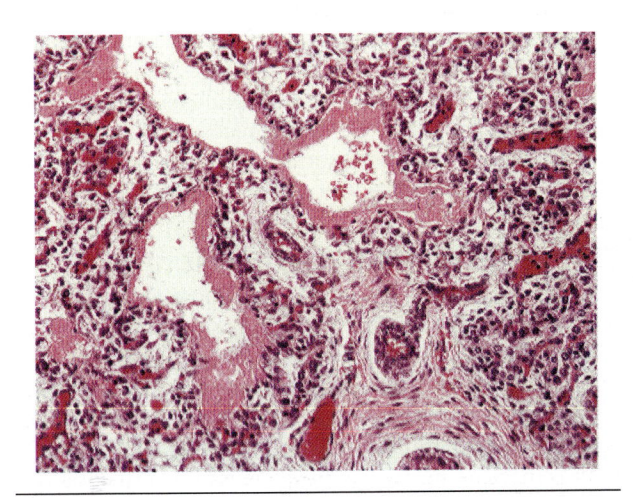

FIGURA 39.4 Dano alveolar difuso (DAD) e numerosas membranas hialinas coradas de rosa são vistos revestindo as vias aéreas imaturas desse pulmão de um lactente que morreu por causa de SDR neonatal.

Evolução dos tratamentos para a síndrome da distrição respiratória neonatal

Oxigênio

O oxigênio suplementar continua sendo uma modalidade importante no tratamento de lactentes com SDR, pois muitos dos fatores que contribuem para a hipoxemia nessa condição respondem ao oxigênio. Muito do sangue que perfunde os pulmões de um lactente com SDR não encontra alvéolos bem aerados pelas razões expostas na Tabela 39.2, o que resulta em uma variedade de desequilíbrio $\dot{V}_A/\dot{Q}$ < 1 (Capítulo 8). Quando o $\dot{V}_A/\dot{Q}$ < 1, porém menos grave que um *shunt* fisiológico completo, aumentando a P_{AO_2} em tais alvéolos subventilados ao elevar a F_{IO_2} ou a P_B total, isso acelera a difusão dentro deles e, assim, melhora a captação de O_2. Dessa forma, o O_2 continua a ser um tratamento efetivo para a hipoxemia decorrente de hipoventilação, bloqueio da difusão ou simples desequilíbrio $\dot{V}_A/\dot{Q}$ (Tabela 39.2). O uso de O_2 para aumentar a P_{AO_2} também diminui a resistência vascular pulmonar, ao atenuar qualquer **resposta pressórica hipóxica aguda (RPHA)** decorrente da hipoxia alveolar (ver Figura 8.3).

Correção do *shunt* da direita para a esquerda

Os vários *shunts* que permitem efetivamente um desvio do sangue da microcirculação pulmonar podem ocorrer dentro dos pulmões (um ***shunt* intrapulmonar**) ou através do coração e de vasos associados (um ***shunt* extrapulmonar**) (Figura 39.5). Quando tais defeitos só podem ser corrigidos por meios cirúrgicos, são considerados *shunts* anatômicos verdadeiros no sentido usado antes neste livro (Capítulo 9). Não é de estranhar que tais *shunts* extrapulmonares representem uma comorbidade significativa na SDR.

Pressão positiva contínua nas vias aéreas (CPAP, de *continuous positive airway pressure*)

Como em adultos, um *shunt* anatômico ou fisiológico que exceda 40 a 50% em um neonato não responde ao aumento isolado da F_{IO_2} e requer um ***stent* de ar** para recrutar alvéolos subinsuflados, que nunca se abriram ou atelectásicos (Capítulos 9, 28 e 30). Conforme ocorre em adultos, é mais fácil conseguir-se isso com dispositivos que produzem pressão positiva na via aérea (P_{AW}) pelo menos durante a fase inspiratória e de preferência durante toda a respiração. Se a intubação for inviável ou indesejável, a disponibilidade de equipamento de CPAP para pacientes muito pequenos pode aumentar a P_{AW} pelo menos 5 a 8 cm de H_2O (ver Capítulo 25). Contudo, a intubação permite uma abordagem mais abrangente para a ventilação mecânica do neonato, inclusive um V_T e uma pressão expiratória final positiva (PEEP, de *positive end-expiratory pressure*) apropriados para o peso dele. Dessa maneira, é possível conseguir um $\dot{V}_E$ adequado, ao mesmo tempo em que se

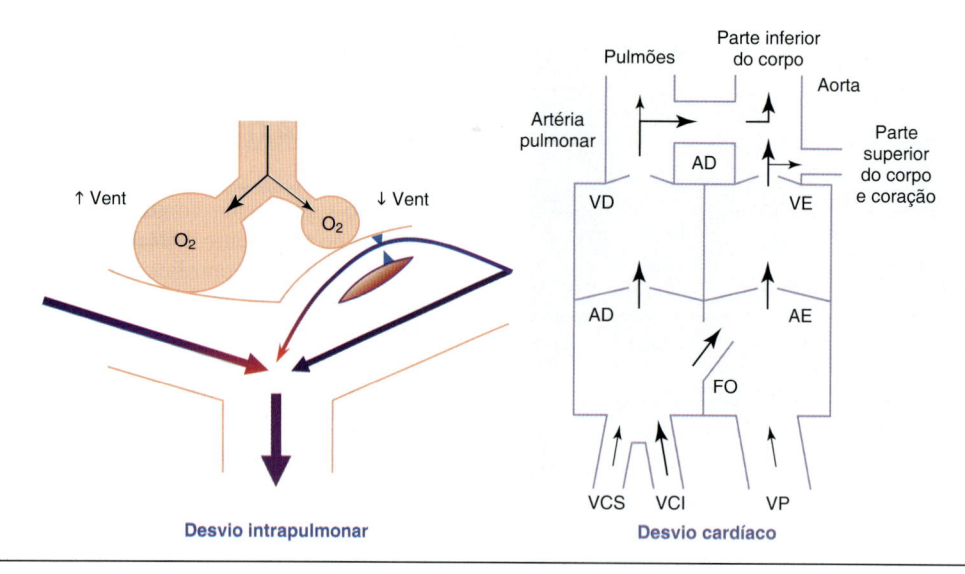

FIGURA 39.5 Representações esquemáticas de *shunts* intra- e extrapulmonares. Ver detalhes no texto.

minimiza o trabalho respiratório do lactente. A instilação por etapas de emulsões de surfactante exógeno em vários ciclos inspiratórios também é facilitada caso se disponha de um tubo endotraqueal posicionado previamente (ver adiante).

Administração pré-natal de esteroide

Os obstetras aprenderam rapidamente a explorar as propriedades de maturação dos glicocorticoides na diferenciação celular para acelerar a síntese fetal dos fosfolipídeos do surfactante *in utero*. A administração de apenas uma a duas doses de **dexametasona**, **betametasona** ou esteroides correlatos a mulheres sob alto risco de parto pré-termo aumenta a sobrevida neonatal e reduz em cerca de 50% a incidência de SDR. Tais glicocorticoides cruzam rapidamente a placenta, aumentando a síntese fetal de fosfolipídeos do surfactante. As indicações específicas da prescrição pré-natal de esteroides incluem:

1. Possibilidade de parto prematuro antes de 33 a 34 semanas de gestação, se a maturidade pulmonar for desconhecida, ou seja, nenhuma proporção L/S ou outra avaliação da maturidade do sistema de surfactante obtida (Capítulo 5); ou
2. Imaturidade documentada pela proporção L/S ou outra avaliação e parto não esperado por pelo menos 12 horas, para assegurar tempo para a obtenção do benefício.

Óxido nítrico

A inalação do gás óxido nítrico (NO, de *nitric oxide*) relaxa a musculatura lisa nos vasos de resistência pulmonar, reduzindo assim a **resistência vascular pulmonar (RVP)** e normalizando as proporções $\dot{V}_A/\dot{Q}$ em regiões pulmonares que poderiam contribuir para um aumento do espaço morto fisiológico (Capítulo 8). A inalação de NO não é o tratamento rotineiro da SDR neonatal, sendo utilizada apenas nos casos em que a RVP do paciente é excessiva. Uma vez inalado, o NO dissolve-se no sangue e nos tecidos, é rapidamente degradado e, portanto, não tem efeitos sistêmicos apreciáveis.

Reposição de surfactante

Entre as realizações mais importantes da farmacoterapia pediátrica estão o desenvolvimento e a utilização de surfactantes exógenos. Embora os extratos sintéticos que consistem primariamente em DPPC sejam efetivos, extratos modificados do pulmão de animais, que incluem as proteínas surfactantes B e C, são mais bem-sucedidos (ver Capítulo 5). Tais preparações são instiladas por meio de um tubo endotraqueal, do qual se dispersam rapidamente pelas vias aéreas periféricas. Quando feita da maneira adequada, a administração de surfactante exógeno melhora os achados físicos, laboratoriais, radiográficos e patológicos em lactentes com SDR. Ensaios clínicos também demonstraram que a terapia com surfactante exógeno diminui a morbidade e a mortalidade nos lactentes com SDR.

Prevenção do parto pré-termo

Como a prematuridade é o fator de risco mais importante para a SDR (Tabela 39.2), retardar o parto pré-termo é sempre desejável, mas não necessariamente possível. Sem glicocorticoides no pré-natal, a incidência de SDR é de cerca de 60% no caso de lactentes com menos de 30 semanas de gestação, diminuindo para cerca de 25% entre 30 e 34 semanas e menos de 5% após isso. Na maioria dos casos, previne-se o parto pré-termo com **agentes tocolíticos**, medicações que bloqueiam ou tornam mais lentas as contrações uterinas.

▶▶ CORRELAÇÃO CLÍNICA 39.1

Em 1998, um dos autores deste capítulo (Robert E. Fleming) tratou um menino que nasceu por cesariana, sem complicações e com 37 semanas de gestação, e pesava 3,51 kg. A mãe estava bem de saúde até que o parto prematuro começou. Seus outros dois filhos também nasceram por meio de cesariana; o primeiro desenvolveu SDR neonatal leve quando nasceu com 35 semanas. Por causa dos partos cirúrgicos anteriores (por incisões transversa e vertical), os partos subsequentes também teriam que ocorrer por cesariana, para evitar ruptura uterina durante o trabalho de parto. O menino em questão tinha taquipneia ao nascimento e lhe foi fornecido O_2 suplementar "por sopro" ainda na sala de parto, antes de sua transferência para a unidade de tratamento intensivo (UTI) neonatal. Ele apresentou grunhidos, alargamento nasal e retrações esternais; sua radiografia do tórax mostrou infiltrados hilares em faixas e granulares difusos. Ele foi colocado em CPAP a uma F_{IO_2} estimada de 0,40, mas uma amostra para gasometria arterial obtida por picada cutânea mostrou acidose respiratória persistente (pH = 7,2; P_{CO_2} = 67 mmHg). Um tubo endotraqueal foi inserido, e o lactente foi colocado sob ventilação mecânica, com pressão inspiratória máxima (P_{PICO}) de 28 cm de H_2O, para se obter um V_T apropriado para o peso corporal. Uma vez estabilizado, ele recebeu uma única dose endotraqueal de surfactante sintético. Nas duas horas seguintes, a complacência pulmonar dinâmica melhorou de tal maneira que o mesmo V_T foi liberado a uma P_{PICO} = 20 cm de H_2O. Uma estimativa simultânea da S_{aO_2} = 90% por oximetria cutânea foi registrada a uma F_{IO_2} = 0,25. Junto com a hipoglicemia discreta e transitória, a evolução hospitalar do lactente não apresentou complicações, e ele foi extubado 48 horas depois, quando uma P_{PICO} de 15 cm de H_2O foi necessária para conseguir um V_T normal. Ele teve alta no dia seguinte e tornou-se um adolescente saudável. Os prontuários de alta da mãe e do menino registram: *"SDR neonatal devida a deficiência de surfactante e retenção de líquido pulmonar; possível diabetes materno gestacional; lactente grande para a idade gestacional, com hipoglicemia transitória".*

Prognóstico de lactentes com síndrome da distrição respiratória neonatal

Por motivos apenas parcialmente entendidos, o sistema de surfactante endógeno em geral amadurece o suficiente nas 72 horas que antecedem o parto, qualquer que seja a idade gestacional. Daí em diante, a substituição adicional de surfactante raramente é necessária ou benéfica. Todavia, a deficiência de surfactante não é a única anormalidade do pulmão prematuro. Portanto, lactentes muito prematuros em geral precisam do suporte ventilatório mecânico por um tempo muito maior, apesar da presença de surfactante adequado nas vias aéreas distais e nos alvéolos. Com as terapias atualmente disponíveis, a taxa de sucesso do tratamento da SDR neonatal é muito alta. A maioria da morbidade e da mortalidade restante nos lactentes com SDR está relacionada com outras complicações de sua prematuridade, não com a deficiência de surfactante em si. Apesar disso, o prognóstico a longo prazo da maioria dos prematuros nascidos nos Estados Unidos é favorável e continua a melhorar. As taxas de sobrevida são correspondentemente mais baixas em todos os casos em que subnutrição materna, condições socioeconômicas desfavoráveis e acesso limitado a cuidados pré-natais e pós-natais continuam a exercer efeitos negativos pronunciados.

Síndrome da morte súbita infantil (SMSI)

Introdução

Nos Estados Unidos, define-se **SMSI** como "a morte súbita de um lactente com menos de um ano que permanece inexplicada após uma avaliação abrangente do caso, incluindo necropsia completa, exame do quadro do óbito e revisão da história clínica". As necropsias não revelam infecção ou outros problemas de saúde ocultos. A SMSI ainda é a principal causa de morte neonatal nos Estados Unidos, apesar da campanha para fazer o bebê dormir em posição supina (*"Back to Sleep"*), com redução de 1,2 morte/1.000 nascimentos vivos em 1992 para 0,51 morte/1.000 em 2006. Os fatores de risco conhecidos e suspeitos para o problema são mostrados no Tabela 39.4.

Muitos desses fatores de risco foram incluídos na campanha ***"Back to Sleep"***, que começou nos Estados Unidos em 1992 e recomendava que os latentes fossem colocados em posição **supina** para dormir, em contraste com as recomendações prévias de posições em pronação durante o sono. Desde então, o número de casos de SMSI diminuiu formidavelmente mais de 50% nos Estados Unidos (Figura 39.6). No entanto, condições socioeconômicas precárias, parto prematuro, tabagismo materno e outros fatores continuam proeminentes, bem como a respiração de gases asfixiantes que contêm níveis anormalmente altos de dióxido de carbono. Vários estudos genéticos também mostraram correlações com a SMSI, incluindo arritmias hereditárias (especialmente a **síndrome do QT longo**), polimorfismos no gene transportador de serotonina e outras associadas ao desenvolvimento do sistema nervoso autônomo. Suspeita-se que essas variantes genéticas possam interagir com outros fatores de risco.

Hipóteses sobre a etiologia da síndrome da morte súbita infantil

Houve poucas ideias sobre a etiologia da SMSI, e sua causa é completamente desconhecida. Entre os muitos fatores que podem desencadeá-la, os dois considerados como tendo papéis fundamentais incluem: (1) quimiorreceptores centrais e o **núcleo arqueado**; e (2) reflexos cardiorrespiratórios fetais persistentes, notavelmente a **resposta ao mergulho (RM)** e o **reflexo laríngeo quimiorreceptor (RLQ)**, considerados em separado a seguir.

Tabela 39.4 Fatores de risco para síndrome da morte súbita infantil

Fatores ambientais	Papel hipotético na patogenia
Sono em pronação	Respiração de gases asfixiantes; perda de calor reduzida; ↑ consolidação do sono; poucos despertares
Superfícies moles para dormir	Respiração de gases asfixiantes; perda de calor reduzida
Roupa de cama solta	Respiração de gases asfixiantes; perda de calor reduzida
Superaquecimento	Prolongamento dos reflexos inibitórios cardíacos/respiratórios; reflexo do engasgo reduzido
Meses de inverno	↑ Tendência a infecções do trato respiratório superior e superaquecimento
Fatores maternos	**Papel hipotético na patogenia**
Tabagismo	↑ Densidade do receptor do GABA; ↑ atividade inibitória; ↓ respostas de despertar
Compartilhamento do leito	Respiração de gases asfixiantes; perda de calor reduzida; dormir demais
Excesso de bebida alcoólica	↑ Densidade do receptor do GABA; ↑ atividade inibitória
Condições socioeconômicas precárias	Desconhecido
Fatores neonatais	**Papel hipotético na patogenia**
Pré-termo, baixo peso ao nascimento	Atraso do desenvolvimento e persistência de respostas reflexas fetais
Sexo masculino	Maior decréscimo na ligação do receptor de serotonina
2 a 4 meses de idade	Respostas fetais persistentes antes de surgirem as respostas excitatórias do adulto
Defeitos de receptor	↓ Reflexos excitatórios cardíacos e respiratórios
Sono	↓ Reflexos excitatórios cardíacos e respiratórios e facilitação dos inibitórios
Fatores genéticos	Instabilidade autonômica/cardíaca; disfunção de neurotransmissor; ↓ respostas excitatórias

Alterações nos transmissores/Receptores da medula ventral

Foram feitas correlações clínicas entre: (1) um núcleo arqueado diminuído e SMSI, bem como redução nos receptores muscarínicos (acetilcolina), de cainato (glutamato) e ácido lisérgico (serotonina) no tronco cerebral de vítimas de SMSI (Figura 39.7, painel superior); e (2) aumento do número de neurônios serotoninérgicos no tronco cerebral

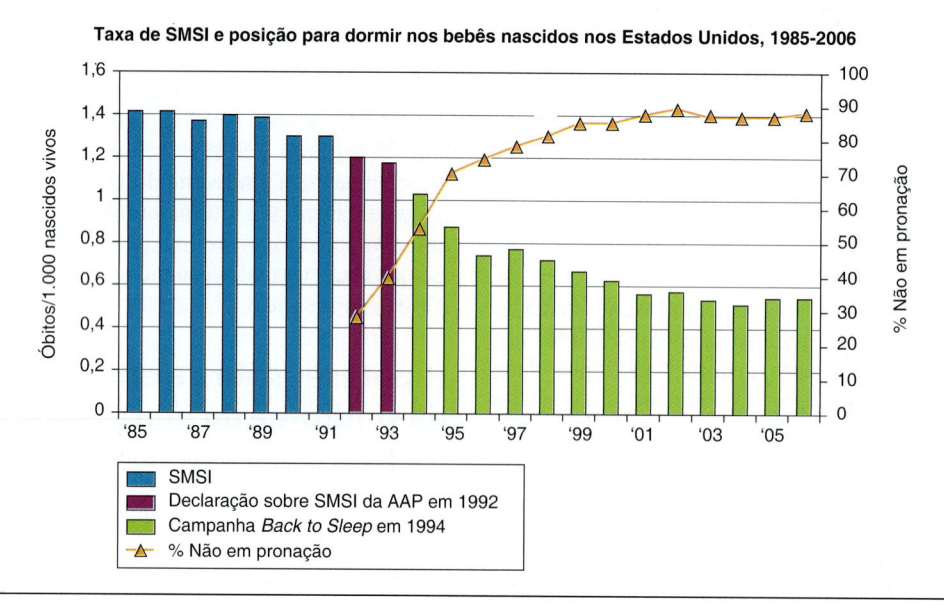

FIGURA 39.6 Dados da sobrevivência de lactentes nascidos nos Estados Unidos de 1986 a 2006, antes e após a introdução da campanha "Back to Sleep" para colocar os bebês de bruços para dormir. A linha de triângulos representa o percentual relatado pelos pais de lactentes que dormiam rotineiramente em posição que não a de pronação, aumentando de 28% em 1992 para mais de 87% em 2006. Ver Bibliografia comentada.[1,2,3]

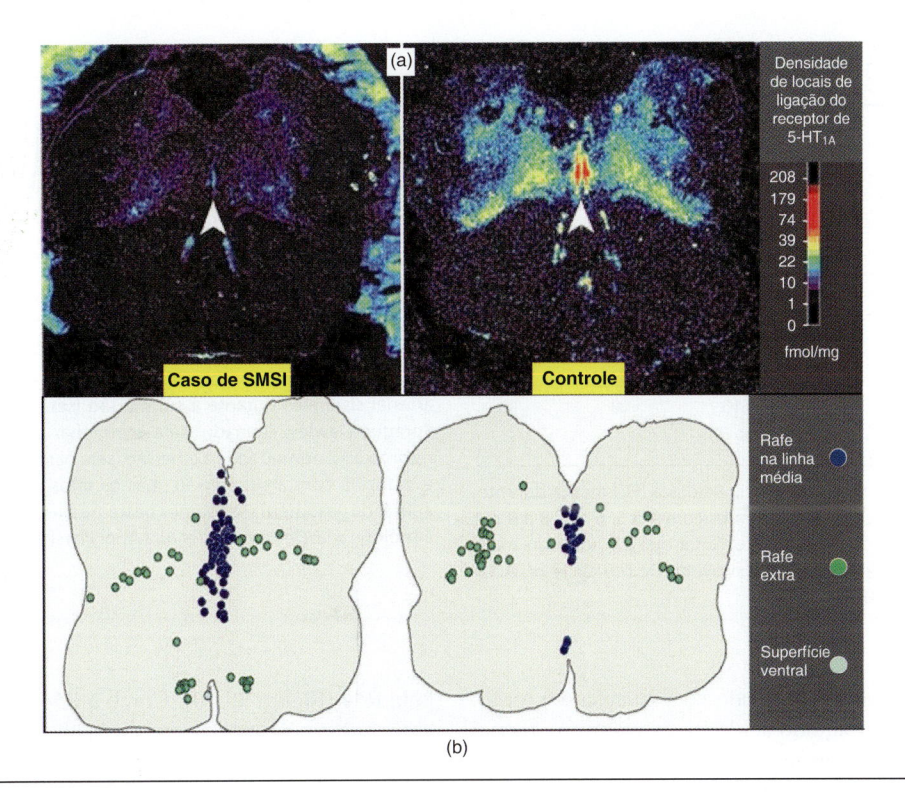

FIGURA 39.7 (a) Autorradiograma ilustrando a ligação aos receptores de 5-HT$_{1A}$ na medula de uma vítima de SMSI (à esquerda) e um cérebro de controle (à direita), com menos marcação evidente no caso de SMSI. (b) Distribuição de neurônios serotoninérgicos na parte média da medula de um lactente que morreu de SMSI *versus* sua distribuição no cérebro do caso de controle, com qualitativamente mais neurônios no caso de SMSI. *De Paterson et al.*: Multiple serotonergic brainstem abnormalities in sudden infant death syndrome, JAMA Nov 1;296(17):2124-32, 2006.

de vítimas de SMSI (Figura 39.7, painel inferior). No entanto, não há prova de que qualquer dessas correlações possa explicar as alterações típicas da SMSI no comportamento cardiorrespiratório de um lactente.

Reflexos fetais

Leiter e Böhm (2007) sugeriram que os neonatos apresentam alterações no equilíbrio entre **reflexos excitatórios adultos** que reduzem o risco de SMSI e **padrões inibitórios fetais** que aumentam o risco de SMSI. Eles levantaram a hipótese de que, em alguns neonatos, a vulnerabilidade à SMSI é alta e prolongada. As respostas primárias do feto à hipoxia ambiental são bradicardia, consumo reduzido de oxigênio e redistribuição do fluxo sanguíneo para órgãos essenciais, pois as respirações não ocorrem no útero. Tanto a RM como o RLQ induzem bradicardia e ativação simpática, bem como apneia. Ambos são considerados reflexos conservadores, pois um feto só pode responder ao seu ambiente, não alterá-lo. A justificativa para essas respostas durante situações de hipoxia é que o organismo precisa conservar suas reservas intrínsecas de oxigênio nos dois órgãos essenciais principais, o coração e o cérebro.

Os reflexos de resposta ao mergulho e laríngeo quimiorreceptor

A estimulação da mucosa do trato respiratório superior induz vários ajustes autonômicos para evitar que gases nocivos, líquidos ou sólidos entrem nos pulmões. A RM é uma coleção de reflexos induzidos pela estimulação da mucosa nasal, que naturalmente os mamíferos aquáticos utilizam com muita eficiência. Esses reflexos começam com apneia imediata, uma bradicardia repentina e vasoconstrição periférica seletiva, e ocorrem em todos os mamíferos, inclusive seres humanos, sendo especialmente proeminentes em lactentes muito jovens (Figura 39.8). Um aspecto fundamental com relação à SMSI é que, durante o mergulho, os mamíferos não respiram, apesar da hipercarbia e da hipoxemia, e respostas cardiorrespiratórias semelhantes podem ser induzidas pela estimulação nasal com CO_2. Ratos jovens podem ser treinados a submergir voluntariamente para atravessar um labirinto submerso. Durante toda sua excursão em submersão, esses animais exibem apneia, bradicardia e aumento da pressão sanguínea sistêmica similares, refletindo a vasoconstrição abrupta que reduz o fluxo sanguíneo para a maioria dos tecidos (Figura 39.9).

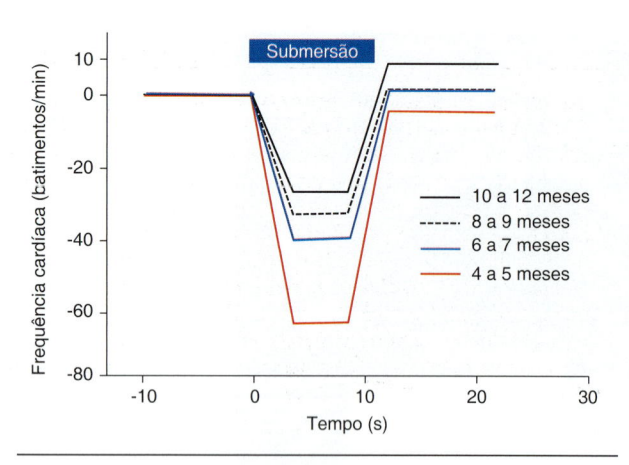

FIGURA 39.8 Respostas da frequência cardíaca (FC) média durante submersão em água doce em 21 lactentes com 4 a 5, 6 a 7, 8 a 9 ou 10 a 12 meses na época do experimento. Notar que a bradicardia mais profunda é vista no grupo etário mais jovem. *De Goskör et al. Acta Pediatrica. 2002;91:307-312.*

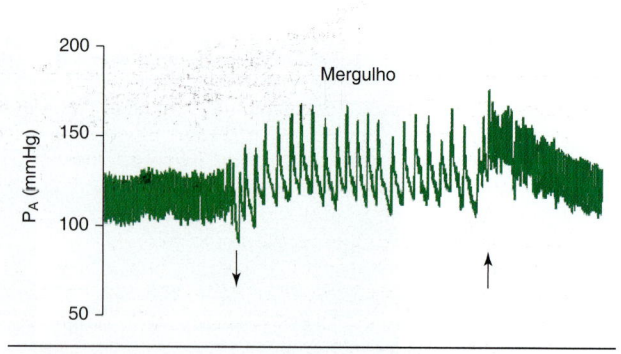

FIGURA 39.9 Notar a bradicardia imediata e o aumento na pressão arterial sistêmica durante a submersão (seta para baixo) de um rato Sprague-Dawley, treinado para mergulhar e ficar submerso, e seu retorno à FC normal após a emersão (seta para cima). A apneia também é induzida com a submersão, mas os ratos não conseguem respirar, apesar da gasometria sanguínea bastante alterada quando a submersão é prolongada. *De Panneton et al. J Appl Physiol. 2010;108:811-820.*

O RLQ é induzido estimulando-se a mucosa em torno da glote com água ou líquido ácido (p. ex., vômito), o que causa respostas cardiorrespiratórias similares às iniciadas pela RM (Figura 39.10). Como a RM, o RLQ é mais proeminente em animais neonatos, mais prolongado em casos de hipertermia e maior em animais anestesiados.

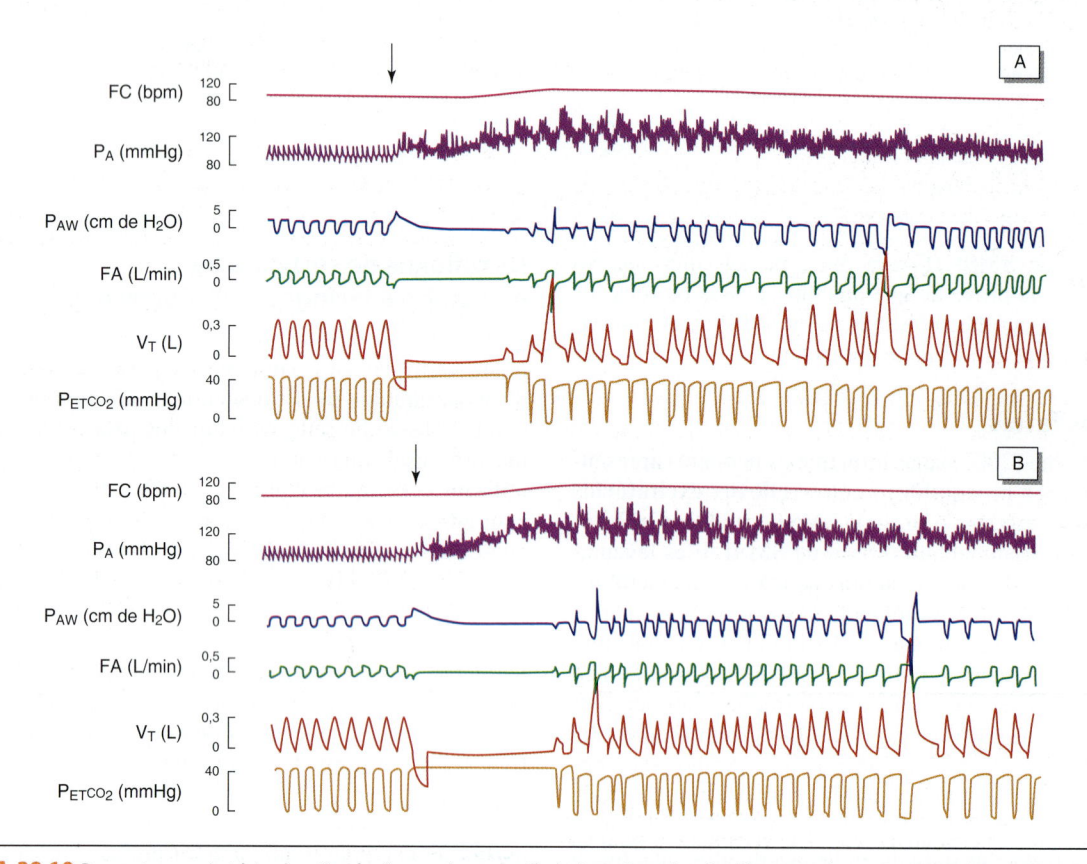

FIGURA 39.10 Respostas respiratórias à estimulação por água destilada (setas) em locais diferentes do trato respiratório em um ser humano anestesiado. P_{AW} = pressão na via aérea; FA = fluxo de ar. (A) A estimulação da laringe causa apneia, tosse e aumentos na pressão sanguínea e na frequência cardíaca. (B) A estimulação da traqueia causa respostas semelhantes. *Modificada de Nishino et al. Cough and other reflexes on irritation of airway mucosa in man, Pulm Pharmacol Oct-Dec;9(5-6):285-292, 1996.*

Bibliografia comentada

1. Raivio KO, Hallman N, Kouvalainen K, Valimaki I. *Respiratory Distress Syndrome*. London, UK: Harcourt Brace Jovanovich; 1984. *Na época de sua publicação, este livro tornou-se a principal referência de estudos prévios e em andamento sobre a SDR neonatal, pressagiando a emergência do surfactante exógeno como a principal inovação clínica no campo.*
2. Griese M. Surfactant in health and human lung diseases: state of the art. *Eur Respir J*. 1999;13:1455-1476. *Uma revisão excelente para os estudantes buscarem informação adicional sobre SDR neonatal e sua etiologia.*
3. National Institute of Child Health & Human Development, National Institutes of Health. *The Back to Sleep Public Education Campaign*, available at: http://www.nichd.nih.gov/sids/. 2010. *A fonte mais atualizada e abalizada de ensaios clínicos relacionados com a SMSI patrocinados pelo NIH e pelos US Centers for Disease Control and Prevention. Recurso excelente tanto para médicos como para as famílias dos pacientes.*
4. Leiter JC, Böhm I. Mechanisms of pathogenesis in the sudden infant death syndrome. *Respir Physiol Neurobiol*. 2007;159:127-138. *Este manuscrito revê as origens potenciais do reflexo na SMSI e discute os reflexos de resposta ao mergulho e laríngeo quimiorreceptor. Ambos são proeminentes em neonatos e induzem uma apneia abrupta; entretanto, em geral são anulados por funções neurais mais altas com o envelhecimento.*

ESTUDO DE CASOS E PROBLEMAS PRÁTICOS

CASO 39.1 O líquido amniótico de um feto com 30 semanas de gestação mostra uma proporção lecitina/esfingomielina de 1,5 e é negativo para fosfatidilglicerol. O obstetra planejou dar betametasona para a mãe, mas o bebê nasceu antes que o fármaco fosse administrado. O lactente recém-nascido é colocado em ventilação mecânica com $F_IO_2 = 1$, e uma radiografia AP do tórax é solicitada. Dez minutos depois, a gasometria arterial mostra $pH_a = 7,26$, $P_aCO_2 = 58$ mmHg, $P_aO_2 = 65$ mmHg, $HCO_3^- = 25$ mM. Qual das seguintes afirmações sobre o paciente é a mais acurada?

a) A P_aO_2 baixa apesar da respiração de oxigênio a 100% sugere que o lactente está anêmico.
b) O lactente tem alcalose metabólica primária, com acidose respiratória compensatória.
c) A colocação do tubo endotraqueal irá diminuir o $\dot{V}_D$ (L/min) desse paciente.
d) A P_{PICO} necessária para alcançar um V_T específico provavelmente diminuirá após a administração de surfactante.
e) Doses adicionais de surfactante são necessárias por várias semanas.

CASO 39.2 Um lactente de cinco meses é encontrado morto no berço no início da manhã. O exame físico nada tem de notável, exceto a presença de petéquias, e é feito um diagnóstico de SMSI. O patologista especula que sua morte pode ter sido o resultado de um "reflexo inibitório fetal". Qual das afirmações seguintes confirma tal conclusão?

a) A RM utiliza receptores cerebrais que comprovadamente induzem SMSI.
b) A RM inibe o impulso quimiorreceptor para a respiração.
c) O RLQ estimula a inspiração nos neonatos.
d) A redistribuição do fluxo sanguíneo durante uma RM causa hipoxia cerebral.
e) Os reflexos inibitórios causam taquicardia e hipertensão sistêmica, induzindo a formação de petéquias.

CASO 39.3 Uma menina recém-nascida fica cianótica cinco minutos após o parto, e sua $S_aO_2 = 68\%$ pela oximetria de pulso no pé direito. Após 40 minutos em uma F_IO_2 ambiente de 1 em uma tenda na enfermaria, a $S_aO_2 = 70\%$, de modo que a monitoração pela oximetria vai do pé do lactente para sua mão direita, onde a S_aO_2 lida imediatamente é de 97%. A gasometria capilar de uma amostra da ponta do dedo direito mostra $pH_c = 7,41$ e $P_cCO_2 = 36$ mmHg. Uma nova radiografia do tórax nada tem de notável. Qual a próxima ação mais apropriada no tratamento dessa paciente?

a) Os resultados da S_aO_2 do pé são errôneos e a lactente está bem.
b) A lactente se beneficiaria de oxigênio hiperbárico para aumentar a liberação de O_2.
c) É necessária ventilação mecânica para corrigir a hipoventilação da lactente.
d) É necessária cirurgia para fechar um canal arterial persistente.
e) É necessária ecocardiografia para excluir defeitos cardíacos estruturais e medir as pressões pulmonares.

Soluções para o estudo de casos e problemas práticos

CASO 39.1 A resposta mais correta é d.

A P_{PICO} necessária para manter qualquer V_T irá declinar quando a dosagem do surfactante for bem-sucedida, devido à redução rápida na tensão da superfície alveolar; em geral não são necessárias doses adicionais além do primeiro ou segundo dia (*resposta e*). Embora a C_aO_2 diminua na anemia, em geral isso não acontece com a P_aO_2 (*resposta a*, Capítulo 3). O lactente tem primariamente acidose respiratória (*resposta b*), provavelmente devido a bloqueio da difusão, e o acréscimo apenas de um tubo endotraqueal aumentará o V_D, em vez de diminuí-lo (*resposta c*).

CASO 39.2 A resposta mais correta é b.

A RM inibe o impulso quimiorreceptor para a respiração, assim como o RLQ (*resposta c*). Não há demonstração convincente de que receptores cerebrais estejam envolvidos na SMSI (*resposta a*). Tanto a RM como o RLQ induzem quedas abruptas no débito cardíaco e aumentos na pressão sanguínea sistêmica, mas o fluxo sanguíneo cutâneo sofre uma redução drástica (*resposta e*), enquanto o cérebro é poupado (*resposta d*).

CASO 39.3 A resposta mais correta é d, fechamento cirúrgico de um canal arterial persistente (CAP) que permaneceu aberto, apesar da exposição a uma P_{AO_2} relativamente alta.

A inspeção cuidadosa do painel à direita na Figura 39.5 irá lembrar aos estudantes que a "mistura venosa" de sangue desviado por um CAP do ventrículo direito une-se ao trato de saída aórtico distal à emergência das artérias sistêmicas para a cabeça e a parte superior do torso. Portanto, as leituras díspares da oximetria estão ambas corretas (*resposta a*) e, na verdade, orientam o clínico no diagnóstico, sem exigir exames ecocardiográficos adicionais (*resposta e*). Desvios anatômicos verdadeiros como o CAP não melhoram de maneira apreciável apenas com O_2 suplementar (*resposta b*). Não há evidência dos valores da gasometria arterial ou dados da oximetria mostrando que a lactente esteja hipoventilando (*resposta c*).

Capítulo 40

Infecções do trato respiratório inferior em crianças

BLAKESLEE E. NOYES, MD
GEORGE M. MATUSCHAK, MD

Objetivos de aprendizagem

O leitor deverá:
- Identificar a maioria das infecções pulmonares virais, atípicas e bacterianas mais comuns em pacientes pediátricos.
- Diferenciar as epidemiologias de infecções causadas por esses organismos, assim como a fisiopatologia subjacente da doença.
- Descrever os sinais e sintomas associados a pneumonia e infecções do trato respiratório inferior em crianças.
- Delinear as complicações potenciais que surgem das pneumonias bacterianas entre pacientes pediátricos.

Introdução e epidemiologia

As infecções respiratórias em crianças, em particular as **pneumonias bacterianas adquiridas na comunidade**, estão entre as questões mais importantes de saúde pública mundial. Pneumonia é a causa mais comum de morte em crianças com menos de 5 anos e tem importância particular nos países em desenvolvimento. Estima-se que 4 a 5 milhões de crianças morrem anualmente de pneumonias bacterianas, com a grande maioria dessas mortes ocorrendo nos países em desenvolvimento. Nos Estados Unidos, cerca de seis em 1.000 crianças com mais de nove anos desenvolvem pneumonia, embora a incidência em crianças com menos de 5 anos seja o quíntuplo dessa taxa. Em países menos favorecidos economicamente, a incidência de pneumonia está em uma ordem de maior magnitude, primariamente devido a outros fatores, incluindo subnutrição, questões ambientais e poluição do ar em ambientes internos, estado de imunização, aglomeração/superpopulação e coinfecção com o HIV ou sarampo. Embora as pneumonias bacterianas sejam uma causa importante de morbidade e mortalidade em todo o mundo, pneumonias não bacterianas e infecções virais do trato respiratório inferior (como bronquiolite) são mais prevalentes em recém-nascidos e crianças. Designações como **pneumonia viral**, **pneumonia atípica** e **pneumonia intersticial** são usadas para descrever as apresentações clínicas e imagens radiográficas de pacientes com essas doenças. Neste capítulo, serão abordadas as infecções respiratórias – tanto "atípicas" como bacterianas – em recém-nascidos e crianças.

Etiologia e considerações específicas da idade

Ao determinar a etiologia possível da pneumonia em uma criança, é útil apreciar que certas causas infecciosas são mais ou menos exclusivas de grupos etários particulares. As mais importantes por coorte etária são mostradas na Tabela 40.1. No quinto mês de vida, a maioria dos casos de pneumonia é causada por estreptococos do **grupo B** ou **patógenos gram-negativos** como *Escherichia coli*. Este capítulo não mostrará de maneira específica as pneumonias em neonatos, mas terá como foco as crianças além do período de recém-nascidos. Como um grupo, os vírus são uma das causas mais comuns de pneumonia em crianças mais jovens. Os patógenos virais específicos causadores de tais pneumonias, bem como suas frequências relativas e gravidade habitual, são apresentados na Tabela 40.2.

As infecções com patógenos bacterianos tornam-se mais prevalentes em crianças em idade escolar e adolescentes (embora possa ocorrer infecção bacteriana em qualquer idade). Organismos como *C. pneumoniae* e *M. pneumoniae* são mais frequentes em adolescentes e, em menor extensão, crianças do ensino fundamental. É importante enfatizar que o patógeno bacteriano causador de pneumonia mais comum em todas as crianças é o *Streptococcus pneumoniae*, apesar da administração universal da vacina pneumocócica conjugada, que protege contra sete sorotipos. No entanto, há evidência considerável de que um número de sorotipos não incluídos na vacina heptavalente pode causar doença pneumocócica em crianças. Até o momento, não se esclareceu o impacto da vacina pneumocócica conjugada mais nova, que protege contra 13 sorotipos, sobre a incidência de pneumonia bacteriana causada pelo *S. pneumoniae*.

>> **CORRELAÇÃO CLÍNICA 40.1**

A imunização rotineira com a **vacina pneumocócica conjugada** heptavalente começou nos Estados Unidos no ano 2000. Depois que seu uso disseminou-se, houve uma redução de 75% na doença pneumocócica invasiva em crianças

Tabela **40.1** Patógenos do trato respiratório inferior com relação ao grupo etário[a]

Coorte etária	Patógenos encontrados em ordem de frequência
Neonatos (com menos de um mês de vida)	Estreptococos do grupo B; *E. coli*; outras bactérias gram-negativas; *S. pneumoniae*; *H. influenzae* (tipo B e não tipável).
1 a 3 meses: febris	Vírus sincicial respiratório (RSV, de *respiratory syncytial virus*); outros vírus (parainfluenza, influenza, adenovírus); *S. pneumoniae*; *H. influenzae* (tipo B e não tipável).
1 a 3 meses: afebris	*Chlamydia trachomatis*, *Mycoplasma hominis*, *Ureaplasma urealyticum*, citomegalovírus (CMV).
3 a 12 meses	RSV; outros vírus (parainfluenza, influenza, adenovírus); *S. pneumoniae*; *H. influenzae* (tipo B e não tipável); *C. trachomatis*; *Mycoplasma pneumoniae*; estreptococos do grupo A.
2 a 5 anos	Vírus respiratórios (parainfluenza, influenza, adenovírus); *S. pneumoniae*; *H. influenzae* (tipo B e não tipável); *M. pneumoniae*; *Chlamydia pneumoniae*; *Staphylococcus aureus*; estreptococos do grupo A.
5 a 18 anos	*M. pneumoniae*; *S. pneumoniae*; *C. pneumoniae*; *H. influenzae* (tipo B e não tipável); vírus influenza; adenovírus; outros vírus respiratórios.

[a] *Dados de Nelson. Textbook of Pediatrics, 18th ed.*

com menos de 5 anos. Entretanto, a doença causada por sorotipos que não os da vacina heptavalente aumentou, em particular no caso do sorotipo 19A, anulando em parte a redução da doença invasiva causada por um dos sete sorotipos. A vacina com 13 valências recém-liberada contém os mesmos sete sorotipos da vacina original e mais seis, incluindo o 19A. Em 2007, o CDC verificou que cerca de dois terços dos casos da doença pneumocócica invasiva eram causados por sorotipos incluídos na vacina de 13 valências, aumentando a esperança de que haja mais reduções na incidência da doença assim que essa vacina for utilizada em maior escala.

Patogenia

O trato respiratório inferior em geral é estéril graças ao conjunto abundante de mecanismos de defesa do hospedeiro, incluindo transporte mucociliar, reflexos da tosse, componentes do sistema complemento, imunoglobulinas (em particular IgA secretora) e macrófagos alveolares (Capítulo 10). A maioria dos patógenos virais que causam pneumonia primeiro inocula e prolifera no trato respiratório superior. Em um subconjunto de pacientes, a infecção viral dissemina-se diretamente, envolvendo as partes mais distais do trato respiratório, o que acarreta doenças como **bronquiolite** e **pneumonia**. Na evolução da doença, as células epiteliais respiratórias infectadas perdem seus cílios e se desprendem nas vias aéreas, resultando em estase de muco e acúmulo de restos celulares. Uma resposta inflamatória nos locais de dano tecidual resulta em infiltração de células mononucleares e causa tumefação da submucosa e de estruturas intersticiais, o que contribui ainda mais para o estreitamento das vias aéreas. Essas alterações patológicas são particularmente problemáticas em crianças mais jovens cujas vias aéreas

Tabela **40.2** Patógenos virais e atípicos mais comuns por grupo etário

Coorte etária	Patógeno	Frequência relativa[a]	Gravidade da doença[b]
0 a 3 meses	*C. trachomatis*	++++	+/++
	CMV, RSV	+++	++/+++
	Influenza, parainfluenza	++	++
	Vírus do herpes simples (HSV, de *herpes simplex virus*)	++	+++
	Adenovírus, *Pneumocystis jiroveci*	+	++/+++
4 meses a 5 anos	RSV	++++	++
	Influenza, parainfluenza	+++	++
	Adenovírus, *P. jiroveci*	++	++/+++
	CMV, HSV	+	++/+++
	M. pneumoniae, *C. pneumoniae*	+	+/++
6 anos a adolescência	*M. pneumoniae*	++++	+/++
	Influenza, *C. pneumoniae*	+++	+/++
	Parainfluenza, adenovírus	++	++/+++
	CMV, HSV, *P. jiroveci*	+	++/+++

[a] Graduada de rara (+) a mais comum (++++).
[b] Graduada de doença leve (+) a grave (+++).

já são de pequeno calibre. Vários graus de obstrução das vias aéreas podem resultar em áreas de **atelectasia**, **edema intersticial** e **hiperinsuflação**. O desequilíbrio resultante na $\dot{V}_A/\dot{Q}$ contribui ainda mais para a hipoxia alveolar subjacente. Uma consequência direta dessas múltiplas anormalidades nas vias aéreas é um risco acentuado de **superinfecção** com patógenos bacterianos.

A patogenia da infecção bacteriana nos pulmões em geral varia de acordo com o agente etiológico. Por exemplo, o *S. pneumoniae* produz edema local na via aérea, permitindo a proliferação do organismo em áreas adjacentes do parênquima pulmonar, o que acarreta o acometimento lobar típico observado na **pneumonia pneumocócica**. Já o *M. pneumoniae* se adere ao epitélio ciliado e paralisa a função ciliar, ocasionando resposta inflamatória intensa e necrose celular. Em grande parte como as infecções respiratórias virais, a infecção por *Mycoplasma* dissemina-se ao longo da árvore brônquica. A pneumonia por *Staphylococcus aureus* geralmente é um processo unilateral, que se caracteriza por áreas de broncopneumonia, necrose hemorrágica, formação de **pneumatocele** e derrames pleurais complicados.

Manifestações clínicas

Em crianças com pneumonia viral ou bacteriana, achados inespecíficos no trato respiratório superior como rinite ou tosse podem ser sintomas iniciais. **Taquipneia** é o aspecto mais comum da pneumonia em todos os estágios; junto com tosse, febre, desconforto respiratório e um exame torácico anormal (estertores ou sibilos à auscultação), em geral tal achado está presente em crianças com pneumonia. Em lactentes, infecções virais ou bacterianas graves podem ser acompanhadas por cianose e sinais de insuficiência respiratória iminente. Em crianças mais velhas e adolescentes com pneumonia bacteriana, os sintomas podem incluir calafrios com tremores, febre alta, tosse, dor torácica e **redução da mobilidade** por causa da dor pleurítica. Algumas crianças com pneumonia bacteriana podem ter apenas febre e dor torácica ou abdominal, mas sem tosse ou ela sendo um aspecto sem importância. Em geral, a febre está presente em crianças com pneumonias virais, embora costume ser mais baixa que nas crianças com pneumonia bacteriana. Na realidade, não há achados clínicos, laboratoriais ou radiográficos sensíveis que possam distinguir de maneira confiável as pneumonias virais e bacterianas. Em geral, as radiografias na pneumonia viral mostram **infiltrados intersticiais bilaterais**, **hiperinsuflação** e **espessamento peribrônquico** (Figura 40.1). Em contraste, evidência de **consolidação lobar** é típica de pneumonias bacterianas, como as causadas pelo *S. pneumoniae* (Figura 40.2). A contagem de leucócitos no sangue periférico em casos de pneumonia viral pode estar normal ou ligeiramente elevada, com predominância de linfócitos, ao passo que, na pneumonia bacteriana, tende a ser mais alta, com grande proporção de neutrófilos e formas em faixa. É notável o fato de que a presença de doença lobar, um grande derrame pleural e febre alta em geral e coletivamente é indicativa de uma etiologia bacteriana (Figura 40.3).

Diagnóstico

A radiografia do tórax confirma a suspeita clínica de pneumonia com base nos sintomas relatados, ao mesmo tempo em que demonstra complicações potenciais, como

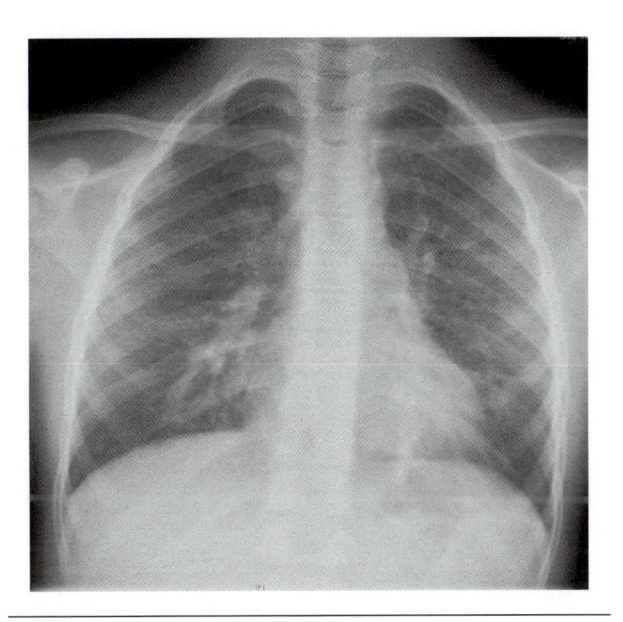

FIGURA 40.1 Radiografia posteroanterior (PA) do tórax de um menino com 14 meses e taquipneia, tosse mais sibilos. Sua cultura nasofaríngea foi positiva para RSV. Essa radiografia é notável pela hiperinsuflação e pelos infiltrados intersticiais centrais típicos de um processo viral.

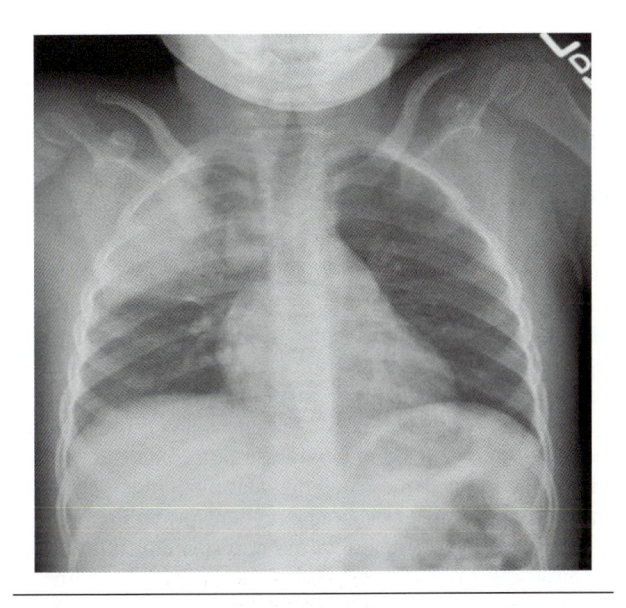

FIGURA 40.2 Radiografia PA de um menino com 10 anos e febre, tosse mais dor torácica. Sua hemocultura foi positiva para *S. pneumoniae*. Essa radiografia demonstra pneumonia lobar no lobo superior direito.

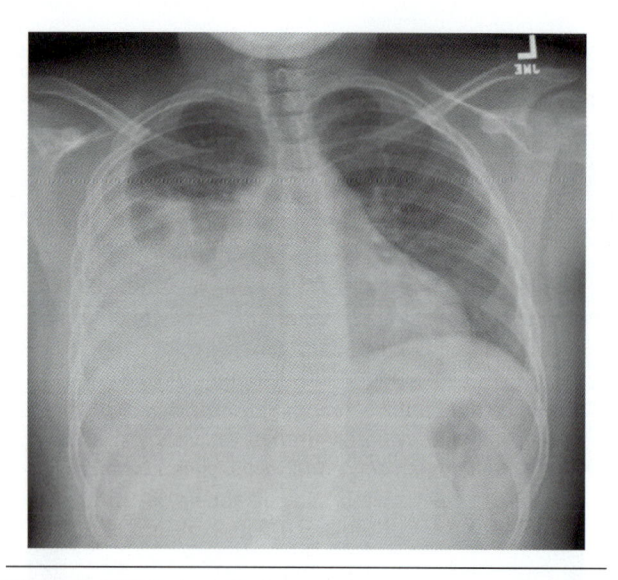

FIGURA 40.3 Radiografia do tórax de uma menina com 13 anos e tremores/calafrios mais febre de 39,4 °C e tosse produtiva. Sua cultura de escarro foi positiva para *S. aureus*. Essa radiografia mostra consolidações nos lobos médio e inferior direitos, com um grande derrame pleural do lado direito.

a presença de um derrame pleural. Em geral, determina-se o agente etiológico de uma pneumonia viral mediante a obtenção de amostras de **secreções nasofaríngeas**, que são submetidas então a testes amplamente disponíveis e acurados de DNA ou RNA para RSV, influenza, parainfluenza e outros. Também se dispõe de estudos sorológicos para patógenos virais e *M. pneumoniae*, em particular quando são obtidas amostras da fase aguda e de convalescença. No caso de patógenos bacterianos, pode-se chegar ao diagnóstico por meio de amostras de sangue, líquido pleural, escarro ou lavado broncoalveolar. No entanto, as amostras de escarro em geral não são confiáveis na maioria das crianças com pneumonia.

Etiologias específicas

Patógenos virais

O **vírus sincicial respiratório (RSV)** é a causa mais frequente de pneumonias em crianças com acometimento do trato respiratório inferior (~50% dos casos) e é um problema particular em lactentes e crianças pequenas que estão começando a andar. Em geral, o RSV ocorre em epidemias durante os meses de inverno e início da primavera e infecta praticamente todas as crianças nos primeiros três anos de vida. O RSV dissemina-se por contato direto ou próximo com secreções contaminadas ou grandes gotículas infecciosas no ar. Os sintomas podem progredir por 3 a 7 dias, com agravamento da tosse, dispneia e dificuldade respiratória. Os pacientes podem desenvolver taquipneia significativa, alargamento nasal e retrações esternais. **Sibilos** costumam ser um aspecto proeminente, acompanhados por uma fase expiratória longa. Condições subjacentes que aumentam o risco de doença grave pelo RSV incluem crianças com cardiopatia congênita, deficiências imunes ou distúrbios pulmonares como **displasia broncopulmonar (DBP)**.

Os antígenos do RSV em amostras clínicas como *swabs* nasofaríngeos são mais bem detectados com o uso de algum dos vários testes diagnósticos rápidos em que se utilizam técnicas imunofluorescentes e de imunoensaio enzimático. Como nas infecções virais do trato respiratório inferior por outras causas, o tratamento da bronquiolite pelo RSV inclui hidratação adequada, controle da tosse, medidas paliativas e oxigênio suplementar para crianças com hipoxemia. Foram propostas abordagens terapêuticas mais agressivas para a bronquiolite pelo RSV, mas até o momento não há evidência de seu benefício no sentido de alterar a evolução da doença, notavelmente broncodilatadores (salbutamol, adrenalina), corticoides e o agente antiviral **ribavirina**. Os clínicos verificaram que uma resposta do paciente aos broncodilatadores pode modificar a progressão da doença, em particular em crianças atópicas (p. ex., aquelas com **eczema**) ou naquelas com forte história familiar de doença alérgica. A profilaxia contra a infecção pelo RSV nos lactentes de alto risco para doença grave está disponível na forma de um **anticorpo monoclonal humanizado** voltado contra uma proteína de superfície do RSV. Portanto, o **palivizumabe** está aprovado para crianças com menos de 24 meses e doença broncopulmonar ou história de prematuridade (menos de 32 semanas de gestação), sendo administrado uma vez por mês em injeção intramuscular durante os meses de alto risco de doença pelo RSV (novembro a março na América do Norte).

Além do RSV, outros vírus e organismos atípicos são capazes de causar infecções do trato respiratório inferior como bronquiolite ou pneumonia. Os vírus **parainfluenza** são o segundo vírus em frequência, após o RSV, e causam cerca de 25% das doenças respiratórias inferiores virais nessa população, com o tipo 3 sendo a causa mais provável de pneumonia grave. As infecções por parainfluenza podem ocorrer em qualquer época do ano. Os tipos 1 e 2 causam cerca de um terço de todos os casos da doença por parainfluenza e em geral são endêmicos no final do verão e no outono; o tipo 3 tende a ter incidência máxima no final da primavera e é responsável por dois terços de todos os casos. Os vírus parainfluenza costumam causar **doença do trato respiratório superior**, sendo responsáveis por mais da metade dos casos de **laringotraqueíte (crupe)**.

Os **adenovírus** causam 5 a 7% dos casos de doença respiratória viral, geralmente com uma variedade de síndromes que também afetam os olhos, o coração, a bexiga e o trato gastrintestinal. Os adenovírus dos tipos 3, 4, 7 e 21 são associados a doenças respiratórias em crianças. Os tipos 3, 7 e 21 foram identificados em pacientes com pneumonias graves por adenovírus e estão ligados a taxas de fatalidade tão altas quanto 5 a 10%. Podem ocorrer morbidades residuais, notavelmente **bronquiectasias**, **síndrome unilateral do pulmão ultralucente**, bronquiolite obliterante ou, raramente, fibrose pulmonar. Entre as muitas etiologias virais de infecções do trato respiratório inferior em crianças, as causadas por adenovírus mais frequentemente têm aspectos em geral mais identificados com infecções bacterianas, como consolidações lobares, derrames pleurais e febre alta.

Infecções com o **vírus influenza do tipo A** ou **do tipo B** causam outros 5% das doenças respiratórias em crianças, geralmente acompanhadas por uma variedade de sintomas sistêmicos, inclusive febre, cefaleia, anorexia, mialgia, dor de garganta, vômitos e dor abdominal. As complicações respiratórias da influenza podem ser limitadas a sintomas do trato respiratório superior (crupe, rinite), ou o paciente pode apresentar-se com pneumonia ou uma doença semelhante à bronquiolite. Mais ainda do que em outras infecções virais, aquela por influenza está associada a maior risco de **infecções bacterianas secundárias**, em particular pneumonias por *S. aureus* e *S. pneumoniae*. Nesse contexto, o paciente pode melhorar clinicamente da doença inicial por influenza, mas em seguida voltar a ter febre, calafrios, tosse e dificuldade respiratória, refletindo a **superinfecção bacteriana**. O tratamento das infecções rotineiras por influenza é de suporte. Nos casos em que a doença mais grave é uma preocupação, podem ser administrados agentes antivirais, desde que esse tratamento comece até 48 horas após o início dos sintomas.

▶▶ CORRELAÇÃO CLÍNICA 40.2

Ocorrem infecções virais por influenza em epidemias com alta taxa de ataque que duram um tempo relativamente breve. As pandemias de influenza causaram milhões de mortes no mundo inteiro no passado. O exemplo mais dramático ocorreu em 1918, quando cerca de 20 milhões de pessoas morreram mundo afora. Surtos de influenza nos Estados Unidos costumam atingir o auge nos meses de inverno, com os índices de ataque sendo mais altos em crianças. Os tipos A e B do vírus da influenza são causas primárias de doença epidêmica em nível mundial, sendo subdivididos ainda por sorotipos distintos. O **desvio antigênico** desses sorotipos acarreta alterações obrigatórias na composição da vacina anual anti-influenza. A vacina sazonal anti-influenza é recomendada para pacientes em alto risco de complicações sérias da influenza (aqueles com distúrbios pulmonares ou cardíacos) e em todas as crianças com menos de cinco anos. Contatos domésticos e cuidadores de crianças com doenças crônicas também devem ser vacinados.

O **metapneumovírus** é um patógeno recém-descrito (2001) que causa cerca de 5% das doenças do trato respiratório inferior, primariamente em lactentes, mas relatado em todos os grupos etários. Ocorrem surtos no final do inverno e no início da primavera em climas temperados e em geral coincidem com a estação do RSV. É provável que a transmissão ocorra por contato direto com indivíduos infectados, tendo sido descritos surtos nosocomiais. Estudos epidemiológicos apontam o metapneumovírus como a segunda causa de bronquiolite em lactentes, após o RSV. Ele causa pneumonia e crupe em todos os grupos etários e acredita-se que seja um dos principais desencadeantes de exacerbações de asma em crianças e adultos. As manifestações clínicas da infecção pelo metapneumovírus são semelhantes às da doença causada pelo RSV, com tosse, sibilos e dificuldade respiratória sendo os aspectos proeminentes. Ocorre doença mais grave em pacientes com imunodeficiências congênitas ou adquiridas e provavelmente naqueles com distúrbios cardiopulmonares subjacentes e prematuros. O tratamento, como na maioria das infecções virais do trato respiratório inferior, é de suporte.

O *Mycoplasma pneumoniae* é incluído na discussão dos patógenos virais por ser uma causa frequente de pneumonia "atípica", responsável por 5 a 10% das infecções do trato respiratório na população pediátrica. Os micoplasmas são os menores microrganismos de vida livre, não tendo parede celular. A pneumonia causada por *M. pneumoniae* é o protótipo da síndrome de **pneumonia primária atípica**, embora uma variedade de patógenos possa ser associada a essa síndrome, inclusive muitos dos já descritos nos parágrafos anteriores. O *M. pneumoniae* é o agente infeccioso mais comum causador de pneumonia em **crianças mais velhas e adolescentes** e é altamente transmissível, com a disseminação interpessoal por indivíduos assintomáticos sendo uma causa comum de propagação em famílias, escolas, organizações militares ou prisões.

Os sintomas iniciais em crianças com pneumonia por *Mycoplasma* incluem mal-estar e febre. A tosse pode ser um sintoma precoce, mas costuma surgir ou se agravar mais tarde. Poucos dias após o início da doença, surge uma tosse improdutiva com estertores difusos, em geral encontrados ao exame pulmonar. A tosse pode tornar-se produtiva depois, durante a doença, e durar até quatro semanas ou mais. Cerca de 10% das crianças desenvolvem um **exantema maculopapular** na evolução da doença. O padrão típico aos raios X é de **infiltrados bilaterais difusos** que podem ser particularmente pronunciados nos lobos inferiores. O diagnóstico definitivo da doença causada por *Mycoplasma* baseia-se no soro das fases aguda e convalescente, utilizando-se fixação de complemento e ensaios imunofluorescentes. Um aumento de quatro vezes ou maior no título ou a presença de anticorpos IgM específicos confirma infecção recente. Por volta da segunda semana de doença, títulos de crioaglutininas de 1:32 ou maiores estão presentes em metade dos pacientes com pneumonia. No entanto, esse teste não tem especificidade. O tratamento com tetraciclinas ou macrolídeos como a eritromicina ou derivados mais novos (claritromicina, azitromicina) é efetivo para encurtar as manifestações clínicas da doença.

Patógenos bacterianos
Streptococcus pneumoniae

O *S. pneumoniae* (antigamente *Pneumococcus pneumoniae*) frequentemente é detectado no trato respiratório superior de crianças, onde pode causar doença, incluindo sinusite ou otite média, ou problemas mais invasivos, como **pneumonia**, **meningite** ou **sepse bacteriêmica**. É uma causa comum de **pneumonia adquirida na comunidade** em crianças, responsável por mais de 50% dos pacientes que precisam de hospitalização. O uso quase universal da **vacina pneumocócica conjugada heptavalente** nos Estados Unidos teve impacto substancial sobre a epidemiologia da doença pneumocócica invasiva, cuja incidência diminuiu entre as crianças vacinadas, havendo também redução na colonização do trato respiratório superior por esse organismo, mas um desvio notável nos sorotipos pneumocócicos causadores de doença nas não vacinadas. Como observado, a introdução de uma vacina conjugada que protege contra 13 sorotipos pode ter um impacto maior sobre a incidência da doença pneumocócica (ver "Correlação Clínica 40.1"). Os grupos de alto risco para doença invasiva incluem **crianças nativas norte-americanas** e **afro-americanas**, as que tenham **anemia falciforme**, **distúrbios esplênicos** adquiridos ou congênitos e aquelas com **infecção pelo HIV** ou outras **deficiências imunológicas**.

As manifestações clínicas da doença pneumocócica são variáveis, com a maioria das crianças tendo febre alta, tosse, leucometria elevada e consolidação lobar ou segmentar nas radiografias do tórax. É digno de nota que até 25% das crianças podem não ter sinais ou sintomas atribuíveis a doença do trato respiratório e, em vez disso, terem febre, dor abdominal ou diarreia. Além disso, foram descritos muitos padrões radiográficos diferentes na pneumonia pneumocócica, acima e além das anormalidades lobares típicas (Figura 40.2). As complicações que surgem da pneumonia pneumocócica não são raras em crianças hospitalizadas e incluem **derrames parapneumônicos**, **empiema**, **formação de abscesso** e **pneumonia necrosante**. Embora isolados resistentes a antibióticos não sejam preditivos dessas morbidades, os pacientes com pneumonias complicadas tendem a ser mais velhos e mais provavelmente de etnia branca, bem como a manifestar dor torácica. Desde que a escolha empírica do antibiótico seja correta, a maioria dos pacientes melhora em 2 a 4 dias. A presença de febre crescente, calafrios e dor, torácica ou abdominal, ou a ausência de melhora no quadro clínico geral devem despertar preocupação a respeito de uma das complicações supracitadas.

Os derrames pleurais que acompanham infecções torácicas pneumocócicas resultam de um processo fisiopatológico complicado (Capítulo 29). A lesão do parênquima pulmonar causa uma resposta inflamatória das superfícies pleurais e aumento subsequente na permeabilidade capilar local. Essa inflamação pleural também reduz o processo dinâmico de reabsorção do líquido pleural pela pleura parietal. Quando isso se combina com a alteração na permeabilidade capilar, podem acumular-se quantidades consideráveis de líquido. No início, os derrames pleurais são estéreis, de fluxo livre e contêm líquido com poucos leucócitos. Essa **fase exsudativa** (ou estágio 1) pode durar 3 a 5 dias antes de ser sucedida pela **fase fibrinopurulenta**, em que se observam aumento dos leucócitos e uma coloração de Gram positiva indicativa de líquido infectado (Capítulo 19). Com o surgimento de pus no espaço pleural, segue-se a deposição de fibrina entre a pleura visceral e a parietal. Com isso, o líquido infectado torna-se loculado, com acúmulo de fibrina e restos celulares, e mais líquido torna-se aparente à medida que canais linfáticos ficam obstruídos. O **estágio de organização** (estágio 3) caracteriza-se por infiltração de fibroblastos, espessamento das membranas pleurais e "encarceramento" dos lobos (Capítulo 26).

Nos estágios iniciais de um derrame pleural, a remoção de líquido é viável por simples **toracocentese** com agulha ou via colocação de tubo torácico, abordagem que pode ser tanto diagnóstica como terapêutica (Capítulo 19). Nos estágios finais, essas abordagens podem não ter êxito, porque o líquido loculado e purulento pode dificultar a drenagem. A **cirurgia toracoscópica videoassistida** (**VATS**, de *video-assisted thoracoscopic surgery*) para evacuar o líquido pleural e fazer **descorticações** com debridamento das membranas pleurais espessadas é uma opção cirúrgica. Já alguns clínicos preferem colocar um tubo torácico e usar em conjunto um agente **fibrinolítico** como o **ativador do plasminogênio tecidual** instilado pelo tubo torácico (Capítulo 27). Menos frequentemente, uma opção é continuar o tratamento clínico com antibióticos IV apenas para tratar pneumonias com grandes derrames. Embora o *S. pneumoniae* seja a causa mais comum de pneumonias com derrames, outros organismos, como estreptococos do **Grupo A**, *S. aureus*, *H. influenzae*, *Pseudomonas aeruginosa* e *Mycoplasma* spp., também podem causar derrames parapneumônicos complicados.

O desenvolvimento de **abscesso pulmonar** é outra complicação das pneumonias bacterianas, inclusive as causadas por *S. pneumoniae*. Um abscesso pulmonar é uma cavidade de parede espessa contendo pus, leucócitos e restos celulares. Em algumas circunstâncias, resulta de um evento de aspiração, especialmente em crianças com déficits do desenvolvimento neurológico. A apresentação clínica de um abscesso pulmonar é igual à de crianças com pneumonias bacterianas típicas, sendo a febre e a tosse os aspectos proeminentes. A evolução da doença pode ser subaguda, com desenvolvimento mais lento de sinais e sintomas. A radiografia do tórax mostra um aspecto típico de cavidade cheia de líquido com nível hidroaéreo (Figura 40.4). A ultrassonografia ou a tomografia computadorizada (TC) do tórax podem ser úteis para se estabelecer o diagnóstico e orientar possíveis procedimentos de drenagem. A maioria dos clínicos recomenda antibióticos IV por até duas semanas, com mais 2 a 4 semanas de tratamento oral. Informação mais recente sugere que a drenagem do líquido de um abscesso ou a colocação de um cateter *pigtail* na cavidade em conjunto com antibioticoterapia IV possa encurtar a hospitalização.

Outros patógenos bacterianos

O *H. influenzae* do tipo B era uma causa frequente de doença bacteriana significativa em crianças no passado. As doenças invasivas causadas pelo *H. influenzae* do tipo B

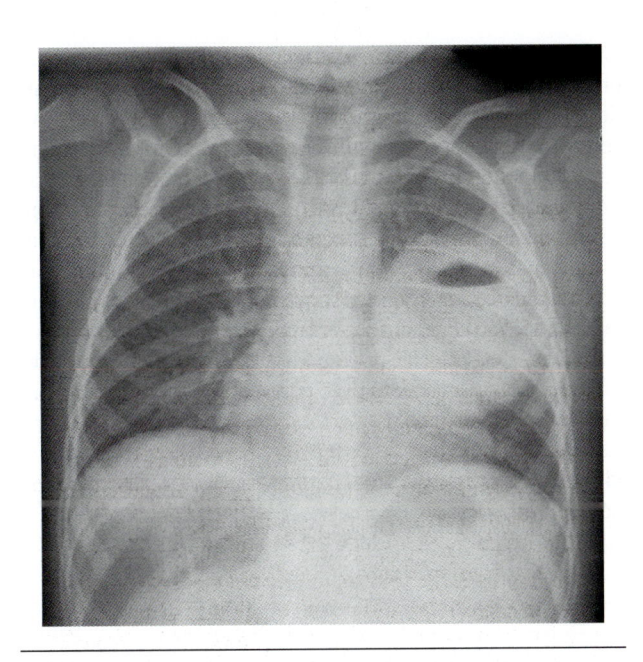

FIGURA 40.4 Radiografia PA de uma menina com 7 anos previamente saudável, então com tosse, febre e dor torácica. Há uma cavidade com nível hidroaéreo no pulmão esquerdo, indicativa de um abscesso pulmonar. Uma cultura feita a partir de material colhido dessa cavidade por aspiração com agulha foi positiva para *S. pneumoniae*.

incluem sepse, meningite, epiglotite, celulite e pneumonia. Uma vacina efetiva na prevenção das doenças causadas por esse organismo ficou disponível no final da década de 1980 e resultou em uma queda notável na incidência dessas doenças. Embora o *H. influenzae* do tipo B não seja mais uma causa significativa de pneumonia bacteriana nos países ricos, a morbidade e a mortalidade mundiais devidas a esse organismo continuam sendo um problema importante. Quase 90% das crianças que desenvolvem infecções por esse patógeno têm menos de 5 anos, a maioria tendo menos de 2 anos. As pneumonias devidas ao *H. influenzae* não podem ser diferenciadas por critérios clínicos das causadas por outras bactérias. Os achados radiográficos variam, com derrame pleural sendo um achado comum. Por causa do risco de complicações sistêmicas (bacteriemia, meningite) em crianças com menos de 12 meses, nas quais o *H. influenzae* é considerado um patógeno provável, devem ser administrados antibióticos IV. Crianças mais velhas, com menor risco de desenvolver tais complicações, podem ser tratadas com antibióticos por via oral.

Embora não seja muito comum, a pneumonia adquirida na comunidade pelo **estreptococo do Grupo A** (*S. pyogenes*) em geral é associada a uma evolução particularmente protraída e difícil em algumas crianças. O estreptococo do Grupo A causa uma variedade de infecções que acometem o trato respiratório superior e a pele, mas, quando ataca o trato respiratório inferior, pode ocorrer uma infecção difusa com pneumonia intersticial. Em sua forma grave, surge necrose das mucosas das vias aéreas e do parênquima pulmonar, acompanhada por hemorragia, exsudatos, edema e acometimento pleural (Capítulo 34). A infecção prévia com o vírus influenza, do sarampo ou *Varicella* pode colocar o paciente sob risco particular de desenvolver complicações graves da doença estreptocócica do Grupo A.

Na maioria dos casos de pneumonia adquirida na comunidade causada pelo ***Staphylococcus aureus***, a infecção se dá por inoculação direta do organismo na árvore respiratória ou, menos comumente, após doença bacteriêmica. As exceções são os pacientes com cateter permanente ou história recente de uso de fármacos IV, casos em que a causa mais comum da pneumonia é por via bacteriêmica (Capítulo 28). Como a maioria dos protocolos de tratamento das pneumonias adquiridas na comunidade não inclui terapia voltada contra o *S. aureus*, o quadro clínico pode ser de febre em andamento, tosse, calafrios e necessidade de oxigênio suplementar. É possível observar uma deterioração subaguda ou aguda nas condições clínicas caso não se suspeite desse organismo. Nas radiografias, o acometimento pulmonar unilateral é típico, com broncopneumonia confluente e infiltrados alveolares (Capítulo 15). À medida que a doença evolui, essas áreas podem coalescer e sofrer cavitação, levando à formação de **pneumatoceles**. Em uma grande proporção de pacientes cuja pneumonia é causada pelo *S. aureus*, ocorrem derrames parapneumônicos complicados e empiema. Em alguns pacientes com acometimento mais grave, pode ocorrer um pneumotórax, que se caracteriza pela presença de pus e ar no espaço pleural. Com a maior prevalência do ***S. aureus* resistente à meticilina (SARM)** nos Estados Unidos e em outros lugares, pode ser necessário ajustar a antibioticoterapia para combater esse organismo, dependendo dos dados locais de vigilância microbiológica.

Abordagens de tratamento com antimicrobianos

Como os patógenos virais são uma das causas primárias de pneumonia, é justificável recorrer a antibióticos quando o quadro clínico parece viral. Contudo, conforme já foi dito, isso pode ser difícil porque a evolução clínica, os achados radiográficos e os exames laboratoriais podem não ser discriminatórios o suficiente. Nas circunstâncias rotineiras de pneumonias adquiridas na comunidade, em que se suspeita de um patógeno bacteriano, em geral antibióticos orais são suficientes. Macrolídeos como a **claritromicina** ou a **azitromicina** são opções atraentes para atividade contra a maioria dos agentes causais de pneumonia, inclusive *Mycoplasma* e *Chlamydia* spp. Hospitalização e antibióticos IV devem ser considerados nas seguintes situações: latentes < 6 meses; aqueles com enfermidade mais aguda e sintomas sistêmicos; pacientes com $S_{aO_2} < 92\%$ ao ar ambiente; crianças com transtorno gástrico; ou pacientes que não responderam à terapia oral. Outras complicações que ocorrem na evolução de uma pneumonia adquirida na comunidade, inclusive empiema ou abscesso pulmonar, também indicariam hospitalização para terapia IV. A escolha do antibiótico quando se conhece a etiologia específica é mostrada na Tabela 40.3. Naturalmente, alergias a fármacos podem determinar uma modificação nas decisões terapêuticas. A escolha do antibiótico também deve levar em conta a idade do paciente e os patógenos específicos mais adequados à idade. Por exemplo, em um recém-nascido hospitalizado com pneumonia, uma combinação de ampicilina e gentamicina é preferível para organismos como estreptococo do Grupo B, *E. coli* e outros bacilos gram-negativos.

No caso de crianças entre 3 e 12 semanas de vida, em que organismos como *C. trachomatis*, *Bordetella pertussis* ou *Ureaplasma urealyticum* são uma consideração, os macrolídeos são os fármacos de escolha. Como os padrões de sensibilidade dos organismos que causam pneumonia adquirida na comunidade mudaram com o passar dos anos, as recomendações para tratamento antimicrobiano nas crianças mais velhas evoluíram. Quando as doses habituais de amoxicilina não melhoram o quadro clínico, ela deve ser combinada em dose alta com clavulanato. Para crianças em idade escolar e adolescentes, pode-se acrescentar um macrolídeo oral ou usá-lo como monoterapia. Conforme observado antes, as complicações das pneumonias bacterianas requerem esquemas mais prolongados tanto de terapia parenteral como oral. Uma resposta do paciente à antibioticoterapia deve considerar os sinais clínicos e sintomas, não apenas os achados radiográficos, pois eles podem levar várias semanas para se resolver. Uma diminuição da tosse ou da dor torácica, a ausência de febre, a normalização da oxigenação e a capacidade de tolerar alimentação oral são indicadores fundamentais de que o paciente melhorou.

Tabela **40.3** Antibioticoterapia contra patógenos bacterianos do trato respiratório inferior

Patógeno	Primeira opção	Segunda opção
S. pneumoniae (suscetível ou com suscetibilidade intermediária à penicilina)	Ampicilina, penicilina	Cefuroxima, cefdinir, ceftriaxona, azitromicina
S. pneumoniae (resistente à penicilina)	Cefalosporina de 2ª ou 3ª geração, vancomicina	
S. aureus (sensível à meticilina)	Cefalosporina de 1ª geração, oxacilina, amoxicilina/clavulanato	
S. aureus (resistente à meticilina)	Clindamicina, vancomicina	Linezolida
H. influenzae	Amoxicilina	Amoxicilina/clavulanato, cefalosporina de 2ª ou 3ª geração
M. catarrhalis	Amoxicilina/clavulanato	Cefuroxima

Adaptada de Kendig's Disorders of the Respiratory Tract, *7th ed.*

Bibliografia comentada

1. Stein RT, Marostica PJC. Community-acquired pneumonia: A review and recent advances. *Pediatr Pulmonol.* 2007;42:1095-1103. *Revisões das etiologias comuns da pneumonia adquirida na comunidade e exploração do impacto da doença do trato respiratório inferior no mundo em desenvolvimento. Inclui diretrizes para abordagens terapêuticas e numerosas referências.*
2. Van der Poll T, Opal SM. Pathogenesis, treatment, and prevention of pneumococcal pneumonia. *Lancet.* 2009;374:1543-1556. *Uma visão em profundidade da patogenia, do quadro clínico e radiográfico do patógeno mais comum causador de pneumonia adquirida na comunidade. Revisão excelente dos vários sorotipos que causam doença em seres humanos e discussão do impacto de vacinas disponíveis no comércio sobre a prevalência de doença.*
3. Tregoning JS, Schwarze J. Respiratory viral infections in infants: causes, clinical symptoms, virology, and immunology. *Clin Microbiol Rev.* 2010;23:74-98. *Revisão abrangente das infecções virais respiratórias em crianças, com 367 referências. Discute os patógenos virais comuns, as abordagens terapêuticas e sequelas potenciais de exposições a esses vírus no início da vida, incluindo o risco de desenvolver asma.*

ESTUDO DE CASOS E PROBLEMAS PRÁTICOS

CASO 40.1 Um lactente com três meses é examinado no setor de emergência com secreção nasal abundante, tosse, febre, sibilos e dificuldade respiratória. A oximetria de pulso ao ar ambiente mostra $S_{aO_2} = 88\%$. Um *swab* nasofaríngeo pela técnica de imunofluorescência é positivo para o RSV. O paciente é internado para maior observação. Qual dos tratamentos seguintes tem maior probabilidade de ser benéfico nesse paciente?

a) Salbutamol aerossolizado.
b) Ampicilina mais gentamicina IV.
c) Oxigênio suplementar.
d) Corticoides sistêmicos.
e) Ribavirina aerossolizada.

CASO 40.2 Um menino com 14 anos é examinado no ambulatório queixando-se de fadiga e febre há uma semana, com tosse seca há dois dias. À auscultação, são ouvidos estertores sobre ambos os campos pulmonares. Suspeita-se de infecção por *Mycoplasma*. Se for confirmada, qual dos achados seguintes seria uma coincidência incomum?

a) Exantema maculopapular.
b) Contatos íntimos com doença respiratória.
c) Títulos positivos para crioaglutininas.
d) Infiltrados bilaterais difusos na radiografia do tórax.
e) Pneumonia lobar na radiografia do tórax.

CASO 40.3 Uma menina com 11 anos é hospitalizada com febre, calafrios e tremores, dor torácica e hipoxia. Uma radiografia do tórax mostra uma pneumonia lobar inferior direita, e o exame de tórax revela diminuição dos sons respiratórios na base direita. Uma hemocultura obtida à internação é positiva para *S. pneumoniae* sensível à penicilina. A paciente é tratada com ampicilina intravenosa, mas a febre e a necessidade de oxigênio continuam e a menina ainda se queixa de desconforto torácico. Durante o exame físico no quarto dia de hospitalização, observa-se macicez à percussão ao longo da maior parte do tórax direito, com ausência de sons respiratórios. A traqueia está desviada para a esquerda. Qual a evolução mais provável para explicar esse quadro clínico da paciente?

a) Empiema.
b) Piopneumotórax.
c) Infecção secundária com influenza.
d) Abscesso pulmonar.
e) Infecção secundária com *S. aureus*.

Soluções para o estudo de casos e problemas práticos

CASO 40.1 A resposta mais correta é c, oxigênio suplementar.

Medidas que proporcionam conforto predominam no tratamento da bronquiolite por RSV. Ensaios clínicos randomizados e os **Cochrane Database Reviews** não encontraram qualquer evidência de benefícios da terapia broncodilatadora, com corticoides ou ribavirina nebulizada na bronquiolite pediátrica. Em algumas circunstâncias, os lactentes com história de atopia ou história familiar forte de asma ou atopia (a mãe ou o pai) podem melhorar com salbutamol. Não há indicação para antibioticoterapia no tratamento de infecções respiratórias virais.

CASO 40.2 A resposta mais correta é e, pneumonia lobar.

Cerca de 10% dos pacientes com doença causada por *Mycoplasma* têm um exantema maculopapular na evolução de sua doença. O *Mycoplasma* é altamente transmissível, de modo que em geral passa de uma pessoa da família para outra ou de um colega de turma na escola para outro. Títulos de crioaglutininas > 1:32 ocorrem em cerca da metade dos pacientes com pneumonia por *Mycoplasma*. O padrão radiográfico típico é de infiltrados pulmonares difusos e não de consolidação lobar.

CASO 40.3 A resposta mais correta é a, empiema.

O quadro clínico descrito é típico de pacientes desenvolvendo um empiema quando os sintomas clínicos não melhoram, apesar da administração de antibióticos efetivos. Um pneumotórax, embora uma causa possível desses sintomas, deve causar hiper-ressonância à percussão e é uma complicação menos comum que empiema. Em geral, infecções secundárias são causadas por bactérias no paciente com uma síndrome viral no seu início. Um abscesso pulmonar também pode causar a febre crescente nessa situação, mas seria comum auscultar alguns sons respiratórios, o som de percussão não seria universalmente maciço e a traqueia provavelmente não estaria desviada. A infecção com um segundo patógeno bacteriano é rara.

Índice

Os números de páginas seguidos por "f" denotam figuras; aqueles seguidos por "t" denotam tabelas.

A

(A – a) P_{O_2}, 69-70
ABC da Química acidobásica, O, 78
Abdominais, músculos, 95-96
Abscesso pulmonar, 339, 340f, 406-407, 406-407f
Absorção, atelectasia, 54-55
Acessórios, músculos respiratórios, 97, 127-128
Acetazolamida, 240
Acetilcolina, 197-198
Acetona, 67t
Ácido carbônico, 5-6, 29-30
Acidobásico, equilíbrio, 76-80
Acidobásico, estado, 160
Acidobásicos, distúrbios
   acidose metabólica. *Ver* Metabólica, acidose
   acidose respiratória. *Ver* Respiratória, acidose
   alcalose metabólica. *Ver* Metabólica, alcalose
   alcalose respiratória. *Ver* Respiratória, alcalose
   primários, 157-158
Acidorresistentes, bacilos, 181-182f, 343, 343f, 358f, 362-363
Acidose
   definição de, 157-158, 157-158f
   metabólica. *Ver* Metabólica, acidose
   respiratória. *Ver* Respiratória, acidose
Acidose metabólica do hiato aniônico, 160
Acidose respiratória aguda, 78
Ácino, 185-188f
Aclimatação, 115-116
Aclimatização, 115-116, 119-120
Acromegalia, 235-236
ACS. *Ver* apneia central do sono
Actinomyces spp., 339, 339t
ADAM-33, 189-190
Adaptação, 115-116
Adenocarcinoma
   aspecto histológico do, 312, 315f
   carcinoma brônquico, 301, 301f, 312, 314, 315f
Adenoidectomia, 238
Adenomegalias
   cervical, 326
   indicações de broncoscopia flexível para, 167-168
   radiografia do tórax para, 141-142, 142-143f
Adenovírus, 404
Adrenalina, *kit* de injeção de, 199-200
Aeróbica, capacidade
   ajustada ao peso, 105
   benefícios do exercício para a, 111-113
   cálculo da, 105
   definição de, 105
   definição de, do American College of Sports Medicine, 105, 106t
   efeitos da falta de treinamento sobre a, 110-112
   efeitos do ambiente frio sobre a, 116-117
   efeitos do intervalo de treinamento sobre a, 112-113
   efeitos do repouso no leito sobre a, 110-112, 111-112t
   em homens, 106t
   em mulheres, 106t
   mortalidade influenciada pela, 105-106
Aeróbico, metabolismo, 157-158
Aeróbico, treinamento
   aumento do consumo máximo de oxigênio secundário ao, 109-110
   com base no intervalo, 112-113
   efeitos da equação de Fick sobre o, 108-109t
   efeitos genéticos sobre o, 110-112
   frequência cardíaca máxima afetada pelo, 108-110
   $\dot{Q}_{máx}$ afetado pelo, 107-108f
Agenesia pulmonar, 373-375, 374-375f
Agonistas dos receptores β_2-adrenérgicos de ação prolongada, 197-198
Agonistas β_2 de ação curta, 197-198, 200-201
Alargamento nasal, 391-392
Alcalose
   definição de, 157-158, 157-158f
   metabólica. *Ver* Metabólica, alcalose
   respiratória. *Ver* Respiratória, alcalose
Alças de fluxo e volume
   expiratórios, 149, 150-151f
   formato das, durante a expiração, 149, 150-151f
   inspiratórios, 149, 150-151f
   nas doenças obstrutivas das vias aéreas, 53-54, 54-55f
Alérgenos
   crise de asma causada pela exposição a, 190, 193
   definição de, 189-190
α_1, deficiência do inibidor da proteinase, 203, 205-206
α_1-antiprotease, deficiência de, 67
$\alpha_4\beta_2$, agonista parcial do receptor nicotínico de acetilcolina, 206-207
Alostérica, competição, 28-29
Alta resolução, tomografia computadorizada de
   achados de fibrose pulmonar idiopática na, 225, 226f
   descrição da, 143-144
   doença pulmonar parenquimatosa difusa na, 144-145
   na pneumonia por hipersensibilidade, 143-144f
Altitudes elevadas
   aspectos da aclimatização em, 119-120
   edema intersticial causado por, 119-120
   exposição aguda a, 117-118
   função pulmonar em, 117-121
   gasometria arterial em, 118-119t
   policitemia em, 119-120
Alveolite, 212
Alveolite fibrosante criptogênica. *Ver* Fibrose pulmonar idiopática
Alvéolos
   anatomia dos, 17, 18f-19f
   edematosos, 273-274
   excreção de dióxido de carbono e, 76-80
   periféricos, 61-62f
Ama, mergulhadores de pérolas de, 120-121
Ambientais, poluentes, 117-118
American College of Sports Medicine
   capacidade aeróbica definida pelo, 105, 106
   recomendações de exercício do, 112-113, 112-113t
American Thoracic Society, critérios da, para pneumonia adquirida na comunidade, 350t, 350-351
American Thoracic Society/European Respiratory Society
   algoritmo para avaliação da função pulmonar, 152-153f
   critérios de gravidade na capacidade pulmonar de difusão do monóxido de carbono, 154-155t

critérios para obstrução do fluxo de ar, 151-152t
razões para as provas de função pulmonar, 150-151t
Amiloide, tumor, 328-329f
Amiloidose
acometimento traqueal, 328-329
pulmonar, 217, 218f
reativa, 339
Aminoglicosídeos, resistência aos, 385-386
Amiodarona, 229
Amortecimento, 61-62
Amostra de escarro
colheita de, 175
coloração de Gram do, 175, 176f
cultura de, 175-176, 176f
exame citológico do, 176, 176f
expectoração espontânea de, 175
para o diagnóstico de carcinoma brônquico, 302
Amostra de pus, 175
AMP cíclico, 197-198
Angiografia pulmonar, 266-268, 266-268f
Angiografia tomográfica computadorizada, 143-144
Angiotensina, inibidores da enzima conversora da, 196
Ângulo costofrênico, 137-139f, 139-140
Anidrase carbônica, 30-31, 77-78f
inibidores da, 240
Ânion bicarbonato, 29-30
Anomalias congênitas
laríngeas, 369-370, 370f
traqueais, 370-373, 371f-373f
Antibióticos
doença pulmonar obstrutiva crônica tratada com, 207-208
pneumonia adquirida na comunidade tratada com, 350-351
pneumonia nosocomial tratada com, 352-353, 352-353t
Anticoagulantes, 267-269
Anticolinérgicos, 197-198
Anticorpo antiglomerular da membrana basal, 230-231
Anticorpo antineutrofílico citoplasmático, 230-231
Anticorpo monoclonal humanizado, 404
Antigenicidade, 83-84
Antracose, 219, 220-221f
Aorta descendente, 137-139, 137-139f
Aplasia pulmonar, 373
Apneia
central, 101-102
central do sono. *Ver* Apneia central do sono
definição de, 95-96, 101-102, 238
mista, 241-242, 242-243f
obstrutiva do sono. *Ver* Síndromes de apneia obstrutiva do sono
prevalência de, 102-103
síndrome de apneia complexa do sono, 241-243
Apneia central do sono
acetazolamida para, 240

classificação da, 240t
definição de, 239
descrição de, 101-102, 240
diagnóstico de, 240
epidemiologia da, 239
fisiopatologia da, 240
pressão positiva de nível duplo nas vias aéreas para, 240-242
servoventilação adaptativa de suporte para, 241-242
teofilina para, 240
tratamento da, 240-242
Apneia mista, 241-242, 242-243f
Apneia obstrutiva expiratória, 101-102
Apneia-hipopneia, índice de, 235-237, 238t
Apneicos, limiares, 102-103
Apneuse, 95-96, 95-96f
Apnêustica, respiração, 95-96
Aprisionamento de gás periférico, 38-39
Ar ambiente, 5-7
Araquidônico, metabólitos do ácido, 274-276
Arco aórtico, 137-139, 137-139f
Área de superfície endotelial alveolar capilar, 73
Área de superfície epitelial alveolar, 73
Aritenoides, cartilagens, 15
Arqueado, núcleo, 396-397
Arrasto do tecido viscoso, 52
Artéria pulmonar direita, 137-139f, 139-140
Artéria pulmonar esquerda, 137-139f, 139-140
Artéria pulmonar interlobar direita, 137-139, 137-139f
Artéria pulmonar interlobar esquerda, 137-139, 137-139f
Arterial, sangue
conteúdo de dióxido de carbono do, 30-31t
conteúdo de oxigênio do, 30-31t
Artérias pulmonares
descrição das, 11-12, 19
funções das, 19
radiografia do tórax das, 137-139f, 137-140
Artrite reumatoide, 219
Árvore traqueobrônquica, 168-169, 168-169f
Asbesto, 91-92f, 221-222, 221-222f-223f, 306, 314f
corpúsculos de, 221-222
Asbestose, 221-222, 221-222f, 229, 229t, 308
Ascendente, sequência, para percussão, 129-130, 130-131f
Ascite, 249
Asma
achados ao exame físico na, 195
aspectos microscópicos na, 190, 191-192f
atópica, 189-190, 190f-192f
características da, 190, 193, 198-201
células inflamatórias associadas à, 189-190
classificação da, 190t
custos socioeconômicos da, 193
definição de, 187-189, 200-201
desafio de broncoprovocação com metacolina na, 194-195, 196t
diagnóstico de, 194-198
diagnóstico diferencial de, 196
diagnóstico espirométrico de, 195
doença pulmonar obstrutiva crônica *versus*, 196, 204-205t

epidemiologia da, 193
etiologia da, 193-195
extrínseca, 189-190
fatores de risco para, 193
fatores desencadeantes de, 193, 194-195t
gravidade da, 198-199, 199-200t
Hipótese da Higiene na, 194-195, 195f
imunologia da, 194-195, 195f
intermitente, 198-199
intrínseca, 190
limiares VEF_1/CVF na, 195, 196t
medicamentosa, 190
medidas ambientais na, 200-201
medidas do fluxo expiratório máximo na, 93
mortalidade e morbidade associadas à, 193
na gravidez, 194-195
não atópica, 190
obstrução ao fluxo de ar na, 195, 196t
ocupacional, 189-190, 194-195
patogenia da, 189-190
patologia da, 187-190
persistente, 198-199
prevalência de, 189-190, 193
radiografias do tórax na, 196
recomendações para imunização na, 200-201
responsividade brônquica na, 196, 196t
sibilos e, 131-132
sintomas de, 195
tabagismo e, 194-195
teste de alergia na, 196
tratamento da
abordagem em etapas, 198-199, 199-200t
anticolinérgicos, 197-198
broncodilatadores, 197-198, 197-198t
corticoides inalados, 197-199
cromonas, 198-199
farmacoterapias, 197-198t, 197-200
imunoterapia, 198-200
metilxantinas, 198-199
omalizumabe, 198-199
salbutamol, 197-198
termoplastia brônquica, 199-201
variante da tosse, 195
ventilação não invasiva para, 200-201
Aspergillus spp., 339, 341f
Aspergilose, 341, 343
Aspergilose broncopulmonar alérgica, 189-190, 383-384
Aspiração, pneumonia por, 339, 339f
Aspiração transbrônquica com agulha
broncoscopia flexível para, 170-171, 170-171f, 231-232
descrição de, 169-170
Asteroides, corpúsculos, 215, 215f
Atalureno, 384-385
Atáxica, respiração, 95-96, 95-96f
Atelectasia, 41, 139-140, 249
Atelectasia obstrutiva, 249
Atelectasia passiva, 249
Atelectasia por compressão, 249, 250f
Atelectasia por contração, 249
Atelectasia por reabsorção, 249
Atelectasia por relaxamento, 249
Atipia citológica, 255-256

Ativador do plasminogênio tecidual, 406-407
Atmosfera, 5-7
Atonia, 101-102
Atópica, asma, 189-190, 190f-192f
ATP, membro A3-4 do cassete de proteína de ligação de, 218
Atresia esofágica, 371-372
Atresia laríngea, 369
Átrio direito, 137-139f, 139-140
Átrio esquerdo, 137-139f, 137-140
Atrito de fricção pleural, 262
Atrito pleural, 1131-132
ATS/ERS. *Ver* American Thoracic Society/European Respiratory Society
Auscultação, 130-132
Auto-PEEP, 292-293, 293-294f
Ázigo, veia, 137-139, 137-139f
Azitromicina, 386-387, 407-408
Azoospermia, 384-385
Aztreonam, lisado de, 385-386

B

Baqueteamento digital, 318, 318f
Barométrica, pressão, 3-5, 5-6f
Barotrauma, 120-121, 273-274
Basais, células, 11-12
Base, excesso de, 161-162
Beriliose, 222-223, 227
β-lactâmico, antibiótico, 350-351
$β_2$, agonistas adrenérgicos, 197-198
$β_2$, receptores, 197-198
Bibasilares, estertores respiratórios, 225, 230-231
Bicarbonato
  excreção de dióxido de carbono como, 30-31, 76, 119-120
  no sangue venoso misto, 30-31
Bicarbonato/ácido carbônico, sistema, 157-158
Bífida, epiglote, 369
Biofilmes, 383-384
Biomassa, combustíveis da, 311
Biópsia pulmonar
  avaliações de doença pulmonar intersticial por, 231-233, 232-233t
  toracoscópica videoassistida, 232-233
  transbrônquica
    broncoscopia flexível para, 170-171, 170-171f, 231-232
    condições respiratórias diagnosticadas com, 171-172t
Bipolares, células neurossensoriais, 11-12
Blastomicose, 344, 345f
Blastomyces dermatitis, 344, 345f
Bohr, efeito, 27-31
Bolhas, 152-153
Bolhas enfisematosas congênitas, 85-86
Bötzinger, complexo, 97
Bowman, glândulas, 11-12
Boyle, lei de, 3-5, 120-121, 152-153
Brachium conjunctivum, 97, 98f
Bradicardia sinusal, 241-242
Branquiais, arcos, 20
Broncoalveolar, lavado
  broncoscopia flexível para, 169-171

nas avaliações de pneumonia adquirida na comunidade, 350-351
  utilidade diagnóstica do, 169-170t
Broncodilatador para salvamento, 197-198
Broncodilatadores
  no tratamento da asma, 197-198, 197-198t
  no tratamento da doença pulmonar obstrutiva crônica, 206-207, 207-208t
Broncofonia, 132
Broncogênicos, cistos, 373, 373f
Broncogramas aéreos, 141-142, 141-142f, 392-393, 392-393f
Broncopleural, fístula, 284-285
Broncopneumonia, 335-336, 338f
Broncopulmonar, displasia, 404
Broncopulmonar, malformação do intestino anterior, 375
Broncoscopia
  autofluorescência, 171-173
  flexível. *Ver* Broncoscopia flexível, diagnóstica, 171
  imagem em faixa estreita, 171-173
  rígida, 165-166
  virtual, 171-173
Broncoscopia por navegação eletromagnética, 171-173
Broncoscópio com ultrassom na extremidade, 171-172, 171-172f
Broncoscópio rígido, 165-166
Broncospasmos, 116-117
Brônquica, atresia, 373
Brônquicas, artérias, 11-12, 19
Brônquico, carcinoma
  adenocarcinoma, 301, 301f
  análise do escarro para o diagnóstico de, 302
  carcinoma de grande célula, 302, 302f
  carcinoma de pequena célula, 302, 303f
  carcinoma epidermoide, 97, 300f
  descrição do, 299
  metástase do, 303, 306
  padrão de crescimento do, 303
  predileção sexual do, 300f
Brônquicos, sons respiratórios, 131-132
Bronquiectasias, 85-86, 191-192, 191-192f
Brônquio principal esquerdo, 137-139, 137-139f
Brônquio traqueal, 371-372, 371-372f
Bronquiolite, 404
Bronquiolite crônica, 187-189
Bronquiolite obliterante, 187-189, 255-256, 386-387
Bronquioloalveolar, carcinoma, 301, 301f-302f, 314, 315f
Bronquiolocêntrico, 336
Bronquíolos
  alterações estruturais nos, 11-12t
  anatomia dos, 16-17
  definição de, 16-17
  respiratórios, 17, 18f
  terminais, 17, 18f
Brônquios
  alterações estruturais nos, 11-12t
  anatomia dos, 15-16, 20f
  anomalias congênitas dos, 373, 373f

primários, 16
principais, 16
radiografia do tórax, 137-139, 137-139f
traqueais, 371-372, 371-372f
Bronquite crônica
  definição de, 185-188, 203
  obstrutiva, 186-188
  patogenia da, 186-188, 189-190f
  patologia da, 188-189
  simples, 186-188
Brotamento de base larga, 344, 345f
Browniano, movimento, 85-86
BTPS, 5-6
Bulectomia, 207-208
Bupropiona, 205-207
Burkholderia cepacia, 383-384

C

C, anéis traqueais em forma de, 16
C, fibras, 100-101
Cádmio, 91-92
Caixão pneumático, 121-122
Caliciformes, células
  descrição de, 11-12, 85-86f
  metaplasia de, 186-188, 189-190f
Calor corporal, 115-117
Campo de grande aumento, 175
Canal arterial
  descrição de, 59-60, 392-393
  patente, 60-61, 65, 76
Canalicular, estágio, do desenvolvimento pulmonar, 20, 21f
Câncer pulmonar. *Ver* Carcinoma brônquico
Candida albicans, 180f, 339, 340f
C_{aO_2}. *Ver* Conteúdo arterial de oxigênio
Capacidade, 34
Capacidade aeróbica ajustada para o peso, 105
Capacidade de difusão pulmonar do monóxido de carbono
  critérios de gravidade da American Thoracic Society/European Respiratory Society
  definição da, 153
  descrição da, 75
  efeitos das altitudes elevadas sobre a, 119-120
  equação para cálculo da, 154-155
  medida da, 153-155, 154-155t
  método da respiração única, 153, 153f
Capacidade pulmonar total
  definição de, 34, 35-36t
  estimativa da, 35-36f, 152-153
Capacidade residual funcional
  definição de, 34, 35-36t, 41
  estimativa da, pela pletismografia de corpo inteiro, 152-153
  fisiologia da, 37-38
  medida da, 35-36f
  reduções na, relacionadas com a síndrome da distrição respiratória aguda, 273-274
  reduções na, relacionadas com lesão pulmonar aguda, 273-274
Capacidade transportadora de oxigênio, 26

Capacidade vital
  definição de, 34, 35-36t
  estimativa da, 35-36f
Capilares alveolares, 19
Carbamino-hemoglobina, 29-30
Carbóxi-hemoglobina, 29-30
Carcinoide brônquico, 303, 304f
Carcinoides, 303, 304f
Carcinoma brônquico
  adenocarcinoma, 301, 301f, 312, 314, 315f
  alterações genéticas associadas ao, 311-312
  classificação de, 312, 314-316
  diagnósticos de, 318-321
  epidemiologia do, 311
  epidermoide, 314, 316f
  estadiamento do, 318-321, 319t
  exposição ao radônio como causa de, 311
  histopatologia do, 312, 314-316
  incidência de, relacionada com a idade, 311, 313f
  incidência do, 311
  infecção pelo papilomavírus humano e, 311
  manifestações clínicas de, 316-318
  metástases do, 317
  mortes causadas pelo, 311, 312f
  patogenia do, 311-312
  sinais e sintomas de, 315-316, 316f, 320-321
  síndrome de Horner secundária ao, 316, 316f
  síndromes paraneoplásicas associadas ao, 316, 318, 318t
  sistema TNM de estadiamento do, 319t, 319-321, 320-321f
  tabagismo como fator de risco para, 311, 314f
  taxas de mortalidade do, 311, 312f
  tratamento do, 320-321
Carcinoma cístico adenoide, 330-331
Carcinoma de célula Clara, 302
Carcinoma de célula fusiforme, 302
Carcinoma de grandes células, 302, 302f
Carcinoma de mama, células do, 180f
Carcinoma de pequenas células, 302, 303f, 315-316, 316f, 320-321
Carcinoma extracelular
  carcinoma brônquico, 299, 300f, 314, 316f
  ceratinizante, 326, 327f
  laríngeo, 329f, 329-331, 330-331f
  não ceratinizante, 327, 327f
  traqueal, 330-331
Carcinoma *in situ*, 328-329
Carcinoma invasivo, 328-329
Carcinoma verrucoso, 330-331
Carcinomas indiferenciados, 327, 327f
Cardiomegalia, 272-273f
Cardiopulmonar, função
  em ambientes frios, 115-117
  em ambientes quentes, 116-118
Cardiovascular, colapso, 140-141
  desvio, 116-117
Carina, 168-169f
Carotídeos, corpúsculos, 98, 99-100f
Cartilagem cricoide, 15
Cartilagem tireóidea, 15
Cartilagens corniculadas, 15

"Cascata vascular", modelo da, 59-60, 59-60f
Caseoso, 343, 344f
Cateteres arteriais pulmonares, 57, 58f, 276-277
Cavidade nasal
  anatomia da, 11-14, 11-12t
  mecanismos de defesa da, 83-84
  vibrissas da, 83-84
Cavidades, 142-143, 142-143f
Cavitária, lesão, 314, 316f
Células ciliadas, 11-12, 85-86f
Células Clara, 86-87
Células dendríticas apresentadoras de antígeno, 90-91
Células em escova, 11-12, 86-87, 87-88f
Centers for Disease Control and Prevention
  recomendações de exercício dos, 111-113, 112-113t
  vacinação anti-influenza em asmáticos, 200-201
Ceratina, pérola de, 300f
Ceratinizante, carcinoma epidermoide, 326, 327f
Ceratose laríngea, 328-329
Cetoacidose diabética, 160
Charcot-Leyden, cristais de, 190, 191-192f
Charles, lei de, 3-6
Cheyne-Stokes, respiração de, 95-96, 95-96f, 102-103, 102-103f, 239, 240f
Chlamydia pneumoniae, 401
Cianometa-hemoglobina, 25
Cianose, 67
Cicatrização de atelectasia, 249
Ciclopropano, 67t
5-Hidroxitriptamina, 263-264
5-Lipoxigenase, 198-199
Cintilografia da ventilação/perfusão, 264
Circulação pulmonar
  características da, 58f
  descrição da, 57
  pressões de perfusão na, 58f
Cirurgia toracoscópica videoassistida
  aderências intrapleurais removidas por, 284-285
  evacuação de líquido pleural por meio de, 406-407
  usada para biópsia, 232-233
Cisteinil-leucotrieno, 198-199
Cisto(s)
  broncogênicos, 373, 373f
  radiografia do tórax de, 142-143, 142-143f
Citocentrífuga, 178
Citocinas, 86-87, 274-276
Citomegalovírus, 342f
Claritromicina, 407-408
Clonidina, 206-207
Cloreto, desvio de, 30-31
CO_2. *Ver* Dióxido de carbono
Coccidioides immitis, 345, 345-346f
Coeficiente de condutância da transferência sanguínea
  do monóxido de carbono, 154-155
  para o oxigênio, 75
Coeficientes de difusividade, 73

Colágeno, doenças vasculares do, 219
Colectinas, 44-45, 44-45f
Coloidosmótica, pressão
  acúmulo de líquido pleural causado por elevação na, 177
  descrição de, 60-61
Coluna respiratória ventral, 97
Complacência dinâmica das vias aéreas, 49-51
Complacência estática, 41
Complacência respiratória, 53-55
Compressão de via aérea dependente do volume, 52
Comunidade, pneumonia adquirida na
  achados ao exame do tórax na, 133-134
  antibióticos para, 350-351
  causas de, 350-351t, 407-408
  critérios para, 350, 350t
  definição de, 349
  em crianças, 401
  imunizações para, 206-207
  pontuação CURB-65, 349-350, 350t
  prevenção da, 349
  radiografia do tórax na, 350f
  Staphylococcus aureus como causa de, 407-408
  taxa de mortalidade da, 349
  testes diagnósticos para, 350
  tratamento da, 349-351
  vacinações para, 349
Concentração celular média de hemoglobina, 26
Concentração fracionada de oxigênio na mistura de gás inspirada, 3-5
Conchas, 11-12
Condroadenoma pulmonar, 299, 300f
Condroma, 299
Condromalacia, 372
Condução, 116-117
Consonância, 130-131
Consumo de oxigênio
  descrição do, 30-31
  equação de Fick usada para estimar o, 106-112
Contagem de eritrócitos, 25
Conteúdo arterial de oxigênio
  descrição do, 106-108
  efeitos do ambiente frio sobre o, 116-117
  efeitos do treinamento aeróbico sobre o, 109-110
Conteúdo celular médio de hemoglobina, 26
Conteúdo de oxigênio do sangue venoso pulmonar, 65
Conteúdo de oxigênio venoso misto, 65
Controle respiratório
  descrição do, 95-96
  durante o sono, 101-102
  gerador do padrão central, 95-96
Convecção, 116-117
Cor pulmonale, 206-207
Coriza, 342
Corno lateral, 95-96
Corno ventral, 95-96
Coronavírus, 345
Corpúsculos aórticos, 98
Corticoides

administração pré-natal de, para síndrome
    da distrição respiratória neonatal,
    394-395
asma tratada com, 197-199
doenças pulmonares intersticiais tratadas
    com, 232-233
excesso de, 161-162
inalados, 197-199
    efeitos colaterais dos, 197-199
    no tratamento da asma, 197-199
CPAP. *Ver* pressão positiva contínua nas vias
    aéreas
CPT. *Ver* Capacidade pulmonar total
Crepitações, 211
CRF. *Ver* Capacidade residual funcional
Crianças. *Ver também* Lactentes
    Ver Infecções do trato respiratório inferior
    pneumonia adquirida na comunidade
        em, 401
Crise de asma, 190, 193
Cromatografia de camada fina, 45-46
Cromogranina, 326, 326f
Cromolina sódica, 198-199
Crupe, 327, 404
Cryptococcus neoformans, 345-346, 345-346f
Cuneiformes, cartilagens, 15
CURB-67, pontuação, 349-350, 350t
Curschmann, espirais, 190
Curva de dissociação do oxigênio, 27-28
Cushing, síndrome de, 318
CV. *Ver* Capacidade vital
CYP4B1, 86-87
Cystic Fibrosis Foundation, 385-386

D

D, ensaio do dímero, 264-265
DAD. *Ver* Dano alveolar difuso
Dalton, lei de, 3-5, 26
Dano alveolar difuso
    achados microscópicos no, 211, 213f,
        393-394f
    achados pulmonares no, 211, 212f
    crepitação associada a, 211
    definição de, 211
    descrição de, 226
    membranas hialinas associadas a, 211
    patogenia do, 211
Débito cardíaco
    basal, 33
    definição de, 57
    descrição de, 3-5
    respostas da pressão capilar ao, 58-61
Deglutição, 14
Densidades radiográficas, 137-138, 137-139f
Derivado proteico purificado, 360-361
Derrames pleurais
    achados ao exame do tórax nos, 133-134
    algoritmo diagnóstico para, 179f, 281-282
    avaliação microscópica e macroscópica de,
        179-180, 180f-182f
    causas malignas de, 283t
    células do carcinoma de mama nos, 180f
    colheita de amostras de, 177-178
    empiêmicos, 177

exsudativos
    características dos, 281-282t
    causas de, 177, 282t
    derrame pleural benigno por asbesto, 283
    descrição de, 177
    exame laboratorial de, 178
    fisiopatologia dos, 279-280, 280t
    frêmito diminuído associado a, 129-130
    manifestações clínicas de, 279-282
    no linfoma não Hodgkin, 180f
    parapneumônicas, 282-285, 283f, 350-351,
        406-407
    radiografias do tórax nos, 142-143,
        143-144f, 280-282, 281-282f
    sintomas de, 279-280
    toracocentese nos, 177, 177f, 406-407
transudativos
    aspecto microscópico dos, 178, 179f
    causas de, 282t
    descrição de, 177-178, 281-282
    fisiopatologia dos, 281-282
    insuficiência cardíaca congestiva como
        causa de, 281-282
    síndrome nefrótica e, 282, 282f
    tratamento dos, 284-285
Descompressão, mal da, 121-123
Desequilíbrio da ventilação/perfusão,
    392-393
Desoxigenação arterial, 110-112
Desoxigenado, 27-28
Despertares relacionados com o esforço
    respiratório, 235-237, 237f, 238t
Destreinamento, 110-112
Desvio da direita para a esquerda, 393-394,
    393-394f
Desvios anatômicos, 76
Desvios fisiológicos
    cianose causada por, 67
    de mistura venosa, 75
    descrição de, 5-6, 19, 65, 66f
    medida dos, 76f
    métodos para relatar, 76
    na circulação pulmonar, 76
Diabetes melito relacionado com fibrose
    cística, 384-385
Diafragma
    anatomia do, 49-51f, 95-96
    radiografia do tórax para, 137-139f, 139-140
Diafragma, 137-139f, 139-140
Diafragma esquerdo, 137-139f, 139-140
Diapedese, 89-90
Dietiléter, 67t
Difusão, bloqueio da, 391-392
Difusão alveolar, 3-4
Difusão de gás alveolar, 73
Difusão limitada, 74, 75f, 117-118
Diluição térmica, 57
Dióxido de carbono
    curva de dissociação do, 76, 77-78f
    efeito Bohr sobre o, 28-29
    excreção de, como bicarbonato, 30-31, 76,
        119-120
    linha plasmática de tampão com, 78, 78f
    papel dos alvéolos na excreção de, 76-80
    papel dos eritrócitos no transporte de, 29-31

pressão parcial do gás alveolar como, 3-5
solubilidade do, 5-6
transporte sanguíneo de, 76
Dióxido de carbono, capacidade de difusão
    pulmonar do
    critérios de gravidade da American Thoracic
        Society/European Respiratory Society
        para a, 154-155t
    definição da, 153
    descrição da, 75
    efeitos das altitudes elevadas sobre a,
        119-120
    equação para cálculo da, 154-155
    medida da, 153-155, 154-155t
    método da respiração única para a, 153, 153f
Dipalmitoil fosfatidilcolina, 43, 44-45t
Diretamente, terapia observada, 357-358,
    361-362
Direto, método de percussão, 129-130
Discinesia ciliar primária, 85-86
Disfunção ventricular direita, 266-268
Displasia laríngea, 328-329
Dispneia, 37-38, 67, 95-96, 101-103
Dissociação, constante de, 77-78
Distúrbio respiratório misto, 61-62
Distúrbios do tecido conectivo, 219, 227-228,
    230-231
Distúrbios respiratórios relacionados com o
    sono
    apneia central do sono. *Ver* Apneia central
        do sono
    obstrutiva. *Ver* Síndromes de apneia
        obstrutiva do sono
    síndrome de apneia complexa do sono,
        241-243
    tipos de, 235-236
DL_{CO}. *Ver* Capacidade de difusão pulmonar do
    dióxido de carbono, 277
DM_{CO}, 154-155
Doença pulmonar intersticial associada à
    bronquiolite respiratória, 217
Doença pulmonar medicamentosa, 229
Doença pulmonar obstrutiva crônica
    achados ao exame do tórax na, 133-134
    achados na radiografia do tórax na,
        205-206
    antibioticoterapia para, 207-208
    asma *versus*, 196, 204-205t
    broncodilatadores para, 206-207, 207-208t
    bronquite crônica simples na, 186-188
    cor pulmonale secundário a, 206-207
    deficiência do inibidor da proteinase α_1
        como fator de risco na, 203, 205-206
    definição de, 203
    diagnóstico de, 204-206
    epidemiologia da, 203
    estimativas da gasometria arterial na,
        205-206
    exacerbações da, 207-208, 294-295
    fatores de risco para, 203-205, 204-205t
    glicocorticoides na, 206-207
    Global Initiative for Obstructive Lung
        Disease Guidelines, 203, 206-207t
    hiper-responsividade brônquica, 204-205
    imunização em pacientes com, 206-207

insuficiência respiratória crônica secundária a, 206-207
limitação ao fluxo de ar na, 205-206
oxigenoterapia na, 206-207
prevalência da, 203
prevenção da, 205-207
provas de função pulmonar para, 205-206
reabilitação pulmonar na, 207-208
resumo da, 207-208
sibilos e, 131-132
tabagismo como fator de risco para, 204-205
taxas de mortalidade por, 203
tratamento cirúrgico da, 207-208
tratamento da, 206-208
ventilação com pressão positiva não invasiva para, 294-295
Doença pulmonar parenquimatosa difusa, 144-145
Doença pulmonar. *Ver também doença específica*
 localização da, na radiografia do tórax, 139-144
 relacionada com o complexo *Mycobacterium avium*, 362-363
Doenças do espaço pleural
 derrames. *Ver* Derrames pleurais
 descrição das, 279-280
 hemotórax, 284-285
 pneumotórax. *Ver* Pneumotórax
Doenças micobacterianas
 descrição das, 357-358
 não tuberculosas, 361-364, 362-363t
 tuberculosas. *Ver* Tuberculose
Doenças obstrutivas das vias aéreas. *Ver também* Doença pulmonar obstrutiva
 alças de fluxo e volume nas, 53-54, 54-55f
 capacidade vital forçada nas, 52
 características das, 52
 descrição das, 3-4
 tipos de, 52
 volume expiratório forçado em 1 segundo nas, 52
Doenças pulmonares
 fibrose cística. *Ver* Fibrose cística, doenças pulmonares associadas à
 iatrogênicas, 255-256, 255-256t
 intersticiais. *Ver* Intersticiais, doenças pulmonares
Doenças pulmonares intersticiais difusas
 descrição de, 212
 indicações para broncoscopia flexível nas, 167-168
Doenças pulmonares obstrutivas. *Ver também* Doenças obstrutivas das vias aéreas
 asma. *Ver* Asma
 bronquiectasias. *Ver* Bronquiectasias
 bronquite crônica. *Ver* Bronquite crônica
 capacidade pulmonar de difusão para reduções de monóxido de carbono nas, 154-155
 características das, 185-186
 edema bronquiolar como, 61-62
 enfisema. *Ver* Enfisema
Doenças pulmonares restritivas
 abordagem diagnóstica às, 230-233
 agudas, 211-212, 212f-213f, 212t
 características clínicas das, 225, 230-231
 características das, 52, 211
 causas de, 211
 conduta nas, 225-234
 crepitações inspiratórias bibasilares associadas às, 230-231
 crônicas. *Ver* Doenças pulmonares restritivas crônicas
 definição de, 225
 descrição das, 3-4
 edema pulmonar nas, 225-226
 exames laboratoriais nas, 230-232
 fibrobroncoscopia nas, 231-232
 relacionadas com o tabagismo, 217, 218f
 tratamento das, 232-234
 volume residual, 53-54
Doenças pulmonares restritivas crônicas, 212
 Ver também Doenças pulmonares intersticiais
 alveolite associada às, 212
 amiloidose pulmonar, 217, 218f
 características das, 212
 eosinofilia pulmonar, 217, 217f
 fibrose intersticial associada às, 212
 fibrose pulmonar idiopática, 212-213, 213f, 225-226, 226f
 pneumonia intersticial comum, 213, 214f, 225
 pneumonia intersticial inespecífica, 213, 215f, 225, 228
 pneumonia por hipersensibilidade, 215-217, 216-217t
 proteinose alveolar pulmonar, 218, 219f
 sarcoidose. *Ver* Sarcoidose
2,3-4-Difosfoglicerato
 afetando a afinidade do oxigênio pela hemoglobina, 28-29, 28-29f
 efeitos da hipoxia sobre o, 117-118
Domínios de distribuição na membrana, 379
Domínios de reconhecimento de carboidrato, 88-89, 89-90f
Down, síndrome de, 235-236, 376
DPOC. *Ver* Doença pulmonar obstrutiva crônica
Dressler, síndrome de, 284-285
Ductos alveolares, 17, 18f

E

Écrinas, glândulas, 12-14f
Eczema, 404
Edema alveolar
 descrição de, 273-274
 formação de, 60-63
 progressão do edema intersticial para, 60-61
Edema bronquiolar, 61-62
Edema cardiogênico, 61-62
Edema intersticial, 60-61, 119-120
Edema pulmonar
 achados microscópicos no, 249-250, 250t
 categorias de, 61-62t
 causas de, 62-63, 62-63t
 em altitude elevada, 62-63, 119-120
 insuficiência cardíaca congestiva como causa de, 249
 manifestações clínicas de, 249-250
 não cardiogênico, 272-274
 reexpansão do, 285-286
Efeito Bohr ácido, 27-28
Efeito Bohr alcalino, 28-29
Egofonia, 132
Elastase dos neutrófilos, 203
Embolectomia, 268-269
Embolia pulmonar
 achados do exame do tórax na, 133-134
 achados na radiografia do tórax na, 265-266
 aguda, 261, 266-268f
 angiografia tomográfica computadorizada helicoidal na, 265-266, 265-266f
 apresentação clínica da, 261-262
 avaliação laboratorial na, 263-266
 avaliações angiográficas pulmonares na, 266-268, 266-268f
 avaliações eletrocardiográficas de, 264-265, 264-265f
 cintilografia de ventilação/perfusão na, 265-266, 266-268f
 desequilíbrio na ventilação/perfusão causado por, 67, 68-69f
 diagnóstico diferencial de, 262, 262t
 embolectomia para, 268-269
 ensaio com dímero D para, 264-265
 epidemiologia da, 259
 estratificação do risco de, 266-268, 267-268f
 etiologia da, 259
 fatores de risco para, 250, 259-261, 261t
 filtros da veia cava inferior na, 268-269
 fisiopatologia da, 262-264, 263-264f
 heparina de baixo peso molecular para, 261, 267-268
 heparina não fracionada para, 267-268
 hipercapnia na, 263-264
 hipocapnia na, 263-264
 hipoxia na, 263-264
 imagens de, 265-266f, 265-268
 infarto pulmonar secundário a, 262
 manifestações cardiovasculares de, 261-262
 modelo de probabilidade clínica da, 263-264, 264-265t
 níveis do peptídeo natriurético atrial na, 264-265
 prognóstico da, 268-269
 taxas de mortalidade da, 259, 260f
 terapia trombolítica para, 268-269
 terapias de anticoagulação para, 267-269
 tratamento da, 266-269
 tromboembolismo causado por, 250
 varfarina para, 268-269
Embolia séptica, 339
"Êmbolo em sela", 251, 262
Embrionário, estágio, 20, 20f
Empiema, 178, 256-257, 283, 323, 350-351
Empiema torácico, 283
Empiêmico, 177
Encefalopatia metabólica, 98
Endodérmica, 20
Enfisema
 acinar distal, 185-186, 186-188f

bolhoso, 185-186, 186-188f
centroacinar, 185-186, 185-188f
compensatório, 185-188
definição de, 185-186, 203
descrição de, 42-43, 67, 88-89
do tipo A, 67
do tipo B, 67
irregular, 185-186
lobar congênito, 185-188, 375
panacinar, 185-186, 186-188f, 203
patogenia do, 185-188, 187-189f
patologia do, 185-188, 185f-189f
Enfisema bolhoso congênito, 152-153
Enfisema intersticial, 185-188
Enfisema mediastínico, 185-188
Enfisema subcutâneo, 185-188
Enfisematosas, bolhas, 315f
Enflurano, 67t
Enolase específica do neurônio, 325-326
Enoxaparina, 267-268
Environmental Protection Agency, 117-118
Eosinofilia pulmonar, 217, 217f
Eosinofilia pulmonar crônica secundária, 217
Eosinofilia pulmonar simples, 217, 228
Eosinofilia tropical, 217
Eosinofílica, pneumonia, 169-170
Eosinofílicos, distúrbios pulmonares
  características dos, 228, 228f
  pneumonia eosinofílica aguda, 217
Epiglotite
  bífida, 369
  descrição de, 14
  na laringomalacia, 370, 370f
Epiteliais do tipo II, células, 43, 44-45t
Epitélio cuboide ciliado simples, 17
Epitélio escamoso estratificado, 12-14f, 14, 325f
Epitélio pavimentoso ciliado simples, 17
Epitélio respiratório, 11-12
Epitélio respiratório ciliado, 83-84
Epitelioides, histiócitos, 214, 215f, 343
Epstein-Barr, vírus, 326
Equação do desvio, 76
Equação do gás alveolar, 69-70
Equilíbrio da ventilação/perfusão
  anormalidades no, 66-69
  definições de trabalho do, 66
  desigualdades no, 65
  efeitos da embolia pulmonar sobre o, 67, 68-69f
  técnica dos gases inertes múltiplos, 66, 67t
  visão geral do, 65-66
Equilíbrio hídrico capilar pulmonar, 60-63
Eritrócitos
  função dos, 25
  índices de, 25-26
  papel do transporte de dióxido de carbono dos, 29-31
  papel do transporte de oxigênio dos, 26-28
  tempo de vida dos, 25
  tempos de trânsito capilar dos, 73
Eritropoiese, 119-120
Eritropoietina, 119-120
Esclerodermia, 219

Esclerose sistêmica progressiva, 219
Esfingomielina, 45-46
Esforço, independente de, 52
Espaço morto anatômico, 33, 34f
Espaço morto fisiológico
  descrição de, 65, 66f
  equações do, 68-70
Espaço pleural
  anatomia do, 177f
  como espaço potencial, 176
  definição de, 279-280
  detecção de ar no, 139-141
  fisiologia do, 177, 279-280
Espaço potencial, 176
Espaço retroesternal, 137-139f, 139-140
Espectro estendido da β-lactamase, 352-353
Espirometria
  American Thoracic Society/European Respiratory Society, 150t-152t
  descrição de, 149-152
  diagnóstico de asma pela, 195
  elementos da, 36-37
  estimativas do volume pulmonar pela, 34, 149-153
  positiva falsa, 151-152
  variação nos resultados da, 151-152
Esplâncnico, mesoderma, 20
Espuma, índice de estabilidade da, 45-46
Estado asmático, 190, 198-201
Estenose brônquica, 373
Estertores, 131-132, 225, 230-231
Estertores ásperos, 131-132
Estertores inspiratórios precoces, 131-132
Estertores respiratórios tardios, 131-132
Estertores/crepitações, 131-132
Estesioneuroblastomas, 325, 326f
Estreptocinase, 268-269
Estreptococos do grupo A, 407-408
Estresse cíclico de cisalhamento, 273-274
Estridor, 131-132
Estroma linfático, 279-280, 280f
Etambutol, 361-362
Etano, 67t
Eupneia, 95-96
Exacerbações
  da asma, 200-201
  da doença pulmonar obstrutiva crônica, 207-208, 294-295
Exame do tórax
  achados de derrame pleural, 133-134
  achados de embolia pulmonar, 133-134
  achados na doença pulmonar obstrutiva crônica, 133-134
  achados na pneumonia adquirida na comunidade, 133-134
  auscultação, 130-132
  descrição do, 127-128
  inspeção, 127-128, 128f
  músculos acessórios, 127-128
  palpação, 128-130, 129-130f
  percussão, 129-131, 130-131f
  posição da traqueia, 128
  proporções de probabilidade no, 132f, 132-134
Excreção fracionada de óxido nítrico, 196

Excursão respiratória do hemidiafragma, 130-131
Exercício
  em ambiente quente, 116-117
  hipoxemia arterial induzida pelo exercício, 110-112
  melhora da capacidade aeróbica com, 111-113
  recomendações de, do American College of Sports Medicine, 112-113, 112-113t
  recomendações de, dos Centers for Disease Control, 112-113t
Exócrina, insuficiência pancreática, 383-384
Expansão torácica, 128, 128f
Expiratória, alça de fluxo e volume, 149, 150-151f
Expiratória, pressão positiva, nas vias aéreas, 293-294
Expiratório, taxa de fluxo, 52
Expiratório, volume de reserva, 34, 35-36t
Exposição aguda à altitude, 117-118
Exposição ao radônio, 311
Exsudativos, derrames pleurais
  aspecto microscópico dos, 178, 179f
  características dos, 281-282t
  causas de, 177, 282t
  derrame pleural benigno por asbesto, 283
  derrames pleurais transudativos versus, 178, 281-282t
  descrição dos, 177
  exame laboratorial de, 178
Êxtase da profundidade. Ver Nitrogênio, narcose pelo
Extração de oxigênio, 106
Extracelular, líquido, 98
Extracorpórea, oxigenação por membrana, 370
Extrapulmonares, shunts, 393-394, 393-394f
Extrínseca, alveolite alérgica. Ver Pneumonia por hipersensibilidade
Extrínseca, asma, 189-190

F

f. Ver Frequência respiratória
Faciais, músculos, 97
Faixa paratraqueal direita, 137-139, 137-139f
Faringe
  anatomia da, 11-12t, 12-14
  músculos da, 97
Faringite, 325
Fator ativador de plaquetas, 211
Fator de crescimento derivado de plaquetas, 211
Fator V ativado, 260
Fator V de Leiden, mutação do, 260
Fator β transformador do crescimento,
Fatores da coagulação, 268-269
FC. Ver Fibrose cística
$FC_{máx}$. Ver Frequência cardíaca máxima
Feno, febre do, 323
F_{eNO}. Ver Excreção fracionada de óxido nítrico
Ferruginosos, corpúsculos, 221-222
Fetais, reflexos, 396-397
Feto
  exposição ambiental ao tabaco, 193-195

maturidade pulmonar no, 389
Fibras C traqueobrônquicas,100-101
Fibrina, 274-276
Fibroma, 299
Fibroma pleural, 306
Fibrose cística
  agentes antimicrobianos na, 385-386
  anormalidades eletrolíticas no suor, 379
  aspectos de doença gastrintestinal da, 383-385
  aspectos endócrinos da, 384-385
  azitromicina na, 386-387
  azoospermia associada à, 384-385
  defeitos no sistema reprodutivo na, 384-385
  definição de, 363-364
  descrição, 86-87
  descrições históricas da, 379
  doenças pulmonares associadas à
    descrição de, 383-384
    métodos de limpeza das vias aéreas, 385-386, 385-386f
    monitoração de, 386-388
    patogenia das, 385-386f
    técnicas de drenagem postural para, 386-387
    técnicas de remoção da mucosa nas, 385-386, 385-386f
    terapias anti-inflamatórias para, 386-387
    tratamento das, 384-387
  doenças pulmonares não micobacterianas na, 363-364
  etiologia da, 379-380
  hipótese do sal alto na, 380
  infecção por *Pseudomonas aeruginosa* na, 383-386
  infertilidade associada à, 384-385
  insuficiência pancreática exócrina na, 383-384
  manifestações clínicas da, 380-381
  manifestações de sistemas de órgãos na, 383-384
  riscos de insuficiência hepática na, 384-385
  sinais e sintomas de, 380, 381t, 382f
  síndrome da obstrução intestinal distal na, 384-385
  sobrevivência na, 387-388, 387-388f
  teste do cloreto no suor, 380
  transplante pulmonar para, 386-388
  triagem para, 381-382
Fibrose intersticial, 212
Fibrose maciça progressiva, 219
Fibrose pulmonar idiopática, 212-213, 213f, 225-226, 226f
Fibrossarcoma, 306
Fick, equação de
  efeitos do ambiente quente sobre a, 116-117
  efeitos do treinamento sobre a, 108-109t
  expressão da, 105
Filaríase linfática, 179f
Filtros para veia cava inferior, 268-269
Finos, estertores, 131-132
F_{IO_2}. *Ver* Concentração fracionada de oxigênio na mistura de gás inspirada
Fístula
  broncopleural, 284-285
  traqueoesofágica, 372f, 372-373
Fístulas traqueobrônquicas, 372f, 372-373
Flexível, broncoscopia diagnóstica
  anestesia tópica para, 167-168
  aplicações da tomografia computadorizada, 171-173
  avaliações de doença pulmonar por, 231-232
  avaliações tumorais endobrônquicas por, 171-172
  broncoscópio com ultrassom na extremidade, 171-172, 171-172f
  descrição do, 165-166, 166f
  canal de trabalho da, 170-171, 170f-172f
  contraindicações da, 167-168, 167-168t
  desenvolvimento da, 165-166
  equipamento para, 165-166, 166f
  escovas usadas com, 170-171, 170-171f
  estudos dos macrófagos alveolares com, 87-88
  fluoroscopia, 165-166, 170-171
  futuro da, 171-173
  indicações para, 165-168, 166t
  inspeção da árvore traqueobrônquica por, 168-169, 168-169f
  inspeção da carina com, 168-169f
  instalações para, 165-166, 166f
  lavado broncoalveolar, 169-171
  navegação eletromagnética para, 171-173
  pinça de biópsia introduzida por, 170-171, 170-171f
  procedimento de, 167-170
  sedação consciente para, 167-168
  unidade de "braço em C" de fluoroscopia portátil, 165-166
  uso da aspiração traqueobrônquica com agulha da, 170-171, 171-172f
  uso da biópsia pulmonar transbrônquica da, 170-171, 170-171f, 231-232
  usos clínicos da, 165-166
Fluorescência, polarização por, 45-46
Fluoroquinolonas, 350-351
Fluoroscopia, 165-166, 170-171
Fluxo, equação de, 49-51
Fluxo transicional, 52f
Fluxo turbulento, 52f
Folicular, tonsilite, 325
Forame oval, 59-60, 392-393
Forame oval patente
  descrição do, 60-61, 65, 76
  embolia paradoxal secundária ao, 251
Forçado, volume expiratório
  definição de, 34
  medida do, 52
Forçado em 1 segundo, volume expiratório
  medidas espirométricas do, 149
  nas doenças obstrutivas das vias aéreas, 52
Formoterol, 197-198
Fosfatidilglicerol, 45-46
Fosfolipídeos, 43
Frêmito, 128-130
Frêmito vocal, 128
Frequência cardíaca máxima
  efeitos do treinamento aeróbico sobre a, 108-110
  redução na, 108-109
Frequência respiratória, 3-4, 33
Frios, ambientes, 115-117
Função pulmonar
  algoritmo da American Thoracic Society/European Respiratory Society para avaliação da, 152-153f
  efeito dos poluentes ambientais sobre a, 117-118
  efeitos da exposição ambiental à fumaça do tabaco sobre a, 194-195
  efeitos das altitudes elevadas sobre a, 117-121
  no mergulho com equipamento, 120-122
  no mergulho sem respirar, 120-121
Função respiratória, 101-102
Fungos, 342, 342f
Fungos angioinvasivos, 339, 341f

G

G551D, 384-385
Galeno, Claudius, 287
Gases, leis dos
  lei de Henry, 5-6, 66
  lei de Boyle, 3-5, 120-121, 152-153
  lei de Dalton, 3-5, 26
  lei de Charles, 3-6
  gerais, 5-6
Gasometria arterial
  diagnóstico de doença pulmonar obstrutiva crônica, 205-206
  efeitos de altitudes elevadas na, 118-119t
  hiato aniônico, 159, 160f
Gasoso, intercâmbio, 73-75
Genioglosso, músculo, 97
Genomovars, 383-384
Ghon, complexo, 343
Ghon, foco, 343, 344f, 358
Gigante, carcinoma de célula, 302
Glicocorticoides, 206-207
Global Initiative for Obstructive Lung Disease Guidelines, 203, 206-207t
Glomerulonefrite proliferativa, 253
Goodpasture, síndrome de, 154-155, 231-232, 253, 254f
Gram-negativos, patógenos, 401
Granulócitos-monócitos, fator estimulante de colônia de, 218, 230-231
Granulomas
  necrosantes, 343f, 345f
  sarcoidose, 214-215, 215f
Granulomatosa, pneumonia infecciosa, 343f-345f, 343-345
Grânulos de enxofre, 339
Grunhidos, 391-392
Grupo respiratório, 97

H

H_2CO_3. *Ver* Ácido carbônico
HAD. *Ver* Hemorragia alveolar difusa
Haemophilus influenzae
  antibioticoterapia para, 407-408t

descrição do, 175
do tipo B, 406-408
pneumonia bacteriana causada por, 338
Haldane, efeito, 28-31, 76
Hamann-Rich, síndrome de, 225
Hampton, corcova de, 265-266
Harmônica, média, 73
Heath e Edwards, sistema de gradação de, 253, 253t
Helicoidal, angiografia tomográfica computadorizada, 265-266, 265-266f
Hélio, técnicas de diluição do, 35-36
Heliox, misturas, 36-37, 122-123, 200-201
Helmínticas, infecções, 228
Hemácias. *Ver* Eritrócitos
Hemangioma, 299
Hemangiopericitoma, 306
Hematócrito
descrição do, 25, 26f
efeitos das altitudes elevadas sobre o, 119-120
Hemidiafragma
excursão respiratória do, 130-131
percussão para avaliar a posição do, 130-131
ruptura do nervo frênico como causa de,
Hemocitômetro, 25
Hemoconcentração, 119-120
Hemoglobina
capacidade transportadora de oxigênio da, 26
descrição de, 5-6, 25
modelo molecular de, 26f
variantes de, 28-29
Hemoglobina, afinidade do oxigênio pela
características da, 27-28f
cor associada à, 29-30
efeitos da alcalose sobre a, 117-118
efeitos da hipotermia sobre a, 116-117
efeitos da temperatura central sobre a, 28-29
efeitos do 2,3-difosfoglicerato sobre a, 28-29, 28-29f
efeitos genéticos sobre a, 28-30
moduladores endógenos da, 27-29
variáveis passíveis de confusão da, 29-30
Hemoglobina, concentração de, 25
Hemoglobina Capetown, 28-29
Hemoglobina e dióxido de carbono, acúmulo de, 154-155
Hemoglobina falciforme, 28-29
Hemoglobina Kansas, 28-29
Hemoglobina Rainier, 28-29
Hemoglobina-oxigênio, curva de dissociação da, 116-117
Hemograma completo, 25
Hemoptise, 254, 261, 364f
Hemorragia alveolar difusa
achados na radiografia do tórax na, 229, 229f
achados no líquido do lavado broncoalveolar na, 169-170
descrição de, 229
Hemorragia intrapulmonar, 154-155
Hemorrágico, edema, 61-62, 62-63f
Hemossiderose pulmonar idiopática, 254-256
Hemotórax, 256-257, 284-285
Henderson-Hasselbalch, equação de
derivação da, 157-159
descrição da, 77-78
Henry, lei de, 5-6, 66
Heparina
de baixo peso molecular, 261, 267-268
não fracionada, 267-268
Hering-Breuer, reflexo de, 99-100, 242-243
Hérnia diafragmática, 376
Hexafluoreto de enxofre, 67t
Hialinas, membranas, 211, 342, 392-393
Hiato aniônico, 159, 160f
Hidropisia fetal, 374-375
Hidrostática, pressão, 60-61, 177
Hidrotórax, 256-257
Hidrotórax hepático, 282
Hidroxila, radical, 90-91
Higiene, Hipótese da, 194-195, 195f
Hiperbárica, oxigenoterapia, para o mal da descompressão, 122-123
Hiperbilirrubinemia conjugada, 384-385
Hipercapnia permissiva, 161-162, 200-201, 276-277, 291-292
Hipercarbia, 73
Hiperceratose, 328-329
Hipercoaguláveis, estados, 251f
Hiperinsuflação, 185-188
Hiperoxia, 102-103
Hiperpneia, 95-96
Hiper-responsividade brônquica, 204-205
Hiper-ressonância, 130-131
Hipersensibilidade, pneumonia por
sarcoidose *versus*, 169-170
tomografia computadorizada de alta resolução para, 143-144f
Hipersensibilidade, pneumonia por, 215-217, 216-217t, 228, 363-364
Hipertensão pulmonar
achados morfológicos na, 253, 253f
altitudes elevadas e, 119-120
definição de, 252-253
descrição de, 59-60, 139-140
gradação de Rabinovitch-Reid da, 253, 253t
patogenia da, 252-253
receptor da proteína óssea morfogenética do tipo 2, 252-253
ressonância magnética de, 144-145, 144-145f
secundária, 252-253t, 252-253
sistema de gradação de Heath e Edwards para, 253, 253t
Hipertônica, solução fisiológica, 384-385
Hiperventilação
alcalose respiratória causada por, 161-162
como resposta à acidose metabólica, 160
definição de, 95-96
Hipobárica, hipoxia, 117-118
Hipocalemia, 161-162
Hipocapnia, 102-103, 263-264
Hipocloreto, íon, 90-91
Hipocloridemia, 161-162
Hipocrepitante, 342
Hipoplasia pulmonar, 375-376, 376f
Hipopneia, 235-236, 238t
Hipotermia, 116-117
Hipotireoidismo, 178, 235-236

Hipotonia, 101-102
Hipoventilação, 161-162
Hipoventilação obstrutiva, 101-102
Hipoxemia
alcalose respiratória causada por, 161-162
descrição de, 73
na síndrome da distrição respiratória neonatal, 389, 392-393t
Hipoxêmica, hipoxia, 7-8
Hipoxia
aumento do lactato sérico durante, 160
embotamento da resposta ventilatória à, 119-120
hipobárica, 117-118
hipoxêmica, 7-8
hipóxica, 6-7
na embolia pulmonar, 263-264
Hirschsprung, doença de, 242-243
Histerese, 41
Histiocitose pulmonar de células de Langerhans, 230-231, 232-233f
Histoplasma capsulatum, 343
Histoplasmose, 343-344, 345f
Hodgkin, doença de, 306
Hoover, sinal de, 204-205
Horner, síndrome de, 316, 316f

I

Iatrogênicas, doenças pulmonares, 255-256, 255-256t
Ibuprofeno, 386-387
ICC. *Ver* Insuficiência cardíaca congestiva
IgE, anticorpos bloqueadores de, 198-199
Íleo meconial, 380
Impactação, 83-84
Imunidade adaptativa, 83-84
Imunidade inata, 83-84
Imunizações
em pacientes asmáticos, 200-201
em pacientes com doença pulmonar obstrutiva crônica, 206-207
Imunoglobulina G, autoanticorpos, 253
Imunoterapia com alérgeno sublingual, 199-200
Imunoterapia com injeção de alérgeno, 198-200
Imunoterapia para asma, 198-200
Inalação, lesões por, 167-168
Índice de distúrbio respiratório, 235-237, 238t
Índice de massa corporal
correlação entre, e síndromes de apneia obstrutiva do sono, 235-236
descrição do, 105
Índice de respiração superficial rápida, 293-294
Indução do escarro, 175
Infarto pulmonar, 251, 252-253f, 262
Infecção micobacteriana não tuberculosa, 361-364, 362-363t
Infecções do trato respiratório inferior
considerações específicas da idade, 401
descrição das, 401
diagnóstico das, 403-404
etiologia das, 401
macrolídeos para, 407-409

manifestações clínicas das, 403, 403f-404f
patogenia das, 402-403
patógenos que causam
  adenovírus, 404
  bacterianas, 405-408
  descrição das, 402t
  estreptococos do grupo A, 407-408
  Haemophilus influenzae do tipo B, 406-408
  metapneumovírus, 405
  Mycoplasma pneumoniae, 405
  Streptococcus pneumoniae, 405
  virais, 404-405
  vírus influenza, 404-405
radiografias do tórax nas, 403f-404f
tratamento antimicrobiano das, 407-408t, 407-409
Infecções pulmonares
  descrição de, 335
  pneumonia infecciosa granulomatosa, 343f-345f, 343-345
  pneumonia intersticial infecciosa, 342, 342f
  pneumonia. *Ver* Pneumonia bacteriana
  síndrome da distrição respiratória aguda, 345-346
  tuberculose, 343, 344f
Infectious Disease Society of America, 350-351
Inflamação granulomatosa necrosante, 254, 360-361f
Inflamação granulomatosa supurativa, 344, 345f
Influenza, vírus
  infecções do trato respiratório inferior causadas pelo, 404-405
  surtos epidêmicos de, 405
  vacinações contra o
    como prevenção de pneumonia adquirida na comunidade, 349
    em asmáticos, 200-201
Infraglótico, 15
Infra-hilar, janela, 137-139f, 139-140
Inspeção
  da expansão torácica, 128, 128f
  da posição traqueal, 128
  dos músculos acessórios, 127-128
Inspiratória, capacidade, 35-36t
Insuficiência cardíaca congestiva
  como manifestação cardíaca de asma, 196
  derrame pleural transudativo causado por, 178, 281-282
  edema pulmonar causado por, 249
  pré-carga ventricular esquerda na, 58
  radiografias do tórax na, 272-273f
  respiração de Cheyne-Stokes causada por, 240
Insuficiência hepática, 60-61
Insuficiência respiratória crônica, 206-207
Intercostais, músculos, 95-96
Interferon g, 358
International Association of Lung Cancer, 319
Intersticiais, doenças pulmonares. *Ver também* Doenças pulmonares restritivas crônicas
  abordagem diagnóstica para, 230-233
  associadas a bronquiolite respiratória, 217

biópsia pulmonar cirúrgica nas, 231-233, 232-233t
biópsia pulmonar para, 231-233, 232-233t
corticoides para, 232-233
definição de, 225
distúrbios do tecido conectivo e, 219, 227-228, 230-231
distúrbios pulmonares eosinofílicos, 228, 228f
estertores inspiratórios bibasilares associados a, 28-29
exames laboratoriais para, 230-232
exames radiológicos, 231-232
histiocitose pulmonar de células de Langerhans, 230-231, 232-233f
linfangioleiomiomatose, 230-232, 231-232f
pneumoconioses que se manifestam como. *Ver* Pneumoconioses
proteinose alveolar pulmonar, 230-231, 230-231f
provas de função pulmonar para, 231-232
radiografia do tórax nas, 231-232
reabilitação pulmonar das, 232-233
tomografia computadorizada de alta resolução de, 143-144, 143-144f
transplante pulmonar para, 232-234
tratamento das, 232-234
vasculites pulmonares e, 228-229
Intervalo de treinamento, 112-113
IPAP. *Ver* Pressão positiva inspiratória nas vias aéreas
Ipratrópio, 197-198
IRSR. *Ver* Índice de respiração superficial rápida
Isoniazida, 361-362

J

Janela aortopulmonar, 137-139, 137-139f
Juvenil, papilomatose laríngea, 328-329, 329f

K

Kaposi, sarcoma de, 167-168f
Kartagener, síndrome de, 324, 335
Klebsiella pneumoniae, 338
Kölliker-Fuse, área de, 97, 98f
Kwashiorkor, 60-61

L

Lactentes
  anomalias laríngeas em, 369-370, 370f
  anomalias traqueais em, 370-373, 371f-373f
  defeitos do desenvolvimento brônquico em, 373, 373f
  defeitos do parênquima pulmonar em, 373-376, 374f-376f
  triagem para fibrose cística em, 381-382
Lady Windermere, síndrome de, 363-364, 363-364f
Lambert-Eaton, síndrome miastênica de, 318
Lamelares, corpúsculos, 45-46
Laminar, fluxo, 52f

Laringe
  anatomia da, 11-12t, 14-15, 15f
  carcinoma epidermoide da, 329f, 329-331, 330-331f
  defeitos congênitos na, 369-370, 370f
  epitélio respiratório da, 15
  inervação sensorial da, 100-101
  infecções da, 327-329
  lesões pré-cancerosas da, 328-331
  nódulos da, 327-329, 328-329f
  papilomas da, 328-329
  papilomatose da, 328-329, 329f
  tumores da, 328-331
Laringite, 327
Laringoepiglotite aguda, 327
Laringomalacia, 370, 370f
Laringoscopia, 196
Laringotraqueíte, 404
Laringotraqueobronquite, 327
Laringotraqueoesofágicas, fendas, 369-370
Lavagem de nitrogênio, 36-37, 36-37f
Lecitina, 43
Legionários, doença dos, 338
Legionella pneumophila, 176f, 350
Lei de Laplace, 43, 43f
Lei geral dos gases, 5-6
Leiomioma, 299
Leiomiossarcoma, 306
Lepídico, padrão de crescimento, 301, 301f
Lesão pulmonar aguda
  achados ao exame físico na, 276-277
  achados laboratoriais na, 276-277
  achados radiográficos na, 272-273, 272-273f
  anormalidades nas forças de Starling na, 273-274
  apresentação da, 276-277
  características da, 272-273
  complicações da, 274-277
  condições associadas à, 212t
  definição de, 271, 272-273
  descrição de, 44-45, 211
  edema associado à, 61-62
  edema pulmonar não cardiogênico na, 272-274
  fisiopatologia da, 272-276
  lesão alveolar na, 273-274, 274-275f
  materiais não degradáveis como causa de, 91-92
  opacidades nos espaços de ar na, 141-142f
  pressão expiratória final positiva para, 271
  prognóstico da, 277-278
  progressão da, 276-277
  queda da capacidade residual funcional na, 273-274
  relacionada com transfusão, 274-276
  respostas inflamatórias na, 273-276
  síndrome da disfunção de múltiplos órgãos secundária a, 271, 277-278
  tratamento da, 276-277
  uso de cateter arterial pulmonar na, 276-277
  ventilação mecânica
    descrição de, 271, 274-276
    estratégia de proteção pulmonar, 276-278
Lesão pulmonar associada à ventilação, 273-274

Lesões limítrofes, 306
Lesões obstrutivas endobrônquicas, 168-169, 168-169f
Leucócitos, 88-92
Leucotrieno, modificadores de, 198-199
Liberação de oxigênio
　efeitos do ambiente frio sobre a, 116-117
　estimativa da, 75-76
　medida da, 106
Limite inferior da normalidade, 150-151, 195
Linfangioleiomiomatose, 230-232, 231-232f
Linfocítica, pneumonia intersticial, 306
Linfócito, teste de proliferação de, 227
Linfócitos, 91-92
Linfoepiteliomas, 327
Linfoides, nódulos, 83-84, 83-84f
Linfoma pulmonar, 169-170
Língua, músculos da, 97
Linha de junção anterior, 137-139f, 139-140
Linha sanguínea de tampão, 78, 78f
Lipopolissacarídica, endotoxina, 86-87
Lipossolúveis, vitaminas, 384-385
Líquido cerebrospinal, 98
Líquido do lavado broncoalveolar
　descrição do, 87-88
　detecção de linfoma pulmonar no, 169-170
　macrófagos no, 88-89, 90-91f
　neutrófilos polimorfonucleares no, 169-170, 274-276
　técnica de colheita do, 169-170
Líquido pleural
　análise laboratorial do, 176-178
　características do, 176-177
　células metastáticas do adenocarcinoma no, 181-182f
　contagem de leucócitos no, 179
　efeitos da elevação da pressão coloidosmótica sobre o, 177
　formação do, 177
　macrófagos no, 180f
　reabsorção de, 279-280, 280f
　taxa de fluxo do, 279-280
Lisinúrica, intolerância à proteína, 218
Lobectomia, 320-321
Lobo superior direito, 137-139f, 139-140
Lobular, região do parênquima, 143-144
Löffler, síndrome de, 217, 228
LPA. *Ver* Lesão pulmonar aguda
Lúpus eritematoso sistêmico, 219

M

MACC. *Ver* Malformação adenomatoide cística congênita
Macrófagos
　avaliações diagnósticas broncoscópicas dos, 87-88
　carregados de fosfolipídeos, 229
　citocinas secretadas por, 86-87
　funções dos, 86-88, 88-89f
　ilustração dos, 87-88f
　na pneumonia intersticial difusa, 217
　níveis de, no líquido do lavado broncoalveolar, 88-89, 90-91f
　nos líquidos pleurais, 180f
　no parênquima pulmonar de fumantes, 185-188
Macrolídeos, 350-351, 363-364, 407-409
Maculopapular, exantema, 405
Magnética, ressonância, 144-145, 144-145f
Mal agudo das montanhas, 120-121
Malformação adenomatoide cística congênita,, 374-375f, 374-375
Manobra da complacência dinâmica, 50-51
Manobra de manutenção expiratória final, 292-293
Manobra de relaxamento para volume-pressão, 49-50, 50-51f
Manometria esofágica, 235-237
Marginação, 89-90
Martini, efeito. *Ver* Nitrogênio, narcose pelo
Massa mediastinal, 168-169, 169-170f
Massas, 141-142, 142-143f
Mastócito, estabilizadores da membrana do, 198-199
Mecanismos de defesa
　cavidade nasal, 83-84
　depuração mucociliar, 85-87
　orofaringe, 83-86
　parênquima pulmonar, 86-88
　seios, 83-84
Medula
　anatomia da, 97, 97f
　neurônios motores respiratórios da, 95-97
Medula oblonga, 95-96
Meigs, síndrome de, 178
Membranas laríngeas, 369, 370f
Mergulho
　com a respiração sustada, 120-121
　com *scuba*, 120-122
　mal da descompressão causado pelo, 121-123
Mergulho com *snorkel*, 120-121
Mergulho sem respirar, 120-121
Mesoteliais, células, 180f
Mesotélio, 11-12
Mesotelioma
　benigno, 306
　maligno, 306-308, 307f, 308t
Metabólica, acidose
　causas de, 79-80, 157-158, 159f
　critérios para, 160
　fisiopatologia da, 160t, 160-162
　hiato aniônico, 160
　hiato não aniônico, 160
　respostas compensatórias na, 157-158t, 160-162
Metabólica, alcalose
　causas de, 79-80, 157-158, 159f, 161-162
　critérios para, 160
　fisiopatologia da, 160-162
　resposta de hipoventilação à, 161-162
　respostas compensatórias na, 157-158t
Metabolismo anaeróbico, 157-158
Metacolina, desafio de broncoprovocação com, 194-195, 196t
Meta-hemoglobina, 25, 29-30
Metal pesado, doenças causadas por, 222-223, 229
Metaplasia escamosa, 186-188
Metapneumovírus, 405
Metástases
　carcinoma brônquico, 303, 306, 317
　células de adenocarcinoma, 181-182f
Meticilina, *Staphylococcus aureus* resistente à, 352-353, 383-384, 407-408, 407-408t
Metilxantinas, 198-199
Método da respiração única para verificar a capacidade de difusão pulmonar do monóxido de carbono, 153, 153f
Método indireto de percussão, 129-130
METs, 105
Micólicos, ácidos, 357-358
Microatelectasia, 249
Mieloma múltiplo, 180f
Mieloperoxidase, 90-91
Mineralocorticoide, excesso de, 161-162
Mioglobina, 5-6, 27-28
Mistura venosa, 75
Monócitos, 88-92
Monóxido de carbono, taxa de captação de, 75
Monte Evans, 118-119f
Montelukast, 198-199
Moraxella catarrhalis, 338
Mortalidade
　da asma, 193
　da doença pulmonar obstrutiva crônica, 203
　da pneumonia adquirida na comunidade, 349
　da síndrome da distrição aguda, 277-278
　do carcinoma brônquico, 311, 312f
　efeitos da capacidade aeróbica sobre a, 105-106
　embolia pulmonar, 259, 260f
Mosaico, atenuação em, 143-144f
Mucocele, 323
Mucociliar, depuração, 85-87
Mucormicose, 323, 341, 341f-342f
Mucosa respiratória
　correlação entre o diâmetro das vias aéreas e a, 86-87, 86-87f
　descrição da, 11-12
Müller, manobra de, 153
Muscular da mucosa, 16
Músculo vocal, 15
Músculos laríngeos, 97
Músculos respiratórios
　acessórios, 97, 127-128
　anatomia dos, 49-51f
　descrição dos, 95-96
　fadiga dos, 37-38
Mycobacterium spp.
　complexo do *M. avium*, 362-363
　descrição de, 175-176
　M. abscessus, 383-384
　M. kansasii, 363-364, 364f
　M. tuberculosis, 194-195, 343, 357-358. *Ver* Tuberculose
Mycoplasma pneumoniae, 342, 401, 405

N

NADPH-oxidase, 90-91
Não aniônico, hiato, na acidose metabólica, 160

Não cardiogênico, edema pulmonar, 61-62, 272-274
Não caseosos, granulomas, 214, 215f
Não ceratinizante, carcinoma epidermoide, 327, 327f
Não degradáveis, materiais, 91-92
Não Hodgkin, linfoma, 180f, 306
Não invasiva, ventilação com pressão positiva, 293-295, 294-295t
Não voláteis, ácidos, 157-158
Narcose por gás inerte. Ver Nitrogênio, narcose pelo
Nariz
 infecções do, 323-325
 tumores do, 325-327
Nasofaringe
 anatomia da, 11-12t, 12-14
 angiofibromas, 325, 326f
 carcinomas da, 326-327, 327f
National Asthma Education and Prevention Program
 abordagem ao tratamento da asma, 198-199, 199-200t
 descrição do, 195
National Health and Nutrition Examination Survey III, 203
NBD1, 380
Necrose caseosa, 359, 360-361f
Necrose coagulativa, 251, 252-253f
Nedocromil, 198-199
Nefrótica, síndrome, 178, 282, 282f
Neonatal, síndrome da distrição respiratória, 44-45
 achados ao exame físico na, 391-392
 achados da radiografia do tórax na, 392-393, 392-393f
 achados laboratoriais na, 391-393
 administração pré-natal de corticoides na, 394-395
 alargamento nasal na, 391-392
 apresentação da, 390
 aspectos microscópicos da, 392-394
 características clínicas da, 391-392t
 correção do desvio da direita para a esquerda na, 393-394, 393-394f
 descrição da, 389
 desequilíbrio entre ventilação e perfusão na, 392-393
 fatores de risco para, 391-392, 391-392t
 fisiopatologia da, 390
 grunhidos associados à, 391-392
 hipoxemia associada à, 389, 392-393t
 óxido nítrico para, 394-395
 oxigênio suplementar para, 389-390, 390f, 393-394
 patologia pulmonar na, 392-394
 prematuridade como fator de risco na, 389
 pressão de abertura crítica na, 390
 pressão positiva contínua nas vias aéreas, 393-395
 prevenção do parto pré-termo na, 394-395
 prognóstico da, 394-396
 retrações da parede torácica associadas à, 391-392
 surfactante na

deficiência na produção de, 390
 presença de, 394-395
 tratamento da, 393-395
Neuroendócrinas, células, 11-12
Neurofilamentos, 326
Neurônios motores respiratórios, 95-97
Neutrofilia sanguínea periférica, 230-231
Neutrófilos
 nível de, no líquido do lavado broncoalveolar, 169-170, 177
 recrutamento de, no parênquima respiratório, 90-91, 90-91f
Nicotina, terapia de reposição de, 205-206
Nítrico, óxido, 90-91, 394-395
Nitrogênio, narcose pelo, 122-123
Nível duplo, pressão positiva nas vias aéreas de, 207-208, 240-242
Nocardia asteroides, 338f, 338-339
Nódulos
 descrição de, 144-145
 radiografias do tórax de, 141-142, 142-143f
Nódulos reumatoides, 328-329
Nomograma, 132f
Nortriptilina, 206-207
Nosocomial, pneumonia
 antibióticos para, 352-353, 352-353t
 associada ao ventilador, 350-351
 definição de, 349-351
 organismos resistentes a múltiplos fármacos causadores de, 352-353, 352-353t
 prevenção da, 352-353
 tratamento da, 350-351
Núcleo acumbente, 205-206
Núcleo ambíguo, 97
Núcleo do trato solitário, 98f
Nucleotídeo, domínios de ligação de, 379

O

O_2. Ver Oxigênio
Obesidade, síndrome de ventilação e, 243-244
Ofegante, respiração, 95-96
Ohm, lei de, 3-5, 49-51, 59-60, 74f
Olfatórias, células, 11-12
Olfatório, epitélio, 12-14, 14f
Olfatórios, neuroblastomas, 325
Oligo-hidrâmnio, 376
Omalizumabe, 198-199
Oncogenes, 299
Ondine, curso de, 101-102, 242-243
Opacidades em vidro moído, 144-145, 144-145f, 392-393
Opacidades intersticiais
 lineares, 141-142, 141-142f
 radiografias de, 141-142, 141-142f
Opacidades no espaço de ar, 141-142, 141-142f
Opitz G/síndrome BBB, 370
Organismos resistentes a múltiplos fármacos, 352-353, 352-353t
Orofaringe
 anatomia da, 12-14
 mecanismos de defesa da, 83-86
Oscilações em "crescendo-decrescendo", 95-96, 95-96f
Oxidantes, 274-276

Oxigenação ou saturação venosa mista, % de, 76
Oxigênio, consumo máximo de
 aumentos induzidos pelo treinamento aeróbico no, 109-110
 descrição de, 74
 efeitos da falta de treinamento sobre o, 110-112, 111-112f
 equação de Fick usada para estimar o, 106-112
Oxigenoterapia
 no tratamento da doença pulmonar obstrutiva crônica, 206-207
 no tratamento da síndrome da distrição respiratória neonatal, 389-390, 390f, 393-394
Oximetria de pulso, 352-353
Oxirradicais, 274-276
Ozônio, 117-118

P

P_{50}, 27-29
P_A. Ver Pressão alveolar
PAC. Ver Pneumonia adquirida na comunidade
P_{ACO_2}. Ver Pressão parcial de dióxido de carbono do gás alveolar
Padrão gerador central, 95-96
Padrão miliar de opacidades intersticiais, 141-142
Palivizumabe, 404
Palpação, 128-130, 129-130f
Panacinar, enfisema, 185-186, 186-188f, 203
Pancoast, tumor de, 144-145, 316, 317f
P_{AO_2}. Ver Pressão parcial alveolar de oxigênio
Papilomas
 laríngeos, 328-329
 sinusais, 325, 325f
 traqueais, 328-329
Papilomatose traqueal, 328-329
Papilomavírus humano, 311, 325
Parabraquial, núcleo, 97
Parada respiratória, 95-96
Paradoxal, embolia, 251
Parainfluenza, vírus, 404
Paranasais, seios, 12-14
Paraneoplásicas, síndromes, 316, 318, 318t
Parapneumônicos, derrames pleurais, 282-285, 283f, 350-351, 406-407
Parede torácica posterior
 inspeção da, 127-128
 percussão da, 129-130
 posição do hemidiafragma, 130-131
Parênquima pulmonar
 anatomia do, 11-12, 18f, 33
 defeitos congênitos do, 373-376, 374f-376f
 em tabagistas, 185-188
 lesão do, 406-407
 macrófagos alveolares no, 185-188
 mecanismos de defesa do, 86-88
 proteínas associadas ao surfactante no, 88-89
 recrutamento de leucócitos circulantes no, 88-92

Partículas no ar
  impacto da depuração de, 83-84, 85-86f
  sedimentação de, 83-84
PAV. *Ver* Pneumonia associada ao ventilador
P$_B$. *Ver* Barométrica, pressão
P$_{CO}$. *Ver* Pressão crítica de abertura
P$_{CO_2}$. *Ver* Pressão parcial de dióxido de carbono
Pectoriloquia, 132
PEEP. *Ver* Pressão expiratória final positiva
Peptídeo natriurético cerebral, 264-265
Percussão, 129-131, 130-131f
Perfusão limitada, 74, 75f
Perfusão pulmonar, 59-60
Peribrônquico, espessamento, 403
Pericardite constritiva, 178
Periciliar, camada, 380
Peroxinitrito, ânion, 90-91
Peso corporal previsto, 276-277
pH sanguíneo, 157-158
PHOX2B, gene, 243-244
Pickwick, síndrome de, 243-244
Pilosas, leucemia de células, 362-363
PiMM, fenótipo, 203
P$_{IP}$. *Ver* Pressão intrapleural
Pirazinamida, 361-362
Piruvato, 160
PiZZ, fenótipo, 203
Placas pleurais, 221-222, 222-223f
Plasmacitomas, 327
Plasmaférese, 254
Platô, pressão, nas vias aéreas, 291-292, 292-293f
Pletismografia de todo o corpo
  curvas de relaxamento e pressão e, 50-51f
  descrição da, 49-50
  estimativas do volume de ar intratorácico pela, 152-153
  lei de Boyle e, 152-153
  lei de Charles e, 3-5
  medidas da capacidade residual funcional pela, 152-153
  procedimento da, 152-153
Pleura
  calcificações na, 143-144
  doenças da, 142-144, 143-144f
  espessamento da, 142-144
  tumores da, 306, 306f-307f
Pleura parietal
  descrição da, 11-12, 176
  estroma linfático, 279-280, 280f
  pressão hidrostática nos capilares da, 177
  reabsorção de líquido pleural, 279-280, 280f
Pleurítica, dor torácica, 38-39, 262
Plexímetro, 129-130
PMNs. *Ver* Polimorfonucleares, neutrófilos
PN. *Ver* Nosocomial, pneumonia
Pneumático, caixão, 121-122, 121-122f
Pneumatocele, 403, 407-408
Pneumócitos do tipo 1, 17
Pneumócitos do tipo 2, 17
Pneumoconioses
  asbestose, 221-222, 221-222f, 229, 229t, 308
  beriliose, 222-223, 227, 229t

  definição de, 219
  do soldador, 222-223
  do trabalhador de carvão, 219, 220-221f, 229t
  silicose, 220-221f, 220-222
  talcose, 221-223
Pneumocystis jiroveci, pneumonia causada por, 231-232, 345-347, 345-347f
Pneumonectomia, 320-321
Pneumonia
  adquirida na comunidade. *Ver* Comunidade, pneumonia adquirida na
  aguda, 337f
  atípica, 342
  atípica primária, 405
  aumento do frêmito associado a, 129-130
  broncopneumonia, 336, 338f
  classificação de, 336t
  definição de, 335
  fases da, 337f
  nosocomial. *Ver* Nosocomial, pneumonia
  pneumocócica, 403
  Pneumocystis jiroveci, 231-232, 345-347, 345-347f
  por aspiração, 339, 339f
  por hipersensibilidade, 215-217, 216-217t
  taquipneia na, 403
Pneumonia associada ao ventilador
  descrição da, 274-277, 350-351
  ventilação com controle de apresentação na, 289
Pneumonia atípica, 342
Pneumonia atípica primária, 405
Pneumonia bacteriana, 335
  Actinomyces spp., 339, 339f
  etiologia da, 337-342
  Haemophilus influenzae, 338
  Klebsiella pneumoniae, 338
  Moraxella catarrhalis, 338
  Nocardia asteroides, 338f, 338-339
  pneumonia por aspiração, 339, 339f
  Pseudomonas aeruginosa, 338
  secundária a abscesso pulmonar, 339, 340f
  Staphylococcus aureus, 338, 338f
  Streptococcus pneumoniae, 337-338
  supurativa, 335-342, 337f
Pneumonia eosinofílica, 217, 228
Pneumonia intersticial
  aguda, 211-212, 225
  comum, 213, 214f, 225
  difusa, 217, 218f
  inespecífica, 213, 215f, 225, 228
  infecciosa, 342, 342f
  linfocítica, 306
  usual, 213, 214f, 225
Pneumonia lobar, 335-336, 337f
Pneumonia organizante criptogênica, 217, 219f, 225
Pneumonia por irradiação, 255-256, 256-257f
Pneumonias intersticiais idiopáticas, 225-226, 226t
Pneumotacômetro, 152-153
Pneumotórax
  achados radiográficos no, 139-141

  bilateral, 49-50
  contraindicações para a broncoscopia flexível no, 167-168
  definição de, 41, 357-358, 384-385
  em pacientes com lesão pulmonar aguda/síndrome da distrição respiratória aguda, 276-277
  espontâneo, 140-141, 140-141f, 284-285, 284-285f
  ferida estéril criada pelo, 85-86
  frêmito diminuído associado a, 129-130
  hipertensivo, 140-141, 256-257, 285-286
  por tensão, 140-141, 256-257, 285-286
  taxa de resolução do, 284-286
Poiseuille, equação de, 49-51
Policitemia, 119-120
Polimorfonucleares, neutrófilos
  nível de, no líquido do lavado broncoalveolar, 169-170, 274-276
  no parênquima pulmonar, recrutamento de, 90-91, 90-91f
Pólipos nasais, 323, 324f
Polissonografia
  avaliações da apneia obstrutiva do sono pela, 235-237, 237f
  critérios da, na síndrome de hipoventilação/hipoxêmica relacionada com o sono, 243-244t
Ponte, 97, 98f
Pontino, centro pneumotáxico, 97
"Ponto de colapso", 149
Pontuações de Gravidade do Enfisema, 74f
Poros de Kohn, 17
Portátil, unidade de fluoroscopia com "braço em C", 165-166
Postural, apneia obstrutiva do sono, 237
P$_{PC}$. *Ver* Pressão pulmonar em cunha
P$_{PICO}$, 291-292
P$_{PLAT}$, 291-292
P$_{VP}$. *Ver* Pressão venosa pulmonar
Pré-Bötzinger, complexo, 95-96, 97
Pré-carga ventricular esquerda, 58
Prednisona, 232-233
Pregas vocais, 15, 15f
Prematuros, lactentes
  respiração periódica em, 102-103
  riscos de síndrome da distrição respiratória neonatal. *Ver* Síndrome da distrição respiratória
Pressão alveolar
  descrição de, 36-37
  variações na, 151-152f
Pressão arterial de oxigênio, 59-61
Pressão arterial pulmonar, 57
Pressão crítica de abertura, 41
Pressão de enchimento atrial esquerdo, 57
Pressão de pico nas vias aéreas, 291-292, 292-293f
Pressão diastólica, 57
Pressão pulmonar em cunha, 57
Pressão expiratória final positiva
  auto-PEEP, 292-293, 293-294f
  descrição da, 54-55, 76, 121-122
  extrínseca, 292-293
  intrínseca, 292-293

no tratamento da lesão pulmonar aguda, 271
no tratamento da síndrome da distrição respiratória aguda, 271
Pressão inspiratória final positiva intrínseca, 292-293
Pressão intrapleural, 36-39, 151-152f
Pressão intratecal, 36-37
Pressão intratraqueal, 371-372
Pressão parcial alveolar de oxigênio, 6-7
Pressão parcial de dióxido de carbono, 27-28
Pressão positiva contínua nas vias aéreas
    apneia central do sono tratada com, 240
    mergulho com equipamento e, 121-122
    síndrome da apneia obstrutiva do sono tratada com, 237, 238f, 239t
    síndrome da distrição respiratória neonatal tratada com, 393-395
Pressão positiva inspiratória nas vias aéreas, 293-294
Pressão sistólica, 57
Pressão venosa pulmonar, 58
Pressões nas vias aéreas
    alterações nas, durante o ciclo respiratório, 38-39f
    descrição das, 36-37, 37-38f
Probabilidade, proporções de, 132f, 132-134
Probabilidade pós-teste, 132
Probabilidade pré-teste, 132
Proporção de probabilidade negativa, 132
Proporção de probabilidade positiva, 132
Proporção entre o tempo inspiratório e o tempo expiratório, 289
Proporção entre ventilação e perfusão alveolar, 34, 59-60
Proporção inversa da ventilação com controle da pressão, 289
Proporção L/E, 45-46
Prospective Investigation of Pulmonary Embolism Diagnosis, 261
Proteases, 274-276
Proteína C, 268-269
Proteína S, 268-269
Proteína secretora de célula Clara, 86-87
Proteínas do surfactante, 44-45, 88-89
Proteinocinase A, 197-198
Proteinocinase dependente de AMP cíclico, 379
Proteinose pulmonar alveolar, 218, 219f, 230-231, 230-231f
Próton, aceptor de, 30-31
Provas de função pulmonar
    avançadas, 151-153
    descrição das, 3-5, 36-37, 149
    diagnóstico de doença pulmonar obstrutiva crônica pelas, 205-206
    doenças pulmonares, 225-226, 231-232
    espirometria, 149-152
    justificativas para, 150-151t
Proximal, artéria pulmonar esquerda, 137-139, 137-139f
Pseudoestratificado, epitélio, 12-14, 12-14f
Pseudoglandular, estágio, do desenvolvimento pulmonar, 20, 21f
Pseudo-hifas, 339, 340f
Pseudolinfoma, 306
Pseudomonas aeruginosa, 338, 380, 383-386

Pseudotumor inflamatório, 299
PSG. *Ver* Polissonografia, 236
Psicogênico, estresse, 194-195
Pulmão aprisionado, 283
Pulmão de ferro, 287, 288f
Pulmões
    achados na fibrose pulmonar idiopática, 212, 213f
    achados no dano alveolar difuso nos, 211, 212f
    ácino dos, 18-19
    agenesia dos, 373-375, 374-375f
    avaliações da maturidade dos, 45-46
    desenvolvimento dos, 20, 20f-21f, 389
    distribuição do fluxo sanguíneo nos, 59-60
    estrutura dos, 11-12
    hipoplasia dos, 375-376, 376f
    lesões causadas pela irradiação ionizante dos, 255-256, 256-257f
    lóbulos dos, 11-12, 18, 19f, 143-144
    organização dos, 18-19
    tecido dos, 41-45

Q

$Q_{máx}$
    efeitos do treinamento aeróbico sobre o, 107-108f
    efeitos do volume sistólico sobre o, 108-109f
    em atletas de elite, 110-112
Qs. *Ver* Desvios fisiológicos
QT longo, síndrome do, 395-396
Quatro íons, hiato aniônico de, 159
Quentes, ambientes
    função cardiopulmonar em, 116-118
    shunt cardiovascular em, 116-117
Quilotórax, 178, 256-257
Quimiocinas, 274-276
Quimiorreceptores, 98, 99-100f
Quintil, 106
Quociente respiratório, 30-31

R

Rabinovitch-Reid, gradação de, da hipertensão pulmonar, 253, 253t
Radiação ionizante, 255-256, 256-257f
Radiografia, 320-321
Radiografias do tórax
    achados na doença pulmonar obstrutiva crônica, 205-206
    achados na embolia pulmonar, 265-266
    achados na hemorragia alveolar difusa, 229, 229f
    achados na infecção do trato respiratório inferior, 403f-404f
    achados na lesão pulmonar aguda, 272-273, 272-273f
    achados na pneumonia adquirida na comunidade, 350f
    achados na sarcoidose, 226, 227f-228f, 227t
    achados na síndrome da distrição respiratória aguda, 272-273

achados na síndrome da distrição respiratória neonatal, 392-393, 393f
achados na tuberculose, 359, 359f
achados no carcinoma broncoalveolar, 315f
achados no carcinoma de pequena célula, 316f
achados no derrame pleural, 142-143, 143-144f, 280-282, 281-282f
achados no pneumotórax, 139-141
adenomegalia nas, 141-142, 142-143f
anormalidades pleurais nas, 142-144, 143-144f
anteroposteriores, 137-138, 137-139f
aplicação da anatomia pulmonar durante revisão de, 139-140
cavidades nas, 142-143, 142-143f
cistos nas, 142-143, 142-143f
densidades radiográficas, 137-138, 137-139f
descrição das, 137-138
frontais, 137-138
hipoplasia pulmonar, 376f
interpretação de, 137-139
laterais, 137-139f, 137-140
marcos nas, 137-140
massas nas, 141-142, 142-143f
Mycobacterium kansasii, 364f
na avaliação para asma, 196
nódulos nas, 141-142, 142-143f
opacidades em EP de ar nas, 141-142, 141-142f
opacidades intersticiais nas, 141-142, 141-142f
padrões de doença pulmonar nas, 141f-144f, 141-144
posterior a anterior, 137-138
sombras subdiafragmáticas de gás nas, 140-141, 141-142f
uso de, na localização de doença pulmonar, 139-144
RALEs. *Ver* Receptores de adaptação lenta ao estiramento pulmonar
Reabilitação pulmonar
    como tratamento da doença pulmonar obstrutiva crônica, 207-208
    como tratamento de doenças pulmonares intersticiais, 232-233
Reação anafilática, 199-200
Reação de hipersensibilidade do tipo I, 189-190
Reação de hipersensibilidade do tipo III, 215-217
Reação de hipersensibilidade do tipo IV, 214, 216-217
Reagente ácido periódico de Schiff, 230-231
Reativa, espécie, ao nitrogênio, 90-91
Reativa, espécie, ao oxigênio, 90-91
Reativação da tuberculose, 359, 359f
Receptor ósseo morfogenético de proteína do tipo 2, 252-253
Receptores de adaptação lenta ao estiramento pulmonar, 99-100, 100-101t
Receptores de estiramento pulmonares de adaptação rápida, 99-101, 100-101t

Receptores IgE de alta afinidade, 198-199
Receptores irritantes, 83-84, 99-100
Receptores sensoriais
  das vias aéreas inferiores, 99-101, 100-101t
  das vias aéreas superiores, 100-101
  periféricos, 100-101
Recolhimento do tecido elástico, 36-37, 43
Recolhimento por tensão, 36-37, 41, 43
Recombinante, ativador do plasminogênio tecidual, 268-269
Redutase da meta-hemoglobina, 29-30
Reed-Sternberg, células de, 306
Reexpansão do edema pulmonar, 285-286
Reflexo do mergulho, 83-84, 120-121
Reflexo quimiorreceptor laríngeo, 396-397
Região centrolobular, 143-144
Regulador da condutância transmembrana da fibrose cística, 363-364, 379-381, 380f
Reid, Índice de, 186-188, 189-190f
Repouso no leito, 110-112, 111-112t
Reserva metabólica, 105
Resistência das vias aéreas, 49-52
Resistência difusiva da membrana, 154-155
Resistência dinâmica das vias aéreas
  descrição da, 37-38, 49-51
  esforço da respiração afetado pela, 37-38
Resistência pulmonar dinâmica, 52
Resistência pulmonar estática, 52
Resistência vascular pulmonar, 3-5, 57, 394-395
Resistência vascular sistêmica, 57
Respiração
  controle da. Ver Controle respiratório
  de Cheyne-Stokes, 95-96, 95-96f, 102-103, 102-103f, 239, 240f
  fisiologia da, 287
  integração do tronco cerebral na, 98
  mecanismos de controle central da, 101-102f
  mecanismos periféricos de controle, 101-102f
  modulação sensorial da, 98, 98f
  músculos estriados cranianos envolvidos na, 97
  padrões da, 95-96
  padrões patológicos da, 101-103
  periódica, 101-103
  ritmo da, 95-96
Respiração espontânea iniciada pelo paciente, 290
Respiração liberada obrigatória, 290
Respiratória, acidose
  aguda, 78
  causas de, 157-158, 157-158f
  critérios para, 160
  descrição de, 78
  fisiopatologia da, 161-162
  respostas compensatórias na, 157-158t
Respiratória, alcalose
  afinidade da hemoglobina pelo oxigênio afetada pela, 117-118
  causas, 117-118, 157-158, 157-158f, 161-162
  causas de, 78
  critérios para, 160

  fisiopatologia da, 161-162
  nas doenças pulmonares intersticiais, 231-232
  resposta pressórica hipóxica aguda como causa de, 117-118
  respostas compensatórias na, 157-158t
Resposta ao mergulho, 396-397
Resposta pressórica hipóxica aguda, 65, 66f, 117-120, 393-394
Ressonância, 130-131
Retrações de parede torácica, 391-392
Ribavirina, 404
Rifampicina, 361-362
Rinite alérgica, 323
Rinorreia, 323
Ronco, 131-132
RPHA. Ver Resposta pressórica hipóxica aguda
RVP. Ver Resistência vascular pulmonar

S

Sacos alveolares, 17, 18f
Sacular, estágio, do desenvolvimento pulmonar, 20, 21f
Salbutamol, 197-198
Salmeterol, 197-198
Sangue venoso
  conteúdo de dióxido de carbono do, 30-31t
  conteúdo de oxigênio do, 30-31t
Sarcoidose
  achados na radiografia do tórax na, 226, 227f-228f, 227t
  análise do líquido do lavado broncoalveolar na, 169-170
  apresentação da, 215
  características da, 213-214
  definição de, 226
  granulomas associados à, 214-215, 215f
  inflamação mediada por linfócitos T auxiliares associada à, 226
  patogenia da, 214, 226
  pneumonia por hipersensibilidade versus, 169-170
  prednisona para, 232-233
  tomografia computadorizada de alta resolução na, 144-145f
  tratamento da, 232-233
Schaumann, corpúsculos de, 215, 215f
Scuba, mergulho com, 120-122
SDRA. Ver Síndrome da distrição respiratória aguda
Sedação consciente, 167-168
Sedimentação, 83-84
Seios
  descrição dos, 12-14
  mecanismos de defesa dos, 83-84
  tumores dos, 325-327
Septo interlobular, 18, 19f, 143-144
Sequestros pulmonares, 375
Servoventilação adaptativa de suporte, 241-242
Shunts intrapulmonares, 393-394, 393-394f
Sibilos/sibilância
  descrição de, 131-132
  na bronquiolite pelo vírus sincicial respiratório, 404

  obstrução de via aérea, 196
Siderófagos, 250
Silhueta, sinal da, 139-140, 140-141f
Silicose, 220-221f, 220-222
Sincronizada, ventilação mandatória intermitente, 290-292, 292-293f
Síndrome carcinoide, 303
Síndrome cepácia, 383-384
Síndrome da disfunção de múltiplos órgãos, 271, 277-278
Síndrome da disfunção de prega vocal, 196
Síndrome da distrição respiratória aguda, 271
  achados ao exame físico na, 276-277
  achados laboratoriais na, 276-277
  achados radiográficos na, 272-273
  anormalidades nas forças de Starling na, 273-274
  apresentação da, 276-277
  características clínicas na, 211, 271
  características da, 272-273
  complicações da, 274-277
  condições associadas à, 212t
  definição de, 211, 271-273
  descrição da, 44-45
  descrição de, 271, 274-276
  edema associado à, 61-62
  edema pulmonar não cardiogênico na, 272-274
  estratégia de proteção pulmonar, 276-278
  fisiopatologia da, 272-276
  lesão alveolar na, 273-274, 274-275f
  pressão expiratória final positiva para, 271
  prognóstico da, 277-278
  progressão da, 276-277
  redução da capacidade residual funcional na, 273-274
  relacionada com transfusão, 274-276
  respostas inflamatórias na, 273-276
  síndrome da disfunção de múltiplos órgãos secundária a, 271, 277-278
  taxas de mortalidade da, 277-278
  tratamento da, 276-277
  uso de cateter arterial pulmonar na, 276-277
  ventilação mecânica
Síndrome da hipoventilação alveolar central congênita, 242-244
Síndrome da hipoventilação central, 101-102
Síndrome da lesão pós-pericárdica, 284-285
Síndrome da morte súbita infantil, 395-396t, 395-397, 397f-399f
Síndrome da obstrução intestinal distal, 384-385
Síndrome da reconstituição imune, 361-362
Síndrome da secreção inapropriada de hormônio antidiurético, 318
Síndrome da veia cava superior, 144-145, 317
Síndrome de apneia complexa do sono, 241-243
Síndrome de hipoventilação/hipoxêmica relacionada com o sono
  classificação da, 242-243t
  critérios para polissonografia na, 243-244t
  definição de, 242-243
  pressão positiva de nível duplo nas vias aéreas para, 207-208

Síndrome dos cílios imóveis, 85-86, 335
Síndrome respiratória aguda grave, 345-346
Síndromes de apneia obstrutiva do sono
  adenoidectomia nas, 238
  atonia como causa de, 101-102
  avaliação polissonográfica das, 235-237, 237f
  contraindicações para broncoscopia flexível nas, 167-168
  descrição das, 235-236
  despertares relacionados com o trabalho respiratório associados às, 235-237, 237f, 238t
  diagnóstico de, 235-237, 237f, 238t
  disfunção neurocognitiva nas, 235-237
  dispositivos orais para, 237-238
  efeitos adversos sobre a saúde causados pelas, 235-237, 235-237t
  em crianças, 237-238
  epidemiologia das, 235-236
  fatores de risco nas, 235-236, 235-237t
  fisiopatologia das, 235-236
  índice de massa corporal e, 235-236
  posturais, 237
  pressão positiva contínua nas vias aéreas nas, 237, 238f, 239t
  técnicas cirúrgicas para, 238, 239t
  tonsilectomia para, 238
  tratamento das, 237-238
  uvulopalatofaringoplastia para 238, 239t
Singer, nódulos/pólipos de, 327-329
Sintase induzível do óxido nítrico, 90-91
Sinusais, papilomas, 325, 325f
Sinusite, 323-324, 324f
Sistema linfático, 11-12, 19
Sistema respiratório
  densidades radiográficas do, 137-138, 137-139f
  desenvolvimento do, 20, 20f-21f
  nomenclatura do, 3-5
  zona de condução do, 11-12
  tecido conectivo do, 11-12
Situs inversus, 140-141, 324
Sleep Heart Health Study, 235-237
Solapamento torácico, 287
Solitário, tumor fibroso, 306, 306f
Solução, 26
Solução fisiológica normal, 41
Sombra subdiafragmática de gás, 140-141, 141-142f
Sono, 101-102
Sons respiratórios, 131-132
Soprador azul, 67, 68-69f
Soprador rosado, 67, 68-69f
Splinting, 395-396
Staphylococcus aureus
  pneumonia adquirida na comunidade causada pelo, 407-408
  pneumonia bacteriana causada pelo, 338, 338f
  resistente à meticilina, 352-353, 383-384, 407-408t
Starling, equação de
  causas de edema pulmonar com base na, 62-63t
  descrição da, 61-62, 272-273, 279-280

Starling, lei de, 60-61
Stenotrophomonas maltophila, 383-384
Stent de ar, 121-122, 393-394
STPD, 5-6
Streptococcus pneumoniae, 337-338, 350, 352-353, 403, 405-407, 407-408t
Sulco costofrênico, 280
Superinfecção bacteriana, 405
Superóxido, ânion, 90-91
Suporte de pressão com volume médio assegurado, 244-245
Supraglótico, 15
Surfactante
  avaliação laboratorial do, 45-46
  biologia do desenvolvimento do, 44-46
  deficiência de, 44-45, 390
  descrição do, 17
  papel do, 43
S_v-O_2. *Ver* Oxigenação ou saturação venosa mista, % de

T

TA. *Ver* Tabagismo ambiental
T_A. *Ver* Temperatura ambiente
Tabaco, uso de
  asma e, 194-195
  bupropiona para cessação do, 205-207
  cessação do, 205-207
  doenças pulmonares restritivas causadas pelo, 217, 218f
  efeitos do, sobre o parênquima pulmonar, 185-188
  riscos de carcinoma brônquico associado ao, 311, 314f
  riscos de doença pulmonar obstrutiva crônica, 204-205
  terapias de reposição de nicotina no, 205-206
  vareniclina para cessação do, 206-207
Tabagismo
  asma e, 194-195
  bupropiona para cessação do, 205-207
  cessação do, 205-207
  doenças pulmonares restritivas causadas pelo, 217, 218f
  efeitos sobre o parênquima pulmonar, 185-188
  risco de câncer pulmonar associado ao, 311, 314f
  riscos de doença pulmonar obstrutiva crônica e, 204-205
  terapias de reposição de nicotina para, 205-206
  vareniclina para cessação do, 206-207
Tabagismo ambiental
  função pulmonar fetal afetada pelo, 193-195
  riscos de câncer pulmonar, 311
  riscos de doença pulmonar obstrutiva crônica, 204-205
Talcose, 221-223
Taquipneia, 67, 95-96, 261, 391-392, 403
Taxa de fluxo expiratório máximo
  descrição da, 120-121
  na asma, 195
T_B. *Ver* Temperatura corporal

T-bet, 189-190
TCAR. *Ver* Tomografia computadorizada de alta resolução
Tecido pulmonar consolidado, 139-140
Tecidos linfoides associados à mucosa, 15, 83-84, 91-92
Técnica dos gases inertes múltiplos, 66, 67t
Temazepam, 241-242
Temperatura ambiente, 3-5
Temperatura central, 28-29
Temperatura corporal
  descrição da, 3-5
  efeitos do ambiente frio sobre a, 116-117
  efeitos do ambiente quente sobre a, 116-117
Tempo de demora circulatória, 240
Tempos de trânsito capilar, 73
Tenda de oxigênio, 389, 390f
Teofilina, 198-199, 240
Terapia trombolítica, 268-269
Termogênese, 116-117
Termoplastia brônquica, 199-201
Teste alérgico para asmáticos, 196
Teste cutâneo com tuberculina, 360-361, 360-361t
Teste da caminhada de seis minutos, 226
Teste de esforço em etapas, 108-109
Teste de respiração espontânea, 293-294
Teste do cloreto no suor, 380
TEV. *Ver* Tromboembolismo venoso
T_H1, células, 189-190, 194-195
T_H2, células, 189-190, 194-195
Timpanismo, 129-130
TNM, sistema de estadiamento
  no estadiamento do carcinoma, 319t, 319-321, 320-321f, 330-331
Tobramicina, 385-386
Tocolíticos, agentes, 394-395
Tomografia computadorizada
  cistos broncogênicos, 373, 373f
  de alta resolução. *Ver* Tomografia computadorizada de alta resolução
  derrame pleural parapneumônico, 283, 283f
  descrição de, 137-138
  tórax, 137-138, 143-144
  usos da broncoscopia virtual na, 171-173
Tonsilas, 83-84
Tonsilectomia, 238
Tonsilite, 325
Toracocentese
  definição de, 177
  no tratamento do derrame pleural, 177, 177f, 406-407
  pneumotórax espontâneo após, 140-141
Tórax
  propriedades elásticas do, 49-51
  ressonância magnética do, 144-145, 144-145f
  tomografia computadorizada do. *Ver* Tomografia computadorizada
  traumatismo de, indicações para broncoscopia flexível no, 167-168
Trabalho respiratório
  descrição de, 3-4, 37-38

efeitos da resistência dinâmica das vias aéreas sobre o, 37-38
Trabalho respiratório total, 52
Transjugular, desvio portossistêmico intra-hepático, 282
Transplante de coração, 240
Transplante pulmonar
  como tratamento de doenças pulmonares iatrogênicas, 255-256
  como tratamento de doenças pulmonares intersticiais, 207-208, 232-234
  como tratamento na fibrose cística da doença pulmonar, 40-388
  complicações do, 255-256, 256-257f
  rejeição após, 255-256, 256-257f
Transporte de oxigênio
  cascata de, 3-4, 3-5f
  papel dos eritrócitos no, 26-28
Traqueia
  agenesia da, 370
  anatomia da, 11-12t, 15-16
  anomalias congênitas da, 370-373, 371f-373f
  carcinoma epidermoide da, 330-331
  estenose da, 166, 371-372, 371-372f
  infecções da, 327-329
  inspeção da, 128
  inspeção da, por broncoscopia flexível, 167-168f, 167-169
  lesões pré-cancerosas da, 328-331
  obstrução da, 167-168
  papiloma da, 328-329
  posição da, 128
  radiografia da, 137-139f, 139-140
  tumores da, 328-331
Traqueomalacia, 166-168, 371-372f, 371-372
Traqueoplastia osteoplástica, 328-329
Trato respiratório
  alterações estruturais no, 11-12t
  anomalias congênitas do, 369-376
  cavidades nasais, 11-14
  inferior. *Ver* Infecções do trato respiratório inferior
  partes do, 11-17, 11-12f
  seios paranasais, 12-14
Tríade de Samter, 194-195
Tripsinogênio imunorreativo, 381-382
Trombocitopenia, 384-385
Trombocitopenia induzida pela heparina, 267-268
Tromboembolismo intravascular, 262
Tromboembolismo pulmonar, 250-253, 251f, 282. *Ver* Embolia pulmonar; Tromboembolismo venoso
Tromboembolismo venoso
  cirurgia ortopédica em membro inferior e, 259
  definição de, 259
  fatores de risco para, 259-260, 261t
  filtros na veia cava inferior no, 268-269
  história natural do, 262
  intravascular, 262
  morte súbita cardíaca por, 262
  prognóstico do, 268-269

trombofilias como fator de risco para, 260
Trombofilias, 260
Trombose venosa profunda
  descrição de, 259
  ultrassonografia dúplex para, 265-268
Tromboxano A_2, 263-264
Tronco cerebral, 97, 97f
Troponinas, 264-265
Tuberculose
  descrição de, 343, 344f
  em pacientes infectados pelo HIV, 360-361
  esfregaço para bacilos acidorresistentes, 357-358, 358f
  etambutol na, 361-362
  evolução da, 358f
  extrapulmonar, 359
  incidência da, 357-358
  isoniazida na, 361-362
  latente, 358, 361-362
  manifestações clínicas da, 357-359
  miliar, 343
  patogenia da, 357-359
  pirazinamida na, 361-362
  primária, 343, 344f, 358
  progressão da, 359t
  pulmonar progressiva, 343
  radiografias do tórax na, 359, 359f
  reatividade do teste cutâneo com tuberculina, 360-361, 360-361t
  resistente a múltiplos fármacos, 361-362
  secundária, 343, 344f
  terapia observada diretamente para, 3-55, 361-362
  testes diagnósticos para, 360-361
  transmissão da, 357-358
  tratamento da, 360-362
Tumor endobrônquico, 171-172
Tumores
  laríngeos, 328-331
  nasais, 325-327
  sinusais, 325-327
  traqueais, 328-331
Tumores do sulco superior, 316-317
Tumores pulmonares
  benignos, 299
  carcinoide brônquico, 303, 304f
  classificação da Organização Mundial da Saúde dos, 315t
  condroadenoma pulmonar, 299, 300f
  condroma, 299
  fibroma, 299
  hemangioma, 299
  leiomioma, 299
  não brônquico, 306
  pseudotumor inflamatório, 299
TVP. *Ver* Trombose venosa profunda

U

Ultrafiltração, 60-61
$1/DM_{CO}$. *Ver* Resistência difusiva da membrana
Umidade relativa, 5-6
Urocinase, 268-269

Uvulopalatofaringoplastia, 238, 239t

V

$\dot{V}_A/\dot{Q}$. *Ver* Proporção entre ventilação e perfusão alveolar
V_A. *Ver* Volume alveolar
Vacina conjugada pneumocócica, 401, 405
Vacina pneumocócica com 23 valências, 200-201
Vacina polissacarídica pneumocócica, 206-207
Valsalva, manobra de, 95-96, 153
Vareniclina, 206-207
Varfarina, 268-269
Vasculites pulmonares, 228-229
VATS. *Ver* Cirurgia toracoscópica videoassistida
V_D. *Ver* Espaço morto anatômico; Volume do espaço morto
V_E. *Ver* Ventilação total
VEF. *Ver* Forçado, volume expiratório
VEF_1. *Ver* Forçado em 1 segundo, volume expiratório
Veia cava inferior, 137-139f, 139-140
Veia cava superior, 137-139, 137-139f
Veias pulmonares
  descrição das, 11-12
  radiografia do tórax das, 137-139f, 139-140
Ventilação
  definição de, 33
  diferenças pulmonares regionais na, 53-55
  efeitos cardiovasculares da, 38-39
  mecânica. *Ver* Ventilação mecânica
Ventilação alveolar, 68-69
Ventilação com controle da pressão, 289, 290f
Ventilação com controle do volume, 289, 290f
Ventilação com pressão negativa, 287, 288f
Ventilação com pressão positiva
  invasiva, 288-292, 289f
  não invasiva, 293-295, 294-295t
Ventilação com suporte pressórico, 289, 291-292f
Ventilação corrente, 11-12
Ventilação do espaço morto, 66t, 67
Ventilação mecânica
  auto-PEEP, 292-293, 293-294f
  desmame da, 293-294, 293-294t
  história de, 287
  indicações por, 287
  liberação de, 293-294, 293-294t
  mecânica da, 287-288
  não invasiva, 293-295
  pneumonia associada à. *Ver* Pneumonia associada ao ventilador
  pressão de pico nas vias aéreas, 291-292, 292-293f
  pressão expiratória final positiva. *Ver* Pressão expiratória final positiva
  tentativa de respiração espontânea na, 293-294
  ventilação com controle da pressão, 289, 290f
  ventilação com controle de volume, 289, 290f

ventilação com pressão negativa, 287, 288f
ventilação com pressão positiva, 288-292, 289f
ventilação com suporte de pressão, 289, 291-292f
ventilação sincronizada intermitente obrigatória, 290-292, 292-293f
Ventilação total, 33
Ventilador capa de couro, 287, 288f
Ventrículo direito, 137-139f, 139-140
Ventrículo esquerdo, 137-139f, 137-140
Ventrículos laríngeos, 15
Vestíbulo, 11-12, 12-14f
Via(s) aérea(s)
  compressão das, 149
  inferiores, 99-101, 100-101t
  inflamação das, 196
  mecanismos de defesa das
    cavidade nasal, 83-84
    depuração/limpeza mucociliar, 85-87
    orofaringe, 83-86
    parênquima pulmonar, 86-88
    seios, 83-84
  superiores
    mecanismos de defesa das, 83-86
    receptores sensoriais das, 100-101
Vibrissas, 11-12, 83-84

Vigilância, estímulo da, 101-102
Virchow, tríade de, 259
Virtual, broncoscopia, 171-173
Vírus da imunodeficiência humana, 357-358
Vírus sincicial respiratório, 325, 404
Víscera perfurada, 140-141, 141-142f
Visceral, pleura, 11-12, 176
Viscoso, tecido de arrasto, 38-39
V_{O_2}. *Ver* Consumo de oxigênio
Volume alveolar, 3-4
Volume capilar alveolar, 33
Volume celular médio, 25
Volume corrente, 3-4, 33, 35-36t
Volume de gás alveolar, 33
Volume de reserva inspiratório, 34, 35-36t
Volume do espaço morto, 3-4
  cirurgia de redução do, 207-208
  medida espirométrica do, 34, 149-153
Volume residual, 34, 35-36t
Volume sistólico
  afetando a queda no $Q_{máx}$ pelo, 108-109f
  efeitos do estresse térmico sobre o, 116-117
Volutrauma, 273-274
Voz, transmissão do som da, 131-132
V_T. *Ver* Volume corrente
VX770, 384-385

VX889, 384-385

W

Wegener, granulomatose de, 228, 230-231, 254, 254f, 324
Welder, pneumoconiose de, 222-223
Westermark, sinal de, 265-266
Wuchereria bancrofti, 179f

X

X, raios. *Ver* Radiografias do tórax
Xenônio[133], 53-55, 59-60, 265-266

Z

Zafirlukaste, 198-199
Ziehl-Neelsen, corante de, 176f
Zigomicetos, 341, 342f
Zileuton, 198-199
Zolpidem, 241-242
Zona de condução
  descrição da, 11-12, 33
  ramificações das vias aéreas na, 33
Zonas pulmonares pendentes, 54-55, 54-55t